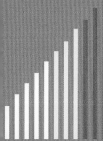

现代实用
心律失常心电图学

（上册）

主编　徐金义　杨丽红　张　强

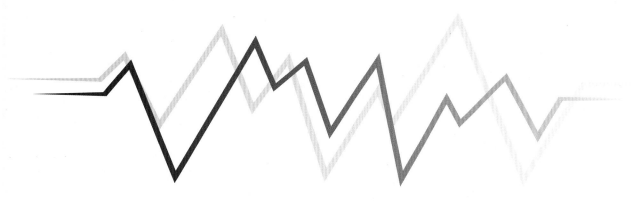

郑州大学出版社

图书在版编目（CIP）数据

现代实用心律失常心电图学：上、下册／徐金义，杨丽红，张强主编. -- 郑州：郑州大学出版社，2024.4

ISBN 978-7-5773-0214-0

Ⅰ.①现… Ⅱ.①徐…②杨…③张… Ⅲ.①心律失常－心电图 Ⅳ.①R541.704

中国国家版本馆 CIP 数据核字（2024）第 046758 号

现代实用心律失常心电图学（上册）

XIANDAI SHIYONG XINLÜ SHICHANG XINDIANTU XUE（SHANGCE）

策划编辑	李龙传　李同奎	封面设计	苏永生
责任编辑	薛　晗	版式设计	苏永生
责任校对	张彦勤　杨　鹏	责任监制	李瑞卿

出版发行	郑州大学出版社	地　　址	郑州市大学路40号（450052）
出版人	孙保营	网　　址	http://www.zzup.cn
经　销	全国新华书店	发行电话	0371-66966070
印　刷	河南瑞之光印刷股份有限公司		
开　本	889 mm×1 194 mm　1／16		
总印张	120.25	总字数	2 314 千字
版　次	2024 年 4 月第 1 版	印　次	2024 年 4 月第 1 次印刷

书　号	ISBN 978-7-5773-0214-0	总定价	989.00 元（上、下册）

本书如有印装质量问题，请与本社联系调换。

主编简介

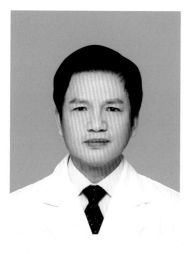

徐金义，河南省人民医院心功能科奠基人、科主任，主任医师。河南省心电学会会长，河南省医师协会心电学专业委员会主任委员，河南省心电生理与起搏专业委员会副主任委员，中国心电学基地、中国心电图会诊中心副主任委员，中国心电图会诊中心河南分中心主任委员，中国动态心电图专业委员会副主任委员，中国无创心脏电生理专业委员会副主任委员，中国心电学会起搏心电图工作委员会副主任委员，中国老年医学学会心电专家委员会副主任委员，中国心电学会无创心脏电生理河南省培训中心主任，郑州市心电生理与起搏学会会长，《实用心电学杂志》编委，国家级、省级继续医学教育项目负责人。

研究方向为无创心脏电生理，长期从事常规心电图、动态心电图、胎儿心电图、动态血压、运动试验、直立倾斜试验、食管心脏电生理等方面的检诊工作，对疑难心律失常心电图、起搏心电图、急性冠脉综合征心电图的分析与诊断有较高的水平，特别对复杂心律失常心电图的诊断思路有独到见解。曾荣获中国心电学会"中国心电学优秀工作者"、"中国心电学杰出贡献奖"、"中国心电学杰出心电学工作者奖"、"中国心电学特殊贡献奖"、"优秀无创心脏电生理工作者奖"，创办"河南省心电学会小喇叭节目"。参与制定11项无创心脏电生理中国专家共识、指南，发表SCI、核心期刊及国家级学术论文30余篇，主编专著2部并荣获河南省自然科学优秀学术著作一等奖、三等奖，国家发明专利4项，实用新型专利10项，获厅级科技成果一等奖2项，在研课题6项。

主编简介

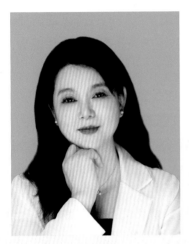

杨丽红,河南省人民医院心功能科主任医师,硕士研究生导师。河南省心电学会副会长兼秘书长,河南省医师协会心电学专业委员会副主任委员,中国心电图会诊中心常务委员,中国动态心电图专业委员会副秘书长兼常务委员,中国无创心脏电生理专业委员会常务委员,中国老年医学学会心电专家委员会委员,中国心电图会诊中心河南分中心秘书长兼副主任委员,河南省心电生理与起搏专业委员会常务委员,中国无创心脏电生理河南省培训中心副主任,郑州市心电生理与起搏学会副会长兼秘书长,《实用心电学杂志》编委,国家级、省级继续医学教育项目负责人。

研究方向为无创心脏电生理,长期从事常规心电图、动态心电图、动态血压、胎儿心电图、心电向量图、运动试验、直立倾斜试验、食管心脏电生理、起搏器程控等研究工作,擅长疑难心电图的分析,尤其是复杂心律失常及起搏心电图的诊断,对起搏器程控流程有独到见解。代表河南参加"中国心电争霸赛"荣获一等奖,曾荣获中国心电学会"21世纪杰出心电学奖"、"中青年特殊贡献奖"、"中国无创心脏电生理推广应用奖"、"郑州市优秀女科技工作者"、"郑州市科协系统先进个人",创办"河南省心电学会小喇叭节目"。参与制定9项无创心脏电生理中国专家共识、指南,发表SCI、核心期刊及国家级学术论文30余篇,主编专著2部并荣获河南省自然科学优秀学术著作一等奖、三等奖,国家发明专利4项,实用新型专利10项,获省级科技成果一等奖1项,厅级科技成果一等奖、二等奖6项,在研课题7项。

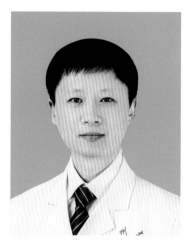

张强,郑州大学第二附属医院内科党总支书记,心血管内科副主任,主任医师,教授,硕士研究生导师。河南省心电学会心血管分会主任委员,河南省心电学会副会长,河南省高血压研究会副会长,河南省医学会心血管分会委员,河南省医师协会心电学专业委员会副主任委员,河南省生物医学工程学会心血管预防康复分会副主任委员,中国高血压联盟理事,河南省医学会卒中分会心血管专业首届副主任委员,河南省中西医结合老年分会常务委员,郑州市心电生理与起搏学会副会长。河南省医学会医疗鉴定专家库成员,河南省高级职称评定专家库成员,教育部学位评定专家库成员,河南省医保鉴定专家。

长期从事心血管内科临床、教学、科研等工作。擅长高血压、冠心病、心力衰竭、心律失常等心血管疾病的诊断与治疗;长期从事冠心病介入诊断治疗和心律失常的射频消融治疗。曾荣获"河南省杰出青年志愿者"、"郑州市科技创新人才"、"郑州大学青年骨干教师"、"郑州大学三育人"、"郑州大学优秀共产党员"、"优秀党务工作者"等荣誉称号。发表专业论文 40 余篇,主编专著 3 部,其中两部荣获河南省自然科学优秀学术著作一等奖、三等奖,国家发明专利 5 项,完成国际科研合作项目 1 项。主持及参与多项科研项目,已完成并获厅级科研成果一等奖 4 项。

作者名单

主　编　徐金义　杨丽红　张　强
副主编　王庆义　张　凯　杨蕊珂　李　涵　刘　珂
编　委（按姓氏笔画排序）

丁　婧　河南省人民医院

王向涛　漯河市中医院

王庆义　河南省人民医院

王海燕　阜外华中心血管病医院

王淑辉　河南省人民医院

毛　瑞　驻马店市中医院

方　敏　罗山县人民医院

布永生　周口市第一人民医院

卢亦伟　北京大学航天中心医院

乔　鹏　郑州大学

乔子豪　郑州大学第一附属医院

刘　珂　河南中医药大学第一附属医院

刘小静　河南省人民医院

刘方方　郑州大学第二附属医院

刘洪智　阜外华中心血管病医院

江艳亮　南阳市内乡县赵店乡卫生院

孙倩倩　郑州市金水区总医院

孙彩红　郑州大学第二附属医院

扶森林　新县人民医院

杜　娟　河南省直属机关第二门诊部

李　倩　河南省人民医院

李　涵　河南省人民医院

李帅兵　河南省人民医院

李秋楠　河南省人民医院

李婷婷　濮阳油田总医院

杨丽红　河南省人民医院

杨蕊珂　河南省人民医院

吴志红　河南省胸科医院

吴宝丽　河南省直第三人民医院

何四琴　西华县人民医院

何新宝　灵宝市第一人民医院

宋春丽　舞钢市人民医院

张　凯　阜外华中心血管病医院

张　倩　河南省人民医院

张　强　郑州大学第二附属医院

张恒源　河南省人民医院

张娜莎　河南省肿瘤医院

张菊花　驻马店市中心医院

张路明　河南省人民医院

陈　辉　信阳市中心医院

陈嘉楠　河南省人民医院

袁义燕　郑州市第七人民医院

徐金义　河南省人民医院

徐晓婷　河南省中医院

郭昭明　周口市中心医院

曹宏瑾　漯河医学高等专科学校第三附属医院

程　海　鹤壁市人民医院

焦敬美　郑州市第七人民医院

廉晓敬　河南省胸科医院

薛雅如　灵宝市第一人民医院

序

人体心律失常是常见的，动态心电图监测表明，心律失常的发生率达90%以上。多数心律失常对人体影响较小或无任何不良反应，通过健康查体才被发现。但有些心律失常是某些疾病的首发表现，严重的心律失常处理不及时又是致命的。因此，及时发现和正确诊断心律失常，以及心律失常的鉴别诊断具有极其重要的临床意义。

在心律失常的各种检查技术中，心电图仍然是最快速、最基础、最实用、最廉价、最普及的无创技术。心律失常在医学中占据重要篇章，成为心电学的精髓。

如何快速而又准确地掌握心律失常的心电图诊断技巧，是一门重要的技术。我国著名的心电学专家徐金义教授、杨丽红教授，以及心血管内科专家张强教授从临床工作的需要出发，总结数十年的心电学经验，编著了《现代实用心律失常心电图学(上、下册)》一书。全书共分二十章，内容包括心脏解剖、心脏电生理、心律失常的发病机制与诊断、心律失常的经典诊断思路、窦性心律失常、停搏、病态窦房结综合征、早搏、逸搏与逸搏心律、加速的心搏及心律、快速房性心律失常、房室交界区相关的心动过速、窄 QRS 波心动过速、宽 QRS 波心动过速、濒死心电图、心脏传导阻滞、心室预激与预激综合征、起搏器介导的心律失常、心电现象和心电图危急值中国专家共识。

本书理论新颖，重点突出，心电图经典，实用性强，是心电学医师、临床医师的重要参考书。特向读者推荐。

卢喜烈

2024 年 1 月

前言

  心电图经历了一百多年的发展，应用范围逐趋广泛，目前已成为临床常规检查，也是医学界公认的用来检出心律失常的重要手段，它不仅可以发现心律失常而且可以对心律失常进行定位、定性，单位时间内还可以定量。对于一个心电学工作者来讲，每天都会遇到心律失常，甚至是疑难或复杂心律失常。那么怎样才可以做到慧眼识图并能够写出正确诊断呢？首先，要努力通透心律失常的基本概念、理解其发生机制、掌握其心电图特征、熟悉其鉴别诊断；其次，对诊断有疑问的心律失常心电图不放过，要进行个案追踪，包括询问病史、对照前后心电图、查阅心脏影像学、结合食管心脏电生理，甚至借助心内电生理等手段来验证原有诊断；最后，要与时俱进，紧跟心电学、心脏电生理学的发展步伐，积极参与国内外学术交流活动、阅读现代心电学书刊，旨在开阔专业视野、精练分析思路、更新诊断概念。不然，面对涉及心脏兴奋性、自律性、传导性异常所致的心律失常心电图，一定会是扑朔迷离、雾里看花。

  本人从事心电图及相关专业36年，很感恩自己有一群知心知肺的朋友，且有幸同在河南省人民医院这个值得骄傲的平台，我们努力工作、踏实学习，虽然因知识水平有限，仍有一些悬而未决的难题，但也积累了不少有关心律失常的心电图例及其分析诊断经验，我们利用工作之余编写了《现代实用心律失常心电图学（上、下册）》，图文并茂，献与同道们分享和指正。全书共分二十章，内容包括心脏解剖、心脏电生理、心律失常的发病机制与诊断、心律失常的经典诊断思路、窦性心律失常、停搏、病态窦房结综合征、早搏、逸搏与逸搏心律、加速的心搏及心律、快速房性心律失常、房室交界区相关的心动过速、窄QRS波心动过速、宽QRS波心动过速、濒死心电图、心脏传导阻滞、心室预激与预激综合征、起搏器介导的心律失常、心电现象和心电图危急值中国专家共识。

  本书在编写过程中，各位编者付出了辛勤的劳动，卢喜烈教授欣然为本书作序，在此一并表示衷心的感谢。尽管我们对本书进行了反复的审阅与修改，全体人员力争精益求精，但难免有不成熟与疏漏之处，恳请读者提出宝贵意见，以便再版时修订提高。

徐金义

2024年1月

目录

现代实用心律失常心电图学（上册）

1

现代实用心律失常心电图学（下册）

第一章　心脏解剖

　　心脏的泵血功能是通过不同的节律性收缩和舒张来实现的,而心脏节律性兴奋的发生、传播及收缩与舒张的协调交替活动与心脏的生物电活动有关。心脏是人体内的生物发电机,能自动产生电,并传导兴奋心肌细胞,引起心肌收缩来完成泵血功能。心肌生物电是由心肌细胞内外带电离子通过细胞膜上的孔道进出细胞产生的电位差形成的。

　　随着生命科学和医学的发展,心脏电生理学与分子生物学、生物医学工程等学科相互渗透,心肌细胞离子通道的不断发现,对传导等认识的不断深化,使心脏电生理学研究从整体、离体器官水平不断向细胞、分子水平深入。因此,只有从整体、器官、细胞和分子水平上理解心肌组织在生理和病理状态下电生理活动的变化,才能更好地了解心肌生物电现象,更深入地研究心肌生理特性和药物作用机制。

第一节　心脏解剖概述

一、心脏的位置及外形

　　心脏位于胸腔内,膈肌的上方,两肺之间,约2/3位于正中线左侧;形如一倒置的、前后略扁的圆锥体,似一桃子。心脏的位置和形态往往因呼吸、体态和姿势的不同而有所改变,吸气状态为垂位,呼气状态为横位;矮胖体型、仰卧姿势或腹腔胀满(怀孕)时呈横位,高瘦体型或直立姿势时多呈垂位。心脏有时可以反位形成右位心,心电图检查时注意观察波形的改变,避免误诊,见图1-1。

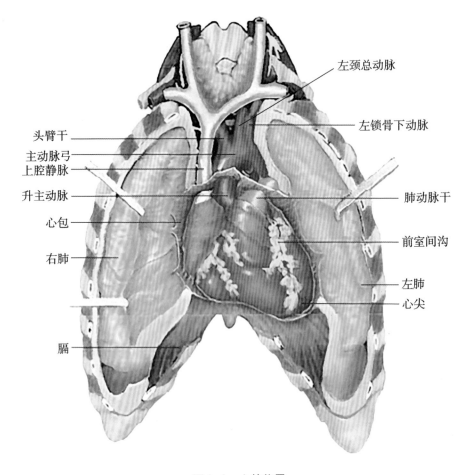

左颈总动脉

左锁骨下动脉

头臂干

主动脉弓

上腔静脉

升主动脉

心包

肺动脉干

前室间沟

右肺

左肺

心尖

膈

图 1-1 心的位置

二、心脏的外观

心脏的外观分为一尖（心尖）、一底（心底）、两面、三缘，表面有四条沟。

（一）心尖

心尖钝圆、游离，形成左心室的一部分，朝向左前下方，与胸前壁邻近，其体表投影在左胸前壁第 5 肋间锁骨中线内侧 0.5～1.0 cm 处，故在此观察及触摸心尖搏动最明显。

（二）心底

心底较宽，略呈方形，大部分由左心房构成，小部分由右心房构成，朝向右后上方，与食管等后纵隔的器官相邻，左、右肺静脉分别从两侧注入左心房，上、下腔静脉分别从上、下方注入右心房。临床上有时将心室的底部称为"心底"，此部位有升主动脉干和肺动脉干，两者在左心房的前面互相交叉。临床上所称的"心底"与解剖上所称的心底是有区别的。

（三）两面

1. 胸肋面　胸肋面亦称前面观，大部分由右心房和右心室构成，一小部分由左心耳和左心室构成，朝向前上方，见图 1-2。

2. 膈面　膈面亦称下面、后面观，大部分由左心室构成，小部分由右心室构成，朝向后下方，较平坦，位于膈肌上，见图 1-3。

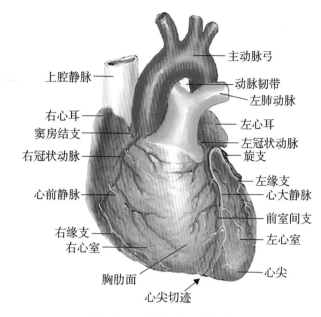

图 1-2　心的外形和血管（前面观）

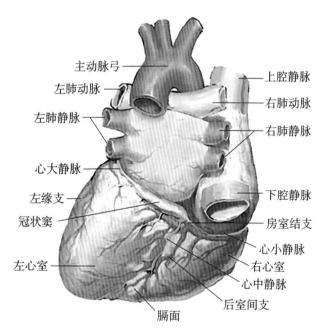

图 1-3　心的外形和血管（后下面观）

（四）三缘

1. 下缘或锐缘　介于膈面与胸肋面之间，近似水平位，略向左下方倾斜，较为锐利，大部分由右心室构成，心尖部由左心室构成。

2. 左缘或钝缘　居于胸肋面与肺面之间，斜向左下，圆钝，将胸肋面与左侧面分开，大部分由左心室构成，小部分由左心耳构成。

3. 右缘　由右心房构成，是心脏向右侧微突的右心房的轮廓，主要用于 X 射线造影。

(五)四沟

1.冠状沟　呈额状位,近似环形,几乎环绕心脏一周,在前方被主动脉和肺动脉干根部中断。因其是心脏表面分割心房和心室的标志,故又被称为房室沟,见图1-3。

2.前室间沟和后室间沟　前、后室间沟分别位于心室的胸肋面和膈面,从冠状动脉走向心尖的右侧,它们分别与室间隔的前、下缘一致,是左右心室在心表面的分界。两沟在心尖的右侧相遇,使心右缘出现一浅凹,称为心尖切迹(cardiac apical incisure)。

3.房间沟

(1)前房间沟的位置隐蔽,在心房的前壁与房间隔的前缘相交处,被主动脉升部所掩盖,恰好位于心包横窦的后壁上。

(2)后房间沟位于右肺静脉根部深面与右心房之间,分别是左右心房在心表面的分界。

(六)房室交点

后房间沟、后室间沟与冠状沟的相交处,是心脏表面的一个重要解剖标志,也是左右心房和左右心室在心脏后面相互接近的地方,其深面有重要的血管和神经结构。此处左右心房室沟不在一个水平上,而是左侧高于右侧。后房间沟与后室间沟也不在一条垂线上,而是后室间沟偏右,后房间沟偏左。有学者认为这一区域最好称为房室交点区,见图1-4。

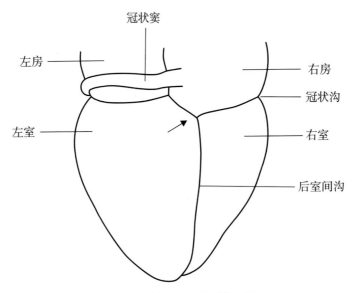

图1-4　房室交点区示意(箭头所示)

三、心腔

心脏是由心肌构成的中空性血流动力器官,内腔分为左半心和右半心,左半心分为左心房和左心室,右半心分为右心房和右心室。两半心由房间隔和室间隔分开互不相通。右半心内流动的是静脉血,左半心内流动的是动脉血,正常情况动静脉血互不相混。心房和心室交替收缩与舒张,驱使血液沿大小循环的路径按一定方向周而复始,循环不已。心腔的形态结构就是适应这种循环功能而发展起来的。

(一)右心房

右心房位于心脏的右上部,房间隔是倾斜的,故右心房位于左心房的右前方,并延伸至左心房的下部。壁薄而腔大,前上部呈锥形突出的部分称右心耳,遮盖升主动脉根部的右侧面。

右心房内腔可分为前后两部。前部为固有心房,后部为腔静脉窦,两者之间以位于上下腔静脉口前缘间、上下纵行于右心房表面的一条浅沟即界沟为界,在腔面,与界沟相对应纵行肌隆起为界嵴。界嵴上起上腔静脉前方,沿外侧壁下降,至下腔静脉口前方,与欧氏嵴相延续,见图1-5。

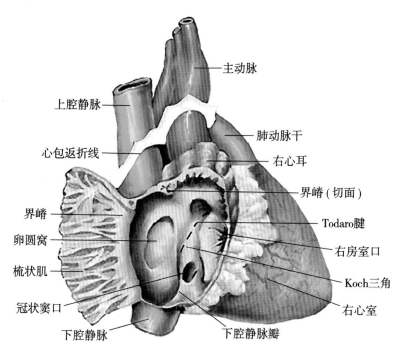

图1-5　右心房内面观

1. 固有心房　构成右心房的前部,其内面有许多大致平行排列的肌束,称为梳状肌,向后连于界嵴上,向前外方走行,止于右心房室口。梳状肌之间的心房壁较薄,在右心耳内壁上的梳状肌肌束交错呈网状。心功能障碍时右心耳处血流更为缓慢,易在此淤积形成血栓。

2. 腔静脉窦　位于右心房的后部,内壁光滑无肌性隆起;内有上下腔静脉口和冠状窦口。

(1)上腔静脉口:开口于腔静脉窦的上部,在上腔静脉与右心耳交界处,即界沟上1/3的心外膜下有窦房结,在手术剥离上腔静脉根部时应避免损伤窦房结及其血管。

(2)下腔静脉口:开口于腔静脉窦的下部,在下腔静脉口的前缘为下腔静脉瓣(又称Eustachian瓣)。

(3)冠状窦口:位于下腔静脉口与右心房室口之间,相当于房室交点区的深面。窦口后缘有冠状窦瓣,亦称Thebesian瓣,出现率为70%。冠状窦口紧邻房室交点区,是右心房内的一个重要标志性结构;在心导管术中有重要意义。有时可被误认为是其他的孔腔。

右心房内侧壁的后部主要由房间隔形成,其右侧面中下部有一卵圆形浅窝,称卵圆窝,其直径为1.5～2.5 cm,窝的前上缘较显著,称卵圆窝缘,是穿房间隔施左心导管术时的重要标志。卵圆窝是胎儿卵圆孔闭合后的遗迹,一般在出生后1年左右完全闭合,如不闭合即为卵圆孔未闭,是房间隔缺损的一种。房间隔前上方的右心房内侧壁,由于邻接主动脉根部的主动脉窦(主要是后窦)而稍微隆起,称主动脉隆凸,也是心导管术的重要标志。有时误伤或因主动脉窦瘤破裂,窦内血液可破入右心房。

若向后拉紧下腔静脉瓣,在下腔静脉瓣前方的心内膜下可触摸到一个细的腱性结构,称Todaro腱,该腱向前经房间隔附着于中心纤维体(右纤维三角)。在冠状窦口前内缘、Todaro腱与三尖瓣隔侧尖附着缘之间三角形区域称 Koch 三角,其前部心内膜深面正是房室结的位置,三角的尖对着室间隔的膜部。Koch 三角是心内直视手术时的一个标志,用以指示房室结的位置,以防术中损伤。此外在行心导管检查时,在此三角区过分刺激可引起心律失常。Koch 三角示意见图1-6。

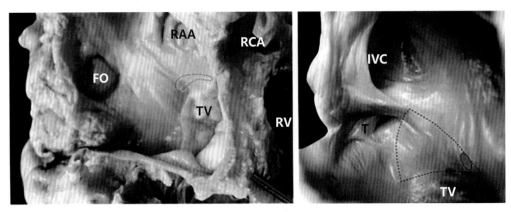

图1-6　Koch 三角示意

(二) 右心室

右心室位于右心房的左前下方,直接位于胸骨左缘第4、5肋软骨的后方,是心脏最靠前部的一个心腔,在胸骨旁第4肋间隙做心内注射多注入右心室。右心室前壁与胸廓相邻,介于右冠状沟、前室间沟、心右缘以及肺动脉口平面之间,构成胸肋面的大部分。右心室横切面为新月形,前壁较薄,壁厚约为左心室壁厚度的1/3,供应血管相对较少,通常是右心室手术的切口部位。右心室腔被一弓形的肌性隆起即室上嵴分为后下方的流入道和前上方的流出道两部分。室上嵴是跨越室间隔上部和右心室前壁之间强大的肌束,此肌束收缩时使心尖做顺时针方向旋转,故右心室肥厚患者可出现明显的心脏顺时针方向转位,多是室上嵴肥厚所致,可能与右心室肥厚时心电图 V_1 导联中出现 q 波有关。室上嵴的肌肉若肥厚(如法洛四联症)等可造成漏斗部狭窄,必要时宜手术切除。右心室剖面见图1-7。

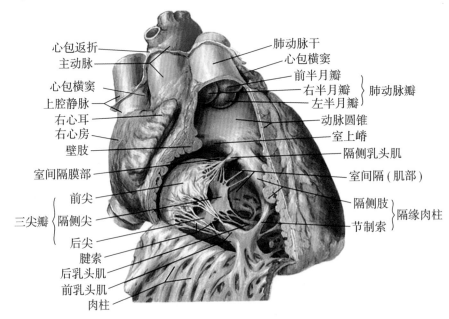

图1-7　右心室剖面观

1. **右心室流入道** 右心室流入道是右心室的主要部分,又称固有心腔(窦部),从右心房室口延伸至右心室心尖。室壁中下部多不平整,有许多较粗大的相互交错的肌肉隆起,称肉柱。肉柱基部附着于室壁,尖端突入心室腔的锥体肌隆起,称为乳头肌。右心室乳头肌常分为3组。前组多为一个较大的前乳头肌,基部附着于右心室前壁的中下部,由其尖端发出的腱索呈放射状分散成许多细索(5~10条)连于前后两瓣相邻部分的游离缘和室面(粗糙带)。后乳头肌较小,多为2~3个,其腱索连于后瓣和隔侧瓣。内侧乳头肌则更小而数目较多,甚至有些腱索直接附着于室间隔上而没连到乳头肌。其中一个较大的称隔侧乳头肌,起于室间隔中上部,在室上嵴隔带上端附近,其尖端发出的一束腱索向后附着于前瓣和隔侧瓣的相邻缘,隔侧乳头肌的后下方有右束支通过。心内直视手术时隔侧乳头肌可用于区分室间隔缺损的类型或估计传导束的位置以避免修补缺损时将其损伤。当心室收缩时,血液推顶瓣膜,使三尖瓣互相紧密靠拢关闭右心房室口,由于乳头肌的收缩和腱索的牵拉,使瓣膜不致翻入右心房,从而防止血液倒流入右心房。因此,在功能上可视纤维环、瓣膜、腱索和乳头肌为一个整体,称三尖瓣复合体,共同保证血液单向流动,其中任何一个出现异常都会影响心脏的正常生理功能。心脏瓣膜和纤维环见图1-8。

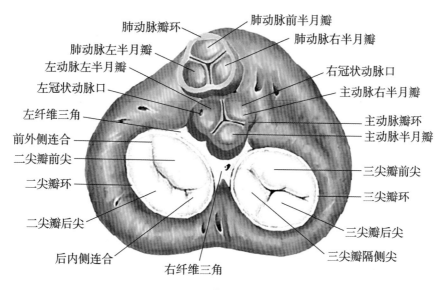

图1-8 心瓣膜和纤维环(上面观)

另外在右心室的肉柱中,有一条特殊的桥状肌束,其上端起于室间隔右侧面的中部和室上嵴隔带的下端,呈圆索状,向下跨越右心室腔下部,止于前乳头肌根部,称隔缘肉柱,防止右心室过度扩张,故亦称为节制带。右束支及其供应前乳头肌的血管可通过隔缘肉柱达前乳头肌,右心室手术时,要防止损伤隔缘肉柱,以免发生右束支阻滞。

右心室流入道的入口为右心房室口,呈卵圆形,其周围由致密结缔组织构成的三尖瓣环围绕。三尖瓣基底附着于该环上,瓣膜游离缘垂入室腔。三尖瓣被3个深陷的切迹分为三片近似三角形的瓣叶,按其位置分别称前尖、后尖和隔侧尖。位于两个相邻瓣膜之间的组织称为连合,相应3个瓣连合分别为前内侧连合、后内侧连合和外侧连合。病理情况下的瓣膜粘连多发生在连合处,可造成房室口狭窄。由于前内侧连合恰位于室间隔膜部,在手术分离粘连的瓣连合时,通常只分离外侧连合及后内侧连合,而不分离前内侧连合,以防损伤室间隔膜部和房室束。

2. **右心室流出道** 右心室流出道是右心室腔向左上方伸出的部分,其长轴与流入道长轴之间的夹角约为45°。其上部称动脉圆锥,亦称漏斗部,内壁光滑无肉柱。动脉圆锥向上延续为肺动脉干,二者之间为肺动脉。肺动脉口周缘有3个彼此相连的半月形纤维环为肺动脉环,环上附有3个半月形的瓣膜称肺动脉瓣，亦称半月瓣，分为前瓣、左瓣和右瓣三个瓣叶，瓣叶的游离缘朝向肺动脉。当心室舒张时肺动脉干内的血液流入瓣叶与肺动脉壁之间的肺动脉窦内，三个瓣叶互相靠拢，肺动脉口被关闭，防止血液倒流回右心室。每个瓣膜游离缘的中部有一个增厚的小结，称半月瓣小结，亦称 Arantius 小结，当瓣膜关闭时 3 个小结紧密靠拢，使瓣膜之间的空隙完全闭合，可有效地防止血液逆流，见图 1-9。

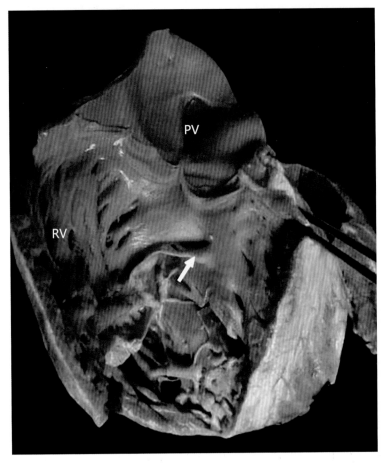

图 1-9　右心室流出道

（三）左心房

左心房是 4 个心腔中最靠后上的一个心腔，位置近中线，在右心房的左后方，邻食管和胸主动脉，构成心底的大部分。左心房的容积与右心房相似，房壁较右心房稍厚。

根据胚胎发育的来源，左心房分为前部的左心耳和后部的左心房窦。

1. 左心耳　左心房向左前方突出的部位，呈三角形或"S"形，耳内肉柱呈海绵状，血流缓慢时可形成血栓。左心耳根部较细，宽 2～3 cm，此处距左心房室口很近，是二尖瓣闭式分离术常用的径路，见图 1-10。

2. 左心房窦　左心房窦亦称固有心房，房壁光滑无明显的解剖结构，两侧各有一对肺静脉口，开口处无静脉瓣，但左心房肌层延伸到肺静脉根部 1～2 cm，并环绕肺静脉，具有括约肌样作用。左心房窦前下部有左心房室口，向下通左心室，见图 1-10。

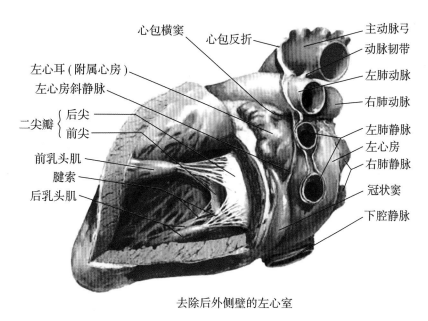

去除后外侧壁的左心室

图1-10 左心室剖面观

(四)左心室

左心室位于右心室的左后下方,室壁厚约为右心室壁的3倍。左心室腔呈圆锥形,横断面为圆形,锥底被左心房室口和主动脉口所占据。左心室前壁介于前室间沟、左心房室沟和左冠状动脉旋支的左缘支三者之间的区域内,血管较少,是左心室手术的入路部位。左心室各壁之间或室壁与乳头肌之间,常有一些游离于室腔的细索状结构,称左心室条索或假腱索,多从室间隔至后乳头肌、左心室前壁和前乳头肌,直径多小于3 mm。较粗的肉柱形条索,多连至前壁和前乳头肌。条索大部分含有浦肯野纤维,系左束支的分支。由于细的左心室条索上有浦肯野纤维,机械性伸张有可能使其自律性加强,从而引起室性早搏。左心室腔的心内膜面,除可见左心室条索外,于心壁的中下部还有许多肌肉隆起,即肉柱,但左心室的肉柱较右心室的肉柱细小。心尖是左心室壁肌肉最薄处,临床外科手术可在此插入引流管或器械,同时也是室壁瘤容易发生的部位,见图1-11。

左心室腔以二尖瓣前尖为界分为左后方的流入道和右前方的流出道两部分。

1. 左心室流入道 左心室流入道亦称左心室窦部,位于二尖瓣前尖的左后方,入口为左心房室口。口周围的致密结缔组织环为二尖瓣环。二尖瓣基底附于二尖瓣环,游离缘垂入室腔。瓣膜被两个深陷的切迹分为前尖和后尖。前尖呈半卵圆形,位于前内侧,介于左心房室口与主动脉口之间;后尖略似长条形,位于后外侧。与两切迹相对处,前后尖叶融合,称前外侧连合和后内侧连合。二尖瓣前后尖借助腱索附着于乳头肌上。临床上实行二尖瓣分离术时应避免损伤纤维环,以免造成二尖瓣关闭不全。与三尖瓣一样,左心房室口的纤维环、二尖瓣、腱索和乳头肌在结构和功能上是一个整体,合称二尖瓣复合体,保证瓣膜的正常功能,如果任何一个发生损坏,都会使血流动力学发生改变。

左心室乳头肌较右心室粗大,分为前后两组,即前乳头肌和后乳头肌。前乳头肌位于左心室前外侧壁的中部,常为单个粗大的锥状肌束,它的顶端发出7~12支腱索连于两个瓣膜的外侧瓣和前外侧连合;后乳头肌位于左心室后壁的内侧部,它以6~13支腱索连于二尖瓣前后尖的内侧瓣和后内侧连合。每个乳头肌发出的腱索连于相邻两个瓣膜相对应的一半。乳头肌的正常位置排列几乎与左心室壁平行,这一位置关系对保证二尖瓣前后尖有效闭合十分重要。当左心室收缩时,乳头肌对腱索产生一垂直的牵引力,使二尖瓣有效靠拢、闭合,心室射血时又限制瓣尖翻向心房。

2.左心室流出道 左心室流出道亦称主动脉前庭、主动脉圆锥或主动脉下窦,为左心室的前内侧部分,由室间隔上部和二尖瓣前尖组成,室间隔构成流出道的前内侧壁,二尖瓣前尖构成后外侧壁。该处室壁光滑无肉柱,无伸缩性。

左心室流出道的出口为主动脉口,位于左心房室口的右前方。主动脉口周围的纤维环上有3个半月形的瓣膜附着,称主动脉瓣,分为左半月瓣、右半月瓣和后半月瓣3部分。瓣膜的游离缘朝向主动脉腔,每个瓣膜相对的主动脉壁向外膨出,3个瓣膜与壁之间的3个腔隙称为主动脉窦或 Valsalva 窦,分别为左窦、右窦和后窦;其中左、右窦分别有左、右冠状动脉的开口,故称左、右冠状动脉窦,后窦因无冠状动脉开口,又称无冠状动脉窦。冠状动脉口一般位于瓣膜游离缘以上,心室收缩主动脉瓣开放,瓣膜未贴附窦壁,血液可进入窦中形成小涡流,有利于射血终止时主动脉瓣立即关闭,同时不影响心室收缩或舒张时足够的血液流入冠状动脉,从而保证心肌有充分的血液供应,见图1-11。

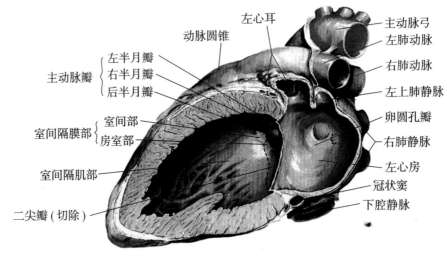

图1-11 左心室剖面观

第二节 心脏传导系统

心肌细胞按功能和形态分普通心肌(收缩心肌)和特殊心肌。普通心肌构成心房、心室壁的主要部分,使心脏产生收缩;特殊心肌可产生和传导兴奋,控制心脏的节律性运动。特殊分化的心肌及纤维有特殊的分布位置,组成一些特定的结间束,构成了心脏的传导系统。心脏传导系统包括窦房结、结间束、房室交界区(房室结)和室内传导系统,室内传导系统又包括房室束、左右束支系统和浦肯野纤维网,见图1-12。

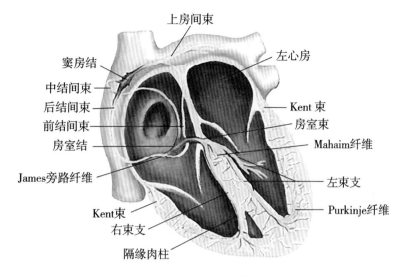

图 1-12　心传导系模式图

一、窦房结

（一）窦房结位置与形态

窦房结(sinoatrial node,SAN)的位置、形态和大小因人而异。它常位于上腔静脉与右心房结合部的外面,即界沟的最上端,沿界沟的长轴排列,埋在心外膜下 1 mm 处,表面无心肌覆盖,深部为心房肌,与心内膜面无接触。一般结上端的位置可达界沟与右心耳嵴相交处,距腔耳角约 3.8 mm,少数窦房结上端可越过腔耳角伸至右心房内侧壁一段,使窦房结的上端呈马蹄铁形,后下端位置略低,见图 1-13。

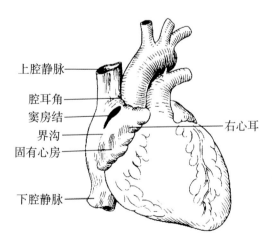

图 1-13　窦房结位置示意

窦房结的形态多呈两端尖、中间粗的棱形或半月形,少数短粗或细长,可见分叉形或中间变窄的哑铃形。分头、体、尾 3 部分,上部较宽大为头部,下部较窄长为尾部,中间为体部,边缘由于发出突起而显得不规则。窦房结大小约为 15 mm×5 mm×1.5 mm,与心脏大小不完全成正比,婴幼儿的窦房结与成人相比相对较大。窦房结向前至前结间束,向后至腔间窦后房间隔、界嵴和尤氏嵴,其余直接进入心房壁。因心房壁很薄,仅3~5 mm,窦房结紧靠心内、外膜之间,因此,任何累及心内外膜的病变,均可影响窦房结电活动,从而出现窦性心律失常。窦房结的外形和部位见图1-14。

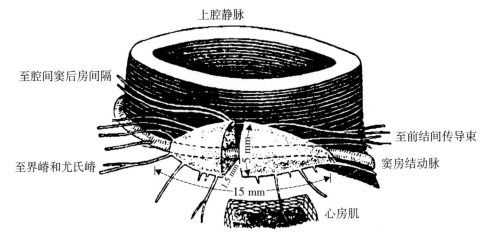

图1-14 窦房结的外形和部位

(二)窦房结细胞结构

窦房结内主要有起搏细胞和传导细胞。

1.起搏细胞 显微镜观察起搏细胞的颜色比较苍白,故称 pale cell,即 P 细胞。P 细胞呈多面体,成簇成群地集结在一起,窦房结中部分布最多,越向外周越少。横断面呈圆形或卵圆形,是最小的心肌细胞。肌膜分为两层,外侧为基膜,内侧为浆膜,膜上没有快通道,只有慢通道,有选择地改变允许钙离子进入细胞内,产生动作电位。浆膜内细胞器和糖原含量少,细胞之间的联系主要为中间连接,缺少闰盘及线粒体结构,简单且数目少,无 T 管系统,代谢远低于普通细胞,因此它对缺氧耐受性强,但 P 细胞之间的兴奋传播比其他心肌细胞更为缓慢。

窦房结激动来自 P 细胞,无外来刺激时它能通过舒张 4 期自动有节律地产生除极化发放电激动,形成窦性节律。

2.传导细胞 传导细胞位于 P 细胞的外周,细胞为细长形,其中含较多的肌原纤维成分,是 P 细胞与普通心肌细胞的接合体,负责将窦房结的电活动传导到心房肌,亦称移行细胞、T 细胞。

3.心房肌细胞 窦房结外围夹杂的普通心肌纤维为心房肌细胞,而浦肯野细胞深入心房肌和结间束中。P 细胞属于慢反应自律细胞,浦肯野细胞属于快反应自律细胞,普通心肌细胞属于快反应细胞;因此,P 细胞发出的激动传至浦肯野细胞,浦肯野细胞再将激动传导至窦房交界区及心房肌。各自的传导性和不应期各不相同,可形成解剖或功能上的折返环路,构成窦房结折返性心动过速的基础。

4.窦房结的血液供应 窦房结由冠状动脉的窦房结支(窦房结动脉)供应,它环绕上腔静脉口部,故亦称上腔静脉口支。约55%窦房结动脉起源于右冠状动脉的右心房前支,45%起源于左冠状动脉的回旋支,见图1-15。

窦房结具有丰富的血液供应,与其起搏功能有关。起搏是非常复杂的功能,起搏细胞比一般的心肌细胞的代谢率要高,需要充分的血液供应。窦房结内含有丰富的神经丛,易被动脉血压、心率、离子浓度和酸碱平衡改变等激发,因此窦房结动脉病变时可引起窦性心律失常。

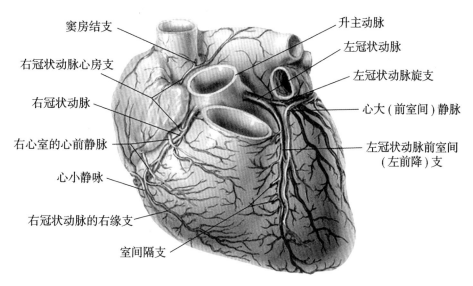

图 1-15　窦房结的血液供应

图中标注：窦房结支、右冠状动脉心房支、右冠状动脉、右心室的心前静脉、心小静咏、右冠状动脉的右缘支、室间隔支、升主动脉、左冠状动脉、左冠状动脉旋支、心大（前室间）静脉、左冠状动脉前室间（左前降）支

（三）窦房结的神经支配

窦房结有丰富的交感和副交感神经分布,主要受右侧交感神经和迷走神经支配,结周围聚集了丰富的神经细胞。

（四）窦房结功能

正常情况下,窦房结是自律性最高的组织,尤其是窦房结头部产生冲动的频率最高,控制着整个心脏的节律性。研究显示,起搏点的优势只局限于窦房结内极小范围的 P 细胞中(范围<2 mm),然后向周围扩散,而其余部分仅有潜在起搏功能。窦房结存在调节机制,能随着机体内外环境的变化而改变自身频率。窦房结内有丰富的血液供应和较多的神经纤维分布,神经体液因素的调节对产生冲动的频率具有特别重要的作用。另外局部温度、房壁的牵张和窦房结动脉的搏动等也对窦房结功能有一定的影响。

二、心房内的传导束

（一）结间束的分布及走行

心房内存在着形态和功能上的传导束,即结间束,窦房结激动经结间束传至心房、房室交界区,窦房结与房室交界区之间存在 3 条通道,见图 1-16。

1. 前结间束　前结间束亦称 Bachmann 束,从窦房结的头端发出向左绕过上腔静脉口和右心房前壁,于房间隔上缘分两束。一束左行延伸进入左心房前壁,即上房间束,相对稳定,路程最短,传导速度最快,亦称房间束,其是窦房结兴奋传至左心房的主要通道,该束受损时可造成心房内阻滞（传导延缓）。一束下行经卵圆窝前进入房间隔,并下行达到房室结的上缘。

2. 中结间束　中结间束亦称 Wenchebach 束,从窦房结下端发出,向后呈弓形绕过上腔静脉后面,然后下行进入房间隔,经卵圆窝前方下行进入房室结上缘。

3. 后结间束　后结间束亦称 Thorel 氏束,由窦房结下端发出,在界嵴内下行,然后经下腔静脉瓣处跨冠状窦口上方而达房室结的后缘。在行程中分出纤维至右心房壁。

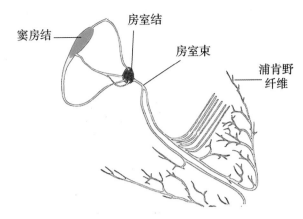

图 1-16　心房内传导系统

（二）结间束的细胞结构

房内传导束并非完全由特化的浦肯野纤维构成，而只是部分浦肯野样细胞和一般心肌纤维并行排列构成，其间夹杂有少量 P 细胞。

（三）结间束的血液供应

结间束的血液由窦房结动脉供应。无论窦房结动脉起源于右冠状动脉还是左冠状动脉，其分支的走行与前、中结间束的部分行程和后结间束的大部分行程相一致，分别供血给相应部分。行经下腔静脉瓣和房间隔后缘的结间束部分，由房室结动脉、左心房后支和右心房后支供血。位于房间隔内的结间束由发自旋支的房间隔前动脉供血。

当窦房结动脉病变时同时影响结间束的电生理特性，出现窦房传导障碍、不完全性房内阻滞、房性心动过速、心房扑动或心房颤动。

（四）结间束的功能

1.结间束的优先传导　结间束传导速度比一般心房肌要快。前结间束是窦性冲动传至房室结的优先径路，这可能与窦性冲动常起源于窦房结头部，而前结间束起源于此部位且路程最短有关，前结间束受损时可引起一度房室阻滞。若起搏点位于窦房结中部或尾部时，中结间束病变可引起传导阻滞，随着窦房结内起搏点的转移，房内优先传导径路亦随之改变。当窦房结内发生游走性节律时，起搏点在窦房结头、体及尾部游走，前、中、后结间束的一束可能成为前向优先传导的主要径路，因此窦房结头、体及尾部分别发出的冲动，可出现不同形状的 P 波及长短不同的 PR 间期。

2.结间束与逆行心房传导　中、后结间束是冲动前向传导的次要径路。当房室交界区以下起搏点发出的冲动逆行传入心房时，它们常成为逆行传导的主要径路，特别是后结间束。由此产生的心房除极向量则由右下方指向左上方，出现逆行 P 波。

3.结间束与环形折返现象　心脏正常传导径路为窦房结→结间束→房室结，若此径路内发生单向阻滞与缓慢传导时，冲动就可能沿窦房结→结间束→房室结→另一条结间束逆行传入窦房结作环形折返传导，就构成心房内大折返，可形成心房扑动或心房颤动的解剖学基础。此外，房间束的纵向分离可成为房内折返性心动过速的解剖学基础。

4.结间束与窦-室传导　当血钾浓度升高到一定程度时，心房肌丧失兴奋性和传导性，而结间束有抗高钾作用，从而结间束把窦房结发出的冲动传导至房室结并下传心室，形成窦-室传导。

5.结间束与心房潜伏起搏点　结间束内的起搏细胞具有一定自律性，一定条件下可成为心脏有效起搏点，产生房性心律失常。如窦房结自律性降低，结间束内的起搏点便发放激动形成房性逸搏心律,若房内起搏点自律性增高可产生房性心动过速、心房颤动等。

三、房室交界区

房室交界区是心脏传导系统中位于心房与心室互相连接部位的特殊心肌结构,位于房室隔内。房室交界区的范围基本与房室隔右侧面的 Koch 三角一致,由房室结的心房扩展部(结间束的终末部)、房室结以及房室束的近侧部(穿部和未分叉部)三部分组成,其中以房室结为主。三部分亦称房区、结区和束区。三部分互相连接的区域称为房结区和结束区,这样房室交界区即可分为 5 个区。许多复杂心律失常经常在此区发生,也是临床上射频消融治疗阵发性室上性心动过速的解剖学基础,见图 1-17。

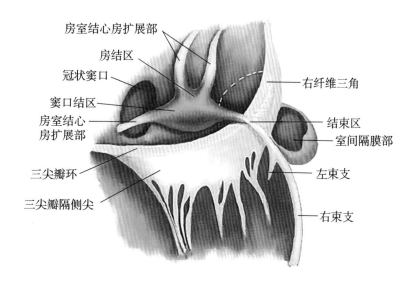

图 1-17 房室交界区的位置和分部

(一)房室结

1.房室结位置 房室结(atrioventricular node,AVN)位于右心房冠状窦口前上方的房室隔内,左侧靠中心纤维体,右侧有右心房的心内膜覆盖,心内膜与房室结表面之间尚有一层很薄的右心房肌覆盖层。房室结位于 Koch 三角的前部,表面看不到明显的心内膜隆起。房室结在左心室侧正对应左心室流出道后隐窝,这一隐窝由中心纤维体左侧面和与其相连的二尖瓣前瓣的右侧端围成,下界相当于肌性室间隔上缘的水平。

2.房室结形态及部位 房室结是一个矢状位扁薄结构,其大小常有变异。右侧面微凸朝向右心房,左侧面较平,紧贴中心纤维体的右侧面,中间无间隙相隔。房室结的左上缘朝向二尖瓣前瓣的根部,即二尖瓣环;右下缘伸向右下,指向三尖瓣隔侧瓣的附着缘。所以在房室结中部的额状切面上,房室结呈倾斜的梭形或底宽朝右的三角形。婴幼儿中心纤维体尚未发育成矢状位,而呈横位,三尖瓣与二尖瓣的附着缘基本处于同一水平,这时房室结呈一个凸向上方的半球形,附于中心纤维体的上方,见图 1-18。

3.房室结细胞结构 光镜下房室结细胞的染色较淡,与周围一般心肌易于区分。房室结内有 P 细胞、T 细胞和浦肯野细胞 3 种,主要由 T 细胞组成。T 细胞和 P 细胞形态类似于窦房结内这两类细胞形态。P 细胞较少,主要位于房室结的深层。浦肯野细胞宽而短,肌原纤维细而长,肌微丝稀疏,细胞器较少。浦肯野细胞之间有闰盘和缝隙连接,有利于冲动的快速传导。

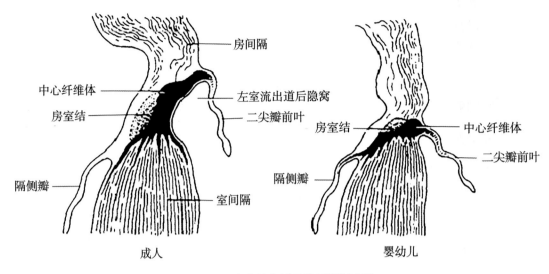

图 1-18　房室结位置示意（额状切面）

（二）房室交界区的功能

1.兴奋传导作用　房室交界区可将心房冲动前向传入心室，也可将冲动从心室逆向传入心房，具有双向性传导。心房肌与心室肌并不直接相连，它们被房室纤维环隔开；房室环无传导性，因此房室交界区是正常心脏房室传导的唯一路径，若它发生传导障碍，必将出现干扰或阻滞等心律失常。冲动经房室交界区时可分离成两条径路，一条快径路，不应期较长；一条慢径路，不应期较短。双径路传导的物质基础可能与房室结的分层和具有旁路纤维束有关，也可形成折返环路。

2.传导延搁作用　延搁作用与纤维细小、排列紊乱和缝隙连接较少有关。由于有传导延搁可使心房肌和心室肌依先后顺序分开收缩。窦性激动或房性激动下传至房室交界区时传导速度缓慢，延搁 40～50 ms，传导速度仅有 0.05～0.1 m/s。

3.过滤冲动作用　心房颤动等房性心律失常时，由心房传来的冲动不但频率快，而且强弱不一，同时此区结纤维相互交织，可使经过此区的冲动产生相互冲撞，使一些弱小的冲动减轻乃至消失，于是进入心室的冲动大为减少，保证心室基本以正常的心率收缩，对于维持有效的血液循环起到保护作用。心房颤动合并心室预激等某些病理情况，快速的心房冲动因避开了房室交界区的过滤冲动作用而使心室率更快，严重者可引起心排血量锐减，诱发心源性休克，甚至猝死。

4.起搏作用　房室交界区作为次级起搏点，产生 40～60 次/min 的冲动，起搏部位主要在房室结的两端，而房室结中央的起搏作用较差或无起搏作用。

（三）房室交界区的血液供应

房室交界区的血液供应非常丰富，由房室结动脉、左心房后支动脉、房间隔前动脉 3 支血管供血，其中多由房室结动脉供血，90%的人起源于右冠状动脉，10%的人起源于左冠状动脉的回旋支。右优势型心脏，由于后室间支多在到达房室交点之前即发出下行，故房室结动脉多起于右冠状动脉的另一个终末支—右旋支，因此该支常在房室交点处形成一个"U"形弯曲。如下壁心肌梗死同时发生房室阻滞、窦性心动过缓等心律失常，说明房室结由右冠状动脉供血且发生阻塞。如侧壁心肌梗死同时发生房室阻滞，可推断房室结由左冠状动脉供血且发生阻塞。房室交界区供血是多来源，吻合丰富，因此一支动脉阻塞的影响经常是暂时性，不久即可恢复正常功能，如急性下壁心肌梗死并发房室阻滞时，即使病情凶猛，房室阻滞也常在短期内消失。

（四）房室交界区的神经支配

房室交界区的神经支配来源于左侧,迷走神经略占优势。刺激迷走神经可使房室结的传导速度减慢,刺激交感神经则使传导加快。临床上发生室上性心动过速时,利用 Valsalva 动作刺激迷走神经可使房室结不应期延长,使房室传导能力下降,终止心动过速的发作。

四、心室内传导束

房室束、左束支、右束支及浦肯野纤维网共同构成心室内传导系统。

（一）房室束

1. 房室束解剖　房室束是传导系统中连接心房与心室冲动的唯一重要通路,亦称希氏束。房室束起自房室结前端,穿越中心纤维体,继而行走于室间隔肌性部与中心纤维体之间(未分叉部),向前下行于室间隔膜部的后下缘,同时左束支的纤维陆续从主干发出,直至最后分为右束支和左束支的最前部纤维而终(分叉部);全长 10 ~ 20 mm,直径 1.5 ~ 2.0 mm。在穿部的横切面呈圆形,而未分叉部和分叉部略呈三角形,见图 1-19。

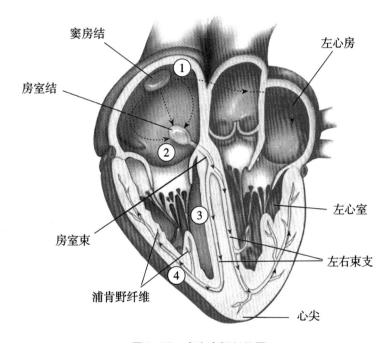

图 1-19　房室束解剖位置

2. 房室束的组织结构　起始部与房室结相似,由较细的特化心肌纤维组成,相互交织,染色较淡,以后逐渐肌纤维变粗,平行排列,胞浆也淡染,大部分为浦肯野纤维,也有少数过渡细胞。特化纤维束之间有结缔组织相隔。

（二）左束支

1. 左束支解剖　左束支呈瀑布状发自房室束的分叉部,发出后在室间隔左侧心内膜下下行约 1.5 cm,即于肌性室间隔上 1/3 与中 1/3 交界水平,分为 3 组分支。

（1）前组:分支向前上行,经一组游离小梁到达前乳头肌中下部并分支散开,分布于前乳头肌和附近游离心室壁并交织成网。包括室间隔左侧面前半部、左心室前侧壁、前乳头肌。

（2）后组:分支向后下行也经过游离小梁到达后乳头肌下部,分支分布于后乳头肌和附近游离心室壁,交织成网。包括室间隔左侧面后半部、左心室后下壁、后乳头肌。

（3）间隔组:变化较大,分支分布于室间隔的中下部,并绕心尖分布于左心室游离壁。包括室间隔中下部、左心室游离壁。

左心室有3处心内膜最早兴奋,分别在前后乳头肌根部和室间隔中下部,这种现象与左束支3组分支分布特点一致。3组分支在游离壁互相吻合成网没有明显界限,见图1-20。

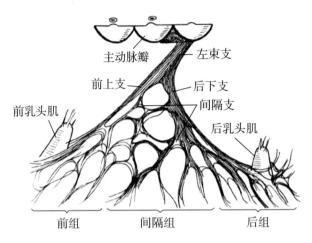

图1-20　左束支分支分布示意

2. 左束支的血液供应　左束支主干前半部、前组和间隔组分支、后组分支的前半部均由左冠状动脉的前室间支的前间隔支供血;左束支主干的后半部、后组分支的后半部则由右冠状动脉发出的房室结动脉以及后室间支供血。

左束支主干较右束支短而宽,且较平的分为前、中、后3组分支,有利于减少单位面积上承受的压力,这是左束支对左心室腔内高压状态很好适应的一种表现,另外后组分支双重供血不易发生供血不足,故左束支的后组分支的传导阻滞比较少见,一旦出现则可能是病变严重的表现。左束支及其分支由多支冠脉供血,急性心肌梗死如发生左束支阻滞,说明多支血管病变,心肌梗死范围大,预后不良。

（三）右束支

1. 右束支解剖　右束支呈圆索状,起于房室束分叉部的末端,从室间隔膜部下缘中部向前下弯行,表面有室间隔右侧面的薄层心肌覆盖,经过右心室圆锥乳头肌的后方,向下进入隔缘肉柱(节制带),到达右心室前乳头肌根部的前外侧,分为3组分支。

（1）前组:分支由前乳头肌根部行向前上方,包括室间隔右侧面前下部、右心室前壁。

（2）外侧组:分支由前乳头肌根部行向外侧右心室游离壁,包括右心室游离壁。

（3）后组:右束支的终末支,由前乳头肌根部向后行至后乳头肌并分布至附近,包括室间隔后部、右心室游离后壁、后乳头肌。

3组分支吻合成浦肯野纤维网分布于右心室壁。右束支的间隔组分出较晚,在隔缘肉柱的起始端才分出,分布于室间隔右侧面的下部。另外右束支在室间隔膜部的下方与左束支的前分支紧密相邻,该区为心脏支架的中心部位,是心脏4个瓣环相交之处,该处传导组织容易受损,临床上多表现为右束支与左前分支双束支阻滞,见图1-21。

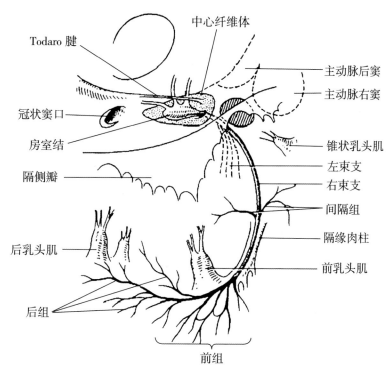

图 1-21 右束支分支分布模式示意

左右束支及其分支主要由浦肯野纤维组成。左束支发出较早,主干呈扁带状较短,间隔主要由左束支的间隔支首先激动。右束支则分出较晚,主干为圆索状较长,故右束支易受局部病灶影响而发生阻滞。左、右心室乳头肌较早接受束支的分支,故其收缩略早于游离壁的肌肉,有利于牵拉房室瓣,防止血液反流。

2. 右束支的血液供应 右束支上段由前室间隔支和房室结动脉供血;中段由前室间隔支供血;下段位于隔缘肉柱内,由前室间隔支和右冠状动脉的右心室前支共同供血。如急性前壁心肌梗死合并完全性右束支阻滞时,说明血管闭塞部位在前室间隔支。

(四)浦肯野纤维网

左右束支的分支在心内膜下交织成心内膜下网,并深入心室肌内形成心肌内网。心内膜下网主要分布在室间隔中下部、心尖、乳头肌的下部和游离室壁的下部。室间隔部、动脉口和房室口附近则分布稀少或没有。心内膜下网发出纤维以直角或钝角进入心室肌内则构成心肌内网。在人类心肌内网穿入很浅。

浦肯野细胞直接或借过渡细胞与一般心肌细胞相连。一条浦肯野纤维可以兴奋数以千计的一般心肌纤维。兴奋借此由心内膜传向心外膜。

房室束和束支的浦肯野纤维传导速度很快,1.5~5.0 m/s,冲动从房室束到达心室肌只需0.03 s。心室肌的传导速度很慢,0.3~0.4 m/s,从心内膜面传至心外膜也需0.03 s。

左束支主干较短,很快就分为前上支、后下支和间隔支,故左心室内膜面的前、后隔区和室间隔中部先兴奋,然后很快融合而向外扩散。右束支较长,至节制带起始部开始分支,故室间隔右侧面下部的兴奋稍晚于左侧面,又因右束支主要分支在右心室前乳头肌根部附近,故右心室兴奋主要从此区开始。由于乳头肌根部的浦肯野纤维直接来自束支主干,故乳头肌也率先兴奋。

整个心室兴奋过程从内膜面向外膜扩布。从心室的中下部开始兴奋,向心尖和心底扩散,心室各壁从室间隔向前壁、侧壁散布,再扩散至心尖、下壁,最后至基底壁和右心室流出道。

第三节　心脏电生理之心肌细胞

心肌细胞主要的生理活动是泵的机械功能和电化学冲动传导,前者完成心脏的泵血功能,后者关系到心脏机械作用力的协同性。与此相对应,心肌细胞按功能分为两大类,一类是普通的心肌细胞,包括心房肌和心室肌,是心脏舒缩活动的功能基础。另一类是一些特殊分化了的心肌细胞,组成心脏的特殊传导系统,其中主要包括 P 细胞和浦肯野细胞,它们无收缩功能,但是具有自律性和传导性,是心脏自律性活动的功能基础。

一、心肌细胞结构

心肌细胞亦称心肌纤维,属于有横纹的不随意肌,受自主神经支配,具有兴奋收缩能力。其是有横纹的柱状细胞,有分支,一个形状似椭圆或长方形的细胞核多位于细胞中部,其长轴与肌原纤维的方向一致。肌原纤维绕核而行,核的两端富有肌浆,其中含有丰富的糖原颗粒和线粒体,以适应心肌持续性节律收缩活动的需要。横断面心肌细胞的直径比骨骼肌小,纵断面心肌细胞的肌节长度也比骨骼肌的肌节短。各心肌纤维分支的末端可相互连接构成肌纤维网,见图1-22。

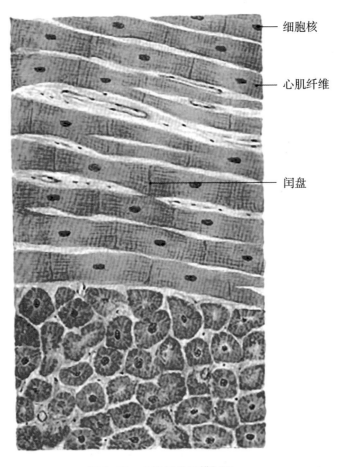

图 1-22　心肌纤维纵横切面

电子显微镜下可显示心肌细胞的肌原纤维、肌膜、横小管、肌浆网、线粒体、糖原、脂肪等超微结构,见图1-23。

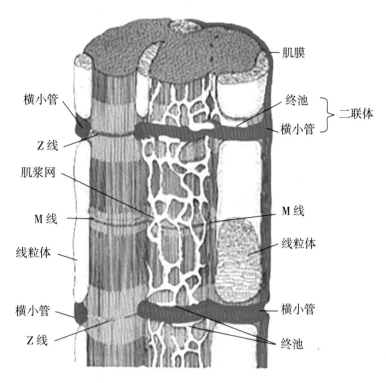

图1-23 心肌纤维超微结构立体模式示意

肌膜是包绕每个心肌细胞的浆膜。它对离子和低分子物质的自由流动起着选择性屏障的作用,在膜水平上调节钠、钾、钙等离子流,参与细胞信号的识别与传递、物质转运、动作电位传导等过程。

横管系统是心肌细胞膜向内呈漏斗状凹陷形成的闭合管道,参与心肌细胞电信号传导。横管上L型钙通道可与肌浆网上的兰尼丁受体(RyR受体)形成膜联接复合物,亦称心肌二联体,共同构成心肌兴奋-收缩耦联的结构基础,可将肌膜的兴奋迅速传至每个肌原纤维。

肌肉由肌原纤维组成,肌原纤维由粗肌丝和细肌丝组成,粗肌丝的主要成分是肌球蛋白,而细肌丝的主要成分是肌动蛋白、原肌球蛋白和肌钙蛋白。光学显微镜下可显示肌原纤维沿长轴呈现有规则的明暗交替的带状区域,分别称为明带(I带)和暗带(A带);暗带的中央有相对较亮的区域称为“H带”,H带的中央可见一条横向暗线称为“M线”。明带的中央也有一条横向的暗线称为“Z线”,Z线为中间纤维。由此可见,两条相邻的Z线之间包含着中间的暗带和两侧各1/2的明带,其长度在安静时为$2.0 \sim 2.5$ μm,这样的一段结构叫作“肌节”,它是肌纤维收缩的基本功能单位。肌肉运动由粗肌丝与细肌丝的相对滑动引起。但心肌细胞与骨骼肌有所不同:心肌细胞的肌原纤维粗细差别很大,介于$0.2 \sim 2.3$ μm,且粗的肌原纤维与细的肌原纤维可相互移行,相邻者又彼此接近致分界不清,心肌细胞的横小管位于Z线水平,多种哺乳动物均有纵轴向伸出,管径约0.2 μm;而骨骼肌的横小管位于$A \sim I$带交界处,无纵轴向伸出,管径较大,约0.4 μm。心肌细胞的肌质网居中间,侧终池不多,与横小管不广泛相贴,见图1-24。

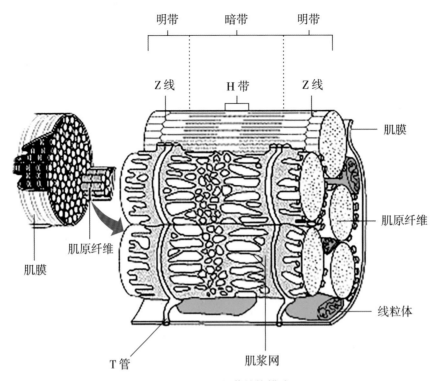

图 1-24　肌节结构模式

　　肌质网,也称肌浆网,是肌纤维内特化的滑面内质网,没有核蛋白体,它是由薄膜构成的复杂管状系统,位于横小管(T 小管)之间,纵行包绕在每条肌原纤维周围,故又称纵小管或称肌小管。在每条肌原纤维表面有许多肌小管纵列盘绕并呈重复交替排列。覆盖在 A 带上的肌小管沿肌原纤维的长轴纵行排列;在 H 带纵行排列的肌小管彼此分支吻合,形成不规则的网状肌小管。在 A 带和 I 带的交界处,纵行排列的肌小管汇合成单条横向膨大的肌小管,称终池。在终池内常有高密度的小颗粒物质与 Ca^{2+} 相结合。位于终池部位的肌膜呈漏斗样向内深陷即为 T 小管,管腔直径约 20 nm。T 小管环绕每条肌原纤维,沿两条终池之间穿行,但不与相邻的终池沟通。每条 T 小管与其两侧的终池共同组成三联体,心肌肌浆网不发达,更多的是由一侧终池围绕 T 小管形成二联体。二联体或三联体在肌原纤维上有规律地重复并交替排列。肌质网的作用与肌纤维收缩的兴奋传导有关,肌质网上有钙泵存在,能将 Ca^{2+} 集中到肌质网中,以调节肌浆 Ca^{2+} 的浓度。T 小管的功能是将来自运动终板的兴奋性冲动传入深部,直达肌纤维内,引起一条肌纤维各肌节的同步收缩。

　　心肌纤维显示闰盘是心肌细胞之间的界限,在该处相邻两细胞膜凹凸镶嵌,细胞膜特殊分化,紧密连接或缝隙连接,闰盘对兴奋传导有重要作用,但其肌原纤维和横纹都不如骨骼肌纤维的明显。细胞间的机械力和动作电位的传导通常发生在该区域。这一区域含大量称为缝隙连接的通道,能选择性允许离子通过低电阻通道从该细胞到另一细胞,使细胞电耦联。

　　缝隙连接(GJ)通过蛋白低聚体把相邻的细胞膜紧密连接而形成 GJ 通道。GJ 通道是由特殊的蛋白构成,这些蛋白称为 GJ 蛋白或通道蛋白(Cx),是相邻心肌细胞间电、化学耦联的通道,亦是心室肌成为功能性合胞体的重要结构。心肌细胞的 GJ 蛋白主要有 Cx40、Cx43 和 Cx45,其在心脏中的分布和功能不同。GJ 通道在决定传导速度方面比离子流起到更大的作用,在有疾病的心肌中,Cx 含量和 GJ 分布发生改变,主要受酶、机械力等因素的调控,最终导致功能上的改变。单纯减少细胞 GJ 通道可使心肌各方向兴奋性不一致,产生单向阻滞。Cx 含量的减少、GJ 密度减低及 GJ 的侧边化导致区域内心肌细胞间电耦联传导速度减慢和各向异传导性变化,产生传导减慢和单向阻滞,增加发生折返性心律失常倾向,构成心律失常的病理基础。心肌闰盘超微结构见图1-25。

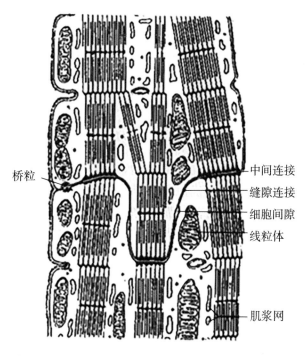

桥粒　　中间连接　缝隙连接　细胞间隙　线粒体　肌浆网

图1-25　心肌闰盘超微结构

二、心肌细胞分类

(一)普通的心肌细胞

包括心房肌和心室肌,含有丰富的肌原纤维,具有收缩功能,故又称为工作细胞,其不能自动地产生节律性兴奋,即不具有自动节律性,但它具有兴奋性,可以在外来刺激作用下产生兴奋,同时具有传导兴奋的能力,但是与相应的特殊传导组织比较,传导性较低。工作细胞包括心房肌和心室肌细胞,它们的细胞质中含有丰富的肌管系统和肌丝系统,具有收缩功能,但与骨骼肌和平滑肌细胞的结构和功能特点有很大差异,见表1-1。

(二)特殊分化了的心肌细胞

组成心脏的特殊传导系统,其中主要包括 P 细胞和浦肯野细胞,具有兴奋性、传导性及自动产生节律性兴奋的能力,故称为自律细胞,它们含肌原纤维甚小或完全缺乏,故收缩功能已基本丧失。还有一种只保留了很低传导性的细胞位于特殊传导系统的结区,不具有收缩功能和自律性,是传导系统中的非自律细胞。特殊传导系统是心脏内发生兴奋和传导兴奋的组织,起着控制心脏节律性活动的作用,是心脏电生理的物质基础,见表1-2。

表1-1 平滑肌、骨骼肌和心肌结构与功能的比较

鉴别点	平滑肌	骨骼肌	心肌
类型	非横纹肌	横纹肌	横纹肌
细胞形态	梭形,无分支,单核	长柱形,无分支,多核	短柱形,有分支,核1~2个
肌小节	无	有	有
细胞间电耦联	有	无	有
肌质网	不发达,只形成小管状结构	密布,纵小管发达	稀疏,纵小管不甚发达
ATP酶含量	少	多	中等
动作电位时间	较短	短	长
自动节律性	内脏平滑肌有自律性,多单位平滑肌无自律性	无(需要神经冲动的刺激)	自律组织有自律性,非自律组织无自律性
强直收缩	有	有	无
对刺激的反应	有等级性	有等级性	"全或无"式
平时活动范围	在长度-张力曲线的各个部位	在长度-张力曲线的峰值上	在心功能曲线的升支段

表1-2 传导系统的主要细胞与普通心肌细胞的比较

鉴别点	起搏细胞	过渡细胞	浦肯野细胞	普通心肌细胞
存在部位	窦房结,房室结	窦房结、房室结的周围	房室束、左右束支、浦肯野纤维网	心房肌,心室肌
大小/μm	5~10	10~20	10~30	10~20
排列	多群聚集或散在,个别交织成网	多交织成网,排列较规则	端端相连,排列较规则	分支相连或端端相连,排列规则
细胞间连接	少,多为中间连接	闰盘	闰盘,多为缝隙连接	闰盘,可见缝隙连接
横小管	无	无或少量	无或少量	有
肌原纤维	很少	较少	较少	很多
线粒体	少	中等	少	大量
收缩功能	无	差	差	主要功能
自律功能	高,主要功能	低,潜在功能	低,潜在功能	无
传导功能	慢	慢	快	中等

第二章　心脏电生理

心脏的泵血功能是通过不同的节律性收缩和舒张来实现的,而心脏节律性兴奋的发生、传导及收缩与舒张的协调交替活动与心脏的生物电活动有关。心脏是人体内的生物发电机,能自动产生电,并传导兴奋心肌细胞,引起心肌收缩来完成泵血功能。它的产生是由心肌细胞内外带电离子通过细胞膜上的孔道进出细胞产生的电位差形成的。

随着生命科学和医学的发展,心脏电生理学与分子生物学、生物医学工程等学科相互渗透,心肌细胞离子通道的不断发现,对信号转导等认识的不断深化,使心脏电生理学研究从整体、离体器官水平不断向细胞、分子水平深入。

第一节　心肌细胞膜离子通道与膜电流

心肌组织具有兴奋性、自律性、传导性和收缩性4种生理特性,共同决定心脏的活动。心肌的收缩性是心肌能够在肌膜动作电位的触发下产生收缩反应的特性,它是以收缩蛋白质之间的生物化学和生物物理反应为基础的一种机械特性。兴奋性、自律性和传导性是以肌膜的生物电活动为基础,故亦称电生理特性。

心肌细胞膜上的离子通道是形成心脏电生理特性的细胞学基础,随着电生理技术特别是膜片钳技术的开发及完善和分子生物学的发展,使这一领域的研究深入到分子水平,且对心肌细胞在正常和异常情况下电位的变化,细胞内外离子转运分子有了进一步的了解,对深入理解心脏的电生理特性、心律失常的发生机制、心电图表现及药物的作用机制提供了重要的理论基础。我们主要探讨心肌细胞离子通道、心肌细胞跨膜电位及心肌细胞的电生理特性,了解心脏生物电的产生及传导。

细胞膜是由磷脂双分子层和镶嵌、贯穿在其中及吸附在其表面的蛋白质组成,磷脂双分子层疏水的尾部在内,亲水头部在外,因而膜两侧的水溶性物质不能自由通过。大多数对生命具有重要意义的物质都是水溶性的,如各种离子、糖类等,它们需要进入细胞,同时生命活动中产生的水溶性代谢物也要离开细胞。

心脏能自动产生电活动,传导并兴奋心肌细胞,引起心肌收缩来完成泵血功能,它是由心肌细胞内外带电离子通过细胞膜上的孔道进出细胞产生的电位差来实现的。

20世纪50年代初,Hodgkin和Huxley在研究动作电位离子流机制时对细胞膜上的孔道首次提出离子通道的假设,后来经研究证实离子通道的存在,并对它的结构、功能及基因组等进行了深入研究,进而发现了离子通道病,这使人们对心律失常发生机制的认识有了更加深入的了解。目前已发现了几十种离子通道,其中成功克隆的离子通道已有十余种,我们主要介绍已经研究成熟的心肌单离子通道及跨膜离子流,包括除极化的内向电流和复极化的外向电流。

一、离子通道

离子通道是整合在磷脂双层膜上的蛋白质围成的含有水分子的孔道,它具有通透性、选择性和门控性3个重要特性。离子通道通常是以该通道允许通透的主要离子而命名,能够开放和关闭。离子通道不断生成与降解,保持离子通道处于动态平衡状态。病理情况下,离子通道平衡发生改变,表现为数量的增多或减少,但结构和特性不变称为重构,见图2-1。

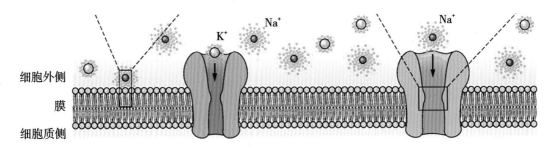

图2-1　离子通道示意

根据通道开关的调控机制(门控机制)不同,离子通道可分为三大类。

1. 电压门控通道　通道开和关是由膜电位决定(电压依赖性)的,这类通道在维持可兴奋细胞的动作电位方面起着相当重要的作用,如 Na^+、K^+、Ca^{2+} 等通道。

2. 配体门控通道　通道开和关与化学物及膜上受体相互作用有关的通道,如 ACh 受体通道、氨基酸受体通道等。

3. 机械门控通道　通道开和关与膜的局部机械性刺激相关,如渗透压感受器细胞的离子通道。

二、心肌细胞内向离子电流

(一)钠通道和钠电流

1. 钠通道　1983 年 Cachelin 首次报道心肌细胞钠通道,广泛分布于可兴奋细胞中,在众多离子通道中,钠通道分布密度最大,一个浦肯野纤维细胞膜上至少有一百万个钠通道。钠通道的激活阈电压为–65 ~ –50 mV,0 mV 左右时钠通道的激活达最大,在动作电位 0 相呈激活开放状态,于动作电位 0 相末失活,在复极 4 相呈关闭状态。钠通道有三大特征:①对钠离子的选择通透;②电压依赖性激活;③电压依赖性失活。

2. 钠电流　当细胞膜去极化时钠通道开放,大量 Na^+ 顺着浓度差从细胞外经钠通道快速内流,幅度大,持续时间短暂,1 ~ 2 ms 后迅速失活,引发动作电位 0 相除极。心房、心室和浦肯野纤维的激动传布依赖 I_{Na} 产生的动作电位,在窦房结和房室结细胞中一般无此电流。

当 0 相除极电压达峰值时钠通道迅速关闭失活,但有 1% 的钠通道不能失活,除极后仍有少量 Na^+ 内流参加复极波的形成,这部分钠电流称晚钠电流。严干新等发现晚钠电流与心率相关,心率快时晚钠电流小,心率慢时晚钠电流增大,导致动作电位时程(APD)延长,因而认为晚钠电流是复极储备的主要机制。

若钠通道失活、关闭引起不正常,动作电位时程明显延长形成长 QT 间期综合征 3 型(LQT3),同时 QT 间期延长易引起早期后除极,可诱发尖端扭转型室性心动过速等严重的室性心律失常,其是导致这种遗传性疾病患者心脏性猝死的主要原因。

河鲀毒可选择性地阻断钠通道,局部麻醉药和 I 类抗心律失常药分别选择性地阻断神经细胞和心肌细胞上的钠通道,阻断兴奋传导和降低细胞兴奋性。

心脏 I_{Na} 对内外环境的变化十分敏感,缺血、pH 值降低和 Ca^{2+} 增加都可减少 I_{Na},导致 0 位相上升速度降低而传导减慢,促进折返的发生。不少药物和毒物具有钠通道激活作用,如乌头碱、蛙皮素等,这些物质均能引起严重的致命性心律失常。

(二)钙通道和钙电流

心肌细胞至少有 4 种钙通道,两种分布在细胞膜上,分别为 L 型钙通道和 T 型钙通道,另两种分布在细胞内肌浆网膜上 Ca^{2+} 释放通道和肌醇三磷酸受体(IP_3R)。

L 型钙通道存在于各型心肌细胞,是心房肌和心室肌动作电位平台期的主要内向电流。L 型钙通道激活,Ca^{2+} 内流,继而触发肌浆网释放 Ca^{2+},这是心肌细胞兴奋-收缩耦联中的关键环节。L 型钙通道也是窦房结、房室结细胞 0 相除极的重要电流,因此对维持正常心肌兴奋性起重要作用。Ca^{2+} 内向电流增加可延长动作电位时程,因此 L 型钙通道开放时间延长具有潜在致心律失常作用。L 型钙通道有两种失活机制:一种电压依赖性失活,失活电压 $-30 \sim 0$ mV;另一种为细胞内 Ca^{2+} 浓度失活,细胞内 Ca^{2+} 浓度升高时通道失活加快,呈现二氢吡啶类依赖性。

T 型钙通道主要分布在窦房结和房室结起搏细胞,心室肌细胞中不存在。I_{Ca-T} 是自律细胞的起搏电流。通道活性是电压依赖性,激活电压介于 I_{Na} 和 I_{Ca-L} 之间,是无机钙阻断剂作用的靶通道。I_{Ca-T} 是窦房结、房室结和浦肯野细胞的 4 相除极电流。T 型与 L 型钙通道的主要区别见表 2-1。

表 2-1 T 型与 L 型钙通道的比较

鉴别要点	T 型钙通道	L 型钙通道
组织内分布	窦房结、房室结起搏细胞、浦肯野纤维	广泛分布
激活阈值	$-70 \sim -50$ mV	$-40 \sim -30$ mV
失活电压	低($V_{1/2}-70$ mV)	高($V_{1/2}-20$ mV)
激活速率	有	无
失活速率	快	慢
从失活状态的恢复	慢,多失活状态	快
失活敏感性	电位	电位及 Ca^{2+} 浓度
生理意义	维持心率	心肌收缩
病理生理意义	心肌肥厚、心室重建、胶原沉积、钙超载	心肌收缩力下降
心肌肥厚或心力衰竭时的变化	表达增加,且异常表达于心肌细胞,电流动力学特征明显异常	表达下降,电流动力学特征基本不变
二氢吡啶敏感性	低	高

(三)起搏通道和起搏电流

起搏电流(I_f 电流)亦称超极化激活的阳离子电流,由 Na^+ 和 K^+ 携带,分布在具有自律性的窦房结、房室结和浦肯野细胞,是上述细胞超极化激活的非特异性阳离子通道内向电流。I_f 参与自发活动的形成,是浦肯野快反应细胞起搏活动的主要离子流,而在窦房结等慢反应自律细胞活动中起搏作用不如 I_K 衰减。β 受体兴奋,可增加 I_f 的幅度,4 相自动除极速率加快,提高自律性,使心率加快。受交感神经调节,可被铯(Cs^+)选择性阻断。另外心房颤动患者的 mRNA 表达显著高于无房颤者，I_f 可能参与房颤的发生。

（四）非特异性阳离子通道内向电流

一种没有特殊通道的非特异性内向电流（I_{Na}），由细胞内 Ca^{2+} 激活 Na^+，一方面使膜电位发生部分除极，最大复极电位负值减少，有利于 4 期自动除极和自律活动；另一方面使膜电位除极达阈电位，产生滞后除极，导致心律失常的发生。

三、心肌细胞外向离子电流

外向离子流主要是 K^+ 通道和 K^+ 电流。K^+ 通道种类繁多，是心肌离子通道中最复杂的一类，也是最大的一组电压门控 K^+ 通道家族，通常分为两大类，即电压依赖型钾通道和配体门控型钾通道。电压依赖型钾通道主要包括内向整流、延迟整流和瞬时外向整流钾通道 3 种亚型。配体门控型钾通道包括乙酰胆碱敏感钾通道、ATP 敏感钾通道等。

（一）电压依赖型钾通道和钾电流

1. 内向整流钾电流（I_{K1}） 亦称外向背景钾电流，主要存在于快反应细胞中，心室肌电流密度高于心房肌和浦肯野纤维。主要作用如下。

（1）稳定细胞膜电位：I_{K1} 在膜电位负值较大时易于开放，是形成和维持静息电位的离子流。窦房结和房室结细胞最大负极电位负值较小，因它们的 I_{K1} 通道数量极少，仅占心房肌、心室肌的 1%。

（2）复极 2 相和 3 相起作用：I_{K1} 在细胞膜除极时 K^+ 外流减少，有利于动作电位 0 相及 2 相的形成；而当膜电位逐渐复极化时 I_{K1} 逐渐增强，是形成 3 相复极的主要电流。

（3）I_{K1} 的内向整流作用：动作电位 2 相可减少 K^+ 外流，从而减少复极 4 相钠钾泵的能量消耗。I_{K1} 受细胞内镁泵和能量代谢状态的调节。

2. 延迟整流钾电流（I_K） 主要是由于 K^+ 外流所形成的一种电压和时间依赖性离子电流，主要包括缓慢激活的延迟整流钾电流（I_{Ks}）和快速激活的延迟整流钾电流（I_{Kr}），对调节动作电位时程起着非常重要的作用。

I_{Ks} 通道在动作电位平台期缓慢激活，数秒达到稳态，且在膜电位去极化状态通道不失活，是 2、3 相复极的主要电流之一。受肾上腺素神经 β 受体调节，通过激活 PCA 增加幅度，抵消同时激活的 I_{Ca-L}，维持动作电位平台期。心率快时 I_{Ks} 增大，动作电位时程缩短，心率慢时 I_{Ks} 小，动作电位时程延长，I_{Ks} 通道与复极储备有关。

I_{Kr} 比 I_{Ks} 的激活速度快得多，有内向整流作用，并且可失活，是动作电位 3 相快速复极的重要电流。I_{Kr} 的电流与细胞外的 K^+ 离子浓度密切相关，即血钾高时 I_{Kr} 增大，动作电位时程缩短；血钾降低时 I_{Kr} 减小，动作电位时程延长，即 QT 间期延长。I_{Kr} 是 Ⅲ 类抗心律失常药物作用的靶通道，阻断 I_{Kr} 延长动作电位时程。如同时伴有血钾降低，有助于动作电位时程异常延长而产生致心律失常作用。

3. 瞬时外向钾电流（I_{to}） 此类通道主要分布在心房肌和心室肌的外膜侧，是在动作电位早期或细胞去极化早期出现的外向钾电流，形成动作电位 1 相的切迹。其特点是电压依赖的快速激活和快速失活。I_{to} 增大可产生 J 波及 ST 段抬高。I_{to} 被 K^+ 通道阻断药（四乙基胺、4-氨基吡啶）阻断，I_{to} 的离子成分为 K^+。另外 I_{to} 对细胞内 Ca^{2+} 非常敏感。

（二）配体门控型钾通道和钾电流

1. ATP 敏感钾通道（K_{ATP}） 广泛存在于各种器官组织，正常生理状态下细胞内的 ATP 浓度可抑制 I_{K-ATP} 通道开放。发生心肌缺血、缺氧时，细胞内 ATP/ADP 比值下降，释放腺苷和其他一些因子，引起通道开放，使复极时动作电位平台期大量 K^+ 外流，膜电位复极加速，Ca^{2+} 通道失活，动作电位时程缩短,细胞兴奋性下降,从而减弱心肌收缩力和心肌能量消耗,在心肌缺血预适应中相当重要。临床上可利用K_{ATP}的激动剂或开放剂吡那地尔和尼可地尔激活K_{ATP}通道,诱发外向钾电流加快细胞复极,用来纠正某些药物(如奎尼丁和Ⅲ类抗心律失常药等)过度延长复极所引起的动作电位早后除极异常电活动,有利于消除尖端扭转型心律失常。持续心肌缺血、缺氧时,K_{ATP}通道开放增加细胞外K^+蓄积,细胞膜部分去极化,兴奋的传导速度减慢,且缺血心肌的动作电位时程和有效不应期缩短,造成缺血区和非缺血区之间的细胞复极不同步、不均一,容易诱发兴奋折返引起心律失常。硫脲类降糖药是K_{ATP}的阻断剂,可减少缺血性心律失常的发生。

2. 乙酰胆碱敏感钾通道(K_{ACh})　此类通道主要分布在窦房结、房室结和心房肌细胞,是迷走神经调节的主要作用点。乙酰胆碱与K_{ACh}通道上的M_2受体结合可增加通道开放概率,增加细胞膜的K^+电导,引起细胞膜超极化;激活K_{ACh}可使窦房结细胞的起搏速率减慢,房室结的传导速度减慢,缩短心房肌动作电位时程。可被 M 受体阻断剂阿托品等抑制。

3. 钙激活型钾通道(K_{Ca})　存在于血管平滑肌、心肌、骨骼肌和某些腺细胞,当细胞内Ca^{2+}浓度升高时(如服用强心苷类药物、心肌缺血引起钙超载等),诱发K_{Ca}通道的开放,K^+外流增强,加重缺血时的心肌电活动紊乱。钙通道阻断剂对该电流产生一定的阻断作用。

4. 腺苷经嘌呤受体激活型钾通道(K_{Ado})　腺苷经嘌呤受体(A_1)激活的一种钾电流,它的作用与K_{ACh}相似。

5. 氯电流(I_{Cl})　心肌细胞膜确有Cl^-通道存在。Cl^-电导对心肌动作电位的复极过程有影响,是构成和防治心律失常的关键环节。APD 过短易诱发期前收缩。选择性阻断Cl^-通道的化合物对治疗 APD 过短引起的心律失常有一定的治疗意义。β 受体激活或细胞内 cAMP 能加强它的活性,有助于复极使动作电位时程缩短。

6. 花生四烯酸敏感钾通道(K_{AA})　心肌缺血超过 15 min,组织细胞内花生四烯酸含量增加,pH 值降低,可激活一种非敏感的K^+通道,即K_{AA},产生K^+外向电流促进动作电位时程缩短,进一步导致心肌细胞K^+丢失。

随着离子通道结构和功能的深入研究,新的离子通道和离子流不断地被发现,从而了解更多的离子通道病,使人们对心律失常发生机制的认识有更大的进展。

第二节　心肌细胞生物电

一切活组织的细胞,不论在安静状态还是在活动过程中均表现有电的变化,这种电的变化是伴随着细胞生命活动出现的,称生物电。心脏是人体内的生物发电机,能自动产生电,并传导兴奋心肌细胞,引起心肌收缩来完成泵血功能。心肌生物电是由心肌细胞内外带电离子通过细胞膜上的孔道进出细胞产生的电位差产生的,通常称为跨膜电位或膜电位。心肌细胞的跨膜电位变化的波形和形成机制十分复杂,而且不同类型心肌细胞的跨膜电位变化也各不相同,但基本包括细胞处于静息时的静息电位和细胞兴奋时的动作电位。膜电位产生的原理,比较公认的是离子通道学说。

一、生物电产生条件

1. 细胞内外离子浓度差　生理状况下,心肌细胞内外离子存在较大浓度差,为离子进出细胞提供原始动力。主要离子浓度差见表 2-2。

表2-2 心肌细胞膜内外几种主要离子的浓度及平衡电位

离子	浓度/(mmol/L)		膜内/外比例	平衡电位/mV（根据 Nernst 公式计算）
	细胞内液	细胞外液		
Na^+	10	145	1：14.5	+70
K^+	140	4	35：1	-94
Ca^{2+}	10^{-4}	2	1：20 000	+132
Cl^-	9	104	1：11.5	-65

2.静息状态下细胞膜对离子的通透性不同　细胞膜上具有多种离子通道，为离子进出细胞提供基本条件。静息状态下细胞膜对离子的通透具有选择性，其通透性大小为：$K^+>Cl^->Na^+>Ca^{2+}$。

3.钠钾泵和离子交换体系统　细胞膜上钠钾泵活动时，通过耗能逆浓度差将细胞内多余的 Na^+ 排出细胞，将部分动作电位期间流到细胞外的 K^+ 摄入细胞内，以及离子交换体(如钠-钾交换体、钠-钙交换体等)的活动使细胞内恢复到高钾、低钠和低钙的静息正常水平，维持心肌兴奋性。它们活动的持续进行，对维持细胞膜内外离子分布的稳态起重要的作用。

二、心肌细胞的静息电位

心肌细胞静息电位指细胞未受刺激时，细胞外正内负的电位差，由于这一电位差存在于安静细胞膜的两侧，也称跨膜静息电位，简称膜电位(resting potential，RP)。

将一对测量电极中的一个放在细胞的外表面，另一个与微电极相连，准备刺入细胞膜内。当两个电极都位于膜外时，电极之间不存在电位差。在微电极尖端刺入膜内的一瞬间，示波器上突然显示一电位跃变，表明两个电极间出现电位差，膜内侧的电位低于膜外侧电位，见图2-2。该电位差是细胞安静时记录到的，因此称为静息电位。几乎所有的动植物细胞的静息电位都表现为膜内电位值较膜外为负，如规定膜外电位为0，膜内电位可以负值表示，即大多数细胞的静息电位在-100～-10 mV。心肌细胞的静息电位为-90 mV 左右，心室肌细胞-90～-80 mV，浦肯野纤维-100～-90 mV，窦房结细胞为-70～-40 mV。

细胞膜两侧存在电位差，以及此电位差在某种条件下会发生波动，使细胞膜处于不同的电学状态。人们将细胞安静时膜两侧保持的内负外正的状态称为膜的极化；当膜电位向膜内负值增大的方向变化时，称为膜的超极化；相反，膜电位向膜内负值减小的方向变化，称为膜的去极化；细胞受刺激后先发生去极化，再向膜内为负的静息电位水平恢复，称为膜的复极化。

在静息状态下，只有 K^+ 和 Cl^- 通道是开放的，而其他的离子通道则是关闭的。已经明确，安静时一种 K^+ 离子(I_{K1})通过细胞膜弥散的实质是因为膜上有非门控的 K^+ 离子通道。这种离子通道没有门，总是开放的，因此 K^+ 在静息电位水平可以自由通过细胞膜。Cl^- 虽然也开放，但它的平衡电位比较正(约为-50 mV)，而且电流也比较小，在静息电位中所起作用不大。所以，静息电位的值接近于 K^+ 平衡电位。

由于细胞内外存 K^+ 的浓度差(细胞内高钾)，K^+ 即可顺浓度差外流到细胞外。虽然胞内 Ca^{2+} 的浓度也很高，但细胞膜对 Ca^{2+} 不能通透，它只能因正负电荷的相互吸引作用，排列于细胞的内侧面。而扩散出细胞的 K^+ 也不能远离膜，而排列在膜的外侧面。这样在膜的内外两侧就形成了内负外正的电位差。K^+ 的这种外向扩散不能无限制地进行，因为 K^+ 外流造成的外正内负的电场力，将阻碍带正电的 K^+ 继续外流，而且 K^+ 外流越多，这种电势的阻碍就会越大。当促使 K^+ 外流的膜两侧 K^+ 浓度差势能，与阻碍 K^+ 外流的电位差势能相等时，即膜两侧"电-化学平衡"时。K^+ 外流量与回收

（回到胞内）的量达到了动态平衡,K⁺的跨膜净移动为零,此时膜两侧电位差就稳定在某一不再增大的数值,即静息电位。因其是K⁺移动达到平衡时的膜电位,又可称作K⁺平衡电位(E_K)。

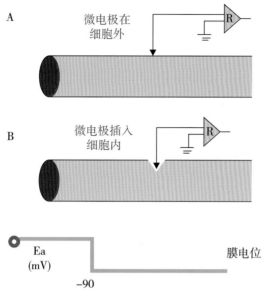

图2-2　用细胞内电极记录心肌细胞跨膜电位

A. 微电极放在静息的心肌细胞表面,没有电流通过示波器;B. 微电极插入静息的心肌细胞,有电流通过示波器。

静息电位大小主要取决于膜对K⁺的通透性和膜内外K⁺浓度差。当膜对K⁺的通透性降低和膜内外K⁺浓度差减小时,均可使静息电位变小;反之则可使静息电位增大。而E_K的数值是由膜两侧原初存在的K⁺浓度差大小决定的,见图2-3,它的数值可根据Nernst公式求出,即$E_K = 59.5 \log$（[K⁺]ᵢ/[K⁺]ₒ）。因此,改变细胞外K⁺浓度,就可以改变心肌细胞的静息电位。

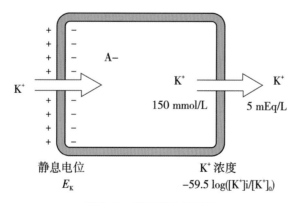

图2-3　K⁺平衡电位示意

在大部分心肌细胞中,如心房肌、心室肌及浦肯野纤维,它们的静息电位接近K⁺平衡电位。但是并非完全与之相等。细胞安静时细胞膜不仅对K⁺通透,对Na⁺也有通透性,只是与K⁺的通透性相比,Na⁺的通透性要小得多（约为K⁺通透性的1/100~1/50）,即静息时也有极少量的Na⁺从膜外通透到膜内（Na⁺的浓度差和电位差均驱使其内流）,部分抵消K⁺外流造成的膜内负电位,导致静息电位的实测值比Nernst方程计算的E_K值稍大。静息电位较E_K稍大的后果:由于未达到K⁺平衡电位,K⁺

仍然会不断少量外流，而静息电位与 Na^+ 平衡电位相差甚远，也会使 Na^+ 不断地内流，如此下去，细胞安静时膜内外稳定的离子浓度差将遭到破坏。然而，细胞膜上钠泵的经常性活动，将胞内多余的 Na^+ 泵出，将胞外多余的 K^+ 泵回，从而维持了细胞内、外的正常离子浓度。可兴奋细胞的静息电位及膜两侧的离子浓度差（势能）是产生兴奋的基础。

三、心肌细胞的动作电位

可兴奋细胞受阈（阈上）刺激后，在静息电位基础上产生的短暂的、可扩布的膜电位波动称为动作电位（action potential，AP），动作电位是细胞兴奋的过程和标志。在正常条件下，按电学活动的特点，心肌细胞可分为快反应细胞与慢反应细胞。这是因为它们的电学活动的特点分别是快反应电位与慢反应电位。

快反应电位，是由于其静息电位水平较高，所以其动作电位的幅度就大，去极化速率就快，其传导速度也快。而慢反应电位，由于其静息电位水平低，其 AP 的幅度小，去极化速率慢，其传导速度也慢，见表 2-3。

表 2-3 快、慢反应细胞动作电位特点比较

鉴别要点	快反应电位	慢反应电位
激活	快	慢
失活	快	慢
参与离子	钠	钙
激活阈值	$-70 \sim -60$ mV	$-50 \sim -40$ mV
失活膜电位	$-100 \sim -80$ mV	$-70 \sim -50$ mV
传导速度	快（$0.5 \sim 3$ m/s）	慢（$0.01 \sim 0.1$ m/s）
超射	$+20 \sim +30$ mV	$0 \sim +10$ mV
0 相最大除极速度	$100 \sim 1000$ V/s	$1 \sim 10$ V/s
动作电位幅度	$100 \sim 130$ mV	$35 \sim 75$ mV
应激性的恢复	较快，随复极而恢复	较慢，延续到复极完毕之后
心肌类型的关系	普通心肌与传导纤维	窦房结、房室结
阻滞剂	河鲀毒素	维拉帕米

在心脏中，浦肯野纤维、心房肌和心室肌细胞属于快反应细胞，而窦房结细胞和房室结细胞属于慢反应细胞。不同的心肌细胞，其动作电位的波形及形成机制不同，见图 2-4。

动作电位包括一个上升相和一个下降相。上升相代表膜的去极化过程。以 0 mV 电位为界，上升相的下半部分为膜的去极化，使膜内负电位减小，由 $-90 \sim -70$ mV 变为 0 mV；上升相的上半部分是膜的反极化（超射），使膜电位的极性发生倒转即膜外变负，膜内变正，由 0 mV 上升到 $+20 \sim +40$ mV。上升相膜内电位上升幅度为 $90 \sim 130$ mV。下降相代表膜的复极化过程。它是膜内电位从上升相顶端下降到静息电位水平的过程。由于动作电位幅度大、时间短（不超过 2 ms），波形很像一个尖峰，故又称峰电位。在峰电位完全恢复到静息电位水平之前，膜两侧还有微小的连续缓慢的电变化，称为后电位。因此一个 AP 可分为几个不同的时相：快速除极化期称为 0 相；有些心肌细胞尤

其是浦肯野细胞,拥有一个极其快速的复极时期,称为 1 相;维持除极化状态或非常缓慢复极化的阶段称为平台期或 2 相;最后的复极化阶段称为 3 相;舒张期或静息状态的电位称为 4 相。

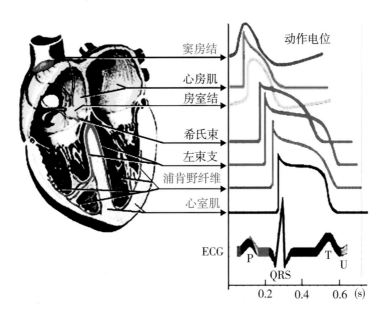

图 2-4　心脏不同部位的动作电位

（一）工作细胞的跨膜电位及其离子基础

工作细胞包括心房肌和心室肌,执行收缩功能,无自律性,兴奋性和传导性与相应的特殊传导组织相比较低。现以心室肌为例,讲述工作细胞的跨膜电位、离子基础及产生机制。

1.0 相　细胞静息时,Na^+ 具有很强的内向驱动力。当刺激强度等于或大于阈强度时,细胞开始去极化,I_{K1} 逐渐减小,部分 Na^+ 通道激活和少量 Na^+ 内流,引起细胞膜去极化达阈电位水平（-70 mV）,此时细胞膜上较多钠通道开放,较多 Na^+ 内流,大于同时发生的 K^+ 外流而使膜去极化,膜的去极化能进一步加大膜中 Na^+ 通道开放的概率,结果使更多 Na^+ 通道开放,更多 Na^+ 内流而造成膜进一步去极化,如此反复促进,出现一个使膜上钠通道开放、Na^+ 快速内流与膜去极化之间的正反馈过程（Na^+ 内流的再生性循环）,持续 1～2 ms 达到峰值（+30 mV）,直至接近 Na^+ 平衡电位,形成动作电位的上升支,见图 2-5。1% 晚钠电流参与复极（具体通道性质见离子通道）。当膜除极到 0 mV 左右时钠通道开始关闭而产生电压依赖性失活。动作电位 0 相的幅度、去极化速度取决于 Na^+ 通道开放的数量、细胞膜内外 Na^+ 浓度差和细胞膜内外电位差。当细胞膜去极化到-30 mV 时,L型 Ca^{2+} 通道被激活,也参与动作电位上升支的形成。

与心电图的关系:相当于 QRS 起点至 R 波顶峰。

0 相生理意义:①为后续离子活动提供先决条件;②维持心肌细胞的兴奋性;③维持心肌细胞的传导性;④维持心肌细胞的不应性;⑤LQT3:Na^+ 通道 *SCN5A* 基因的突变引起电压依赖性钠通道失活延迟、通道开放时间增加,使动作电位时程、跨室壁复极离散度延长,其体表心电图表现为 T 波的延迟出现。LQT3 的心脏突发事件多见于休息和睡眠中,且 β 受体阻滞剂不能有效预防猝死的发生,见图 2-6。

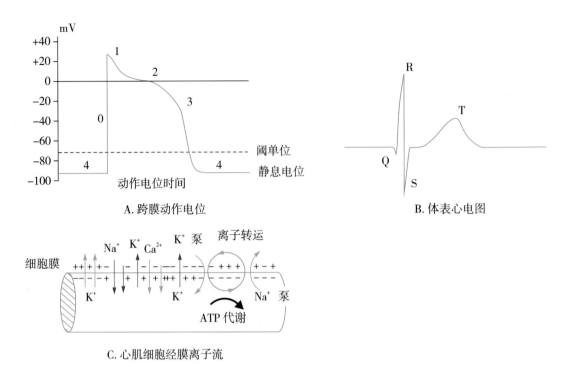

图2-5　心室肌动作电位、离子活动及与心电图的关系示意

0、1、2、3、4表示动作电位的时相；━━→ 表示快速离子流动；──→ 表示缓慢离子流动。

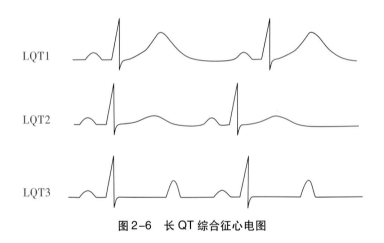

图2-6　长QT综合征心电图

2.1相　I_{to}通道在膜除极接近峰电位一半时激活，随着膜电位升高I_{to}电流渐增大并在复极1相达到峰值，瞬时大量钾离子外流，使除极时已成为正的动作电位迅速下降，形成1相快速复极。历时5～10 ms，I_{to}通道迅速关闭失活。I_{Na}通道的失活和I_{to}通道的激活共同形成了1期，见图2-5。研究证实I_{to}通道在内外膜心肌上分布密度不均，外膜高于内膜，导致内外膜复极不同步，这是J波综合征及ST段抬高的主要机制。因此凡能影响I_{to}动力学和心室激动顺序的因素都可影响心电图的J波。

与心电图的关系：相当于QRS后半部，即J点。

1 相生理意义主要表现为 3 个方面。

(1)J 波及 J 波综合征:J 波是心电图上介于 QRS 波与 ST 段之间的圆顶状或驼峰状电位变化,又称为晚期 σ 波、驼峰波或 Osborn 波。研究证实 I_{to} 通道在内外膜心肌上分布密度不均,外膜高于内膜,所以导致内外膜复极不同步。由于正常的心室电激动是从心内膜传导到心外膜,心外膜细胞上的切迹可能在时限上与心电图上的 J 波相对应,故心外膜细胞动作电位上的切迹就会在心室复极早期(即在 QRS 波后)产生一个跨膜的电压差,这个电压差在心电图上可表现为 J 波。1994 年,严干新等在验证犬心室的 M 细胞存在时,却意外获得了心电图 J 波细胞学基础的直接证据。当电刺激犬左心室楔形标本心内膜时,即心内膜先除极而心外膜后除极,心外膜细胞动作电位上依赖于外向电流 I_{to} 的切迹与心电图上 J 波相对应。当电刺激左心室楔形标本心外膜时,心外膜则先除极,其动作电位上切迹所对应的 J 波则融合于 QRS 波中,见图 2-7。

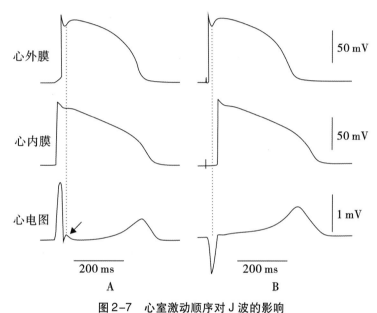

图 2-7 心室激动顺序对 J 波的影响

A. 激动由心内膜向心外膜传导时,J 波与 I_{to} 介导的心外膜动作电位切迹同时出现;B. 从心外膜刺激时,心外膜动作电位切迹则与 QRS 一致,J 波消失。

目前临床上与 J 波有关的疾病包括 Brugada 综合征、早期复极综合征、预料不到的猝死综合征、特发性室颤。

1)Brugada 综合征:Na^+ 通道上 *SCN5A* 基因突变导致 Na^+ 通道功能下降,复极时 Na^+ 内流减少(晚钠电流),I_{to} 电流相对增大,1~2 相间形成明显切迹,使 2 相起始膜电位较低,接近 Ca^{2+} 失活电位,钙内流减少导致 2 相平台期缩短和下移,这样内外膜之间的电位差电流指向心外膜,1 相电位差形成 J 波,2 相电位差形成 ST 段抬高,3 相电位差形成 T 波直立,心电图表现 II 型 Brugada 波,见图 2-8。如果 I_{to} 电流进一步增大,切迹更深,当它超过 Ca^{2+} 失活电位时,钙内流消失至平台期丢失,使动作电位时程缩短 40%~70%。此时内膜与这部分外膜心肌之间的电位差,在 1 相形成 J 波,2 相形成 ST 段抬高。而其他部位外膜心肌仍停留在 2 相平台期缓慢复极,并且有钙再激活,使膜电位再升高,形成圆顶波并后移,至复极时间超过内膜心肌,这样在复极 3 相内膜与这部分外膜心肌的电位差产生电流的方向从外膜指向内膜,背离探查电极,因而 T 波倒置。心电图表现:J 波、ST 段下斜型抬高、T 波倒置三联征即 I 型 Brugada 波。

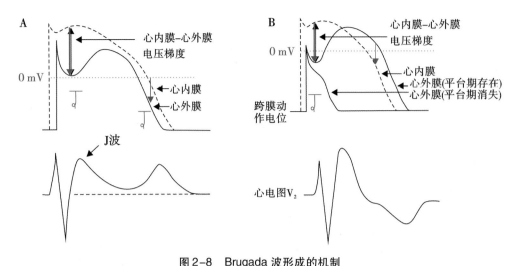

图 2-8　Brugada 波形成的机制
A. Ⅱ型 Brugada 波的形成机制;B. Ⅰ型 Brugada 波的形成机制。

2)早期复极综合征:早期复极综合征的典型心电图表现是 J 波或 J 点抬高,$V_4 \sim V_6$ 导联 ST 段呈弓背向下抬高,伴直立宽大的 T 波,属正常心电图变异,多见于健康男青年或运动员,见图 2-9。严干新等对早期复极综合征进行了模仿研究,用钾通道开放剂 Pinacidil 灌注犬左心室心肌组织块时发现“外膜动作电位圆顶部分缺失,内膜动作电位变化不明显,且跨壁心电图呈现出 ST 段鞍形抬高”。一般认为,早期复极综合征不会发生心律失常。这与 I_{to} 在左心室前、侧壁外膜较小有关,见图 2-10。除了没有心律失常的报道外,它的心电图特征与 Brugada 综合征、预料不到的猝死综合征和特发性室颤相似。

3)预料不到的猝死综合征及特发性室颤:本综合征有许多名字,如夜间猝死综合征、猝发心律失常性死亡综合征等,多见于东南亚、太平洋沿岸国家。许多年来病因一直不清楚,近年来研究发现它可能与心外膜 I_{to} 介导的 2 相折返有关。当心外膜 I_{to} 介导的动作电位穹隆发生丢失时常不均一,即穹隆只在心外膜某一部位完全丢失,从而使该部位的动作电位时程显著缩短。因此心外膜动作电位穹隆可以传导到动作电位穹隆完全丢失且动作电位时程明显短缩的部位,从而造成局部重新激动并产生新的动作电位产生 2 相折返,2 相折返引起的早搏落在 T 波的降支称为 R-on-T 现象,可能导致室性心动过速或心室颤动的发生。

从发生机制,Brugada 综合征、过早复极综合征和原发性室颤可能是同一事物的不同方面,因从离子到细胞甚至遗传学基础是相同的。它的一个特征为当温度降低时,可诱导出 J 波,J 波曾被看作是低温在心电图上特有的一个病理标记。这可能是因为低温时 I_{to} 减小较其他电流少,且本身激活减慢,故导致心外膜细胞动作电位上的切迹增大与增宽,使原先部分或全部埋藏于 QRS 波中的小 J 波会随着温度的降低而显现出来。它的另外一个特征是具有频率依赖性。当心率加快时,心外膜细胞动作电位上依赖于 I_{to} 的切迹变小,所对应的 J 波也随之减小,其原因是 I_{to} 失活后恢复较慢。反之,当心率减慢时,依赖于 I_{to} 的切迹变大,J 波也随之增大。J 波的这个特性很重要,其一,可鉴别心电图 QRS 波后的驼峰状电位变化是不是 J 波还是由于心室内阻滞所致;其二,与心律失常的产生有关。

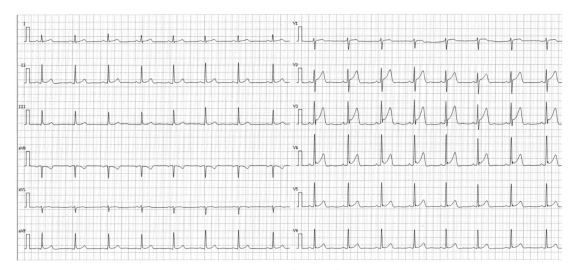

图2-9 心室肌早复极

男,42岁,多数导联J点抬高。

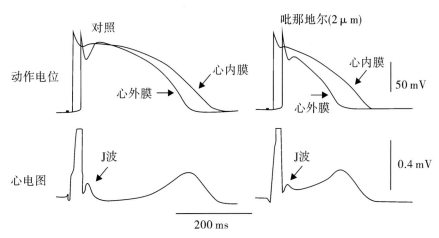

图2-10 从动脉灌注组织块同时记录心外膜、心内膜和跨壁心电图吡那地尔灌注后,ATP敏感的钾通道开放,使心外膜动作电位穹窿部分丢失,产生与早复极综合征相似的ST段抬高

（2）ST段抬高机制:ST段抬高的心电图表现是最熟知不过了,可对其发生机制到目前为止仍不十分清楚。传统观点认为"损伤电流学说"或"除极波受阻学说";而现代观点为"心室复极平台期跨壁离散学说",即"离子流学说"。

I_{to}通道在内外膜心肌上分布密度不均,外膜高于内膜,所以导致内外膜复极不同步,形成电位梯度产生跨壁电流梯度,典型表现为J点抬高。另外I_{to}虽然是复极1相的主要电流,但它对2相平台有以下两方面作用:一是钾外流增加,2相平台期缩短;二是与L型钙通道的失活电位相关。L型钙通道在动作电位0相膜电位-40 mV时开放,参与0相除极波的形成直到复极2相。当复极膜电位下降到-30～0 mV,L型钙通道关闭失活。由于心肌缺血、缺氧等状态时心外膜心肌I_{to}增大,复极1相下降幅度加深,达到或超过钙的失活电位时,钙离子内流则减少或消失,导致平台期进一步下移甚至丢失,而心内膜变化不明显,因而内外膜之间就产生了电压梯度。按物理学原理,电流从高电位向低电位方向流动,从心内膜向心外膜方向流动,因此指向探查电极,心电图上表现为ST段抬高,这是ST段抬高的离子流机制,见图2-11。

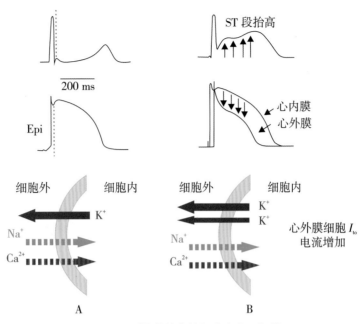

图 2-11　ST 段抬高的细胞电生理机制

A. 正常组;B. 缺血组。

(3)I_{to} 通道亚型:I_{to} 通道有两种亚型,形成快慢两种成分。

$I_{to}1(I_{to}-f)$:是 I_{to} 的快成分和主要成分,它的激活、失活、复活均快,其选择性阻断剂是 4-氨基吡啶(4-aminopyridine,4-AP)。$I_{to}1$ 通道由 Kv4.2 和(或)Kv4.3 蛋白构成通道孔洞。

$I_{to}2(I_{to}-s)$:是 I_{to} 的慢成分,它的激活、失活、复活均慢,$I_{to}2$ 通道是一种钙激活氯通道,即由细胞内 Ca^{2+} 浓度增加而激活的 Cl^- 流(I_{Cl-Ca}),可被氯通道阻断剂阻断。$I_{to}2$ 的电流微弱且短暂,可能和 1 期与 2 期的切迹形成有关。但在细胞内钙超载时,$I_{to}2$ 负值增大,使动作电位时程缩短,从而减少 L 型钙离子流内流的时间,从而减少 Ca^{2+} 内流量。这可能是缓冲胞内钙超载的一种负反馈机制。

3.2 相　又称缓慢复极期、平台期。此期膜电位复极缓慢,初期停留在 0 mV 左右,记录图形平坦,持续时间 100~150 ms。此期形成的机制是由于同时存在缓慢的 Ca^{2+} 内流与 K^+ 外流。当 0 时相除极化达到一定程度(膜内负值约<-55 mV)后,膜的慢 Ca^{2+} 通道被激活开放,由于细胞外液的 Ca^{2+} 浓度远高于细胞内(约 10 000:1),而细胞内的负电位又促使 Ca^{2+} 向细胞内弥散。Ca^{2+} 带着正电荷从慢 Ca^{2+} 通道缓慢内流,形成缓慢而持久的慢内向电流(I_{Ca}),同时也有少量 Na^+(晚钠电流)通过慢通道内流(此时快钠通道已关闭),与之平衡的是氯离子同时内流。当复极 1 相结束时,I_{to} 通道活性锐减关闭失活,与此同时 I_{Ks} 和 I_{Kr} 通道开放使 K^+ 外流,但由于细胞对 K^+ 外流存在内向(自动)整流的规律,即膜电位与钾离子的平衡电位(-90 mV)差别越大时(即膜电位的负值愈小时)K^+ 外流较少。这样 Ca^{2+}、Na^+ 内流电荷与 K^+ 外流电荷相等达动态平衡,电位保持在同一水平,形成动作电位平台期,持续数百毫秒。进入细胞内 Ca^{2+} 启动心肌收缩程序。随着复极时间的推移,当膜电位下降至 -30~0 mV 时 L 型钙通道开始关闭失活,此时 I_{Ks} 和 I_{Kr} 进一步增大,膜电位迅速下降进入复极 3 相。

与心电图的关系:相当于 ST 段。

2 相生理意义主要表现 3 个方面。

(1)与 L 型 Ca^{2+} 通道调控相关的临床意义

1)L 型 Ca^{2+} 通道基因突变引起的 Timothy 综合征(TS),即 LQT8。

2）L 型 Ca^{2+} 通道有两种失活机制：一种电压依赖性失活，另一种为细胞内 Ca^{2+} 浓度失活，细胞内 Ca^{2+} 浓度升高时通道失活加快。因此血清中钙浓度的变化就会出现相应的心电图特征。

正常人血清钙浓度为 2.25～2.75 mmol/L。血清钙＜2.2 mmol/L 称为低钙血症，血清钙＞2.75 mmol/L 称为高钙血症。临床上以低钙血症较多见。

高钙血症可见于原发性或继发性甲状旁腺功能亢进、多发性骨髓瘤、静脉补钙过多或过快、甲状腺功能亢进、急性肾功能不全多尿期等。心电图的特征为：①ST 段明显缩短或消失，QRS 波群之后即继以 T 波，T 波升支迅速达到顶峰；②QT 间期缩短，与 ST 段缩短或消失同步，血钙严重升高患者，PR 间期延长，QRS 波群时限可能轻度延长；③T 波低平或倒置；④心律失常。出现窦性心动过速、窦性心动过缓、窦性停搏、房室阻滞、早搏、室性心动过速或心室颤动等，见图 2-12、图 2-13。产生机制：细胞外钙离子浓度升高，使钠离子内流的抑制作用增大，阈电位上移，兴奋性降低。同时使复极化 2 期的钙离子内流加快，2 相缩短，ST 段缩短或消失。复极化加快后，有效不应期和动作电位时限缩短，QT 间期缩短。另一方面，细胞外钙离子浓度升高时，钠离子内流减慢，钾离子外流相对加速，4 期自动除极化的速度降低，这些因素均使自律性降低。但是，细胞外钙离子浓度中等程度增高时，慢反应细胞因舒张期持续的钙离子内流增加，4 期自动除极加快，自律性增高。细胞外钙离子浓度升高造成钠离子内流减慢，使 0 期除极化的速度减慢，传导性降低。高钙血症时，由于不应期缩短，使细胞内和细胞间的传导减慢，易于产生折返性心律失常。高钙血症和洋地黄类药物，均可使细胞内钙离子浓度增高并产生延迟后除极，故血钙增高可促发或加重洋地黄性心律失常。

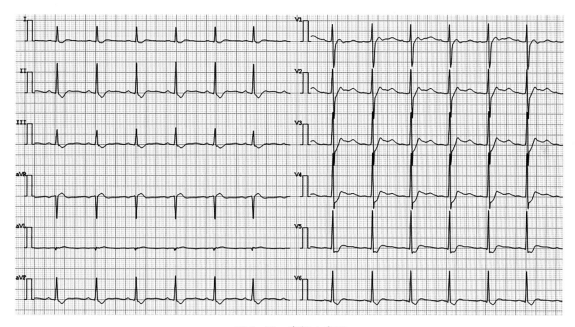

图 2-12　高钙心电图

男,33 岁,ST 段缩短。

急诊肾功+电解质

××××检验报告单

姓名：××	门诊/住院号：		病人类型：住院		费别：全自费
性别：男	科室	病区：泌尿外科五肾移植病区	标本类型：血清		诊断：肾移植术后复查　高血压病，高钙血症，高甲状旁腺素症
年龄：33岁	住院	床号：25床	送检医生：×××		

代号	项　　目	结果	参考范围	代号	项　　目	结果	参考范围
K+	钾	4.87	3.5—5.1 mmol/L				
Na+	钠	140	137—145 mmol/L				
CL-	氯	104	98--107 mmol/L				
CA	钙	2.79	↑ 2.1--2.55 mmol/L				
PHOS	磷	1.13	0.81--1.45 mmol/L				
UREA	尿素	9.1	↑ 3.2--7.1 mmol/L				
CREA	肌酐	143	↑ 58--110 umol/L				
UA	尿酸	199	↓ 208--506 μmol/L				
GLU	葡萄糖	4.60	4.1--5.9 mmol/l				
EC02	二氧化碳	26	20--30 mmol/L				
OSM	血晶体渗透压	283.10	280—360 mOsm/L				

图 2-13　检验报告单

与图2-12为同一患者，检验报告单显示 Ca^{2+} 浓度 2.79 mmol/L。

低钙血症常见于慢性肾功能衰竭、肾小管性酸中毒、甲状旁腺功能减退、甲状腺部分切除术后、急性胰腺炎、骨质疏松症、肝性昏迷、严重呕吐、长期腹泻或钙盐摄食过少等。心电图的特征为：①ST段平直延长，无上下偏移；②T波直立，当血钙严重降低时T波可平坦甚至倒置。伴高钾血症时ST段延长，T波窄而高尖，而伴低钾血症时ST段延长，T波平坦，U波明显；③QT间期延长，但QTc间期很少超过正常的140%；④心率、心律、PR间期及P波、QRS波等均无明显影响，见图2-14、图2-15。产生机制：细胞外钙离子浓度降低，复极化2期的钙离子内流减少，2相延长，而3相无明显影响，故总动作电位时程延长，ST段平直延长，QT间期延长。一般低血钙情况下，静脉注射葡萄糖酸钙或氯化钙可使ST段缩短，但伴有T波改变者则需要较长时间才能使ST-T逐渐恢复。在慢性肾炎患者低血钙常合并高血钾，在补钙同时更应降低血钾浓度。

（2）与 I_{Ks} 通道调控相关的临床意义：当编码 I_{Ks} 通道蛋白的基因（KCNQ1）发生突变时，使该通道介导的电流能力受损，无法对 β 肾上腺素能刺激做出适当的反应，即LQT1。其心电图特点为T波的基底部宽大，见图2-6。另外很多研究证明 I_{Ks} 通道与复极储备有关，生理状态时 I_{Ks} 较小，当心率快、交感神经兴奋时，I_{Ks} 增大。

（3）与 I_{Kr} 通道调控相关的临床意义：当编码 I_{Kr} 通道蛋白的基因（KCNH2）发生突变时，致 I_{Kr} 电流减弱，使复极延缓，引起动作电位时间延长，跨壁复极离散性增加，产生折返激动和TdP，即LQT2。其心电图表现为低振幅锯齿状T波，见图2-6。

I_{Kr} 的电流与细胞外的 K^+ 离子浓度密切相关。正常情况下，体内98%的钾存在细胞内，细胞外液含钾极少。一般血清钾浓度是反映细胞外钾浓度，正常值为 3.5 ~ 5.5 mmol/L。当血清钾浓度>5.5 mmol/L时为高钾血症，血清钾浓度<3.5 mmol/L 时为低钾血症，心电图上可出现相应的特征性改变。

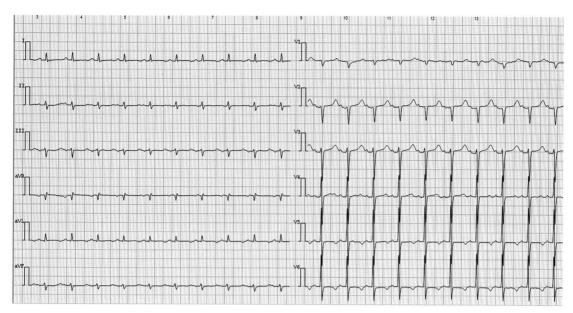

图 2-14　低钙心电图

男,56 岁,ST 段平直延长。

急诊肾功+电解质+心肌酶

××××检验报告单

姓名:××　　　门诊/住院号:　　　　病人类型:住院　　　费别:新农合

性别:男　　　　科室:病区:肾内科二病区　　标本类型:血清　　诊断:多囊肾

年龄:56 岁　　　住院　床号:49床　　　　送检医生:×××

代号	项目	结果	参考范围	代号	项目	结果	参考范围
K+	钾	4.39	3.5--5.1 mmol/L	OSM	血晶体渗透压	311.46	280--360 mOsm/L
Na+	钠	141	137--145 mmol/L				
CL-	氯	103	98--107 mmol/L				
CA	钙	1.02	↓ 2.1--2.55 mmol/L				
PHOS	磷	2.19	↑ 0.81--1.45 mmol/L				
UREA	尿素	32.9	↑ 3.2--7.1 mmol/L				
CREA	肌酐	732	↑ 58--110 umol/L				
UA	尿酸	441	208--506 μmol/L				
GLU	葡萄糖	7.30	↑ 4.1--5.9 mmol/l				
AST	谷草转氨酶	21	17--59 U/L				
LDH	乳酸脱氢酶	866	↑ 313--618 U/L				
ECO2	二氧化碳	17	↓ 20--30 mmol/L				
CK	肌酸激酶	593	↑ 55--170 IU/L				
CKMB	肌酸激酶同工酶MB	102	↑ 0--25 U/L				

备注:

图 2-15　检验报告单

与图 2-14 为同一患者,检验报告单显示 Ca^{2+} 浓度 1.02 mmol/L。

　　高钾血症临床上比较少见,一旦发生预后不良,处理不当可危及生命。因摄入的钾85%经肾脏排泄体外,因此任何原因导致的肾功能减退或衰竭,慢性肾功能衰竭及少尿、无尿均是引起高钾血症重要的原因。另外,大量输血、补钾过多、高血容量休克、大面积组织挤压伤、未治疗的糖尿病也是引起高钾血症的原因。

　　心电图的特征为:①T波高尖、对称,基底变窄,呈"帐篷状",以下壁和胸前导联尤为明显,原来倒置的T波在高钾血症时可转为正向。②QRS波群振幅降低,时限增宽,S波变深。③ST段下移。④P波振幅减低,甚至消失。⑤可出现窦性心动过缓、窦性心律不齐、窦性停搏、各部位传导阻滞、交界性心动过速、室性心动过速、心室自主心律、心室颤动等心律失常。心电图改变在多数情况下与血清钾浓度高低呈一定规律,见表2-4、图2-16。但血清钾高低与心电图改变并不呈绝对的平行关系。主要原因为:①钾平衡失调时,心电图改变常取决于心肌细胞内钾含量,而血清钾测定反映细胞外钾浓度,并不能及时真实地反映心肌细胞内钾含量的变化;②钠、钙等可改变钾离子对心肌的影响,如血钠或血钙过低可加重血钾过高引起的心电图改变,而血钠或血钙增高时又可抵消高血钾对心肌的影响;③其他心电图改变(如心室肥大、洋地黄效应、心肌缺血等)也可使高钾血症的心电图表现变得不典型,见图2-17、图2-18。

表2-4　不同血钾浓度对应的心电图改变

血钾浓度/(mmol/L)	心电图改变
>5.5	T波增高,QT缩短,U波降低或缺如
>6.5	QRS增宽
>7.0	P波振幅降低、时限延长,PR间期可延长,ST段可下移
>8.0	R波降低,S波增深,ST段下移,QRS波可呈QS型
>8.5	P波消失,窦性心律减慢,可出现窦室传导
>10.0	QRS宽大畸形,心律缓慢而规则,可与T波融合形成正弦曲线,甚至心室颤动、停搏

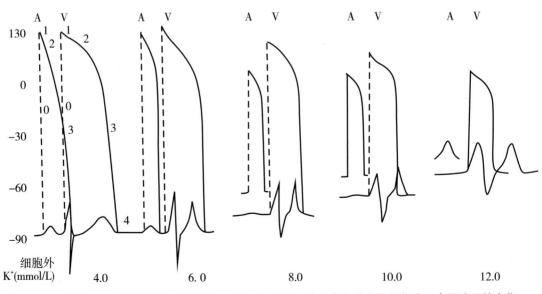

图2-16　高钾血症随K⁺浓度升高心房肌(A)及心室肌(V)动作电位的变化及相应心电图波形的变化

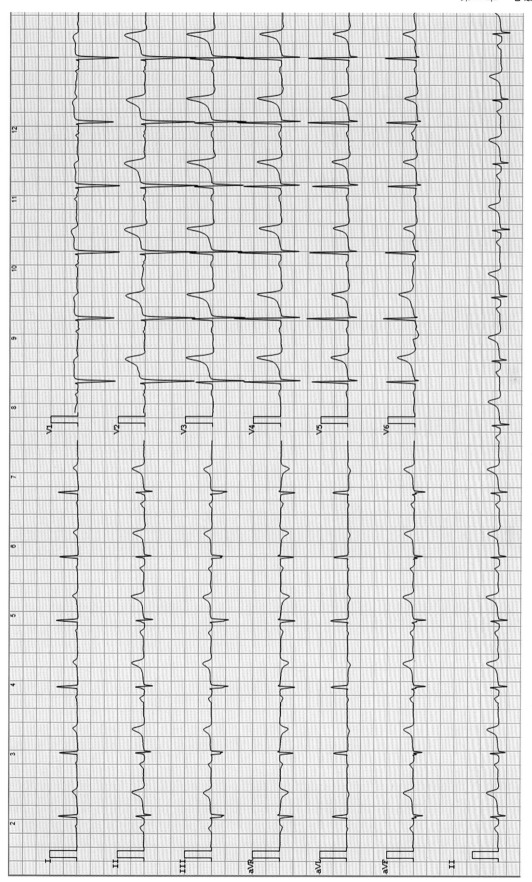

图 2-17 高钾低钙心电图

女,48 岁,ST 段水平延长,T 波高尖。

肾功+电解质（肾脏疾病或体检
选用

××××检验报告单

姓名：××	门诊/住院号：	病人类型:住院	费别:全自费
性别:女	科室 病区:肾内科三病区	标本类型:血清	诊断: 尿毒症
年龄:48岁	住院 床号:25床	送检医生:×××	

代号	项 目	结果	参考范围		代号	项 目	结果	参考范围
K	钾	6.21 ↑	3.5—5.3 mmol/L		AG	阴离子间隙（免费项目）25.00 ↑		8—16 mmol/L
Na	钠	138	137—147 mmol/L					
CL	氯	97.3 ↓	99—110 mmol/L					
Ca	钙	1.71 ↓	2.11—2.52 mmol/L					
P	磷	4.20 ↑	0.85—1.51 mmol/L					
CO2	二氧化碳	15.7 ↓	22—29 mmol/L					
UREA	尿素	47.00 ↑	2.5—7.1 mmol/L					
CREA	肌酐	1240 ↑	44—104 umol/L					
UA	尿酸	355	155—428 umol/L					
GLU	葡萄糖	4.39	3.88—6.11 mmol/L					
RBP	视黄醇结合蛋白	115.4 ↑	25—70 mg/l					
Cysc	胱抑素C	12.32 ↑	0.55—1.05 mg/L					
B/C	尿素/肌酐（免费）	0.04						
OSM	血晶体渗透压	339.81 ↑	280—320 mOsm/L					

图 2-18　检验报告单

与图 2-17 为同一患者,检验报告单显示 K^+ 浓度 6.21 mmol/L,Ca^{2+} 浓度 1.71 mmol/L。

　　血清钾浓度的变化可直接造成静息电位和 K^+ 电导两方面的变化。一方面血钾升高增加 K^+ 电导,使细胞膜对 K^+ 通透性增加,特别是对内向整流钾通道,可明显减弱其内向整流作用,使外向钾电流增加,另外高钾同时可减小静息电位,使得超极化激活的钠-钾通道(I_f)的激活水平降低,导致自律性降低。但是心肌细胞只有快反应细胞静息期的膜电导主要是 K^+ 电导,慢反应细胞则无此通道且 I_f 通道在 4 期去极化中不起主要作用,因而血钾升高主要抑制快反应细胞的自律性,对窦房结细胞影响不大。另外血钾升高增加复极期细胞膜对钾离子的通透性,使动作电位 3 相缩短,导致动作电位时程缩短,不应期缩短,使心肌细胞间不应期的离散度降低,从而不易于形成折返,体现了血钾增高的抗心律失常作用。另一方面,血钾升高可引起静息电位减少。心肌细胞的兴奋性主要决定于静息电位的大小和阈电位的水平,其中阈电位是最重要的,决定阈电位的主要因素是钠通道的功能状态。血钾刚开始升高时静息电位负值轻度减小,阈电位尚未改变,两者之间的差值减少,细胞兴奋性升高;随着血钾浓度的升高,静息电位的减小达到一定程度时,钠通道失活逐渐增多,阈电位值就会上移,使两者差值增大,细胞兴奋性降低。另外静息电位的减小不仅降低 Na^+ 的电化学驱动力,并且使钠通道失活逐渐增多,导致 0 相去极化速度和幅度下降,使传导性降低,造成不同程度的窦房、房室及房内、室内阻滞,甚至出现窦室传导。严重的高血钾(10.0 mmol/L 以上)时,心肌除极与复极参差并存,静息膜电位降低,0 相除极缓慢,即室内传导缓慢,但心肌细胞复极加速,易产生折返激动,引起室性心动过速,患者往往死于心脏停搏与心室颤动。血钾增高对心肌细胞电生理特性拥有双向性,因此血钾增高具有抗心律失常和致心律失常的双重作用。心房肌对血钾特别敏感,当血钾浓度增高到一定程度时,在窦房结、结间束与房室结尚未受抑制之前心房肌首先受抑制,使心房电活动静止,即心房静止。此时窦房结发出的冲动不能激动心房,但仍能从 3 条结间束传至房室交界区,从而激动心室,称为窦室传导,实为窦房结至房室交界区的传导。它的心电图的特征为:①心房波(P 波或 f 波)消失,呈现 QRS-T 序列,心室率多数缓慢;②QRS 波群宽大畸形及高尖对称 T 波;③心电图出现 QRS-T 序列,貌似三度窦房阻滞或窦性停搏伴交界性或心室自主节律,应注意鉴别,见图 2-19～图 2-21。如果前后心电图对比或描记过程中出现心率不变而 P 波突然消失或者刺激迷走神经心室率有反应者,有助于窦室传导的诊断。

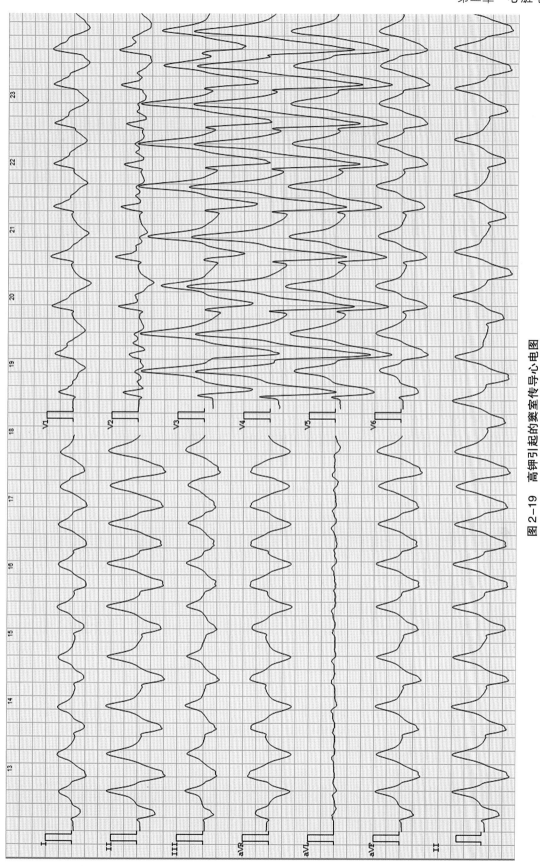

图2-19 高钾引起的窦室传导心电图

男,41岁,心房波不可明视,T波高尖,窦室传导。

急诊血淀粉酶测定,急诊肾
功+电解质+心肌酶

××××检验报告单

姓名:×××	门诊/住院号:	病人类型:急诊	费别:全自费
性别:男	科室	病区:急诊抢救	标本类型:血清	诊断:意识障碍待查:代谢性脑病?
年龄:41岁	住院	床号:	送检医生:×××	急性脑血管病?;糖尿病 维持 腹膜透析 糖尿病酮症酸中毒?

代号	项目名称	结果	参考范围	代号	项目名称	结果	参考范围
K+	钾	7.93 ↑	3.5--5.1 mmol/L	AMYL	淀粉酶	41	30--110 U/L
Na+	钠	125 ↓	137--145 mmol/L				
CL-	氯	85 ↓	98--107 mmol/L				
Ca	钙	2.21	2.1--2.55 mmol/L				
PHOS	磷	2.59 ↑	0.81--1.45 mmol/L				
UREA	尿素	23.7	3.2--7.1 mmol/L				
ECO2	二氧化碳	7 ↓	20--30 mmol/L				
CREA	肌酐	912 ↑	58--110 umol/L				
UA	尿酸	277	208--506 μmol/L				
GLU	葡萄糖	>39.1 ↑	4.1--5.9 mmol/L				
AST	谷草转氨酶	29	17--59 U/L				
LDH	乳酸脱氢酶	340	313--618 U/L				
CK	肌酸激酶	175 ↑	55--170 IU/L				
CKMB	肌酸激酶同工酶MB	18	0--25 U/L				

图2-20　检验报告单

与图2-19为同一患者,检验报告单显示 K^+ 浓度7.93 mmol/L。

临床上低血钾多见于频繁呕吐、严重腹泻、大量利尿、胃肠道减压、糖尿病酸中毒恢复期、原发性醛固酮增多症及家族性周期性麻痹等。低血钾时细胞内外的 K^+ 浓度差增大,其心电图改变主要是血浆的钾含量变化影响了细胞膜内外钾浓度之比而形成的。心电图的特征为:①U 波增高,可高达0.1 mV 以上,有时甚至超过同一导联 T 波;②T 波振幅降低,平坦甚或倒置;③ST 段下移达0.05 mV 以上;④可出现各种心律失常,如窦性心动过速、早搏、阵发性心动过速等。T 波和 U 波的振幅的变化是低血钾的最特征性的变化。显著的 U 波是由心脏的动作电位复极时间延长而引起的,可引起致命性的尖端扭转型室性心动过速,见图2-22～图2-25。产生机制:细胞外 K^+ 水平降低早期,细胞内外 K^+ 浓度差增大,静息电位负值增大,细胞处于超极化状态,静息电位与阈单位之间的距离增大,心肌细胞的兴奋性降低;随着血钾浓度进一步的降低,内向整流钾通道的开放概率降低,细胞膜对 K^+ 通透性降低,静息电位轻度减小,且使快反应细胞动作电位3 相 K^+ 逸出缓慢,使终末复极期延长,导致心肌细胞兴奋性增高。心电图表现为 T 波变低,U 波明显(U 波>1/2 T 波),TU 融合,不易分辨 QT 间期。血 K^+ 严重降低时,Ca^{2+} 在细胞膜上的竞争减少,使 Ca^{2+} 内流加速,动作电位2 相缩短,心电图表现为 ST 段缩短、下移,T 波由低平变为倒置,而 U 波在绝大部分导联直立。由于血钾显著减少,细胞膜对 K^+ 通透性明显降低,4 相 K^+ 外流减少,可使舒张期自动除极增加,并使心室肌工作细胞成为起搏细胞,所以低血钾时容易出现各种异位心律,以室性心律失常多见,房性心律失常少见。内向整流钾通道抑制造成的 K^+ 电导降低可增加 I_f 电流的去极化作用,使浦肯野细胞自律性升高。低血钾时心肌细胞兴奋性和自律性增高是导致心律失常发生的重要电生理基础。另外,低血钾对浦肯野纤维细胞膜钾离子通透性的抑制程度大于对心室肌细胞的作用,导致浦肯野纤维与心室肌的动作电位离散度增大,有利于折返性心律失常的发生。此外,心肌细胞动作电位时程的延长可能产生早后除极,也容易发生心律失常。

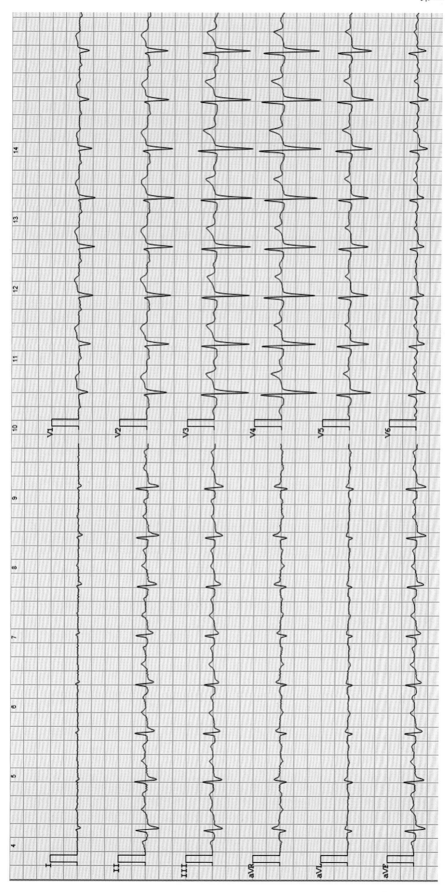

图 2-21 血钾浓度恢复正常的心电图

与图 2-19 为同一患者，血钾浓度恢复正常的心电图。

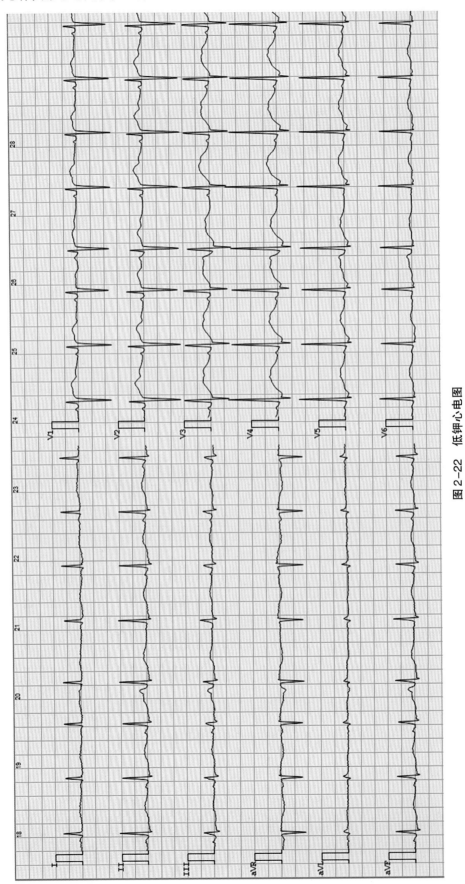

图 2-22 低钾心电图

女,59 岁,TU 融合,QTc 延长。

电解质四项

××××检验报告单

姓名:××	门诊/住院号:	病人类型:住院	费别:新农合
性别:女	科室　病区:风湿免疫科病区	标本类型:血清	诊断:皮肌炎;胃肠道紊乱
年龄:59岁	住院　床号:09床	送检医生:×××	

代号	项　目	结果	参考范围	代号	项　目	结果	参考范围
K	钾	2.87 ↓	3.5--5.3 mmol/L				
Na	钠	142	137--147 mmol/L				
CL	氯	104.0	99--110 mmol/L				
Ca	钙	2.04 ↓	2.11--2.52 mmol/L				

图 2-23　检验报告单

与图 2-22 为同一患者,心电图检查后检验报告单显示 K^+ 浓度 2.87 mmol/L。

肾功+电解质(肾脏疾病或体检
选用,肝功能+心肌酶谱

××××检验报告单

姓名:××	门诊/住院号:	病人类型:住院	费别:新农合
性别:女	科室　病区:风湿免疫科病区	标本类型:血清	诊断:皮肌炎;胃肠道紊乱
年龄:59岁	住院　床号:09床	送检医生:×××	

代号	项　目	结果	参考范围	代号	项　目	结果	参考范围
ALT	谷丙转氨酶	12.4	7--40 U/L	MAO	单胺氧化酶	5.1	0--12 U/L
AST	谷草转氨酶	20.7	13--35 U/L	ADA	腺苷脱氨酶	8	0--18 U/L
TP	总蛋白	60.4 ↓	65--85 g/L	AFU	α-岩藻糖苷酶	11.3	5--40 U/L
ALB	白蛋白	30.9 ↓	40--55 g/L	5-NT	5-核糖核苷酸酶	5.4	0--10 U/L
GLO	球蛋白(免费)	29.50	20--45 g/L	CK	肌酸激酶	25.1 ↓	40--200 U/L
A/G	白球比	1.0 ↓	1.2--2.3 %/	CK-MB	肌酸激酶同功酶	35 ↑	0--25 U/L
TBIL	总胆红素	11.0	5--21 μmol/L	LDH	乳酸脱氢酶	253 ↑	120--250 U/L
DBIL	直接胆红素	3.7	0--7 umol/L	HBDH	α-羟丁酸脱氢酶	218 ↑	72--182 U/L
IBIL	间接胆红素(免费)	7.30	0--17 μmol/L	LD1	乳酸脱氢酶同功酶1	96 ↑	15--65 U/L
PA	前白蛋白	190 ↓	200--400 mg/L	IMA	缺血修饰白蛋白	91.60 ↑	0--85 U/ml
TBA	总胆汁酸	3.7	0--10 umol/L	K	钾	5.00	3.5--5.3 mmol/L
ALP	碱性磷酸酶	52.0	35--135 U/L	Na	钠	144	137--147 mmol/L
GGT	谷氨酰转肽酶	11.2	7--45 U/L	CL	氯	106.6	99--110 mmol/L
CHE	胆碱酯酶	3.37 ↓	4--12.6 KU/L	Ca	钙	2.07 ↓	2.11--2.52 mmol/L

图 2-24　检验报告单

与图 2-22 为同一患者,检验报告单显示 K^+ 浓度 5.00 mmol/L。

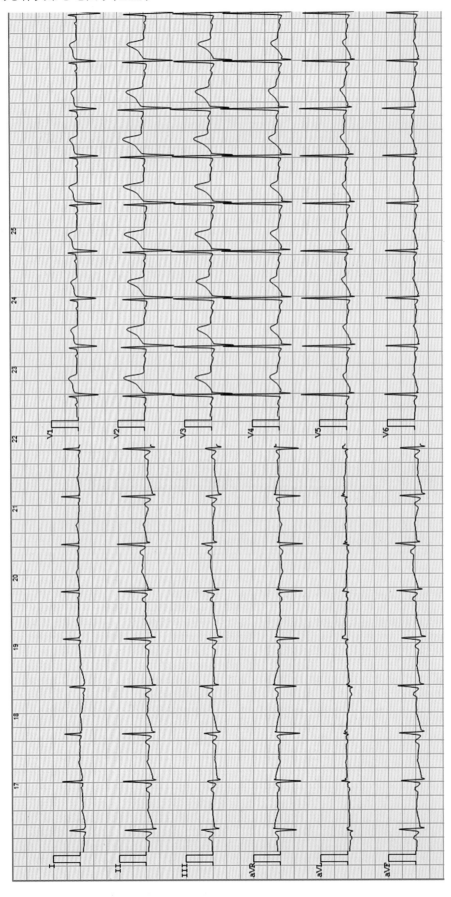

图 2-25　血钾恢复正常心电图

图 2-22 为同一患者。

4.3 相　此期的复极速率显著加快,参与的电流主要是 I_{K1} 和 I_{Kr}。随着平台期 I_{Ca-L} 通道关闭失活,在平台期已激活的外向 K^+ 电流出现随时间而递增的趋势,I_{Kr} 和 I_{Ks} 持续外流,以 I_{Kr} 为主;另外 I_{K1} 去极化时关闭,复极化增强,3 相时明显增大,结果使膜电位快速下降。因此,I_{Kr} 控制着快速复极的早期,I_{K1} 控制着复极的后期。另外 3 相复极的 K^+ 电流是再生性的,K^+ 外流促使膜内电位向负电性转化,而膜内电位越负,K^+ 外流就越高。这种正反馈机制导致膜的复极越来越快,直至膜电位到静息水平,完成复极过程。

与心电图的关系:相当于 T 波,因复极的早期有 I_{Ks} 参与,因此 T 波的升值较降支缓慢,形成心电图上 T 波不对称性形态。

3 相生理意义主要是Ⅲ类抗心律失常药物的作用靶点。

5.4 相　动作电位复极完成后,没有自律性的心房肌、心室肌细胞膜电位稳定在静息电位水平,但离子跨膜转运仍在活跃进行。细胞膜上的钠钾泵和其他各种交换体迅速地把动作电位过程中流入细胞的 Na^+ 运至细胞外,将流出细胞的 K^+ 运至细胞内,实现 Na^+ 和 K^+ 的主动转运。同时也将其他跨膜运动的离子恢复至静息状态,以维持细胞膜的兴奋性。与心电图的关系:相当于 TP 段。

(二)自律细胞的跨膜电位及其离子基础

具有自律性的心肌细胞如窦房结、房室结、浦肯野细胞等,与工作细胞的不同在于当动作电位3 期复极末期达到最大值(称最大复极电位)之后,4 期的膜电位并不稳定于这一水平,而是立即开始自动除极,除极达阈电位后引起兴奋,出现另一个动作电位。这种现象周而复始,动作电位就不断地产生。

4 期的这种自动除极过程,具有随时间而递增的特点,其除极速度远较 0 期除极缓慢;不同类型的自律细胞4 期除极速度参差不一,但同类自律细胞4 期除极速度比较恒定。这种4 期自动除极亦称4 期缓慢除极或缓慢舒张期除极,是自律细胞产生自动节律性兴奋的基础。这种进行性净内向电流的产生,有以下3 种可能的原因:①内向电流的逐渐增强;②外向电流的逐渐衰退;③两者兼有。不同类型的自律细胞,4 期自动除极都是由这种进行性净内向电流所引起,但构成净内向电流的离子流的方向和离子本质并不完全相同。

1. 浦肯野细胞的跨膜电位及其形成机制　浦肯野细胞是一种快反应自律细胞。作为一种快反应型细胞,它动作电位的形态与工作细胞相似,产生的离子基础也基本相同。所不同的是浦肯野细胞4 期膜电位不稳定,能自动去极化,产生另一个动作电位,见图 2-26。

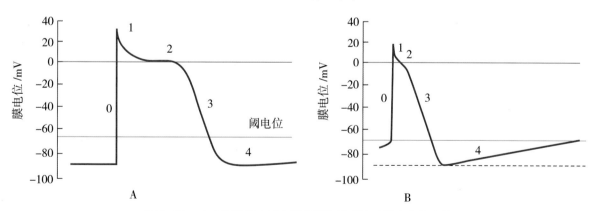

图 2-26　心室肌细胞(A)与浦肯野细胞(B)跨膜电位的比较

关于浦肯野细胞4 期自动除极形成的机制,20 世纪 80 年代研究资料表明,在浦肯野细胞,随着复极的进行,导致膜复极的外向 K^+ 电流逐渐衰减,而同时在膜电位4 期可记录到一种随时间推移而逐渐增强的内向电流(I_f),见图2-27。I_f通道在动作电位3期复极电位达-60 mV左右开始被激活开放,其激活程度随着复极的进行、膜内负电位的增加而增加,至-100 mV左右就充分激活。因此,内向电流表现出时间依从性增强,膜的除极程度因而也随时间而增加,一旦达到阈电位水平,便又产生另一次动作电位,与此同时,这种内向电流在膜除极达-50 mV左右因通道失活而中止。可见,动作电位的复极期膜电位本身是引起这种内向电流启动和发展的因素,内向电流的产生和增强导致膜的进行性除极,而膜的除极一方面引起另一次动作电位,一方面又反过来中止这种内向电流。这一连串的过程是自律细胞"自我"启动、"自我"发展,又"自我"限制的,由此可以理解为什么自律细胞能够自动地、不断地产生节律性兴奋。

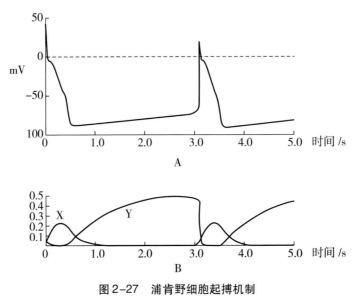

图2-27 浦肯野细胞起搏机制

A.跨膜电位;B.由X闸门控制的I_k衰减以及由Y闸门控制的I_f,两者在形成起搏电位中的相对关系。

这种4期内向电流,通常称为起搏电流,其主要离子成分为Na^+,但也有K^+参与。由于使它充分激活的膜电位为-100 mV,因而认为,构成起搏内向电流的是一种被膜的超极化激活的非特异性内向(主要是Na^+)离子流,标志符号为I_f。I_f的通道允许Na^+通过,但不同于快Na^+通道,两者激活的电压水平不同。I_f可被铯(Cs)所阻断,而河鲀毒却不能阻断它。目前,关于I_f及其通道的研究资料尚有若干不能充分予以解释的疑点,对I_f的进一步研究正受到心肌电生理学者们的高度关注。

2. 窦房结细胞的跨膜电位及其形成机制 窦房结含有丰富的自律细胞,动作电位复极后出现明显的4期自动除极,但它是一种慢反应自律细胞,其跨膜电位具有许多不同于心室肌快反应细胞和浦肯野快反应自律细胞的特征:①窦房结细胞的最大复极电位(-70 mV)和阈电位(-40 mV)均高于(电位较正)浦肯野细胞;②0期除极结束时,膜内电位为0 mV左右,不出现明显的极化倒转;③其除极幅度(70 mV)小于浦肯野细胞(120 mV),而0期除极时程(7 ms左右)却又比后者(1~2 ms)长得多。原因是窦房结细胞0期除极速度(约10 V/s)明显慢于浦肯野细胞(200~1 000 V/s),因此,动作电位升支远不如后者那么陡峭;④没有明显的复极1期和平台期;⑤4期自动除极速度(约0.1 V/s)却比浦肯野细胞(约0.02 V/s)要快,记录曲线上窦房结细胞4期膜电位变化的斜率大于浦肯野细胞。心室肌快反应细胞与窦房结细胞跨膜电位变化的差别,见图2-28。

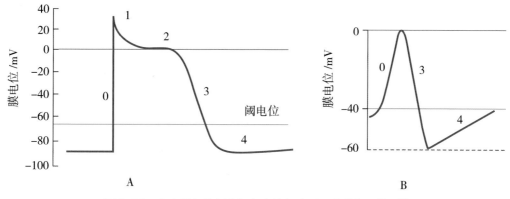

图2-28　心室肌细胞(A)与窦房结细胞(B)跨膜电位的比较

　　窦房结细胞的直径很小,进行电生理研究有一定困难。直到20世纪70年代中期,才开始在窦房结小标本上采用电压钳技术对其跨膜离子流进行了定量研究,但目前尚未能充分阐明它的跨膜电位,尤其是4期起搏电流的离子基础。学者们观察到,窦房结细胞0期除极不受细胞外Na^+浓度的影响,对河鲀毒很不敏感;相反,它受细胞外Ca^{2+}浓度的明显影响,并可被抑制钙通道的药物和离子(如维拉帕米、D-600和Mn^{2+}等)所阻断。据此可以认为,引起窦房结细胞动作电位0期除极内向电流是由Ca^{2+}负载的。这种内向电流被称为第二内向电流;而引起快反应细胞(心室肌、心房肌和浦肯野细胞)0期除极的快Na^+内流称为第一内向电流。根据已有的研究资料,可将窦房结细胞动作电位的形成过程描述如下:当膜电位由最大复极电位自动除极达阈电位水平时,激活膜上钙通道,引起Ca^{2+}内流,导致0期除极;随后,钙通道逐渐失活,Ca^{2+}内流相应减少;另一方面,在复极初期,有一种K^+通道被激活,出现K^+外流。Ca^{2+}内流的逐渐减少和K^+外流的逐渐增加,膜便逐渐复极。由"慢"通道所控制、由Ca^{2+}内流所引起的缓慢0期除极,是窦房结细胞动作电位的主要特征,因此,相应称为慢反应细胞和慢反应电位,以区别于前述心室肌等快反应细胞和快反应电位。

　　窦房结细胞的4期自动除极也由随时间而增长的净内向电流所引起,但其构成成分比较复杂,是几种跨膜离子流的混合。目前已知,在窦房结细胞4期可以记录到3种膜电流,包括一种外向电流和两种内向电流,不过它们在窦房结细胞起搏活动中所起作用的大小以及起作用的时间有所不同,见图2-29。

　　(1)I_k:I_k通道的激活和逐渐增强所造成的K^+外流,是导致窦房结细胞复极的原因。I_k通道在膜复极达-40 mV时便开始逐渐失活,K^+外流因此逐渐减少,导致膜内正电荷逐渐增加而形成4期除极。目前认为,由于I_k通道的时间依从性逐渐失活所造成的K^+外流进行性衰减,是窦房结细胞4期自动除极的最重要的离子基础。

　　(2)I_f:I_f是一种进行性增强的内向离子(主要为Na^+)流,在浦肯野细胞起搏活动中,I_f起着极重要的作用,而I_k衰减的作用很小。与此相反,窦房结细胞4期虽也可记录到I_f,但它对起搏活动所起的作用不如I_k衰减。实验证明,用Cs^{2+}选择性阻断I_f后,窦房结自律性轻度降低;对家兔窦房结细胞4期净内向电流的总幅值而言,I_k衰减与I_f两者所起作用的比例为6∶1。I_f通道的最大激活电位为-100 mV左右,而正常情况下窦房结细胞的最大复极电位为-70 mV,在这种电位水平下,I_f通道的激活十分缓慢,这可能是I_f在窦房结4期除极过程中所起作用不大的原因。若窦房结细胞发生超极化时,I_f则可能成为起搏电流中的主要成分。

　　此外,窦房结细胞4期中还存在一种非特异性的缓慢内向电流,在膜除极达-60 mV时被激活,可见,它在自动除极过程的后1/3期间才起作用。这种缓慢内向电流可能是生电性Na^+-Ca^{2+}交换的结果(Na$^+$-Ca^{2+}交换时,心肌细胞排出一个Ca^{2+},摄入3个Na$^+$,出/入细胞正电荷之比为2:3,形成内向电流)。

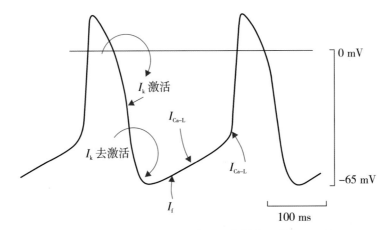

图2-29　窦房结细胞动作电位和起搏电位的离子机制

四、心肌电生理特性

心肌组织具有兴奋性、自律性、传导性和收缩性4种生理特性。心肌的收缩性是指心肌能够在肌膜动作电位的触发下产生收缩反应的特性,它是以收缩蛋白质之间的生物化学和生物物理反应为基础的,是心肌的一种机械特性。兴奋性、自律性和传导性,则是以肌膜的生物电活动为基础的,故又称为电生理特性。心肌组织的这些生理特性共同决定着心脏的活动。

(一)心肌的兴奋性

所有心肌细胞都具有兴奋性,即具有在受到刺激时产生兴奋的能力。兴奋指能引起一次激动或产生一个动作电位,并向邻近组织传导形成扩布。衡量心肌的兴奋性,采用引起一个动作电位的最小刺激即阈刺激来表示,也就是用刺激的阈值作指标,阈值大表示兴奋性低,阈值小表示兴奋性高。

1. 决定和影响兴奋性的因素　以快反应型细胞为例,兴奋的产生包括静息电位去极化到阈电位水平以及Na$^+$通道的激活这两个环节,当这两方面的因素发生变化时,兴奋性将随之发生改变。

(1)静息电位水平:静息电位(在自律细胞则为最大复极电位)绝对值增大时,距离阈电位的差距就加大,引起兴奋所需的刺激阈值增大,表现为兴奋性降低。反之,静息电位绝对值减少时,距阈电位的差距缩小,所需的刺激阈值减少,兴奋性增高。

(2)阈电位水平:在静息电位恒定时,如阈电位水平上移,则和静息电位之间的差距增大,引起兴奋所需的刺激阈值增大,兴奋性降低。反之亦然。

静息电位水平和(或)阈电位水平的改变,都能够影响兴奋性,但在心脏,以静息电位水平改变为多见的原因。

(3)Na$^+$通道的性状:上述兴奋的产生,都是以Na$^+$通道能够被激活作为前提。事实上,Na$^+$通道并不是始终处于这种可被激活的状态,它可表现为激活、失活和备用3种功能状态,见图2-30。

钠通道处在正常备用状态是细胞具有兴奋性的前提,而Na$^+$通道处于其中哪一种状态,则取决于当时的膜电位以及有关的时间进程。这就是说,Na$^+$通道的活动具有电压依赖性和时间依赖性。当膜电位处于正常静息电位水平-90 mV时,Na$^+$通道处于备用状态。这种状态下,Na$^+$通道具有双重特性,一方面,Na$^+$通道是关闭的;另一方面,当膜电位由静息水平去极化到阈电位水平(膜内

-70 mV)时,就可以被激活,Na$^+$通道迅速开放,Na$^+$因而得以快速跨膜内流。Na$^+$通道激活后就迅速失活,此时通道关闭,Na$^+$内流迅速终止。Na$^+$通道的激活和失活,都是比较快速的过程;前者在 1 ms内,后者约在几毫秒到 10 ms 内即可完成。处于失活状态的 Na$^+$通道不仅限制了 Na$^+$的跨膜扩散,并且不能被再次激活,只有在膜电位恢复到静息电位水平时,Na$^+$通道才重新恢复到备用状态,即恢复再兴奋的能力,这个过程称为复活,见图 2-30。

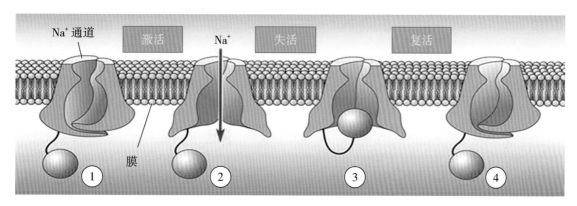

图 2-30　Na$^+$通道的状态

①④备用状态;②激活状态;③失活状态。

因此,Na$^+$通道是否处备用状态,是该心肌细胞当时是否具有兴奋性的前提;而正常静息膜电位水平又是决定 Na$^+$通道能否处于或能否复活到备用状态的关键。Na$^+$通道的上述特殊性状,可以解释有关心肌细胞兴奋性的一些现象。例如,当膜电位由正常静息水平(-90 mV)去极化到阈电位水平(-70 mV)时,Na$^+$通道被激活,出现动作电位;而如果静息状况下膜电位为-50 mV 左右,即肌膜处于持续低极化状态时,就不能引起 Na$^+$通道激活,表现为兴奋性的丧失。至于 Na$^+$通道上述 3 种状态的实质以及膜电位是如何影响 Na$^+$通道性状的问题,目前尚未彻底阐明。

2. 兴奋性的周期性变化　心肌细胞每产生一次兴奋,其膜电位将发生一系列有规律的变化,膜通道由备用状态经历激活、失活和复活等过程,兴奋性也随之发生相应的周期性改变。兴奋性的这种周期性变化,影响着心肌细胞对重复刺激的反应能力,对心肌的收缩反应和兴奋的产生及传导过程具有重要作用。心室肌细胞一次兴奋过程中,其兴奋性的变化可分以下几个时期,见图 2-31。

(1)有效不应期:心肌细胞发生一次兴奋后,由动作电位的去极相开始到复极 3 期膜内电位达到约-55 mV 这一段时期内,膜的兴奋性完全丧失,即对任何强度的刺激都不能产生任何程度的去极化反应;膜电位复极化到-60 mV ~ -55 mV 的这一段时间内,如果给予一个足够强度的刺激,膜可以产生局部的去极化反应,但不能引起扩布性兴奋(动作电位)。心肌细胞兴奋后不能立即再产生第二次兴奋的特性,称为不应性,不应性表现为可逆的、短暂的兴奋性缺失或极度下降。心肌细胞一次兴奋过程中,由 0 期开始到 3 期膜内电位恢复到-60 mV 这一段不能再产生动作电位的时期,称为有效不应期。其原因是:这段时间内膜电位绝对值太低,Na$^+$通道完全失活(绝对不应期)或刚刚开始复活(局部反应期),即只有极少数通道恢复到可以被激活的静息状态。

心肌细胞有效不应期较长,200 ~ 300 ms。与单细胞动作电位的关系:有效不应期相当于单细胞动作电位的 0 相、1 相、2 相、3 相的前部。与体表心电图的关系:相当于从 QRS 波开始一直持续到 T 波的前支,见图 2-32。

当某心肌组织处于有效不应期时,激动在该组织中的传导则中断,见图 2-33。

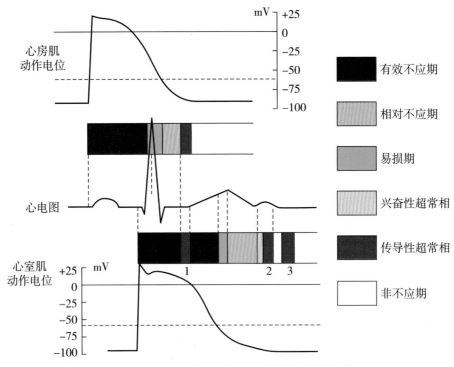

图 2-31　心肌细胞动作电位兴奋性的周期性变化

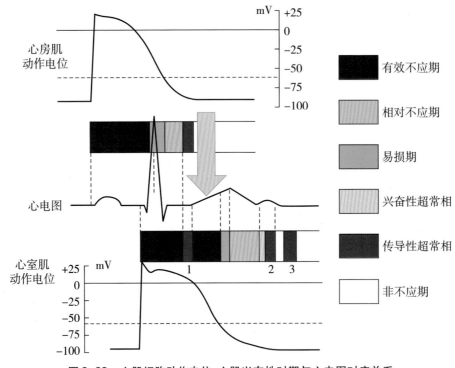

图 2-32　心肌细胞动作电位:心肌兴奋性时期与心电图对应关系

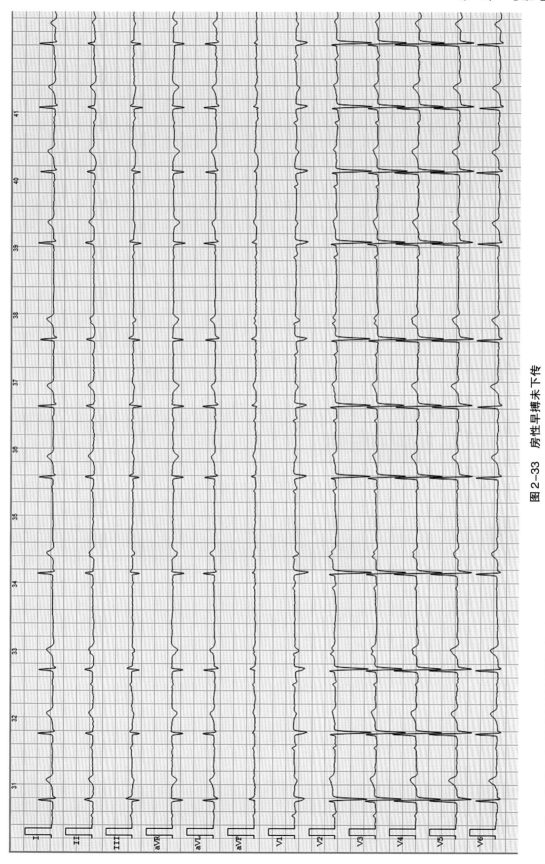

图 2-33 房性早搏未下传

男，88 岁，发生于 T 波升支的房性早搏，遭遇房室交界区不应期而未能下传心室。

(2)相对不应期:从有效不应期完毕(膜内电位约-60 mV)到复极化基本上完成(约-80 mV)的这段时期,为相对不应期。这一时期内,如果给予心肌细胞一个较强刺激(高于正常阈值),可以使膜发生全面除极化而形成扩布性兴奋(动作电位)。其原因是:此期膜电位绝对值高于有效不应期末时的膜电位,但仍低于静息电位,这时 Na⁺ 通道已逐渐复活,但其开放能力尚未恢复正常,故心肌细胞的兴奋性虽比有效不应期时有所恢复,但仍然低于正常,引起兴奋所需的刺激阈值高于正常,而所产生的动作电位(称期前兴奋)0 期的幅度和速度都比正常为小,兴奋的传导也比较慢。此外,此期处于前一个动作电位的 3 期,尚有 K⁺ 迅速外流的趋势,如果在此期内新产生的动作电位,其时程较短(K⁺ 外流可使平台期缩短),不应期也较短。因此,此期期前兴奋较易发生传导延缓、单向阻滞和兴奋折返而产生心律失常。

心肌细胞相对不应期持续时间较短,为 50 ~ 100 ms。与单细胞动作电位的关系:相对不应期相当于单细胞动作电位 3 相的后半部分。与体表心电图的关系:相对不应期相当于 T 波的降支,即 T 波的顶峰到 T 波的结束,见图 2-34。

当某心肌组织处于相对不应期时,激动在该组织中的传导变为缓慢,见图 2-35。

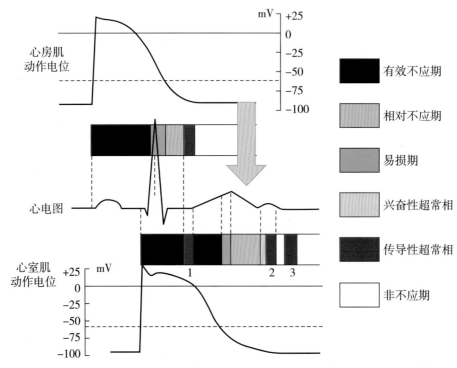

图 2-34　心肌细胞动作电位:心肌兴奋性时期与心电图对应关系

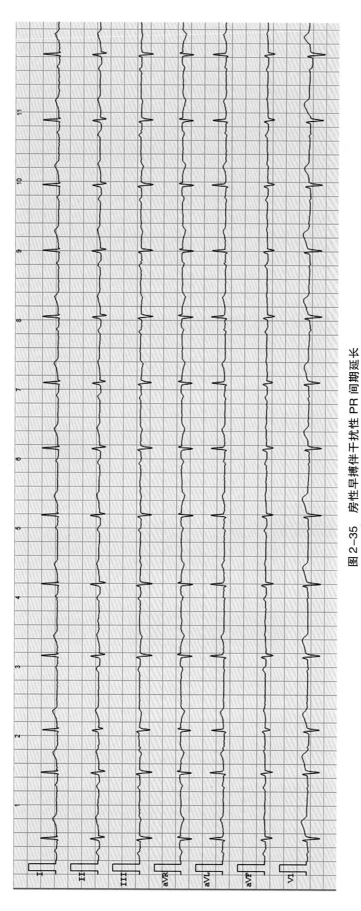

图 2-35 房性早搏伴干扰性 PR 间期延长

男, 69 岁, 发生于 T 波降支的房性早搏, 遭遇房室交界区的相对不应期而传导延缓。

（3）超常期：心肌细胞继续复极，膜内电位由−80 mV 恢复到−90 mV 这一段时期内，膜电位已基本恢复，但其绝对值尚低于静息电位，与阈电位水平的差距较小，用以引起该细胞发生兴奋所需的刺激阈值比正常要低，表明兴奋性高于正常，故称为超常期。另一方面，此时 Na⁺ 通道基本上恢复到可被激活的正常备用状态，但开放能力仍然没有恢复正常，产生的动作电位的 0 期去极化的幅度和速度较正常低，兴奋传导的速度仍低于正常。此时膜电位尚未完全恢复到静息电位水平，而是处于一种低极化的后电位状态，属于负后电位。

与体表心电图的关系：超常期可持续几十毫秒，相当于心电图 T 波之后的 U 波初期，心电图的超常传导现象与此有关，见图 2-36、图 2-37。

（4）易损期：心房肌和心室肌在相对不应期开始之初尚有一个短暂的间期，在此期间应用较强的阈上刺激容易引发心房或心室颤动。其原因是：不同部位的心肌组织或细胞群之间兴奋性恢复的快慢及先后差别很大。不同部位心肌的兴奋性、不应期和传导性处于十分不均匀的电异步状态。兴奋在某些部位易于通过，在另一些部位难以通过，发生传导延缓和单向阻滞，导致折返激动形成。如果许多折返同时出现，则心房或心室的兴奋和收缩失去协调一致而形成纤维性颤动。

心房肌的易损期为 10～30 ms。位于心电图 QRS 波的后半部，即 R 波的降支或 S 波的升支。心室肌易损期为 0～10 ms，位于心电图 T 波升支到达顶点前的 20～30 ms 的时间段。当患者心房或心室的易损期病理性增宽时，易发生房颤或室颤，见图 2-38～图 2-40。

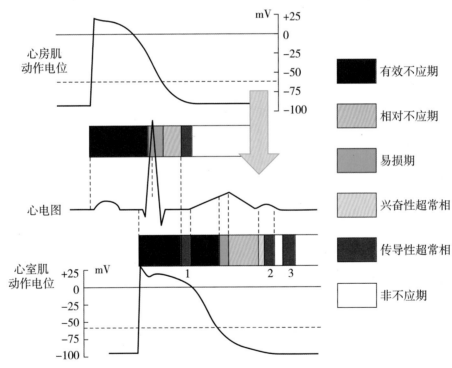

图 2-36　心肌细胞动作电位：心肌兴奋性时期与心电图对应关系

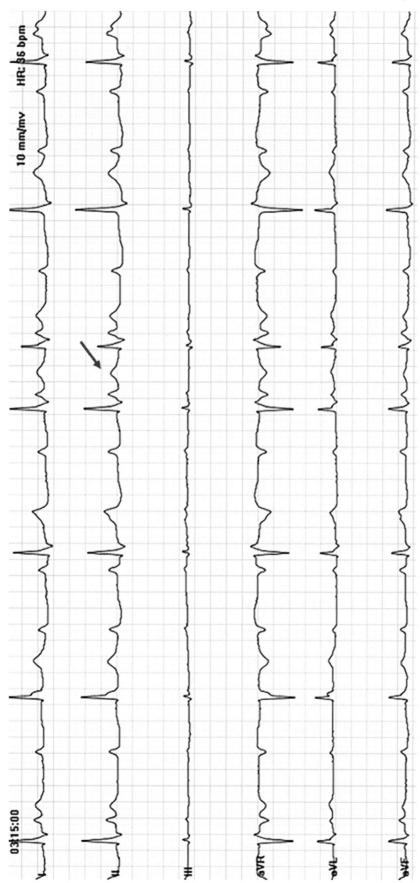

图2-37　QT 之外的 P 波均未下传,而出现在 ST 段上的 P 波反而缓慢传至心室,推测其遭遇交界性逸搏所产生的超常期而发生了意外传导

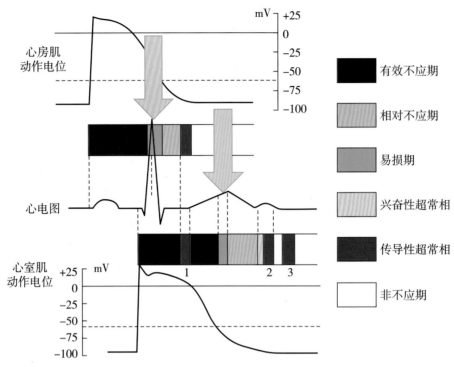

图2-38　心肌细胞动作电位:心肌兴奋性时期与心电图对应关系

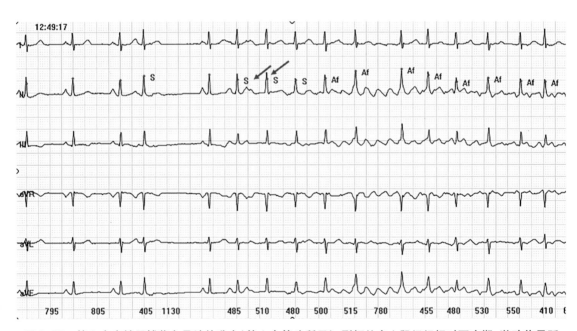

图2-39　第2个房性早搏落在T波的升支(第1个箭头所示),刚好处在心肌组织相对不应期,激动传导延
　　　　缓,出现PR间期延长,第3个房性早搏落在R波的降支(第2个箭头所示),恰逢心房肌的易损
　　　　期,诱发不纯性心房颤动扑动

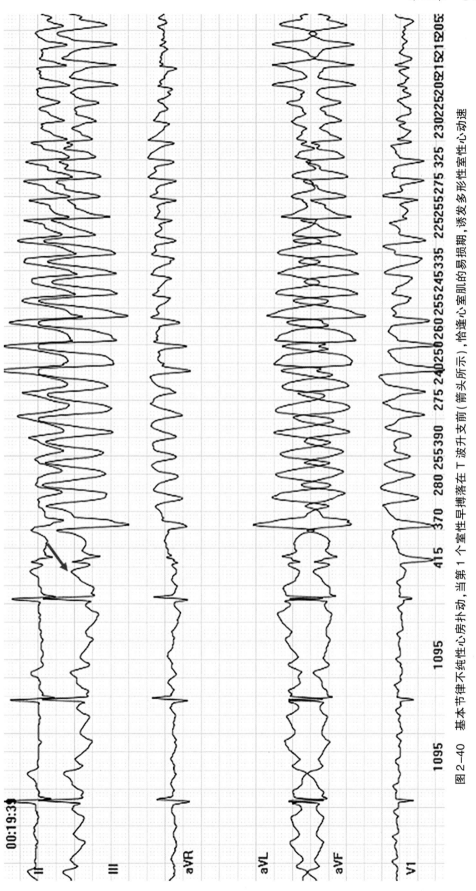

图2-40　基本节律不纯性心房扑动，当第1个室性早搏落在T波升支前（箭头所示），恰逢心室肌的易损期，诱发多形性室性心动速

3.兴奋性的周期性变化与收缩活动的关系　心肌细胞不应期的特点为有效不应期特别长,其生理意义是:心肌细胞的有效不应期一直延续到心肌细胞的舒张期开始之后,使心肌不会产生完全强直收缩,而始终做收缩和舒张相交替的活动,从而能保证心脏的正常泵血功能,见图2-41。

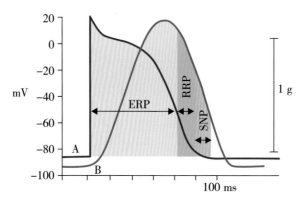

图2-41　心室肌动作电位期间兴奋性的变化及其与机械收缩的关系

A.动作电位;B.机械收缩。ERP:有效不应期;RRP:相对不应期;SNP:超常期。

临床意义:在下一次窦房结传来的兴奋到达之前,受到一次人工的刺激或异位节律点发放的冲动的作用,则心房肌和心室肌而可产生一次期前兴奋,引起一次提前出现的收缩,称早搏(又称期前收缩)。期前兴奋也有它自己的有效不应期,当紧接在期前兴奋之后的一次窦房结兴奋传到心室肌时,常常正好落在期前兴奋的有效不应期内,因而不能引起心室兴奋和收缩,形成一次"脱失",必须等到再下一次窦房结的兴奋传到心室时才能引起心室收缩。因此在一次早搏之后往往出现一段较长的心室舒张期,称为代偿性间歇,见图2-42。随后才恢复窦性节律。

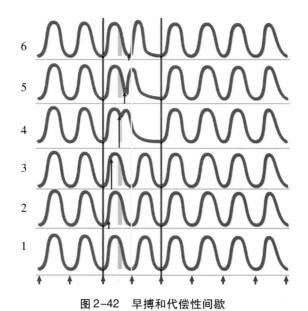

图2-42　早搏和代偿性间歇

每条曲线下的↑标记号显示给予电刺激的时间;曲线1~3:刺激落在有效不应期内,不引起反应;曲线4~6:刺激落在相对不应期内,引起期前收缩和代偿性间歇。

（二）心肌的自律性

组织、细胞能够在没有外来刺激的条件下,自动地发生节律性兴奋的特性,称为自动节律性,简称自律性。自律性包括自动性和节律性,自动性指心脏具有自动发放激动的能力,节律性指有规律形成激动的能力。组织、细胞单位时间（每分钟）内能够自动发生兴奋的次数,即自动兴奋的频率,是衡量自动节律性高低的指标。具有自动节律性的组织或细胞,称自律组织或自律细胞。

1.心脏自律组织　近年来,根据细胞内微电极技术记录的跨膜电位是否具有4期自动去极化这一特征,确切地证明并不是所有心肌细胞,而只是心脏特殊传导组织内某些自律细胞才具有自动节律性,且特殊传导系统各个部位（结区除外）的自律性有等级差别。其中窦房结细胞自律性最高,自动兴奋频率为60～100次/min,末梢浦肯野纤维网自律性最低（25～40次/min）,而房室交界区和房室束支的自律性（40～60次/min）依次介于两者之间。

正常情况下,窦房结的自律性最高,它自动产生的兴奋向外扩布,依次激动心房肌、房室交界区、房室束、心室内传导组织和心室肌,引起整个心脏兴奋和收缩。可见,窦房结是主导整个心脏兴奋和跳动的正常部位,故称为正常起搏点。其他部位自律组织并不表现出它们自身的自动节律性,只是起着兴奋传导作用,故称为潜在起搏点。在某种异常情况下,窦房结以外的自律组织（例如,它们的自律性增高,或者窦房结的兴奋因传导阻滞而不能控制某些自律组织）也可能自动发生兴奋,而心房或心室则依从当时情况下节律性最高部位的兴奋而跳动,这些异常的起搏部位则称为异位起搏点。

窦房结对于潜在起搏点的控制,通过两种方式实现。①抢先占领:窦房结的自律性高于其他潜在起搏点,所以,在潜在起搏点4期自动去极尚未达到阈电位水平之前,它们已经受到窦房结发出并依次传布而来的兴奋的激动作用而产生了动作电位,其自身的自动兴奋就不可能出现。②超速压抑或超速驱动压抑:自律细胞在受到高于其固有频率的刺激时,就按外加刺激的频率发生兴奋,称为超速驱动。在外来的超速驱动刺激停止后,自律细胞不能立即呈现其固有的自律性活动,需经一段静止期后才逐渐恢复其自律性,这种现象称为超速驱动压抑。例如,当窦房结对心室潜在起搏点的控制突然中断后,首先会出现一段时间的心室停搏,然后心室才能按其自身潜在起搏点的节律发生兴奋和搏动。出现这个现象的原因是:在自律性很高的窦房结的兴奋驱动下,潜在起搏点"被动"兴奋的频率远远超过它们本身的自动兴奋频率。潜在起搏长时间的"超速"兴奋的结果,出现了抑制效应;一旦窦房结的驱动中断,心室潜在起搏点需要一定的时间才能从被压抑状态中恢复过来,出现它本身的自动兴奋。另外超速驱动压抑具有频率依赖性,即超速驱动压抑的程度与两个起搏点自动兴奋频率的差别呈平行关系。频率差别愈大,抑制效应愈强,驱动中断后,停搏的时间也愈长。因此,当窦房结兴奋停止或传导受阻后,首先由房室交界区代替窦房结作为起搏点,而不是由心室传导组织首先代替,因为窦房结和房室交界区的自动兴奋频率差距较小,超速压抑的程度较小,见图2-43。超速压抑产生的机制比较复杂,目前尚未完全弄清,可能与心肌细胞膜上钠钾泵活动的增强有关。当自律细胞受到超速驱动时,由于单位时间内产生的动作电位数量增多,导致 Na^+ 内流和 K^+ 外流均增加,于是钠钾泵的活动随之增强,所产生的外向性泵电流增大,使细胞膜超极化,因此自律性降低,见图2-44。其生理意义:当发生短时间的窦性频率减慢时,潜在起搏点的自律性不会立即表现出来,防止异位搏动的发生。临床应用:在人工起搏的情况下,如因故需要暂时中断起搏器时,在中断之前其驱动频率应该逐步减慢,以避免发生心搏暂停。

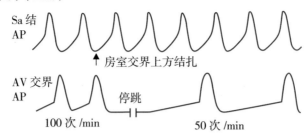

图2-43　窦房结兴奋停止或传导受阻后，首先由房室
交界区作为起搏点，而不是由心室

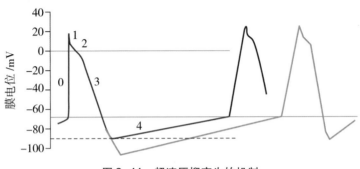

图2-44　超速压抑产生的机制

2.心脏自律性形成原理　自律性形成的基础是舒张期4相自动除极化，当自动除极化达到阈电位时，即产生动作电位和兴奋。自律组织4相自动除极化的速度不同，自律性也不同，以窦房结为最快，自律性最高。根据自律组织4相自动除极化形成的原理不同分为快反应自律细胞和慢反应自律细胞。快反应自律细胞4相自动除极化是由起搏电流（I_f）形成，如浦肯野纤维；慢反应自律细胞4相自动除极化是由钙离子内流引起的，如窦房结、房室交界区等细胞。

3.决定和影响自律性的因素　自律细胞的自动兴奋，是4期膜自动去极化使膜电位从最大复极电位达到阈电位水平而引起的。因此，自律性的高低，既受最大复极电位与阈电位的差距的影响，也取决于4相膜自动去极的速度，其中4相膜自动去极的速度最重要。

（1）4期自动除极的速度：如果4期自动除极速度快，细胞内的正离子逐渐增多，使跨膜电位逐渐缩小，从最大舒张电位到阈电位所需的时间缩短，单位时间内产生兴奋的次数增多，第4位相呈斜线上行，斜率越大，自律性越高；反之，4期自动除极速度慢，从最大舒张电位到阈电位的时间延长，斜率越小，单位时间内产生兴奋的次数越少，则自律性降低，见图2-45。例如，儿茶酚胺可以增强I_f，因而加速浦肯野细胞4期除极速度，提高其自律性。

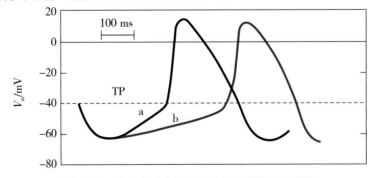

图2-45　自律性决定因素的4期自动除极的速度

4期自动除极的速度减慢时，起搏电位斜率由a减小到b时，自律性降低。

（2）最大舒张电位水平:最大舒张电位绝对值小,离阈电位近,自动除极达阈电位时的间缩短,自律性增高;反之,最大舒张电位绝对值大,离阈电位远,自动除极达阈电位的时间延长,自律性降低。

阈电位水平:阈电位水平下移(绝对值增大),与最大舒张电位的差距减小,自动除极达阈电位的时间缩短,自律性增高;反之阈电位水平上移(绝对值减小),与最大舒张电位的差距加大,自动除极达阈电位的时间延长,则自律性降低。

最大复极电位与阈电位之间的差距:最大复极电位绝对值减少和(或)阈电位下移,均使两者之间的差距减少,自动去极化达到阈电位水平所需时间缩短,自律性增高;反之亦然。例如,迷走神经系统兴奋时可使窦房结自律细胞 K^+ 通道开放率增高,故其复极 3 期内 K^+ 外流增加,最大复极电位绝对值增大,自律性降低,心率减慢,见图 2-46。

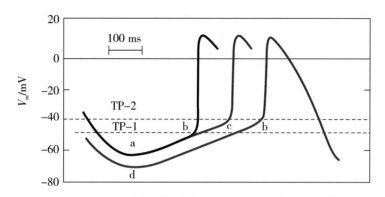

图 2-46　自律性决定因素的最大舒张电位和阈电位水平

最大舒张电位由 a 达到 d,或阈电位由 TP-1 升到 TP-2 时,自律性降低。

（三）心肌的传导性和心腔内兴奋的传导

兴奋或动作电位沿细胞膜不断向远处扩布性的特性称传导性。心肌在功能上是一种合胞体,心肌细胞膜的任何部位产生的兴奋不但可以沿整个细胞膜传导,并且可以通过闰盘传递到另一个心肌细胞,从而引起整块心肌的兴奋和收缩。动作电位沿细胞膜传导的速度可作为衡量传导性的指标。

1. 兴奋在心肌细胞间的传导

（1）结构基础:缝隙连接构成的细胞间通道是心肌细胞间兴奋传播的结构基础,缝隙连接集中于心肌细胞闰盘的缝隙连接斑中,是沟通两个细胞的亲水通道,见图 2-47。

（2）传导过程:兴奋以局部电流方式在细胞和细胞间传导,实现心肌细胞的同步性活动。使整个心房或心室成为一个功能性合胞体,见图 2-48。

2. 兴奋在心脏内的传导　兴奋在心脏内的传导,是通过特殊传导系统进行的有序的扩布。其传导见图 2-49。正常情况下窦房结发出的兴奋通过心房肌传播到整个右心房和左心房,尤其是沿着心房肌组成的"优势传导通路"迅速传到房室交界区,经房室束和左、右束支传到浦肯野纤维网,引起心室肌兴奋,再直接通过心室肌将兴奋由内膜侧向外膜侧心室肌扩布,引起整个心室兴奋。

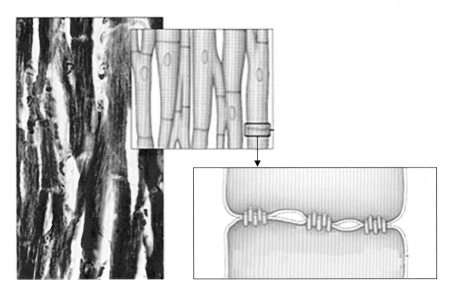

图2-47 心肌细胞间闰盘和缝隙连接

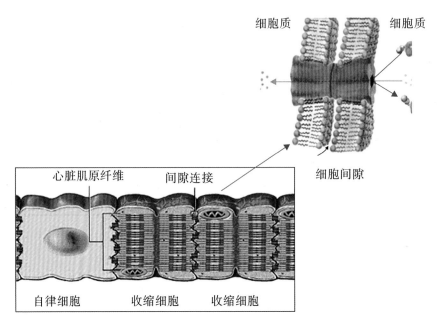

图2-48 心肌细胞以局部电流方式在细胞和细胞间传导

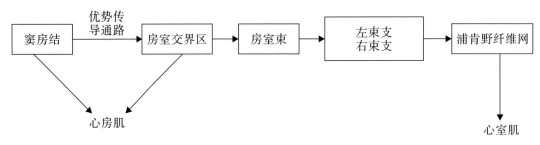

图2-49 心脏内兴奋传导途径示意

3.传导特点和意义　不同心肌细胞的传导性不同,所以兴奋在心脏各个部位传导的速度是不相同的,见图 2-50。在心房,一般心房肌的传导速度较慢(约为 0.4 m/s),而"优势传导通路"的传导速度较快,窦房结的兴奋可以沿着这些通路很快传导到房室交界区。在心室,心室肌的传导速度约为 1 m/s,而心室内传导组织的传导性却高得多,末梢浦肯野纤维传导速度可达 4 m/s,而且它呈网状分布于心室壁,这样,由房室交界区传入心室的兴奋就沿着高速传导的浦肯野纤维网迅速而广泛地向左右两侧心室壁传导。很明显,这种多方位的快速传导对于保持心室的同步收缩是十分重要的。房室交界区细胞的传导性很低,其中又以结区最低,传导速度仅 0.02 m/s。房室交界区是正常时兴奋由心房进入心室的唯一通道,交界区这种缓慢传导使兴奋在这里延搁一段时间(称房-室延搁)才向心室传导,从而可以使心室在心房收缩完毕之后才开始收缩,不至于产生房室收缩重叠的现象。可以看出,心脏内兴奋传导途径的特点和传导速度的不一致性,对于心脏各部分有次序地、协调地进行收缩活动,具有十分重要的意义。

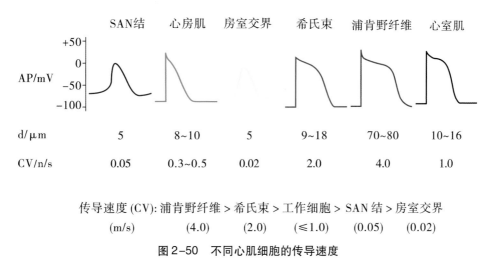

传导速度 (CV):浦肯野纤维 > 希氏束 > 工作细胞 > SAN 结 > 房室交界

(m/s)　　　　(4.0)　　　(2.0)　　　(≤1.0)　　　(0.05)　　　(0.02)

图 2-50　不同心肌细胞的传导速度

4.决定和影响传导性的因素　心肌细胞的传导性取决于心肌细胞的结构因素和电生理特性,其中结构因素是决定传导性的固定因素,而心肌细胞的电生理特性是决定和影响传导性的主要因素。

(1)结构因素:细胞直径与细胞内电阻呈反变关系,直径小的细胞内电阻大,产生的局部电流小于粗大的细胞,兴奋传导速度也较后者缓慢。心房肌、心室肌和浦肯野细胞的直径大于窦房结和房室交界区细胞,其中,末梢浦肯野细胞的直径最大(在某些动物,直径可达 70 μm),兴奋传导速度最快;窦房结细胞直径很小(5 ~ 10 μm),传导速度很慢;而结区细胞直径更小,传导速度也最慢。

在机体生命过程中,心肌细胞直径不会突然发生明显的变化,因此,它只是决定传导性的一个比较固定的因素,对于各种生理或某些病理情况下心肌传导性的变化,不起重要作用。

(2)电生理特性:与其他可兴奋细胞相同,心肌细胞兴奋的传导也是通过形成局部电流而实现的。因此,可以从局部电流的形成和邻近未兴奋部位膜的兴奋性这两方面来分析影响传导性的因素。这两方面因素是密切相关联的。

1)膜反应性(0 相除极速度):膜反应性指心肌细胞膜对刺激的反应能力,即膜对 Na^+ 通透性提高的能力,主要表现为 0 相除极的速度和幅度。局部电流是兴奋部位膜 0 相去极所引起的,0 相去极的速度越快,局部电流的形成也就越快,很快就促使邻近未兴奋部位膜去极达到阈电位水平,故兴奋传导越快。另一方面,0 相去极幅度越大,兴奋和未兴奋部位之间的电位差越大,形成的局部电流越强,兴奋传导也越快。为什么局部电流的强度能影响传导速度? 可能是强的局部电流扩布的距离大,可以使距兴奋部位更远的下游部位受到局部电流的刺激而兴奋,故兴奋的传导较快。除了细胞直径这个因素之外,浦肯野纤维等快反应细胞0相去极速度和幅度明显高于窦房结等慢反应细胞,是前者传导性比后者高的主要原因。

各种心肌细胞0相去极速度和幅度的差别,主要由膜上(0相)离子通道的固有性质决定。以快反应细胞为例,同一心肌细胞0相去极速度和幅度又受什么因素的影响? 前面已经讲述对心肌兴奋性而言,Na^+通道的性状决定着通道能否被激活开放(兴奋性的有无)以及激活的难易程度(兴奋性的高低)。然而Na^+通道的性状还决定着膜去极达阈电位水平后通道开放的速度和数量,从而决定膜0相去极的速度和幅度。Na^+通道开放速度和数量这种性状,称为Na^+通道的效率或可利用率(通道开放数量称开放概率)。实验证明,Na^+通道的效率也是电压依从性的,它依从于临受刺激前的膜静息电位值。定量地分析Na^+通道的效率(用0期去极的最大速率反映Na^+通道开放的速度)与静息膜电位值的函数关系的曲线为膜反应曲线。膜反应曲线呈S形,见图2-51。正常静息电位值(-90 mV)情况下,膜受刺激去极达阈电位水平后,Na^+通道快速开放,0相去极最大速度可达500 V/s。如膜静息电位值(绝对值)降低,去极最大速度下降;若膜静息电位值(绝对值)进一步降低到膜内为$-60 \sim -55$ mV时,去极速度几乎为0,即Na^+通道已失活而不能开放。上述这种现象称为Na^+通道效率的电压依从性下降。需要引起注意的是,在静息膜电位值(绝对值)很低(膜内$-60 \sim -55$ mV)状况下,如果膜受到刺激,并不是根本不产生电位变化,而是产生一种0相去极速度和幅度都很小的动作电位。这是因为,在这种情况下快Na^+通道已经失活,而慢Ca^{2+}通道未受影响,因此,原来的快反应细胞此时出现了由Ca^{2+}内流所致的慢反应电位的缘故,兴奋传导速度也就明显减慢。不过,这已经是膜0相去极的离子通道发生了更换,不再属Na^+通道效率的量变范畴。

除了静息膜电位之外,Na^+通道开放的速度还受心肌细胞本身生理性质的影响。例如,苯妥英钠可使膜反应曲线左上移位,奎尼丁使之右下移位。这表明,在这些药物作用下,Na^+通道开放效率仍然是电压依从性的,但是,同一静息膜电位水平的0相去极最大速度的数值并不相同,前者高于正常,后者低于正常,见图2-51。

膜反应曲线只描述了静息膜电位值对Na^+通道开放速度即0相去极速度的影响,实际上,Na^+通道开放数量所决定的0相去极幅度也同样依从于静息膜电位值。正常静息膜电位情况下,Na^+通道不但开放速度快,而且开放数量也多,动作电位0相去极的速度快,幅度也高;若静息膜电位值(绝对值)低下,则产生升支缓慢、幅度低的动作电位,见图2-52。

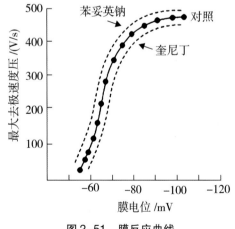

图2-51 膜反应曲线

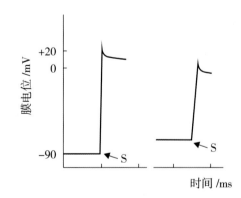

图2-52 静息膜电位对动作电位升支速度和幅度的影响(S:给予刺激)

　　2）邻近未兴奋部位膜的兴奋性：兴奋的传导是细胞膜依次兴奋的过程,因此,膜的兴奋性必然影响兴奋的传导。前已述：①静息膜电位(或最大复极电位)与阈电位的差距。②邻近未兴奋部位膜上决定 0 相去极的离子通道的性状,是决定兴奋性从而也是影响传导性的主要因素。当差距扩大时,兴奋性降低(所需刺激阈值增高),同时,膜去极达阈电位水平所需时间延长,传导速度因此减慢。如在邻近部位形成额外刺激产生期前兴奋的情况,由兴奋部位形成的局部电流刺激就将在期前兴奋复极完成之前到达邻近部位,如落在期前兴奋的有效不应期内,则不能引起兴奋,导致传导阻滞;如落在期前兴奋的相对不应期或超常期内,可引起升支缓慢、幅度小的动作电位,兴奋传导因之减慢。可见不应期的存在,是可能导致兴奋传导障碍的重要因素。

　　窦房结和房室结的最大舒张期电位为−60 ~ −50 mV,动作电位的上升支主要由 L 型 Ca^{2+} 通道开放形成。由于 Ca^{2+} 通道的激活速度很慢,细胞膜去极化的速率及兴奋传导的速度也很慢,在窦房结和房室结的周围区域,动作电位的上升支是由 I_{Ca-L} 和 I_{Na} 共同形成的,见图 2-53。

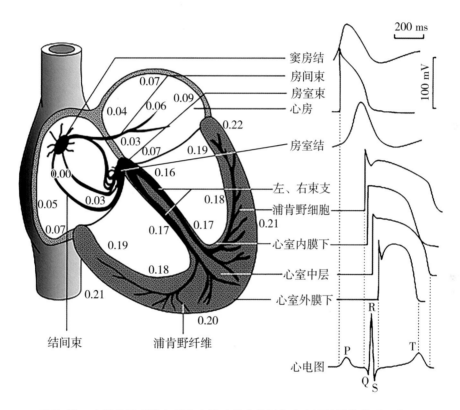

图 2-53　心脏传导系统各部位心肌动作电位及与心电图波形的关系示意

图中数字表示窦房结的激动传至心脏不同部位所需时间。

第三节　不应期与心电图

　　不应期是心电图学中应用最多、最广泛的概念,是分析和诊断心律失常心电图的重要基础。几乎所有的心电图学的概念、现象、法则以及复杂心电图的诊断都与不应期相关。为提高临床心电图诊断水平,必须深入、全面地理解不应期及其涵盖的相关知识。

　　心肌细胞和心肌组织的兴奋性是心肌细胞或心肌组织对邻近细胞及组织传导来的兴奋或外来

的刺激能够发生反应而激动的特性。一旦心肌细胞或组织发生了除极反应,立即在很短的一段时间内,完全或部分地丧失兴奋性,这一特性称为不应性或乏兴奋性,除极后不应性所持续的时间称为不应期。从心肌的收缩性而言,一个心动周期由收缩期和舒张期两部分组成。从心肌的兴奋性特点来说,一个心动周期由兴奋期和不应期两部分组成。

体内具有兴奋性的各种组织不应期长短不同,心肌的兴奋与收缩耦联的间期为40~60 ms,不应期长达几百毫秒,比神经纤维和骨骼肌明显延长,可避免心肌发生强直收缩而引起循环骤然停止,心肌不应期较长具有重要的生理意义。

一、分类

能够稳定引起细胞或组织发生兴奋反应的最低刺激强度称为阈强度,阈强度是衡量兴奋性的指标,也是衡量不应性程度的指标,阈强度值增高,提示该组织的兴奋性降低。

1. 绝对不应期 绝对不应期是应用高于阈刺激值1 000倍强度的刺激也不引起兴奋反应的一段时间,临床心脏电生理检查时,不可能应用如此强的刺激,超高强度的刺激只能用于动物实验,因而又被称为生理学的绝对不应期。因此,临床心电图学和心脏电生理学中几乎不用绝对不应期这一术语。

2. 有效不应期 应用比阈强度值高出2~4倍的刺激仍不能引起心肌细胞发生兴奋反应的时间段,称为有效不应期,可以认为一次兴奋反应刚刚发生后,组织的兴奋性从100%降为0,完全丧失了兴奋性,相当于心肌细胞动作电位的0相、1相、2相和3相的前部,见图2-54。

以心室肌为例,有效不应期为200~300 ms,QRS波的起始标志着心室肌发生了除极反应,此后则完全丧失了兴奋性而进入有效不应期,心电图上相当于从QRS波开始一直持续到T波的前支。

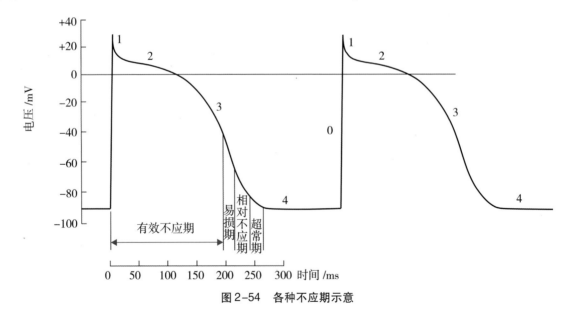

图2-54 各种不应期示意

3. 相对不应期 应用比阈强度值高出2~4倍的刺激,能够引发心肌细胞缓慢地扩布性兴奋反应的时间段称为相对不应期,心肌组织和心肌细胞的兴奋性逐渐从0开始恢复,此时间段中时间越早兴奋性越低,引起除极反应需要的刺激强度也越高,相当于细胞动作电位3相的后半部分。以心室肌为例,为50~100 ms,心电图上相当于T波的降支,T波的后半部分,即T波的顶峰到T波的结束。

有效不应期与相对不应期之和称为总不应期。以心室肌为例,QT间期实际可视为心室总不应期。先天性长 QT 间期综合征,可以看成心室不应期先天性延长综合征。而心室肌不应期过度延长时,各部位心室肌之间可能延长的不均衡,出现心室肌的兴奋性、不应期、传导性等电生理特性的明显差异,进而容易发生恶性室性心律失常。临床通过同步记录的 12 导联心电图可以测定 QT 间期离散度,实际测定的也是各部位心室肌不应期的离散度。正常时,该离散度一般小于 30 ms,大于50 ms 时常视为异常。存在心肌缺血、心功能不全等病因时,心室肌不应期离散度可增加到 100 ~ 200 ms 或以上。总之,心室肌不应期离散度越大,发生恶性室性心律失常及猝死的概率越高。服用抗心律失常药物时,临床医生要经常记录患者心电图,测定 QT 间期,实际上是监测心室肌不应期的变化。所有抗快速性心律失常药物都要延长心脏各部位不应期,这是其治疗心律失常的机制。不应期延长的初期,药物对各部位心室肌不应期延长是均衡的,因此,QT 间期能从原来基础值逐渐延长到 500 ms,如果 QT 间期进一步延长,则可能出现不同部位心室肌不应期延长的不均衡,进而出现不同部位心室肌不应期离散度加大。因此,用药后 QT 间期大于 500 ms 时需考虑减少药物剂量,大于 550 ms 时则应停药。

经心内或食管心脏电生理检查时,我们会发现,随着程序刺激 S_2 的联律间期逐渐缩短,S_2 刺激由先落入兴奋期、再进入相对不应期、最后进入有效不应期。多数情况下,相对不应期比有效不应期持续时间明显要短。

4. 功能性不应期 功能性不应期是指心肌组织允许连续通过 2 次激动的最短间期,其在临床心电图及心脏电生理学中应用较少。

5. 易损期与超常期 在总不应期的时间段内或之后,存在着易损期及超常期。

(1)易损期:心房肌和心室肌在相对不应期开始之初有一个短暂的时间间期,在此期间内应用较强的阈上刺激容易引发心房颤动或心室颤动,称为易损期。心房肌的易损期为 10 ~ 30 ms,其位于心电图 QRS 波的后半部,即 R 波的降支或 S 波的升支。心室肌的易损期为 0 ~ 10 ms,其位于心电图 T 波升支到达顶点前的 20 ~ 30 ms 内。当患者心房或心室的易损期存在病理性增宽时,易发生心房颤动或心室颤动。

1)发生机制:心房或心室肌的兴奋性在相对不应期逐渐恢复,恢复之初,不同部位的心肌组织或细胞群之间兴奋性恢复的快慢差别最大,使这一时间内,兴奋性、不应期和传导性都处于十分不均匀的电非同步状态。此时如果给予一个刺激,兴奋在某些部位易于通过,在另一些部位难以通过,发生传导延缓和单向阻滞,易形成折返激动。如果许多折返同时出现,则心房或心室的兴奋与收缩都失去协调一致性而形成颤动。

2)测定:应用程序刺激 S_1S_2 反扫描可以测定心房或心室的易损期。当 S_1S_2 间期逐渐缩短到 220 ms 时,一次 S_2 诱发心房颤动,该心房颤动具有自限性,往往经过一较短时间自行终止恢复窦性心律。应用心室程序刺激可以诱发和测定心室易损期。

(2)超常期:在心肌组织的相对不应期之后,正常心肌复极结束之前的一段时间,应用阈下刺激可引起心肌扩布的兴奋反应,此期称为超常期。临床心电图中超常传导的概念是指传导阻滞发生了意外的改善。超常期可持续几十毫秒,位于心电图 T 波之后的 U 波初期。如心房扑动时心房频率多数为 300 ~ 350 次/min,常伴有 2:1 房室传导,因为房室结生理性传导能力有一定限制,150 次/min 以上的激动可出现文氏下传,180 次/min 以上的激动可出现 2:1 下传,这是房室结保护心室安全的一种机制。少数情况下,房扑可以突然从 2:1 变化为 1:1 下传,300 次/min 的 F 波经房室结 1:1 下传心室,使心室率也接近 300 次/min,此时,在房室结肯定发生了超常传导,可引起急骤的血流动力学障碍。

发生机制:在心肌组织复极之末,膜电位尚未完全恢复到静息膜电位水平,处于一种低极化电位的水平,而这时的膜电位与发生兴奋反应的阈电位更靠近,更易发生兴奋反应,兴奋性比正常时还要高。超常期后,膜电位达到静息电位,心肌兴奋性完全恢复。

二、影响因素

心脏组织的不应期受多种生理、病理因素的影响。

1. 性别　在其他因素等同的情况下,女性比男性的 QT 间期长,不应期长。

2. 年龄　心脏组织的不应期随年龄的增长而相对延长,意味着心肌的自律性、传导性都有明显的年龄依赖性。年龄低时,心率快,不应期短。

3. 不同部位心肌组织的不应期不同

(1)心房肌、心室肌和房室结的不应期差别较大,其中心房肌不应期最短,房室结不应期最长,心室肌居中。右束支与左束支相比,右束支不应期明显比左束支长,临床心电图中,右束支阻滞的发生率高于左束支阻滞与此有关。左前分支不应期比左后分支不应期长,使左前分支阻滞远比左后分支阻滞多见。

(2)预激综合征:90%的预激综合征患者的旁路不应期比房室结不应期长。适时房性早搏出现时,旁路先进入不应期,易引发顺向型房室折返性心动过速。另外,10%的预激综合征患者房室结有效不应期相对较长,易发生逆向型房室折返性心动过速。

(3)房室结双径路:房室结双径路患者多数快径路传导快、不应期长,易发生慢-快型房室结折返性心动过速(约占90%)。少数情况下,快径路传导的速度快、不应期短,而发生快-慢型房室结折返性心动过速。

(4)不同心肌组织之间的连接处,不应期的差别与离散度较大。

过去仅注意特殊传导系统与心肌组织的连接处,例如窦房结与心房肌之间,房室结、希浦系统与心室肌之间,房室结结束区与希氏束之间。这3个连接区的传导速度慢,不应期差别大,易发生传导阻滞,曾被称为传导的三道"闸门",是传导阻滞、激动折返、心律失常容易发生的部位。近年来,这一观点已有发展。目前认为心肌组织与其他组织的连接处存在着移行区,这些移行区的传导速度变慢、不应期离散度大,易发生折返和心律失常。例如右心房与上下腔静脉、右心耳、冠状窦、三尖瓣环、卵圆窝之间,左心房与左心耳、二尖瓣环、肺静脉之间,右心室与三尖瓣环、肺动脉之间,左心室与二尖瓣环、主动脉之间等。这些部位都存在着心肌移行区,存在着心肌深入到这些部位中的肌袖,是折返及心律失常最常发生的部位,如右心室特发性室性心动过速易发生于右心室流出道,局灶性心房颤动易发生于肺静脉,局灶性房性心动过速易发生于肺静脉、房间隔下部、右心房界嵴等部位。心房扑动的缓慢传导区多数位于右心房下部的峡部。目前,快速性心律失常的非药物治疗射频消融术的靶点区也常位于上述这些区域。

4. 神经因素的影响　神经因素尤其是自主神经,对心肌不应期的影响较大。在心率及心动周期固定的情况下,迷走神经张力的增加可使房室结不应期延长,心房肌不应期缩短,心室不应期变化不大。卧位性房室阻滞是指站立时交感兴奋,无房室阻滞,变为卧位时,迷走神经张力增加,而出现二度Ⅰ型或Ⅱ型房室阻滞。如迷走性心房颤动易发生在休息、夜间、晚餐后,这些时间段都有迷走神经张力增加,使心房不应期缩短而容易发生心房颤动。而迷走神经末梢在心室的分布相对少,使迷走神经对心室肌不应期的影响较小。交感神经的作用与迷走神经相反。交感神经是心脏的加速神经,使心肌的自律性、传导性、收缩性均增强,使不应期缩短,尤其是房室结不应期明显缩短。动态心电图检查中经常发现,有些患者夜间心率40~50次/min 时可能存在二度Ⅰ型房室阻滞,而白天活动时,心率达140次/min 以上时房室结却能1:1下传,见图2-55、图2-56。同一患者房室结不同时间的功能出现如此之大的差别是自主神经影响的结果。

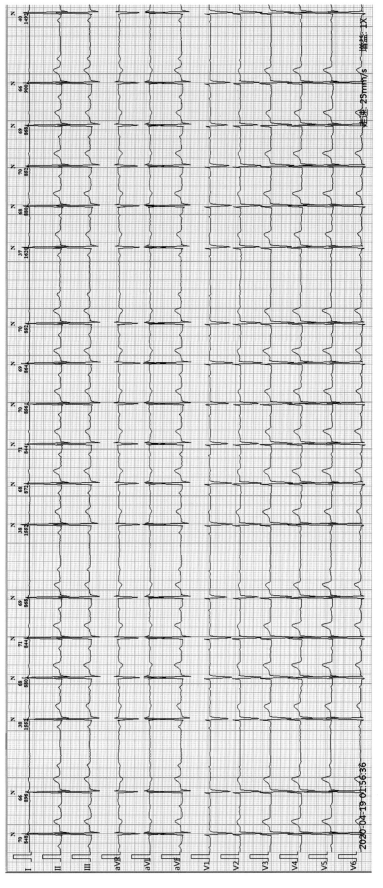

图 2-55　男,68 岁,动态心电图 01：56：36 片段,窦性心律,频率 75 次/min,二度 I 型房室阻滞

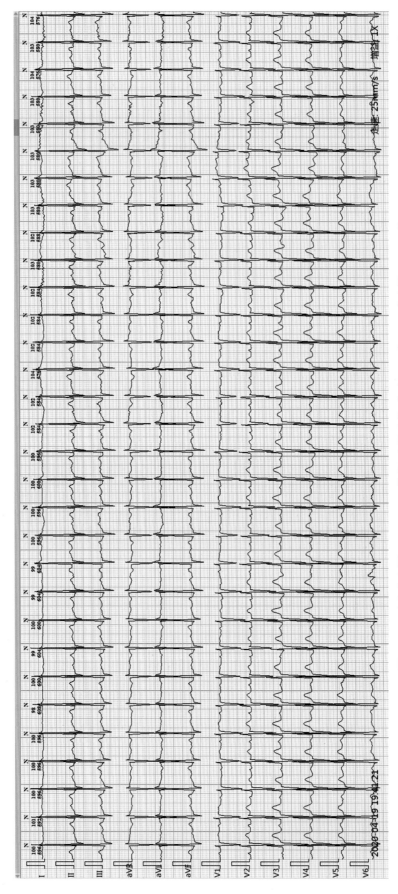

图2-56　动态心电图19:41:21片段,窦性心律,频率100次/min,房室结1:1下传

与图2-55为同一患者。

5. 心率对不应期的影响 心率或心动周期是不应期另一个重要的影响因素。心率增快、心动周期缩短时，心房肌、心室肌、预激旁路的不应期随之缩短，反之亦然，即心房肌、心室肌、旁路不应期与前一心动周期的长短呈正变规律。而房室结相反，房室结不应期在心率增快、心动周期缩短的情况下反而延长，使房室结不应期与前一心动周期长短呈反变规律，这一特点使房室结能对过快的室上性激动起到"过筛"作用，避免过快的室上性激动下传心室，起到心室保护作用。

上述心房肌、心室肌的不应期长短与前一心动周期长短呈正变规律的特点又称不应期的频率自适应性。两者相比，心房肌不应期的频率自适应性容易被破坏、发生反转，这使心房不应期在心房颤动时或恢复窦性心律后都短，心房不应期较短时心房颤动容易复发，这是发生心房颤动连缀现象的关键环节。

应当强调，心肌不应期的调整十分迅速，当前一个心动周期结束时，下一个心动周期的不应期长短及变化的调整已经完成。因此发现一个心动周期中不应期发生不寻常变化时，常与前一心动周期的长短变化相关。有时心电图中同样形态、同样联律间期的房性早搏引发了不同形态的 QRS 波，显然引起室内差异性传导的发生机制与房颤时出现的 Ashman 现象的机制相同。

三、不应期与传导

心肌的兴奋性与传导性分别是两个独立的生理学特性，但两者又密切相关。

当某一心肌组织处于兴奋期时，激动在该组织的传导将完全正常，当该组织处于相对不应期时，激动在该组织中的传导缓慢，而处于有效不应期时，激动在该组织中的传导中断。

通过体表心电图的观察与分析，不同心肌组织的传导情况一目了然，心电图及临床医师则能根据心电图的传导情况推测该组织兴奋性的状态。当房室传导中断时，可以推断房室结或希浦系统此时处于有效不应期。房室结传导延缓时，推测该时房室结或希浦系统处于相对不应期。不同程度房室阻滞的心电图各有特点，心电图的这些特点是以不应期的不同改变为基础的，见图 2-57。

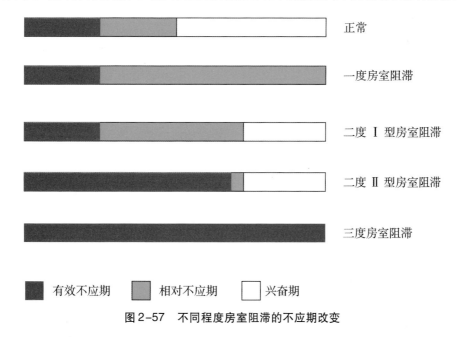

图 2-57　不同程度房室阻滞的不应期改变

一度房室阻滞时，房室传导系统的相对不应期明显延长，使窦性 P 波在任何时刻下传到房室传导系统时都将遇到相对不应期而传导延缓，形成 PR 间期延长。二度 I 型房室阻滞主要是房室传导系统的相对不应期延长，使窦性 P 波容易落入相对不应期，而且会出现窦性 P 波"越陷越深"，陷入房室传导系统相对不应期越来越早,引起窦性 P 波下传则越来越慢,PR 间期逐渐延长,直到有 P 波落在房室传导系统的有效不应期而使房室传导中断,文氏周期完成。二度 Ⅱ 型房室阻滞时,房室传导系统的有效不应期明显延长,相对不应期延长不显著。因此,窦性 P 波或是落在房室传导系统的兴奋期下传,或是落入有效不应期不下传,而不伴脱落前的 PR 间期逐渐延长。

四、不应期与心律失常

不应期与心律失常的关系直接而密切。一个心动周期可以看成由兴奋期和不应期两部分组成,不应期缩短时,则兴奋期延长,使期前激动易于发生,激动的折返容易形成。当不应期延长时则期前激动不易发生,单向阻滞可形成双向阻滞而使折返中断。

抗心律失常药物有负性频率、负性传导作用,对于心肌组织的不应期都有延长作用,因而可使原有的折返环路中的单向阻滞变为双向阻滞,使折返不再发生。除此,药物可抑制钠离子或钙离子内流,因而可减少异位激动的形成而达到治疗心律失常的目的,见图 2-58。

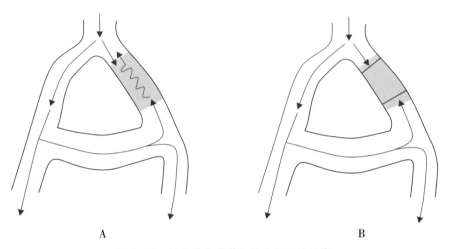

图 2-58　抗心律失常药物终止折返的示意

A. 折返形成,折返环路中灰色部分为单向阻滞区;B. 抗心律失常药物应用后,单向阻滞区变为双向阻滞区,折返不能维持而终止。

五、不应期的测定与评估

成人心脏各部位的有效不应期参考值,见表 2-5。

心内或经食管心脏程序刺激可以测定心房肌、心室肌及心脏传导系统各部位的不应期。测定时可应用程序刺激 S_1S_2,也可应用程序刺激 RS_2,多采用 S_2 的联律间期逐渐缩短即反扫描,测定房室传导系统和预激旁路的不应期。应用心脏程序刺激法能够精确地测定不同部位心肌组织的不应期。应用体表心电图也可粗略估计心脏各部位的不应期,以房室传导系统不应期为例,房室结不应期大致与 QT 间期相等或略长。在心电图中,凡是引起后面 PR 间期延长的 RP 间期都可看成在房室传导系统的相对不应期范围内,而引起 PR 间期延长的最短的 RP 间期与最长的 RP 间期的差值,可以看成房室结传导系统的相对不应期范围。二度 Ⅰ 型房室阻滞的文氏周期中,则可进行这种粗略估计。同样,能够引起 P 波下传中断的 RP 间期,可以看成其已进入房室传导系统的有效不应期范围,因此,RP 间期可以粗略估计房室传导系统有效不应期的范围。通过体表心电图,也可以对心房、心室不应期进行粗略估计。

表 2-5　成人正常不应期

学者	心房不应期/ms	房室结不应期/ms	希浦系统不应期/ms	心室不应期/ms
Denese 等	150～360	250～365		
Akhtar 等	230～330	280～430	340～430	190～290
Schuilenburg 等		230～390		
Josephson 等	170～300	230～425	330～450	170～290
陈新等	200～270	250～450	210～260	

第三章　心律失常的发病机制与诊断

　　心脏激动正常起源于窦房结,并以一定的速度按照正常传导系统顺序激动心房和心室,使心肌除极。如果心脏的激动起源异常和(或)传导异常,即激动的起源部位、传导速度、传导顺序发生异常引起频率、节律异常,称为心律失常。

　　心脏自律传导系统的解剖或(和)生理方面所发生的异常变化可导致心律失常,实质是由于心脏内激动起源异常(自律性异常)与激动传导异常(传导性异常)或干扰现象(与正常传导系统各部位不应期有关)所引起的心脏或其一部分活动转变为停止、心动过缓、心动过速、不规则或各部分活动顺序发生紊乱。

　　心肌细胞具有兴奋性、传导性、不应性。大部分心肌是具有收缩性的心房肌和心室肌在内的普通心肌,小部分是独具自律性的心脏自律传导系统。心脏有节律的舒缩活动才能维持人体有效的血液循环。普通心肌数量多而体积大,其在传导激动过程中,产生的动作电位幅值较大,在体表心电图上产生相应波形;同一激动在心脏自律传导系统传导过程中,在体表心电图上无法直接表现,但普通心肌动作电位引起的频率、节律和波形变化可以间接地反映出在心脏自律传导系统中隐匿发生的心律失常,也可直接表现出在普通心肌内的传导阻滞。总之,普通心肌是心律失常心电图表现的主要物质基础。

　　心脏的兴奋性是单个细胞发生除极产生动作电位的过程,而心脏的电传导是电激动在心肌组织间扩布的现象,该过程可简单地概括为上游兴奋区细胞将激动扩布至下游静息细胞。微观上,当单个细胞兴奋时,该细胞产生的局部电流可激动周围未兴奋的心肌细胞,后者的静息膜电位达到阈电位后又可成为新的兴奋元,为下一处未兴奋的心肌细胞提供电能,上述过程周而复始,不断向前扩展,直到传导轴前方的全部心肌细胞均发生除极,与多米诺骨牌的连锁反应类似。现代电生理观念认为心脏的电传导可用源-库理论解释,动作电位能否顺利传导取决于上游兴奋细胞产生的激动电流(源)与下游待激动的静息细胞(库)两方面,源-库之间必须匹配才能保证电传导的顺利进行。

第一节　心律失常的分类

　　根据心肌电生理特性和病理生理机制将心律失常分为自律性异常、传导性异常及干扰现象三大类,见图3-1。为了概念明确,本书中心率是指心律的快慢,心律是指一系列(3次以上)心搏,节律是指心律的规则与否。

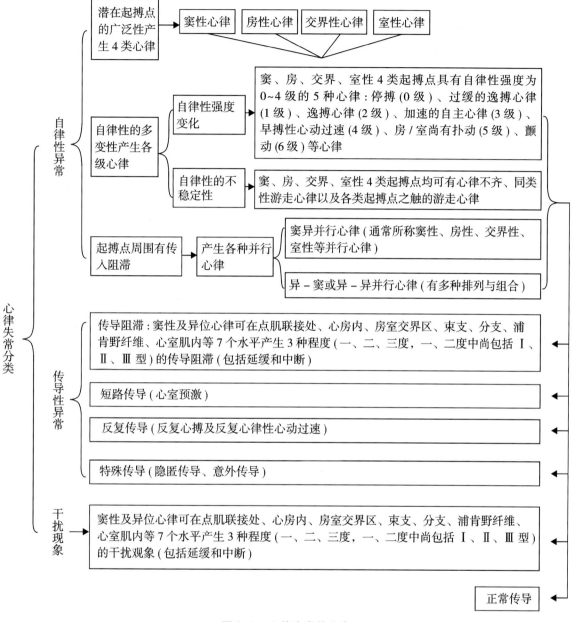

图 3-1　心律失常的分类

一、自律性异常

自律性异常是激动起源与形成异常,根据激动起源部位分为起源于窦房结及窦房结以外两种,后者又分为房性、交界性、室性;再根据有效起搏点自律性强度分类,见表 3-1。

表 3-1 四级起搏点、七级频率(次/min)等级表

自律性分级	自律性强度	起搏点	窦性	房性	交界性	室性
丧失	0 级	停搏	0	0	0	0
降低	1 级	过缓的逸搏心律	<60	<50	<40	<20
正常	2 级	逸搏心律	60~100	50~60	40~60	20~40
轻度增高	3 级	加速的自主心律/非阵发性心动过速	>100	70~140,大多在100	70~140,大多在100	60~120,大多在70~80
中度增高	4 级	阵发性心动过速/早搏性心动过速		150~250	150~250	140~180
重度增高	5 级	扑动		250~350		150~250
极度增高	6 级	颤动		350~600		250~500

起搏点是心脏传导系统中成群成簇分布的起搏细胞,亦称节奏点、节律点。

根据起搏点是否发出并有效控制心房或心室可以将起搏点分为有效起搏点和潜在起搏点;有效起搏点是指已发出激动而有效控制心电活动的起搏点。潜在起搏点是指未发出有效激动来控制心电活动,在心电图上无表现的起搏点。

不同起搏细胞的舒张期自动除极坡度不同及舒张期最大电位和阈电位间的差别造成各类起搏点自律性强度不等,一般起搏点部位越低,自律性也越低。自律性强度反映了各起搏点激动的积聚和成熟过程的长短,起搏细胞的舒张期自动除极化的坡度愈大,所需时间愈短,自律性愈高。若起搏细胞的动作电位时间不变,则舒张期自动除极化时间与心动周期的时间是正相关,即起搏点的频率快慢可反映自律性的高低。

虽然心脏内存在无数潜在起搏点,但没有保护机制的情况下各起搏点间通过竞争后暂时达到统一。通常只有一个自律性最高的起搏点占据优势地位,成为有效起搏点控制心脏,从而保证心脏的排血功能以维持有效循环。

起搏点的多源性是在心电图上窦性、房性、交界性、室性4类起搏点的不同组合,并根据频率快慢可分为0~6级7种不同程度的自律性强度,自律性的不稳定性可引起心律不齐、游走心律。无保护机制的起搏点,频率优势控制规律保证了心脏只由单一心律所控制并导致前一激动对后一激动的节律重整,保护机制的起搏点为双重心律提供了条件。

由于窦房结是心脏的正常起搏点,通常将起搏点分为窦性起搏点和异位起搏点两类。

二、激动传导异常

各种心律在心脏自律传导系统和心肌的传导过程中,可能于起搏点-心肌连接处、心房肌、房间束、房室交界区、束支、分支、浦肯野纤维、心室肌不同的水平上遭遇不同的病理性不应期而发生传导阻滞。判定传导阻滞需明确阻滞部位、方向、程度,同时判定有无特殊传导。

各种心律在心脏自律传导系统和心肌的传导过程中,也可能于起搏点-心肌连接处、心房肌、房间束、房室交界区、束支、分支、浦肯野纤维、心室肌不同的水平上遭遇不同的生理性不应期而发生干扰性传导障碍。

三、干扰现象

详见第十九章第七节。

第二节　心律失常的发病机制

正常情况下窦房结的自律性最高而成为心脏的有效起搏点,整个心脏都受窦房结的控制而保持规律的活动,故窦房结称为正常起搏点或一级起搏点;而自律性较低的异位起搏点成为潜在起搏点。一旦窦房结的自律性降低或其激动不能传出或潜在起搏点的自律性异常升高,就会导致潜在起搏点发出的冲动控制心脏,便产生异位搏动或异位心律。

若窦房结的自律性降低、传导障碍使兴奋不能下传或潜在起搏点的自律性增高时,潜在起搏点自动除极并发放激动控制整个心脏电活动,称为异位起搏点。交界性逸搏心律控制心室而称为二级起搏点;若交界性起搏点又称为无效起搏点,通常室性逸搏心律控制心室而称为三级起搏点。房性逸搏起搏点的自律性仅稍低于窦房结,但通常不作为二级起搏点存在,称为四级起搏点,原因可能是引起窦性停搏的病变同时也波及同一心电单腔内的房性起搏点,从而降低其自律性。二级起搏点至四级起搏点称为低位起搏点,正常情况不行使起搏功能,故亦称为潜在起搏点。

一、自律性异常

1. 慢反应细胞自律性变化诱发的异位心律　被动性(如逸搏)、主动性(如期前收缩)。

2. 快反应细胞转变为慢反应细胞　快、慢自律性细胞均存在舒张期自动除极化,而两者在除极过程中的离子流移动不同,快反应细胞是细胞膜上存在一种随时间而关闭的钾离子通道,使钾离子的外流逐渐减少,使舒张期膜电位负值减少;而慢反应细胞由钙离子内流增加引起。

在缺血、缺氧、高钾、洋地黄类药物中毒等病理情况下,快反应细胞最大舒张期电位负值减低直至小于$-60\ mV$,膜上的快通道失去开放能力,即可使强大快速流入的钠离子流和快速除极反应受阻,仅依赖于激活缓慢流入的钙离子流而出现慢反应,从而使快反应细胞转为慢反应细胞。

3. 触发活动　自律性是心脏某些纤维自发发出激动的特性,不需要在其前的某一激动带动。触发活动是由于后除极化的振荡电位振幅足够大并达到阈电位水平而产生的一个、多个或连续的去极化活动,即在一次兴奋后触发出一个或多个除极化波,甚至可连续发生触发活动而形成心动过速,亦称触发自律性;分为早期后除极和延迟后除极两种。

异常自律性是在无外来刺激下仍自发地除极达到阈电位,而触发活动是一种依赖性的除极活动,其发生的迟早、频率的快慢均依赖其前动作电位的特点。

(1)早期后除极:早期后除极发生在动作电位的2相或3相早期,亦称为平台期振荡。早期后除极如表现为一次激动形成早搏,也可在膜电位甚低的条件下发生连续激动形成心动过速或颤动;其产生是由于复极钾离子外流相对减少使动作电位曲线滞留于平台期,造成膜电位较小,钠通道处于失活状态,慢通道活化,钙离子内流,从而在复极结束前引起第二次激动。

早期后除极引起的心律失常具有:①可见极短联律间期的室性期前收缩,易发生 R-on-T;此时室早联律间期短,钠通道尚处于失活状态,作用于钠通道的利多卡因等Ⅰ类抗心律失常药物无效,而钙通道阻滞剂有效。②随着触发活动的复极,膜电位逐渐升高,心动过速可自行终止。③超速刺激使动作电位时间缩短,可终止触发而引起的心动过速。④发生触发活动的条件稳定时,触发机制的早搏联律间期相对固定,而形成早搏二联律。

(2)延迟后除极:延迟后除极是复极完成或终末时所触发的除极活动,出现在动作电位的4相,发生在阈电位以下无任何表现,当其幅度增大到阈电位水平,可触发形成早搏或心动过速,其是由一种短暂的内向离子流引起。主要构成是钠离子,细胞内钙离子超负荷使细胞膜对钠离子通透性增加,因而凡能引起细胞内钙离子超负荷的因素都可促发该离子流。延迟后除极触发性心动过速的最突出的电生理特性是快心率依赖性。延迟后除极与折返的区别见表3-2,延迟后除极与自律性异常的区别见表3-3。

表3-2　延迟后除极与折返的区别

项目	程控刺激			温醒现象	拖带现象
	诱发和终止	期前刺激的联律间期和回声间期	超速刺激		
延迟后除极	可以	正变	超速加速	有	无
折返	可以	反变	无反应	无	有

表3-3　延迟后除极与自律性异常的区别

项目	程控刺激诱发和终止心律失常	超速刺激	连续触发活动终止后
延迟后除极	可以	超速加速	阈电位以下的延迟后除极
自律性异常	不可以	超速抑制	无阈电位以下的延迟后除极

二、传导性异常

激动传导性异常分为传导障碍和折返激动两类,近年对于这两类传导性异常有了更深入的研究。激动的传导性异常发生机制可分为折返激动、传导障碍、超常传导、空隙现象、干扰与脱节、隐匿性传导等多种心肌传导系统所特有的电生理现象。心电图诊断的传导异常可分为传导性障碍和传导途径异常或传导加速。

1.传导障碍　传导障碍是当心脏激动传导的顺序或到达的时间发生异常时出现传导中断或传导延缓,分生理性传导障碍和病理性传导阻滞两种。

传导障碍的发生机制是不应期延长、递减性传导、不均匀传导。

生理性传导障碍实质是干扰现象,是由于激动出现过早而产生的传导异常,即过早的激动到达心脏某一部位时,该部位正处于相对不应期或绝对不应期而出现传导中断或延缓。

2.折返激动　折返激动是心脏内一个传布着的激动遇到单向传导阻滞后又从另一途径逆向传回原处再次引起部分心肌激动,亦称折返、折返运动、折返现象,其是发生于心脏任何部位的一种不均质传导,是形成快速性心律失常最重要的机制。

形成折返激动的三要素如下。

(1)解剖或功能上具有不同不应期而分开的环形传导途径。

(2)传导途径的一部分具有单向阻滞,环形通路中应有部分组织出现单向阻滞,只允许冲动沿一个方向传导,这样才能使激动在环形通路中反复的循环运动。

(3)传导途径的另一部分缓慢传导,这样激动再次返回原激动部位才能脱离不应期而恢复应激性。

第三节　心律失常的诊断方法

一、临床资料

①病史;②症状;③体征;④结合其他辅助检查;⑤结合既往心电图。见图3-2~图3-5。

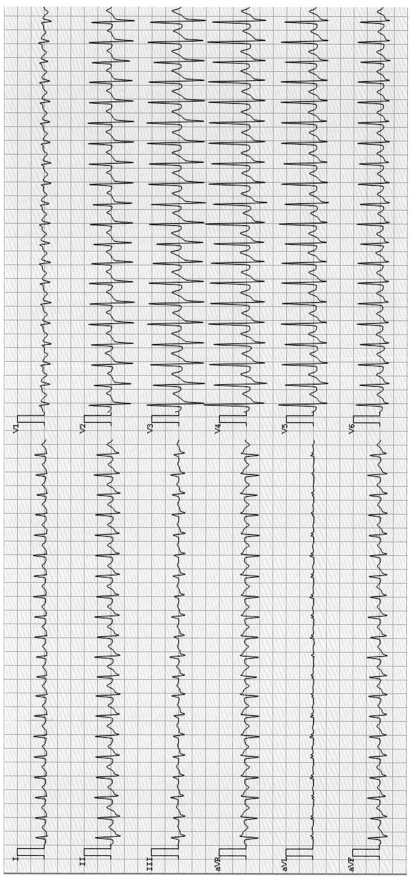

图 3-2　窄 QRS 心动过速

男，32 岁，窄 QRS 心动过速，频率 208 次/min。

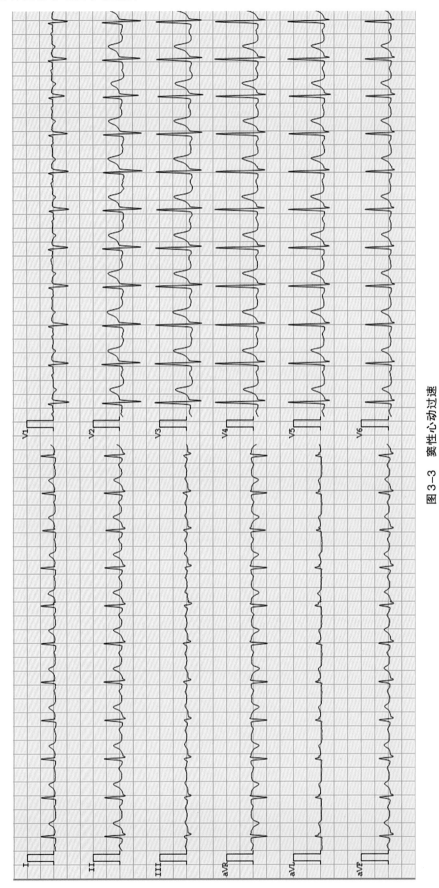

图 3-3　窦性心动过速

与图 3-2 为同一患者既往心电图,窦性心动过速,频率 105 次/min。

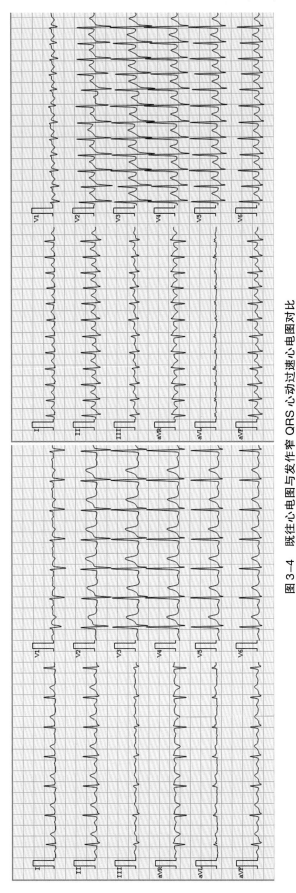

图 3-4　既往心电图与发作窄 QRS 心动过速心电图对比

与图 3-2 为同一患者，发生心动过速时 V_1 出现终末假 r 波，考虑慢-快型房室结折返性心动过速。

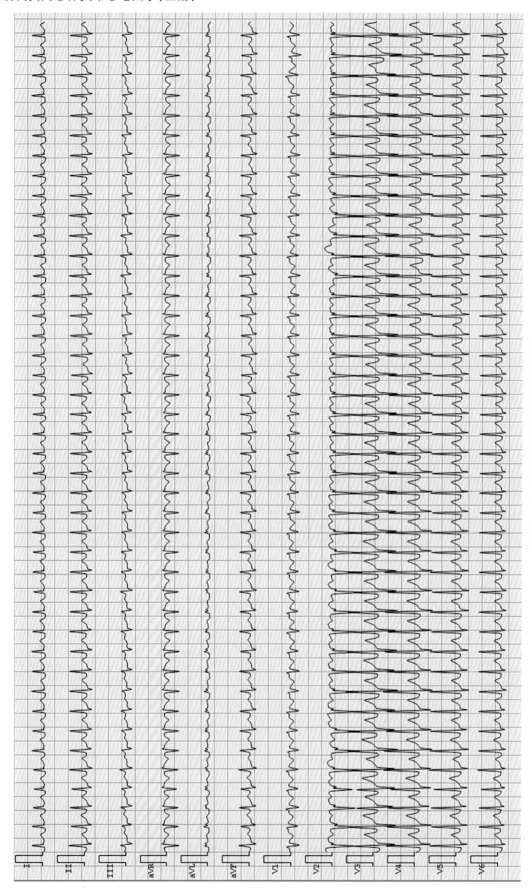

图 3-5　慢-快型房室结折返性心动过速

与图 3-2 为同一患者发生窄 QRS 心动过速，V₂ 导联为单极食管心电图，RP<PR，RP<70 ms，即慢-快型房室结折返性心动过速。

二、迷走反射

迷走神经对心脏的影响为负性变时、变力、变传导，通过改变迷走神经张力，可影响窦房结节律发放及房室结传导，依此来鉴别心律失常。见图3-6、图3-7。

1. 鉴别窦性心律不齐与期前收缩。

2. 改变房室传导时间，比例等，显示心房波。

3. 终止心动过速。

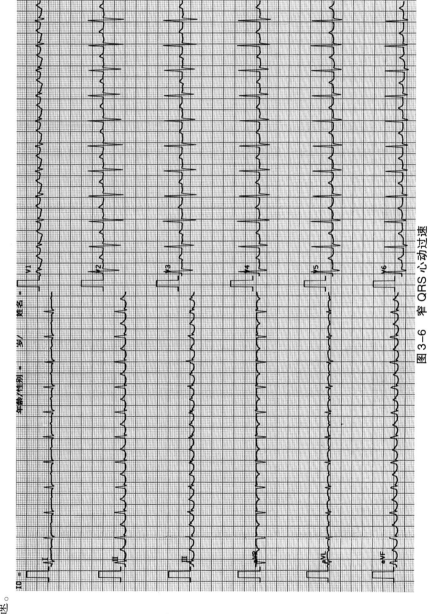

图 3-6 窄 QRS 心动过速

女，68 岁，窄 QRS 心动过速，多数导联心房波不能明视，下壁导联及 V₁ 导联 QRS 波终末顿挫，疑似心房扑动伴 2∶1 房室传导。

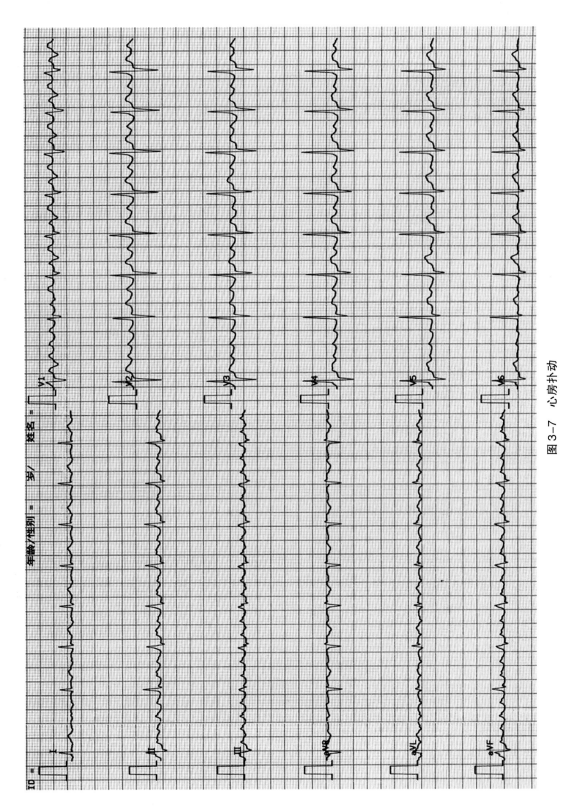

图 3-7　心房扑动

与图 3-6 为同一患者，嘱患者做 Valsalva 动作，房室传导比例发生改变从而使心房波显现，即心房扑动。

三、心电事件记录

长时间描记常规心电图的 II、V₁ 导联，以获得更多的心电信息，见图 3-8、图 3-9。

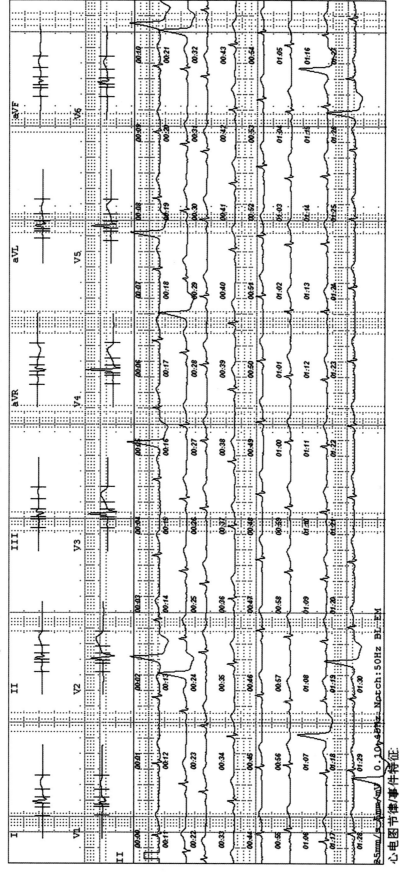

图 3-8　心电事件记录长 II 导联

男，63 岁，心电事件记录长 II 导联显示频发室性早搏。

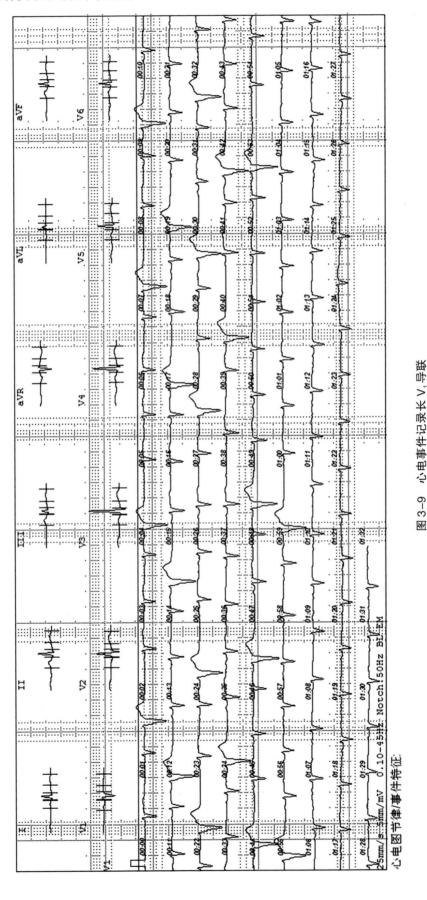

图 3-9 心电事件记录长 V₁ 导联

心电图节律事件特征

男,23 岁,心电事件记录长 V₁ 导联显示频发室性早搏。

四、特殊导联

不同患者选择不同的特殊导联使心房波明视,便于诊断心律失常,但并非所有特殊导联均能增大心房波的振幅。

1. S_5导联　S_5导联是一种双极胸导联,亦称胸骨旁导联、Lewis-S_5导联、S_{5R}导联。

导联连接方式:将肢体导联Ⅰ导联的正极(左上肢)置于胸骨右缘第5肋间,负极(右上肢)置于胸骨柄,双下肢电极位置不变,心电图描记的Ⅰ导联即为S_5导联,见图3-10~图3-12。

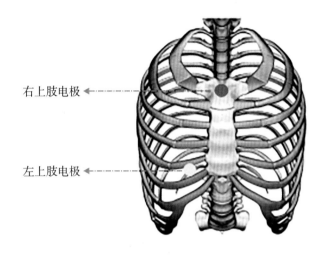

右上肢电极 ←

左上肢电极 ←

图3-10　S_5导联连接方法示意

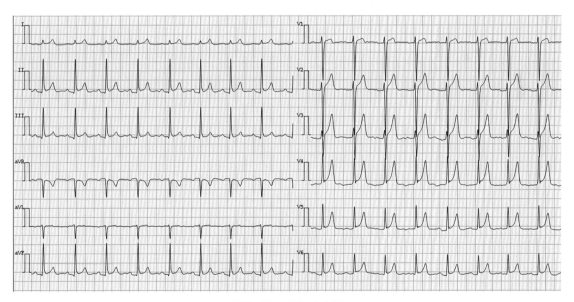

图3-11　常规心电图

男,27岁,常规心电图。

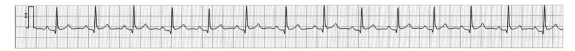

图3-12　S_5导联心电图

与图3-11为同一患者的S_5导联心电图。

现代实用心律失常心电图学(上册)

2. Lewis 导联 Lewis 导联是一种双极胸导联。

导联连接方式:将肢体导联Ⅰ导联的负极(右上肢)置于胸骨右缘第2肋间,正极(左上肢)置于胸骨右缘第4肋间,双下肢电极位置不变,心电图描记的Ⅰ导联即为 Lewis 导联,见图3-13、图3-14。

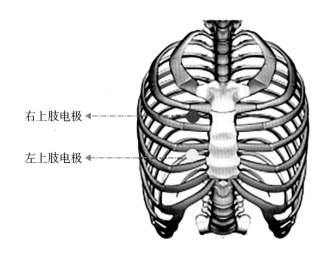

图3-13 Lewis 导联连接方法示意

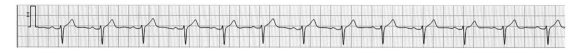

图3-14 Lewis 导联心电图

与图3-11为同一患者的 Lewis 导联心电图。

3. Fontaine 导联 Fontaine 导联是一种双极胸导联。

导联连接方式:将肢体导联Ⅰ导联的负极(右上肢)置于胸骨柄处作阴极,正极(左上肢)置于剑突处作阳极,左下肢电极置于胸导联 V₄ 部位(左锁骨中线第5肋间)作阳极,右下肢电极位置不变,上述前3个电极组成了3个双极胸导联,分别称为FⅠ、FⅡ、FⅢ导联,心电图描记的Ⅰ、Ⅱ、Ⅲ导联即为FⅠ、FⅡ、FⅢ导联,见图3-15~图3-18。

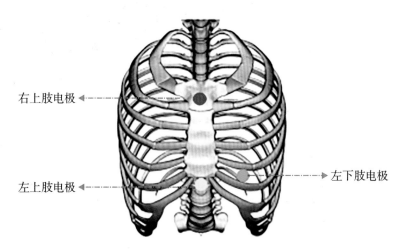

图3-15 Fontaine 导联连接方法示意

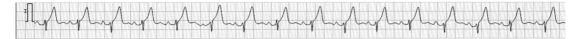

图 3-16　FⅠ导联心电图

与图 3-11 为同一患者的 Fontaine 导联中的 FⅠ导联心电图。

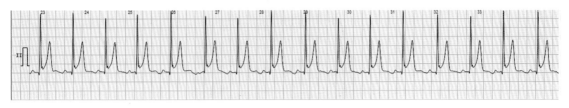

图 3-17　FⅡ导联心电图

与图 3-11 为同一患者的 Fontaine 导联中的 FⅡ导联心电图。

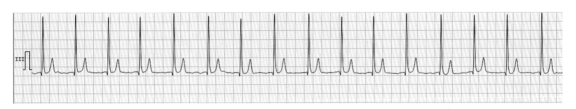

图 3-18　FⅢ导联心电图

与图 3-11 为同一患者的 Fontaine 导联中的 FⅢ导联心电图。

4. ABC-A 导联　导联连接方式:将肢体导联Ⅰ导联的负极(右上肢)置于胸骨柄处作阴极,正极(左上肢)置于剑突处作阳极,双下肢电极位置不变,心电图描记的Ⅰ导联即为 ABC-A 导联,见图 3-19、图 3-20。

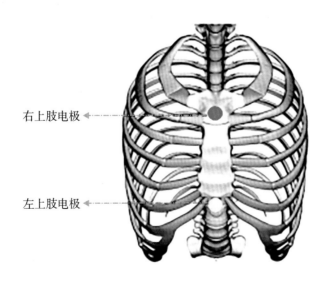

图 3-19　ABC-A 导联连接方法示意

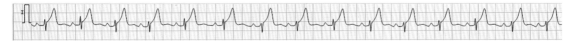

图 3-20　ABC-A 导联心电图

与图 3-11 为同一患者的 ABC-A 导联心电图。

5.胸肢导联 胸肢导联能人为地增加两极两点间的电位差而提高心房波的振幅。

导联连接方式:将肢体导联Ⅲ导联的正极(左上肢)置于胸导联 V_1 导联作阳极,负极(左下肢)置于胸导联 V_2 导联作阴极,心电图描记的Ⅲ导联即为胸肢导联,见图3-21、图3-22。

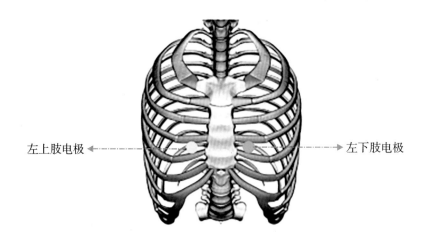

图 3-21 胸肢导联连接方法示意

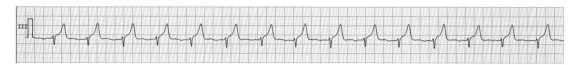

图 3-22 胸肢导联心电图

与图3-11为同一患者的胸肢导联心电图。

6.心房导联 V_1 导联反应右心室电位,将 V_1 导联电极安放于 V_1 导联正常安放位置上一肋间,此处距离右心房近,从而能记录到较清晰的心房波。

导联连接方式:将胸导联 V_1 导联电极置于胸骨右缘第3肋间(即 V_1 导联正常安放位置上一肋间),心电图描记的 V_1 导联即为心房导联,见图3-23、图3-24。

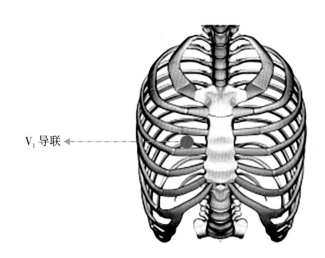

图 3-23 心房导联连接方法示意

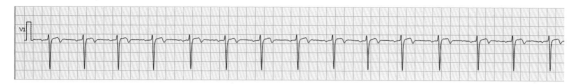

图3-24　心房导联心电图

与图3-11为同一患者的心房导联心电图。

7.改良V_1导联　改良V_1导联是一种监护导联,亦称MCL_1导联、VV_1导联。

导联连接方式:将胸导联V_1导联电极沿胸骨右缘从第2肋间向第5肋间移动,同时观察心电监护显示屏,寻找到较清晰的心房波时描记心电图,即为改良V_1导联,见图3-25～图3-29。

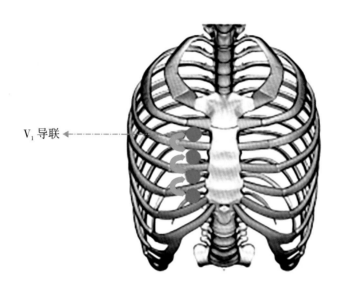

图3-25　改良V_1导联连接方法示意

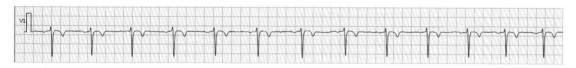

图3-26　改良的V_1导联心电(1)

与图3-11为同一患者的改良的V_1导联心电图,胸导联V_1导联电极安放在胸骨右缘第2肋间。

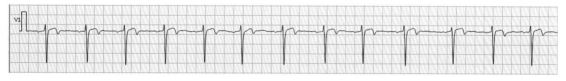

图3-27　改良的V_1导联心电图(2)

与图3-11为同一患者的改良的V_1导联心电图,胸导联V_1导联电极安放在胸骨右缘第3肋间。

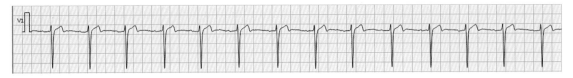

图 3-28　改良的 V₁ 导联心电图(3)

与图 3-11 为同一患者的改良的 V₁ 导联心电图，胸导联 V₁ 导联电极安放在胸骨右缘第 4 肋间。

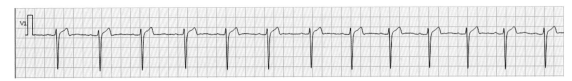

图 3-29　改良的 V₁ 导联心电图(4)

与图 3-11 为同一患者的改良的 V₁ 导联心电图，胸导联 V₁ 导联电极安放在胸骨右缘第 5 肋间。

8. 头胸导联　头胸导联是 1973 年我国尹炳生教授创立的一个新的心电图导联系统，亦称 HC 导联、尹氏导联，理论基础是球状面心电位场波阵面传递假说。其实现了单极导联对心脏进行全方位诊断的设想，可用同样标准对右心室梗死和正后壁心肌梗死进行诊断。其参比电极(-)与接地电极置于右前额，两者相距 3～5 mm，探查电极(+)置于胸背腰腹各部，一般选在心前导联各点。

9. 食管导联心电图　食管位于心脏后方，食管下段前壁与左心房和左心室相邻，利用这种天然的解剖关系，将食管电极导管经鼻腔或口腔送入食管内接近左心房位置，在该部位发放电脉冲起搏左心房，描记的心房波振幅高大，易于鉴别，不易被其他波掩盖。分为单极和双极导联，见图 3-30 ～图 3-37。

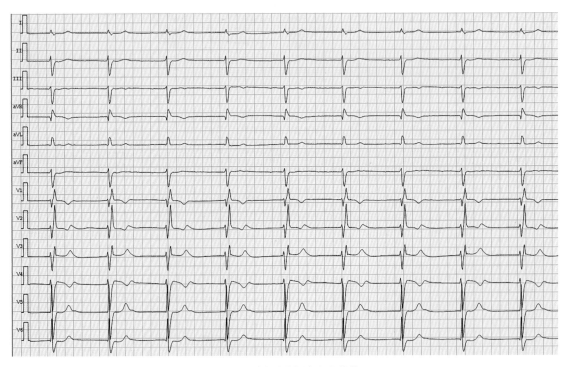

图 3-30　宽 QRS 波心室节律

男，48 岁，常规心电图心房波不可明视，宽 QRS 波心室节律，频率 45 次/min。

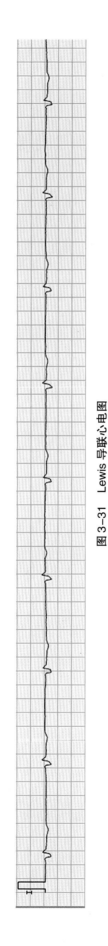

图 3-31　Lewis 导联心电图

与图 3-30 为同一患者的 Lewis 导联心电图，心房波不可明视。

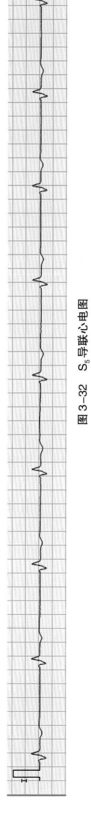

图 3-32　S₅ 导联心电图

与图 3-30 为同一患者的 S₅ 导联心电图，心房波不可明视。

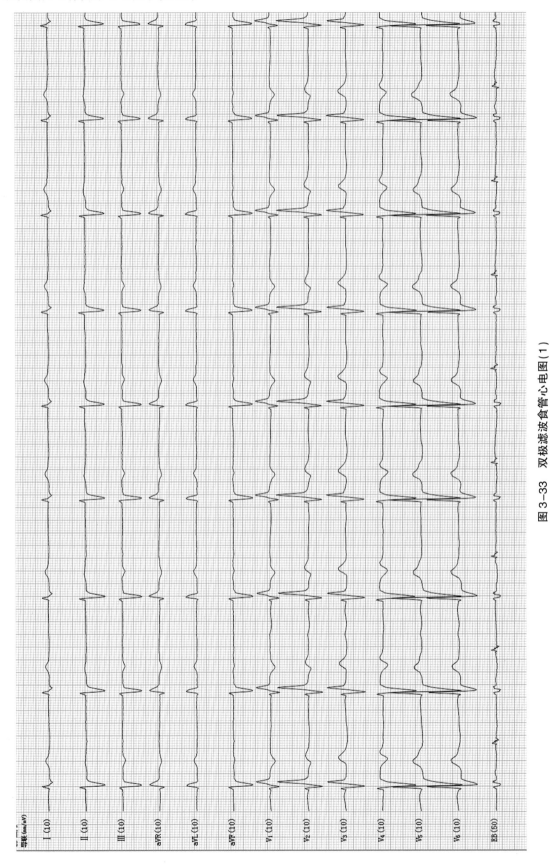

图 3-33 双极滤波食管心电图(1)

与图 3-30 为同一患者的双极滤波食管心电图,心房波清晰可见,频率 40 次/min,即过缓的房性逸搏心律。

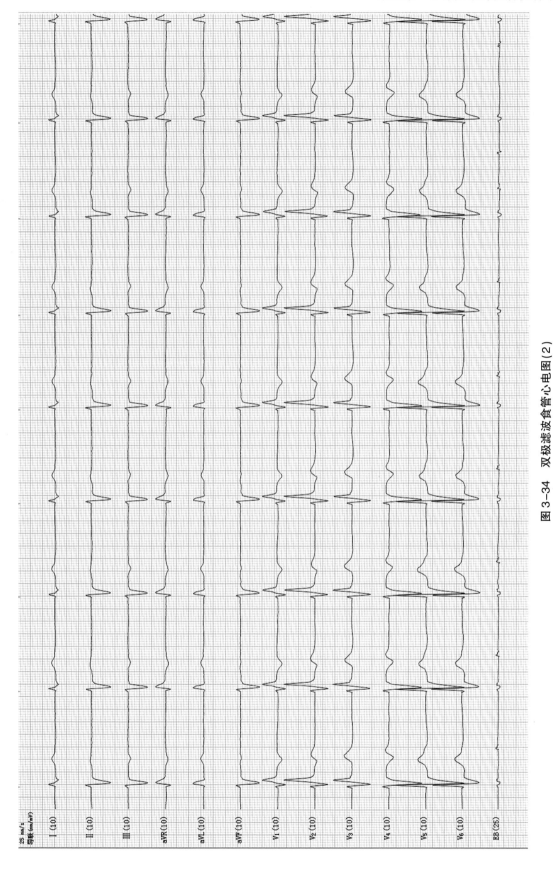

图 3-34 双极滤波食管心电图(2)

与图 3-30 为同一患者的双极滤波食管心电图,心房波清晰可见,频率 40 次/min,第 8 个心房波提前出现,形态异于其他心房波,后未继以 QRS 波,即房性早搏。

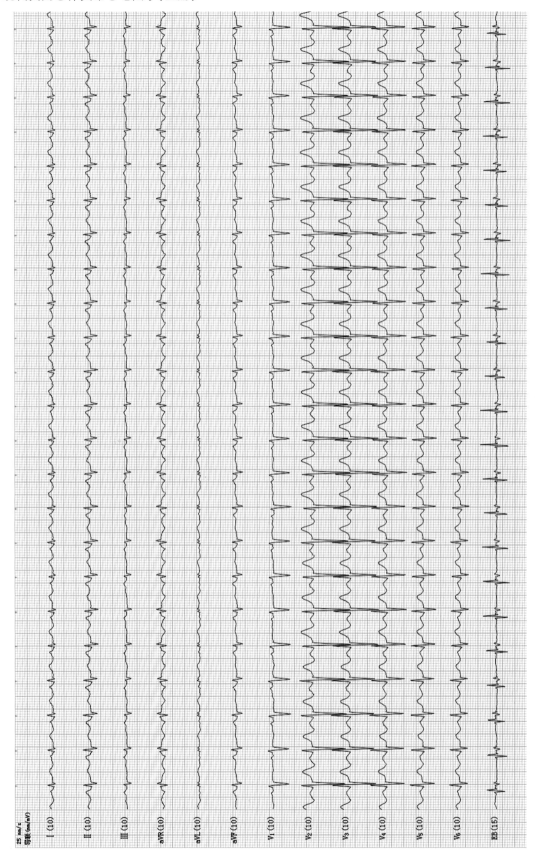

图 3-35　双极滤波食管导联

女,56 岁,食管心房调搏检查,窦性心律,双极滤波食管导联(EB)显示的心房波振幅高大。

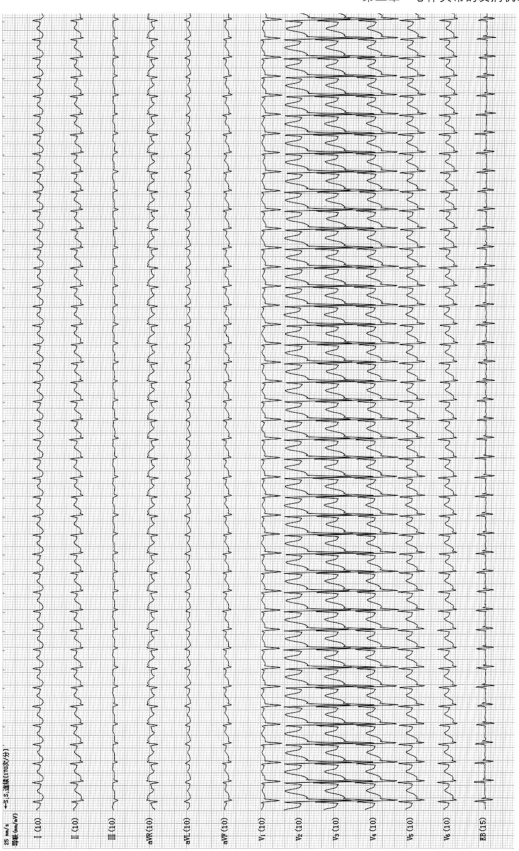

图 3-36 慢-快型房室结折返性心动过速

与图 3-35 为同一患者食管心房调搏检查诱发窄 QRS 心动过速,心动过速为慢-快型房室结折返性心动过速,频率 200 次/min,EB 显示 RP<PR,RP<70 ms,心动过速为慢-快型房室结折返性心动过速。

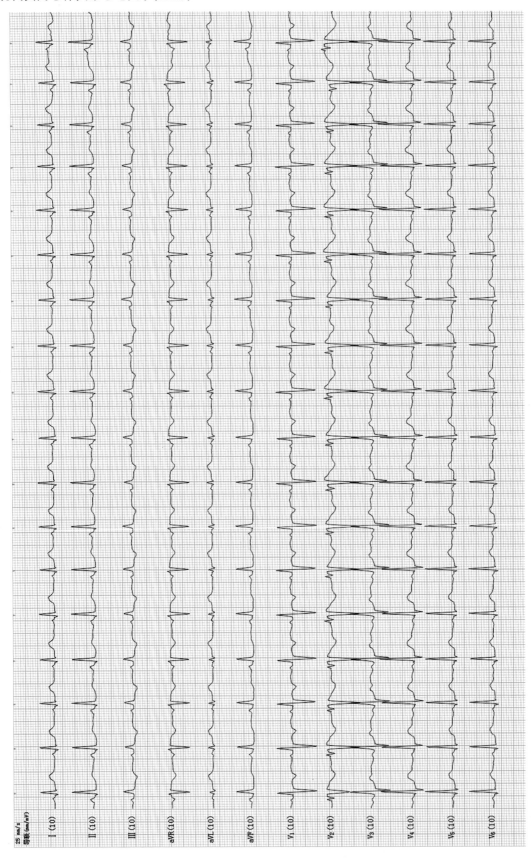

图 3-37 单极食管导联心电图

女，33 岁，食管心房调搏检查，将心电图胸导联中 V_2 导联与食管电极相连记录的单极食管导联心电图，窦性心律，单极食管心电图（ESO）显示清晰的双相心房波。

10. 腹臂导联　根据胎儿心电图机能将心电信号放大的原理,来观察心房除极波和心室除极波从而明确心律失常性质。

(1)利用单导胎儿心电图仪描记腹臂导联:负极置于患者臂部,接地电极置于腹部,因该检查导联安放位置仅涉及腹臂部位,称之为腹臂导联,见图3-38~图3-44。

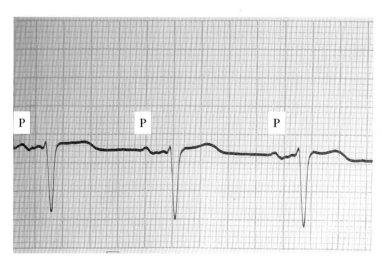

图3-38　常规心电图中 V₁ 导联

女,36岁,既往阵发性室上性心动过速进行食管心房调搏检查,常规心电图中 V₁ 导联心房波。

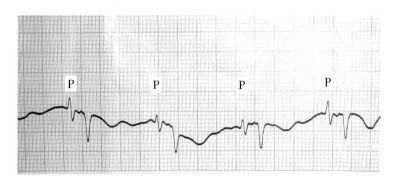

图3-39　单极食管导联心电图

与图3-38为同一患者,单极食管导联心电图心房波。

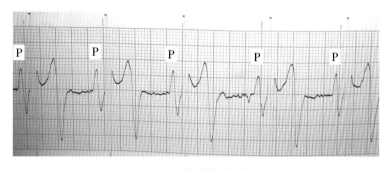

图3-40　腹臂导联心电图

与图3-38为同一患者,腹臂导联心电图心房波。

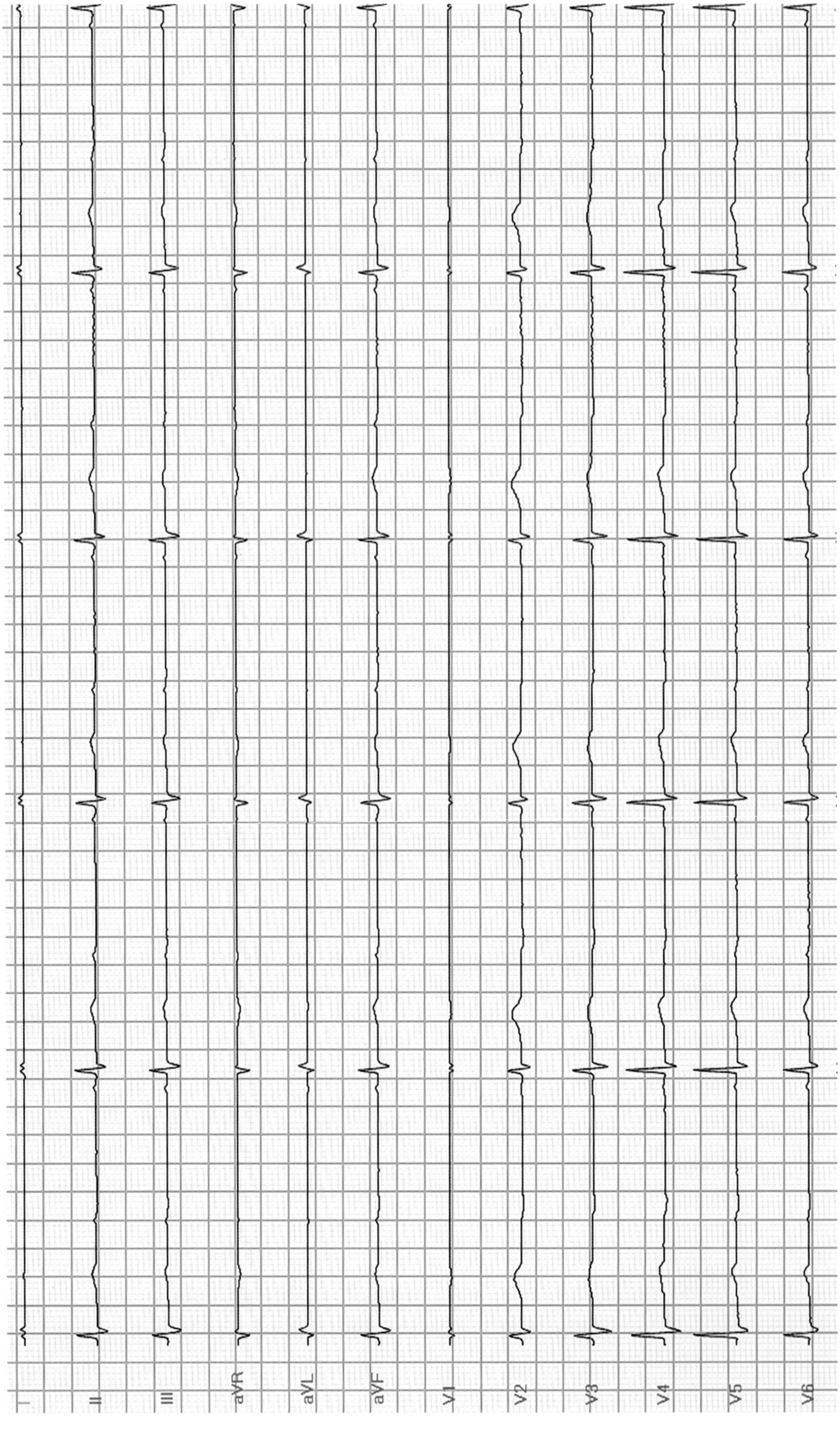

图 3-41　常规心电图

女,58岁,心房波规律出现,振幅低。

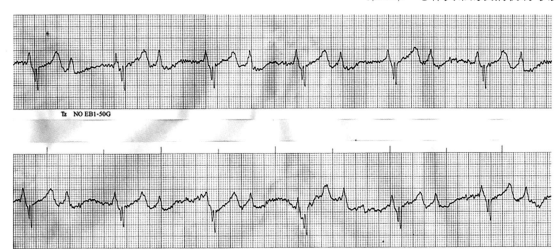

图 3-42　腹臂导联心电图

与图 3-41 为同一患者,腹臂导联心电图心房波振幅明显增大。

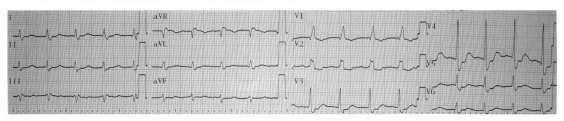

图 3-43　常规心电图

男,64 岁,心房波不可明视,右束支阻滞型 QRS 波规律出现,频率 113 次/min,即宽 QRS 心动过速。

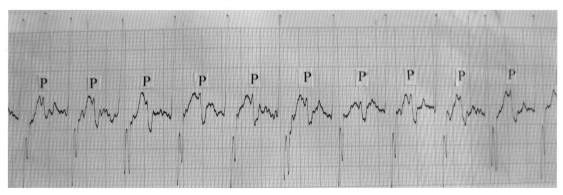

图 3-44　腹臂导联心电图

与图 3-43 为同一患者,腹臂导联心电图 P 波清晰可见,即窦性心动过速伴 PR 间期延长、完全性右束支阻滞。

（2）利用四通道胎儿心电图机描记腹臂导联:红色电极置于患者 V$_4$ 导联安放部位,绿色电极置于剑突下,黑色电极置于脐下,黄色、紫色、蓝色电极依次置于前臂的不同部位。见图 3-45 ~ 图 3-51。

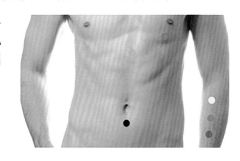

图 3-45　四通道胎儿心电图机描记腹臂导联电极安放位置示意

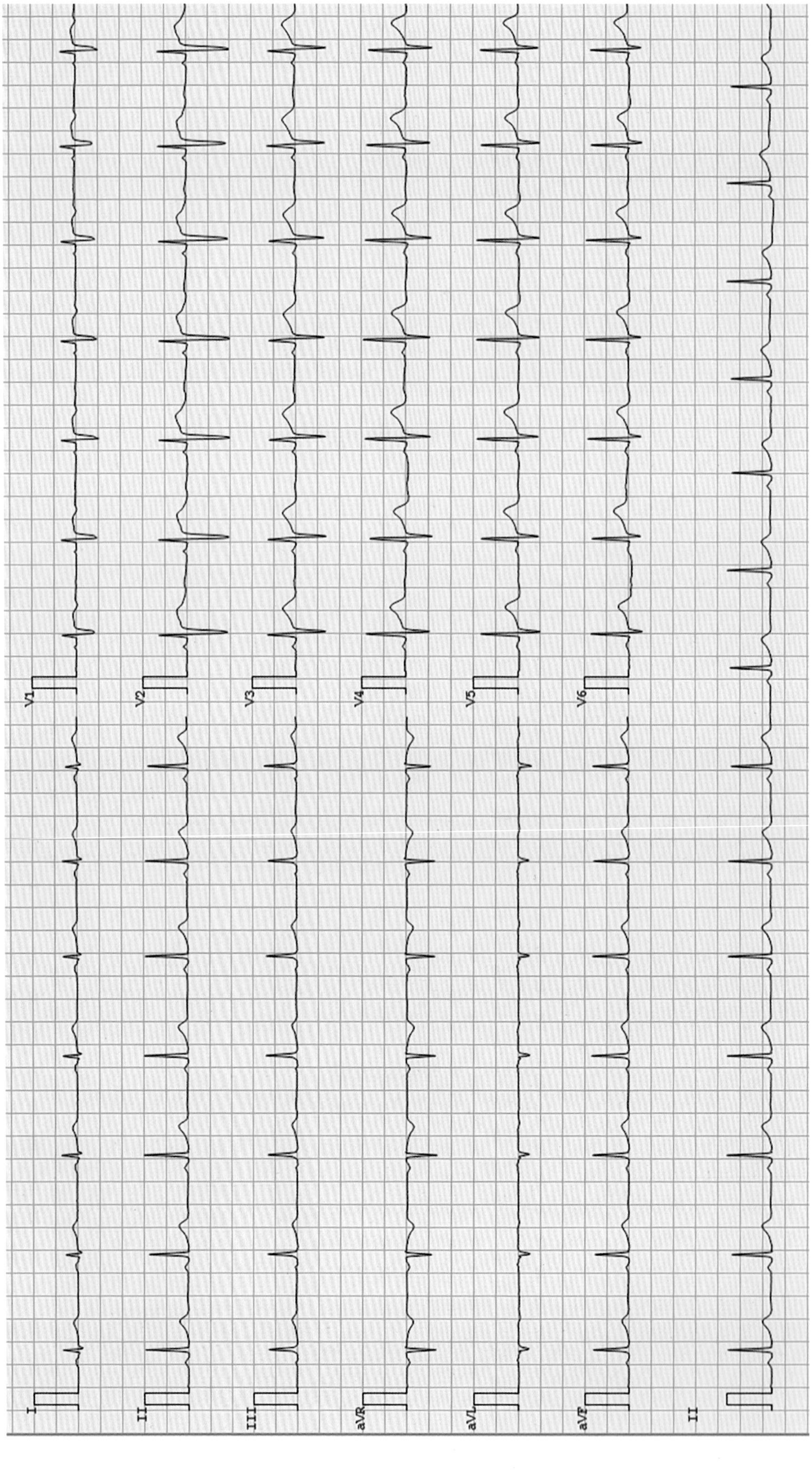

图 3-46 常规心电图

女,26 岁,常规心电图窦性 P 波振幅小。

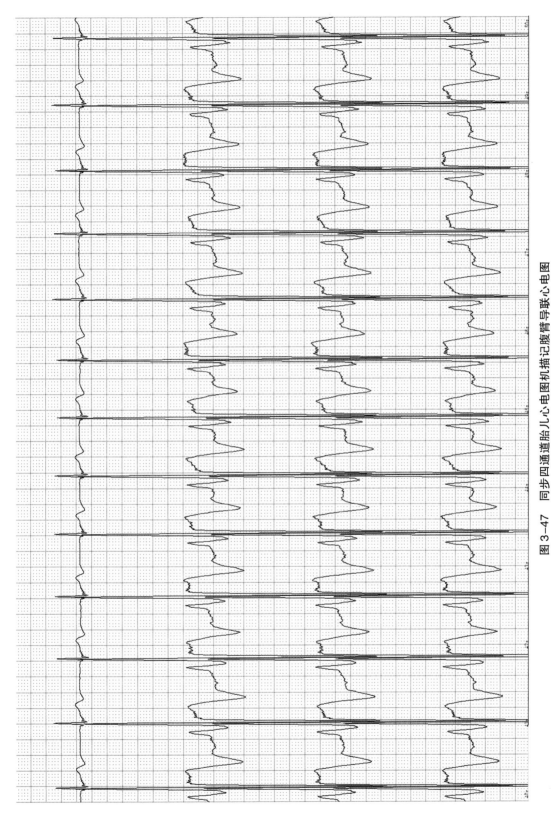

图 3-47　同步四通道胎儿心电图机描记腹臂导联心电图

与图 3-46 同一患者同步四通道胎儿心电图机描记腹臂导联心电图显示窦性 P 波高大。

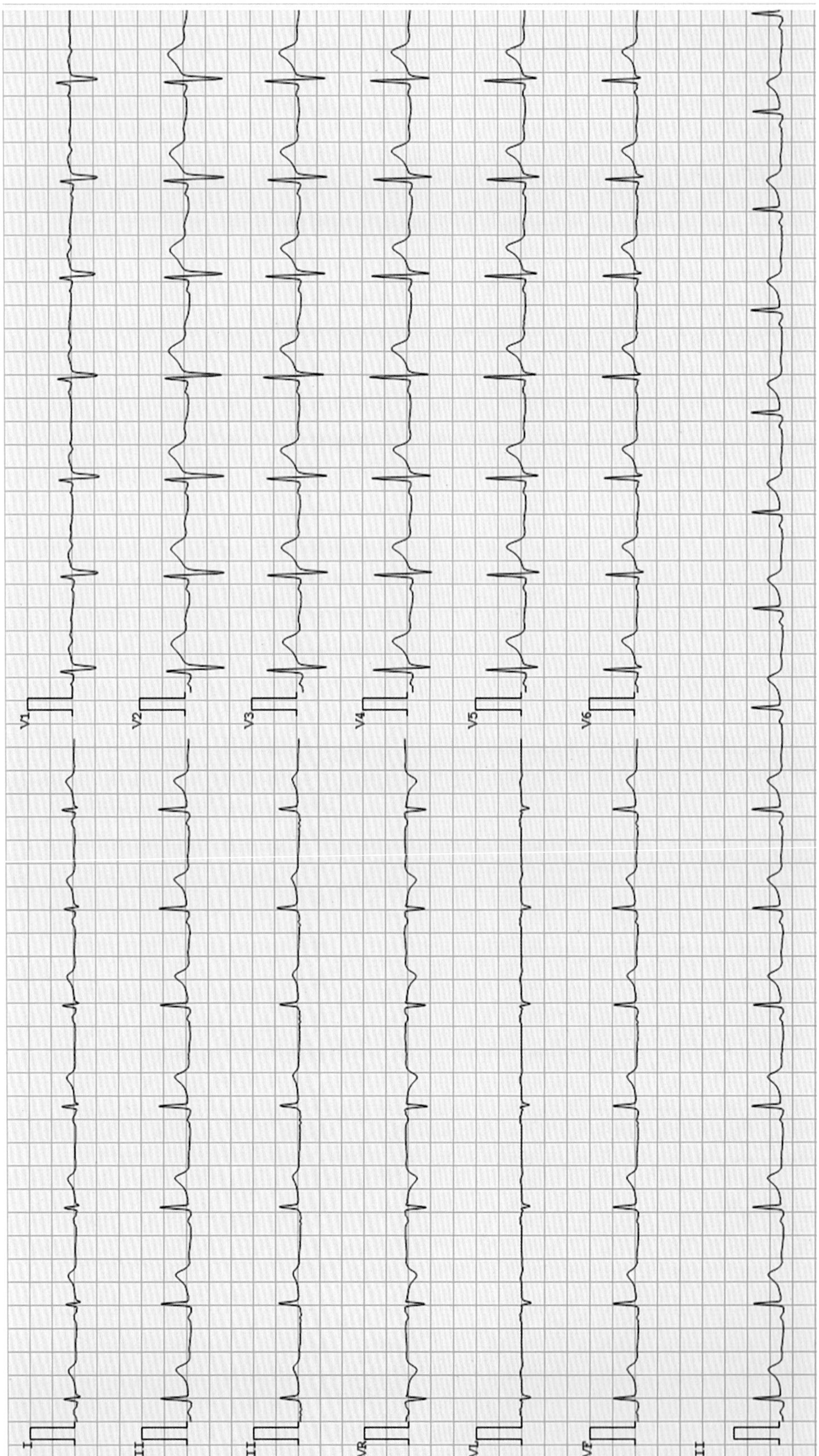

图 3-48　常规心电图

女,27 岁,常规心电图 P 波振幅小。

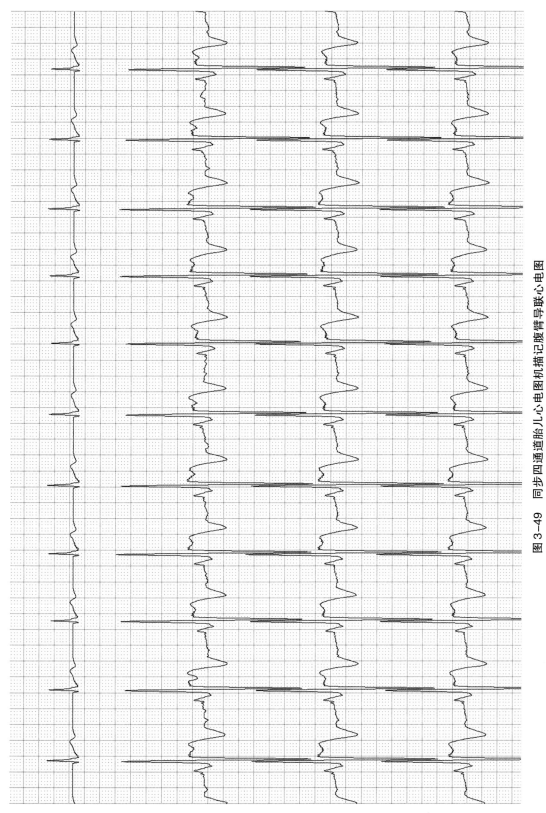

图 3-49 同步四通道胎儿心电图心电图机描记腹臂导联心电图

与图 3-48 同一患者同步四通道胎儿心电图心电图机描记腹臂导联显示妥性 P 波显高大。

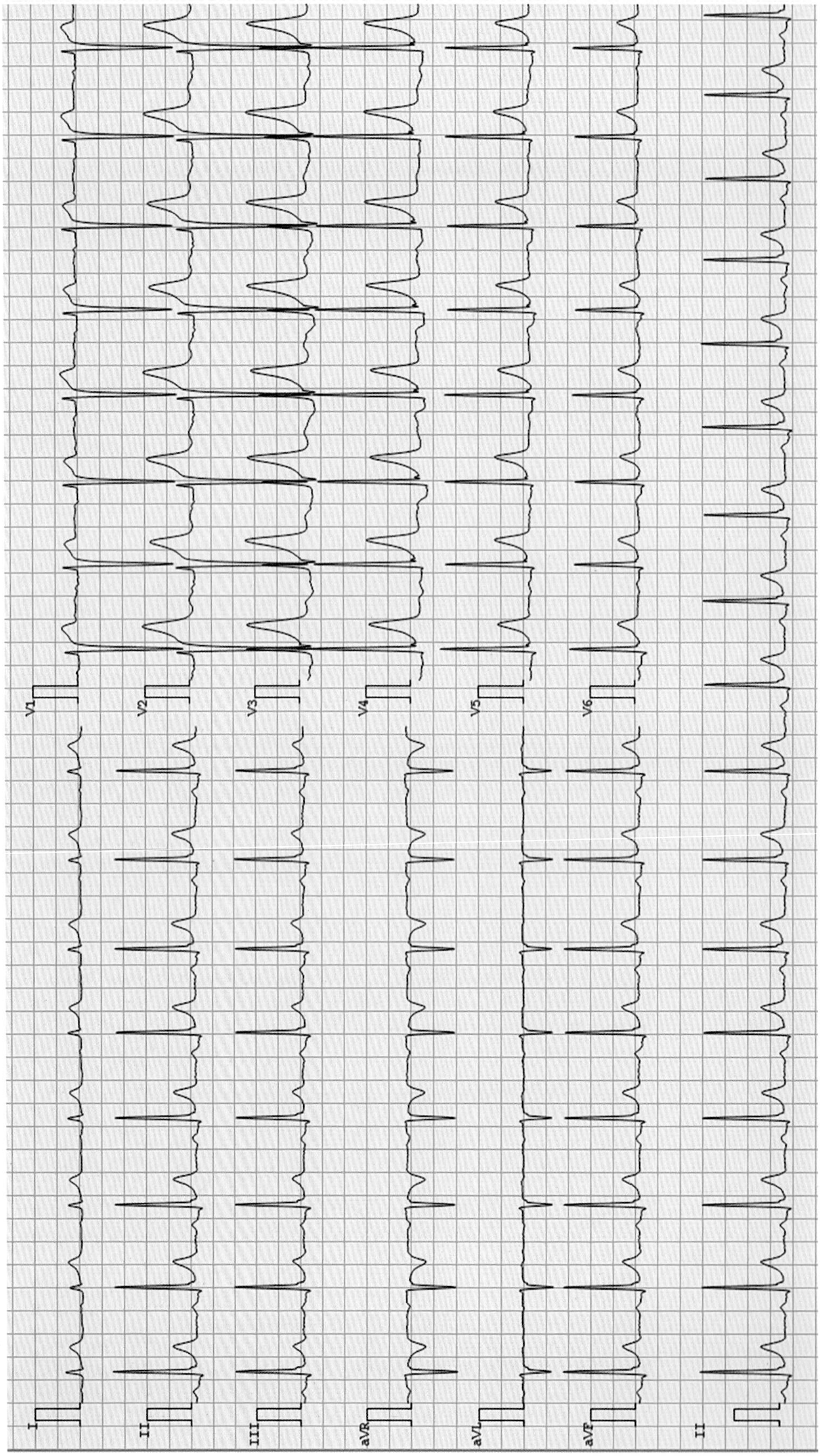

图 3-50　常规心电图

男,27 岁,常规心电图 P 波振幅小。

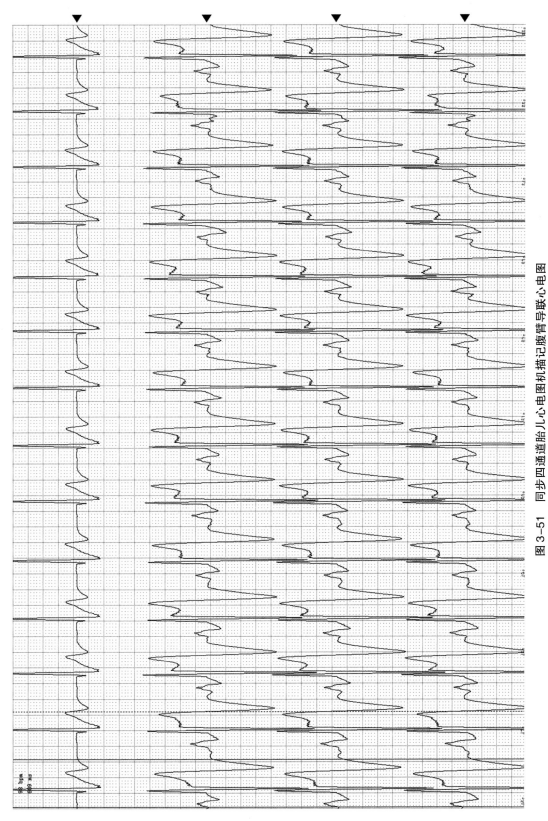

图 3-51 同步四通道胎儿心电图心电图机描记腹臂导联心电图

与图 3-50 同一患者同步四通道胎儿心电图机描记腹臂导联显示窦性 P 波高大。

五、动态心电图

1957 年美国物理学家 Norman J. Holter 发明了动态心电图,经历了单导联、3 导联、12 导联漫长应用过程,目前随着电子技术水平的快速发展和日益增加的临床需求,其逐渐向多导联、大数据及高智能发展,见图 3-52。

18 导联动态心电图是在 12 导联动态心电图的 Mason-Likar 导联体系基础上,以心脏横面二次投影向左、右各扩展 3 个导联,从而形成 6 个肢体导联、12 个胸导联共同组成的 18 导联心电图系统,向右扩展 $V_{3R} \sim V_{5R}$ 导联了解右心室心电信号,向左后方扩展 $V_7 \sim V_9$ 导联了解左心室正后壁心电信号,有效同步长时间监测全方位心电动态变化,见图 3-53。

目前应用于临床的 18 导联动态心电图是采用 9 电极正交转换 18 导联,根据 Wilson 导联体系改进的 Mason-Likar 动态心电图系统,对其导联轴转向角度进行校正推导组成同步 18 导联心电图系统;实际采集 V_1、V_2、V_5、V_{5R}、V_9 5 个导联的心电信号,再以恒定的角度计算公式及心电向量二次投影的方法,推导出 V_3、V_4、V_6、V_{3R}、V_{4R}、V_7、V_8 7 个胸导联,我们称之为改良的 18 导联动态心电图;极大减少了体表电极数量,大幅提高了抗干扰能力,佩戴更便捷,明显增加了受检者舒适度;同时全方位了解心脏电学活动,见图 3-54。

动态心电图(ambulatory electrocardiography,AECG)是应用生物电记录技术 24 h 或更长时间内连续记录受检者日常活动状态下心脏的电活动,来分析和判断受检者心电活动变化的方法,又称为 Holter,可诊断及鉴别心律失常,可以观察心律失常的发生时间及是否与症状有关等相关信息,见图 3-55 ~ 图 3-62。

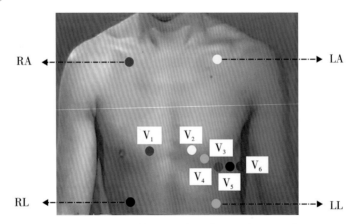

图 3-52　12 导联动态心电图电极安放位置示意

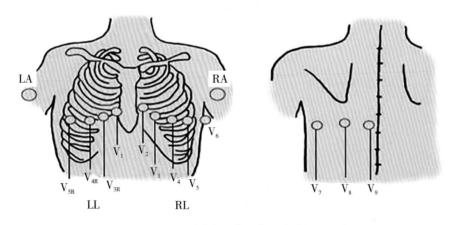

图 3-53　18 导联动态心电图电极安放位置示意

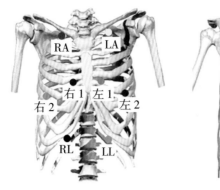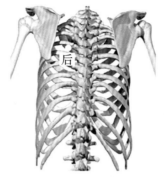

图 3-54 改良的 18 导联动态心电图电极安放位置示意

右 1 = V_1,左 1 = V_2,右 2 = V_{5R},左 2 = V_5,后 = V_9。

心率:		
平均心率:	83	
最低心率:	72	时间: 00:22:48
最高心率:	136	时间: 03:21:30
总心搏数	127130	
异常心搏数	25166	
异常心搏数千分比:	197	

停搏时间:	
R-R 间期大于 1500 ms 的停搏发生次数: 0	

室上性早搏:			
室上性总数:	0	单发:	0 SVE
室上性成对数:	0	总计:	0 SVE
二联律总数:	0	总计:	0 SVE
三联律总数:	0	总计:	0 SVE
室上速总数:	0	总计:	0 SVE
室上性千分比:	0		
1 分最大室上性数:	0		

室性早搏:			
室性总数:	25166	单发:	9907 VE
室性成对数:	0	总计:	0 VE
二联律总数:	6	总计:	38 VE
三联律总数:	1339	总计:	15221 VE
室速总数:	0	总计:	0 VE
室性千分比:	197		
1 分钟最大室性数:	37		

心率变异性 (时域):	
SDNN(ms):	157.6
SDANN(ms):	171.8
rMSSD(ms):	146.5
PNN50(%):	34.3
CV:	0.12
心率变异性 (频域): (ms*ms)	
总功率:	12355.0
ULF:	5640.1
VLF:	4355.6
LF:	1189.7
HF:	1149.4

ST 段:	抬高		压低	
	(阵)	(mV/min)	(阵)	(mV/min)
I:	0	0.2	0	0.1
II:	0	0.2	0	0.1
III:	0	0.2	0	0.1
aVR:	0	0.2	0	0.1
aVL:	0	0.2	0	0.1
aVF:	0	0.2	0	0.1
V1:	0	0.2	0	0.1
V2:	0	0.2	0	0.1
V3:	0	0.2	0	0.1
V4:	0	0.2	0	0.1
V5:	0	0.2	0	0.1
V6:	0	0.2	0	0.1

图 3-55 女,52 岁,12 导联动态心电图报告

时间	心率（次/分）			V（个）					S（个）					长间歇	EC
	平均	最低	最高	V	成对	速	二联律	三联律	S	成对	速	二联律	三联律	个	阵
16:00 17:00	90	83	100	642	0	0	0	13	0	0	0	0	0	0	0
17:00 18:00	88	82	96	695	0	0	0	2	0	0	0	0	0	0	0
18:00 19:00	90	82	102	218	0	0	0	1	0	0	0	0	0	0	0
19:00 20:00	84	81	89	526	0	0	0	36	0	0	0	0	0	0	0
20:00 21:00	85	80	103	628	0	0	0	36	0	0	0	0	0	0	0
21:00 22:00	80	72	104	1156	0	0	0	41	0	0	0	0	0	0	0
22:00 23:00	77	74	105	908	0	0	0	78	0	0	0	0	0	0	0
23:00 00:00	75	73	81	894	0	0	0	110	0	0	0	0	0	0	0
00:00 01:00	76	73	93	1104	0	0	0	103	0	0	0	0	0	0	0
01:00 02:00	75	73	80	1377	0	0	0	83	0	0	0	0	0	0	0
02:00 03:00	74	72	80	1363	0	0	0	89	0	0	0	0	0	0	0
03:00 04:00	80	72	136	1149	0	0	2	75	0	0	0	0	0	0	0
04:00 05:00	75	73	76	1480	0	0	0	46	0	0	0	0	0	0	0
05:00 06:00	77	75	88	1216	0	0	0	97	0	0	0	0	0	0	0
06:00 07:00	79	73	100	1183	0	0	1	92	0	0	0	0	0	0	0
07:00 08:00	87	80	100	756	0	0	0	42	0	0	0	0	0	0	0
08:00 09:00	91	85	104	508	0	0	0	6	0	0	0	0	0	0	0
09:00 10:00	89	86	98	1025	0	0	2	44	0	0	0	0	0	0	0
10:00 11:00	87	75	112	1355	0	0	0	61	0	0	0	0	0	0	0
11:00 12:00	86	82	99	1633	0	0	0	56	0	0	0	0	0	0	0
12:00 13:00	91	86	97	1521	0	0	0	90	0	0	0	0	0	0	0
13:00 14:00	91	86	99	1415	0	0	0	76	0	0	0	0	0	0	0
14:00 15:00	82	78	91	842	0	0	0	12	0	0	0	0	0	0	0
15:00 16:00	87	78	109	489	0	0	0	0	S	0	速	0	0	0	阵
16:00 17:00	101	89	114	1083	0	0	0	50	0	0	0	0	0	0	0
17:00 17:08	—	—	—	0	0	0	0	0	0	0	0	0	0	0	0
A11	83	72	136	25166	0	0	0	1339	0	0	0	0	0	0	0
时段：1-26 小时 / 共 26 小时															

图 3-56 心律失常数据统计表

与图 3-55 为同一患者动态心电图心律失常数据统计表，显示室性早搏发生的时间、数量。

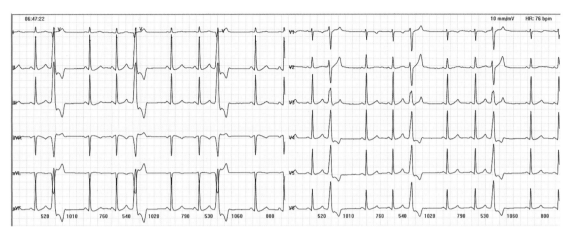

图 3-57　动态心电图片段

与图 3-55 为同一患者动态心电图片段,室性早搏。

心率:		
平均心率:	72	
最低心率:	56	时间: 00:51:00
最高心率:	100	时间: 07:37:00
总心搏数:		99147
异常心搏数:		0
异常心搏数千分比:		0

停搏时间:	
R-R 间期大于 1500 ms 的停搏发生次数:	685
最长 R-R 间期: 2300 ms	时间: 09:44:21

室上性早搏:			
室上性总数:	0	单发:	0 SVE
室上性成对数:	0	总计:	0 SVE
二联律总数:	0	总计:	0 SVE
三联律总数:	0	总计:	0 SVE
室上速总数:	0	总计:	0 SVE
室上性千分比:	0		
1 分最大室上性数:	0		

室性早搏:			
室性总数:	0	单发:	0 VE
室性成对数:	0	总计:	0 VE
二联律总教:	0	总计:	0 VE
三联律总教:	0	总计:	0 VE
室速总数:	0	总计:	0 VE
室性千分比:	0		
1 分钟最大室性数:	0		

心率变异性 (时域):	
SDNN(ms):	0.0
SDANN(ms):	0.0
rMSSD(ms):	0.0
PNN50(%):	0.0
CV:	0.00
心率变异性 (频域) : (ms*ms)	
总功率:	0.0
ULF :	0.0
VLF :	0.0
LF :	0.0
HF :	0.0

ST 段:

	抬高		压低	
	(阵)	(mV/min)	(阵)	(mV/min)
I :	0	0.2	0	0.1
II :	0	0.2	0	0.1
III :	0	0.2	0	0.1
aVR:	0	0.2	0	0.1
aVL:	0	0.2	0	0.1
aVF:	0	0.2	0	0.1
V1:	0	0.2	0	0.1
V2:	0	0.2	0	0.1
V3:	0	0.2	0	0.1
V4:	0	0.2	0	0.1
V5:	0	0.2	0	0.1
V6:	0	0.2	0	0.1

图 3-58　男,89 岁,12 导联动态心电图报告

时间	心率(次/分)			V(个)					S(个)					长间歇 个	EC 阵
	平均	最低	最高	V	成对	速	二联律	三联律	S	成对	速	二联律	三联律		
16:45 17:45	65	60	90	0	0	0	0	0	0	0	0	0	0	69	0
17:45 18:45	73	61	99	0	0	0	0	0	0	0	0	0	0	32	0
18:45 19:45	87	75	100	0	0	0	0	0	0	0	0	0	0	1	0
19:45 20:45	75	68	93	0	0	0	0	0	0	0	0	0	0	7	0
20:45 21:45	74	65	94	0	0	0	0	0	0	0	0	0	0	9	0
21:45 22:45	72	63	81	0	0	0	0	0	0	0	0	0	0	14	0
22:45 23:45	74	64	91	0	0	0	0	0	0	0	0	0	0	16	0
23:45 00:45	67	57	82	0	0	0	0	0	0	0	0	0	0	46	0
00:45 01:45	68	59	100	0	0	0	0	0	0	0	0	0	0	43	0
01:45 02:45	69	64	85	0	0	0	0	0	0	0	0	0	0	34	0
02:45 03:45	74	64	98	0	0	0	0	0	0	0	0	0	0	20	0
03:45 04:45	72	65	84	0	0	0	0	0	0	0	0	0	0	25	0
04:45 05:45	71	58	96	0	0	0	0	0	0	0	0	0	0	35	0
05:45 06:45	72	65	88	0	0	0	0	0	0	0	0	0	0	31	0
06:45 07:45	80	65	100	0	0	0	0	0	0	0	0	0	0	10	0
07:45 08:45	85	75	99	0	0	0	0	0	0	0	0	0	0	0	0
08:45 09:45	67	58	87	0	0	0	0	0	0	0	0	0	0	61	0
09:45 10:45	71	59	88	0	0	0	0	0	0	0	0	0	0	34	0
10:45 11:45	67	56	81	0	0	0	0	0	0	0	0	0	0	69	0
11:45 12:45	68	59	86	0	0	0	0	0	0	0	0	0	0	55	0
12:45 13:45	74	61	98	0	0	0	0	0	0	0	0	0	0	27	0
13:45 14:45	68	63	77	0	0	0	0	0	0	0	0	0	0	44	0
14:45 15:45	70	65	80	0	0	0	0	0	0	0	0	0	0	3	0
A11	72	56	100	0	0	0	0	0	0	0	0	0	0	685	0

时段:1-23 小时/共 23 小时

图 3-59 心律失常数据统计表

与图 3-58 为同一患者动态心电图心律失常数据统计表,显示长 RR 间期发生的时间、数量。

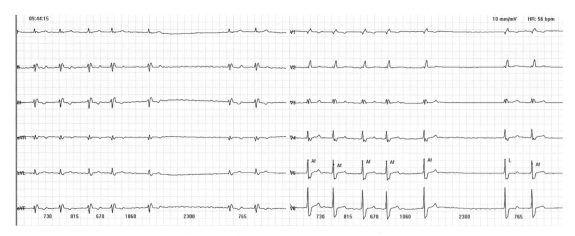

图 3-60 动态心电图片段

与图 3-58 为同一患者动态心电图片段,心房颤动伴大于 1.5 s 的长 RR 间期。

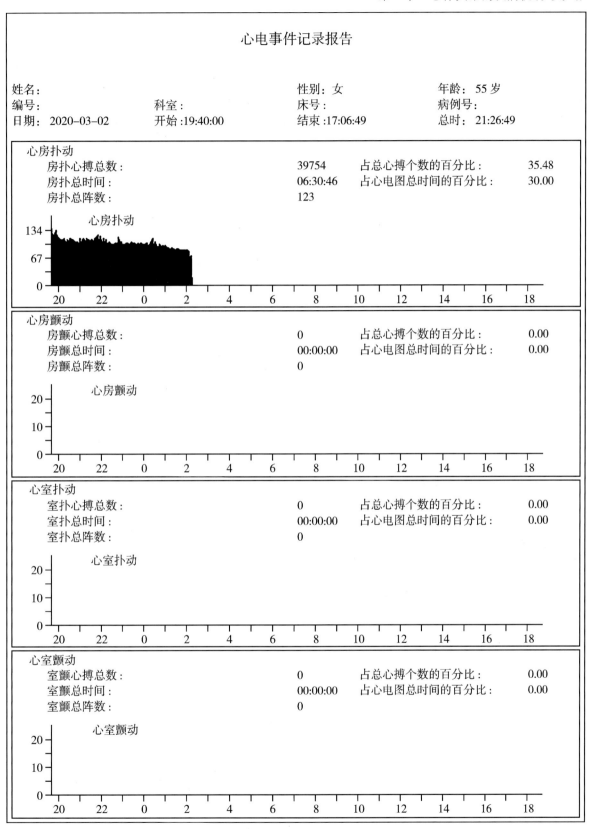

图 3-61 女,55 岁,12 导联动态心电图中心电事件记录报告

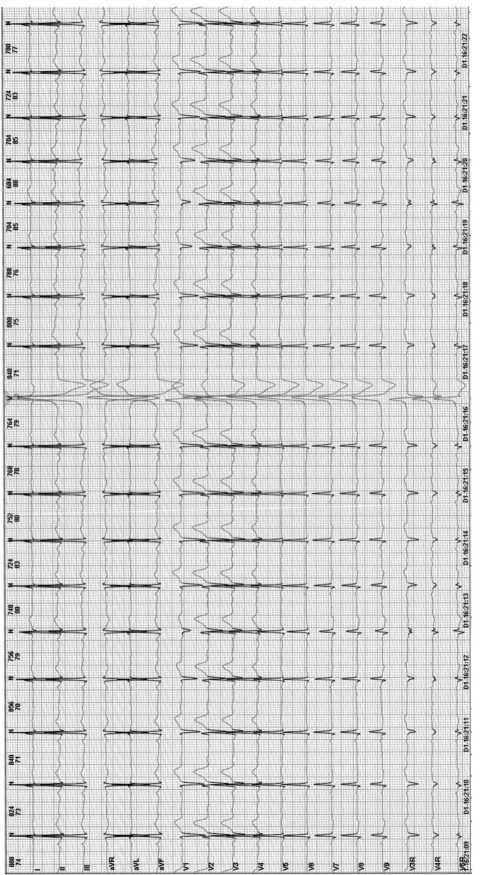

图 3-62 男,26 岁,改良的 18 导联动态心电图片段,室性早搏

六、心电网络系统

心电网络系统是通过心电图机的数字口采集心电检查原始数据,并转换为统一的、公开的、标准的格式集中存储、管理,利用软件实现波形的显示、处理、诊断,实现心电图检查中的登记、检查、报告、诊断、查询、统计、管理、浏览、共享的流程和数据挖掘,实现心电检查的数字化、网络化、智能化和规范化,优化门诊、急诊、病房检查流程,为临床医疗、科研、教学、保健和学科建设提供信息,并通过系统的数据交互和共享,见图3-63～图3-66。

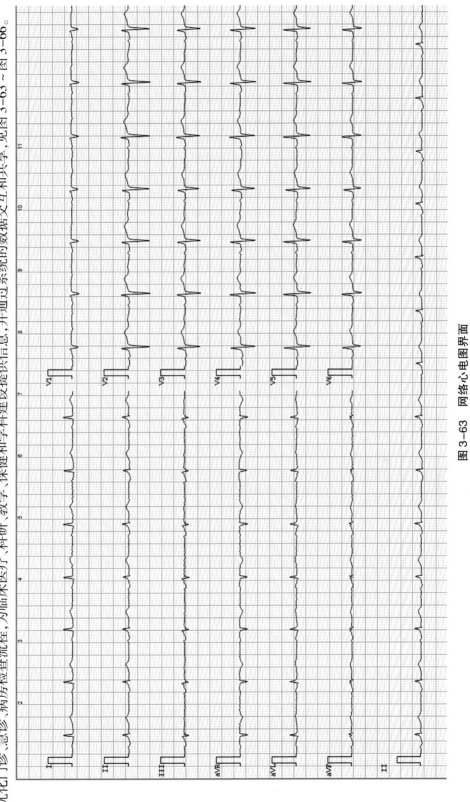

图3-63　网络心电图界面

通过本院查询与会诊查询分析院内、院外不同来源的心电信息。

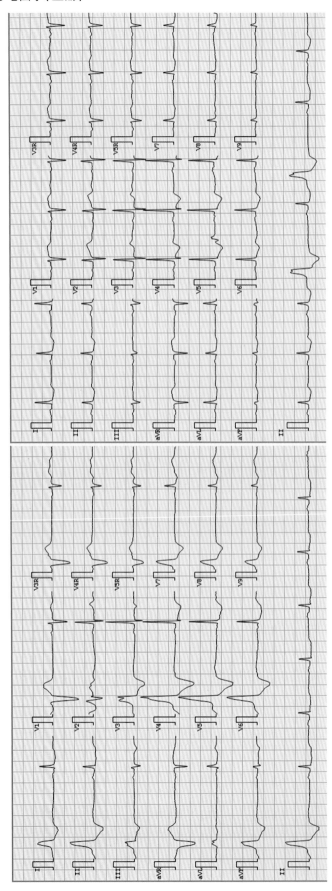

图 3-64　通过受检者基本信息查询不同时间受检者心电图，进行对比分析

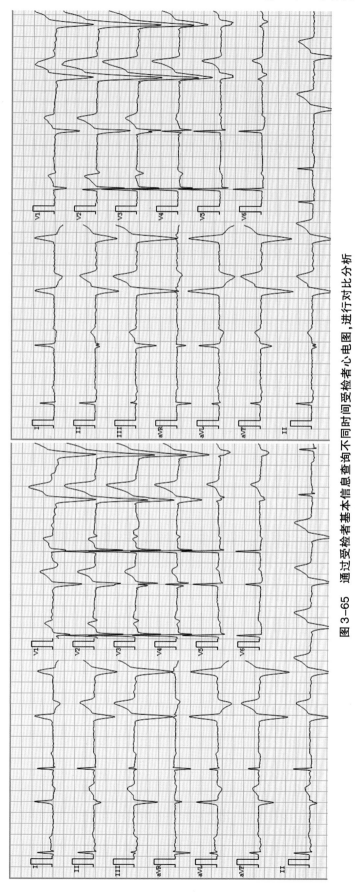

图 3-65　通过受检者基本信息查询不同时间受检者心电图，进行对比分析

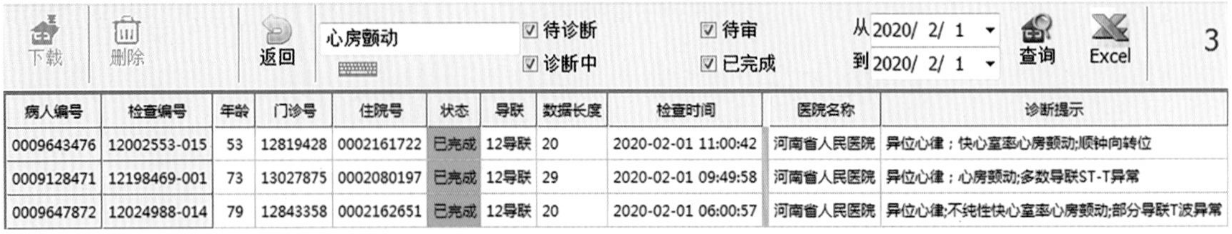

病人编号	检查编号	年龄	门诊号	住院号	状态	导联	数据长度	检查时间	医院名称	诊断提示
0009643476	12002553-015	53	12819428	0002161722	已完成	12导联	20	2020-02-01 11:00:42	河南省人民医院	异位心律;快心室率心房颤动;顺钟向转位
0009128471	12198469-001	73	13027875	0002080197	已完成	12导联	29	2020-02-01 09:49:58	河南省人民医院	异位心律;心房颤动;多数导联ST-T异常
0009647872	12024988-014	79	12843358	0002162651	已完成	12导联	20	2020-02-01 06:00:57	河南省人民医院	异位心律;不纯性快心室率心房颤动;部分导联T波异常

图 3-66 通过诊断查询不同受检者相同诊断的心电图,进行对比分析

七、心内电生理检查

心内电生理检查是将心脏导管送入心腔进行的一种有创性电生理检查。其在 X 射线的引导下,将几根多电极导管经静脉和(或)动脉插入心脏,放置在心腔的不同部位,通过多导联生理仪同步记录右心房、右心室、希氏束、冠状窦等部位的电活动。

第四章 心律失常的经典诊断思路

心电图是发现和诊断心律失常的主要手段。据统计在健康人群中50%以上、器质性心脏病患者中90%以上发现心律失常，然而在临床工作中诊断和鉴别心律失常往往会遇到许多困难和迷惑。根据经典理论结合我们临床工作实践经验，现将心律失常的心电图诊断思路概括如下。

第一节 判断激动的起源

激动的起源根据起搏点不同分为窦性、房性、交界性、室性4类。现代医学概念里，还应包括人工心脏起搏器起源。一份心电图若能看到心房波，那这个心房波有可能是来自窦性、房性起搏点，也可能来自交界性、室性起搏点逆传；对于心室波也是一样，可以是窦性、房性、交界性起搏点下传引起，也可以是室性自主心搏。我们只有通过心电波形自身形态特征和出现规律来确定心房波、心室波起源以及心房波、心室波是否同源。实际上也是对心房波和心室波进行定性诊断，见图4-1~图4-15。

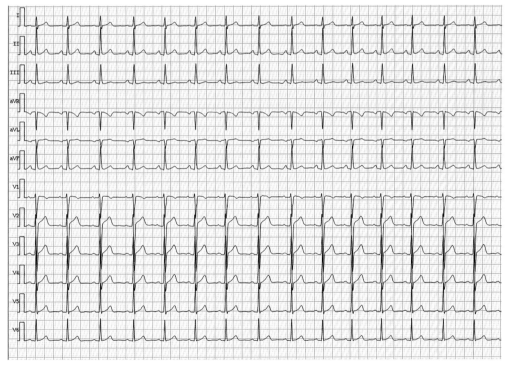

图4-1 窦性心律

男，36岁，心房波为P波，规律出现，频率86次/min，在Ⅰ、Ⅱ、aVF、V₃~V₆导联直立，aVR导联倒置，Ⅱ导联P波的振幅>Ⅰ导联，符合窦性P波特征，心室波为窄QRS波，恒位于P波之后，P波与QRS波顺序规律出现，PR间期固定，P波与QRS波同源，来自于窦房结，即窦性心律。

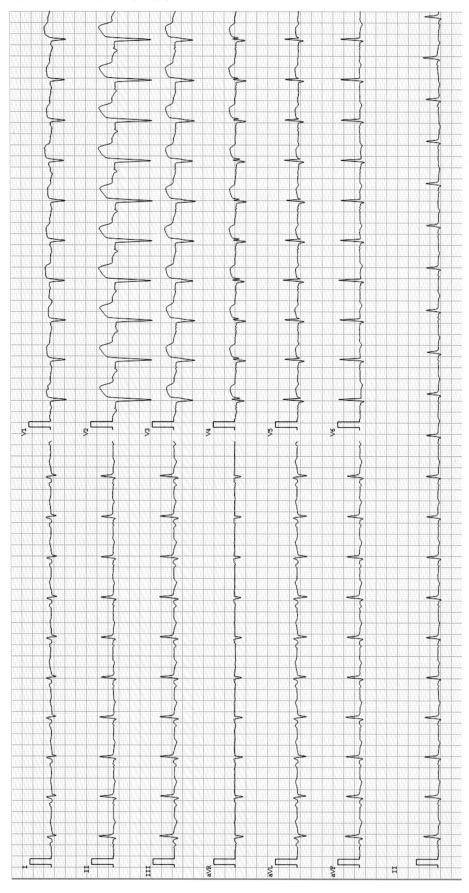

图 4-2　加速的房性心律

女,69 岁,心房波为 P 波,规律出现,频率 81 次/min,在 I 导联直立,II 导联负正双向,III、aVF、aVR 导联倒置,PR 间期>0.12 s,符合房性 P 波特征,心室波为窄 QRS 波,恒位于 P 波之后,P 波与 QRS 波顺序规律出现,P 波与 QRS 波同源,来自于房性起搏点,即加速的房性心律。

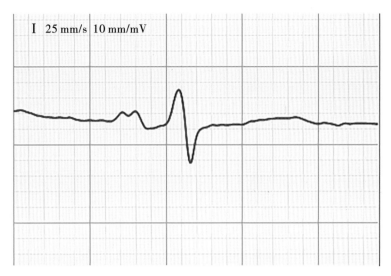

图 4-3　为图 4-2 中第一组心搏 I 导联放大图,显示心房波直立、双峰

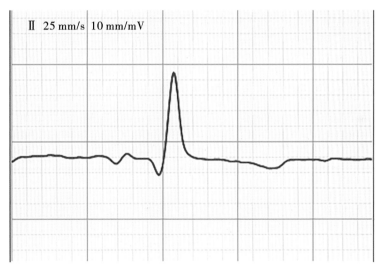

图 4-4　为图 4-2 中第一组心搏 II 导联放大图,显示心房波负正双相

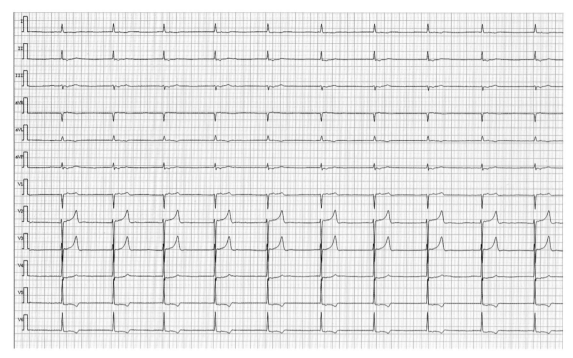

图 4-5 交界性逸搏心律伴 1∶1 室房传导

女,78 岁,心室波为窄 QRS、规律出现,频率 43 次/min,每个 QRS 波后均继以心房波 P 波,在 Ⅱ、Ⅲ、aVF 导联倒置,aVR 导联直立,QRS 波、P 波顺序规律出现,RP 间期固定,QRS 波与 P 波同源,来自于交界性起搏点,即交界性逸搏心律伴 1∶1 室房传导。

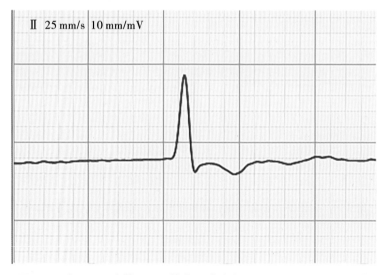

图 4-6 为图 4-5 中第一组心搏 Ⅱ 导联放大图,显示 QRS 波后的心房
波倒置,RP 间期 0.12 s

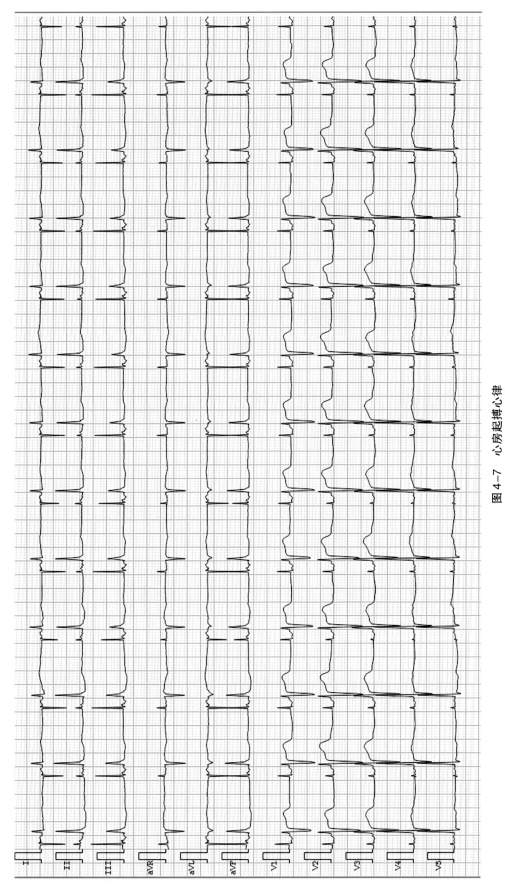

图 4-7　心房起搏心律

男，68 岁，起搏脉冲规律发放，频率 60 次/min，每个起搏脉冲后均继以一个心房波，每个 P 波后均继以一个心室波，PR 间期均恒定，P 波与 QRS 波同源，来自于人工心脏起搏器，即心房起搏心律。

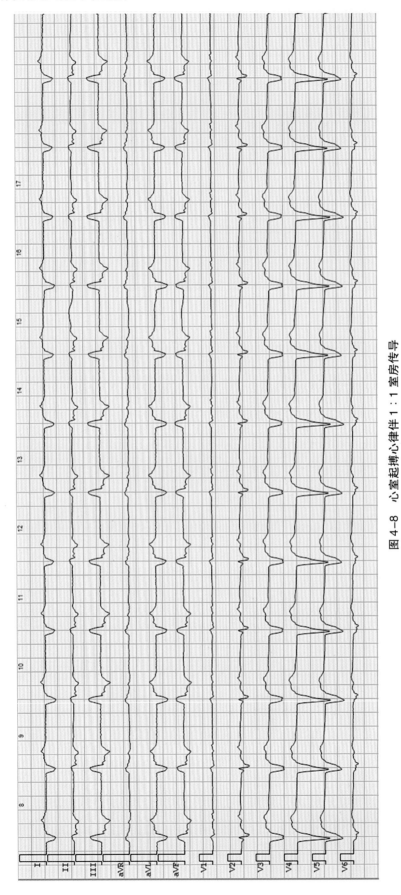

图 4-8 心室起搏心律伴 1:1 室房传导

男，39 岁，起搏脉冲规律发放，频率 60 次/min，每个起搏脉冲后均继以一个心室波 QRS 波，每个 QRS 波后均继以一个心房波逆行 P 波，RP 间期恒定，P 波与 QRS 波同源，来自于人工心脏起搏器，即心室起搏心律伴 1:1 室房传导。

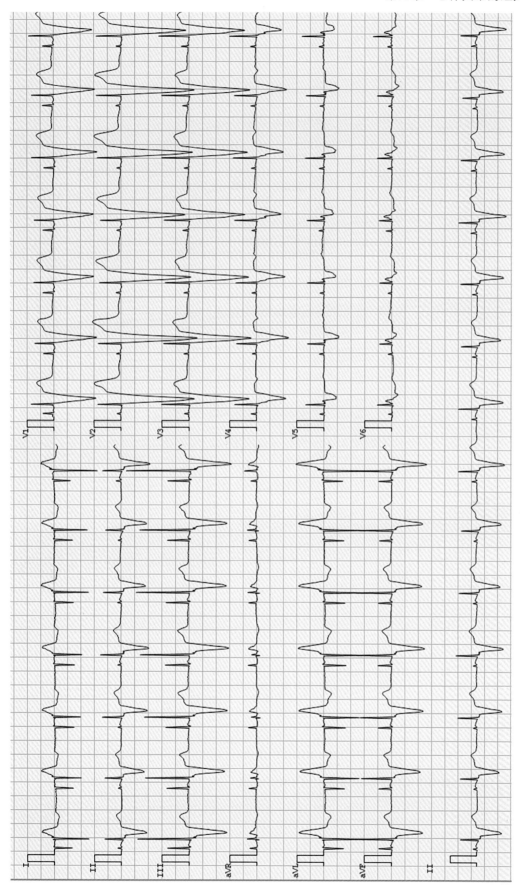

图 4-9 房室顺序起搏心律

男，59 岁，起搏脉冲规律发放，频率 65 次/min，每组两个起搏脉冲后分别继以一个心房波 P 波、心室波 QRS 波，PAV 间期恒定，P 波与 QRS 波异源，来自于人工心脏起搏器，即房室顺序起搏心律。

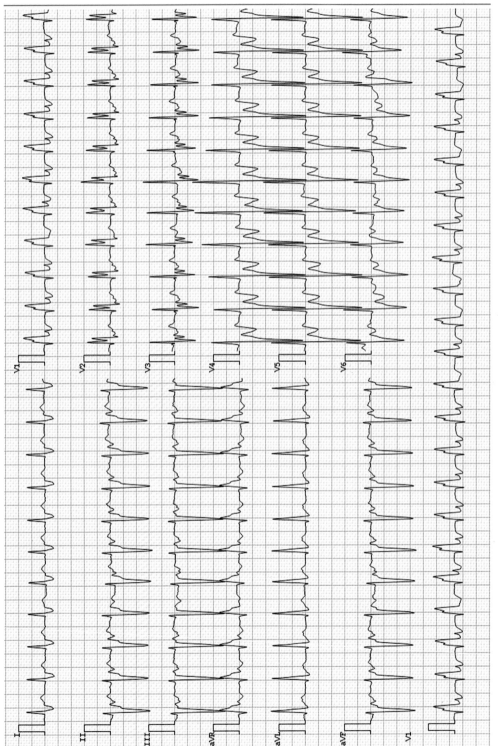

图 4-10 室性心动过速合并二度 Ⅱ 型室房阻滞

男,17 岁,发作性心动过速。心室波为宽 QRS 波,类完全性右束支阻滞合并左前分支阻滞图形,规律出现,频率 125 次/min,加长 V₁ 导联中第 1 ~ 3,5 ~ 10,12,15 ~ 17,19,21 个 QRS 波后继右束支阻滞以心房波,RP 间期固定,aVR 导联倒置,在 Ⅱ,Ⅲ,aVF 导联均以心房波,即室性起搏点,来自于室性起搏点,QRS 波与 P 波同源,来自于室性起搏点,第 14 个 QRS 波的缺失不影响后继的 QRS 波如期出现,QRS 波顺序出现,P 波与 P 波同源,即室性心动过速合并二度 Ⅱ 型室房阻滞,第 4,11,13,18,20,22 个 QRS 波后未继以上述特征的 P 波,且该 P 波后继的心房波,不同于前描述的心房波,即房性融合波。

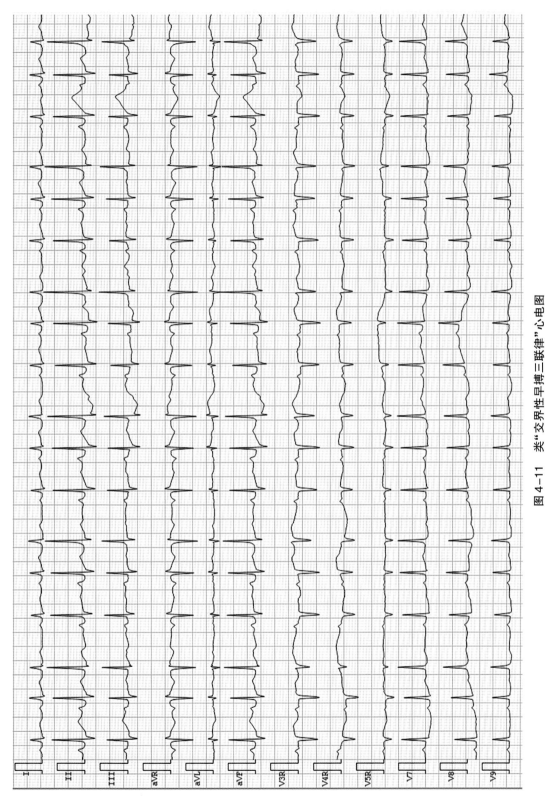

图 4-11 类"交界性早搏三联律"心电图

男,46 岁,心房波规律出现,频率 100 次/min,在 I、II、III、aVF 导联直立,aVR 导联倒置,II 导联 P 波的振幅 > I 导联,符合窦性 P 波特征,在第 3、6、9、12、15、18 组心搏中与心室波重叠,此外的 QRS 波前均有恒定的 P 波,即该 QRS 波为窦性激动下传,形成貌似交界性早搏三联律。

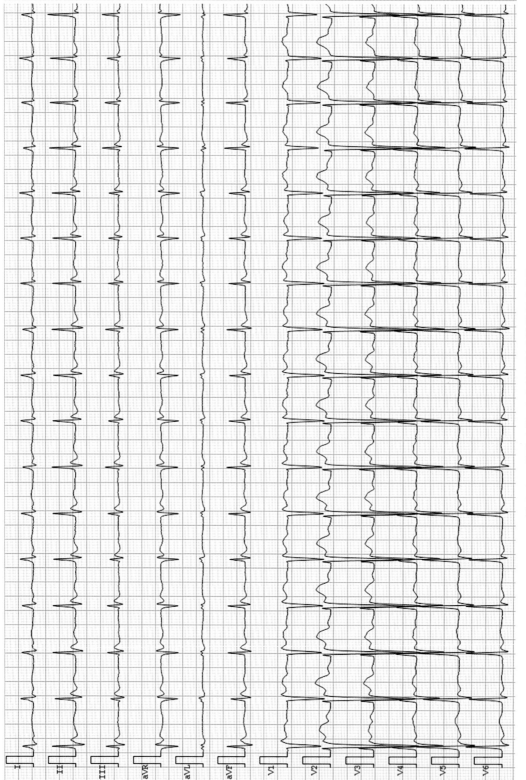

图 4-12　窦性心律，房室结双径路沿慢径路前传

与图 4-11 为同一患者，每个窄 QRS 波后均有与图 4-11 形态相同的 P 波，频率相同，形态相近的 P 波，且 RR 间期随着 P 波频率加快的细微变化而同步变化，但 PR 间期恒定。PR 间期恰等于"三联律"时第二个 QRS 波前的 P 波至所谓"交界性早搏"的时距。为 600 ms 不变，而这个长 PR 间期恰等于 P 波至第二个 QRS 波前的时距。

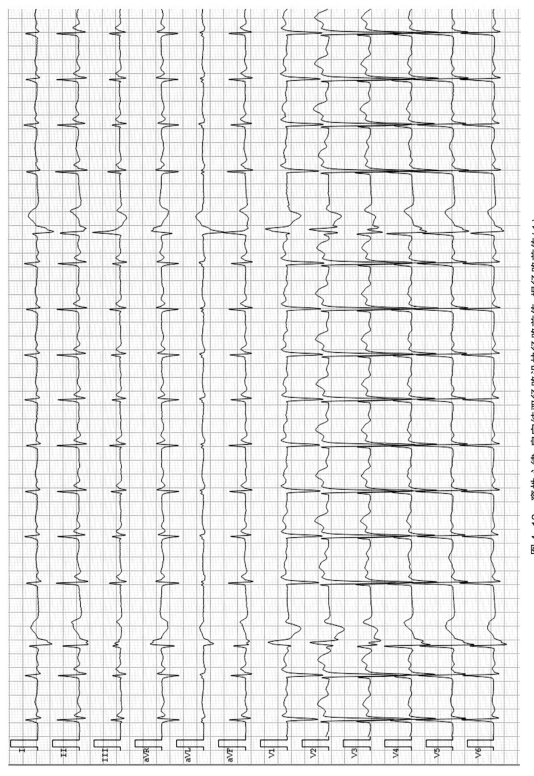

图 4-13 窦性心律,房室结双径路沿快径路前传,慢径路前传(1)

与图 4-11 为同一患者,除两个最短 RR 间期外,长短不等的 RR 间期内再现图 4-12 长 PR 间期。

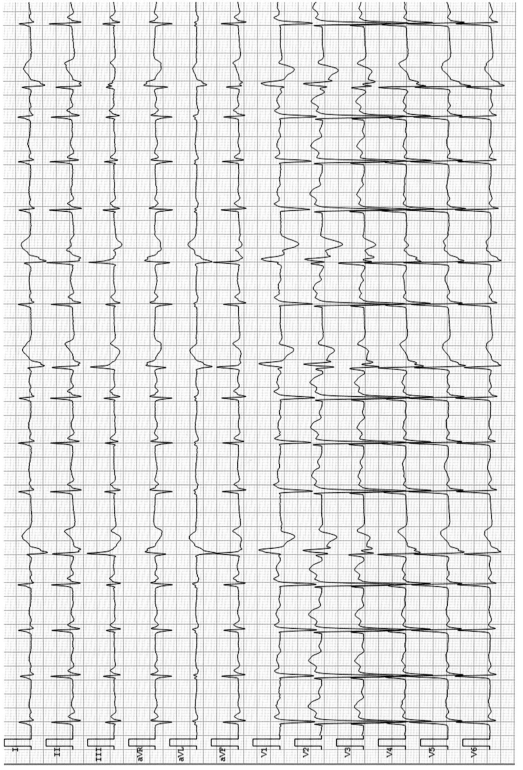

图 4-14　窦性心律，房室结双径路沿快径路前传、慢径路前传(2)

与图 4-11 为同一患者，窦性心律较前图慢，宽 QRS 波的后间期不等时，均出现图 4-12 长 PR 间期，综上分析，图 4-11"三联律"时的第二个 P 波分别沿快径路(短 PR 间期时)、慢径路(长 PR 间期时)先后下传两次心室形成两个 QRS 波，即房室同源实际是一个窦性 P 波下传。

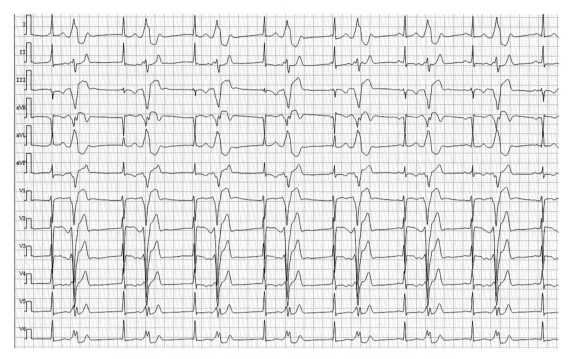

图 4-15 窦性心律、交界性逸搏、室性早搏二联律、部分伴室房传导

男,22 岁,纵观全图有宽、窄两种 QRS 波。提前出现的、形态与前间期均固定的宽 QRS 波前无相关的心房波,并与其后延迟出现的窄 QRS 波形成二联律;且通过对比发现前面 3 个宽 QRS 波后 ST 段上有恒定的 P 波,该 P 波在下壁导联倒置(aVF 明显)。最后两个窄 QRS 波前有固定的 P 波,在 I、II、aVF、V₃ ~ V₆导联中直立,在 aVR 导联中倒置,符合窦性 P 波特征;其余的窄 QRS 要么与 P 波重叠,要么位于上述特征的 P 波后面,PR 间期不恒定,但这并未影响窄 QRS 波前间期的恒定。另外最后 4 个宽 QRS 波重叠有窦性 P 波,推算其发生符合窦性 P 波规律,频率 79 次/min。综合上述分析,该图有 3 种性质的 QRS 波:窦性、交界性、室性;两种起源的 P 波:窦性、室性。心电图诊断:窦性心律(79 次/min)、交界性逸搏、室性早搏二联律、部分伴室房传导。

第二节　确定激动的频率等级

激动的频率等级是指通过某一起搏点发出激动的频率快慢来对该起搏点自律性强度进行分级。0 级自律性强度最低,1 ~ 2 级属被动性心律,3 级以上者为主动性心律。颤动为自律性最高级别,位列第 7。故将表达四类起搏点自律性强度高低的这种方法称七级频率等级。下面以房性起搏点为例,对七级频率等级进行图文分析和说明,见图 4-16 ~ 图 4-22。

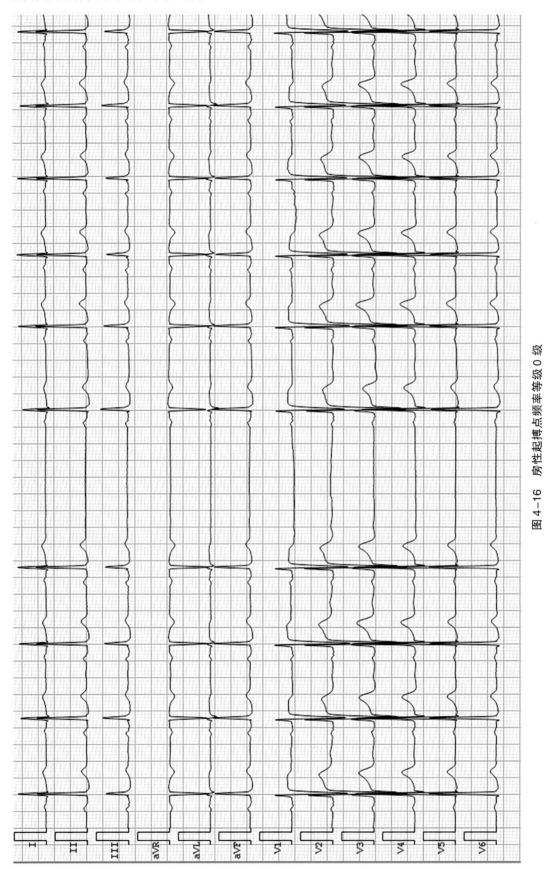

图 4-16 房性起搏点频率等级 0 级

男，48 岁，每个 QRS 波前均有一心房波 P 波，在 I、II、III、aVF、V₃~V₆导联直立，aVR 导联倒置，II 导联心房波的振幅>I 导联，符合窦性 P 波特征，PR 同期恒定，规则的窦性节律被一长 PP 同期打乱，该长 PP 同期约 1.9 s，不是基础 PP 同期的简单整倍数。心电图诊断：窦性心律，窦性停搏伴房性及交界性停搏。

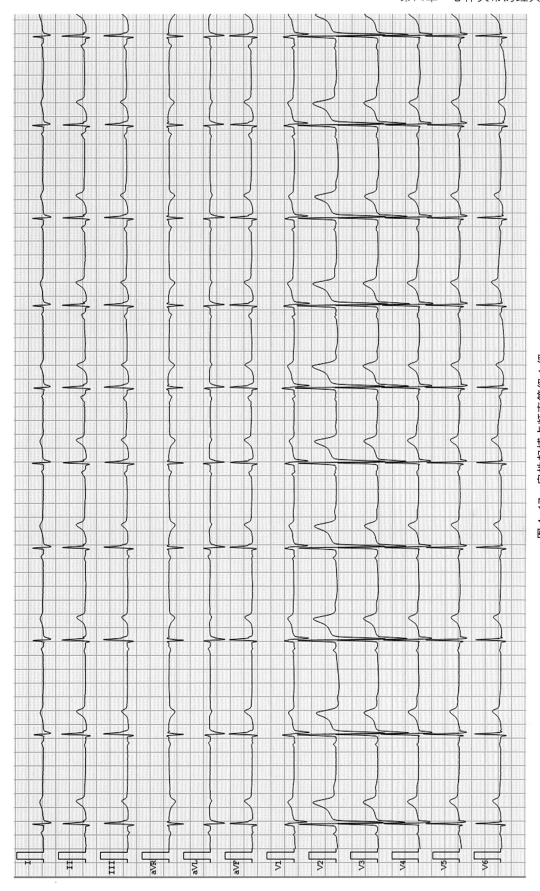

图 4-17　房性起搏点频率等级 1 级

男,56 岁,每个 QRS 波前均有一心房 P 波,P 波、QRS 波顺序出现,PR 间期恒定(>0.12 s),第 1~4 个 QRS 波前的心房 P 波在 I 导联直立,aVR 导联倒置,II 导联 P 波低平,频率 45 次/min,符合房性 P 波特征,第 5~10 个在 I、II、III、aVF、V3~V6 导联直立,aVR 导联倒置,II 导联心房波的振幅>I 导联,符合窦性 P 波特征。心电图诊断:窦性心律+异位心律,窦性心律,窦性心动过缓伴不齐,过缓的房性逸搏心律。

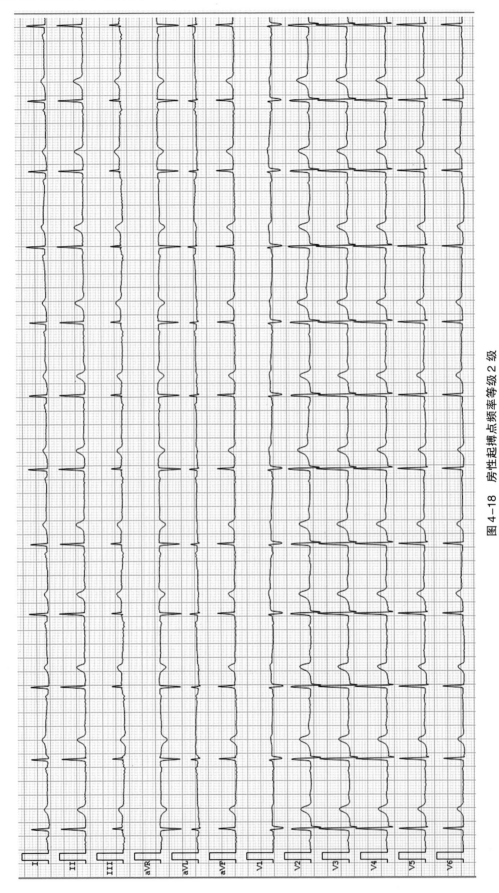

图 4-18 房性起搏点频率等级 2 级

女,55 岁,每个 QRS 波前均有一心房波 P 波,P 波、QRS 波顺序规律出现,PR 间期恒定(>0.12 s),在 I 导联直立,aVR 导联倒置,II 导联 P 波低平,频率 55 次/min,符合房性 P 波特征。即房性逸搏心律。

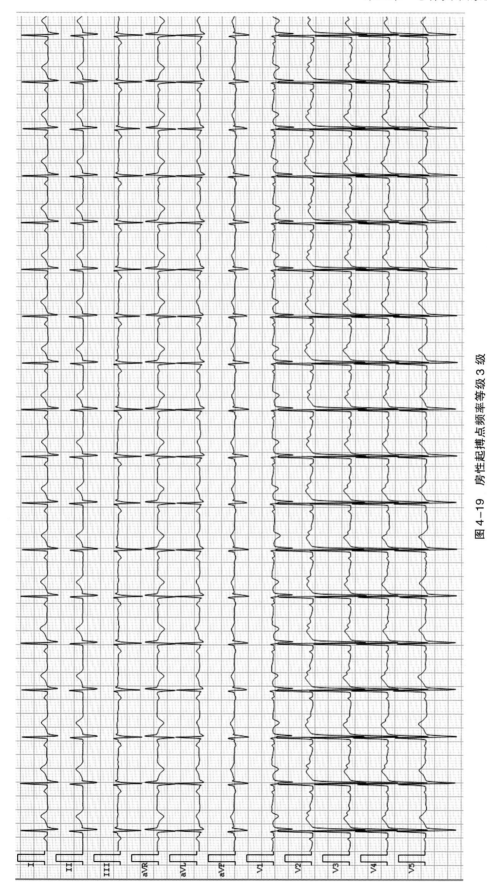

图 4-19 房性起搏点频率等级 3 级

男,49 岁,每个 QRS 波前均有一心房波 P 波,P 波,QRS 波顺序规律出现,PR 间期恒定(>0.12 s),在 I 导联直立,III、aVF、aVR 导联倒置,II 导联 P 波平坦,频率 88 次/min,符合房性 P 波特征,即加速的房性心律。

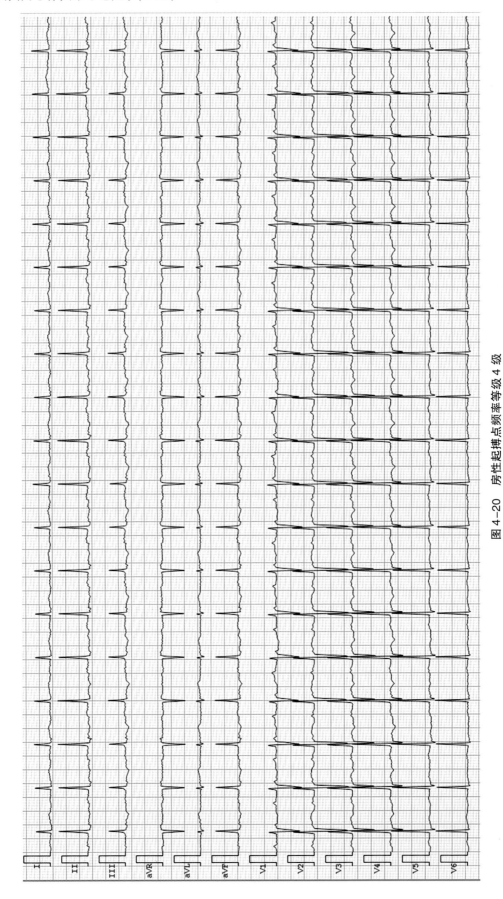

图 4-20 房性起搏点频率等级 4 级

女，81 岁，心房波为 P 波，在 I、II 导联负正双相，aVR 导联直立，节律匀齐，频率 188 次/min，每 2 个 P 波后均继以一个窄 QRS 波，即房性心动过速，2：1 房室传导。

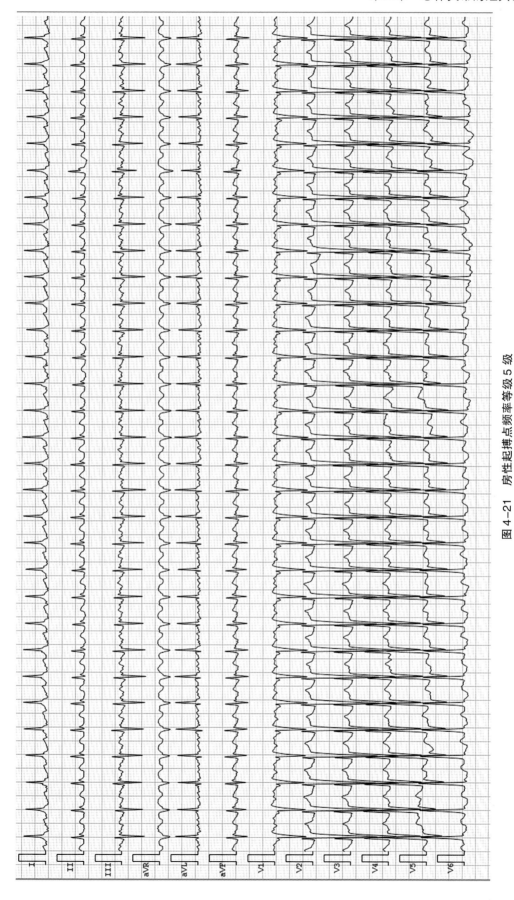

图 4-21 房性起搏点频率等级 5 级

男,50 岁,窄 QRS 心动过速,匀齐的 RR 间期内有两个心房波,在 Ⅱ 、Ⅲ 、aVF 导联中呈锯齿状,频率 300 次/min,即心房扑动,2∶1 房室传导。

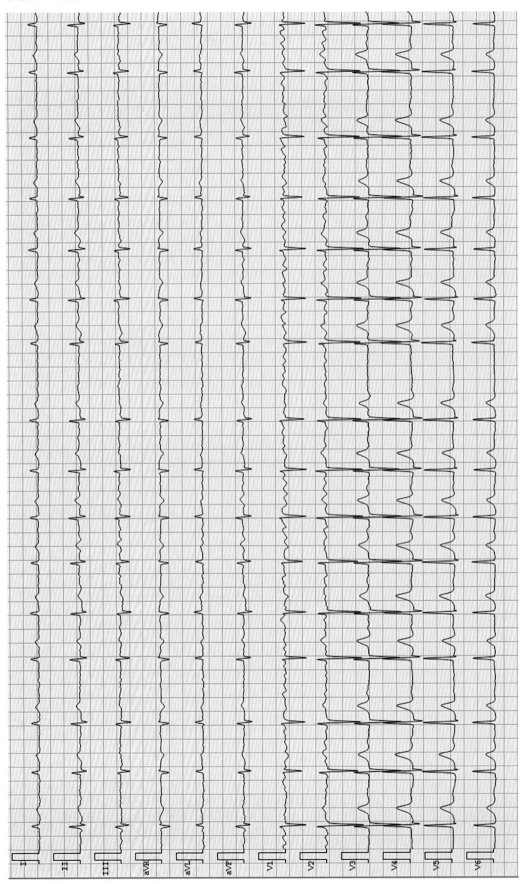

图 4-22　房性起搏点频率等级 6 级

女,70 岁,心室波为窄 QRS,室律绝对不齐,RR 间期内可见形态不同,大小不等,节律极不规则的快速心房波,频率约 400 次/min,即心房颤动。

第三节　观察激动的稳定性

激动的稳定性也称为自律性的稳定性或节律性,是指同一起搏点在一定时间内发出的一系列激动、其节律绝对规则或基本规则。心电图表现为 PP 间期或 RR 间期完全相等或大致相等(间期互差不超过 0.12 s)。

各种激动的稳定性可分为规则和不规则两种,后者可以是同类或多类起搏点引起,当然也要注意这种不规则是否有规律可循,实际上就是心律齐与不齐的鉴别诊断。见图 4-23 ~ 图 4-27。

隐匿性心室夺获,即下行性隐匿性房室传导,亦称房室隐匿性传导,是窦性或房性激动通过房室交界区时形成的隐匿性传导,在窦性心律与交界性心律形成干扰性房室脱节时,有时窦性激动在房室交界区发生隐匿性传导,提前兴奋交界性起搏点的激动使预期出现的下一个交界性激动后移,产生了一个较长的逸搏间期,这种窦性激动在房室交界区发生下行性隐匿性房室传导现象,称为隐匿性夺获或隐匿性连接性夺获,由于窦性激动仅能隐匿性传导至交界区而不能夺获心室,称为隐匿性心室夺获,此时交界性逸搏延迟出现。

多源性房性心动过速是心房内存在多个异位起搏点并交替地发放冲动所致,常从多源房性早搏发展而来,可发展为心房扑动和心房颤动,亦称为房颤前期、紊乱性房性心动过速、多灶性房性心动过速、心房紊乱心律,心电图特点:①P 波清晰可见,但形态不同,同导联上至少有 3 种不同形态的异位 P 波,但没有一种波形被认为是主要的,如仅有两种 P 波称为双源性房性心动过速。②PP 间期、RR 间期、PR 间期不等,各 PP 之间存在等电位线。③心房率多在 100 ~ 250 次/min。④心房激动大多数可以下传心室,但也可伴有不同程度的房室阻滞。⑤QRS 波群多在正常范围,偶可伴束支阻滞。当心室率<100 次/min 时,称为多源性房性心律或慢率性混乱性房性心律。

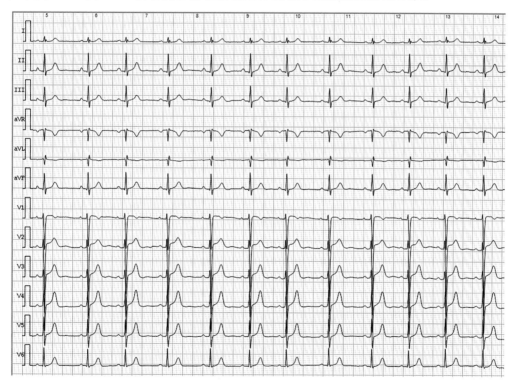

图 4-23　窦性心律不齐

女,25 岁,心室波为窄 QRS,每个窄 QRS 前均有一心房波 P 波,PP 间期互差>0.12 s,平均心率 77 次/min,PR 间期固定。该 P 波钝圆形,在 Ⅰ、Ⅱ、aVF、V_3 ~ V_6 导联直立,aVR 导联倒置,Ⅱ 导联 P 波振幅>Ⅰ 导联,符合窦性 P 波特征。即 P 波与 QRS 波同源、窦性心律不齐。

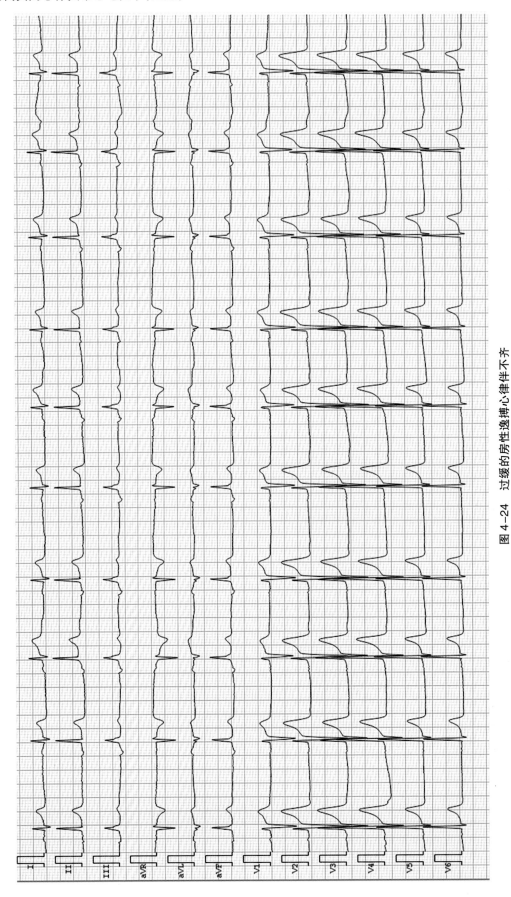

图 4-24　过缓的房性逸搏心律伴心律不齐

男，23 岁，心房波为 P 波，在 I 导联直立，II，III，aVF 导联正负双相，PR 间期互差>0.12 s，心室波为窄 QRS 波，PR 间期固定，心房波与心室波同源，过缓的房性逸搏心律伴心律不齐，平均心率 47 次/min。

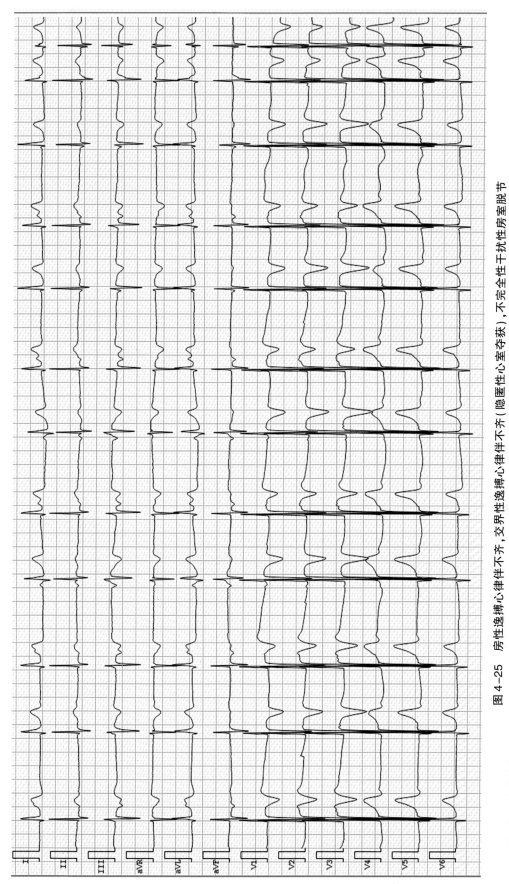

图4-25　房性逸搏心律伴心律不齐,交界性逸搏心律伴心律不齐(隐匿性心室夺获),不完全性干扰性房室脱节

男,7岁,心房波时隐时现,在Ⅰ导联直立,Ⅱ、Ⅲ、aVF导联倒置,PP间期同导联不一,心室波为窄QRS波,PR间期同导联互差>0.12 s,第12个QRS波提前出现,为心室夺获,交界性逸搏心律伴心律不齐(隐匿性心室夺获),不完全性干扰性房室脱节。

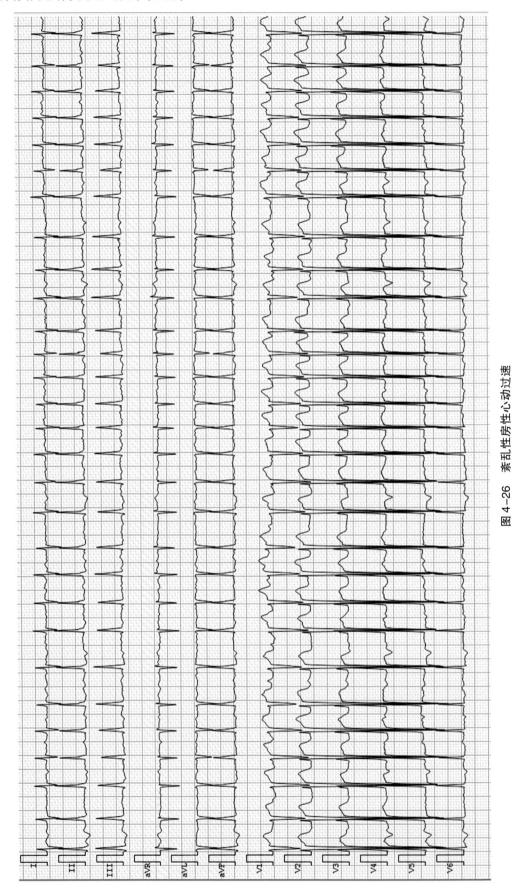

图 4-26　紊乱性房性心动过速

男,55 岁,心室波为窄 QRS,心室律不齐,RR 间期互差>0.12 s,平均心室率 149 次/min。每个窄 QRS 前均有一心房波 P 波,但 P 波前均有一心房波 P 波,但 P 波形态至少 3 种以上,仍可见到等电位线,PP 间期不等,有的 P 波后未继以 QRS 波,后继以 QRS 波者 PR 间期不固定,符合紊乱性房性心动过速。

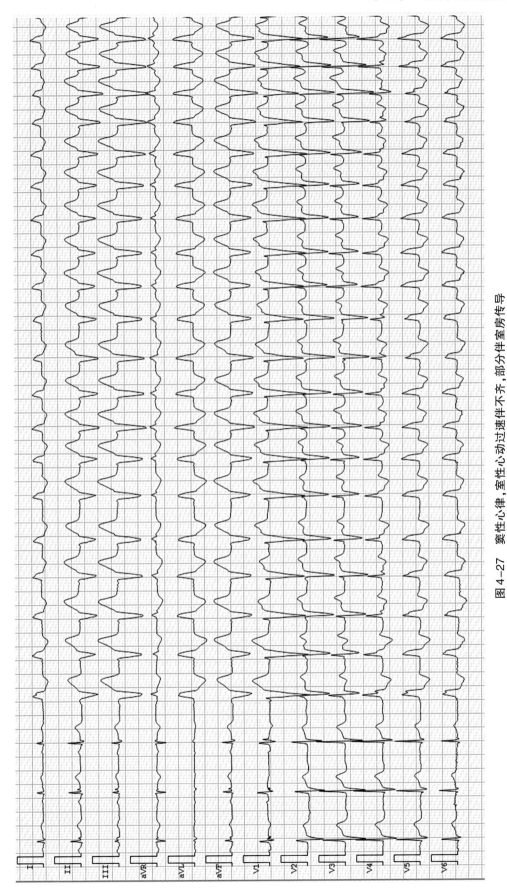

图 4-27　窦性心律,室性心动过速伴不齐,部分伴室房传导

男,77 岁,第 1~3 个心室波为窄 QRS,其前均有相关的窦性 P 波,频率 84 次/min,后续的心室波均为宽 QRS 波,其前均无相关的 P 波,室律不齐,RR 间剪互差>0.12 s,平均室率 120 次/min。心电图诊断:窦性心律,室性心动过速伴不齐,部分伴室房传导。

第四节 起搏点是否有保护机制参与

起搏点的保护机制包含两种概念,即与并行心律有关的狭义的保护机制和广义的保护机制。

狭义的保护机制是在并行心律中,起源于心室、心房、房室交界区等范围甚小的异位起搏点,不论其频率高低,都可以不受窦房结或基本心律起搏点的影响或抑制,从而能如期发放激动,如无传出阻滞且周围心肌处于非不应期中,即可引起周围心肌形成一次或多次有效除极,该起搏点称为被保护起搏点,而基本心律的起搏点称为无保护起搏点。被保护起搏点之所以不受窦房结或基本心律的影响,并不是因为其自律性或频率高于窦房结,更可能的原因是该起搏点周围存在一个单向传入阻滞所构成的保护圈。

广义的保护机制是某一低频起搏点所发出的激动不受其他高频起搏点的激动所影响,该低位起搏点具有保护机制。

单一心律肯定没有保护机制,双重心律可认为其中某一个起搏点有保护机制。

双重心律:由两个起搏点在同一时间内分别发出激动控制心脏不同部位时所形成的心律。

其受"双重心律规律"和"频率优势规律"支配;即当低频起搏点具有保护机制时可以和没有保护机制的高频心律并存;分阻滞性、干扰性、混合性双重心律,在诊断双重心律中必须分别描述出这两个分离心律的特征。见图4-28~图4-30。

频率优势规律是无保护机制的快频率心律的起搏点占据优势地位,成为控制整个心脏的有效起搏点。

钩拢现象是两个节律点之间发生的一种少见的正性变频的干扰现象,即一个节律点的激动发生使同时存在的另一个节律点自律性暂时升高的现象。

等频现象是相互形成干扰性或阻滞性脱节的双重心律所表现的任何原因引起的频率近乎相等的现象。

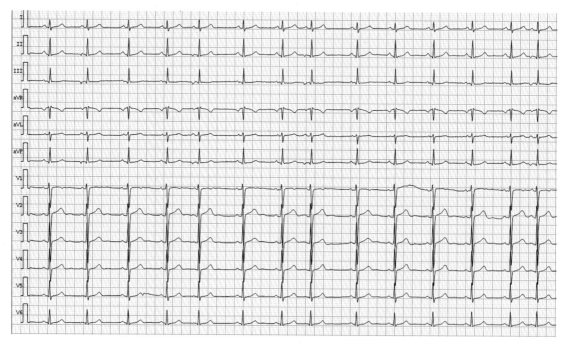

图 4-28　窦-房并行心律伴二度Ⅱ型传出阻滞

女,50岁,第1、3、4、6、7、9~13组心搏为窦性心律,第2、5、8、14组心搏为提前出现的 P-QRS-T 波群,P 波异于窦性,PP 间期不等,P2P5 间期与 P5P8 间期相等,而 P8P14 间期与 P2P8 间期相等,以房性早搏的形式出现、配对间期不等、房性异位激动间期之间存在简单倍数,窦-房并行心律伴二度Ⅱ型传出阻滞。

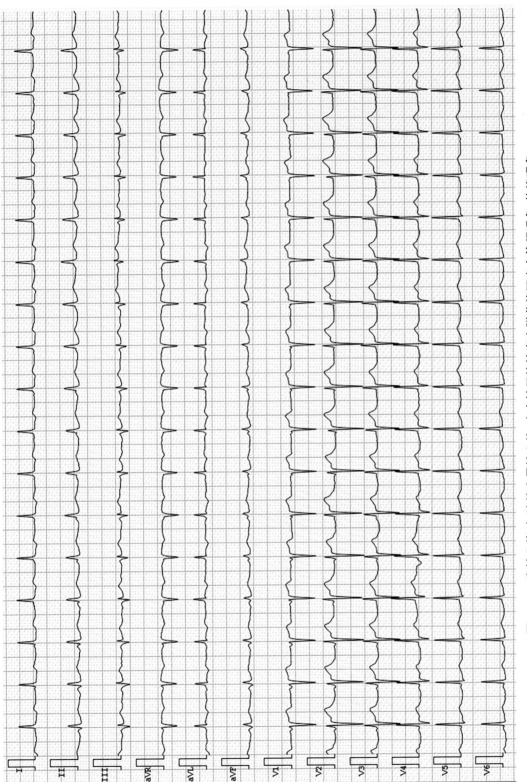

图4-29 窦性心律,加速的交界性心律,完全性干扰性房室脱节伴不完全等频现象、钩拢现象

女,50岁,心房波规律出现,该心房波在 I、II、III、aVF、V₃~V₆导联直立,aVR导联倒置,II导联心房波的振幅 > I导联,心房波来源于窦房结,窦的心室规律出现,P波位于QRS波的不同位置,窦性心律,加速的交界性心律,完全性干扰性房室脱节伴不完全等频现象、钩拢现象。

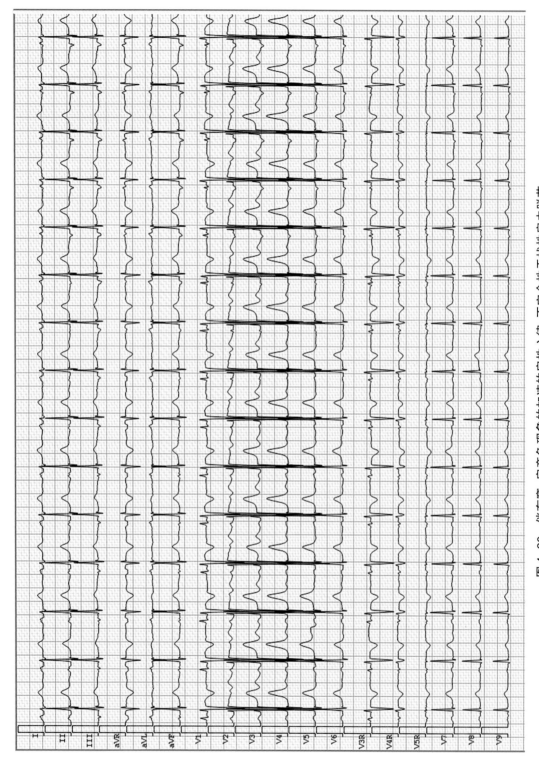

图4-30　伴有窦-房竞争现象的加速的房性心律，不完全性干扰性房内脱节

女,32岁,心房波为P波,每个P波后均继以一个窄QRS波,PR间期>0.12 s且恒定,第1~6个P波呈钝圆形,在Ⅰ、Ⅱ、aVF、V₃~V₆导联直立,aVR导联倒置,符合窦性P波特征,第13~15个P波在Ⅰ直立、Ⅱ、Ⅲ、aVF、V₃~V₆导联倒置,aVR导联正负双相,符合房性P波特征,加速的房性心律,第7~12个P波形态介于上述两种P波之间,频率也相近,伴有窦-房竞争现象加速的房性心律,不完全性干扰性房内脱节(一系列的房性融合波)。

第五节 传导状况分析

心律失常分析的第五步是判断有无传导阻滞,如有,需要明确方向、部位、程度,以及特殊传导、异常径路传导等。强调的是激动形成后的传出状况或传出以后的状况,见图4-31~图4-34。

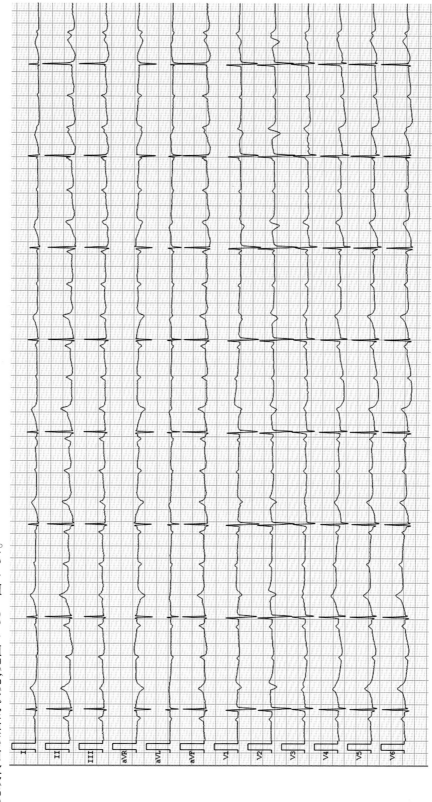

图4-31 窦性心动过速,过缓的交界性逸搏心律,三度房室阻滞

女,25岁,窦性P波(频率118次/min),窄QRS波(频率39次/min)各自成规律。心电图诊断:窦性心动过速,过缓的交界性逸搏心律,三度房室阻滞。

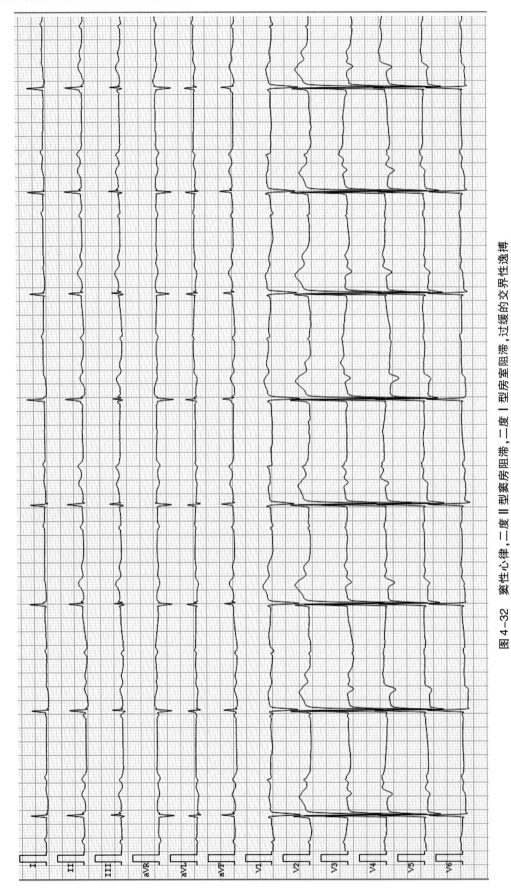

图 4-32　窦性心律，二度 II 型窦房阻滞，二度 I 型房室阻滞，过缓的交界性逸搏

男，78 岁，第 1 个 QRS 波前后均有 1 个窦性 P 波，第 2 个 QRS 波前部有 1 个窦性 P 波，窦性 PP 间期 0.88 s，第 3 个 QRS 波前与第 4 个 QRS 波前的窦性 PP 间期等于 2 倍的基本窦性 PP 间期（第 6 个 QRS 波前与第 7 个 QRS 波前的窦性 PP 间期等于 2 倍的基本窦性 PP 间期），考虑为二度 II 型窦房阻滞，第 4，7 个 QRS 波为窦性下传，同时该两组的 PR 同期不等，考虑为二度 I 型房室阻滞，第 2，3，5，6，8 组心搏的 PR 同期不等，考虑为二度 I 型房室阻滞，第 2，3，5，6，8 组心搏为过缓的交界性逸搏。

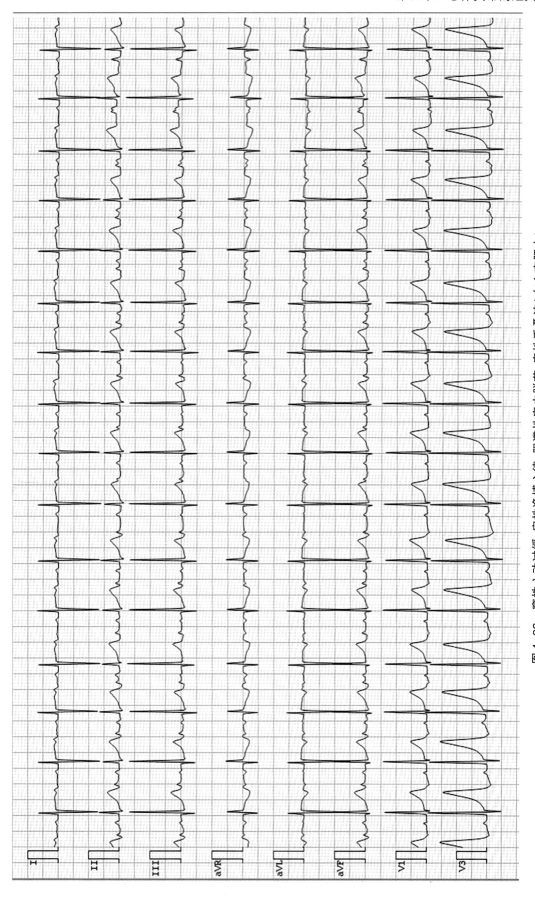

图 4-33 窦性心动过缓,房性逸搏心律,阻滞性房内脱节,房性重叠波(右心室肥大)

男,1岁,法洛四联症。每个窄 QRS 前均有一心房性 P 波,PR 间期固定,该 P 波在 I、II、aVF 导联直立,aVR 导联倒置,频率 94 次/min,自成规律,频率 94 次/min,且在心动周期的不同位置与窦性 P 波发生不同程度的重叠。另有一种不同形态的 P 波,符合窦性 P 波特征,频率 92 次/min。另一种不同形态的 P 波,在心动周期的不同位置出现时不影响 QRS 波及上述窦性 P 波的节律,有时还与窦性 P 波发生不同程度的重叠。心电图诊断:窦性心动过缓,房性逸搏心律,阻滞性房内脱节,房性重叠波(右心室肥大)。

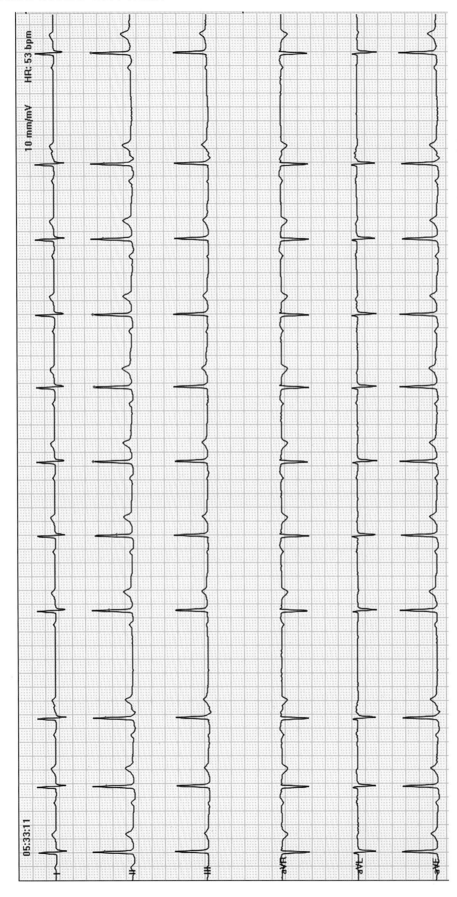

图 4-34　窦性心律,一度 I 型房室阻滞(或一度房室阻滞+流产的二度 I 型房室阻滞),房室折返(右侧隐匿性房室旁路参与)

女,45 岁,动态心电图片段,每个窄 QRS 前均有一窦性 P 波,PR 间期逐渐延长,PR 间期即窦性 P 波终止于一 QRS 波,该现象延长,该序列中的 PR 间期与 RP 间期恒定,且同步多导联对比该逆行 P 波位置与窦性 P 波约互差约110 ms。心电图诊断:窦性心律,一度 I 型房室阻滞(或一度房室阻滞+流产的二度 I 型房室阻滞),房室折返(右侧隐匿性房室旁路参与)。

第六节　有无干扰现象

心律失常分析的第六步是判断有无干扰现象，实际上强调的是激动与激动之间的形成，激动与激动之间的传导关系，干扰的部位、方向、程度，分类及心电图表现与传导阻滞大体相似，需要注意与阻滞的鉴别，是单纯阻滞性，单纯干扰性，抑或阻滞与干扰并存（混合性），见图4-35～图4-41。

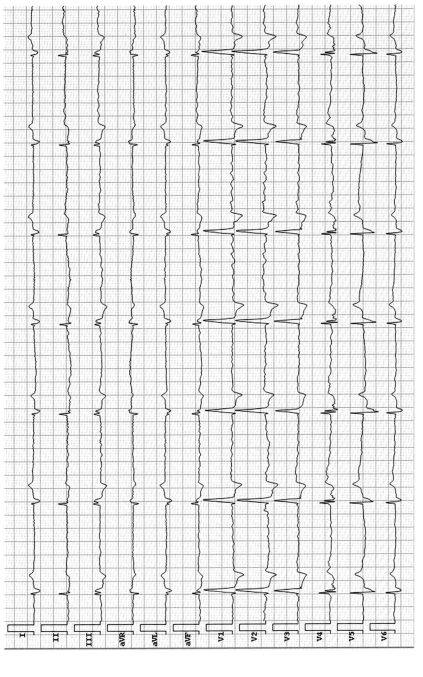

图4-35　异位+异位心律，心房颤动，宽QRS逸搏心律，三度房室阻滞

女，78岁，心室波为类完全性右束支阻滞型宽QRS波，节律匀齐，频率44次/min，匀齐的RR间期内可见形态不同、大小不等，节律极不规则的快速心房波（心房颤动波），心电图诊断：异位+异位心律，心房颤动，宽QRS逸搏心律，三度房室阻滞。

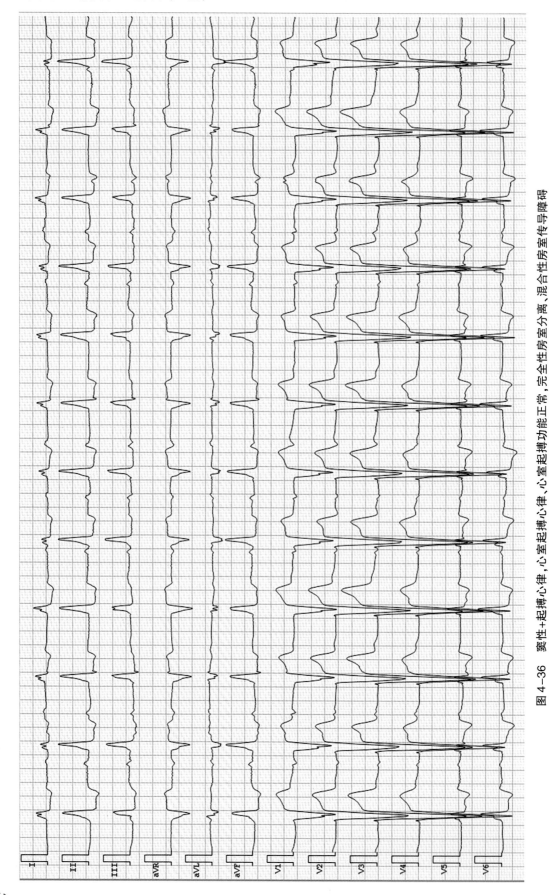

图4-36 窦性+起搏心律,心室起搏心律,心室起搏功能正常,完全性房室分离,混合性房室传导障碍

女,77岁,心室波为类完全性左束支阻滞型的宽QRS波,其前均有固定的钉样信号,节律匀齐,时隐时现,心房波为窦性P波,频率60次/min,心室波为窦性P波,频率匀齐,频率79次/min。P波与QRS波各自成规律,RR间期规律,RR间期<2倍的PP间期。心电图诊断:窦性+起搏心律,心室起搏心律,心室起搏功能正常,完全性房室分离,混合性房室传导障碍。

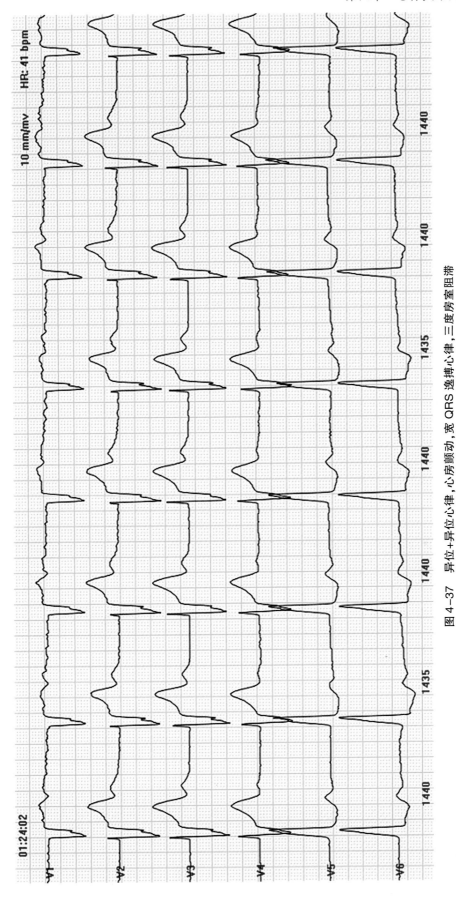

图 4-37　异位+异位心律,心房颤动,宽 QRS 逸搏心律,三度房室阻滞

女,78 岁,动态心电图片段,心室波为类完全性左束支阻滞型宽 QRS 波,节律匀齐,频率 41 次/min,匀齐的 RR 间期内可见形态不同,大小不等,节律极不规则的快速心房颤动波,心电图诊断:异位+异位心律,心房颤动,宽 QRS 逸搏心律,三度房室阻滞。

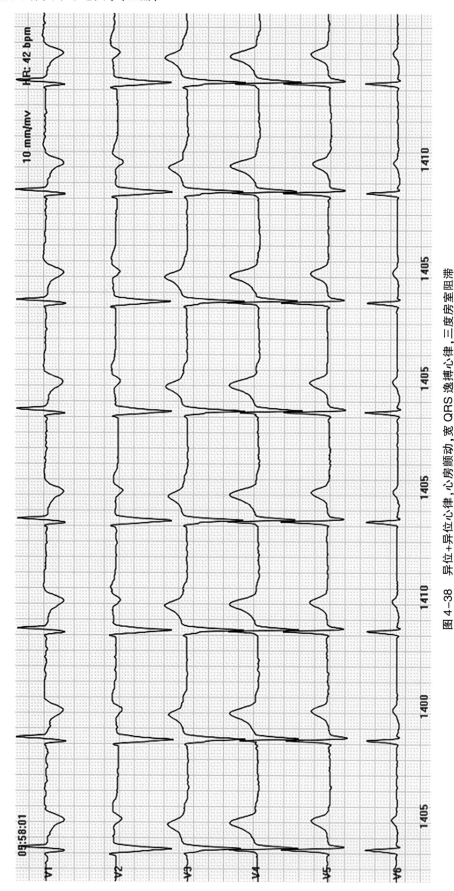

图 4-38　异位+异位心律,心房颤动,宽 QRS 逸搏心律,三度房室阻滞

　　与图 4-37 为同一患者不同时间的动态心电图片段,心室波为类完全性右束支阻滞型宽 QRS 波,大小不同,节律极不规则的快速心房波~心房颤动波。心电图诊断:异位+异位心律,心房颤动,宽 QRS 逸搏心律,三度房室阻滞;匀齐的 RR 间期内可见形态不同,频率 42 次/min,节律匀齐的宽 QRS 波,三度房室阻滞。

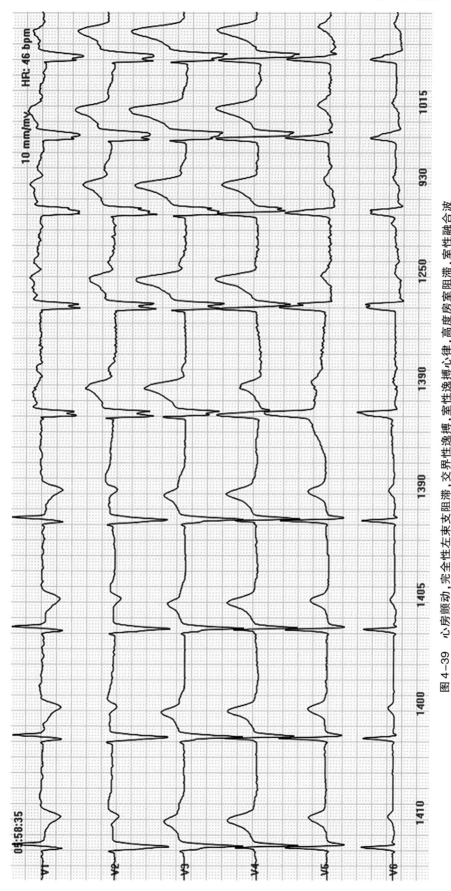

图 4-39　心房颤动，完全性左束支阻滞，室性逸搏，交界性逸搏，高度房室阻滞，室性融合波

与图 4-37 为同一患者不同时间的动态心电图片段。心电图诊断：心房颤动，完全性左束支阻滞，交界性逸搏，高度房室阻滞，室性融合波。上性：第 5、6 组心搏的 QRS 波波图形介于左束支阻滞与右束支阻滞图形之间。室性逸搏的宽 QRS 波图形的宽 QRS 波图形，类完全性左束支阻滞图形为齐，显然类完全性左束支阻滞图形为室

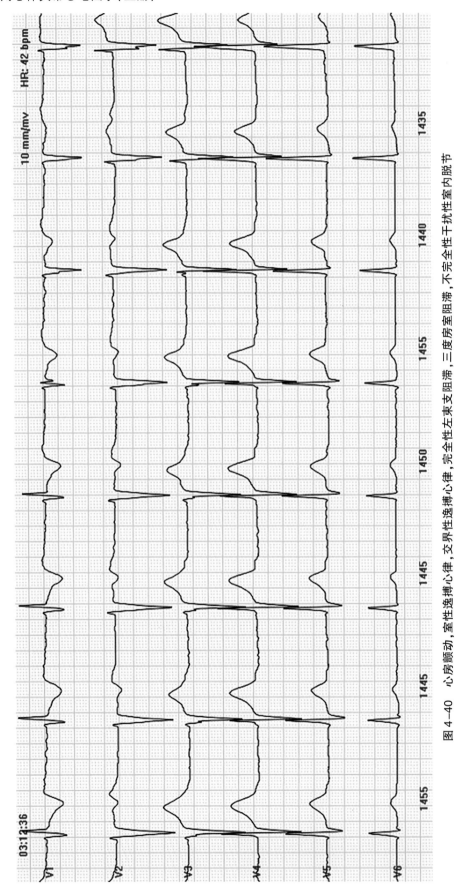

图 4-40 心房颤动，室性逸搏心律，交界性逸搏心律，完全性左束支阻滞，三度房室阻滞，完全性干扰性室内脱节

与图 4-37 为同一患者不同时间的动态心电图片段心电图。第 5~8 组 QRS 波形态介于完全右束支阻滞与完全性左束支阻滞之间，呈手风琴现象。心电图诊断：心房颤动，室性逸搏心律，交界性逸搏心律，完全性左束支阻滞，三度房室阻滞，不完全性干扰性室内脱节。

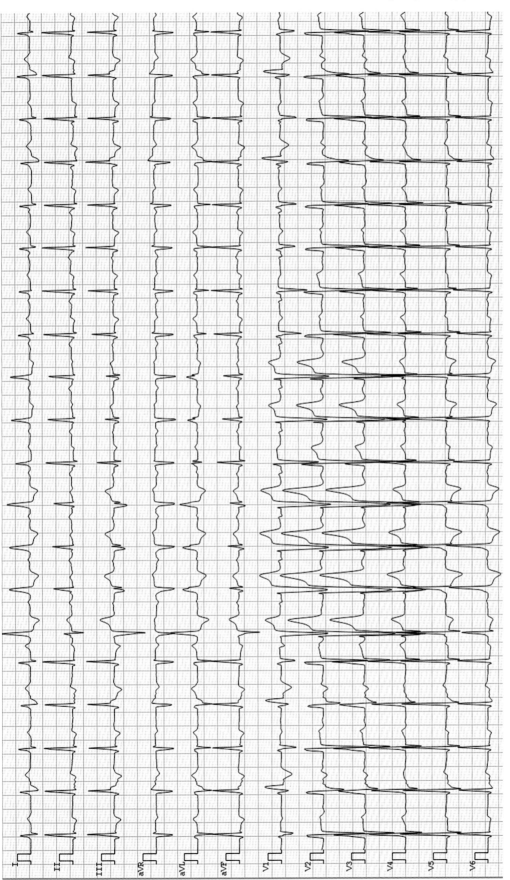

图 4-41　窦性+异位心律，完全性左束支阻滞，短程加速的交界性心律，不完全性干扰性房室脱节，不完全性干扰性室内脱节

女，36 岁，亚急性心内膜炎，第 2、4、17、19 组心室波为类完全性右束支阻滞型宽 QRS 波，其前有相关的心房波—窦性 P 波，第 1、3、5、10～16、18、20 组 QRS 波形态介于完全性右束支阻滞与完全性左束支阻滞图形之间，其中第 1、3、5、18、20 组 QRS 波前无相关的窦性 P 波，心电图诊断：窦性+异位心律，完全性左束支阻滞，短程加速的交界性自主心律，不完全性干扰性房室脱节，完全性左束支阻滞，短程加速的室性自主心律，不完全性干扰性房室脱节，不完全性干扰性室内脱节。

第五章 窦性心律失常

第一节 概 述

窦房结虽是心脏的正常起搏点,但其除极产生的电位却很微弱,只有在窦房结电图上才能显示,而不能在体表心电图上看到相应波形。

我们通常根据窦房结发出的激动引起心房肌除极所形成的 P 波形态来判断窦性心律,正常窦性心律形成的 P 环在额面上位于左下,所以在肢体导联里左方位、左下方位、下方位的导联(Ⅰ、Ⅱ、aVF)中 P 波均直立,又因 P 电轴多位于 0°~70°,与Ⅱ导联呈角度最小或几乎平行,因此窦性心律时Ⅱ导联 P 波振幅最高,而 aVR 导联与Ⅱ导联方位几乎相反,故其 P 波倒置最深,见图 5-1~图 5-11。

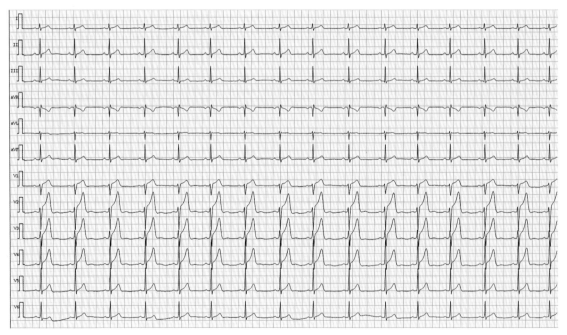

图 5-1　正常窦性心律

男,30 岁,P 波规律出现,频率 63 次/min,在Ⅰ、Ⅱ、aVF、V₃~V₆导联直立,aVR 导联倒置,Ⅱ导联 P 波的振幅>Ⅰ导联,符合窦性 P 波特征,P 波与 QRS 波顺序发生,PR 间期固定,P 波与 QRS 波同源,正常窦性心律。

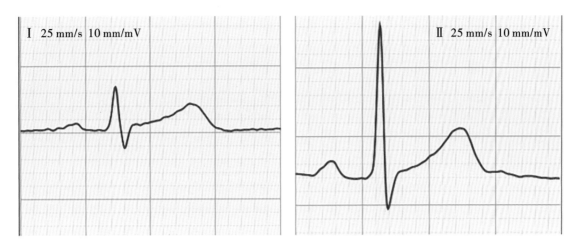

图5-2　Ⅰ、Ⅱ导联同一组心搏的放大图，Ⅱ导联心房波的振幅>Ⅰ导联

与图5-1为同一患者。

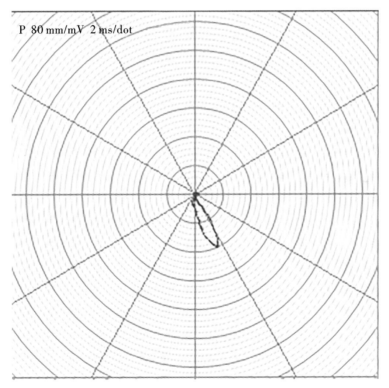

图5-3　心电向量中的额面P环，P环位于左下

与图5-1为同一患者。

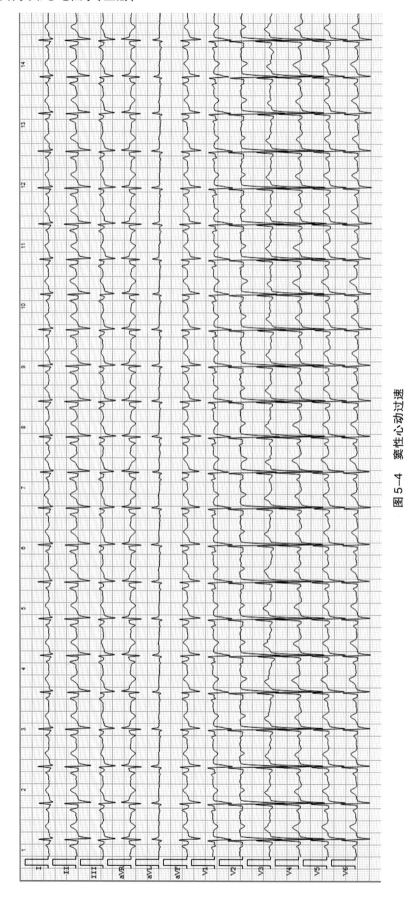

图 5-4　窦性心动过速

男,14 岁,P 波规律出现,频率 101 次/min,在 I、II、aVF、$V_3 \sim V_6$ 导联直立,aVR 导联倒置,II 导联 P 波的振幅 > I 导联,符合窦性 P 波特征,P 波与 QRS 波顺序发生,PR 间期固定,P 波与 QRS 波同源,窦性心动过速。

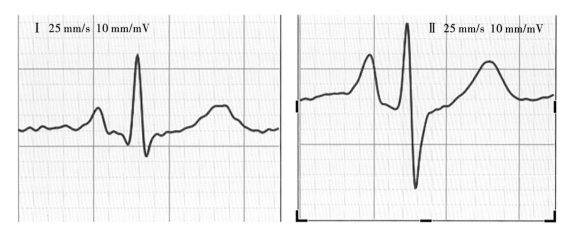

图5-5　Ⅰ、Ⅱ导联同一组心搏放大图,Ⅱ导联心房波的振幅>Ⅰ导联

与图5-4为同一患者。

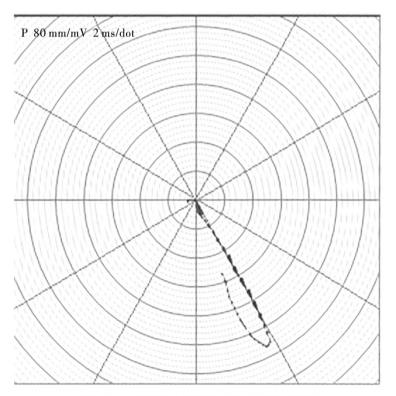

图5-6　心电向量中的额面P环,P环位于左下

与图5-4为同一患者。

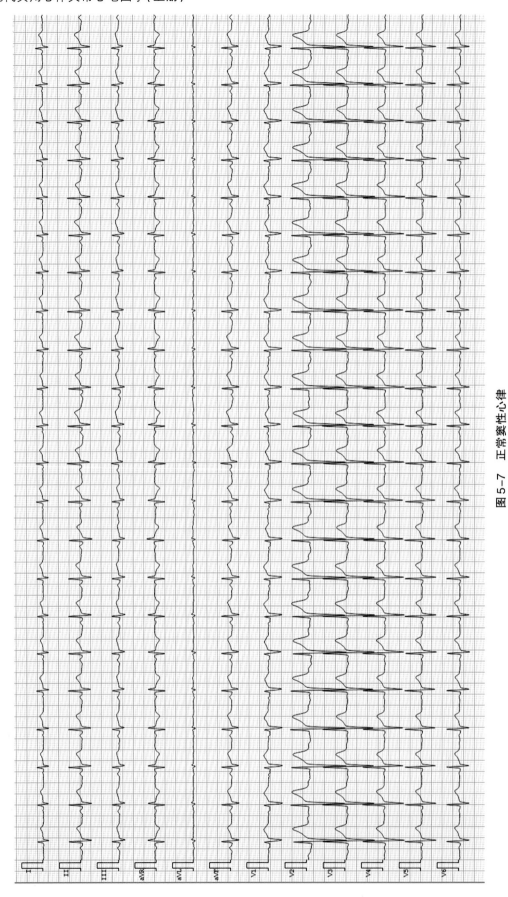

图 5-7　正常窦性心律

女, 26 岁, P 波规律出现, 频率 88 次/min, 在 I 、II 、aVF、$V_3 \sim V_6$ 导联直立, aVR 导联倒置, II 导联 P 波的振幅 > I 导联, 符合窦性 P 波特征, P 波与 QRS 波顺序发生, PR 间期固定, P 波与 QRS 波同源, 正常窦性心律。

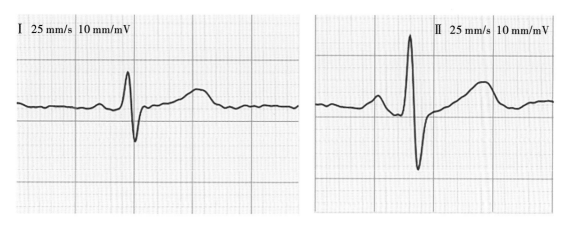

图5-8　Ⅰ、Ⅱ导联同一组心搏放大图，Ⅱ导联心房波的振幅>Ⅰ导联

与图5-7为同一患者。

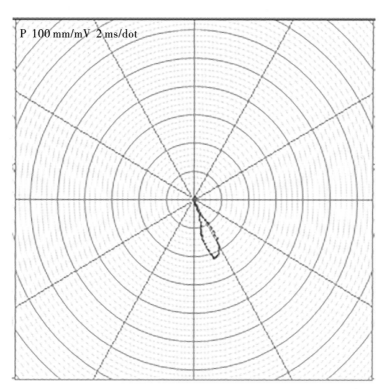

图5-9　心电向量中的额面P环，P环位于左下

与图5-7为同一患者。

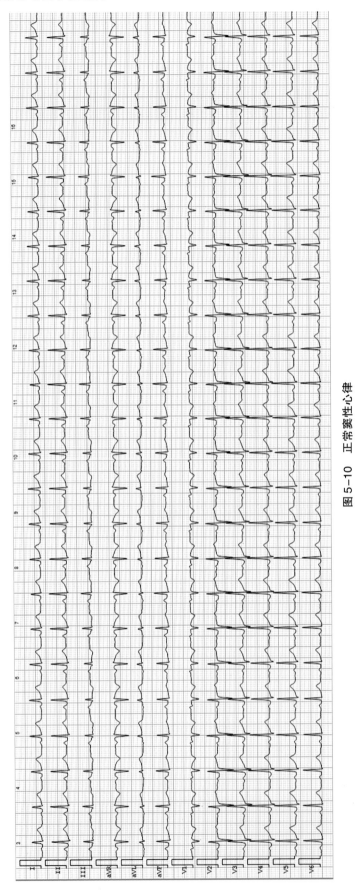

图 5-10　正常窦性心律

女,28 岁,P 波规律出现,频率 94 次/min,在 I 、II 、aVF、V₃ ~ V₆ 导联直立,aVR 导联倒置,II 导联 P 波的振幅>I 导联,符合窦性 P 波特征,P 波顺序发生,PR 间期固定,P 波与 QRS 波顺序发生,PR 间期固定,P 波与 QRS 波同源,正常窦性心律。

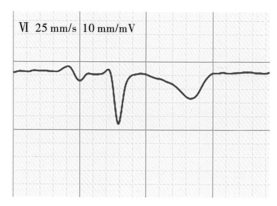

图 5-11　V₁导联一心搏的放大图,先正后负的
双相 P 波

与图 5-10 为同一患者。

1. 窦房结解剖及生理特性　窦房结呈扁椭圆形,有时呈逗点状或马蹄形,呈斜行排列,长 15 ~ 20 mm,宽 3 ~ 5 mm,厚 1.5 ~ 2 mm,分头、体、尾 3 部分,头部位于上腔静脉与右心房交接处心外膜下 1 mm,围绕着上腔静脉向左后下走行,尾部止于右心耳与心房交接处的心内膜下,窦房结紧靠心内、外膜,故心内、外膜病变可影响窦房结。

窦房结内有起搏细胞、普通心房肌组织及过渡细胞。P 细胞是窦房结的起搏细胞,聚集于窦房结中央,少数分散于结的边缘,动作电位具有 0、3、4 相,无明显的 1、2 相,0 相去极化速度慢、幅度小、时程较长,4 相舒张期自动除极速率最快。普通心房肌组织多分布在窦房结周围,含有许多肌原纤维和肌间闰盘,具有普通心肌收缩特性,无起搏功能。过渡细胞主要分布在 P 细胞周围,细胞间彼此相连,可将窦性激动传导至周围心肌组织,简称 T 细胞。

窦房结动脉位于窦房结中央,是供应窦房结血液的唯一动脉,55% 来自右冠状动脉,45% 来自左冠状动脉回旋支。窦房结细胞大多附着在动脉外层的胶原纤维网上,致使窦房结动脉的搏动易于传至窦房结细胞,从而可改变或调节起搏频率。

窦房结原发起搏点部位有时可略有变化,在窦房结起搏细胞之间移行或移行至 T 细胞处,心电图表现窦房结内游走心律。

2. 窦房结的神经支配　窦房结内有丰富的自主神经系统的胆碱能和肾上腺素能纤维末梢,自主神经系统张力变化可调节窦房结的频率和节律。心脏接受心迷走神经和交感神经双重自主传出神经支配。人体心脏通过交感神经和副交感神经影响窦房结的起搏节律。在安静状态时,心迷走神经占优势,心率减慢;当运动或紧张状态时,心交感神经占优势,心率加快。

3. 窦性心律　正常情况下,窦房结具有最高固有发放冲动频率和自律性的特性,凡由窦房结激动引起的心律称为窦性心律;只要窦性 P 波连续出现,其后不论是否继以 QRS 波群,即单凭窦性 P 波的存在而诊断窦性心律。

正常窦性心律应符合以下标准,见图 5-12、图 5-13。

(1)连续出现窦性 P 波:窦性 P 波是以窦房结为起搏点的激动传导至心房并引起左、右心房除极时所形成的钝圆形小波,简称 P 波;心电图表现为 Ⅰ、Ⅱ、aVF、V₃ ~ V₆导联直立,Ⅱ 导联 P 波直立最高,aVR 导联倒置,存在窦性 P 波即可诊断窦性心律。

(2)窦性 P 波频率 60 ~ 100 次/min。

(3)同一导联 PP 间期互差<0.12 s,不同导联互差<0.16 s。

(4)同导联 P 波形态固定不变。

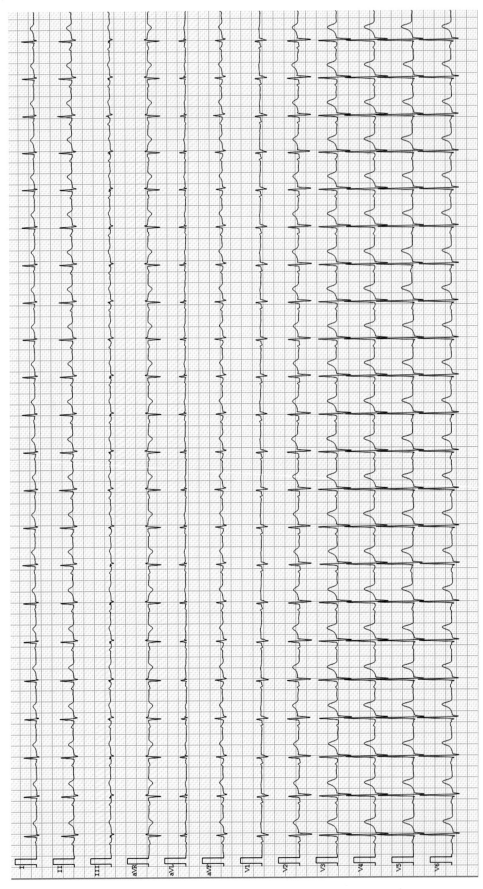

图 5-12　正常窦性心律

男,55 岁,P 波规律出现,频率 86 次/min,同导联 P 波形态固定,在 I、II、aVF、$V_3 \sim V_6$ 导联直立,aVR 导联倒置,II导联 P 波的振幅>1导联,同一导联 PP 同期互差<0.12 s,正常窦性心律。

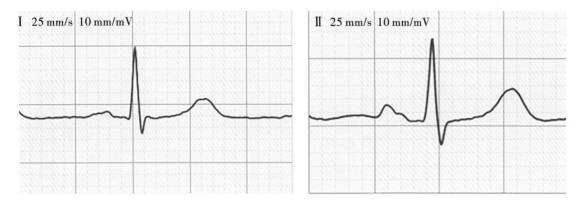

图 5-13　Ⅰ、Ⅱ导联同一组心搏放大图，Ⅱ导联 P 波的振幅>Ⅰ导联

与图 5-12 为同一患者。

第二节　窦性心律失常分类

窦性心律失常是激动起源于窦房结的心律失常，包括快速型窦性心律失常、缓慢型窦性心律失常、窦性心律不齐及窦性并行心律。快速型窦性心律失常包括窦性早搏、窦性心动过速、体位性心动过速综合征和窦房折返性心动过速。缓慢型窦性心律失常包括窦性心动过缓、窦性停搏、窦房阻滞。

一、窦性早搏

窦性早搏是发生于窦房结内的一种罕见早搏，因起源于窦房结，故其形成的心房波形态与窦性 P 波相同，见图 5-14。

1. 心电图特点

（1）突然提前出现的 P 波，其形态、方向、振幅和时限与同导联窦性 P 波完全相同。

（2）联律间期固定，与呼吸无关。

（3）代偿间期等于一个窦性周期，即等周期代偿，也是不完全代偿间歇的一种特殊类型，其原因是窦性早搏的起搏点与正常窦性起搏点邻近，窦性早搏能很快引起窦性激动的节律重整。

（4）窦性早搏的 QRS 波群多与同导联窦性心律的 QRS 波群相同，少数可伴有室内差异性传导。

2. 鉴别诊断　窦性早搏需与窦性心律不齐、房性早搏、3∶2 窦房阻滞相鉴别。

（1）窦性心律不齐一般和呼吸有关，吸气时心率增快，呼气时心率变慢，而窦性早搏除早搏心搏外，其余心搏节律一般是匀齐的。

（2）房性早搏与窦性早搏的主要鉴别点是房性早搏的 P 波形态异于窦性 P 波，代偿间期略长于一个窦性周期，形成狭义的不完全性代偿间歇，其原因是房性早搏的激动传向窦房结需要消耗一定的时间。

（3）窦性早搏与 3∶2 窦房阻滞，如短 PP 间期与一个窦性周期相同者为 3∶2 窦房阻滞，长 PP 间期与一个窦性周期相同者为窦性早搏；心电图不能鉴别者需心内电生理鉴别。

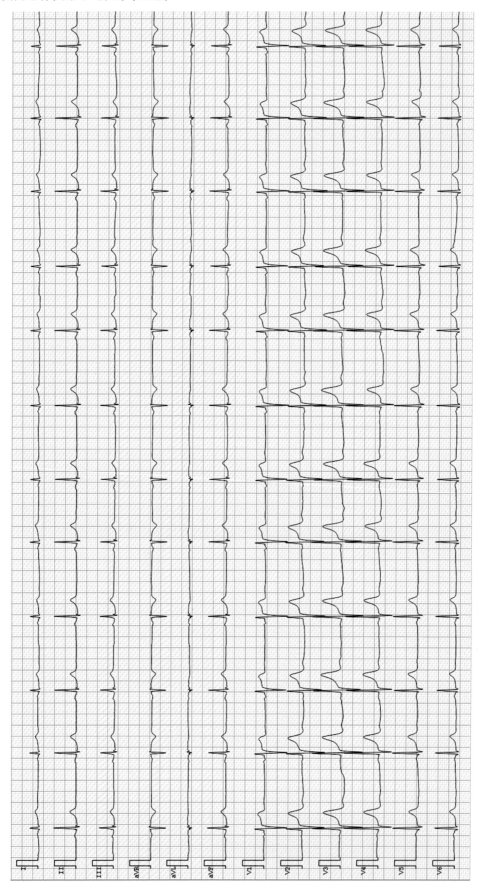

图 5-14　窦性心动过缓, 窦性早搏

男, 65 岁, 第 1, 2, 4, 5, 7, 8, 10~12 个 P 波为窦性心搏, 第 3, 6, 9 个 P 波提前出现, 形态与窦性 P 波相同, 早搏引起的代偿间期等于一个窦性周期。窦性心动过缓, 窦性早搏。

二、窦性心动过速

一般成人的静息窦性心率60～100次/min，超过100次/min的窦性心律称为窦性心动过速（sinus tachycardia，ST），其产生的原因可能是对生理性刺激或其他外源性因素的适度反应，当心率超过生理性活动或其他情况时为异常反应。

心电图符合窦性心律的条件，同时窦性心率>100次/min；心率增快时，右心房上壁激动向量增加使下壁导联P波振幅增高。

窦性心动过速分为生理性窦性心动过速、不良性窦性心动过速。

1. 生理性窦性心动过速　生理性窦性心动过速是自主神经对机体活动和情绪波动的一种正常反应，即运动和其他交感神经张力增加时窦性心率适度增加；也可能是对发热、贫血、脱水、甲状腺功能亢进、心力衰竭等病理因素的反应，也可由咖啡因、阿托品、肾上腺素和麻黄素等外源性物质引起，其多为一过性或暂时性，去除诱因后心率可恢复。

（1）心电图特点：①符合窦性P波特征。②成人窦性P波频率>100次/min，一般在100～150次/min，很少超过160次/min，剧烈运动或运动试验时可达180次/min，见图5-15～图5-21。③青少年及儿童偶尔可达200次/min，少数幼儿可达230次/min，见图5-22。

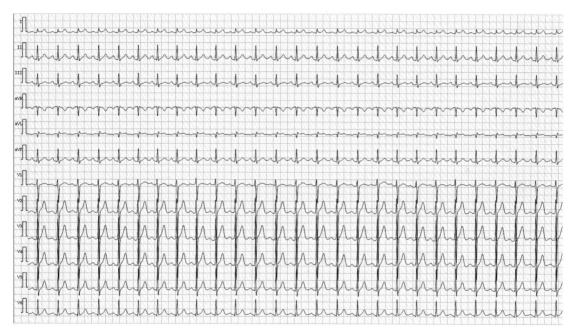

图5-15　窦性心动过速

男，24岁，P波规律出现，频率103次/min，在Ⅰ、Ⅱ、Ⅲ、aVF、V₃～V₆导联直立，aVR导联倒置，Ⅱ导联P波的振幅>Ⅰ导联，符合窦性P波特征，P波与QRS波顺序出现，PR间期恒定，P波与QRS波同源。

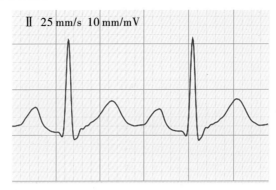

图 5-16　连续两组心搏 II 导联放大图, PP 间期<600 ms

与图 5-15 为同一患者。

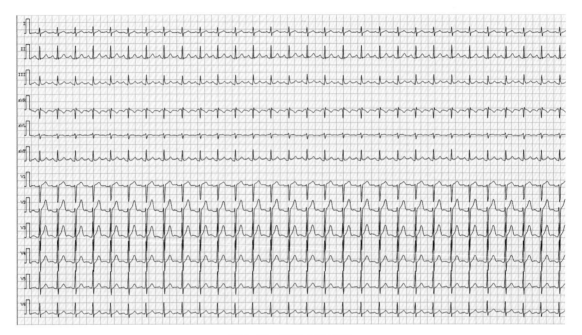

图 5-17　窦性心动过速

男,25 岁,P 波规律出现,频率 116 次/min,在 I、II、aVF、V₃ ~ V₆ 导联直立,aVR 导联倒置,II 导联 P 波的振幅> I 导联,符合窦性 P 波特征,P 波与 QRS 波顺序出现,PR 间期恒定,P 波与 QRS 波同源。

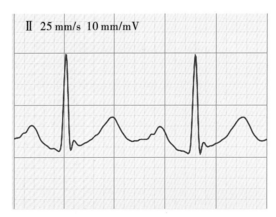

图 5-18　连续两组心搏 II 导联放大图, PP 间期<600 ms

与图 5-17 为同一患者。

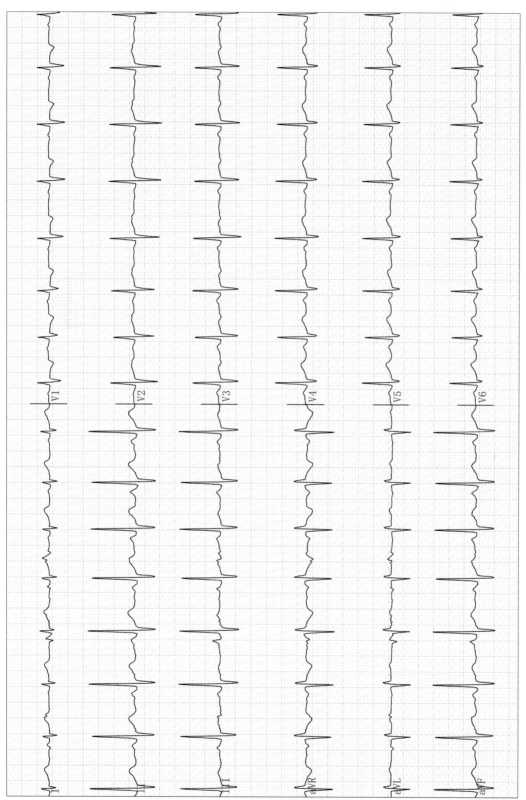

图5-19　试验前心电图

女,21岁,活动平板运动试验,试验前,窦性心律,心率83次/min。

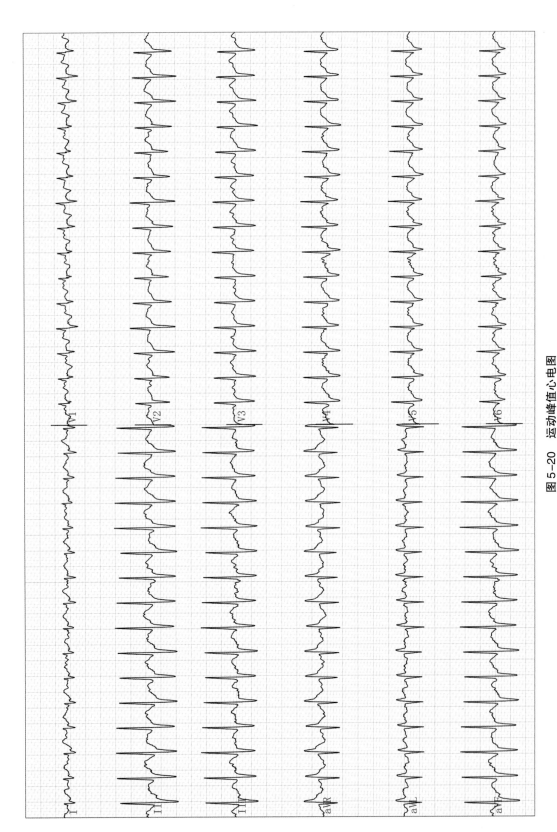

图 5-20　运动峰值心电图

与图 5-19 为同一患者，运动 8:32，窦性心动过速，心率 190 次/min。

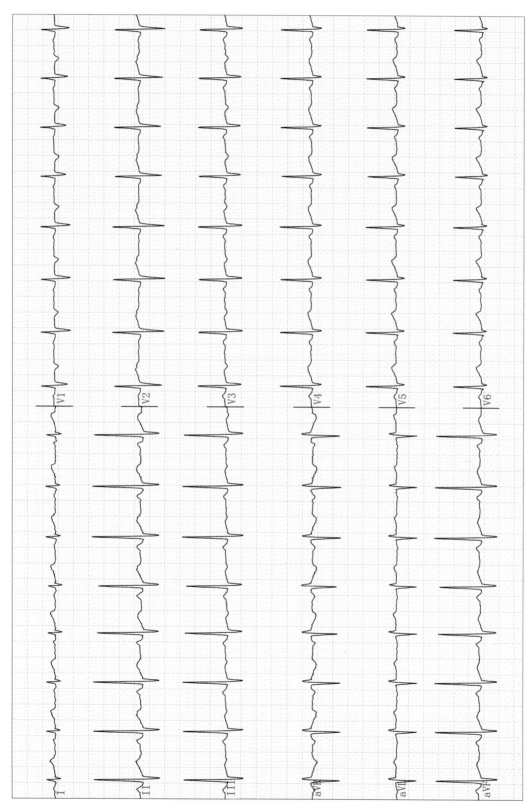

图 5-21　恢复 7:50 心电图

与图 5-19 为同一患者,恢复 7:50,窦性心律,心率 93 次/min。

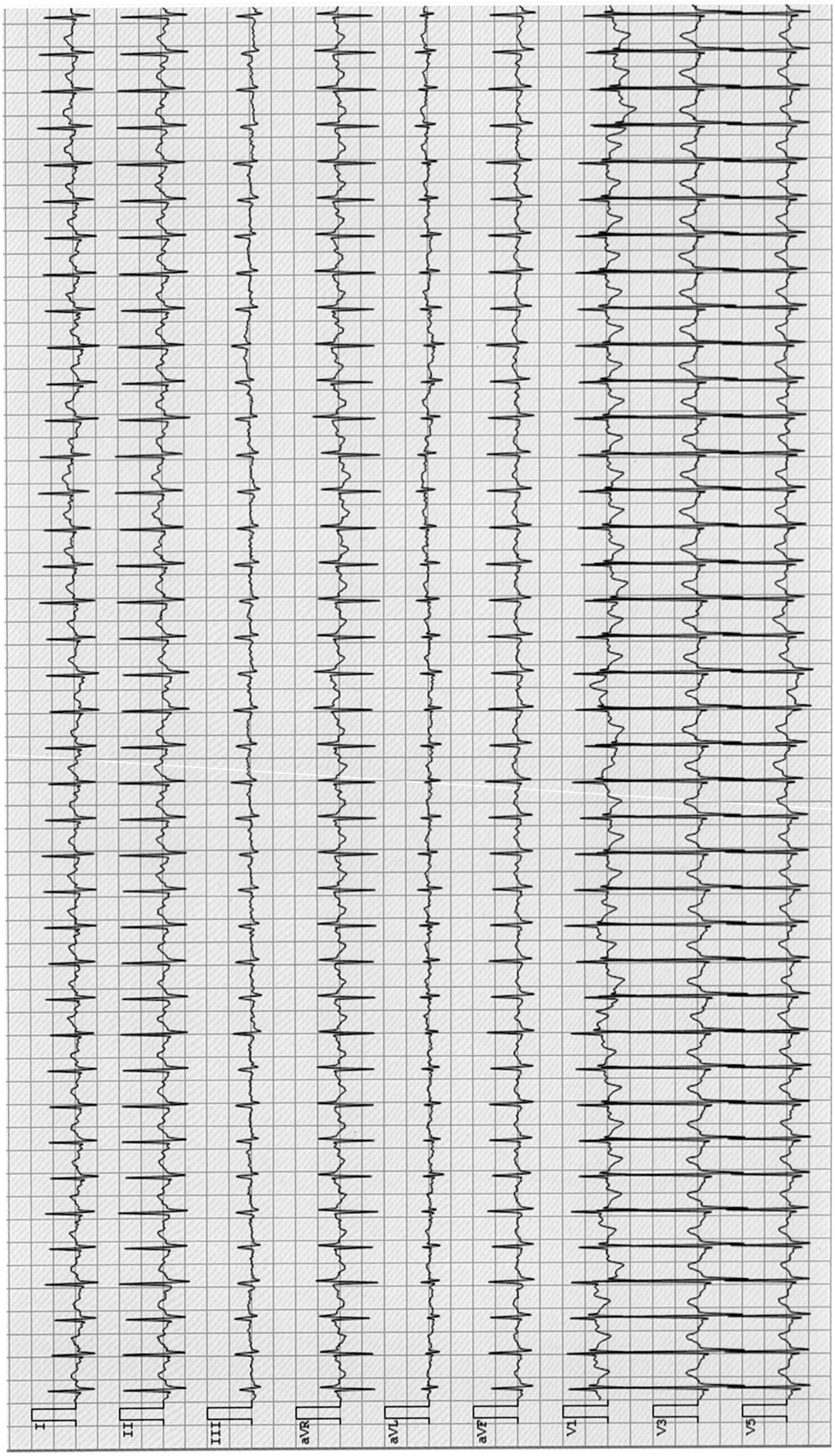

图 5-22　窦性心动过速

男，1 岁，窦性心动过速，心率 193 次/min。

2. 不良性窦性心动过速　不良性窦性心动过速(inappropiate sinus tachycardia,IST)是在休息、最小活动或者运动后恢复过程中用生理需求不能解释的窦性心动过速,即静息状态下窦性心率较快,应激时进一步明显增快,亦称不适宜性窦性心动过速、特发性窦性心动过速、非阵发性窦性心动过速、非阵发性慢性窦性心动过速,临床少见但不罕见,多表现为间歇性、持续性或无休止性心动过速,发病年龄较轻,多数20～35岁的女性,焦虑是重要的诱发因素,部分有家族性遗传倾向。

(1)窦性心动过速是最基本、最重要的表现特点,休息或轻微活动时窦性心率>100次/min;动态心电图显示平均窦性心率明显增高,心率变异性或降低,心率趋势图表现白天窦性心率异常增高,夜间相对较低,部分夜间降至正常;卧位时窦性心率相对较低,多在60～135次/min,直立时窦性心率明显增高,多在90～160次/min;5 min短时间运动可使窦性心律不适当的增加,平均心率达140次/min以上;合并心律失常性心肌病、心力衰竭时窦性心律常增高到160～220次/min,引起心功能严重受损。

(2)临床症状:临床表现轻重不等,患者常感心悸、乏力、眩晕和憋闷等不适;少数有晕厥史(窦性心率快引起心排血量下降及低血压或服用β受体阻滞剂后引起的低血压);运动耐量明显下降,晚期轻微活动都可能受累;直立体位性心动过速时不伴直立性低血压表现;中晚期可合并心律失常性心肌病、顽固性心力衰竭等而出现急性肺水肿、心源性休克等相应症状。经超声、X射线等检查常证实无器质性心脏病,不存在引起窦性心动过速的甲状腺功能亢进、贫血等其他疾病。

(3)发病机制:病因不详,可能与自主神经功能障碍、神经激素失调、窦房结功能亢进有关。

(4)心电图特点:①符合窦性P波特征,静息心率>100次/min,动态心电图的平均心率>90次/min。②心动过速发作时伴虚弱、疲劳、头晕、心悸等症状。③除外心力衰竭、贫血、健康状态低下、直立性低血压、甲状腺功能亢进及嗜铬细胞瘤等内分泌及代谢性疾病和心肌病在内的结构性心脏病明显引起窦性心动过速的继发原因。见图5-23～图5-30。

(5)鉴别诊断:需与生理性窦性心动过速、窦房折返性心动过速、起源于界嵴的房性心动过速、体位性心动过速综合征等相鉴别,故IST是一种排他性诊断。

生理性窦性心动过速的心率相对较低,常在100～150次/min,β受体阻滞剂治疗效果好。

窦房折返性心动过速及折返性房性心动过速可经心脏电刺激诱发和终止。

(6)无休止性窦性心动过速:无休止性心动过速根据其发生的部位与机制分为无休止性窦性心动过速、无休止性房性心动过速、无休止性交界性心动过速、无休止性室性心动过速4种。

无休止性窦性心动过速亦称特发性窦性心动过速、不良性窦性心动过速、不适宜性窦性心动过速;诊断依据是在较长时间的心电图监测或记录时间内,窦性心动过速占总心搏的50%以上。特发性窦性心动过速逐渐发生或终止,动态心电图显示心率快,有昼夜变化,夜间正常化,HRV在心动过速时正常或中度降低,而自律性房性心动过速的前3～5个心动周期心率逐渐加快,随后心率固定,动态心电图显示偶尔发生,HRV在心动过速时明显受到抑制。

心率:

平均心率:	126		
最低心率:	101	时间:	16:25:36
最高心率:	162	时间:	13:56:48
总心搏数:		170361	
异常心搏数:		164	
异常心搏数千分比:		0	

停搏时间:

R-R 间期大于 1500 ms 的停搏发生次数: 0

室上性早搏:

室上性总数:	2	单发:	2 SVE
室上性成对数:	0	总计:	0 SVE
二联律总数:	0	总计:	0 SVE
三联律总数:	0	总计:	0 SVE
室上速总数:	0	总计:	0 SVE
室上性千分比:	0		
1 分最大室上性数:	1		

室性早搏:

室性总数:	162	单发:	134 VE
室性成对数:	4	总计:	8 VE
二联律总数:	1	总计:	5 VE
三联律总数:	1	总计:	3 VE
室速总数:	1	总计:	12 VE
室性千分比:	0		
1 分钟最大室性数:	17		

心率变异性(时域):

SDNN(ms):	63.6
SDANN(ms):	133.8
rMSSD(ms):	70.6
PNN50(%):	3.7
CV:	0.09

心率变异性(频域): (ms*ms)

总功率:	2771.4
ULF:	431.6
VLF:	1069.2
LF:	598.7
HF:	671.7

ST 段:

	抬高		压低	
	(阵)	(mV/min)	(阵)	(mV/min)
I:	0	0.2	0	0.1
II:	0	0.2	0	0.1
III:	0	0.2	0	0.1
aVR:	0	0.2	0	0.1
aVL:	0	0.2	0	0.1
aVF:	0	0.2	0	0.1
V1:	0	0.2	0	0.1
V2:	0	0.2	0	0.1
V3:	0	0.2	0	0.1
V4:	0	0.2	0	0.1
V5:	0	0.2	0	0.1
V6:	0	0.2	0	0.1

图 5-23 女,39 岁,动态心电图,总心搏数>14 万,平均窦性心率>90 次/min

时间	心率（次/分）			V(个)					S(个)					长间歇 个
	平均	最低	最高	V	成对	速	二联律	三联律	S	成对	速	二联律	三联律	
16:25 17:25	114	101	118	10	0	0	0	0	1	0	0	0	0	0
17:25 18:25	114	108	123	4	0	0	0	0	0	0	0	0	0	0
18:25 19:25	113	108	125	5	0	0	0	0	0	0	0	0	0	0
19:25 20:25	118	109	123	2	0	0	0	0	0	0	0	0	0	0
20:25 21:25	116	111	127	12	0	0	0	0	0	0	0	0	0	0
21:25 22:25	119	115	134	2	0	0	0	0	0	0	0	0	0	0
22:25 23:25	123	114	131	7	1	0	0	0	0	0	0	0	0	0
23:25 00:25	129	123	146	3	0	0	0	0	0	0	0	0	0	0
00:25 01:25	124	122	134	8	0	0	0	0	0	0	0	0	0	0
01:25 02:25	128	123	139	8	0	0	0	0	0	0	0	0	0	0
02:25 03:25	131	125	142	7	0	0	0	0	0	0	0	0	0	0
03:25 04:25	135	127	142	0	0	0	0	0	0	0	0	0	0	0
04:25 05:25	130	121	141	9	0	0	1	0	1	0	0	0	0	0
05:25 06:25	126	121	139	18	0	0	0	1	0	0	0	0	0	0
06:25 07:25	127	120	136	3	0	0	0	0	0	0	0	0	0	0
07:25 08:25	129	120	141	0	0	0	0	0	0	0	0	0	0	0
08:25 09:25	131	126	144	9	0	0	0	0	0	0	0	0	0	0
09:25 10:25	130	120	141	6	0	0	0	0	0	0	0	0	0	0
10:25 11:25	133	127	151	2	0	0	0	0	0	0	0	0	0	0
11:25 12:25	135	130	148	3	0	0	0	0	0	0	0	0	0	0
12:25 13:25	133	127	151	12	0	0	0	0	0	0	0	0	0	0
13:25 14:25	138	126	162	25	2	1	0	0	0	0	0	0	0	0
14:25 15:11	131	122	137	7	1	0	0	0	0	0	0	0	0	0
A11	126	101	162	162	4	1	1	1	2	0	0	0	0	0

时段：1-23 小时 / 共 23 小时

* 以上心率为 60 秒平均值。

图 5-24　动态心电图心律失常数据统计表

与图 5-23 为同一患者。

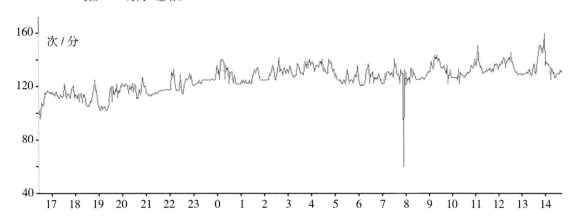

图 5-25　动态心电图心率趋势图

与图 5-23 为同一患者。

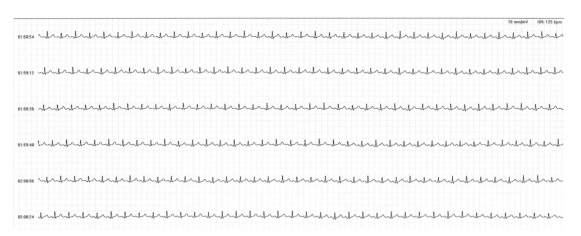

图 5-26 动态心电图夜间片段，窦性心动过速，即不良性窦性心动过速

与图 5-23 为同一患者。

心率:		
平均心率：	114	
最低心率：	81	时间：10:46:07
最高心率：	160	时间：21:08:12
总心搏数：	168884	
异常心搏数：	0	
异常心搏数千分比：	0	

停搏时间：	
R-R 间期大于 1500 ms 的停搏发生次数：0	

室上性早搏:			
室上性总数：	0	单发：	0 SVE
室上性成对数：	0	总计：	0 SVE
二联律总数：	0	总计：	0 SVE
三联律总数：	0	总计：	0 SVE
室上速总数：	0	总计：	0 SVE
室上性千分比：	0		
1 分最大室上性数：	0		

室性早搏:			
室性总数：	0	单发：	0 VE
室性成对数：	0	总计：	0 VE
二联律总数：	0	总计：	0 VE
三联律总数：	0	总计：	0 VE
室速总数：	0	总计：	0 VE
室性千分比：	0		
1 分钟最大室性数：	0		

心率变异性（时域）:	
SDNN(ms)：	70.2
SDANN(ms)：	77.0
rMSSD(ms)：	35.7
PNN50(%)：	6.5
CV：	0.06

心率变异性（频域）:（ms*ms）	
总功率：	2505.2
ULF：	1869.3
VLF：	443.0
LF：	90.7
HF：	102.0

ST 段:	抬高		压低	
	（阵）	（mV/min）	（阵）	（mV/min）
I ：	0	0.2	0	0.1
II ：	0	0.2	0	0.1
III ：	0	0.2	0	0.1
aVR：	0	0.2	0	0.1
aVL：	0	0.2	0	0.1
aVF：	0	0.2	0	0.1
V1：	0	0.2	0	0.1
V2：	0	0.2	0	0.1
V3：	0	0.2	0	0.1
V4：	0	0.2	0	0.1
V5：	0	0.2	0	0.1
V6：	0	0.2	0	0.1

图 5-27 女,26 岁,动态心电图,总心搏数>14 万,平均窦性心率>90 次/min

时间	心率（次/分）			V（个）					S（个）					长间歇
	平均	最低	最高	V	成对	速	二联律	三联律	S	成对	速	二联律	三联律	个
16:30 17:30	109	98	123	0	0	0	0	0	0	0	0	0	0	0
17:30 18:30	110	99	131	0	0	0	0	0	0	0	0	0	0	0
18:30 19:30	105	93	120	0	0	0	0	0	0	0	0	0	0	0
19:30 20:30	115	103	123	0	0	0	0	0	0	0	0	0	0	0
20:30 21:30	134	120	160	0	0	0	0	0	0	0	0	0	0	0
21:30 22:30	123	111	137	0	0	0	0	0	0	0	0	0	0	0
22:30 23:30	121	110	136	0	0	0	0	0	0	0	0	0	0	0
23:30 00:30	97	90	121	0	0	0	0	0	0	0	0	0	0	0
00:30 01:30	97	90	109	0	0	0	0	0	0	0	0	0	0	0
01:30 02:30	104	98	117	0	0	0	0	0	0	0	0	0	0	0
02:30 03:30	109	100	121	0	0	0	0	0	0	0	0	0	0	0
03:30 04:30	109	105	120	0	0	0	0	0	0	0	0	0	0	0
04:30 05:30	111	106	118	0	0	0	0	0	0	0	0	0	0	0
05:30 06:30	109	102	118	0	0	0	0	0	0	0	0	0	0	0
06:30 07:30	108	100	114	0	0	0	0	0	0	0	0	0	0	0
07:30 08:30	102	96	110	0	0	0	0	0	0	0	0	0	0	0
08:30 09:30	100	94	112	0	0	0	0	0	0	0	0	0	0	0
09:30 10:30	99	92	118	0	0	0	0	0	0	0	0	0	0	0
10:30 11:30	110	81	142	0	0	0	0	0	0	0	0	0	0	0
11:30 12:30	131	114	148	0	0	0	0	0	0	0	0	0	0	0
12:30 13:30	130	121	142	0	0	0	0	0	0	0	0	0	0	0
13:30 14:30	130	121	139	0	0	0	0	0	0	0	0	0	0	0
14:30 15:30	136	129	144	0	0	0	0	0	0	0	0	0	0	0
15:30 16:30	136	127	146	0	0	0	0	0	0	0	0	0	0	0
16:30 17:16	136	96	148	0	0	0	0	0	0	0	0	0	0	0
All	114	81	160	0	0	0	0	0	0	0	0	0	0	0

时段：1-25 小时 ／ 共 25 小时

＊以上心率为 60 秒平值。

图 5-28　动态心电图心律失常数据统计表

与图 5-27 为同一患者。

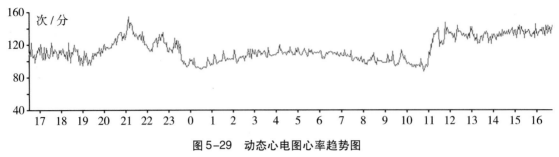

图 5-29　动态心电图心率趋势图

与图 5-27 为同一患者。

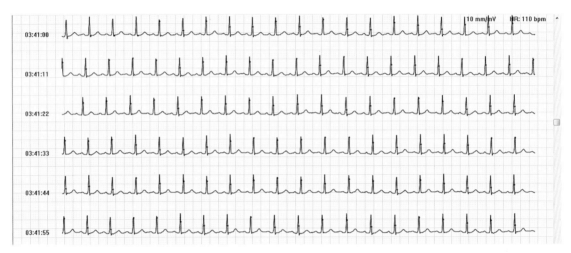

图 5-30　动态心电图夜间片段,窦性心动过速,即不良性窦性心动过速

与图 5-27 为同一患者。

三、体位性心动过速综合征

体位性心动过速综合征(postural orthostatic tachycardia syndrome,POTS)是主动站立或直立倾斜试验 10 min 内,心率增加 ≥30 次/min(<18 岁心率增加 ≥40 次/min)或 ≥120 次/min(6~12 岁 ≥130 次/min,12~18 岁 ≥125 次/min);同时,收缩压下降幅度 ≤20 mmHg,舒张压下降幅度 ≤10 mmHg,同时伴严重的疲劳、先兆晕厥、不能耐受运动、头晕等症状,亦称特发性直立不耐受综合征、直立性心动过速综合征、慢性疲劳综合征;多发生于 15~50 岁,女性高发,部分女性发病与月经周期有关,随着体重和体液的减少,症状明显加重。

1.临床表现　主要症状是体位由卧位转变为直立时出现头晕、视物模糊、心悸、震颤及双下肢无力,少数人有过度通气、焦虑、胸痛、肢端发冷及偏头痛、睡眠障碍等,部分患者休息时出现与心律失常无关的血压和心率变化的症状,有时伴随恐惧感。

2.诊断标准　在体位变为站立或直立倾斜试验时由平卧位变为站立,10 min 内,心率增加 ≥30 次/min(<18 岁心率增加 ≥40 次/min)或 ≥120 次/min(6~12 岁 ≥130 次/min,12~18 岁 ≥125 次/min);同时,收缩压下降幅度 ≤20 mmHg,舒张压下降幅度 ≤10 mmHg,并伴有持续的直立体位症状,见图 5-31~图 5-34。

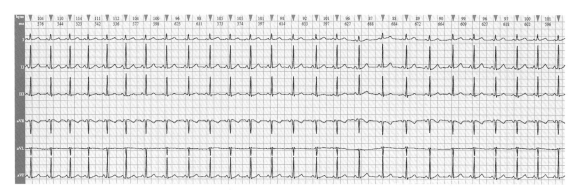

图 5-31　直立倾斜试验平卧位心电图

女,13 岁,间断头晕 3 个月,直立倾斜试验平卧位窦性心律不齐,心率 98 次/min,血压 122/68 mmHg,无症状。

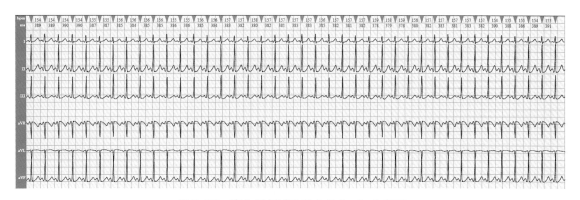

图 5-32　直立倾斜试验站立位 4 min 心电图

与图 5-31 为同一患者,站立位 4 min 心率 154 次/min,血压 111/64 mmHg,出现头晕、心慌症状。

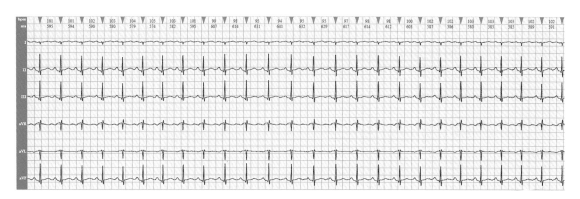

图 5-33　直立倾斜试验平卧位心电图

女,30 岁,间断头晕 3 个月,直立倾斜试验平卧位窦性心律不齐,心率 97 次/min,血压 109/67 mmHg,无症状。

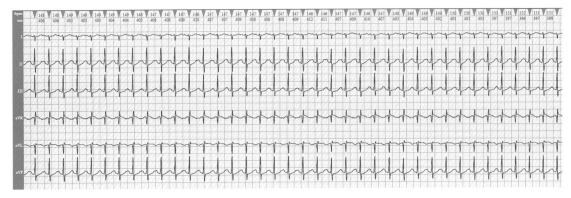

图 5-34 直立倾斜试验站立位 2 min 心电图

与图 5-33 为同一患者，站立位 2 min 心率 147 次/min，血压 100/70 mmHg，出现头晕、心慌症状。

3. 发病机制 ①长度依赖性自主神经病变，某些 POTS 患者心脏自主神经系统正常而存在末梢神经病变；②肾上腺素受体反应障碍；③交感-副交感神经的平衡失调；④脑干调节障碍；⑤血液在静脉系统过度滞留；⑥神经递质代谢障碍。

4. POTS 患者出现晕厥的机制 部分 POTS 患者可能发生晕厥，POTS 晕厥患者在静脉系统过度瘀滞或低血容量时，α 肾上腺素反应减弱是其发生晕厥的可能机制。

5. POTS 与直立性低血压的鉴别 见表 5-1。

表 5-1 体位性心动过速综合征与直立性低血压的鉴别

鉴别点	POTS	直立性低血压
直立性头晕	阳性	阳性，有变异
直立性震颤	常见	无
直立性心悸	常见	无
直立性低血压	不定	都有
直立性心动过速	显著	少
仰卧位去甲肾上腺素	正常	通常减少
立位去甲肾上腺素	增多或正常	减少
深呼吸时心率变化	正常	小

四、窦房折返性心动过速

窦房折返性心动过速（sinoatrial reentrant tachycardia，SART）是一种起源于窦房结组织的微折返，心电图特点如下。

（1）P 波形态和窦性心律时无法区别。

（2）频率通常为 100～150 次/min，平均 130 次/min，节律规整，可有温醒和冷却现象。

（3）适时的房性早搏、窦性早搏或人工刺激可诱发或终止，刺激迷走神经可终止，房室阻滞不能终止。

（4）突发突止，每次发作仅持续 10～20 次心搏，多呈反复发作。

（5）终止后代偿间期常等于或略长于 1 个窦性周期，见图 5-35～图 5-37。

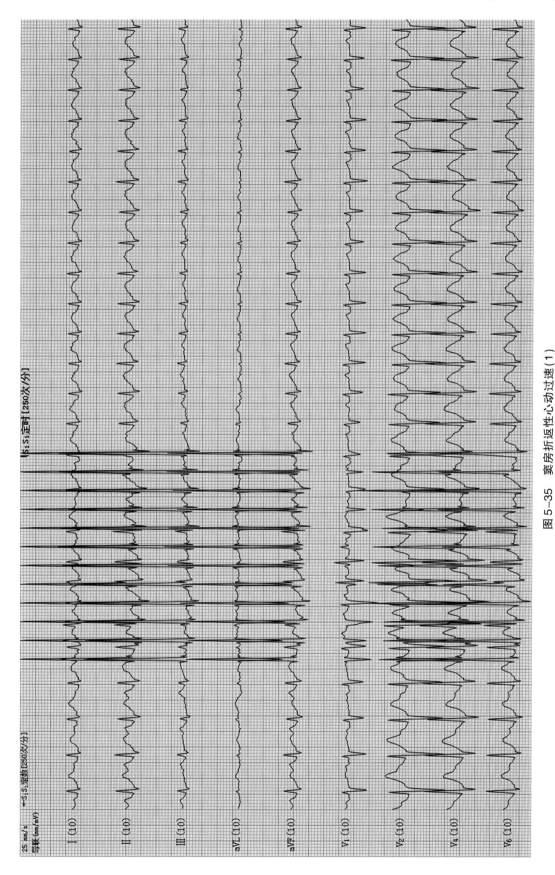

图 5-35　窦房折返性心动过速（1）

女，42 岁，食管心房调搏检查，S_1S_1（250 次/min）定时刺激诱发窦房折返性心动过速。

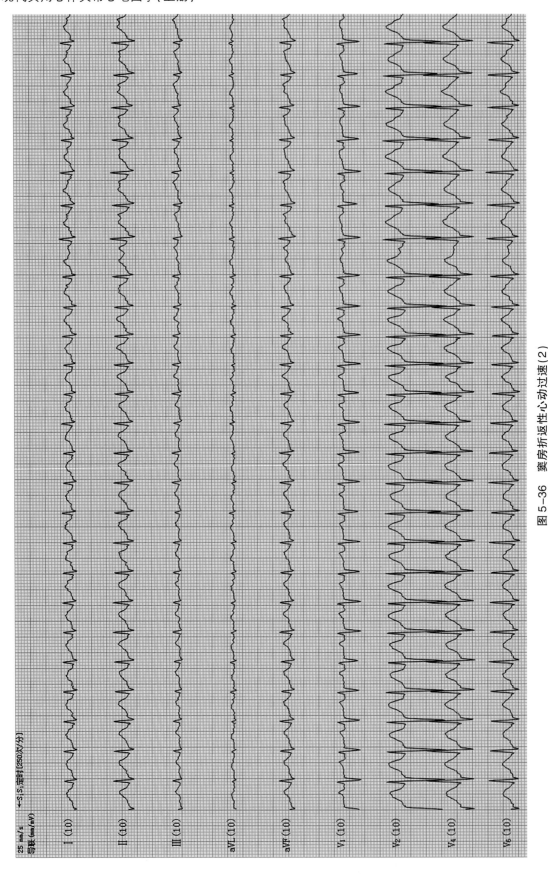

图 5-36　窦房折返性心动过速（2）

与图 5-35 为同一患者，窦房折返性心动过速。

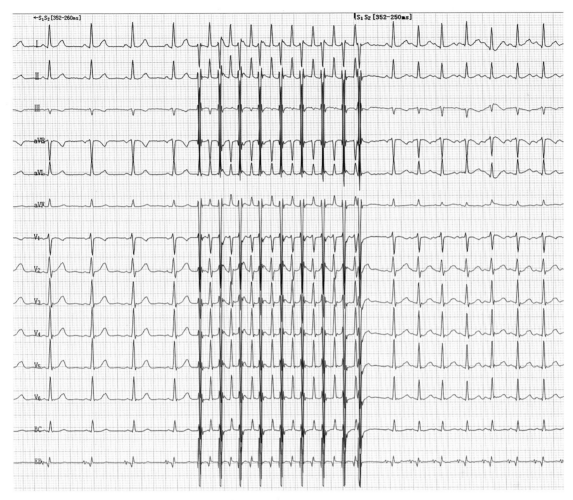

图 5-37　窦房折返性心动过速

女,32 岁,食管心房调搏检查,S_1S_2(352-250 ms)诱发窦房折返性心动过速。

五、窦性心动过缓

1. 概念　符合窦性心律的特点且频率<60 次/min。常见于正常人(特别在睡眠中)、老年人、运动员或高强度体力劳动者,或服用 β 受体阻滞剂、钙通道阻滞剂、胺碘酮等影响自主神经药物,病态窦房结综合征、阻塞性黄疸、黏液性水肿、低温等其他疾病。

心电图特点:心房波具备窦性 P 波的特点,窦性心率<60 次/min,常伴有窦性心律不齐或逸搏、逸搏心律伴干扰性房室脱节,见图 5-38 ~ 图 5-41。

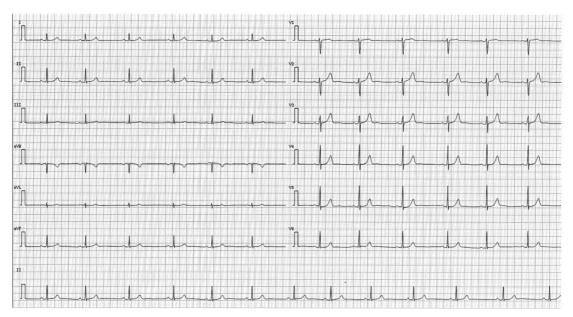

图5-38　窦性心动过缓伴不齐

　　女,38岁,P波在Ⅰ、Ⅱ、aVF、V₃~V₆导联直立,aVR导联倒置,Ⅱ导联P波的振幅>Ⅰ导联,符合窦性P波特征,同导联PP间期互差>0.12 s,平均心率49次/min,P波与QRS波顺序出现,PR间期恒定,P波与QRS波同源。窦性心动过缓伴不齐。

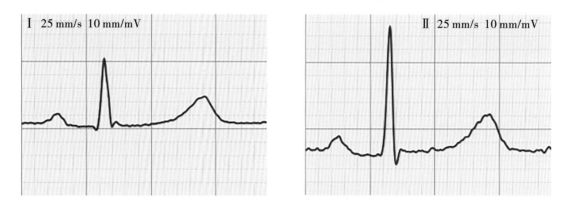

图5-39　Ⅰ、Ⅱ导联同一组心搏,Ⅱ导联心房波的振幅>Ⅰ导联放大图

与图5-38为同一患者。

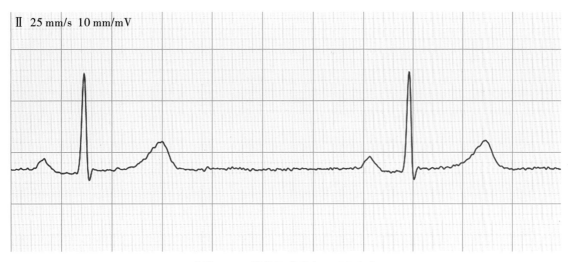

图 5-40 连续两组心搏 II 导联放大图,PP 间期>1 000 ms

与图 5-38 为同一患者。

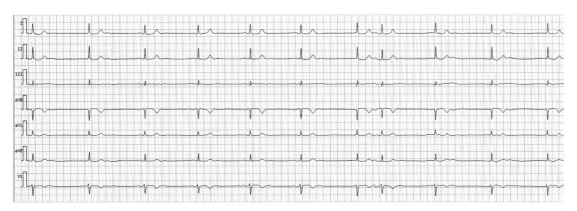

图 5-41 窦性心动过缓伴不齐,过缓的交界性逸搏及心律

女,82 岁,心房波在 I、II、III、aVF、V₃ ~ V₆ 导联直立,aVR 导联倒置,心房波来源于窦房结,第 7 个 QRS 波起始有窦性 P 波,同导联 PP 间期互差>0.12 s,窦性心动过缓伴不齐,心率 49 次/min,过缓的交界性逸搏及心律,心率 38 次/min。

2. 鉴别诊断

(1)与 2∶1 窦房阻滞:2∶1 窦房阻滞时总是在窦性心率突然倍增时才能想到,运动可使 2∶1 窦房阻滞的心率突然成倍增加或出现高度窦房阻滞,而窦性心动过缓时心率加快后又逐渐恢复原有的心率。

(2)与未下传的房性早搏二联律:未下传的房性早搏由于出现得太早,导致 P 波落在前一窦性心搏的 T 波上而没能显现出来,加之房性早搏后面的代偿间期,使得窦性心率很慢而被误诊为窦性心动过缓,见图 5-42、图 5-43。

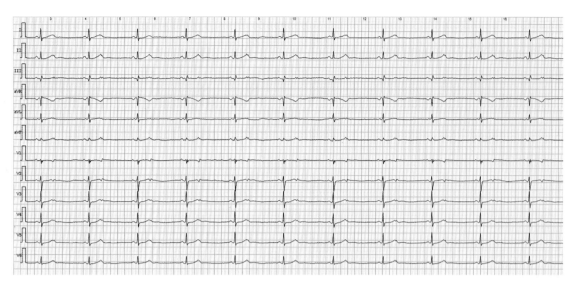

图 5-42　窦性心律，房性早搏未下传二联律

女，76 岁，房性早搏未下传形成二联律，每个 QRS 波前距离相同的位置有窦性 P 波，同时每个 QRS 波后 T 波中重有房性早搏的 P 波，该 P 波未下传，易误诊为窦性心动过缓。

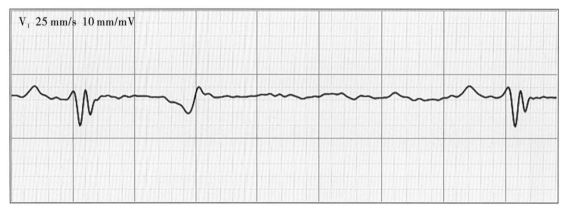

图 5-43　V₁导联放大图

与图 5-42 为同一患者 V₁导联放大图，两个 QRS 波前距离相同的位置均有窦性 P 波，即 P_1、P_2，第 1 个 QRS 波后 T 波中重有房性早搏的 P 波，该 P 波未下传，$P_1P<PP_2$。

　　（3）与房性逸搏心律：房性逸搏心律的 P 波形态与窦性 P 波不同，据此可与窦性心动过缓鉴别，见图 5-44、图 5-45。

　　（4）与 2∶1 房室阻滞：窦性心律伴 2∶1 房室阻滞，被阻滞的窦性 P 波落在前一窦性心搏的 T 波上不易分辨或误诊为 U 波，似缓慢的窦性心律而误诊为窦性心动过缓，见图 5-46、图 5-47。

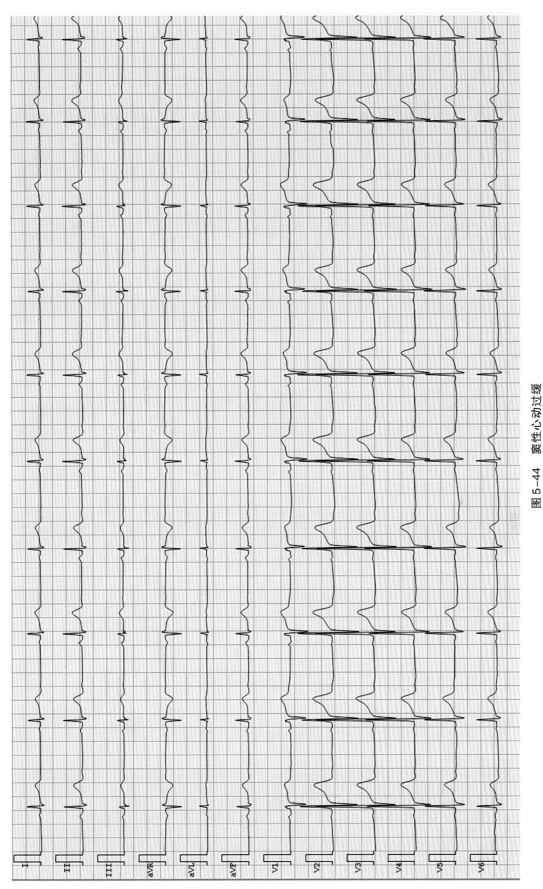

图 5-44 窦性心动过缓

男,66 岁,窦性 P 波缓缓慢规律出现,频率 47 次/min,后均继以 QRS 波,PR 间期>0.12 s,即窦性心动过缓。

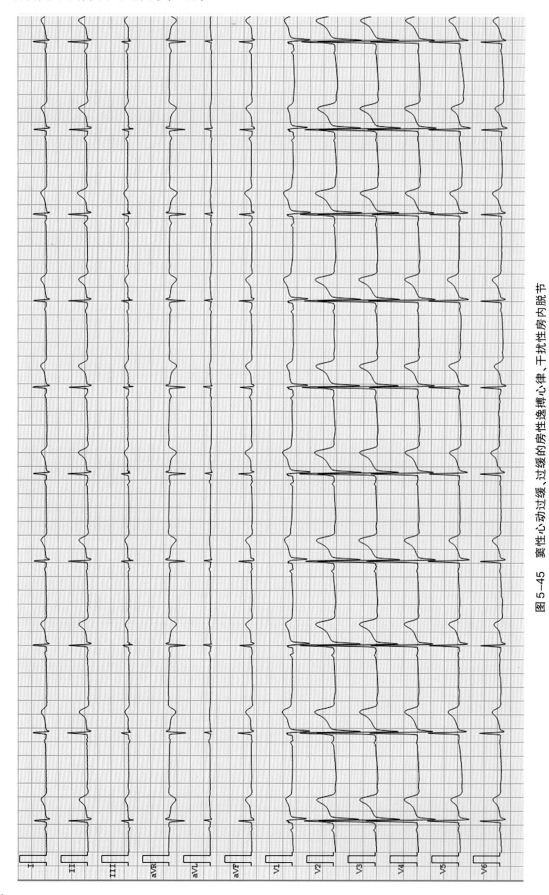

图 5-45 窦性心动过缓、过缓的房性逸搏心律、干扰性房内脱节

与图 5-44 为同一患者不同时间心电图，P 波缓慢规律出现，后均继以 QRS 波，PR 间期>0.12 s，第 8～10 个 P 波为窦性 P 波，第 1～3 个 P 波为房性 P 波，第 4～7 个 P 波为房性融合波，即窦性心动过缓、过缓的房性逸搏心律、干扰性房内脱节。

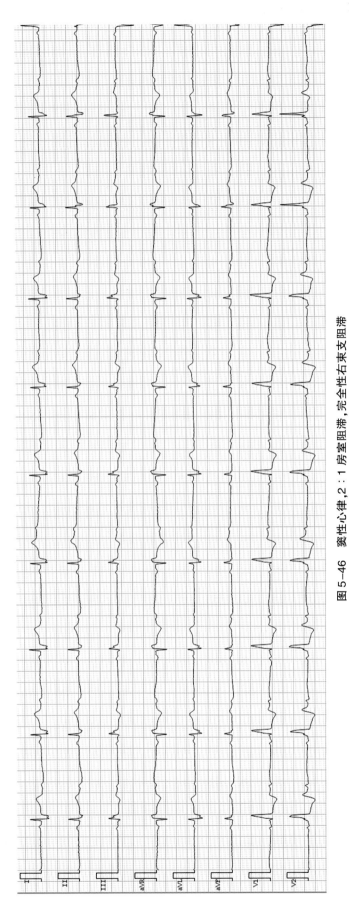

图 5-46　窦性心律,2 : 1 房室阻滞,完全性右束支阻滞

女,43 岁,窦性心律,2 : 1 房室阻滞,完全性右束支阻滞,被阻滞的窦性 P 波落在 T 波后,易误诊为窦性心动过缓。

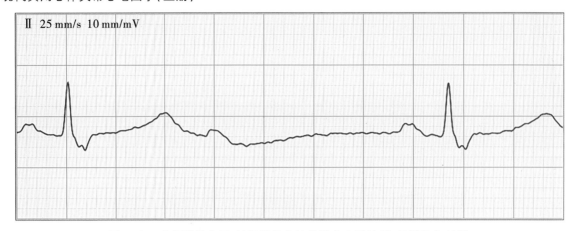

图5-47 Ⅱ导联放大图,被阻滞的窦性P波落在T波后,易误诊为U波

与图5-46为同一患者。

3. 运动员心脏综合征 运动员心脏综合征是竞技性运动员因长期、大运动量耐力训练后,面对超大的负荷,心脏出现相应的代偿性结构与功能方面的适应性改变,亦称运动员心脏。一方面运动员参与完成的高强度比赛的基础条件属于心脏适应性改变,同时也与器质性心脏病的某些改变有相似之处,故这种对心脏超负荷情况发生的适应性改变属于生理性还是病理性改变难以界定。常表现为心肌肥厚、心腔扩大、休息心率时缓慢等。

(1)发生机制:剧烈运动或比赛时人体代谢率剧增,心脏将动用储备力,通过每搏量的增加而满足机体代谢率增高的需要,与静息状态相比,心排血量能增加4~6倍或更高。正常时心脏每搏量70~80 mL,运动时每搏量将增加几倍,随着长期大运动量的耐力训练,心脏负荷严重增加,随之心脏发生适应性改变,心脏将扩大,室壁厚度也增加。

(2)临床表现

1)心率变慢:运动员训练或比赛时一直处于交感神经兴奋,同时反射性引起迷走神经张力持续性增高,引起心率减慢,心率减慢可减少心肌的耗氧量,使舒张期延长,进而延长舒张期冠脉的灌注时间而增加心肌氧供,故心率缓慢是心脏适应性改变的又一表现。表现为安静或睡眠时心率<40次/min,部分运动员24 h总心搏<5.5万,少数人同时存在窦性停搏、窦房阻滞。心动过缓的另一表现为房室阻滞,有5%~35%的运动员存在一度房室阻滞,40%存在二度Ⅰ型房室阻滞。

2)心腔扩大:20%的竞技运动员左心房内径增大,44%的运动员左心室舒张末径超过正常上限,室壁厚度也同样发生适应性反应,这些改变有时与肥厚型心肌病、扩张型心肌病难以区分,故有人称为运动性心肌病,停止运动一定时间这些适应性改变能够消失。

(3)心脏震击猝死综合征:心脏震击猝死综合征是运动中或其他形式的身体碰撞中,患者左胸部受到突发性、低能量的钝性撞击而引起心脏性猝死,撞击可以是躯体的碰撞,也可以是硬性抛掷物的撞击。虽然撞击是致命性的,但其未引起肋骨、胸骨和心脏结构性损伤。其发生时患者可被撞倒在地,发生晕厥、昏迷、心脏停搏,及时描记心电图显示冠脉痉挛性ST段抬高、心室颤动。

可发生在职业运动员和部分大学生或中学生的非正式运动比赛或学校训练性运动中,甚至也发生在青少年的戏耍中。

患者胸前区遭受的垂直、快速的钝性机械性打击,可转换为5~10 J的电能,又经容易变形的胸廓将电能传给心脏触发恶性室性心律失常。

六、窦性心律不齐

单源性心律不齐是同一起搏点在一定时间内发出并形成节律不规则的心律,表明起搏点的自律性不稳定,心电图特征是同一形态的PP间期或RR间期差值>0.12 s。

单源性心律不齐包括窦性心律不齐、房性心律不齐、交界性心律不齐、室性心律不齐,其中窦性心律不齐最常见。

(一)窦性心律不齐

窦性心律不齐是窦房结发出的激动显著不匀齐引起心率时快时慢,多见于儿童、青少年、老年人,一般无病理意义。

心电图特征是同导联窦性PP间期互差>0.12 s,不同导联互差>0.16 s;分为原发性窦性心律不齐和继发性窦性心律不齐两种。

通常以同一导联窦性心率的差别为准,应尽可能测量相邻的窦性PP间期并加以比较,以避免将由于窦性频率逐渐增减所引起的窦性PP间期差异误诊为窦性心律不齐,如受检者的心电图记录前段窦性PP间期可能因刚刚步行到达检查室或精神紧张而较短,引起的窦性心率较快,而心电图记录后段的窦性PP间期可能因卧位休息或紧张情绪逐渐消除而较长,引起窦性心率减慢,两者互差>0.12 s,但不是窦性心律不齐。

1.原发性窦性心律不齐　原发性窦性心律不齐分为呼吸性窦性心律不齐、非呼吸性窦性心律不齐、病理性呼吸性窦性心律不齐3种。

(1)呼吸性窦性心律不齐:呼吸性窦性心律不齐是呼吸过程中体内迷走神经张力变化所引起的心率随呼吸周期波动的现象,与呼吸相有关的窦性心律不齐,吸气相迷走神经张力受抑制,引起心率加快,呼气相迷走神经张力增加,引起心率变慢,亦称相性窦性心律不齐,常见于正常青少年,多属生理性反应。其常作为评估心脏迷走神经张力的无创检测指标,可间接反映心脏迷走神经功能与交感神经的平衡关系,目前已证实其与心脏性猝死、慢性充血性心力衰竭等存在相关性,动物实验发现应用交感神经抑制剂对其无明显影响,而应用迷走神经M受体阻滞剂可减少其幅值,故认为其主要受迷走神经张力变化影响,因此呼气相对其的影响更为主要,而呼气诱发窦性心律不齐作为一个新型指标,是呼吸性窦性心律不齐的进一步细化,可更加精确地反映心脏自主神经平衡变化,近期有研究发现呼吸性窦性心律不齐尤其是呼气诱发窦性心律不齐对急性心肌梗死后存活率更具有一定预测价值。

心电图特征是窦性PP间期逐渐缩短继而逐渐延长,周而复始。同时可见吸气时窦性PP间期短,呼气时窦性PP间期长,深呼吸时表现更明显,甚至最长的窦性PP间期可为最短的窦性PP间期的两倍以上,此时需与窦性停搏鉴别。心率快慢变化周期恰等于每阵呼吸周期。屏气后窦性心律不齐消失。

呼吸过程肺泡受到刺激,通过神经反射使得体内迷走神经与交感神经的张力发生变化,吸气时肺循环或体循环中的末梢感觉器受到刺激,使处于下视丘和延髓中的心脏-呼吸神经中枢的活动产生波动而引起交感神经兴奋,心率增快,呼气时迷走神经兴奋,心率变慢。同时中枢本身周期性传出激动,通过神经作用,引起窦房结自律性发生周期性、规律性改变,见图5-48。

(2)非呼吸性窦性心律不齐:非呼吸性窦性心律不齐是与呼吸相无关的窦性心律不齐,亦称非相性窦性心律不齐,具有窦性心律不齐特点,但其心率变化与呼吸周期无关,多见于冠心病、颅内压增高、脑血管意外以及阿托品、洋地黄及吗啡等药物作用、老年人,心电图特征是窦性PP间期的长短与呼吸周期无关,屏气后窦性心律不齐不消失,见图5-49、图5-50。

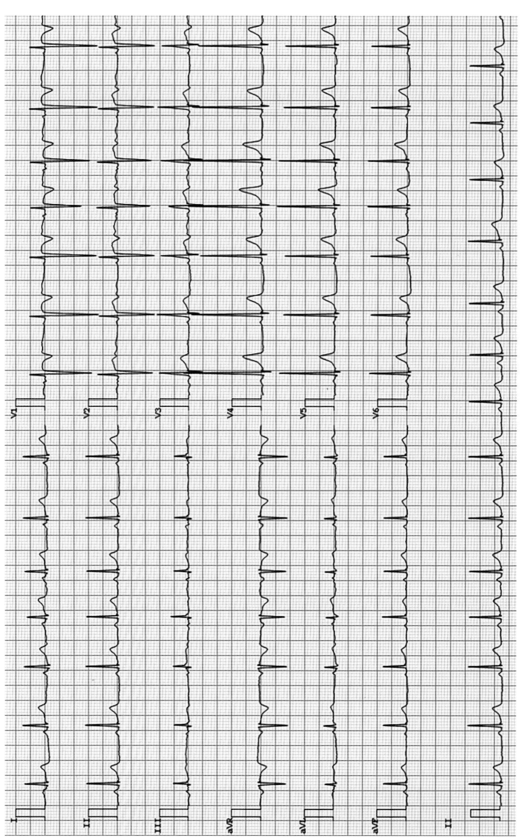

图 5-48　呼吸性窦性心律不齐

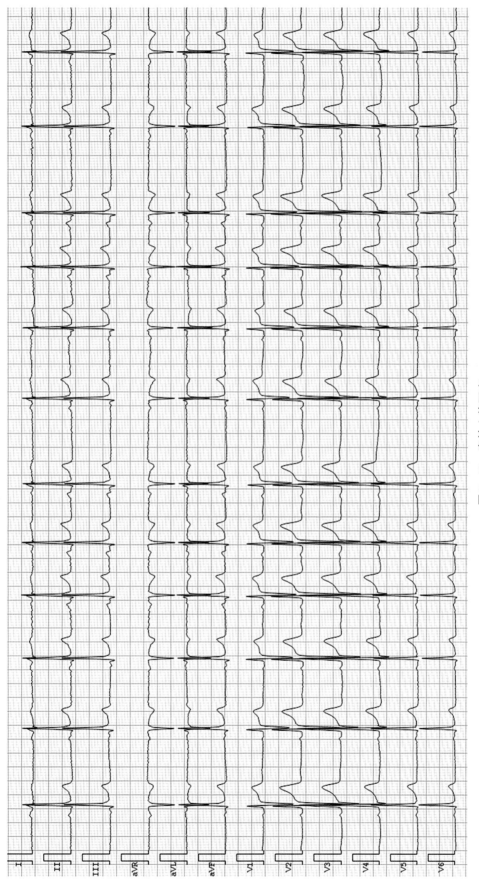

图 5-49　窦性心律不齐

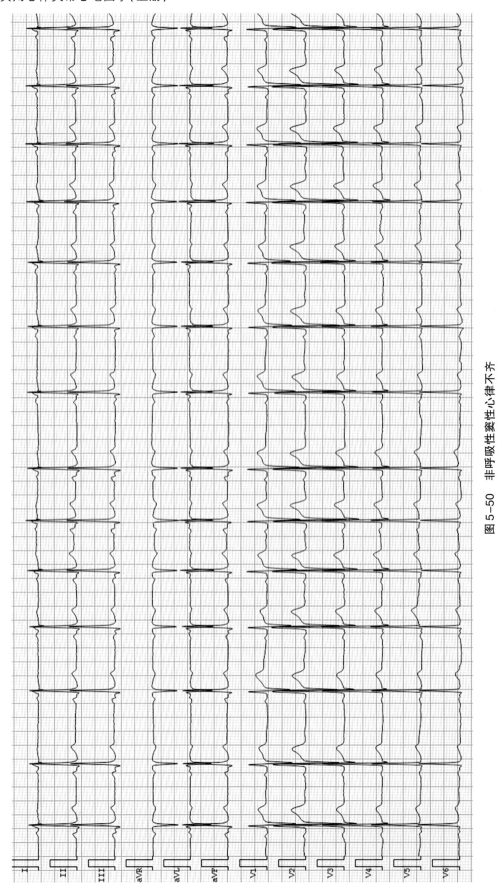

I II III aVR aVL aVF V1 V2 V3 V4 V5 V6

图 5-50　非呼吸性窦性心律不齐

与图 5-49 为同一患者，吸闭气后窦性心律不齐不消失，非呼吸性窦性心律不齐。

（3）病理性呼吸性窦性心律不齐：病理性呼吸性窦性心律不齐见于潮式呼吸,呼吸幅度增大时心率变慢,呼吸幅度小时心率变快。预后严重。

2.继发性窦性心律不齐　继发性窦性心律不齐分为室相性窦性心律不齐、窦性节律重整后窦性心律不齐、神经性窦性心律不齐3种。

（1）室相性窦性心律不齐：室相性窦性心律不齐是指由QRS波群引起的窦性PP间期的变化,是一种特殊类型的窦性心律不齐。多发生于二度以上房室阻滞或室性早搏、交界性早搏中,本身无特殊临床意义,其意义取决于原发疾病及原发性心律失常。

室相性窦性心律不齐发生机制未完全阐明,可能是心室的机械性收缩使窦房结的血液供应得到了改善,窦房结自律性因之提高,表现为QRS波群的出现引起窦性PP间期突然变短,无QRS波的PP间期变长。心室的机械性收缩对心房有牵拉作用,对窦房结也是一种机械性刺激,使其起搏细胞4相自动除极化上升速度突然加快,使夹有QRS波群的窦性PP间期变短。心室收缩引起主动脉压力增高,反射性地引起窦性心律减慢,表现为夹有QRS波群的窦性PP间期变化,而无QRS波群的PP间期变短。室性早搏使窦房结动脉压力下降,反射性引起窦性频率加快,使包含有室性QRS的PP间期变短。

Ⅰ型室相性窦性心律不齐是指无QRS波群的窦性PP间期比夹有QRS波群的PP间期长20 ms以上,见图5-51、图5-52。

Ⅱ型室相性窦性心律不齐是指夹有QRS波群的窦性PP间期比无QRS波群的PP间期长20 ms以上,见图5-53。

Ⅰ型室相性窦性心律不齐比Ⅱ型多见,常发生于窦性心律伴二度、高度、几乎完全性或完全性房室阻滞,控制心室的节律可以是窦性、交界性或室性;交界性早搏及室性早搏,不出现室房传导而伴不完全性代偿间歇;交界性或室性并行心律;心室起搏心律等。细致测量多个窦性PP间期才可能发现室相性窦性心律不齐。

室相性窦性心律不齐需与未下传的房性早搏的鉴别,前者P波提早的程度不明显,未下传的P波形态与窦性P波完全相同;后者未下传的P波明显提前,多位于ST段或T波升支附近,P波形态与窦性P波不同,PP间期明显缩短,代偿间歇明显大于一个基本窦律周期,见图5-54。

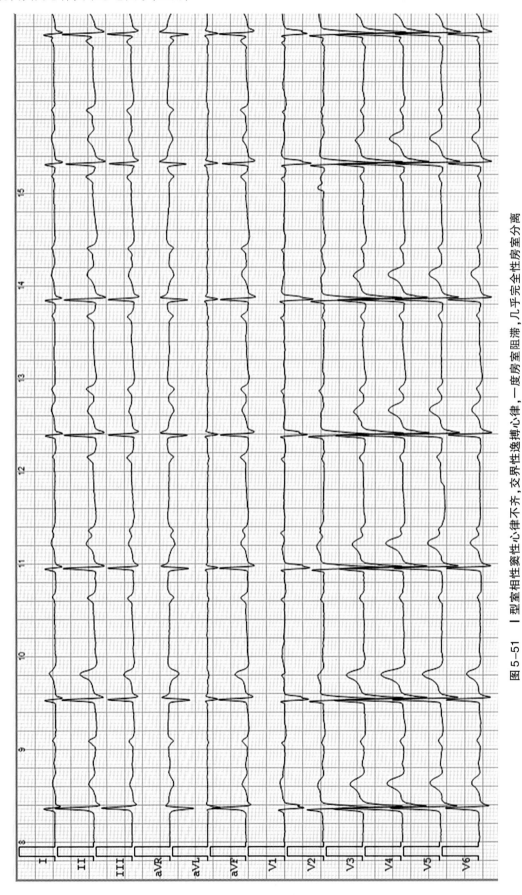

图 5-51　Ⅰ型室相性窦性心律不齐,交界性逸搏心律,一度房室阻滞,几乎完全性房室分离

男,23 岁,窦性 P 波顺序发生,无 QRS 波群的 PP 间期比夹有 QRS 波群的 PP 间期长 0.10 s,室相性窦性心律不齐,第 2 个 QRS 波前有相关的窦性 P 波,PR 间期 0.50 s,其余 RR 间期规则,P 与 QRS 无固定关系,前间期 1.44 s,心室率 42 次/min,即Ⅰ型室相性窦性心律不齐,交界性逸搏心律,一度房室阻滞,几乎完全性房室分离。

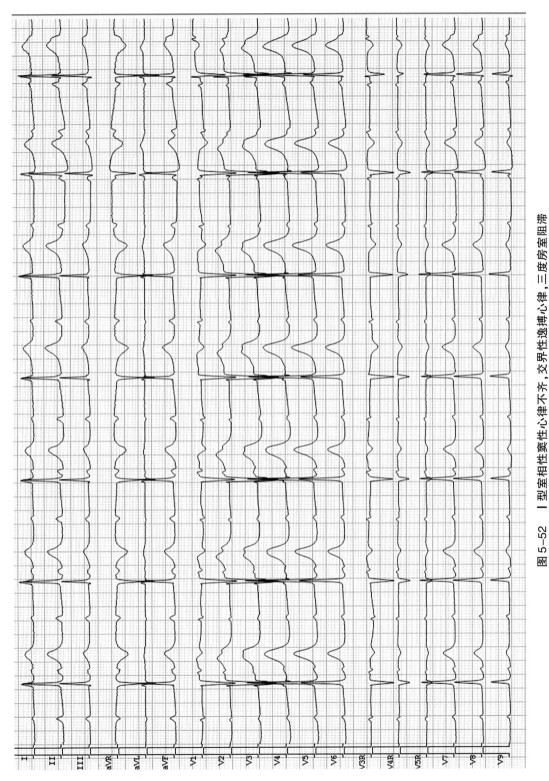

图5-52　I型室相性窦性心律不齐，交界性逸搏心律，三度房室阻滞

女，48岁，窦性P波顺序发生，可见无有QRS波群比夹有QRS波群的PP间期长0.10 s，RR间期规则，P与QRS间期无固定关系，心室率41次/min，即I型室相性窦性心律不齐，交界性逸搏心律，三度房室阻滞。

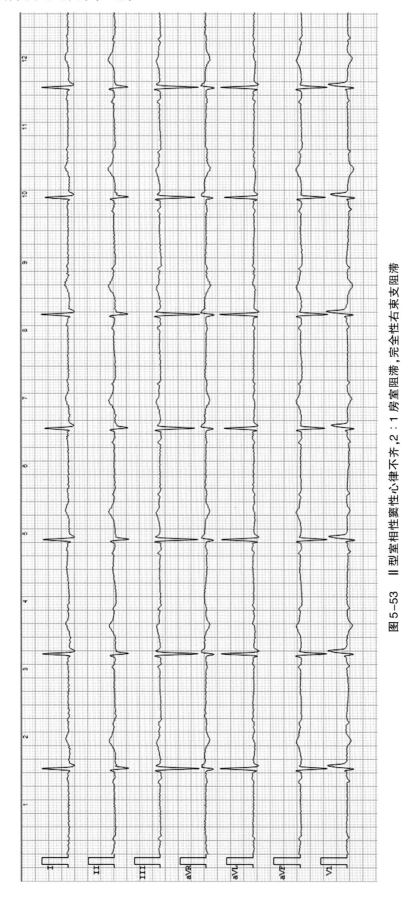

图 5-53　Ⅱ型室相性窦性心律不齐,2∶1 房室阻滞,完全性右束支阻滞

男,88 岁,窦性 P 波顺序发生,可见来有 QRS 波群的窦性 PP 间期比无 QRS 波群的 PP 间期略有不等,室相性窦性心律不齐,RR 间期固定,心室率 41 次/min,即Ⅱ型室相性窦性心律不齐,2∶1 房室阻滞,完全性右束支阻滞。

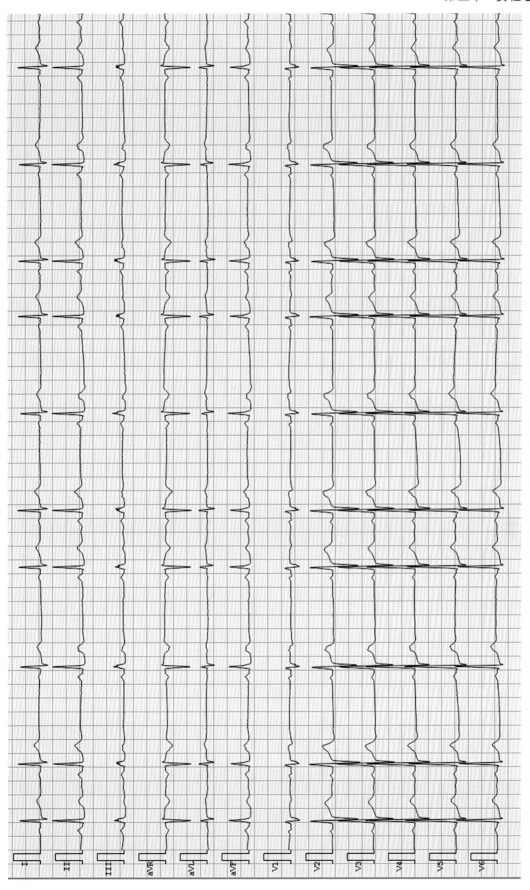

图 5-54　窦性心律，房性早搏未下传

男，68 岁，第 2、3、5、6、8、9 个 QRS 波后 T 波升支有提前出现的 P 波，P 波形态与窦性 P 波不同，PP 间期明显缩短，代偿间歇明显大于一个基本窦律周期，即房性早搏未下传。

(2)窦性节律重整后窦性心律不齐:在某些室上性早搏或伴有室房逆传的室性早搏后,大多最初数个窦性心率先慢后快,引起节律不齐,早搏后的第一、二个窦性PP间期大多较早搏前的窦性PP间期长,亦称窦性节律抑制后窦性心律不齐,该型窦性心律不齐可与其他类型窦性心律不齐并存。

发生机制可能是某些房性早搏或交界性、室性早搏伴有室房传导,并逆行传入窦房联接区内,对窦房结产生了一定的抑制作用,使窦房结自律性暂时降低,导致早搏后的窦性PP间期较长,随后又恢复为正常的窦性周期,即一种抑制后起步现象;有时不伴有室房传导的交界性早搏或室性早搏同样可以引起抑制性窦性心律不齐,可能是早搏通过神经反射导致窦房结抑制所致。

(3)神经性窦性心律不齐:压迫颈动脉窦或眼球后或某些疾病导致颈动脉窦神经反射而产生的窦性心律不齐。

(二)窦房结内游走心律

起搏点在窦房结头、体、尾之间游走,不超出窦房结范围;多见于健康儿童及青年人,亦可见于器质性心脏病、洋地黄类等药物引起,故对判定预后无特殊价值,本身不需要治疗。

心电图特征为P波为窦性,但同导联窦性P波形态可轻度变异,逐搏渐变而非突变;PR间期可随心率而略异,介于0.12~0.20 s,多伴窦性心律不齐。

窦房结头部心搏P波电压最高,PR间期最长,PP间期最短;窦房结尾部心搏P波电压最低,PR间期最短,PP间期最长;窦房结体部心搏介于头部和尾部特点之间。

窦房结内游走心律的发生系由于窦房结头部距房室交界区最远,PR间期最长,心房内除极过程最长,P环最大,故产生P波电压最高,头部自律性最高,心率最快,引起PP间期较短;尾部恰恰相反;体部则介于两者之间。

实际上游走心律是心脏起搏点的转移,有以下特征。

(1)自律性正常或基本正常,频率应在各类起搏点固有频率范围之内。

(2)一个节律点向另一个节律点转移时,两者的频率比较接近。

(3)可见到反复转移、轮流控制心搏。

(4)逐搏渐变而非突变。

总之,在各种窦性心律不齐中呼吸性窦性心律不齐最常见,各种窦性心律不齐的程度可以较为明显,窦性PP间期的差别一般不超过一个最短窦性PP间期的一倍,但少数可达1~2倍以上,此时需与窦性停搏或二度窦房阻滞相鉴别。

七、窦性并行心律

并行心律是心脏内同时有两个独立的起搏点并存,一个由被传入阻滞所保护的独立起搏点,称被保护起搏点,一个未被传入阻滞所保护的起搏点,称无保护起搏点,两者各自发出一系列激动而互相并行所形成的双重心律;可发生于心脏任何部位,心室最常见,多以早搏的形式出现,窦性并行心律罕见。

窦性并行心律由Schamroth在1967年提出,是指窦性起搏点对来自异位起搏点的激动享有被保护的特性。正常情况下,窦性起搏点是不受到保护的,且很容易受到异位激动的侵入而使其发生节律重整。如房性早搏的激动很容易侵入窦房结而早期消除它的激动,其结果是窦性起搏点发生了早搏后节律顺延而形成不完全性代偿间歇。在窦性并行心律中,速率较慢的窦性起搏点对来自其他速率较快的异位起搏点而言,可受到保护;即窦性并行心律的诊断是靠一个速率慢的窦性心律不会受到速率较快的异位心律的干扰且两者心律同时存在来实现的。窦性并行心律与房性并行心律不一样,在房性并行心律中受到保护的是异位房性起搏点(对窦性起搏点的激动而言),而窦性并行心律的情况则恰恰相反。

第六章 停 搏

第一节 概 述

心脏4类起搏点具有正常自律性时才能维护心脏循环功能,在频率优势控制规律的影响下,当高位起搏点的自律性降低、消失或虽正常但其所发出的激动因传导阻滞而不能有效地控制心脏搏动时,低位起搏点所发出的激动形成被动心律维持有效循环。为了及早发现各类起搏点的功能,就必须提高心电图上对停搏的认知。

临床上的心搏骤停是心脏突然停止有效排血,引起心室肌收缩性的显著降低或丧失和机械收缩功能的无效,心电图上可见到心室停搏、心室颤动,偶见电-机械分离。而我们所述的某一起搏点的停搏是该起搏点的自律性丧失,即自律性强度为0级,没有心电活动。

停搏是某一起搏点在解除了当时频率抑制的一定时间内不能形成并发出激动,此时起搏点自律性的部分或全部消失,心电图表现为在一定时间内P和(或)QRS-T波群消失。

停搏的概念中重点强度"解除频率抑制"这一条件,是为了避免在频率优势控制规律作用下所形成的单一心律时,其他房性、交界性、室性3类起搏点在心电图上无表现而认为3类起搏点的停搏,此时这3类起搏点未丧失其正常自律性,只是受到高频起搏点的频率抑制。只有在解除了高频起搏点的频率抑制作用下某一起搏点的逸搏心律才能出现,如在此时未出现该起搏点的逸搏心律才能诊断该起搏点的停搏。见图6-1~图6-4。

一、心电图特点

停搏的主要心电图特点是在一定时间内,某一起搏点激动形成的P和(或)QRS-T波群消失或缺如。

停搏其他的心电图表现:没有对该起搏点施加频率抑制作用的高频同腔或异腔心律共存,如在未见窦性P波时没见房性心动过速、心房扑动、心房颤动、交界性心动过速或室性心动过速伴有室房逆传;或虽有上述高频心律,特别是高位异腔心律存在,但该起搏点具有保护机制,如窦性心动过速伴三度房室阻滞、未见交界性逸搏心律而出现室性逸搏心律,此时表明交界性停搏的可能。伴或不伴低位起搏点所继发的逸搏或逸搏心律,即窦性停搏时可出现房性逸搏心律、交界性逸搏心律、室性逸搏心律及上述3种过缓的逸搏心律中的任何一种或没有逸搏心律。停搏之前可先有短时间的高频心律,如快速的房性心律失常结束后。

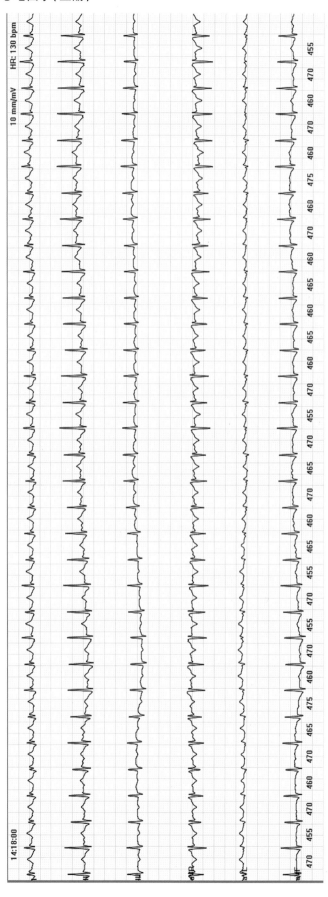

图 6-1　心房扑动

男，75 岁，动态心电图片段，心房扑动，在未解除频率抑制作用的情况下不能确定停搏。

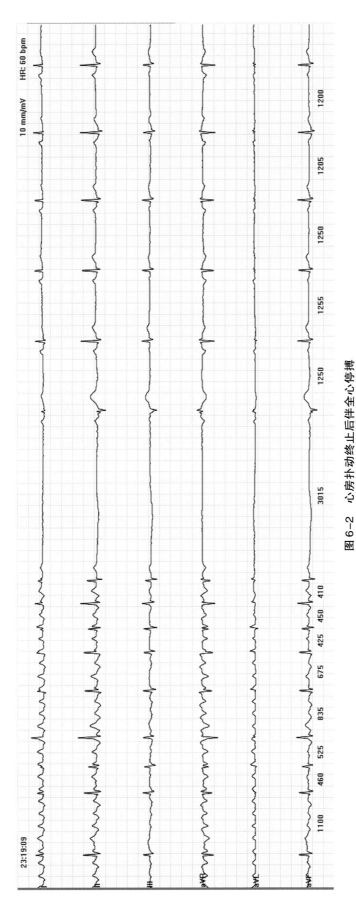

图 6-2 心房扑动终止后伴全心停搏

与图 6-1 为同一患者,动态心电图不同时间片段,心房扑动终止后出现 3.015 s 的长 RR 间期,即在解除频率抑制的作用,全心停搏。

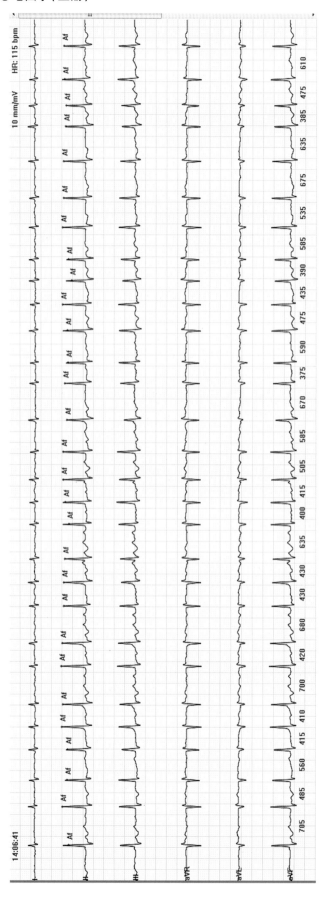

图 6-3　心房颤动

女，77 岁，动态心电图片段，心房颤动，在未解除频率抑制作用的情况下不能确定停搏。

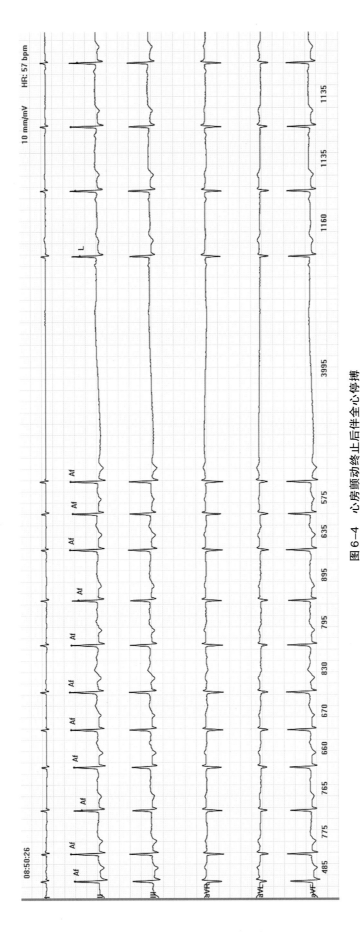

图 6-4　**心房颤动终止后伴全心停搏**

与图 6-3 为同一患者。动态心电图不同时间片段，心房颤动终止后出现 3.995 s 的长 RR 间期，即在解除频率抑制的作用，全心停搏。

二、分类

停搏分为单类停搏和多类停搏两种。

（一）单类停搏

单类停搏是停搏的起搏点只发生在一个部位，根据发生停搏起搏点部位不同分为窦性停搏、房性停搏、交界性停搏、室性停搏4类，其中窦性停搏最常见而重要。

（二）多类停搏

多类停搏中可有多种不同组合方式，如有两类或两类以上的单类停搏称为多类停搏，包括两类停搏、三类停搏、四类停搏，其中心室停搏、全心停搏最重要。多类停搏比单类停搏预后差，低位比高位差，最需要急救的是心室停搏和全心停搏。

1. 两类停搏　任何两种单类停搏的组合构成两类停搏：①窦性停搏与房性停搏；②窦性停搏与交界性停搏；③窦性停搏与室性停搏；④房性停搏与交界性停搏；⑤房性停搏与室性停搏；⑥交界性停搏与室性停搏形成心室停搏。

2. 三类停搏　①窦性停搏伴房性停搏及交界性停搏；②窦性停搏伴交界性停搏及室性停搏；③房性停搏伴交界性停搏及室性停搏；④窦性停搏伴房性停搏及室性停搏。

3. 四类停搏　窦性停搏伴房性停搏、交界性停搏和室性停搏形成全心停搏。

三、分型

停搏根据持续时间、发作频度、与快速的心律失常及其他原因的关系、继发低位被动心律的频率而分型。在同一种停搏中，持续较久者比短暂性预后差，频发性比偶发性差，原发性比继发性差，伴过缓逸搏者比伴逸搏者差。

（一）根据持续时间分型

1. 短暂性停搏　心脏每阵停搏持续时间不超过3 s，见图6-5。

2. 较久性停搏　心脏每阵停搏持续时间超过3 s，但未超过1次心电图全部记录时间；如短暂性停搏与较久性停搏同时存在时统称为较久性停搏，见图6-6。

3. 持久性停搏　1次心电图记录的全部时间显示停搏，但不能肯定停搏持续时间超过3个月者。持久性全心停搏易于发现，而持久性窦性停搏并房性停搏则易于漏诊，因心电图显示交界性逸搏或室性逸搏心律，可通过食管心电图或食管心房调搏检查采用S₁S₁刺激若能有效夺获心房，证明是窦性停搏并房性停搏，否则可能是心房静止，见图6-7、图6-8。

4. 永久性停搏　经多次心电图随访，推测停搏持续时间超过3个月；永久性只是相对的；临终的全心停搏，不论心电图记录时间长短，均属真正的永久性全心停搏，见图6-9～图6-11。

（二）根据发作频度分型

根据发作频度分型只适用于短暂性停搏和较久性停搏。

1. 偶发性停搏　每分钟发生停搏次数在<3次，见图6-12。

2. 频发性停搏　每分钟发生停搏次数在≥3次，见图6-13、图6-14。

（三）根据与快速心律失常及治疗措施的关系分型

1. 原发性停搏　原发性停搏是与快速心律失常及治疗措施等无关的停搏，即起搏点受病变影响所致的一种常见停搏，诊断中我们描述的停搏通常是指原发性停搏，见图6-15。

2.继发性停搏　继发性停搏是发生在高频心律之后或使用抗心律失常药物、颈动脉窦按摩、压迫眼球、食管心房调搏超速抑制等影响起搏点自律性的治疗后出现的停搏,即只发生于快速心律失常及(或)治疗措施之后出现的停搏,是超速抑制的暂时后果,见图6-16、图6-17。

在原发性窦性停搏的基础上,快速的心律失常又使窦性停搏加重,这时的停搏不能称为继发性停搏,因为在未出现快速的心律失常时已经存在窦性停搏,反映窦房结因本身病变已丧失自律性,这种情况多见于病态窦房结综合征,患者常在快速心律失常终止后症状加重,因此对于继发性停搏预后的评估需要具体分析,见图6-18。

(四)根据继发低位被动心律的频率分型

1.伴逸搏的停搏　伴逸搏的停搏是继发于某一起搏点停搏之后的低位被动心律,属于逸搏心律的范畴,即停搏后的逸搏频率在相应部位的逸搏频率范围,见图6-19。

2.伴过缓逸搏的停搏　伴过缓逸搏的停搏是继发于某一起搏点停搏之后的低位被动心律,属于过缓的逸搏心律范畴,即停搏后的逸搏频率低于相应部位的逸搏频率,见图6-20。

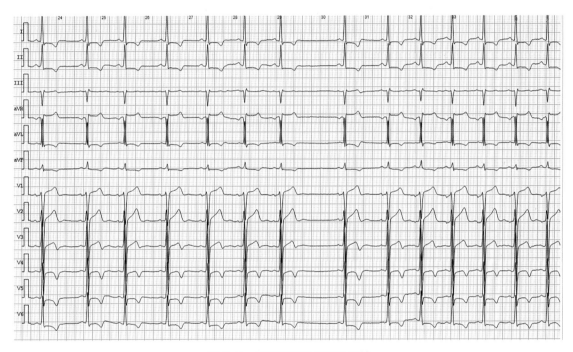

图6-5　短暂性窦性伴房性停搏

男,42岁,第8个窦性P波延迟出现,后继以QRS波,前间期1.48 s,期间无P-QRS波群即短暂性窦性伴房性停搏。

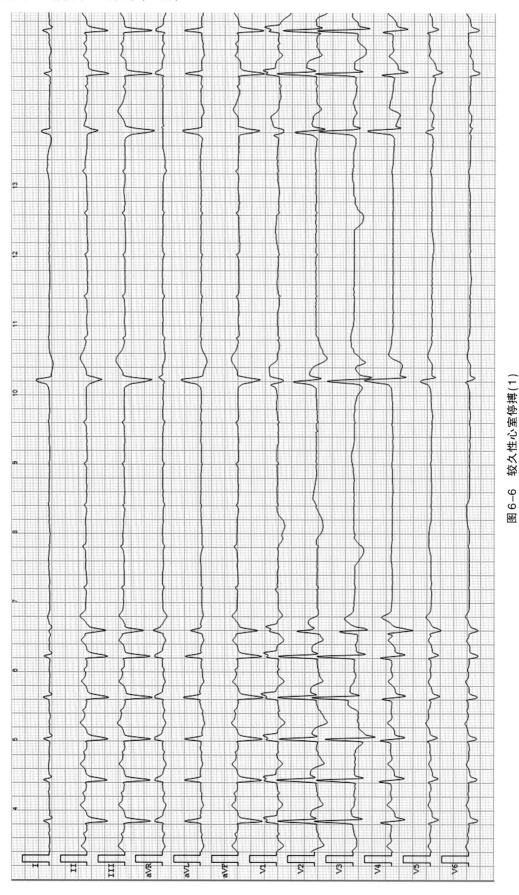

图 6-6　较久性心室停搏(1)

男,36 岁,第 7、8 个 QRS 波延迟出现,宽大畸形,其前无相关的 P 波,前间期 3.56 s,期间有 P 波,而无 QRS 波,即较久性心室停搏。

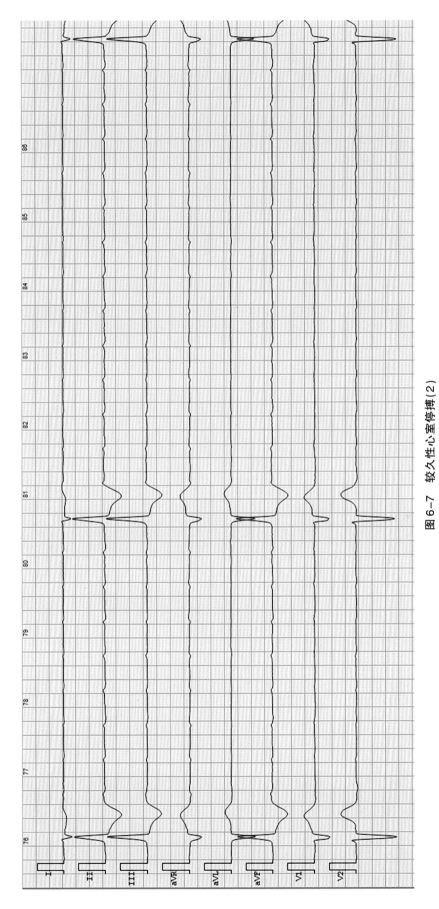

图 6-7 较久性心室停搏（2）

女，5 岁，第 2、3 个 QRS 波延迟出现，宽大畸形，其前无相关的 P 波，前间间期分别为 4.44 s、7.32 s，期间有 P 波，而无 QRS 波，即较久性心室停搏。

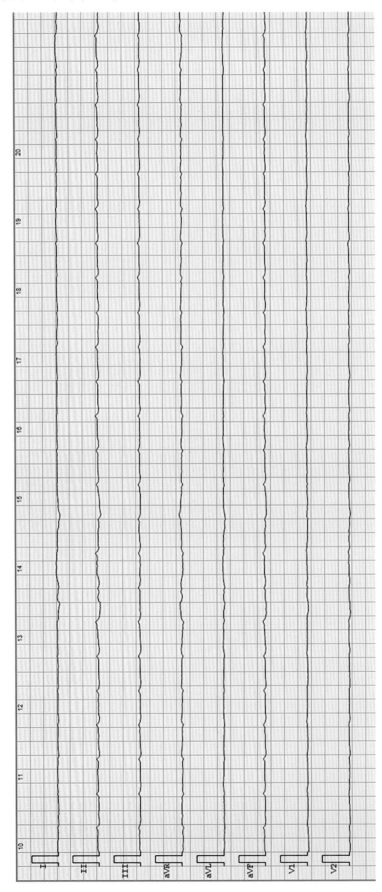

图 6-8 持久性心室停搏

与图 6-7 为同一患者不同时间心电图,1 次心电图记录的全部时间显示窦性 P 波规律出现,期间无 QRS 波,即持久性心室停搏。

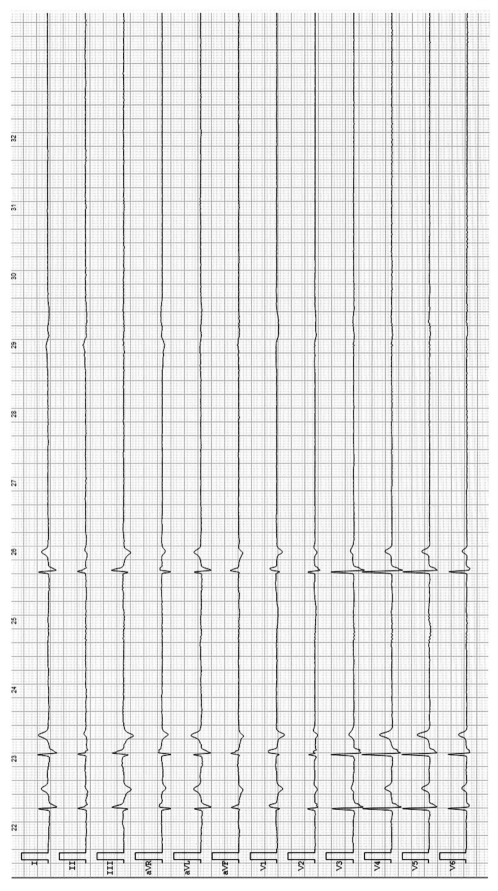

图 6-9　女,91 岁,临终时描记心电图

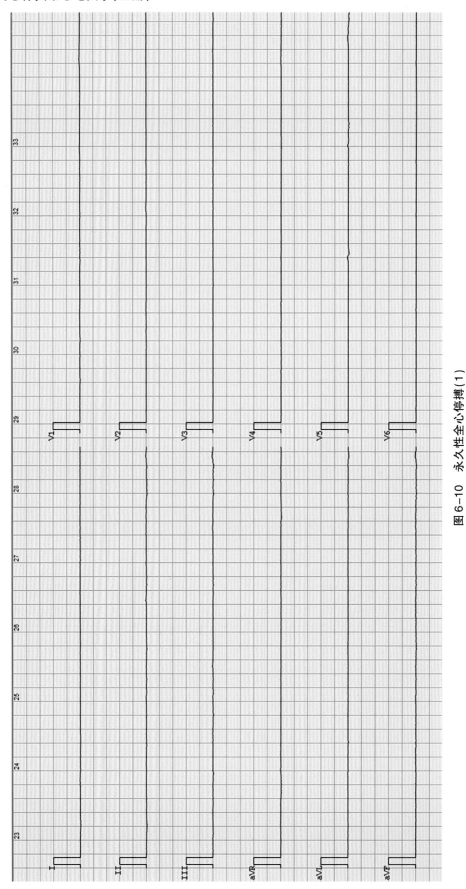

图 6-10　永久性全心停搏（1）

与图 6-9 为同一患者连续描记心电图，即永久性全心停搏。

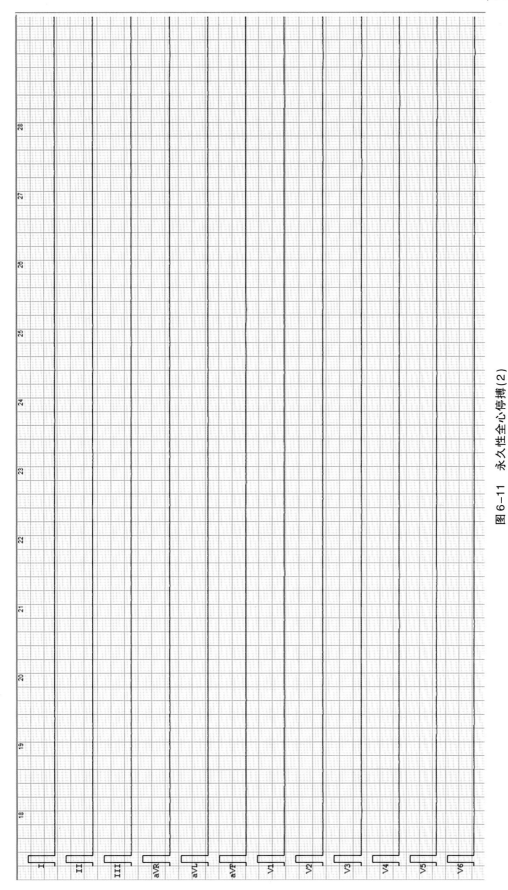

图6-11 永久性全心停搏(2)

男,94岁,临终的全心停搏,即永久性全心停搏。

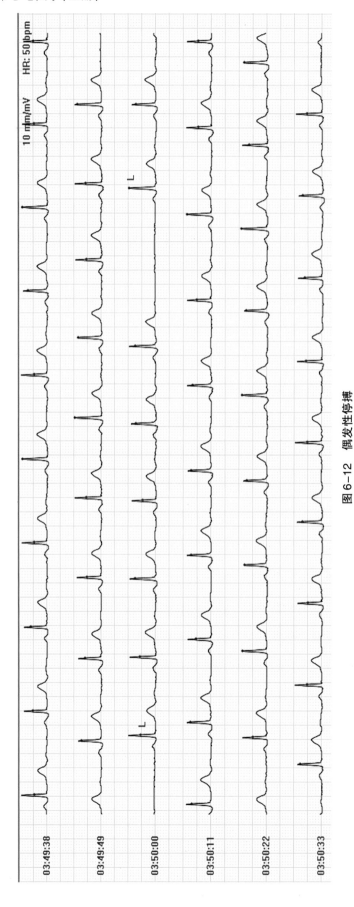

图 6-12　偶发性停搏

女，70 岁，动态心电图片段，1 min 显示 2 次停搏，即偶发性停搏。

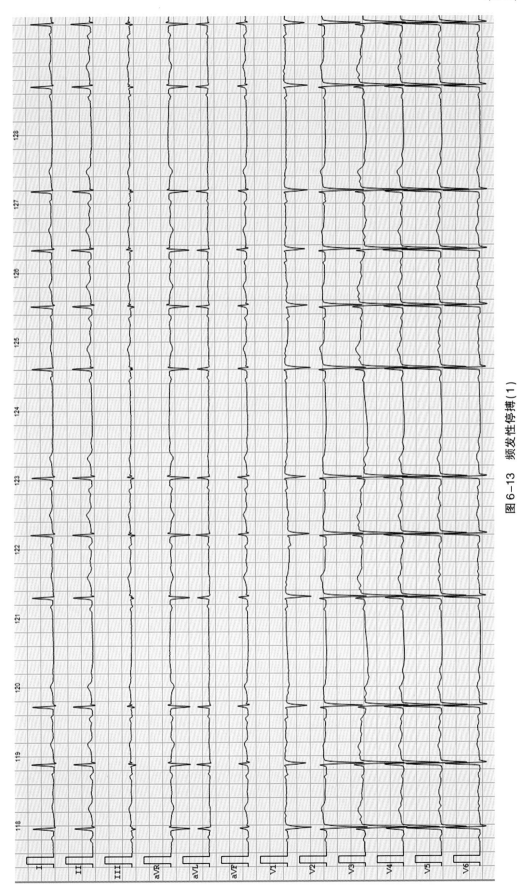

图 6-13　频发性停搏（1）

女,60 岁,12 s 显示停搏次数 3 次,即频发性停搏。

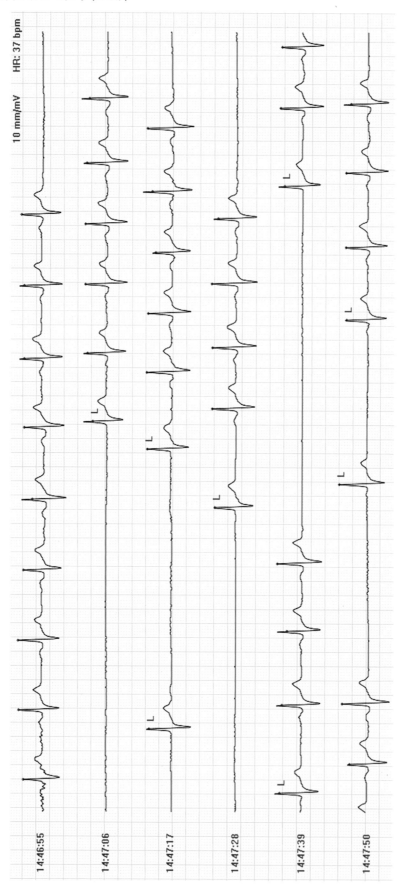

图 6-14 频发性停搏(2)

男,61 岁,动态心电图片段,1 min 显示停搏次数大于 3 次,即频发性停搏。

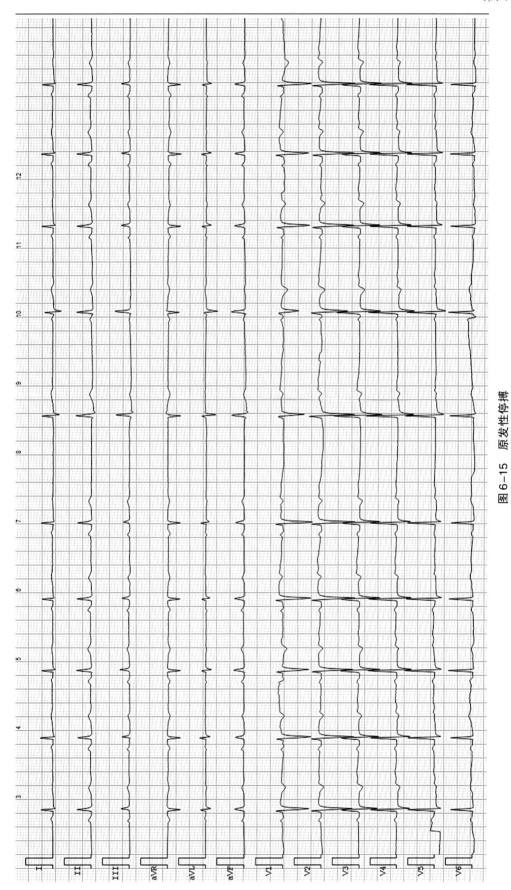

图 6-15 原发性停搏

女,63 岁,原发性停搏。

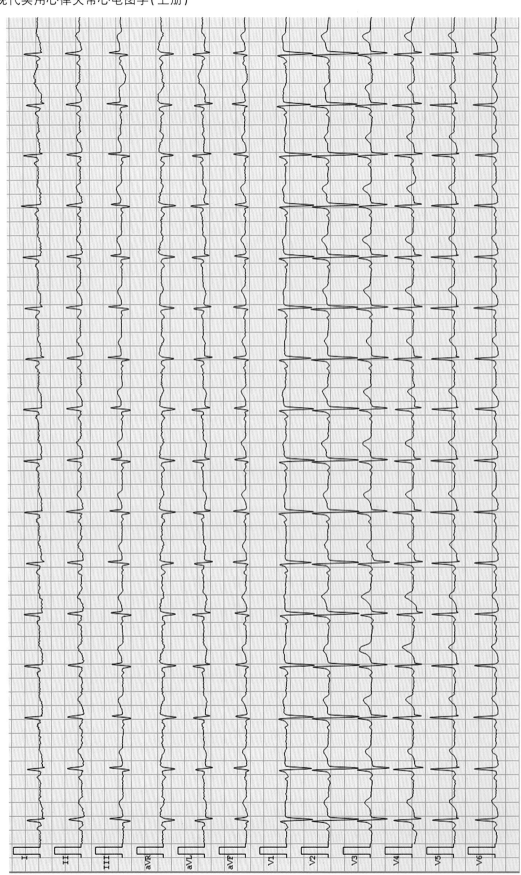

图 6-16 窦性心律,心室预激

女,36 岁,窦性心律,心室预激。

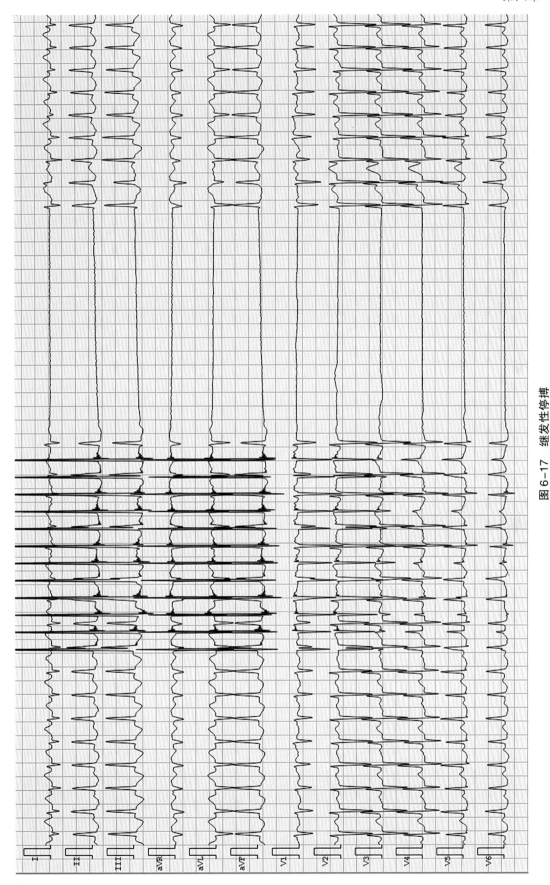

图 6-17　继发性停搏

与图 6-16 为同一患者发生右侧房室旁路参与的顺向型房室折返性心动过速，食管心房调搏超速抑制治疗后出现 3.46 s 的长 RR 间期，超速抑制的暂时后果，即继发性停搏。

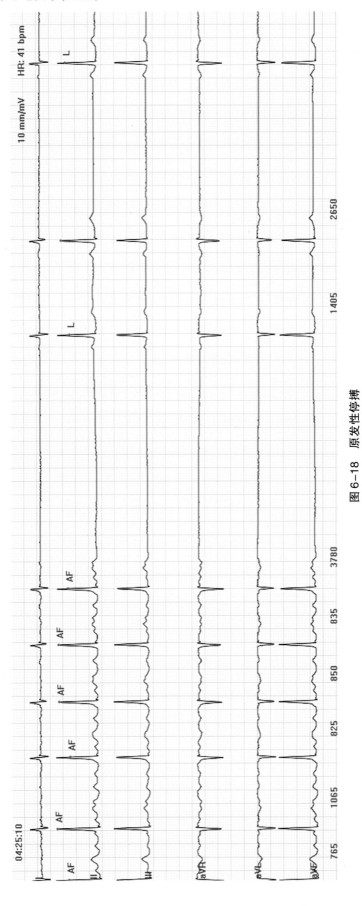

图 6-18　原发性停搏

女,74 岁,动态心电图片段,心房扑动终止后出现 3.78 s 的长 RR 间期,未出现心房扑动时已存在停搏,即原发性停搏。

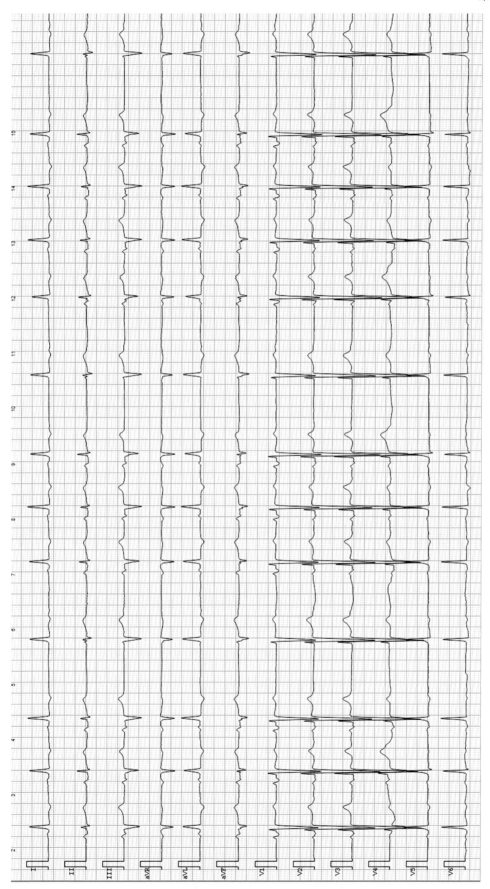

图 6-19　伴有交界性逸搏的停搏

女,64岁,第4、8、13个窄QRS波延迟出现,其前无相关的P波,前间期1.42 s,即伴有交界性逸搏的停搏。

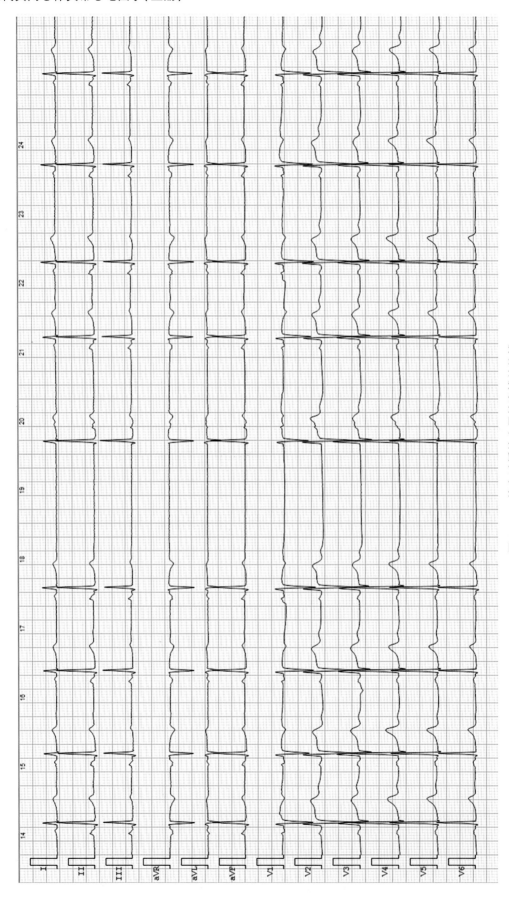

图 6-20　伴有过缓的交界性逸搏的停搏

女,64 岁,第 5 个窄 QRS 波延迟出现,其前无相关的 P 波,前间期 2.12 s,ST 段上有窦性 P 波,即伴有过缓的交界性逸搏的停搏。

第二节 窦性停搏

窦性停搏是窦房结在一定时间内不能形成并发出激动,此时窦房结丧失自律性,自律性强度属0级,既往亦称窦房停搏、窦性静止、窦性暂停,是常见而重要的一种停搏。

若同时合并有其他潜在起搏点的停搏则称复合的窦性停搏,包括窦性与房性停搏,窦性与交界性停搏,窦性与室性停搏,窦性、房性与交界性停搏及全心停搏。

一、常见原因

迷走神经张力过高或颈动脉窦过敏;快速的心律失常终止后;窦房结和心房肌退行性纤维化;急性心肌梗死、心肌缺血、心肌炎;应用洋地黄或奎尼丁等药物过量或中毒;高血钾等电解质紊乱;心脏手术损伤窦房结等。

二、心电图特点

1. 短暂性和较久性窦性停搏　规则的窦性心律时突然出现长的窦性 PP 间期,且该长窦性 PP间期不是基础窦性周期的整数倍。

2. 持久性和永久性窦性停搏　全部心电图上均不见窦性 P 波。

3. 窦性停搏后伴或不伴过缓的逸搏或逸搏心律。

4. 快速的室上性心律失常　①快速的房性心律失常是继发性窦性停搏的主要原因之一,伴有室房逆传的交界性心动过速或室性心动过速也可作为继发性窦性停搏的原因出现。②快速的房性心律失常与窦性停搏同为病态窦房结综合征的一种心电图表现。

三、分类

1. 单纯窦性停搏　单纯窦性停搏的诊断是心电图上不见窦性 P 波外,同时如继发房性逸搏(心律)或过缓的房性逸搏(心律),反映了比窦性心律低一级的起搏点-心房的逸搏功能是正常的。

(1)规则的窦性心律时突然出现长窦性 PP 间期,长 PP 间期不超过 1.2 s,同时伴或不伴房性逸搏(心律)。

(2)规则的窦性心律时突然出现长窦性 PP 间期, 1.2 s<长 PP 间期<1.5 s,同时伴过缓的房性逸搏(心律),见图6-21 ~ 图6-24。

2. 窦性停搏伴房性停搏　窦性停搏伴房性停搏是窦性停搏且未见房性 P 波,同时继发交界性逸搏(心律)或过缓的交界性逸搏(心律)、继发加速的室性心搏(心律)。

(1)规则的窦性心律时突然出现长窦性 PP 间期,1.2 s<长 PP 间期<1.5 s,未见房性逸搏且可伴或不伴交界性逸搏(心律)、未见房性逸搏及交界性逸搏且伴加速的室性心搏(心律)。

(2)规则的窦性心律时突然出现长窦性 PP 间期,1.5 s<长 PP 间期<3.0 s,未见房性逸搏且伴过缓的交界性逸搏(心律),见图6-25 ~ 图6-27。

3. 窦性停搏伴交界性停搏　窦性停搏继发过缓的房性逸搏(心律),其频率远远低于交界性逸搏心律的频率低限。

规则的窦性心律时突然出现长窦性 PP 间期,1.5 s<长 PP 间期<3.0 s,未见交界性逸搏且伴过

缓的房性逸搏,见图6-28～图6-30。

4.窦性停搏伴室性停搏　过缓的房性逸搏心律,完全性左束支阻滞、完全性右束支阻滞或完全性三支阻滞,无QRS波。

5.窦性停搏伴交界性停搏及室性停搏　长RR间期超过3.0 s,其间可见房性逸搏或过缓的房性逸搏,未见窦性P波、交界性逸搏及室性逸搏。

6.窦性停搏伴房性停搏及交界性停搏　规则的窦性心律时突然出现长窦性PP间期,1.5 s<长PP间期<3.0 s,未见房性逸搏、交界性逸搏,可伴或不伴室性逸搏,见图6-31、图6-32。

7.窦性停搏伴房性停搏、交界性停搏和室性停搏　窦性停搏伴房性停搏、交界性停搏和室性停搏是窦性、房性、交界性和室性起搏点同时发生停搏形成全心停搏,是一种最严重的停搏,心电图上窦性P波、房性P波、QRS波完全消失而出现大于3 s的等电位线,见图6-33。

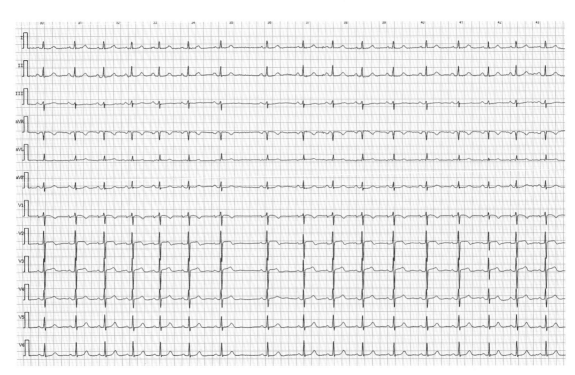

图6-21　单纯窦性停搏(1)

男,73岁,窦性心律时突然出现长窦性PP间期,长PP间期1.19 s,不伴房性逸搏,即单纯窦性停搏。

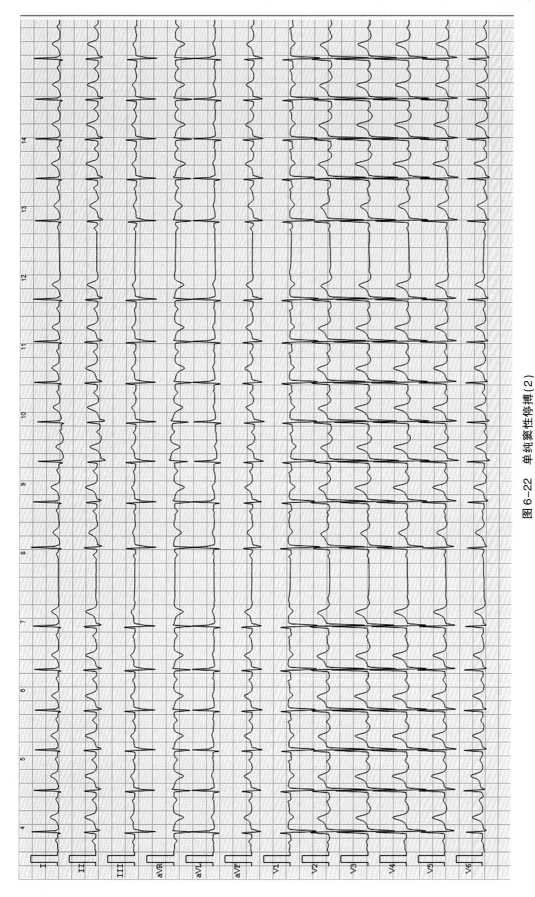

图 6-22　单纯窦性停搏（2）

女，37 岁，规则的窦性心律中突然出现两次长长窦性 PP 间期，长 PP 间期 1.16 s，不伴房性逸搏，即单纯窦性停搏。

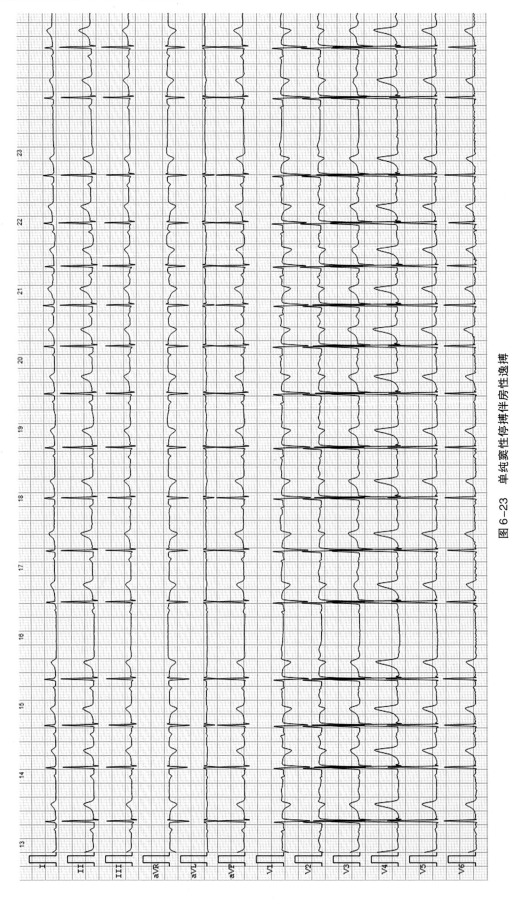

图 6-23　单纯窦性停搏伴房性逸搏

女，8 岁，窦性心律时突然出现两次长 PP 间期，长 PP 间期 1.12 s，第 5、15 个 P 波延迟出现，形态异于窦性 P 波，后继以相关的 QRS 波，即单纯窦性停搏伴房性逸搏。

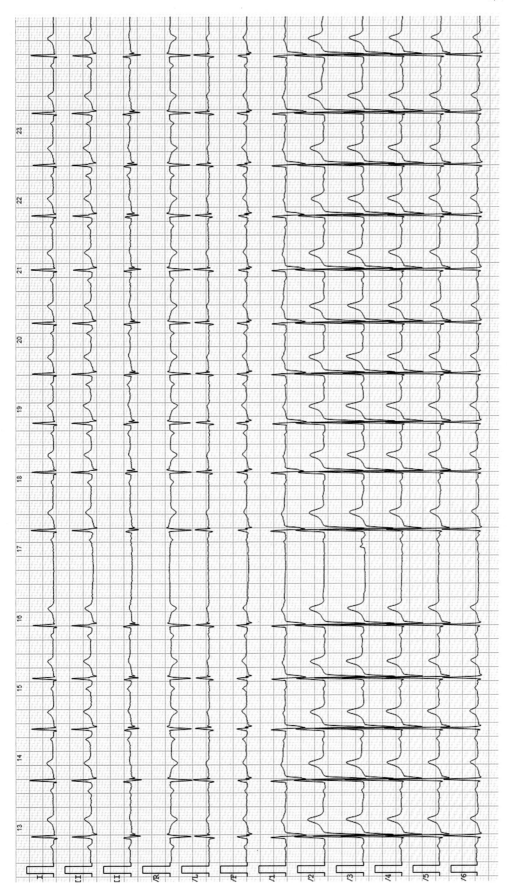

图 6-24 单纯窦性停搏伴过缓的房性逸搏

男,59 岁,窦性心律时突然出现长 PP 间期,长 PP 间期 1.36 s,第 6 个 P 波延迟出现,形态异于窦性 P 波,后继以相关的 QRS 波,即单纯窦性停搏伴过缓的房性逸搏。

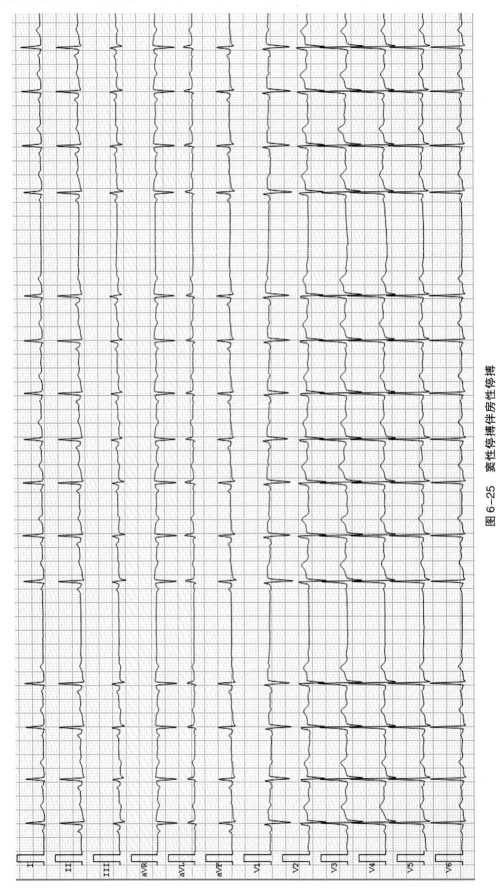

图 6-25 窦性停搏伴房性停搏

女,47 岁,窦性心律时突然出现两次长窦性 PP 间期,长 PP 间期 1.48 s,与短窦性 PP 间期无倍数关系,即窦性停搏伴房性停搏。

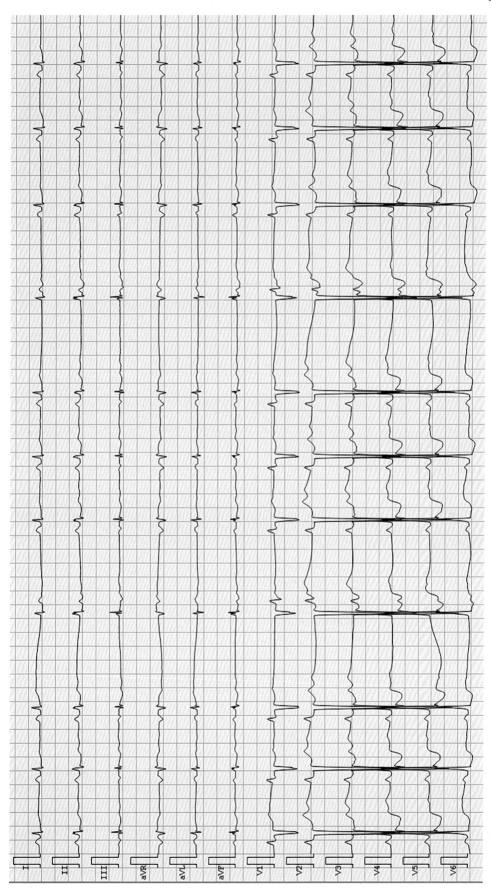

图6-26　窦性停搏、房性停搏伴交界性逸搏

男,12岁,窦性心律时突然出现两次长窦性PP间期,长PP间期1.68 s,与短窦性PP间期无倍数关系,第4、8个窄QRS波延迟出现,其前无相关的P波,前间期1.38 s,即窦性停搏,房性停搏伴交界性逸搏。

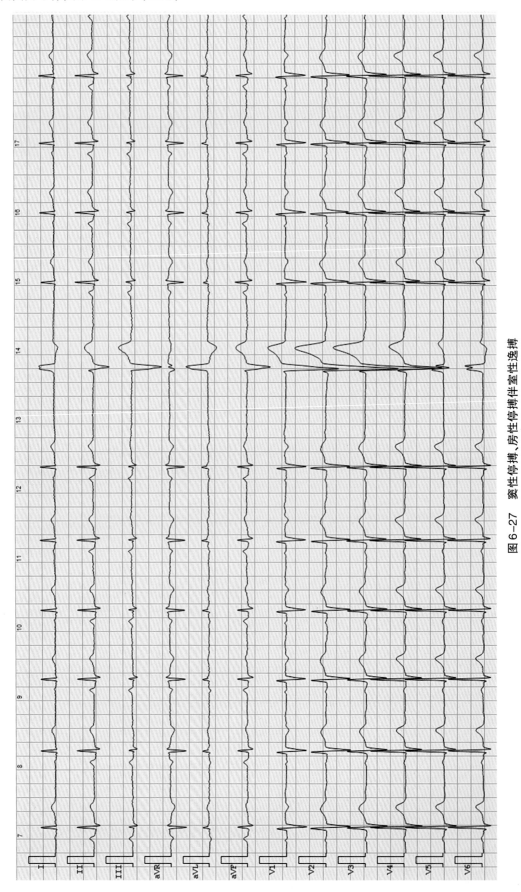

图6-27 窦性停搏、房性停搏伴室性逸搏

女,43岁,窦性心律时突然出现长RR间期,长RR间期1.4 s,第7个宽大畸形的QRS波延迟出现,其前无相关的P波,即窦性停搏、房性停搏伴室性逸搏。

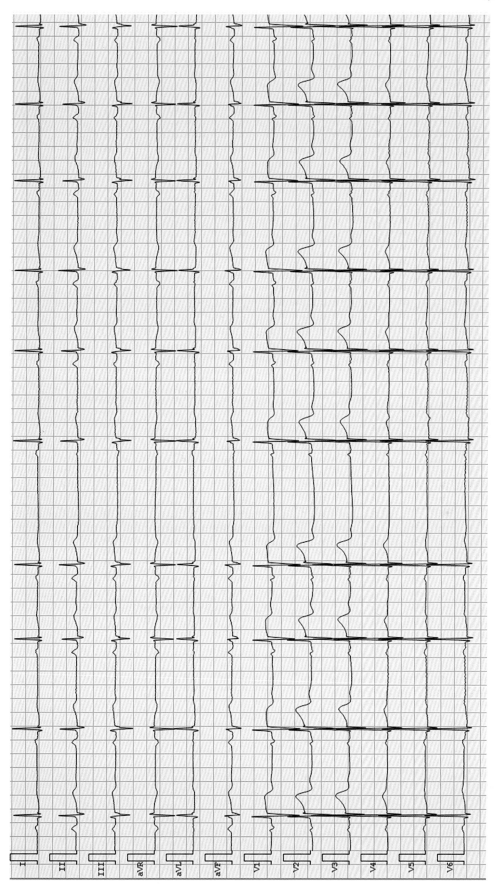

图 6-28　窦性停搏、交界性停搏伴过缓的房性逸搏

女，68 岁，窦性心律时突然出现长 PP 间期，长 PP 间期 1.84 s，第 5 个 P 波延迟出现，形态异于窦性 P 波，后继以相关的 QRS 波，PR 间期>0.12 s，即窦性停搏、交界性停搏伴过缓的房性逸搏。

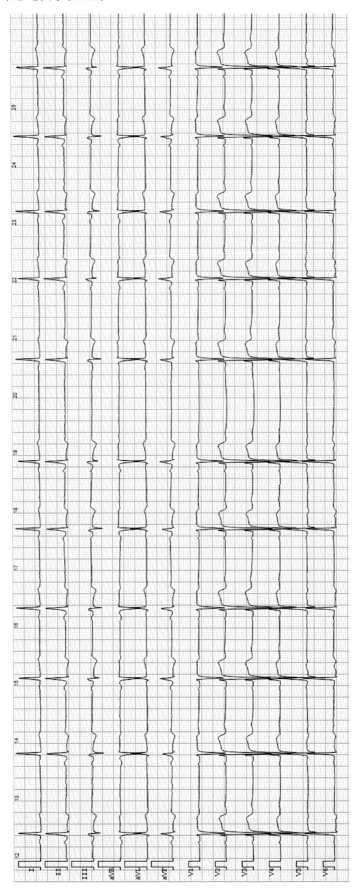

图6-29 窦性停搏、交界性停搏伴过缓的房性逸搏

男,64岁,窦性心律时突然出现长PP间期,长PP间期1.76 s,第7个P波延迟出现,形态异于窦性P波,后继以相关的QRS波,PR间期>0.12 s,即窦性停搏、交界性停搏伴过缓的房性逸搏。

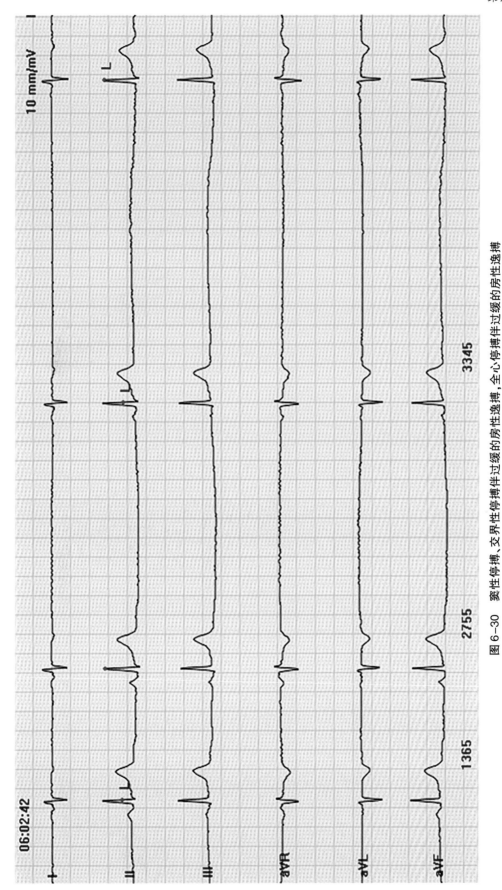

图6-30 窦性停搏、交界性停搏伴过缓的房性逸搏，全心停搏伴过缓的房性逸搏

动态心电图片段，窦性心律时突然出现长 PP 间期，长 PP 间期 2.755 s、3.345 s，第 3、4 个 P 波延迟出现，形态异于窦性 P 波，PR 间期>0.12 s，前者即窦性停搏、交界性停搏伴过缓的房性逸搏，后者即全心停搏伴过缓的房性逸搏。

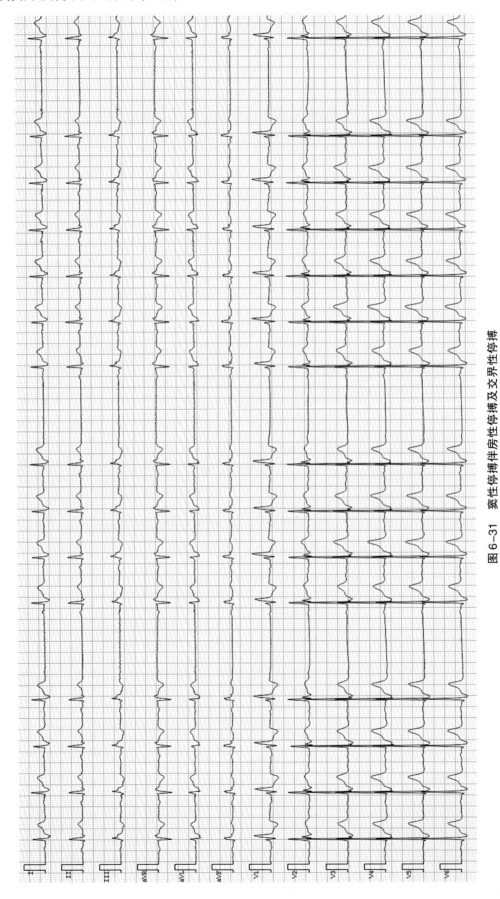

图6-31　窦性停搏伴房性停搏及交界性停搏

男，81岁，规则的窦性心律时突然出现长PP间期，长PP间期1.76 s，第5、9、15个P波延迟出现，形态同窦性P波，后继以相关的QRS波，PR间期>0.12 s，即窦性停搏伴房性停搏及交界性停搏。

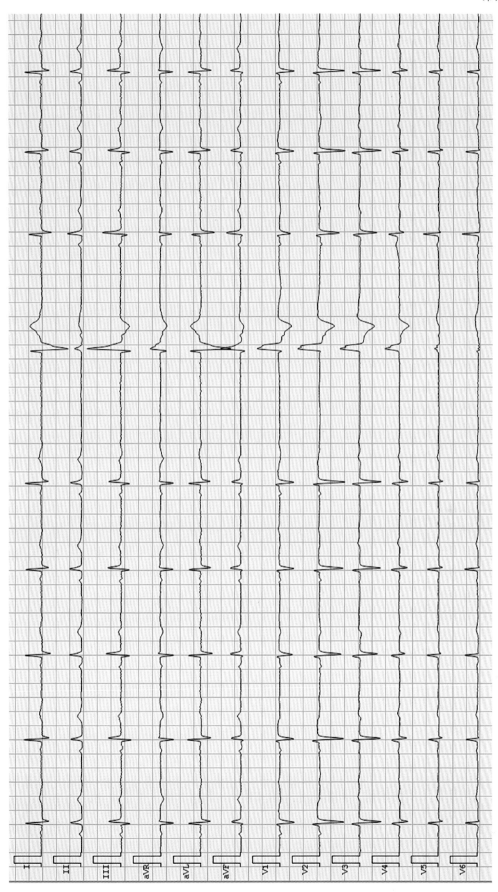

图 6-32　窦性停搏合并房性停搏及交界性停搏伴室性逸搏

女,66 岁,窦性心律时突然出现长 PP 间期,长 PP 间期 2.24 s,第 6 个 QRS 波延迟出现,宽大畸形,其前无相关的 P 波,前间期 1.90 s,即窦性停搏合并房性停搏及交界性停搏伴室性逸搏。

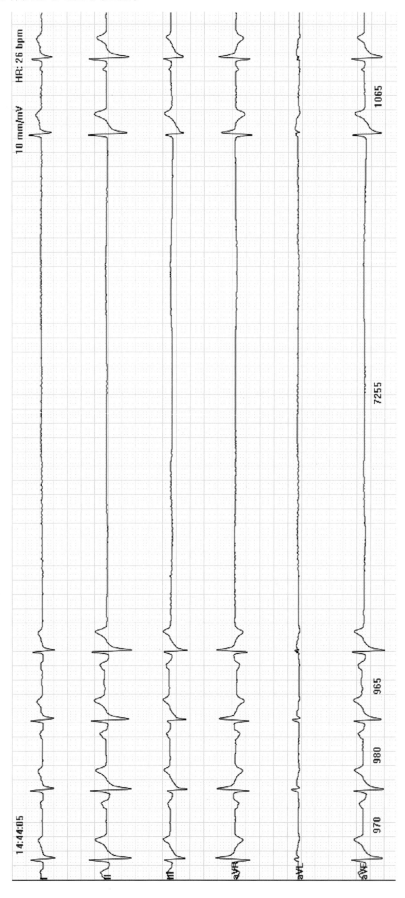

图 6-33　全心停搏

男，61 岁，动态心电图片段，窦性心律时突然出现长 RR 间期，长 RR 间期 7.255 s，其间无任何心电活动，第 5 个 QRS 波延迟出现，其前无相关的 P 波，形态与窦性心搏下传的 QRS 波相同，为过缓的交界性逸搏，即窦性停搏伴房性、交界性、室性停搏形成全心停搏。

第三节　房性停搏

一、概念

房性停搏是房性起搏点在一定时间内不能形成并发出激动,房性起搏点丧失自律性,其自律性强度属0级。

房性停搏在心电图表现为不见一系列房性P波,一般多不见窦性P波。

(一)心房静止

1.概念　心房静止是心房丧失兴奋性时既无心房电活动也无机械收缩的一种少见心律失常,亦称房性静止、寂静的心房。体表心电图所有导联未见任何P波;食管心电图和心房内心电图未见任何P波;节律规则的室上性QRS波群;颈动脉搏动、心脏透视、超声心动图及心房内压力导线等记录均证实心房无收缩功能。

2.分类

(1)短暂性心房静止:短暂心房静止可见于洋地黄中毒、奎尼丁中毒、低氧、心肌梗死、高钾血症、心脏外科手术后等情况。

窦室传导是窦性激动不沿丧失了传导性的心房肌传导,而沿着房间束下传至房室交界区、心室只产生QRS波,而未见P波,亦称弥漫性完全性心房肌阻滞,见图6-34、图6-35。

(2)永久性心房静止:永久性心房静止多为长期心房肌损害和纤维化的结果,常并发于心脏病如病毒性心肌炎、风湿性心脏病、家族性心肌病等,少数病例在临床上找不到心脏和神经肌肉病变的证据,多考虑为原发性或家族性。诊断标准:①体表心电图任何导联无P波。②心腔内记录显示无心房电活动和机械活动。③心房或心室起搏时心房无反应。④透视下心房固定不动。⑤超声心动图二尖瓣无A峰,见图6-36~图6-45。

(二)心房肌电麻痹

心房肌电麻痹是心房肌丧失兴奋性而不能对窦性或房性激动发生反应。心电图上P波消失之前有波幅的逐渐降低,但却无P波频率的逐渐减慢或P波呈进行性增宽。

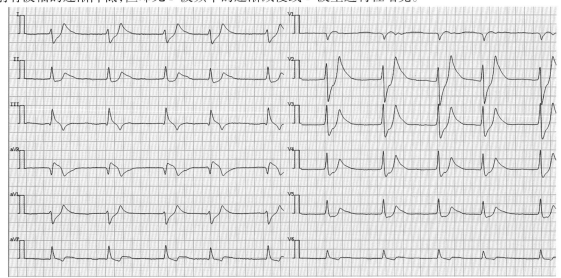

图6-34　短暂性心房静止

男,47岁,血钾9.0 mmol/L,窦室传导,即短暂性心房静止。

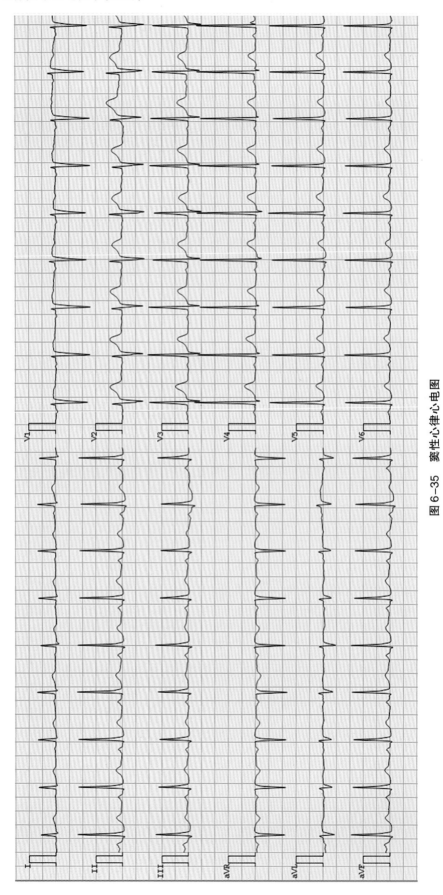

图 6-35　窦性心律心电图

与图 6-34 为同一患者,窦性心律,血钾 3.73 mmol/L。

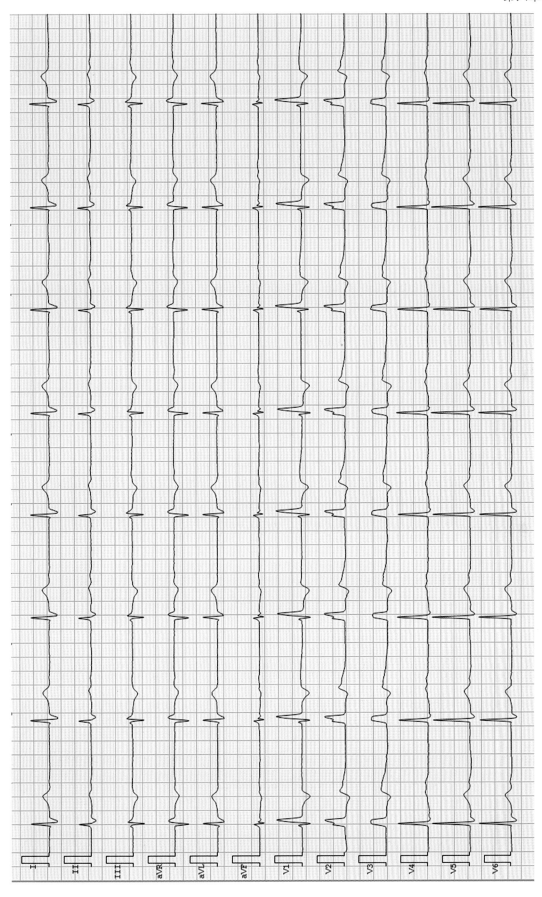

图 6-36 心房波不可明视,宽 QRS 心室节律

女,28 岁,心房心肌病,心房波不可明视,宽 QRS 心室节律,频率 42 次/min。

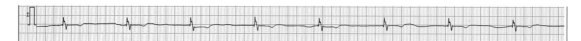

图 6-37 ABC-A 导联心电图

与图 6-36 为同一患者 ABC-A 导联心电图，心房波不可明视。

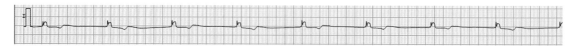

图 6-38 FⅠ导联心电图

与图 6-36 为同一患者 Fontaine 导联中 FⅠ导联心电图，心房波不可明视。

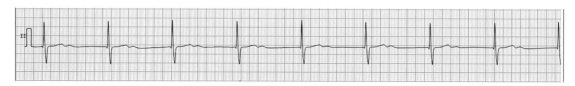

图 6-39 FⅡ导联心电图

与图 6-36 为同一患者 Fontaine 导联中 FⅡ导联心电图，心房波不可明视。

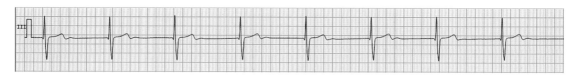

图 6-40 FⅢ导联心电图

与图 6-36 为同一患者 Fontaine 导联中 FⅢ导联心电图，心房波不可明视。

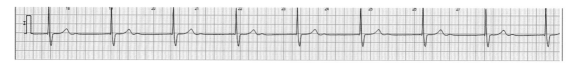

图 6-41 Lewis 导联心电图

与图 6-36 为同一患者 Lewis 导联心电图，心房波不可明视。

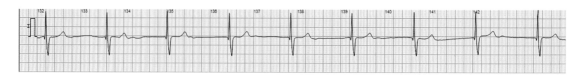

图 6-42 S$_5$导联心电图

与图 6-36 为同一患者 S$_5$导联心电图，心房波不可明视。

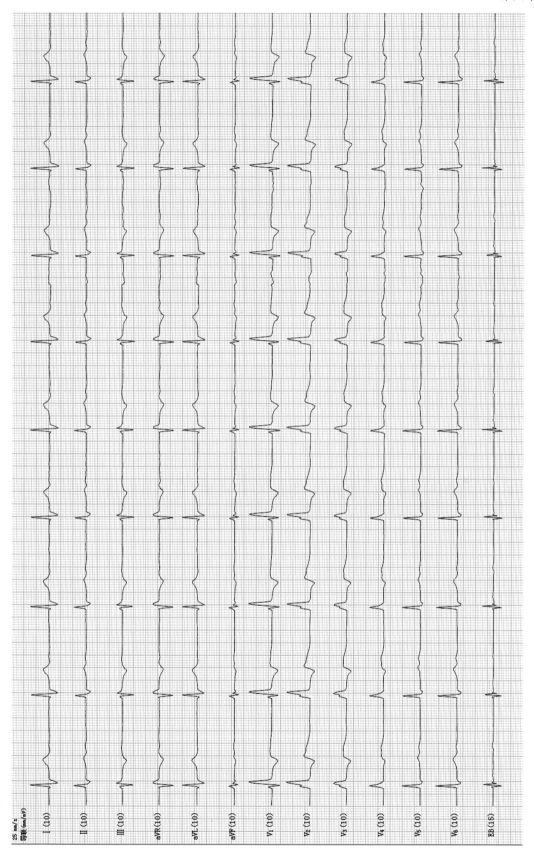

图6-43　食管心电图(1)

与图6-36为同一患者食管心电图,心房波不可明视。

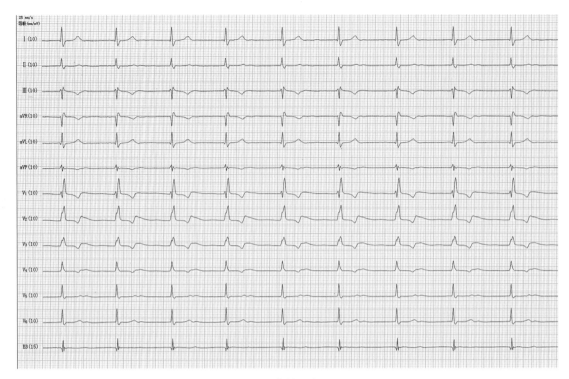

图6-44 食管心电图(2)

与图6-36为同一患者食管心电图,心房波不可明视。

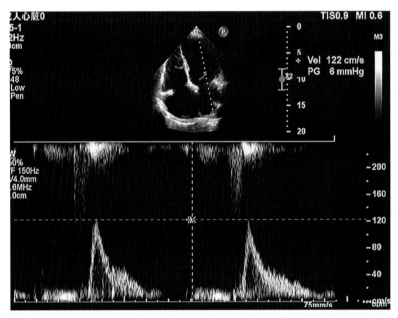

图6-45 心脏超声心动图

与图6-36为同一患者心脏超声心动图,心房无机械收缩。

二、分类

1. 单纯房性停搏　频率远低于房性逸搏心律低限 50 次/min 的窦性心动过缓,其间不见房性 P 波,见图 6-46。

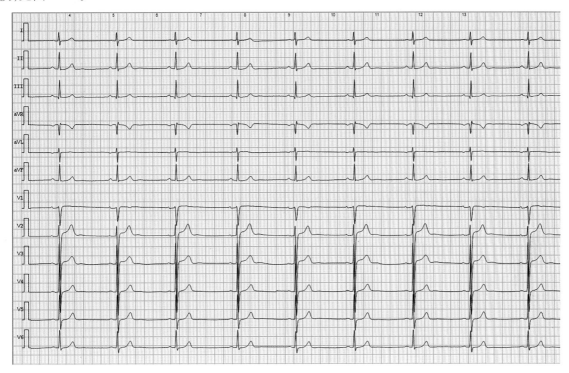

图 6-46　单纯房性停搏

男,51 岁,频率远低于房性逸搏心律低限 50 次/min 的窦性心动过缓,心率 44 次/min,即单纯房性停搏。

2. 与窦房阻滞并存的单纯房性停搏

(1)不见窦性 P 波与房性 P 波,同时有二度至三度窦房阻滞的表现。在单纯房性停搏中,可伴或不伴交界性或室性逸搏心律或过缓的逸搏心律。

(2)二度至三度窦房阻滞合并单纯房性停搏时出现长窦性 PP 间期,1.2 s<长 PP 间期<1.5 s,未见房性逸搏,伴或不伴交界性逸搏,或 1.5 s<长 PP 间期<3.0 s,未见房性逸搏且伴过缓的交界性逸搏,见图 6-47、图 6-48。

3. 窦性停搏伴房性停搏(前已述及)。

4. 房性停搏伴交界性停搏

(1)在二度或三度窦房阻滞所致的无窦性 P 波的长 RR 间期中既无房性 P 波也无交界性 QRS 波,仅见室性被动心律;或远慢于房性和交界性逸搏心律通常低限频率的明显窦性心动过缓伴频率很慢的室性逸搏。

(2)心电图特点:突然出现长窦性 PP 间期,1.5 s<长 PP 间期<3.0 s,且该长 PP 间期是短窦性 PP 间期的整倍数,未见过缓的房性、交界性逸搏,可伴或不伴室性逸搏,见图 6-49。

5. 房性停搏伴室性停搏

(1)频率远慢于房性逸搏心律通常频率低限的窦性心动过缓,反映房性停搏。

(2)频率慢于或接近室性逸搏心律通常频率低限的过缓的交界性逸搏心律,反映室性停搏。

(3)两者互相形成干扰性窦-交脱节。

6. 房性停搏伴交界性停搏及室性停搏

(1)在二度或三度窦房阻滞所致的无窦性 P 波的长 RR 间期中,无房性 P 波、无交界性 QRS 波、无室性 QRS 波;此时心电图类似全心停搏,其实是窦房阻滞伴三类停搏。

(2)心电图特点:突然出现的长窦性 PP 间期,长 PP 间期超过 3.0 s,且该长窦性 PP 间期是短窦性 PP 间期的整倍数,伴或不伴过缓的逸搏,见图 6-50。

7. 全心停搏(前已述及)。

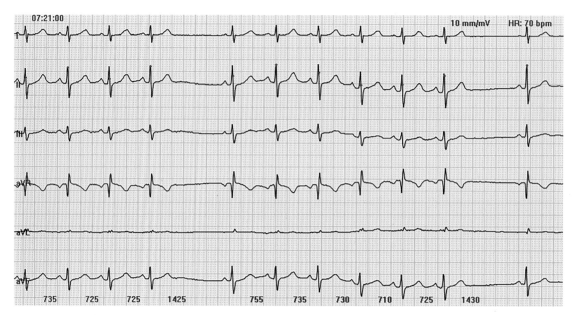

图 6-47　二度 Ⅱ 型窦房阻滞伴房性停搏

　　动态心电图片段,规则的窦性心律时突然出现长窦性 PP 间期,长 PP 间期 1.430 s,恰等于基本窦性周期的 2 倍,第 5、11 个 P 波延迟出现,形态同窦性 P 波,后继以相关的 QRS 波,PR 间期>0.12 s,即二度 Ⅱ 型窦房阻滞伴房性停搏。

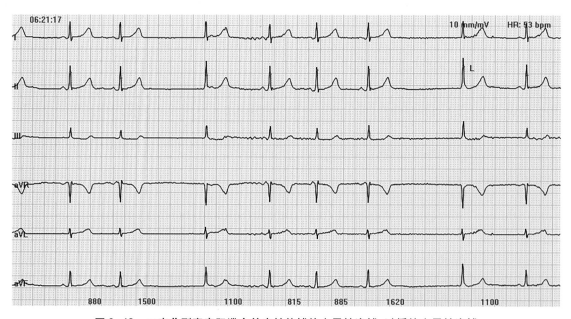

图 6-48　二度 Ⅱ 型窦房阻滞合并房性停搏伴交界性逸搏、过缓的交界性逸搏

　　动态心电图片段,第 3、7 个 QRS 波延迟出现,其前无相关的 P 波,前间期 1.500 s、1.620 s,QRS 波形态与窦性心搏下传的 QRS 波略异,窦性 P 波落在 QRS 波之后、之中,夹有该 QRS 波的 PP 间期恰等于基本窦性周期的 2 倍,即二度 Ⅱ 型窦房阻滞合并房性停搏伴交界性逸搏、过缓的交界性逸搏。

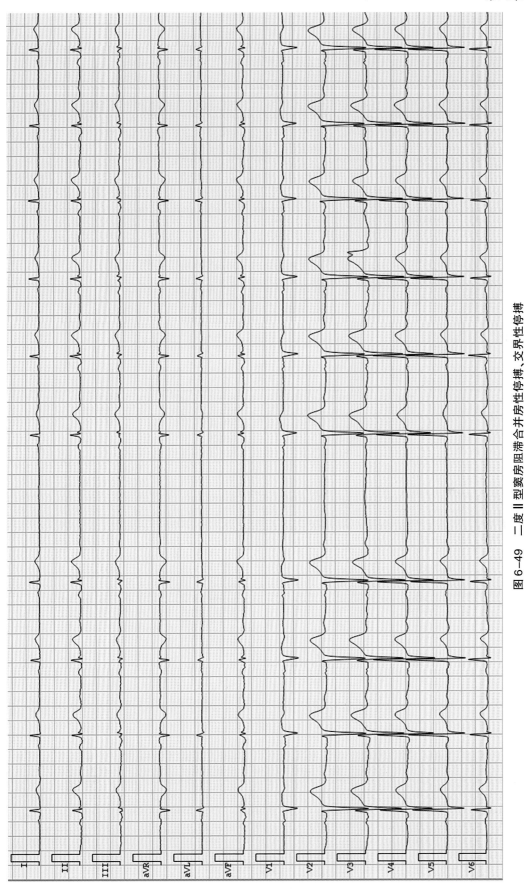

图6-49 二度Ⅱ型窦房阻滞合并房性停搏、交界性停搏

男,71岁,规律的窦性心律时突然出现长窦性PP间期,长PP间期等于基本窦性PP间期的2倍,即二度Ⅱ型窦房阻滞合并房性停搏、交界性停搏。窦性PP间期2.05 s,恰等于基本窦性PP间期的2倍。

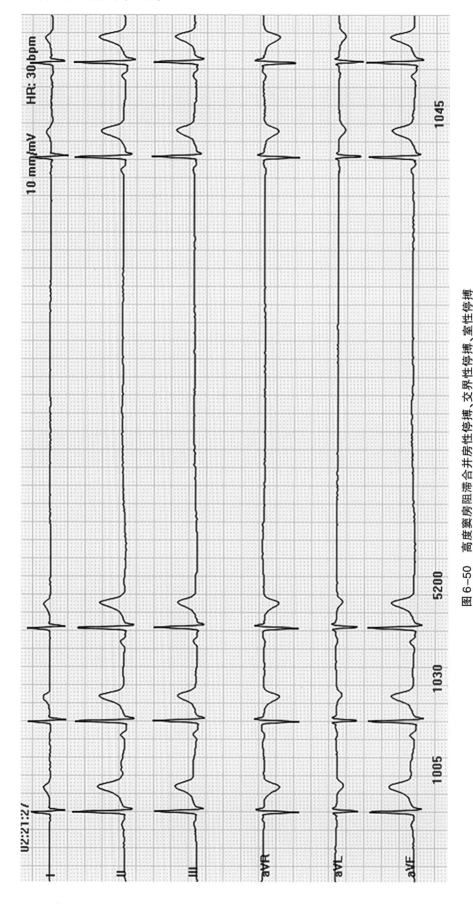

图 6-50　高度窦房阻滞合并房性停搏、交界性停搏、室性停搏

动态心电图片段，规则的窦性心律时突然出现长窦性 PP 间期，长 PP 间期等于基本窦性周期的 5 倍，即高度窦房阻滞合并房性停搏、交界性停搏、室性停搏。

三、临床意义

窦性心动过缓、窦性停搏、窦房阻滞所引起的交界性逸搏心律或过缓的交界性逸搏心律多见,而房性逸搏心律或过缓的房性逸搏心律少见,所以房性停搏很常见,大多与窦性停搏并存,部分与窦房阻滞和交界性停搏并存,而单纯的房性停搏少见。

(1)房性起搏点与窦房结同时受病变影响而丧失自律性。

(2)房性起搏点不像交界性或室性起搏点常常具有潜在的逸搏功能,但是房性起搏点可因某种原因发出快速房性心律失常,这种房性起搏点的双重不同特性形成了"生理性房性停搏"的可能。

第四节 交界性停搏

交界性停搏是交界性起搏点在一定时间内不能形成并发出激动,交界性起搏点丧失自律性,或其自律性强度属0级,既往亦称连接性停搏。

一、心电图特点

1. 不伴有交界性逸搏心律的窦性心动过缓,其频率远低于交界性逸搏心律的通常低限频率40次/min,见图6-51~图6-53。

2. 不伴有交界性逸搏心律的频率远低于40次/min的过缓的房性逸搏心律,见图6-54、图6-55。

3. 在二度或三度房室阻滞中,有频率远低于40次/min的室性逸搏或心律,见图6-56、图6-57。

另外,窦性停搏+交界性停搏,窦性停搏+房性停搏+交界性停搏,房性停搏+交界性停搏,前已述及交界性停搏+室性停搏,即心室停搏,下文介绍。

二、临床意义

交界性起搏点是心脏的第二起搏点,其与室性逸搏心律相比具有发生率高、自律性较稳定、节律较齐、频率较快、维持循环较可靠等优点而成为逸搏心律的主力军。因此在窦性停搏、窦房阻滞、三度房室阻滞的患者依靠交界性逸搏心律而维持健康正常的生活,而交界性停搏伴室性逸搏心律预后差,所以要重视交界性停搏,要从防治引起交界性逸搏心律的心律失常、防治引起交界性停搏的病因、提高交界性逸搏功能着手。

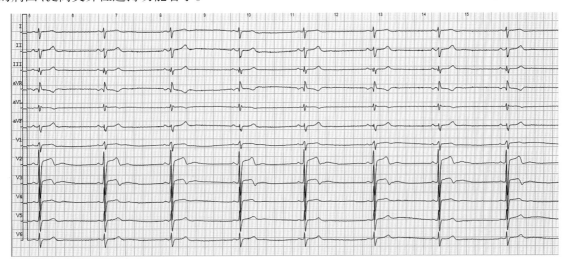

图6-51 窦性心动过缓合并房性停搏伴交界性停搏(1)

男,41岁,窦性心动过缓,频率39次/min,即窦性心动过缓合并房性停搏伴交界性停搏。

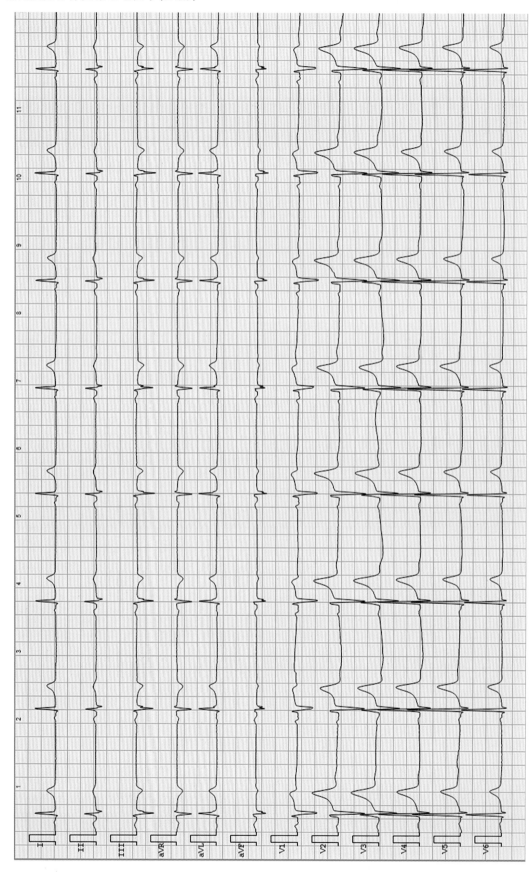

图 6-52　窦性心动过缓合并房性停搏伴交界性停搏（2）

男，64 岁，窦性心动过缓，频率 38 次/min，即窦性心动过缓合并房性停搏伴交界性停搏。

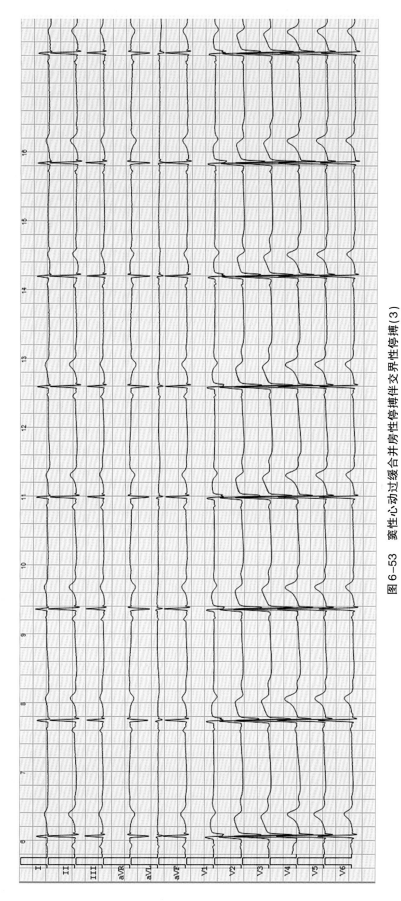

图6-53 窦性心动过缓合并房性停搏伴交界性停搏（3）

男，67岁，窦性心动过缓，频率37次/min，即窦性心动过缓合并房性停搏伴交界性停搏。

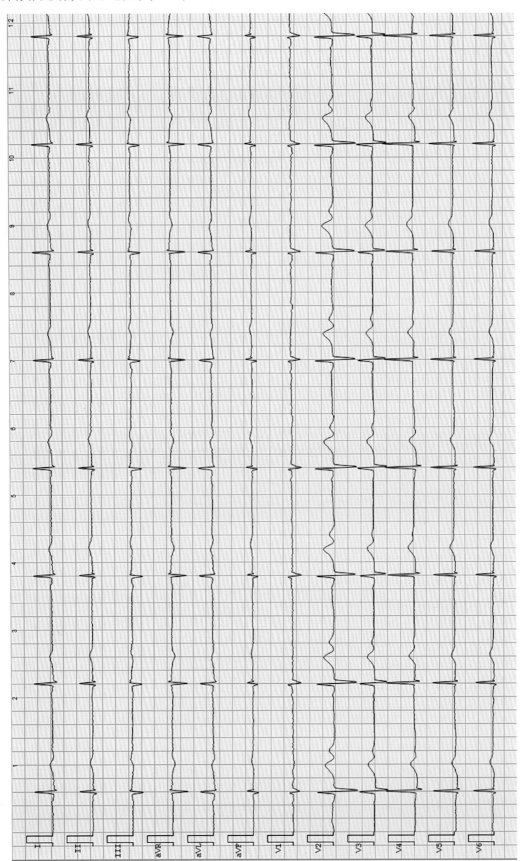

图6-54 过缓的房性逸搏心律合并窦性停搏伴交界性停搏（1）

女，78岁，过缓的房性逸搏心律，心率37次/min，即过缓的房性逸搏心律合并窦性停搏伴交界性停搏。

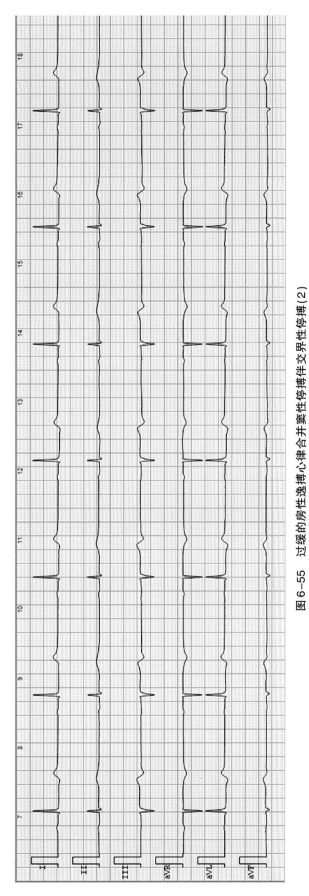

图6-55　过缓的房性逸搏心律合并窦性停搏伴交界性停搏（2）

男，65岁，过缓的房性逸搏心律，心率36次/min，即过缓的房性逸搏心律合并窦性停搏伴交界性停搏。

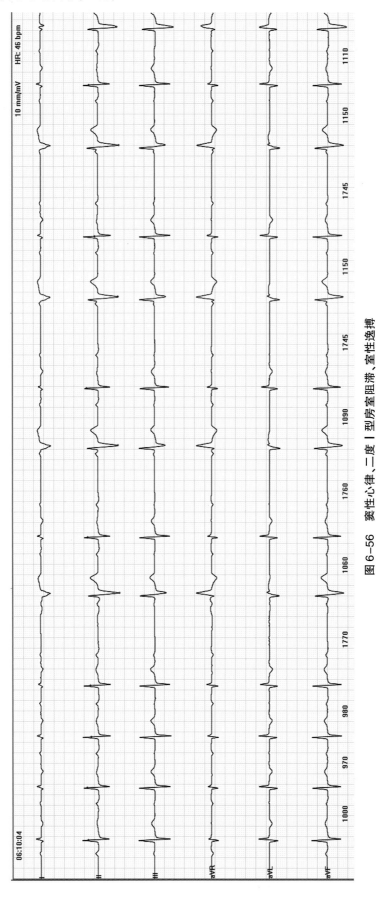

图6-56 窦性心律、二度Ⅰ型房室阻滞、室性逸搏

男,79岁,窦性P波顺序发生,PR间期逐渐延长,直至QRS波群脱漏,第5、7、9、11个QRS波延迟出现,宽大畸形,其前无相关P波,前间期1.76 s,即窦性心律、二度Ⅰ型房室阻滞、室性逸搏。

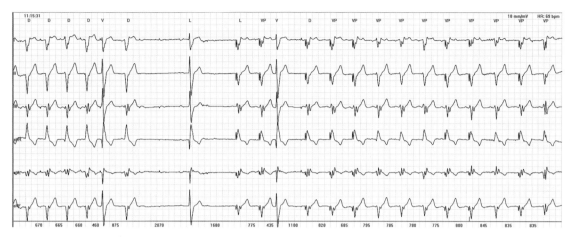

图6-57 房室顺序起搏心律、三度房室阻滞、室性逸搏

男,57岁,动态心电图片段,双腔起搏器植入术后,起搏器程控心室阈值测定过程中,房室顺序起搏心律,可见连续3次心室失夺获引起2.070 s的长RR间期,第7个QRS波延迟出现、宽大畸形,其前无相关的心房波,即房室顺序起搏心律、三度房室阻滞、室性逸搏。

第五节 室性停搏

室性停搏是室性起搏点在一定时间内不能形成并发出激动,室性起搏点丧失自律性,或自律性强度属O级。室性起搏点的自律性强度及部位最低,所以单纯室性停搏少见,常是多类停搏中的成分之一。

一、心电图特点

1.单纯室性停搏

(1)完全性左束支阻滞、完全性右束支阻滞或完全性3支阻滞中,原有的室性逸搏消失。

(2)理论上完全性房室阻滞伴有明显过缓的交界性逸搏心律,其频率低于室性逸搏心律通常的低限频率20次/min,而实际工作中出现,见图6-58~图6-60。

2.窦性停搏伴室性停搏(前已述及)。

3.房性停搏伴室性停搏(前已述及)。

4.交界性停搏伴室性停搏,即心室停搏(下文述及)。

5.房性停搏伴交界性停搏和室性停搏(前已述及)。

6.全心停搏(前已述及)。

二、临床意义

室性停搏的预后比交界性停搏更严重,是心脏接近完全衰竭的表现。

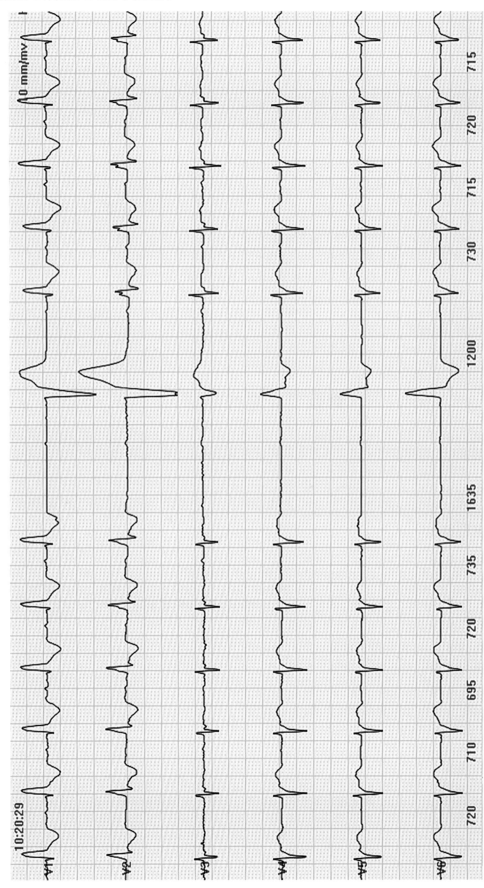

图 6-58 完全性右束支阻滞,房性早搏未下传,二度房室阻滞,左束支阻滞型室性逸搏

动态心电图片段,完全性右束支阻滞,房性早搏未下传,二度房室阻滞,左束支阻滞型室性逸搏,逸搏前间期 1.635 s。

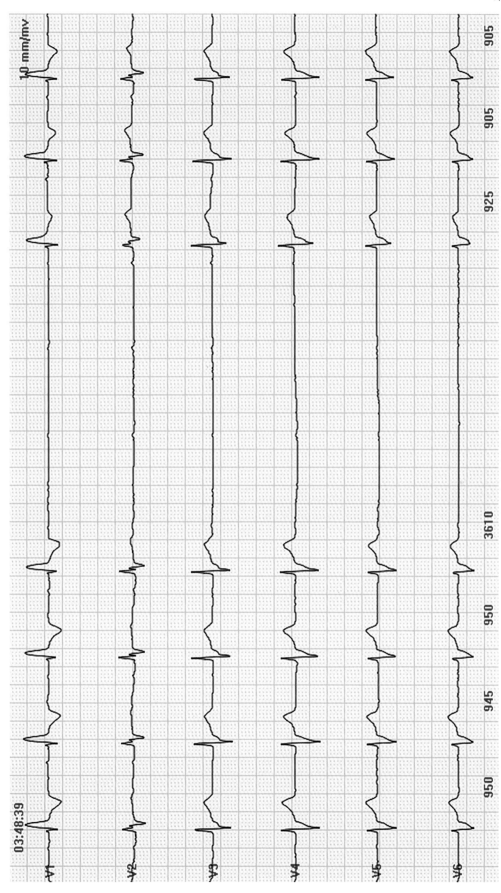

图 6-59　心室停搏（1）

与图 6-58 为同一患者动态心电图不同时间片段，完全性右束支阻滞，高度房室阻滞，出现了长于图 6-57 的室性逸搏前间期的长 RR 间期（3.61 s），却无室性逸搏发生，即理论上单纯室性停搏，实际为心室停搏。

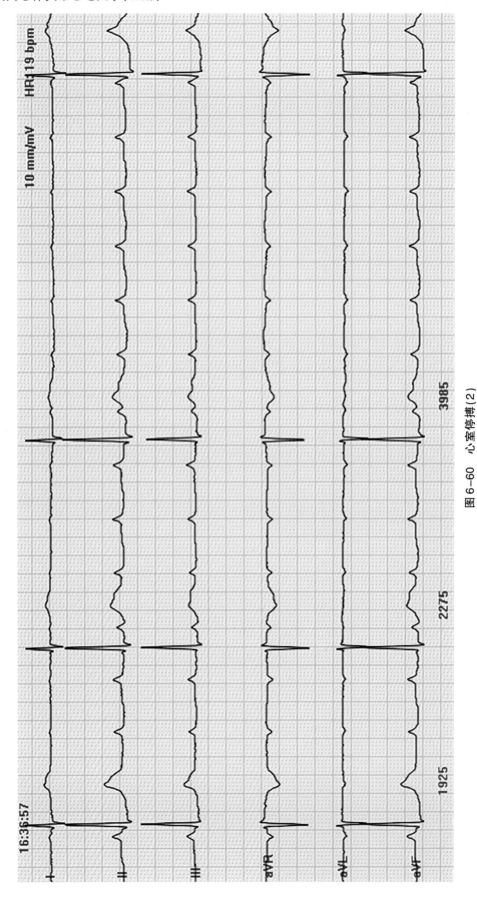

图 6-60 心室停搏(2)

动态心电图片段，窦性心动过速，高度房室阻滞，3.985 s 的长 RR 间期后为过缓的交界性逸搏，即理论上单纯室性停搏，实际为心室停搏。

第六节　心室停搏

心室停搏是交界性停搏合并室性停搏,心室的机械性收缩全部停止,既往亦称心室停顿,是一种多类型最严重的停搏。

一、心电图特点

1. 窦性或房性心律伴完全性房室阻滞中,未见任何交界性和室性的 QRS 波。

2. 窦性心律或不太快的房性心律伴高度房室阻滞者,在>3 s 的长间歇中未见任何交界性和室性 QRS 波,见图 6-61 ~ 图 6-63。

3. 可疑的心室停搏　若在房性心动过速、心房扑动、心房颤动引起的快速性房性心律失常伴高度阻滞者,在>3 s 的长间歇中未见任何交界性和室性 QRS 波,心室停搏的可能;因为长间歇的形成可能是快速的房性激动在房室交界区发生隐匿性传导引起,而不能肯定交界性停搏的存在;房室阻滞造成房性激动不能下传心室,亦不引起室性逸搏的延迟,可以肯定室性停搏的存在;质疑的交界性停搏伴肯定的室性停搏形成可疑的心室停搏,见图 6-64 ~ 图 6-68。

二、临床意义

心室停搏发生在高度或三度房室阻滞的基础上,心电图上有心房波,心室既无电活动,也无机械收缩,导致血液循环终止。心室停搏属于两类停搏,其与全心停搏是停搏中最严重的两种,临床医师发现此类停搏应引起高度重视。

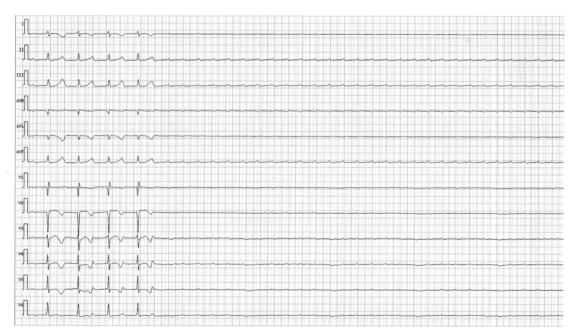

图 6-61　窦性心动过速、高度房室阻滞合并心室停搏

女,5 岁,窦性 P 波规律出现,第 1~4 个心室波中间可见两个 P 波,表现为 2∶1 房室传导,第 4 个 QRS 波后窦性 P 波增快至 150 次/min,出现 12 s 长 RR 间期,期间无交界性心搏、室性心搏,即窦性心动过速、高度房室阻滞合并心室停搏。

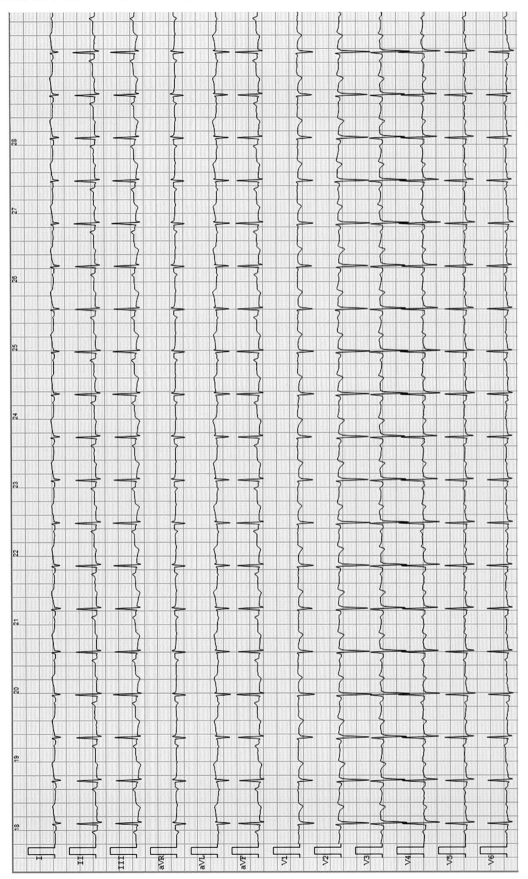

图 6-62　窦性心律心电图

女,5 岁,窦性 P 波规律出现,频率 95 次/min,后均继以相关的 QRS 波。

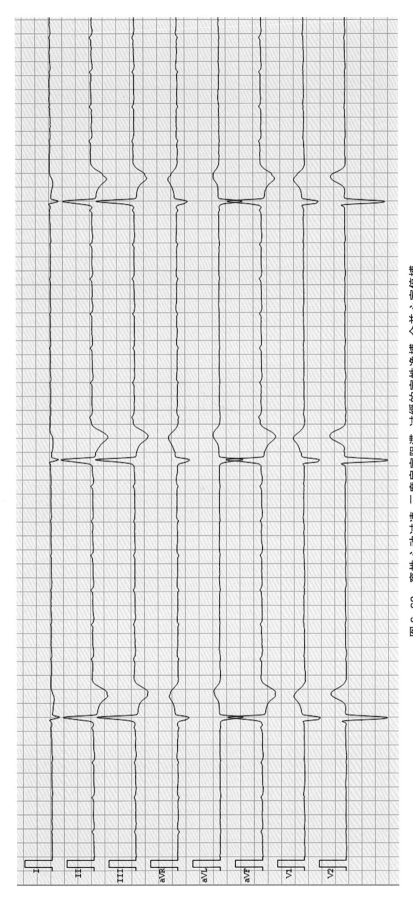

图6-63　窦性心动过速、三度房室阻滞、过缓的室性逸搏，合并心室停搏

与图6-62为同一患者不同时间的心电图，窦性心动过速，窦性P波规律出现，频率125次/min，宽QRS波缓慢出现，频率16次/min，即窦性心动过速、三度房室阻滞、过缓的室性逸搏，合并心室停搏。

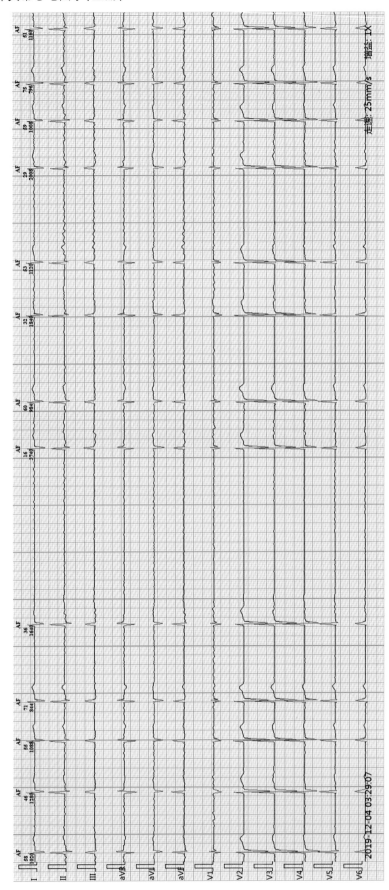

图 6-64　可疑的心室停搏

男, 82 岁, 动态心电图片段, 心房颤动 $R_5 R_6$ 间期 3 740 ms, 长间歇中未见任何交界性和室性 QRS 波, 即可疑的心室停搏。

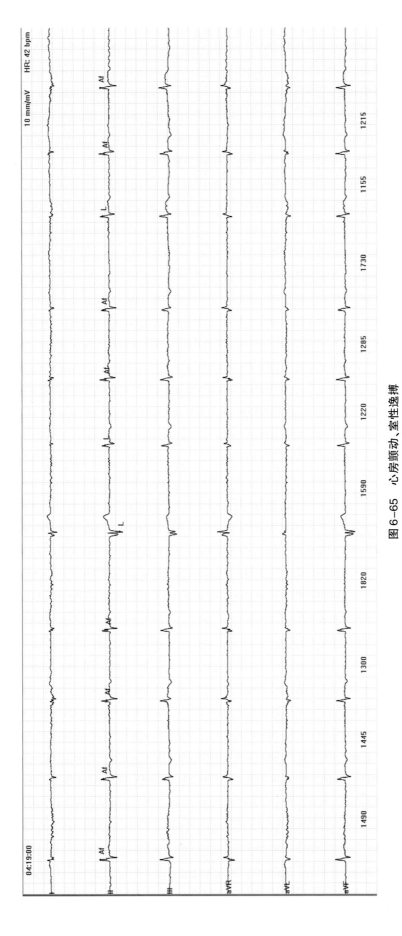

图 6-65　"心房颤动，室性逸搏

男，78 岁，动态心电图片段，心房颤动，第 5 个 QRS 波相对延迟出现，宽大畸形，前间期 1 820 ms，即心房颤动，室性逸搏。

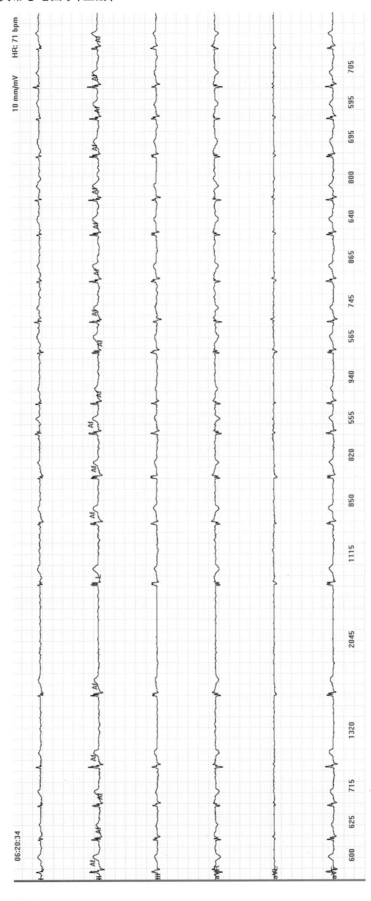

图 6-66 可疑的心室停搏

与图 6-65 为同一患者动态心电图不同时间片段,R₅R₆ 间期 2 045 ms,长于室性逸搏间期,即可疑的心室停搏。

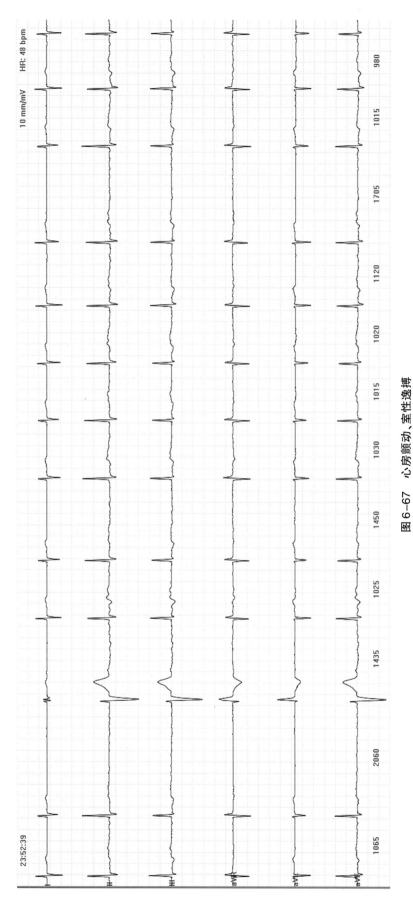

图6-67 心房颤动、室性逸搏

女，52岁，动态心电图片段，心房颤动，第3个QRS波延迟出现，宽大畸形，前间期2 060 ms，即心房颤动、室性逸搏。

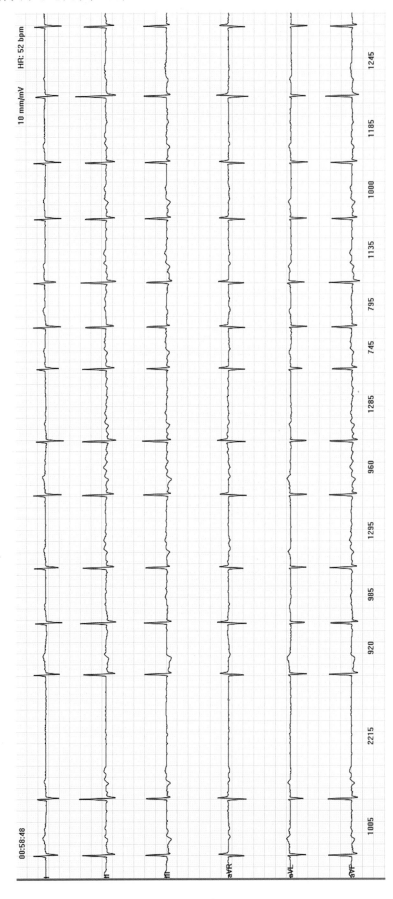

图 6-68　可疑的心室停搏

与图 6-67 为同一患者动态心电图不同时间片段，R₂ R₃ 间期 2 215 ms，长于室性逸搏间期，即可疑的心室停搏。

第七节　全心停搏

全心停搏是窦性、房性、交界性和室性起搏点同时发生停搏,心房和心室机械性收缩全部停止,是一种最严重的停搏,心电图上窦性 P 波、房性 P 波、QRS 波完全消失而出现大于 3 s 的等电位线。

全心停搏需要与心室肌电麻痹鉴别,心室肌电麻痹是心室肌兴奋性丧失。

一、心电图特点

心电图上持续 3 s 以上的等电位线,见图 6-69 ~ 图 6-72。

二、临床意义

全心停搏多发生在病态窦房结综合征基础上,心电图上无心房波及心室波,心房及心室均无收缩。全心停搏是停搏中最严重的,临床医师发现此类停搏应引起高度重视。

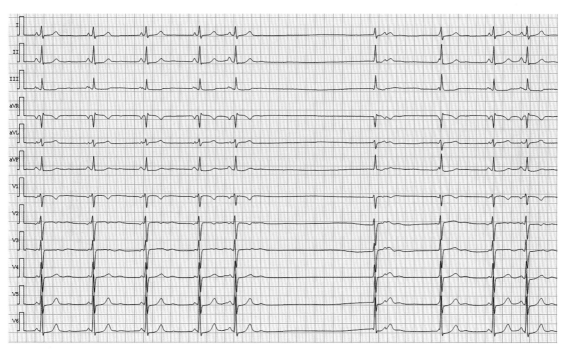

图 6-69　全心停搏(1)

　　女,53 岁,第 5 个 P 波提前出现,形态异于窦性 P 波,后继以相关的 QRS 波,第 6 个窄 QRS 波延迟出现,其前无相关的 P 波,前间期 3.08 s,后 ST 段上有窦性 P 波,后未继以 QRS 波,即全心停搏。

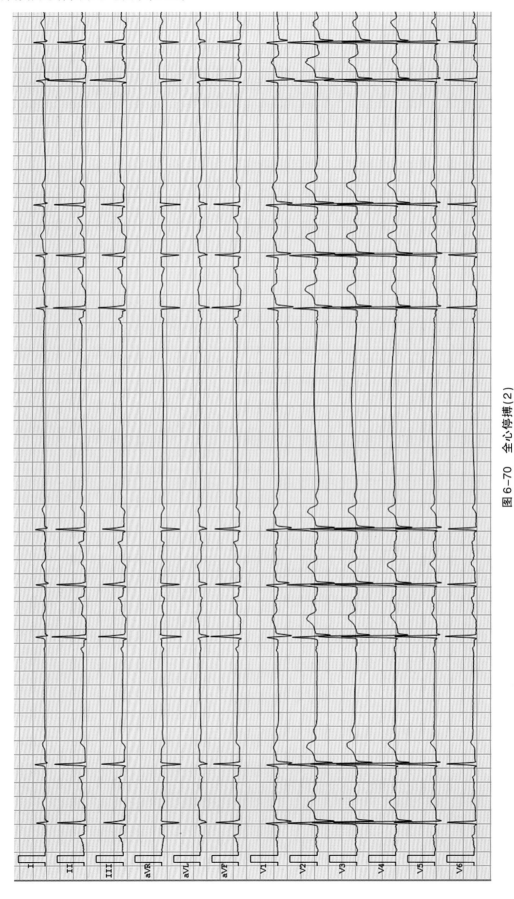

图 6-70 全心停搏(2)

女,47 岁,第 3、6 个窦性 P 波延迟出现,后继以相关的 QRS 波,PR 间期>0.12 s,前前间期 1.84 s、3.16 s,第 9 个窄 QRS 波延迟出现,其前无相关的 P 波,前前间期 1.80 s,其后可见窦性 P 波夺获心室,即全心停搏(R₅ R₆ 间期 3.16 s)。

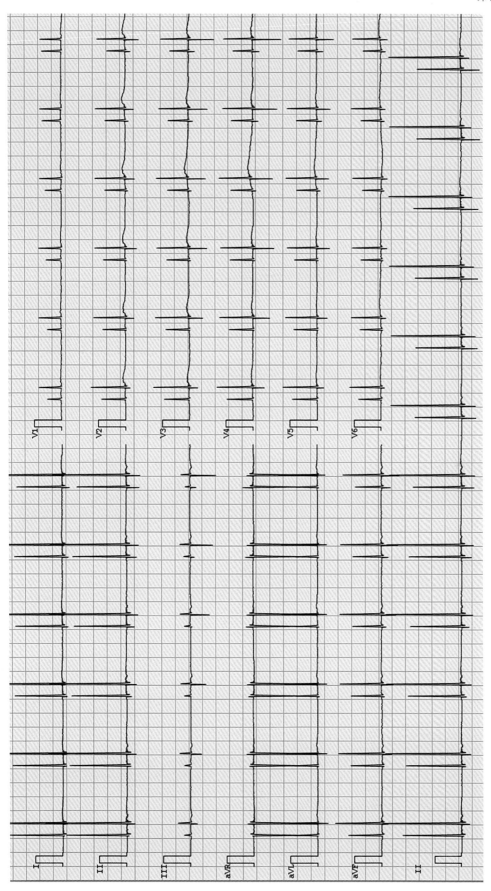

图 6-71　全心停搏（3）

男，93 岁，双腔起搏器植入术后，房室顺序起搏脉冲规律发放，其后均未见自主的心房波、心室波，亦未见以 P 波、QRS 波，即全心停搏。

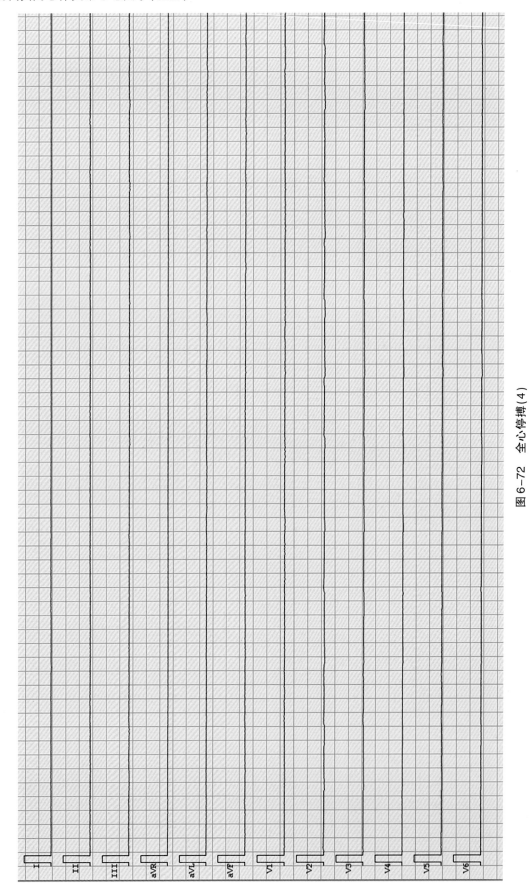

图 6-72　全心停搏(4)

男,89 岁,10 s 心电图记录中未见自主的心房波,心室波出现,即全心停搏,无窦性、房性、交界性、室性心搏,全心停搏。

第七章 病态窦房结综合征

第一节 概 述

病态窦房结综合征(sick sinus syndrome,SSS)是窦房结本身及周围组织的器质性病变或由于各种外在因素的影响导致窦房结冲动形成或传出障碍,产生多种心律失常和临床症状的综合征;其心电图表现取决于窦房结功能受损部位及严重程度。

据统计45岁以上的成人窦房结疾病的发病率约1 000人/年,发病率随年龄增加,65岁以上增加至1 600人/年。窦房结功能障碍常和房性心律失常并存,同时互相影响,在窦房结功能障碍患者中40%~70%合并房性心律失常,但二者间互相影响的机制仍未阐明,窦房结功能障碍时心房肌结构发生退行性改变主要发生在右心房;但房颤的主要触发因素和基质来源于左心房,而且左、右心房解剖结构差别亦较大,右心房主要为具有丰富梳状肌的右心耳所支配,左心房壁相对光滑,相对右心耳来说,左心耳较小呈管状。尽管双侧心房进行性纤维化是结构性心脏病和衰老患者的一个典型特征,但阵发性心房颤动的患者通常无结构性心脏病基础,因此阵发性房颤可能有不同的病理生理基础,窦房结功能障碍合并阵发性心房颤动可能主要是电重构的结果,并且是可逆转的。

一、病因

病态窦房结综合征的病因主要有冠状动脉粥样硬化性心脏病、退行性变、纤维化、心肌炎和心肌病等炎症性疾病、外伤和心脏手术及原因不明的窦房结退行病变、先天性QT间期延长综合征等其他病因。

窦房结动脉约2/3来源于右冠状动脉,右冠状动脉又多供应左心室下壁,因而冠心病引起本综合征的心电图中有约一半显示下壁心肌缺血。

二、心电图特点

1. 严重而持久的窦性心动过缓 最常见的心电图特点是严重而持久的窦性心动过缓,活动与睡眠、白天与夜间心率波动范围不大,心率一般<50次/min,最慢<40次/min,常伴有交界性逸搏及心律、室性逸搏及心律,见图7-1。

2. 房性、交界性或室性逸搏(心律) 病态窦房结综合征患者常因窦性心动过缓、窦性停搏、窦房阻滞等而出现不同性质的逸搏或逸搏心律,见图7-2、图7-3。

3. 慢-快综合征心电图特点 病态窦房结综合征患者在缓慢窦性心律失常的基础上,常伴房速、房扑、房颤等快速室上性心律失常,即原发性窦房结功能障碍伴继发的快速性房性心律失常。快速心律失常终止时常常出现各类停搏,代之房性、交界性或室性逸搏(心律),见图7-4～图7-6。

4.缓慢性窦性心律合并心脏多部位阻滞　病态窦房结综合征患者常合并房内、房间、房室及室内阻滞,特别是窦房阻滞者更易伴发心脏其他部位阻滞,称为全传导系统疾病;临床上以合并房室阻滞最常见,即窦房结与房室结均存在病变,称为"双结病变",见图7-7、图7-8。

三、临床分型与心电图

1.A型—单纯病窦型　单纯病窦型病变主要局限在窦房结,包括P细胞和T细胞。临床表现以窦性心动过缓、窦性停搏和窦房阻滞为特点,伴头昏、乏力和晕厥。

心电图特点为缓慢窦性心律伴窦性停搏和窦房阻滞,但不伴快速心律失常和房室或束支阻滞,窦房结恢复时间和窦房传导时间均可延长。

2.B型—慢-快综合征型　慢-快综合征型病变除累及窦房结外,心房或窦房结周区也受累(主要为纤维化或变性)。

心电图特点为在缓慢窦性心律失常(如窦性心动过缓、窦房阻滞、窦性停搏)的基础上常伴发室上性快速心律失常,如房性心动过速、心房扑动、心房颤动等。

3.C型—双结病变型或全传导系统病变　双结是窦房结和房室结,如有房内或束支阻滞则称全传导系统病变。严重而持久的窦性心动过缓、窦性停搏、窦房阻滞的基础上出现过缓的交界性逸搏或心律,提示交界区自律功能减退;出现室性逸搏心律或过缓的室性逸搏心律,提示交界区自律功能衰竭。

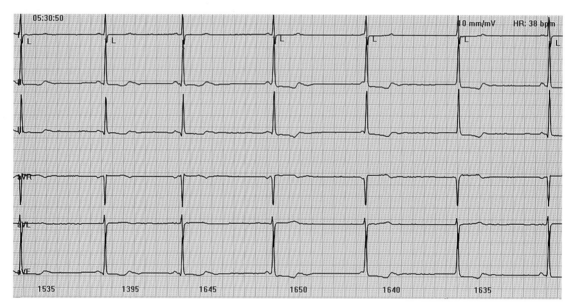

图7-1　窦性心动过缓伴不齐,过缓的交界性逸搏心律伴不完全性干扰性房室脱节
窦性心动过缓伴不齐,第2、3个QRS-T波群为心室夺获。

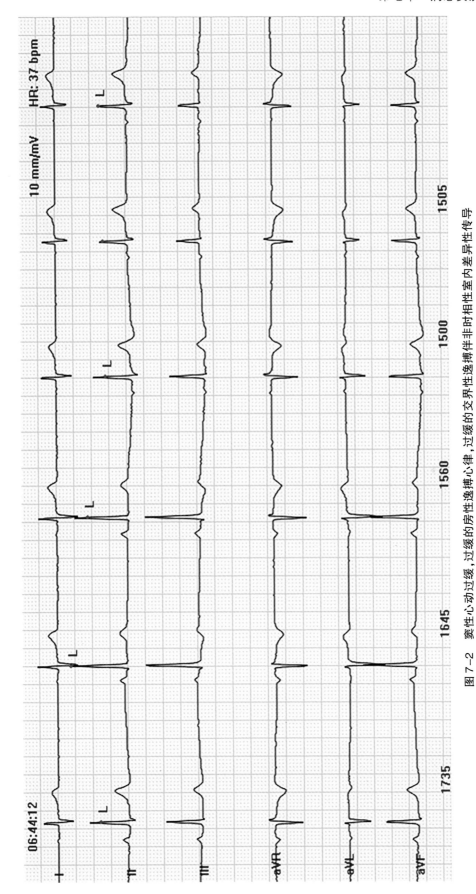

图 7-2　窦性心动过缓，过缓的房性逸搏逸搏心律，过缓的交界性逸搏伴非时相性室内差异性传导

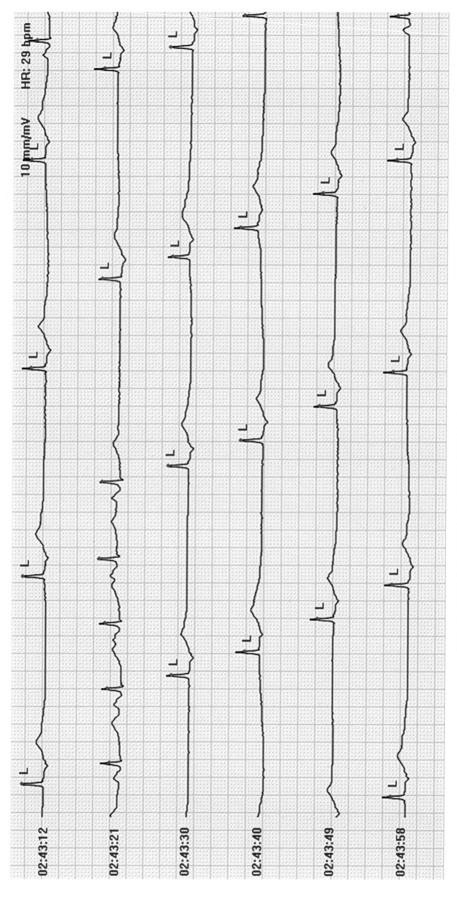

图 7-3 窦性心律, 窦性停搏, 房性停搏伴过缓的交界性逸搏心律 1∶1 室房传导

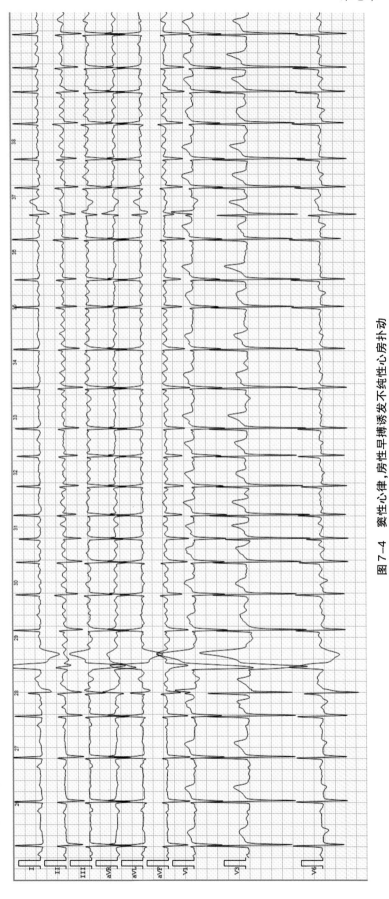

图 7-4 窦性心律，房性早搏诱发不纯性心房扑动

男，57 岁，第 1~4 个 P-QRS 为窦性心搏，第 5 个 P-QRS 提前出现，P 波异于窦性 P 波，其后出现不纯性心房扑动，即房性早搏诱发不纯性心房扑动。

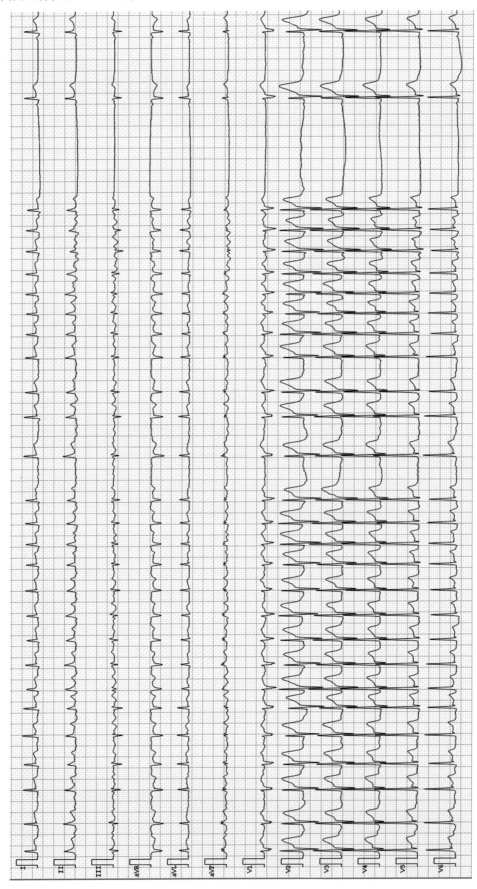

图 7-5　不纯性心房扑动终止后出现长 RR 间期

男，46 岁，第 1～26 个 QRS 波为不纯性心房扑动下传形成，第 27、28 个 P-QRS 为窦性心搏，即不纯性心房扑动终止后出现长 RR 间期。

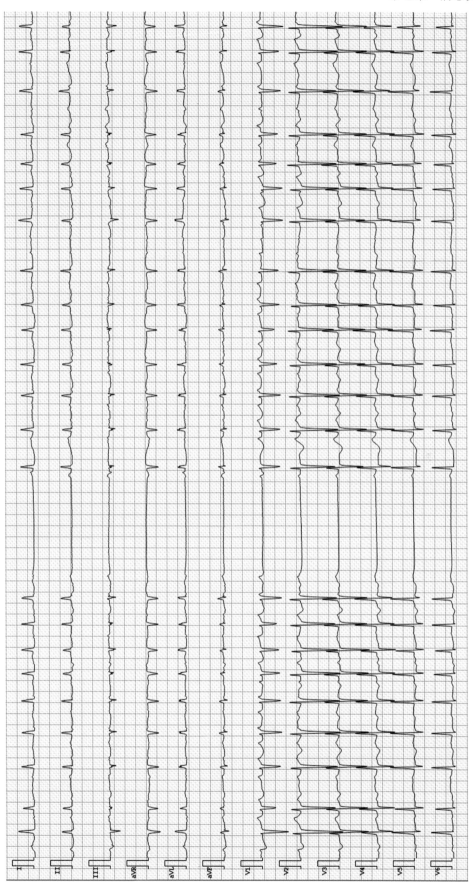

图 7-6 房性心动过速终止后出现长 RR 间期

女，62 岁，第 1～9、11～23 个 QRS 波为房性心动过速下传形成，第 10 个 P-QRS 中的 P 波异于房性 P 波，即房性心动过速终止后出现长 RR 间期。

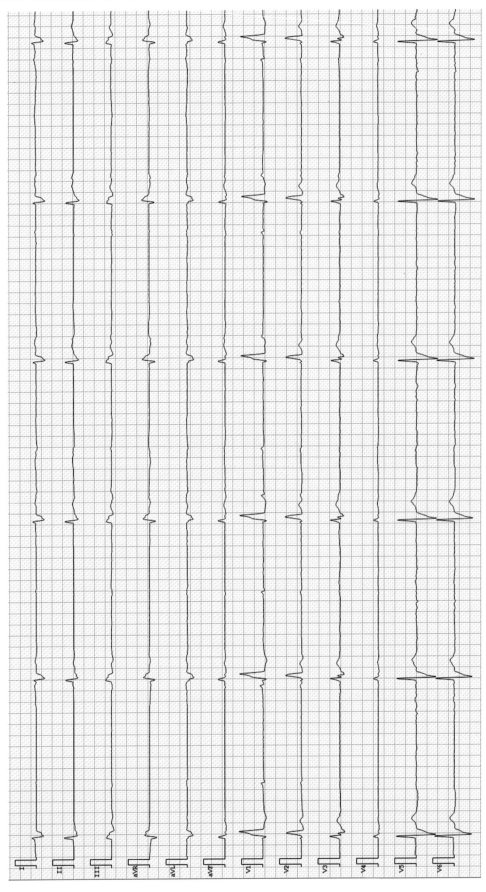

图 7-7　窦性心动过缓，三度房室阻滞，宽 QRS 逸搏心律，房性早搏

男，81 岁，完全性右束支阻滞型的 QRS 波规律出现，频率 20 次/min，R_3、R_4 中间的两个心房波及 R_5 前后的两个心房波，即窦性心动过缓，宽 QRS 逸搏心律，房性早搏心律，三度房室阻滞。

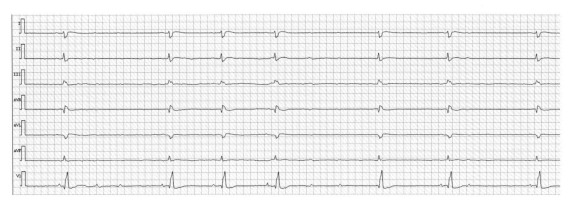

图 7-8 窦性心动过缓伴不齐,过缓的交界性逸搏,房性早搏,高度房室阻滞

与图 7-7 为同一患者不同时间心电图,第 3、8、11 个心房波提前出现,形态异于其他心房波,QRS 波呈完全性右束支阻滞图形,R_1R_2、R_4R_5 间期相等,R_2R_3、R_3R_4、R_5R_6、R_6R_7 间期不等,其前均有相关心房波,即窦性心动过缓伴不齐,过缓的交界性逸搏,房性早搏,高度房室阻滞。

第二节 窦房结功能的评估方法

窦房结功能评估的无创性方法包括常规心电图、动态心电图、心电图运动试验、阿托品窦房结功能试验、异丙肾上腺素窦房结功能试验、食管心房调搏检查等,有创性方法为心内电生理。

一、常规心电图

1. 明显而持久的窦性心动过缓<50 次/min。
2. 窦房阻滞。
3. >2 s 的窦性停搏。
4. 阿托品窦房结功能试验阳性、异丙肾上腺素窦房结功能试验阳性。

二、动态心电图

动态心电图能提供比常规心电图更多的有关评价窦房结功能的依据。
1. 24 h 总心搏<8 万,平均心率<55 次/min,最高心率<90 次/min,最低心率<40 次/min。
2. 二度 Ⅱ 型窦房阻滞。
3. >3 s 的窦性停搏。
4. 窦性心动过缓伴心房扑动、心房颤动或房性心动过速,发作停止时窦房结恢复时间>2 s。

三、心电图运动试验

1. 概述 运动试验用于评价窦房结功能是依据运动后心率增加能否达到预期心率,根据年龄计算最大的心率进行,即 Bruce 方案。病态窦房结综合征患者心电图运动试验时常表现为窦性心律增加不明显,或虽有一个正常的心率高峰反应,但存在运动时心率加速过慢或恢复时心率减速过快的现象,即变时性功能低下。

变时性功能是人体在运动或在各种生理及病理因素作用下,心率能够随机体代谢需要的增加而适宜增加的功能。

心脏变时性功能不良经典概念为人体运动时或者各种生理和病理因素作用下,心率不能随着机体代谢需要的增加而增加,并达到一定程度时称为心脏变时性功能不良;扩展的经典概念为从静息到极量运动,只要心率达不到机体的代谢需要都可视为变时性功能不良。

心脏的变时性功能不良还可表现为变时功能过度,即心率增快的反应超出了运动时机体的代谢需要,运动后的心率高于预测的最大心率。

目前心脏变时性功能不良是心率对机体代谢的需要发生了不适当性变化。

2. 心脏变时性功能不良的标准

(1)第一种标准:根据运动后最高心率与预测的最大心率值比较判定,预测的最大心率=(220-年龄)次/min。

运动后最高心率<90%(Bruce,1980年)预测的最大心率为变时性低下(有学者提出<80%);运动后最高心率<75%预测的最大心率为明显的变时性低下。

(2)第二种标准:根据运动后达到的最大心率值进行判定。

运动后最高心率<120次/min(McNeer,1978年)为变时性低下。

运动后最高心率<110次/min(Simonsen,1987年)为明显的变时性低下。

运动后最高心率<100次/min(Sutton,1990年;Dreifus,1991年)为明显的变时性低下。

动态心电图24 h最高心率<100次/min(一定量运动)为变时性低下。

(3)第三种标准:根据变时性指数判定。

变时性指数=心率储备/代谢储备,心率储备=(运动后心率-静息心率)/(最大预测心率-静息心率),代谢储备=(运动后代谢值-1)/(极量运动的代谢值-1),变时性指数0.8~1.3时为正常范围,>1.3时变时功能过度,<0.8时为变时功能低下。

四、阿托品窦房结功能试验

阿托品窦房结功能试验是鉴别迷走神经张力增高和病态窦房结综合征所致的心动过缓,其消除迷走神经对窦房结的影响,以观察窦房结自律性和传导功能,作为病态窦房结综合征的辅助诊断。

1. 禁忌证　前列腺肥大、青光眼、高温季节。

2. 具体方法　先记录受检者卧位12导联心电图,然后静脉注射阿托品0.04 mg/kg(通常最大量静脉注射2 mg),1 min内静脉注射完毕,记录3 min内最快心率;分别观察注射后即刻、1、2、3、4、5、10、15、20、30 min时心电图,观察心律及心率变化,依次记录窦性心率数值。

3. 结果判断

(1)阳性:①最快窦性心率<90次/min。②心率增加<20%。③出现窦房阻滞、窦性停搏、交界性心律、房扑、房颤、二度及以上房室阻滞,为阿托品窦房结功能试验阳性。

(2)阴性:最快窦性心率≥90次/min,考虑迷走神经张力增高引起的窦性心动过缓。

4. 意义

(1)阿托品窦房结功能试验简单易行,曾有报道诱发室性心动过速、心室颤动、心绞痛。

(2)阿托品窦房结功能试验阳性,也不一定是病态窦房结综合征。

(3)阿托品窦房结功能试验阴性,不能完全排除病态窦房结综合征。

五、异丙肾上腺素窦房结功能试验

异丙肾上腺素能兴奋心脏β-肾上腺素能受体,增加窦房结自律性,异丙基肾上腺素窦房结功能试验可鉴别良性窦性心动过缓与病态窦房结综合征引起的窦性心动过缓。本试验临床价值大致相当于阿托品窦房结功能试验,但安全性不如阿托品窦房结功能试验。

1. 禁忌证　甲状腺功能亢进、高血压、冠心病、严重室性心律失常。

2. 具体方法　先记录受检者卧位 12 导联心电图,然后将 1 mg 异丙肾上腺素加入 500 mL 葡萄糖(氯化钠)注射液中,1～2 μg/min 静脉滴注 30 min,分别观察注射后 1、2、3、4、5、10、15、20、30 min 心电图,观察心律及心率变化,依次记录窦性心率数值。

3. 结果判断

(1)阳性:①最快窦性心率<90 次/min。②心率增加<25%。③出现窦房阻滞、窦性停搏、交界性心律、房扑、房颤、二度及以上房室阻滞,改变为异丙基肾上腺素窦房结功能试验阳性。

(2)阴性:最快窦性心率≥90 次/min,考虑迷走神经张力增高引起的窦性心动过缓。

六、食管心房调搏检查

食管心房调搏测定窦房结功能的一种简单、易行、结果可靠的可无创电生理检查方法,与有创窦房结功能检查内容基本相同。

观察指标有窦房结恢复时间、窦房传导时间、窦房结有效不应期、窦房结固有心率(IHR)。

1. 窦房结恢复时间　窦房结恢复时间(sinus nodal recover time,SNRT)是用较高的起搏频率暂时抑制窦房结功能,停止起搏窦房结,功能从抑制状态中恢复窦房结的自律性,停止起搏后第 1 个窦性激动的出现标志着窦房结自律性恢复。

(1)方法:选择 S_1S_1 分级递增刺激,每一级刺激的频率相差 10～20 次/min,刺激时间 30 s;如果怀疑病态窦房结综合征,而测定的 SNRT 正常时,可将刺激时间延长到 60 s,以减少假阴性结果。增加刺激频率使房室结出现文氏传导现象时,不再继续增加刺激频率,从最后 1 个 S_1 刺激脉冲的起点测量到第 1 个恢复窦性 P 波的起点为 SNRT,分别测量每一刺激频率的 SNRT,在几次分级递增刺激所测得的 SNRT 中选择窦房结恢复时间最长者,为最大窦房结恢复时间(SNRTmax),即最后的 SNRT 结果,所使用的刺激频率为最适起搏频率。

部分受检者刺激终止后没有出现窦性 P 波,为逸搏,此时无法测量 SNRT,用逸搏间期代表 SNRT,如其后恢复为交界性逸搏,即 SJRT。

继发性停搏是刺激结束到第 1 个窦性 P 波出现后,发生窦性停搏或交界性逸搏,为了避免遗漏继发性停搏,刺激结束后应连续记录 10 个心动周期的心电图。

在检查过程中注意刺激频率和刺激时间对 ST-T 的影响,因快频率刺激和长时间起搏类似于心脏负荷试验,对冠心病患者可引发心肌缺血,一旦出现缺血性 ST-T 改变,应立即停止检查,避免因快频率刺激引发心肌缺血,导致发生恶性心律失常。

当 SNRT 值>5 s 时,应及时给予紧急 72 次/min 起搏,尔后逐渐降低起搏频率直至恢复窦性心律。

(2)判断标准:50 岁以下受检者 SNRT 正常值≤1 400 ms,老年人 SNRT 可略长于正常人,正常值≤1 500 ms;如果 SNRT 值≥1 500 ms 为阳性,SNRT 值>2 000 ms 时,诊断价值大,见图 7-9。

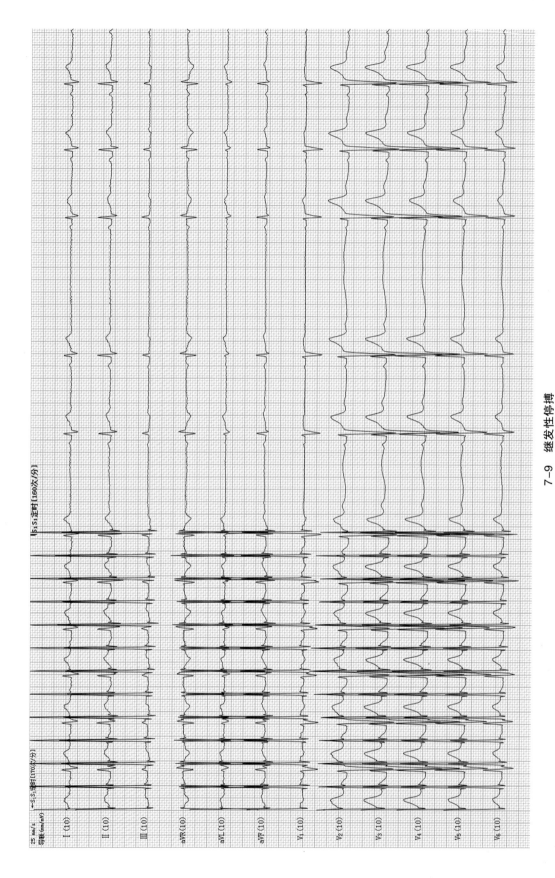

7-9 继发性停搏

男，52 岁，分级递增刺激法测定窦房结恢复时间，S_1S_1 定时 160 次/min，持续 30 s 后停止，出现继发性停搏现象。

2.窦房传导时间　窦房传导时间(sinus atrial conduction time,SACT)是兴奋从窦房结发出至心房并使心房开始除极的时间。心房刺激逆行激动窦房结,窦房结重新开始4相自动除极,使窦性节律重整;从心房刺激到其后窦性 P 波的时间(SP)包括房窦传入时间、窦房结自律周期(PP)和窦房传出时间,房窦传入时间和窦房传出时间相等,即其中包含了两个窦房传导时间,SACT=(SP-PP)/2。

(1)方法:通常采用 S_1S_2 法,在 S_1S_2 步长 10 ms 递减刺激,第一个进入窦房结Ⅱ区的房性早搏刺激 $S_2(A_2)$,其后第一个恢复窦性搏动的为 A_3,基本窦性周期 A_1A_1,SACT=($A_2A_3-A_1A_1$)/2。

(2)判断标准:正常值 SACT<150 ms,老年人 SACT<180 ms。

3.窦房结有效不应期　当心房刺激或早搏刺激进入窦房结有效不应期时,不影响窦房结激动周期,表现为插入性房性早搏;影响窦房结有效不应期(sinus nodel effective refractory period,SNERP)的因素很多,如心房有效不应期长于窦房结有效不应期,心房首先进入有效不应期,无法测到窦房结有效不应期,食管心房调搏检查中仅19% ~46%的人可测到 SNERP。

(1)方法:选择 S_1S_2、PS_2、RS_2 法,步长 10 ms 递减刺激,如出现插入性房性早搏,即 $A_1A_2+A_2A_3=A_1A_1$,最长的 S_1S_2、PS_2、RS_2 为 SNERP。

(2)判断标准:SNERP>550 ms 为异常,见图 7-10、图 7-11。

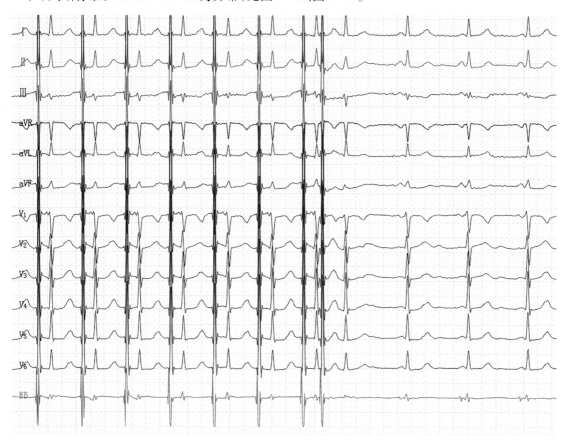

图 7-10　女,49 岁,S_1S_2(631-280 ms)

七、心内电生理

窦房结功能还可通过有创心脏电生理研究方法来评定,适用于通过无创方法难以确诊的有症状并被怀疑有窦房结功能障碍的患者。具体的方法包括测定 SNRT、SACT、SNERP 和直接记录窦房结电图。

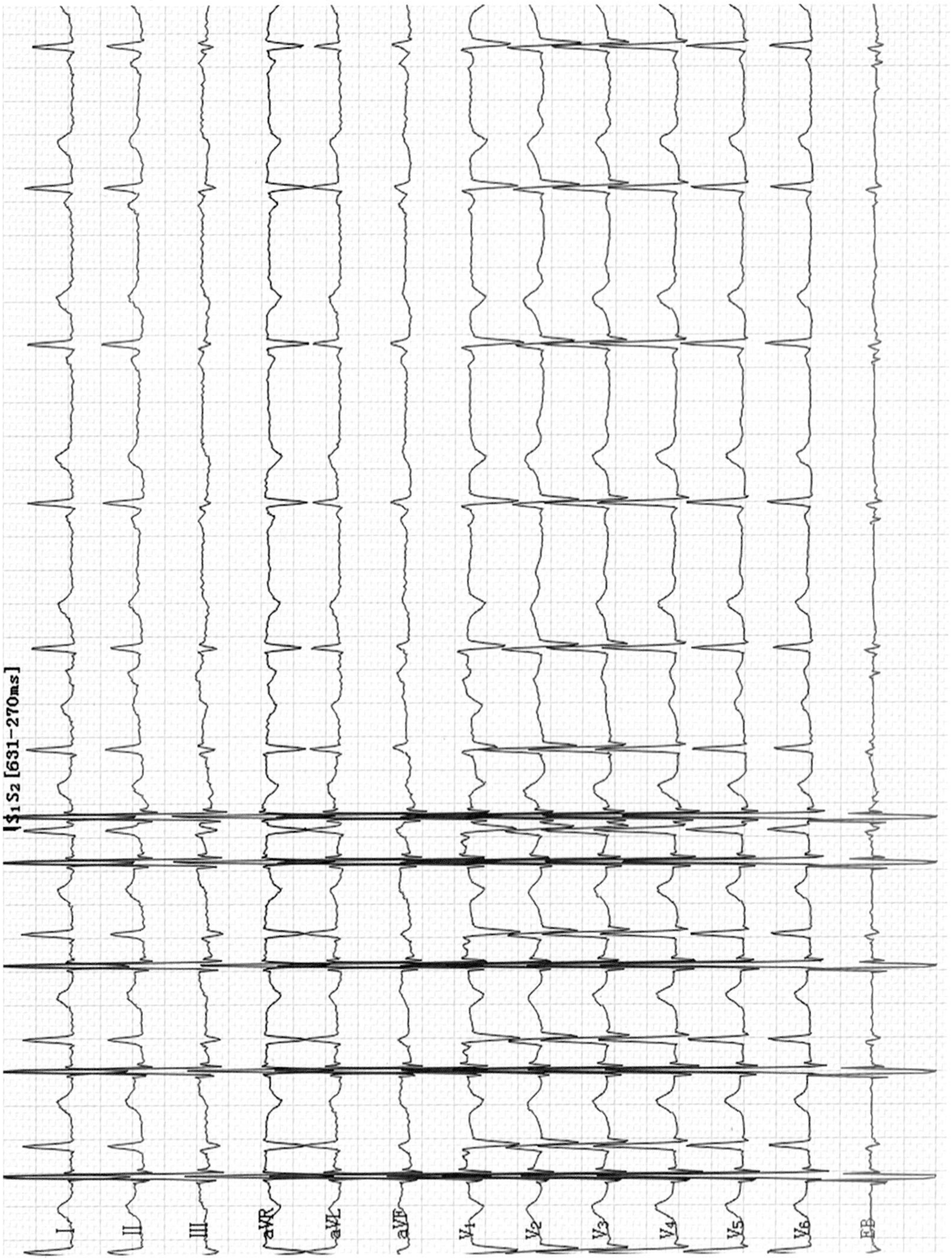

图 7-11　S₁S₂(631-270 ms)，窦房结有效不应期 270 ms

与图 7-10 为同一患者。

第八章　早　搏

第一节　概　述

一、早搏的概念

早搏是心脏中某一起搏点在相应基本心动周期结束前发放的1～2次激动,一般来讲早搏前间期<1.0 s,既往亦称期前收缩、期外收缩、过早搏动,是临床上很重要的一种心律失常。

早搏可无症状,也可引起心悸等感觉,少数患者症状明显,可引起紧张和焦虑。早搏可发生于无器质性疾病的正常人,也可无诱因或因过度劳累、精神刺激、过度烟酒、过度饮咖啡、感染等发生早搏。

并行心律、心室夺获、反复心搏、较快的传导终止了较慢的传导(优先传导)、房室传导阻滞时的超常传导等也以提前搏动的形式出现,而并非早搏,需要与早搏鉴别,见图8-1～图8-7。

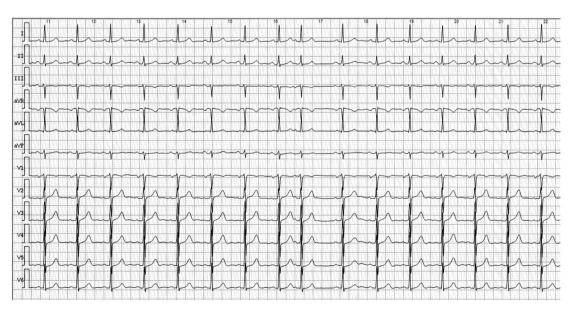

图8-1　窦性心律,房性早搏

男,67岁,发生在窦性心律基础上的房性早搏,其前间期0.52 s,短于基本窦性周期0.73 s。

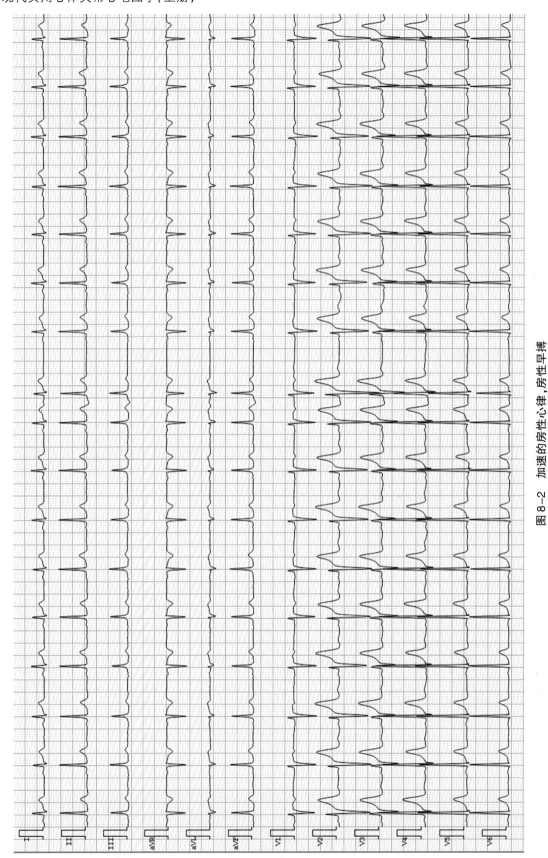

图 8-2　加速的房性心律，房性早搏

男，21 岁，发生在加速的房性心律基础上的房性早搏，其前间期 0.48 s，短于基本房律周期 0.80 s。

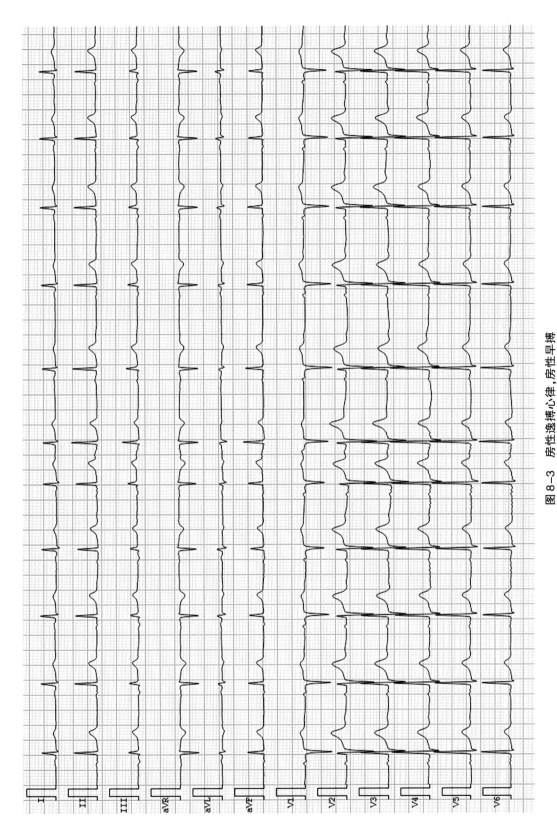

图 8-3　房性逸搏心律，房性早搏

男，84 岁，发生在房性逸搏心律基础上的房性早搏，其前间期 0.56 s，短于最短基本房律周期 0.88 s。

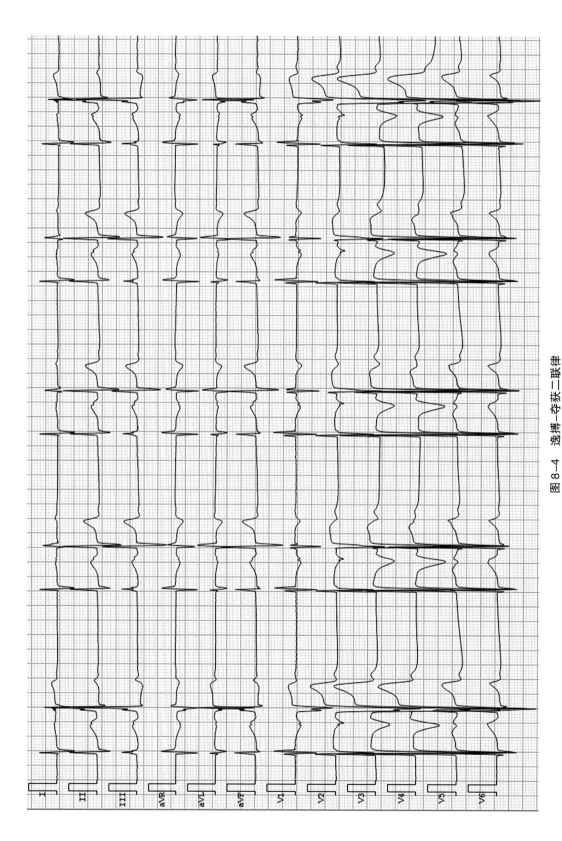

图 8-4　逸搏-夺获二联律

女,6 岁,第 2、4、6、8、10 个 QRS 波提前出现,其前相关的心房波是延迟出现的窦性 P 波,即心室夺获。

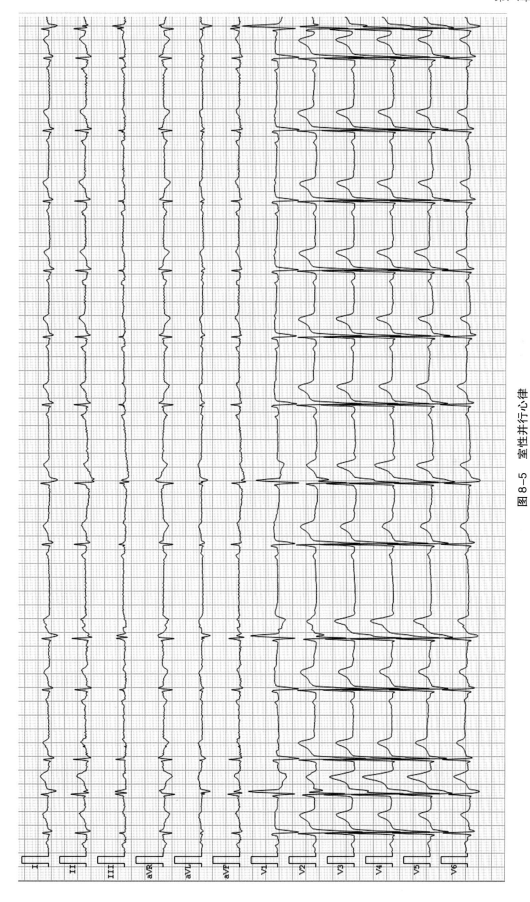

图 8-5　室性并行心律

男，73 岁，R_2、R_5、R_7、R_{14} 形态相同，以室性早搏的形式出现，但前间期间不等，异位搏动间期间存在简单倍数，即长的异位搏动间期是短的异位搏动间期的 3 倍，即室性并行心律。

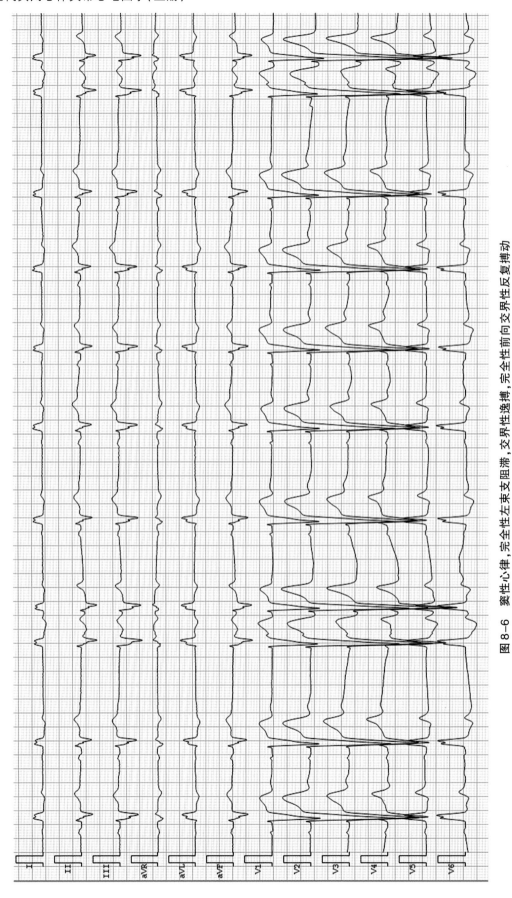

图 8-6 窦性心律，完全性左束支阻滞，交界性逸搏，完全性前向交界性反复搏动

男,78 岁,R_3、R_{10} 为交界性逸搏，其后均继以逆行 P 波,RP 间期固定，且 RP 间期后均继以室上性 QRS 波，致 R_4、R_{11} 提前出现，构成室上性 QRS-逆行 P-室上性 QRS 序列，即交界性前向交界性反复搏动，心

电图诊断：窦性心律，交界性逸搏，完全性前向交界性反复搏动，完全性左束支阻滞。

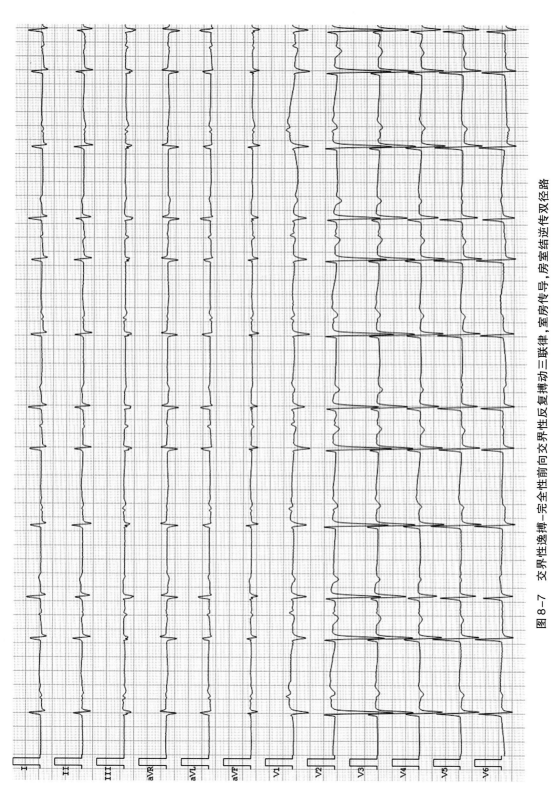

图 8-7　交界性逸搏-完全性前向交界性反复搏动三联律，室房传导，房室结逆传双径路

男，48 岁，R_1、R_2、R_4、R_5、R_7、R_8、R_{10}、R_{11} 为交界性逸搏，其后均继以逆行 P 波，构成室上性 QRS-逆行 P-室上性 QRS 序列，即交界性逸搏-完全性前向交界性反复搏动，心电图诊断：交界性逸搏-完全性前向交界性反复搏动三联律，室房传导，房室结逆传双径路。现，构成室上性 P-室上性 QRS 序列，即交界前向交界性反复搏动，室房传导，房室结逆传双径路，其后均继以逆行 P 波，相差 0.12 s，且长 RP 间期后均继以 QRS 波，致 R_3、R_6、R_9、R_{12} 提前出现，但表现为两种逆行 RP 间期，相差 0.12 s，且长 RP 间期后均继以 QRS 波，致

二、早搏的发生机制

(一)自律性增高学说

心脏内各个异位起搏点由于舒张期自动除极速度加快而产生异位自律性,在各种生理或病理情况下可改变心肌内起搏细胞的离子流状态,而加速舒张期自动除极速度从而形成早搏。同一异位起搏点稳定的自律性形成联律间期固定的单源性早搏。同一异位起搏点突然发出自律性强度不等的激动形成联律间期不固定的单源性早搏,自律性强度增高多者频率快,引起的早搏联律间期短,反之联律间期长。多个自律性各不相等、部位也不同的异位起搏点发出的激动形成多源性早搏,该类早搏的形态各异,联律间期亦不固定。

(二)触发激动学说

触发活动是由于后除极化的振荡电位振幅足够大并达到阈电位水平而产生的一个、多个或连续的去极化活动,亦称触发自律性,即除极后发生的动作电位,其不能自发产生,必须由前一动作电位所触发,分早期后除极和延迟后除极。

触发活动和自律性异常的鉴别,见表8-1。

表8-1　触发活动和自律性异常的鉴别

项目	相同点	不同点
触发活动	两者均有起搏活动的异常,均表现为局灶性除极的扩展,均可在无外来刺激或早搏存在时发生,延迟后除极所致的触发活动4相除极化机制与异常自律性相似	异常自律性是自发产生,而触发活动是一种依赖性的除极活动,强烈依赖其前的动作电位,触发活动发生的迟早、频率的快慢均取决于其前动作电位的特点,即触发活动的发生由一个除极波触发,在一次兴奋后触发出一个或多个除极化波,甚至可连续发生触发活动而形成心动过速。这种活动的特点是触发出来的除极化波与其前一个正常兴奋波在时间上有一定的关系,是在前一个兴奋波的后除极化基础上发展而来
自律性异常		

1. 早期后除极　早期后除极发生于动作电位的2相或3相早期,亦称为平台期振荡,此期出现微弱的电位变化,达到阈电位水平时可发生新的动作电位引发早搏或心动过速。早期后除极是由于复极电流相对减少而影响了复极相,使动作电位曲线滞留在平台期,此时膜电位较小,钠通道尚处于失活状态,而慢通道活化,钙离子内流,从而在复极结束前引起第二次激动。早期后除极是平台期膜电位的振荡,因此凡是影响3相复极,使动作电位曲线滞留在平台期的因素均可导致早期后除极。

2. 延迟后除极　延迟后除极是动作电位的4相,即复极完成或终末时所触发的除极活动,延迟后除极如在阈电位水平以下,可无任何表现,而当其幅度一旦增大到阈电位水平,可触发激动,表现为早搏或心动过速。延迟后除极是由一种短暂的内向离子流所引起,主要构成是钠离子,但因细胞内钙离子超负荷使细胞膜对钠离子的通透性增加,因而凡是能引起细胞内钙离子超负荷的因素都可促发这一离子流。

延迟后除极与自律性异常的鉴别见表8-2,延迟后除极与折返的鉴别见表8-3。

表8-2 延迟后除极和自律性异常的鉴别

鉴别点	延迟后除极	自律性异常
引起的心律失常	能被程控刺激诱发和终止	不能被程控刺激诱发和终止
超速刺激反应	超速加速	超速抑制
延迟后除极	有	无

表8-3 延迟后除极和折返的鉴别

鉴别点	延迟后除极	折返
程控刺激	能被程控刺激诱发和终止,给予早搏刺激中联律间期和回声间期呈正变关系,振幅随所给刺激频率增加或刺激数量增多而增大	能被程控刺激诱发和终止,给予的早搏刺激中联律间期和回声间期呈反变关系
超速刺激反应	超速加速	无反应
产生的触发活动	起始存在温醒现象	无温醒现象
拖带现象	无	有

(三)折返激动学说

1.折返性早搏 是由基本激动折返而引起的早搏,其在心脏内的折返途径可以是在较大范围的心房或心室内的大折返,近年研究显示用微折返代替大折返解释折返性早搏的原理更合适,仅仅局限于浦肯野纤维末梢的分叉和心室联接处的微折返引起室性早搏。通常折返激动始终是沿着同样的途径,按照同样的速度进行折返并达到同一终点,引起折返性早搏与其前面一次基本心搏的时距固定,早搏的形态一致,因此折返学说是大部分联律间期固定型早搏的形成原因。折返途径和折返终点发生改变,折返时间固定,形成形态不同而联律间期固定的早搏,这可以解释多形性早搏的产生原理。有时折返途径和终点固定,但折返时间呈文氏现象,形成早搏的波形相同,联律间期逐渐延长而消失,周而复始。心脏内存在弥散性病变而在心肌的不同部位发生多处传导阻滞,则可因折返途径和终点各不相同以及传导时间的不一致而引起多源性早搏。

在分析处理心律失常时,我们常把各种心动过速与折返机制相联系,各种早搏与自律性增高机制相联系,折返性早搏常被忽视。近年随着心脏电生理检查及射频消融术的不断发展,证实折返性早搏十分多见,其具有特征性的心电图特点,对复杂的心电图诊断与鉴别有重要价值,并可经射频消融术根治。

折返是一次激动经过传导,再次激动心脏某一部位的心电现象。由折返机制引起的早搏称折返性早搏。多数早搏的发生机制为折返。连续发生≥3次的折返性早搏称为折返性心动过速。折返性早搏还可能派生出其他的心律失常。

2.心电图特点

(1)折返性早搏的联律间期常固定不变,早搏经相同的折返径路,形成的早搏形态常一致。

(2)早搏频繁出现形成二联律、三联律。早搏可以连续发生而形成心动过速,心动过速的图形与早搏的图形一致。

(3)折返性早搏受情绪、体位、精神激动、运动、心动周期的变化、体液等多种因素的影响,在这些因素的影响下,折返性早搏可以增多或减少。

(4)运动和交感神经的兴奋可改善传导,使折返性早搏减少或增多。

(5)早搏可经心脏程序刺激诱发。

3.临床意义

(1)折返性早搏可发生于心脏任何部位:通常很小的空间就可发生折返。因此,心脏各个部位都可能发生折返性早搏。窦房结与周围心房组织的连接区、浦肯野纤维与心室肌连接区、房室交接区与周围组织的连接区是折返最易发生的部位,因为心脏不同组织的连接处因传导性和不应期有显著差异,易发生折返。右心的上下腔静脉、右心耳、三尖瓣环、卵圆孔、冠状静脉窦口,左心的左心耳、肺静脉开口、二尖瓣环等部位存在着明显的不同心肌组织的移行,易出现缓慢传导和折返,都是折返性早搏和心动过速的好发部位。

(2)功能性早搏多为折返性:各向异性理论认为,心脏本身就是一个各向异性的结构体,天然存在着各种心电功能的各向异性。因此,即使不存在病理学因素也可发生折返性早搏,尤其是右心房下部这些各向异性特点最明显的部位。功能性早搏多由折返机制引起。功能性早搏常见于年轻人,因激动、情绪变化、过量饮酒、饱餐、吸烟后发生早搏,早搏的出现常伴有明显的临床症状,运动使早搏减少或消失,各种抗心律失常药物的治疗效果差,常不伴有器质性心脏病。

(3)折返性早搏常诱发心动过速:折返性早搏与折返性心动过速的发生机制相同,因此,折返性早搏常可诱发心动过速或其他心律失常。

(4)折返性早搏在射频消融术中的作用:折返性心动过速常伴有与心动过速形态完全一样的折返性早搏形成的单次折返。射频消融术根治时如折返性早搏仍存在,提示折返环路未被彻底打断,此时还应继续标测放电消融,直到折返性早搏完全消失,达到有效消融的终点,否则,消融术后心动过速易复发。

(四)并行心律学说

异位起搏点周围存在完全的传入阻滞所构成的保护圈,使窦房结或其他频率较高起搏点的外界激动无法进入保护圈内,不论异位起搏点的频率高低,仍能按照其固有频率如期发放激动,在无传出阻滞时,同时周围心肌也处于非不应期中,异位起搏点的激动传入到周围心肌使之除极形成并行心律型早搏。

(五)魏登斯基促进作用

心脏自律传导系统中的异位起搏点具有舒张期自动除极化的潜在能力,在没有保护机制的情况下,不断受到频率较快的窦房结激动的抑制而不能形成有效的激动。当异位起搏点外周出现不完全的传入阻滞圈时,窦性激动传导到达这一部位时,虽不能激动这一部位心肌使之除极,但能使不完全阻滞圈内异位起搏点的阈电位水平降低,使异位起搏点的动作电位提前达到阈电位而除极,从而形成早搏。综上所述,基本心律的激动对早搏的产生起了促进或易化作用,阈电位水平短暂降低而增进了异位起搏点的自律性,形成早搏的电生理基础。

三、早搏的分类

(一)根据是否合并器质性心脏病分类

根据是否合并器质性心脏病分为良性早搏和病理性早搏两类。

1.良性早搏 是非病理情况下引起的早搏,多数由消化道、泌尿生殖道反射引起,亦可能与体位或自主神经功能有关,过度劳累、情绪紧张和某些精神因素亦可产生,此类早搏在适当解释、安慰、解除原因或镇静药治疗后减少或消失,一般无严重后果。有时精确区分良性早搏和病理性早搏十分困难,必须结合临床和心电图所见全面地进行判断。

2.病理性早搏 是由于某些疾病所引起的早搏,包括器质性早搏和体液性早搏两类。

(1)器质性早搏是由各种器质性心脏病引起的早搏,常可持续较久或反复出现,预后多较严重。病因如下。①风湿性心脏病:引起早搏的部位常与病变部位有关,二尖瓣病变引起左心房异常产生房性早搏多见,若为频发,特别是多源性,常为房性心动过速或心房颤动的先兆,称为先兆性房性早搏。②冠心病:以室性早搏多见,早搏的部位有时与病变部位有关,心肌梗死中频发室性早搏多见,尤其频发、多源、成对、R-on-T型室性早搏,更危险,可能是室性心动过速及心室颤动的前奏,称为先兆性室性早搏。③心肌病:室性早搏中的左室型更多见。④其他器质性心脏病:先天性心脏病、肺心病、心内膜炎、高血压性心脏病等各种器质性心脏病均可引起早搏。

(2)体液性早搏是体液中某些物质的浓度改变时所引起的早搏,多属短时间的,停用有关药物、纠正酸中毒和电解质紊乱及辅用抗心律失常药物使体液中该物质浓度恢复正常后常可消失。主要由洋地黄、奎尼丁、普鲁卡因胺、锑剂、乌头类药物、乙酰胆碱、麻醉药等药物中毒,低血钾、高血钾、低血钙、高血钙等电解质紊乱,酸中毒等因素所引起的早搏。

(二)根据早搏的起源部位分类

根据早搏的起源部位不同分为室上性早搏、室性早搏及旁道性早搏,有学者建议存在窦房交界早搏,其中室性早搏多见,房性早搏次之,交界性早搏少见,窦性早搏罕见。

心脏结构正常的早搏多来源于心内膜或心外膜,而深层心肌的早搏较为少见。中层心肌的动作电位较长,易产生后除极,但由于处于心肌深处,电信号呈三维传递模式,"库"负荷过重。研究表明,产生可以扩布的兴奋,心外膜仅仅需要1 300~1 800个心肌细胞同步除极,而中层心肌需同步除极细胞数>700 000个。同理,与自律性或触发机制相关的早搏多来自于心肌较薄处,如室性早搏多来源于右室流出道、动脉窦等部位;而房性早搏多来源于肺静脉肌袖、上腔静脉、心耳等部位。根据源-库匹配,这些部位产生的早搏,兴奋灶周围的细胞数目较少,"库"小,早搏更易于扩布。临床上常用儿茶酚胺刺激诱发早搏,其原理主要是使除极的细胞同步化,易于克服源-库不匹配,产生可扩布的局灶性心律失常。

1.室上性早搏 室上性早搏分为窦性早搏、房性早搏、交界性早搏、旁道性早搏。

2.旁道性早搏 起源于旁道内的过早搏动,心电图表现为早搏可有逆行P波,PR间期<0.12 s,同时比窦性搏动更短,有预激波,也可无逆行P波,见图8-8~图8-13。

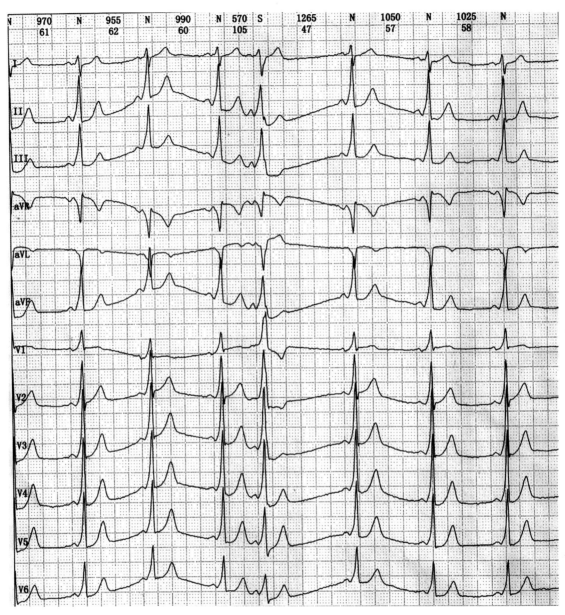

图8-8　窦性心律,心室预激,房性早搏

　　动态心电图片段,A型心室预激,第4个P波为房性早搏,其后继QRS波形态类似同导联窦性P波下传的QRS波,但其振幅有变化,时间较宽,预激波较明显。

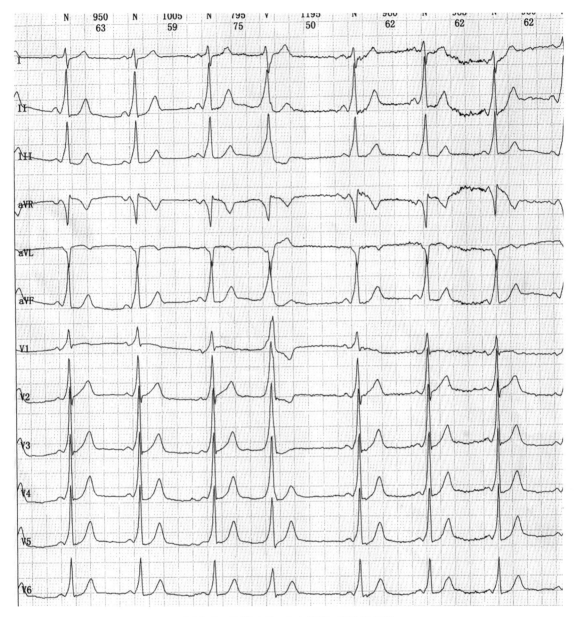

图 8-9 窦性心律,心室预激,旁道性早搏

与图 8-8 为同一患者,动态心电图不同时间片段,有一提前出现的宽 QRS 波,其前无 P 波,形态类同于图 8-8 中房性早搏下传的 QRS 波,但时间更宽,起始部顿挫更明显,即旁道性早搏(起源于左侧房室旁道),完全性代偿间歇。

303

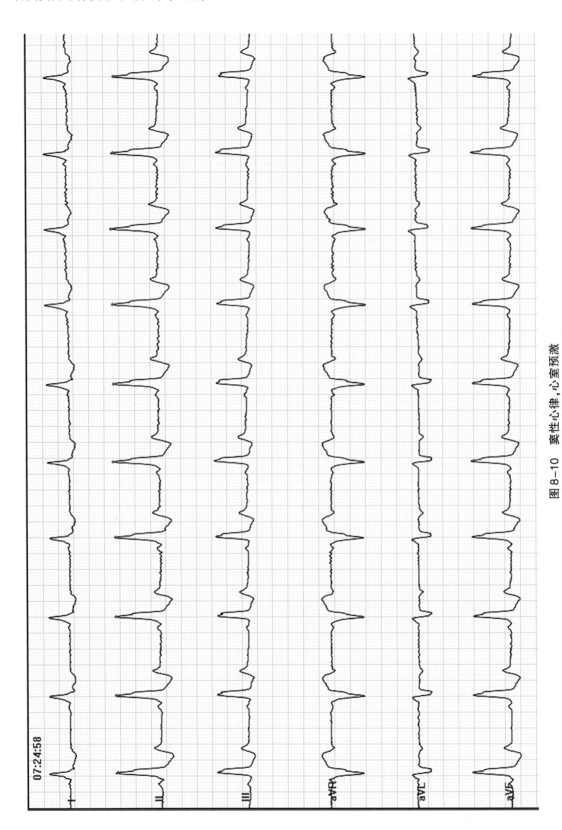

图 8-10　窦性心律，心室预激

女，45岁，动态心电图肢体导联片段，窦性心律，心室预激。

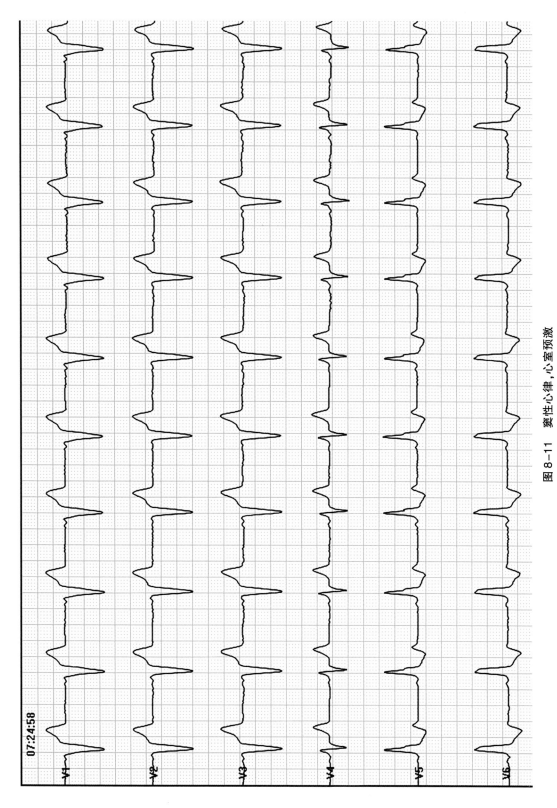

图 8-11 窦性心律，心室预激

与图 8-10 为同一患者同一时间动态心电图胸导联导片段，窦性心律，心室预激。

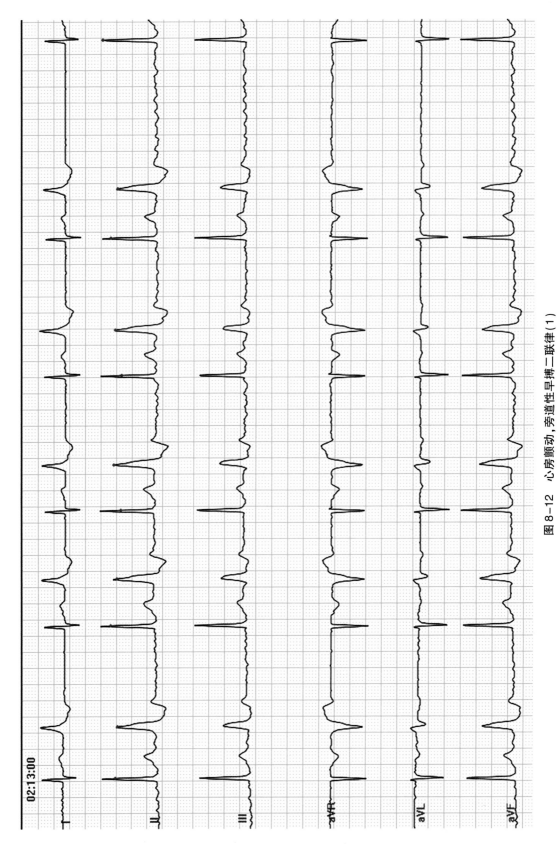

图 8-12 心房颤动，旁道性早搏二联律(1)

与图 8-10 为同一患者不同时间同步动态心电图肢体导联片段，提前出现的宽大畸形 QRS 波，联律间期相对固定，形态同窦性心律下传的 QRS 波。

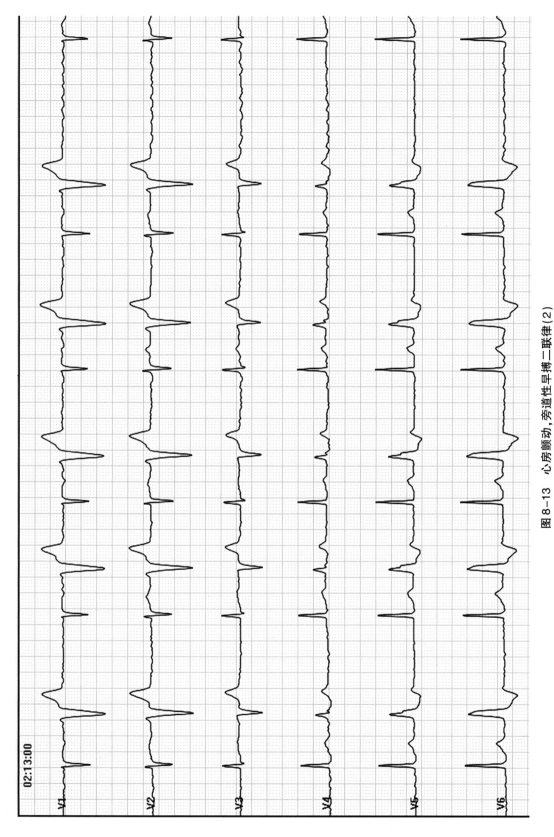

图 8-13 心房颤动，旁道性早搏二联律（2）

与图 8-12 为同一患者相同时间动态心电图胸导联片段，提前出现的宽大畸形 QRS 波，联律间期相对固定，形态同窦性心律下传的 QRS 波，即心房颤动，旁道性早搏。

（三）根据早搏起搏点的数量分类

1. 单源性早搏　起源于同一异位起搏点的早搏，是最常见的一种早搏。心电图表现早搏的形态彼此相同，分为配对时间固定型、并行心律型、配对时间不定型。

2. 多源性早搏　同一导联中出现两种或两种以上联律间期不等且形态不一的早搏，提示异位起搏点起源于两个或两个以上，见表8-4。

表8-4　单源性早搏、多源性早搏的鉴别

分型		产生原理	发生率
单源性早搏	配对时间固定型	①▲折返学说：早搏是由前一激动折返所致，其途径、终点和（或）速度固定，称折返性早搏；②异位自律性增高学说（增高的自律性较稳定）；③魏登斯基促进作用：前一激动暂时降低异位起搏点的阈值使之提前释放激动	最为常见，尤以室性为最多
	并行心律型	▲传入阻滞学说：异位起搏点周围有完全性传入阻滞，使其不受外界激动侵入的影响，而能如期按其固有频率发出激动	少见
	配对时间不定型	①▲异位自律性增高学说：异位起搏点自律性突然增高而提前发放激动（增高的自律性不稳定）；②折返学说：折返途径、终点和（或）速度不固定	少见
多源性早搏			少见，预后较差

注：▲为主要产生原理，引自程树磬等编著的《心律失常的心电图与电生理》。

（四）根据早搏发生原理及其与基本搏动的关系分类

1. 配对型早搏　早搏与前一基本心搏有恒定的配对时间，其后有一间歇；是临床最常见的一种早搏类型，约占早搏的90%，其中以配对型室性早搏多见。

2. 并行心律型早搏　图形相同而配对时间长短不一的早搏。异搏周期若有最大公约数或融合波即可诊断。在并行心律中被保护的异位心搏多以舒张期早搏的形式出现，而实质上大多是延迟出现的逸搏。

3. 反复搏动　心脏某部位发出冲动使心房和心室激动的同时，又沿另一条传导通路折返回来再次激动心房或心室，这种搏动亦称回头心搏、反复心搏。

（五）根据早搏的形态分类

1. 单形性早搏　当早搏的形态均相同时称为单形性早搏，因起源部位固定故属于单源性早搏，此型多指室性早搏。

2. 多形性早搏　同一导联中形态不同而联律间期固定（联律间期互差<0.08 s）的早搏，临床意义与多源性早搏相似。

（六）根据早搏发生的数量分类

1. 偶发性早搏 早搏的发生≤5 次/min；其中当早搏的发生每分钟 3～5 次时称为多发性早搏。

2. 频发性早搏 早搏的发生>5 次/min。

四、早搏时相的分期

早搏时相的分期是判断早搏发生或出现于基本心律时相的分期；依据早搏前面一个基本心搏的 P-QRS-T 波各波段作为分期的心电图标志。

1. 收缩早期 早搏出现的时相当于 QRS 波群起点至 J 点，相当于心室肌动作电位的 0～1 相。室上性早搏因绝对干扰不能下传，室性早搏因绝对干扰不能显现，可出现室性融合波，见图 8-14。

2. 收缩中期 早搏出现的时相当于 J 点至 T 波顶峰，相当于心室肌动作电位的 2 相。室上性早搏因绝对干扰不能下传，偶有特殊传导，室性早搏少见，可出现频率依赖性室内差异性传导，R-on-T 型室性早搏易诱发室性心动过速和心室颤动，见图 8-15、图 8-16。

3. 收缩晚期 早搏出现的时相当于 T 波顶峰至 T 波结束，相当于心室肌动作电位的 3 相。室上性早搏常伴干扰性 PR 间期延长、室内差异性传导，偶有超常传导。室性早搏可伴室内差异性传导，R-on-T 型室性早搏易诱发室性心动过速和心室颤动，见图 8-17～图 8-19。

4. 舒张早期 早搏出现的时相当于 T 波末尾至 U 波末尾，相当于心室肌动作电位的 4 相早期。室上性早搏大多无变异，偶有早搏波形正常化，少数可与收缩晚期相同。室性早搏无变异，保持早搏原貌，偶有早搏波形正常化，少数可与收缩晚期相同，见图 8-20、图 8-21。

5. 舒张中期 早搏出现的时相当于 U 波末尾至 P 波起点，相当于心室肌动作电位 4 相中期。室上性早搏波形无变异，保持早搏原貌，偶有超常传导。室性早搏波形无变异，保持早搏原貌，偶有波形正常化，见图 8-22、图 8-23。

6. 舒张晚期 早搏出现的时相当于 P 波的起点至 QRS 波起点，相当于心室肌动作电位 4 相晚期。室上性早搏可形成房性融合波或室性融合波。室性早搏可形成室性融合波，偶有早搏波形正常化，见图 8-24。

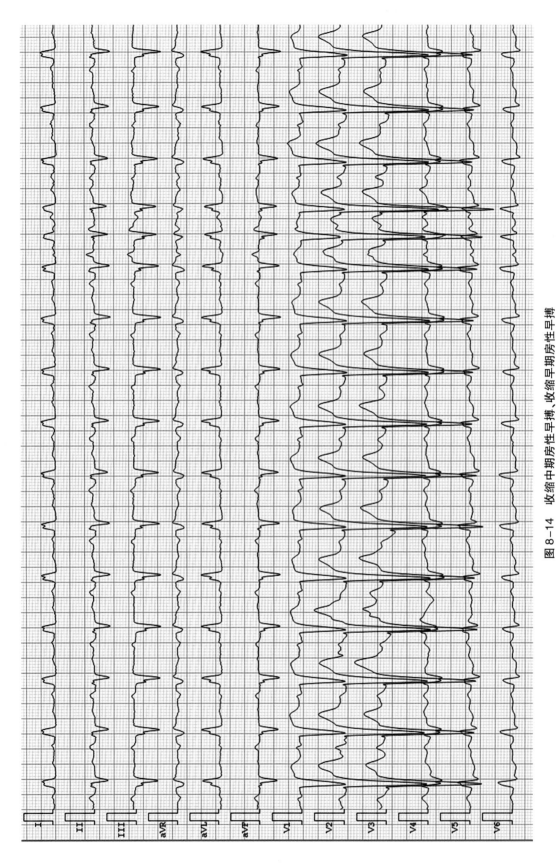

图 8-14　收缩中期房性早搏、收缩早期房性早搏

女，73 岁，房性早搏，联律间期不固定，其中第 11、12 个 QRS 波后提前出现房性 P 波，前者落在 T 波峰前，后者落在 J 点，即分别为收缩中期房性早搏、收缩早期房性早搏。

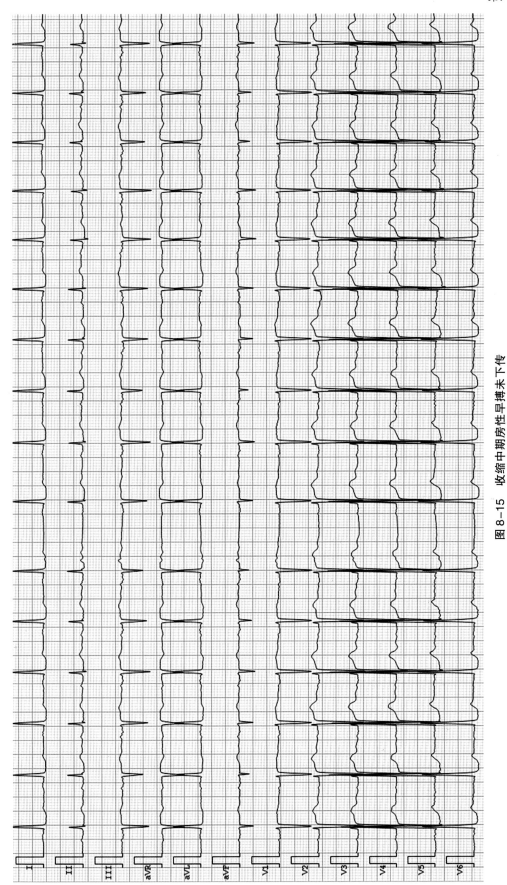

图 8-15 收缩中期房性早搏未下传

女，71 岁，收缩中期房性早搏因绝对干扰未下传。第 6 个 QRS 波后 T 波（直立）升支有一切迹，致该 T 波变形，且重整了基本心房节律而出现一长 PP 间期，这一位于 T 波顶峰前的切迹即为收缩中期房性早搏，其后未继以相关的 QRS 波。

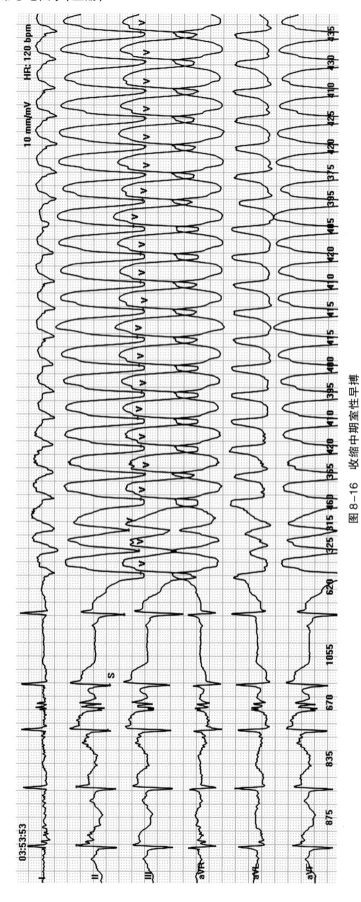

图 8-16　收缩中期室性早搏

动态心电图片段,收缩中期室性早搏,R-on-T 诱发室性心动过速,R_6 为 R-on-T 型室性早搏。

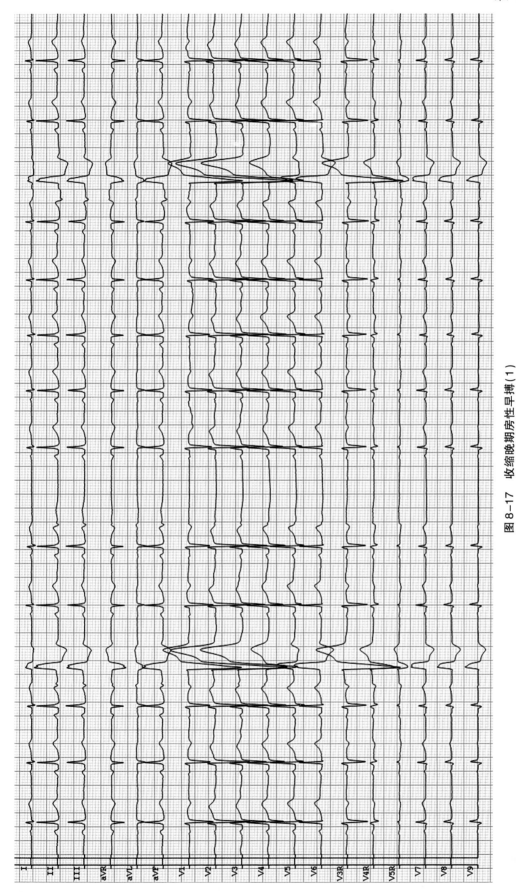

图 8-17 收缩晚期房性早搏（1）

女，46 岁。第 4、13 个 P 波提前出现位于前一 T 波（直立）降支，形态不同于同导联窦性 P 波，后继以宽 QRS 波，PR 间期延长，即收缩晚期房性早搏伴干扰性 PR 间期延长，室内差异性传导；第 7 个 P 波提前出现位于前一 T 波降支，形态不同于同导联窦性 P 波，其后未继以相关的 QRS 波，即收缩晚期房性早搏未下传。

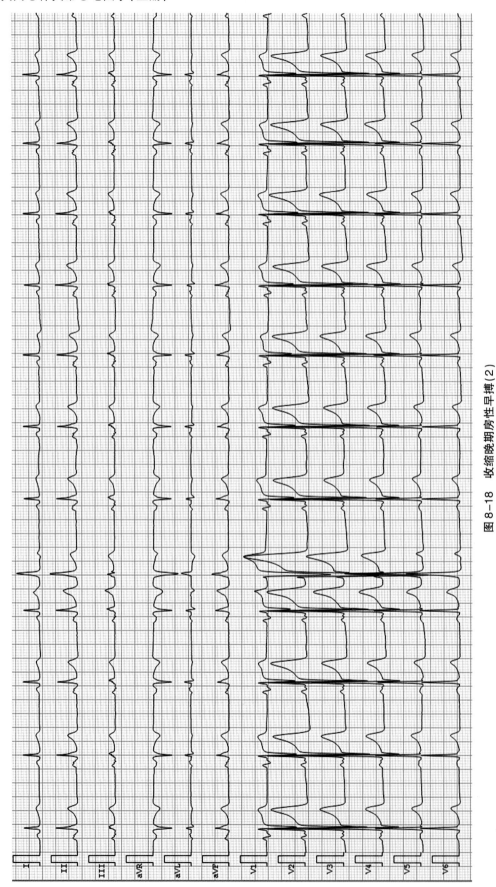

图 8-18　收缩晚期房性早搏（2）

男，68 岁，第 5 个 P 波提前出现位于前一 T 波顶峰，后继以宽 QRS 波，即收缩晚期房性早搏伴干扰性 PR 间期延长，室内差异性传导。

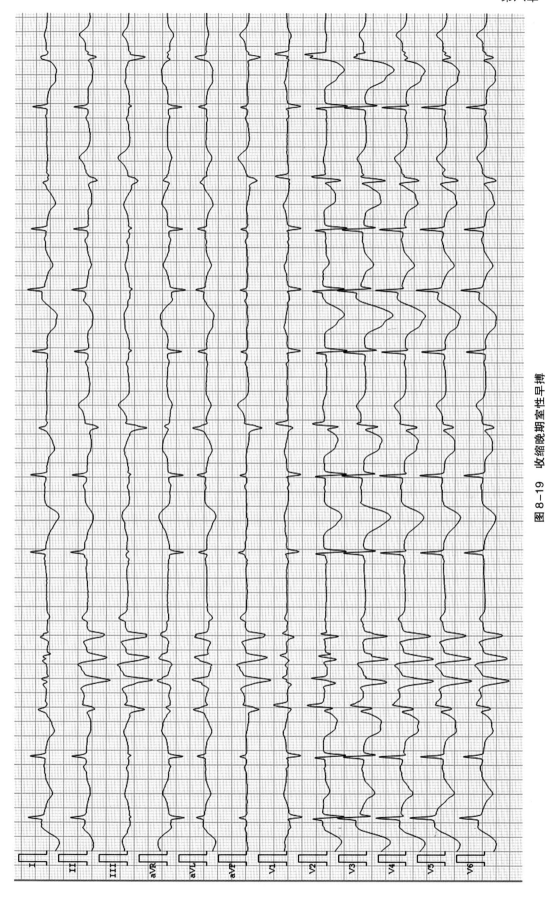

图 8-19 收缩晚期室性早搏

女,84岁,第4个QRS波为室性早搏,位于前一T波的顶峰,即收缩晚期室性早搏诱发室性心动过速(基本心律QT间期延长)。

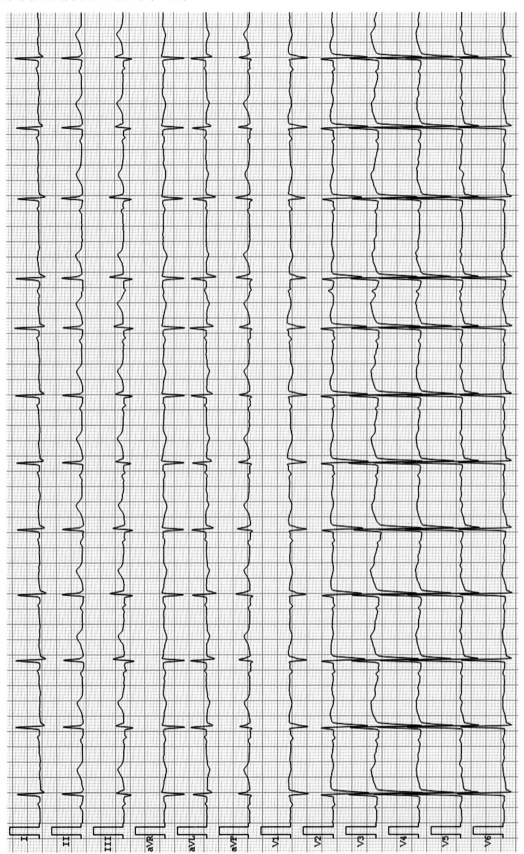

图 8-20　舒张早期房性早搏

女,72 岁,第 9 个 P 波提前出现位于前一 T 波结束后,形态不同于同导联窦上性 P 波,后继以室上性 QRS 波,即舒张早期房性早搏。

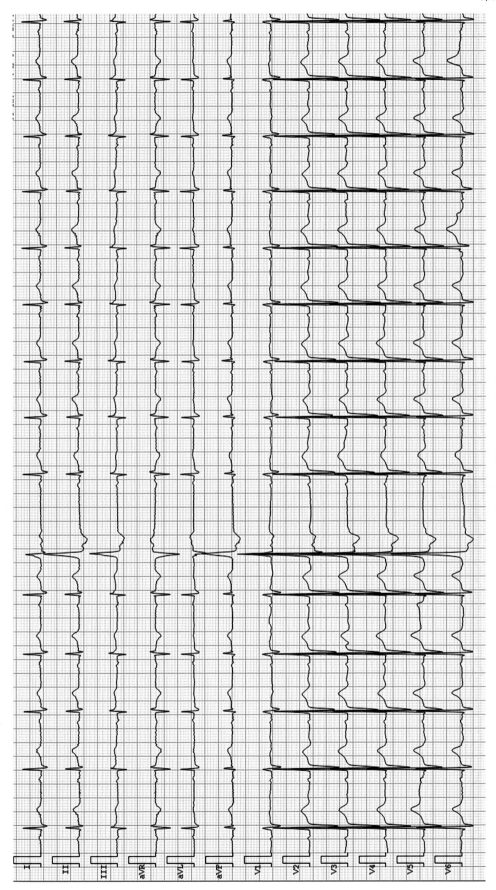

图 8-21　舒张早期室性早搏

女,65 岁,第 6 个 QRS 波提前出现位于前一 T 波结束后,其前无相关心房波,即舒张早期室性早搏。

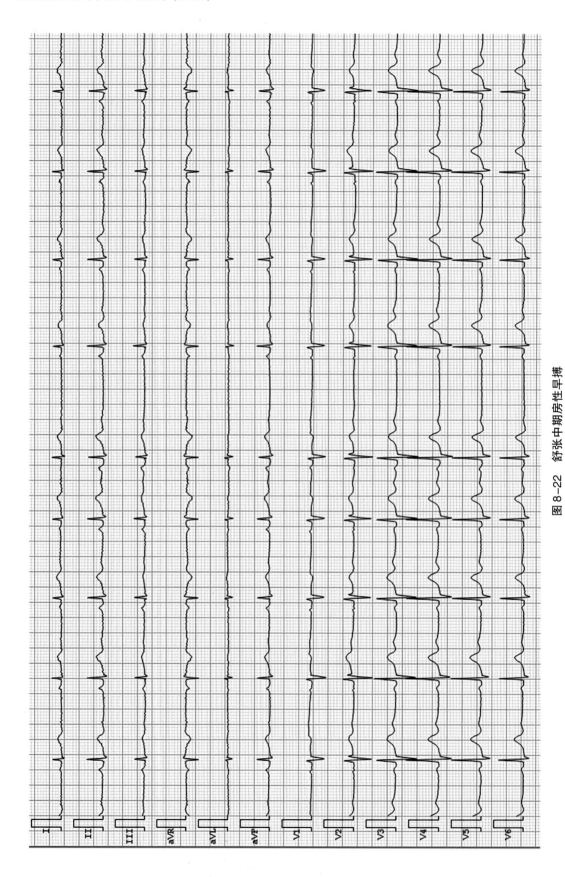

图 8-22 舒张中期房性早搏

女,68 岁,第 5 个 P 波提前出现位于前一 U 波末尾后至 P 波起点之间,形态不同于同导联窦性 P 波,后继以室上性 QRS 波,即舒张中期房性早搏。

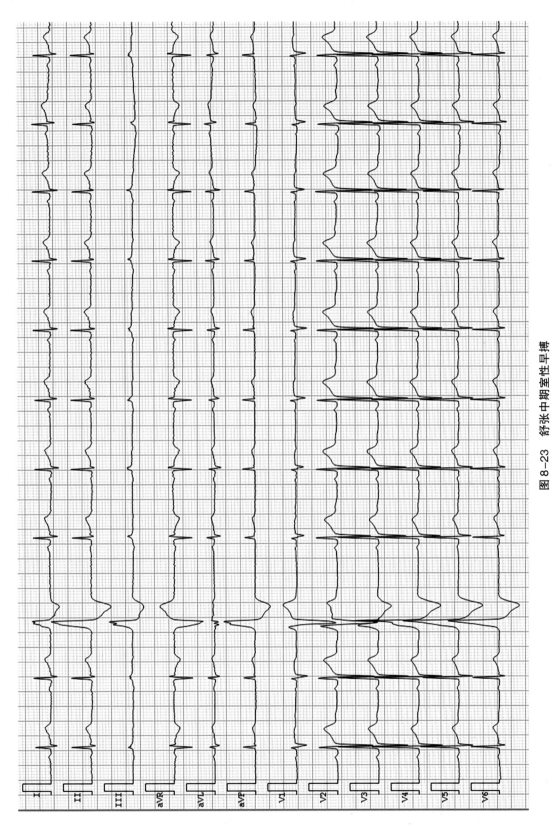

图 8–23 舒张中期室性早搏

男，45 岁，第 3 个 QRS 波提前出现位于前一 U 波结束后至 P 波起点之间，其前无相关心房波，即舒张中期性室性早搏。

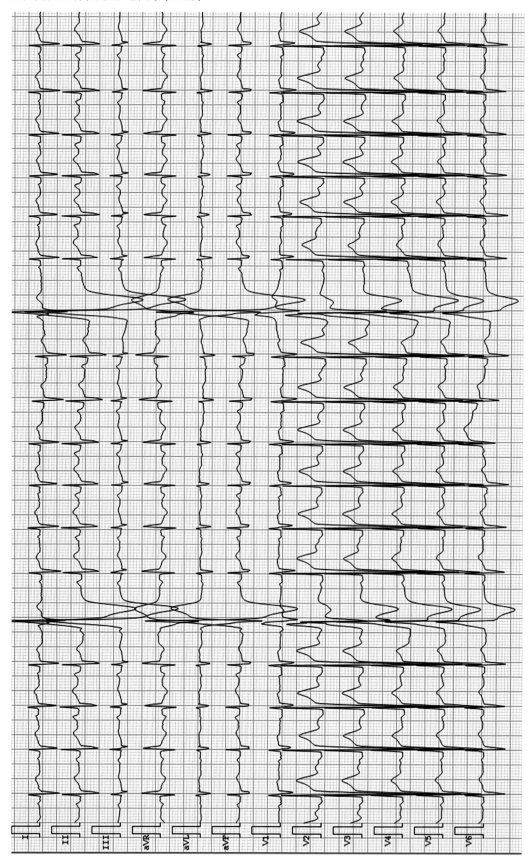

图 8-24　舒张晚期室性早搏,舒张中期室性早搏

男,19 岁,第 5、12 个 QRS 波提前出现,宽大畸形,其前无相关 P 波,其中第 5 个位于前一 P 波的起点至 QRS 波起点之间,即舒张晚期室性早搏,第 12 个位于前一 U 波末尾至 P 波起点之间,即舒张中期室性早搏。

第二节　早搏相关的概念

一、联律

若早搏与基础节律的心房波或心室波成对或成组规律地出现 3 次或 3 次以上时,称为早搏联律;常见的有二联律和三联律。

1. 二联律　是早搏与基础心搏交替出现,见图 8-25 ~ 图 8-27。

2. 假三联律　是每两个基础心搏后出现一个早搏,见图 8-28、图 8-29。

3. 真三联律　是每一个基础搏动后出现一对早搏,见图 8-30 ~ 图 8-34。

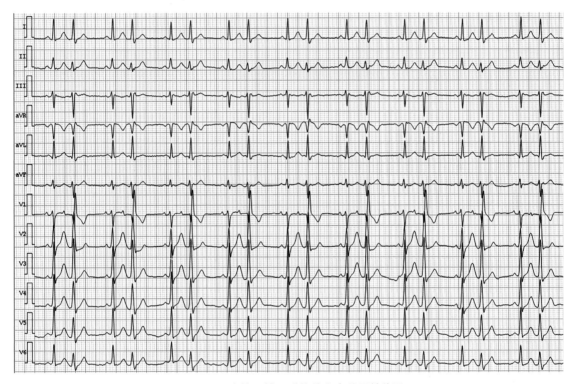

图 8-25　房性早搏二联律伴室内差异性传导

男,62 岁,第 2、4、6、8、10、12、14、16、18 个 P 波提前出现,形态异于窦性 P 波,后继以宽 QRS 波,与窦性心搏交替出现,即房性早搏二联律伴室内差异性传导。

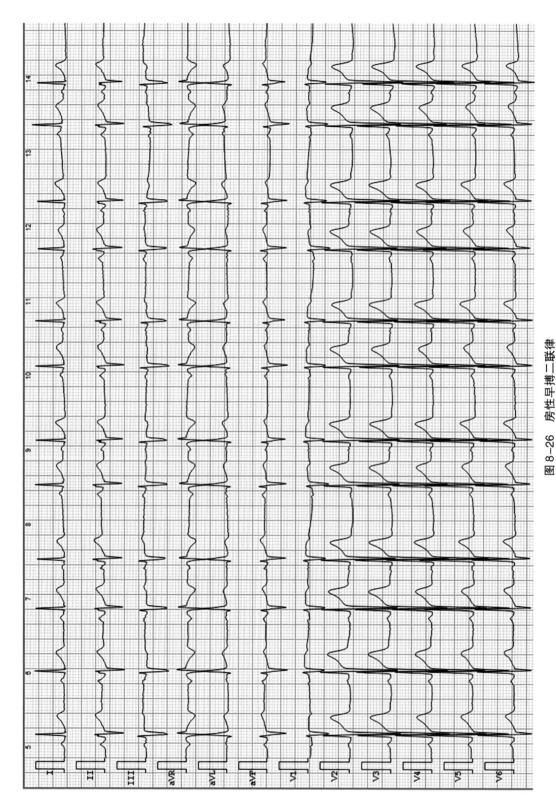

图 8-26　房性早搏二联律

男,37 岁,第 4、6、8、10、12 个 P 波提前出现,形态异于窦性 P 波,后继以窄 QRS 波,与窦性心搏交替出现,即房性早搏二联律。

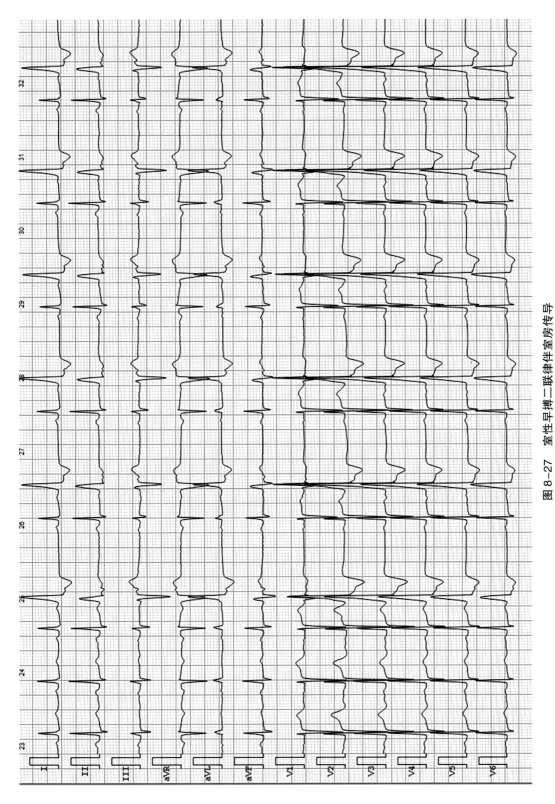

图 8-27　室性早搏二联律伴室房传导

女,53 岁,第 4、6、8、10、12、14 个 QRS 波提前出现,宽大畸形,其前无相关的心房波,其后有一逆行 P 波,与窦性心搏交替出现,即室性早搏二联律伴室房传导。

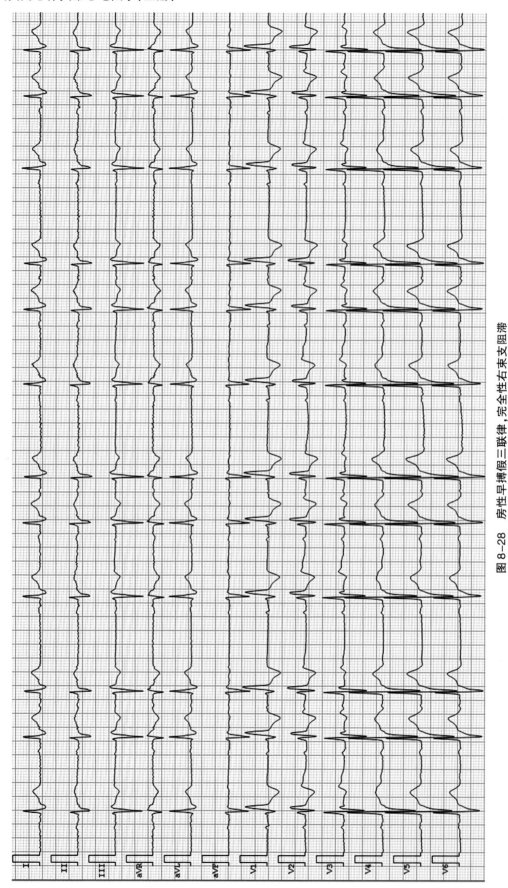

图 8-28　房性早搏假三联律，完全性右束支阻滞

男，77 岁，第 3、6、9、12 个 P 波提前出现，形态异于窦性 P 波，即房性早搏心搏交替出现，与两个窦性心搏呈三联律，后继以宽 QRS 波，完全性右束支阻滞。

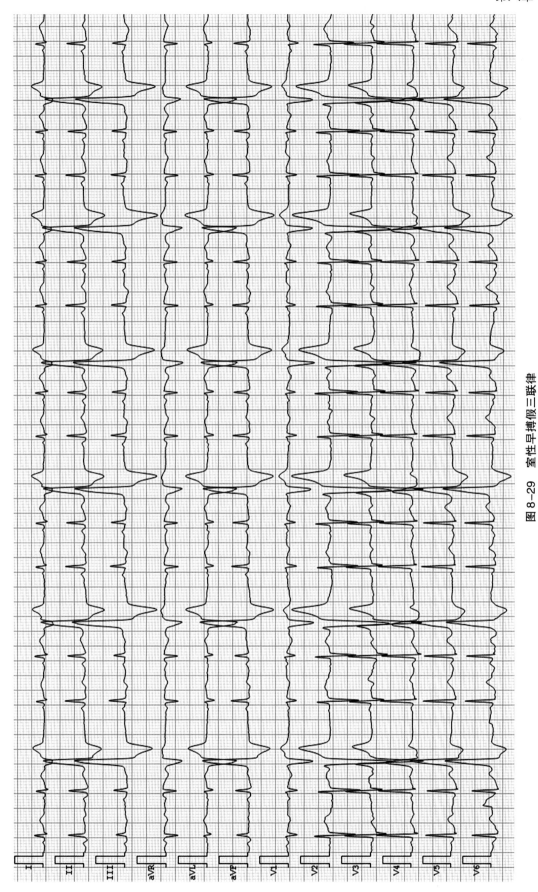

图 8-29　室性早搏假三联律

女，39 岁，第 3、6、9、12、15、18 个 QRS 波提前出现，宽大畸形，其前无相关心房波，与两个窦性心搏交替出现，即室性早搏假三联律。

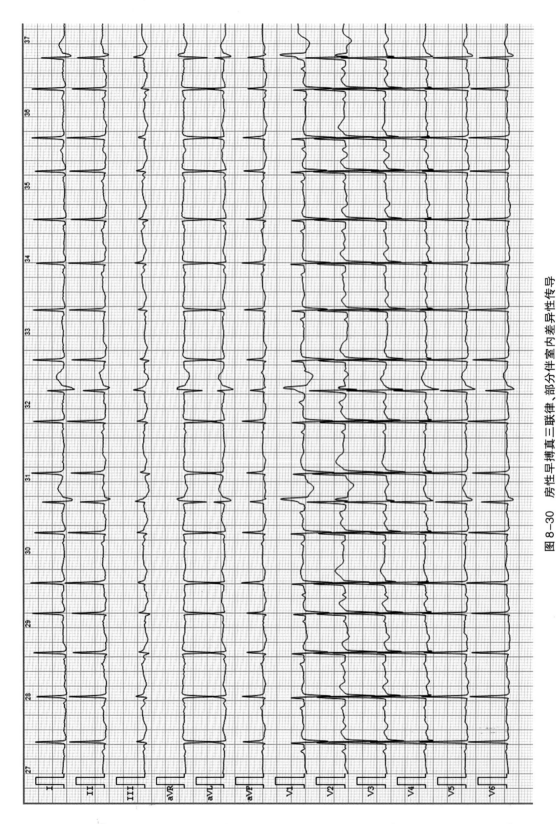

图 8-30 房性早搏真三联律,部分伴室内差异性传导

女,80 岁,第 4、5、7、8、10、11、16、18 个 P 波提前出现,形态异于窦性 P 波,后继以室上性 QRS 波,其中第 3 ~ 11 个心搏为每一个窦性搏动后出现一对早搏,即房性早搏真三联律,部分伴室内差异性传导。

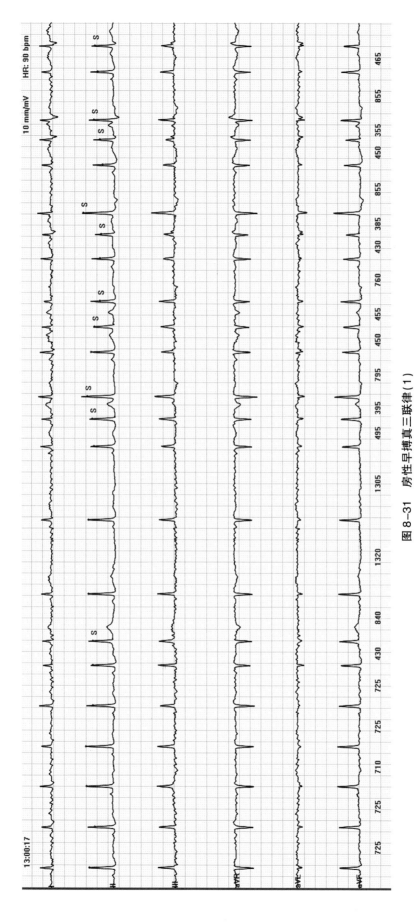

图 8-31 房性早搏真三联律（1）

女，45 岁，动态心电图片段，第 10～21 个心搏为每一个窦性搏动后出现一对早搏，即房性早搏真三联律。

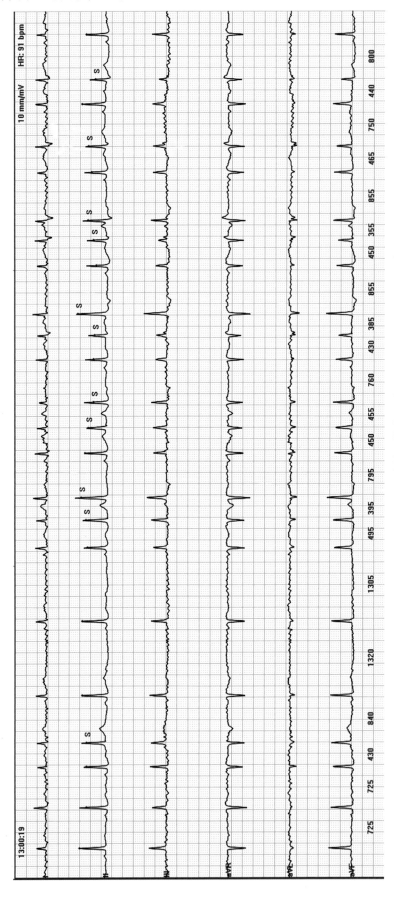

图8-32 房性早搏真三联律(2)

与图8-31为同一患者不同时间动态心电图片段,第7~18个心搏为每一对早搏、即房性早搏真三联律。

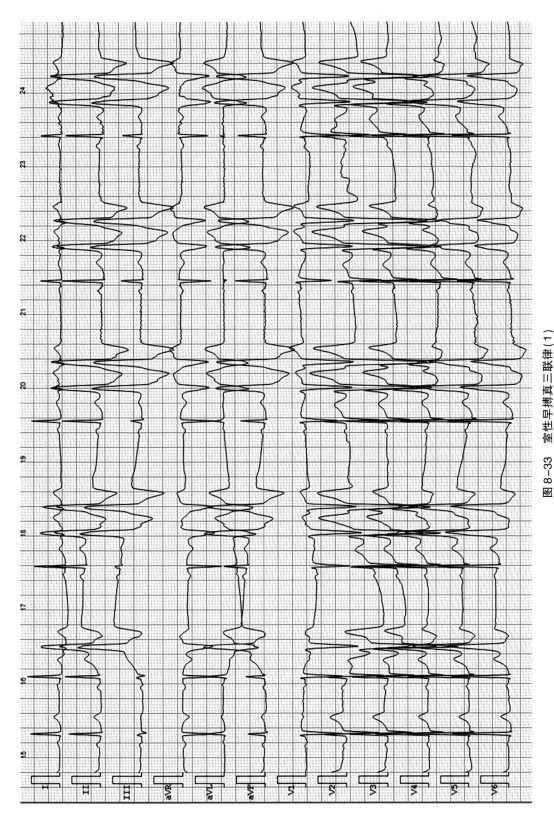

图 8-33 室性早搏真三联律(1)

男,53 岁,第 3、5、6、8、9、11、12、14、15 个 QRS 波提前出现,宽大畸形,其前无相关心房波,其中第 4~15 个心搏为每一个窦性搏动后出现一对早搏,即室性早搏真三联律。

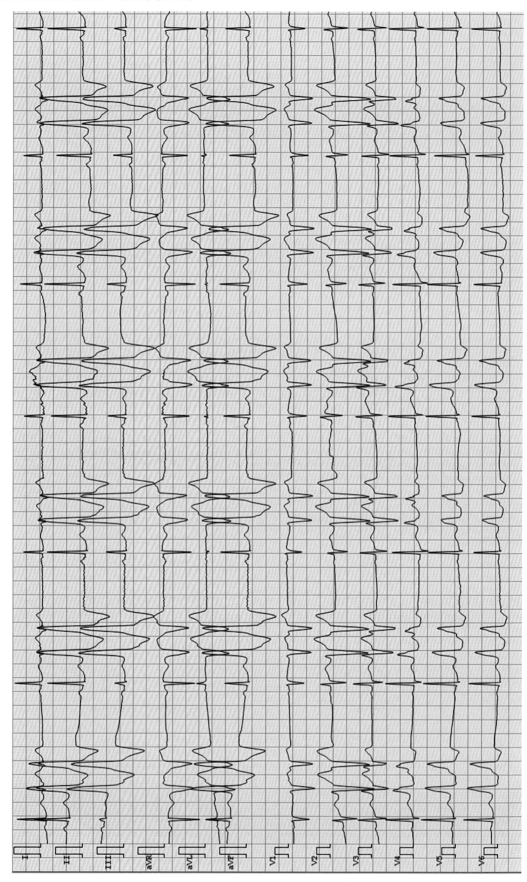

图 8-34 室性早搏真三联律(2)

与图 8-33 为同一患者同时间心电图,每一个室性搏动后出现一对早搏,即室性早搏真三联律。

二、联律间期

联律间期是早搏与其前主导心搏的时距,亦称配对间期、配对时间、配对间距、偶联间期、早搏前间期;当联律间期的变动范围不超过 0.08 s 时称为联律间期恒定。其测量需根据起源于心脏不同部位的早搏而定,见图 8-35 ~ 图 8-37。

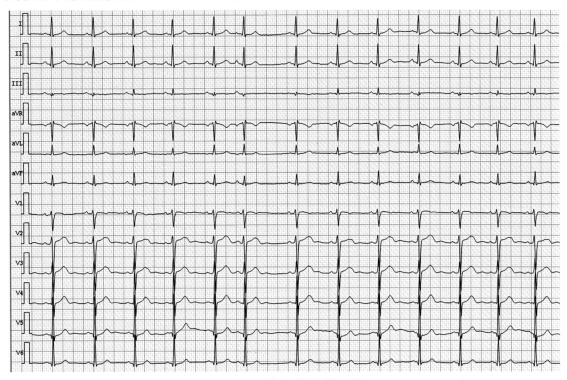

图 8-35 房性早搏的联律间期

男,40 岁,第 6 个 P 波提前出现,形态异于窦性 P 波,后继以室上性 QRS 波,该 P 波与其前的窦性 P 波之间的时距即房性早搏的联律间期。

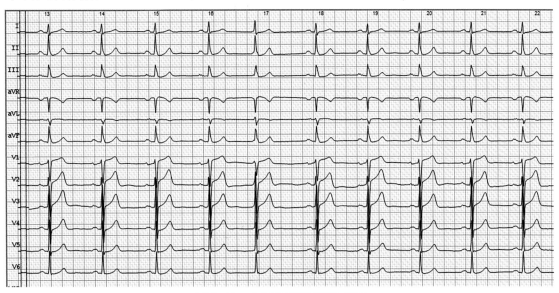

图 8-36 交界性早搏的联律间期

男,56 岁,第 5 个 QRS 波提前出现,形态与室上性相似,其前无相关的心房波,该 QRS 波与前一 QRS 波之间的时距即交界性早搏的联律间期。

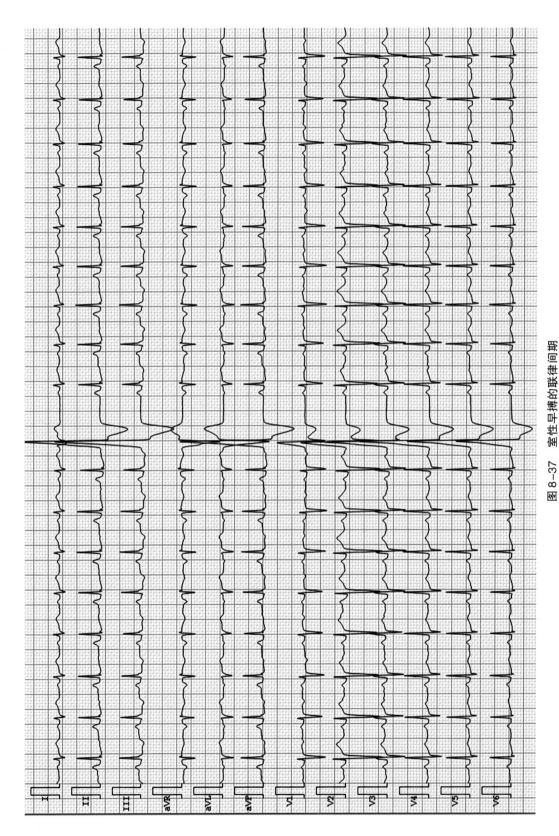

图 8-37　室性早搏的联律间期

女,25 岁,第 9 个 QRS 波提前出现,宽大畸形,其前无相关的心房波,该 QRS 波之间的时距即室性早搏的联律间期。

三、代偿间期和代偿间歇

(一)代偿间期

代偿间期是从提前的激动后至恢复到基本心律的第一个心搏之间的间期,亦称早搏后间期。

(二)代偿间歇

1. 概念　代偿间歇是早搏的联律间期(早搏前间期)和代偿间期(早搏后间期)之和,见图8-38、图8-39。

2. 分类　根据代偿间歇的长短分类。

(1)短代偿间歇:含有早搏的 PP 周期短于一个基本窦性 PP 周期,见于窦性回声(波),见图8-40。

(2)无代偿间歇:无代偿间歇是早搏插入一个基本心律的心动周期之中,即夹有早搏的两个基本心搏与不夹有早搏的基本周期相等;见于各种类型的插入性早搏,其中插入性室性早搏最常见,交界性少见,房性罕见,也可见于 VOO 起搏器伴室性早搏;并行心搏较一般真正的早搏更易呈插入性。

插入性早搏中的无代偿间歇反映了基本心搏并未发生节律重整,其产生可能与基本心律的频率较慢,早搏适时出现在窦房联接处发生干扰性房窦传入中断或在房室交界区发生干扰性室房传导中断,见图8-41～图8-44。

(3)次等周期代偿间歇:次等周期代偿间歇是含有早搏的两个基本心搏之间的时距略长于不含有早搏的两个基本心搏之间的时距,但代偿间期比一个基本心动周期短得多。其介于等周期代偿间歇与无代偿间歇之间,不能完全排除有节律重整的影响,多见于插入性早搏伴有无节律重整的基本心搏的干扰性传出延缓,有时无代偿间歇与基本心律的心律不齐慢相巧合也表现为次等周期代偿间歇,见图8-45。

(4)等周期代偿间歇:等周期代偿间歇是早搏后代偿间期与基本心律的周期相等;经典的是窦性心律伴窦性早搏,也可见于交界性逸搏心律伴交界性早搏,室性逸搏心律伴室性早搏,心房起搏心律伴房性早搏,心室起搏心律伴室性早搏、交界性早搏,原因是早搏起搏点与基本心律的起搏点紧相毗邻,早搏一旦发生立即引起基本心律起搏点的节律顺延,见图8-46～图8-50。

(5)不完全性代偿间歇:不完全性代偿间歇是代偿间期比基本心动周期长,而联律间期和代偿间期之和小于两个基本心动周期,原因是早搏使基本心律发生了节律重整,最常见于房性早搏,也可见于伴有逆传心房的交界性早搏或室性早搏,见图8-51～图8-54。

(6)完全性代偿间歇:完全性代偿间歇是联律间期与代偿间期之和恰好等于基本心动周期的两倍,亦称完全的补偿间期。原因是早搏未使基本心律发生节律重整,即基本心律的起搏点具有保护机制:①早搏异位起搏点与基本心律起搏点不在同一双房单腔或双室单腔内,使早搏激动侵入基本心律起搏点的机会较少。②早搏与基本心搏可在窦房联接处形成传入性或(和)传出性窦房结性绝对干扰,或心房内,或房室交界区,或心室内发生干扰,使早搏激动无法侵入基本心律起搏点。③局限性完全性心房内传导阻滞、房室交界区的单向或双向传导阻滞等各种完全性传导阻滞。④双重并行心律引起的基本心律起搏点周围具有传入阻滞。⑤室性早搏不仅引起室相性窦性心律不齐,而且导致室早后反射性窦性抑制,两者的综合巧合。⑥不完全性代偿间歇在窦性心律不齐的基础上巧合地形成完全性代偿间歇。见图8-55～图8-59。

(7)超完全代偿间歇:超完全代偿间歇是早搏的联律间期与代偿间期之和大于基本心律的两个心动周期,但代偿间期短于两个基本心律的心动周期,见图8-60、图8-61。见于:①早搏或异位快速心律失常后直接引起的或反射性的窦性抑制。②节律重整后窦性心律不齐的慢相。③发生在窦性心律不齐基础上的完全性代偿间歇。

(8)特超完全代偿间歇:特超完全代偿间歇是早搏的代偿间期大于两个基本心律的心动周期,见于病态窦房结综合征合并异位快速心律失常,功能低下的窦房结受超速抑制的影响而形成特长的窦性周期,见图8-62、图8-63。

(9)延期的代偿间歇:当窦性心律伴插入性室性早搏时,室性早搏隐匿性逆传入交界区,不仅会影响第一个窦性激动的传导,还影响室早后第二个窦性激动的传导。其原因是插入性室性早搏隐匿性逆传入交界区使其产生新的不应期,接踵而至的第一个窦性P波落入其相对不应期,致干扰性窦性P波传导延缓,QRS波延后出现,交界区的有效不应期随之延后,接踵而至的第二个窦性P波恰遇该有效不应期而传导中断,出现了一长RR间期,见图8-64。

(10)类代偿间歇:当心房颤动伴室性早搏时,虽然RR间隔长短不一,但在室性早搏后仍可见到一较长的代偿间期。因心房颤动时心室律不齐,很难判断这种代偿间歇是否完全,故称为类代偿间歇。原因是室性早搏隐匿性传入房室交界区,绝对干扰了若干个房颤波下传,引起一较长的RR间期,见图8-65。

3.代偿间歇的影响因素 代偿间歇主要与节律重整有关,但是也受其他因素的影响。

(1)节律重整:①多数早搏异位起搏点与基本起搏点不紧相毗邻,引起节律顺延形成不完全代偿间歇,少数早搏异位起搏点与基本起搏点紧相毗邻而引起等周期代偿间歇。②无节律重整多形成完全代偿间歇。③节律抑制,根据抑制程度不同形成不完全代偿间歇、超完全代偿间歇、特超完全代偿间歇,偶形成完全代偿间歇。④节律重整可解释少数次等周期代偿间歇。⑤室相性窦性心律不齐和早搏后窦性抑制同时影响而形成完全代偿间歇。

(2)保护机制

1)干扰现象

相对干扰现象:基本心律的干扰性传出延缓产生次等周期代偿间歇。

绝对干扰现象:绝对干扰未引起节律重整,产生完全代偿间歇或无代偿间歇。

室性早搏导致窦性激动的干扰性房室传导延缓引起干扰性房室传导中断,形成延期的代偿间歇。

2)传导阻滞:房室交界区生理性室房阻滞、各种传入阻滞和完全性传导阻滞形成完全代偿间歇或无代偿间歇。

(3)基本心律

1)节律:代偿间歇遇基本节律不齐的慢相巧合使原来的无代偿间歇、次等周期代偿间歇、等周期代偿间歇、不完全代偿间歇、完全代偿间歇分别形成次等周期、等周期、不完全、完全、超完全代偿间歇。代偿间歇遇基本节律不齐的快相巧合形成与上述相反的结果。

2)频率:排除心律不齐而当基本心律的频率逐渐增减时使原完全代偿间歇可形成不完全代偿间歇或超完全代偿间歇。

(4)早搏类型:①窦性心律伴房性早搏等同腔性早搏多引起不完全代偿间歇。②窦性心律伴室性早搏等低位异腔性早搏多引起完全代偿间歇。

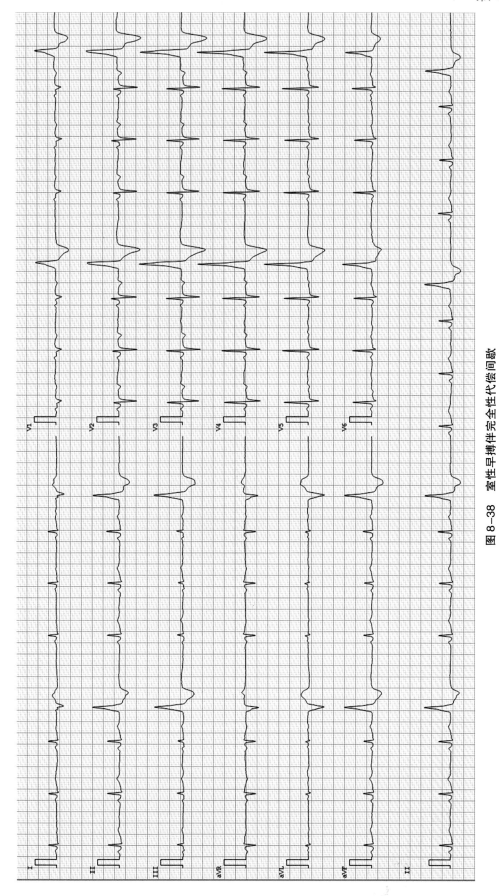

图 8-38 室性早搏伴完全性代偿间歇

女,66 岁,加长 II 导联第 4、8、12、16 个 QRS 波提前出现,宽大畸形,其前无相关的心房波,代偿间歇完全,即室性早搏。

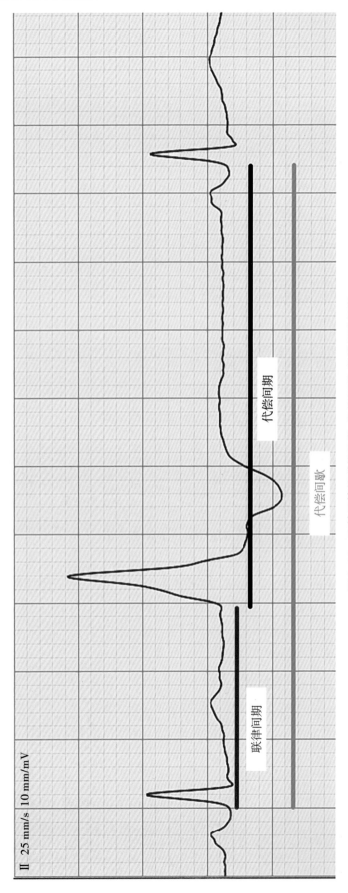

图 8-39 室性早搏的联律间期、代偿间期、代偿间歇示意

与图 8-38 为同一患者。

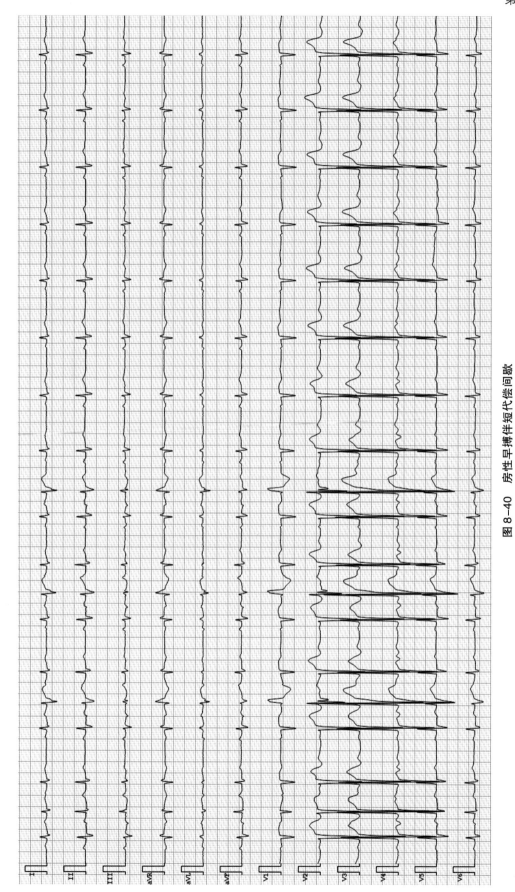

图 8-40 房性早搏伴短代偿间歇

女,75 岁,第 13～15 个心搏为窦性,P_{13} P_{14}、P_{15} 为窦性周期,并相等,第 2,3,5,6,8,9,11,12 个心搏提前出现,其中相邻的第 1 个 P 波形态异于窦性,后继以室上性 QRS 波,形成房性早搏,其中含有第 1 个房性早搏(第 2 个心搏)的前后两个 PP 同期(第一个基本窦性 PP 同期)短于一个基本窦性 PP 间期(P_{13} P_{14}、P_{14} P_{15}),排除插入性房性早搏,同时该房性早搏后连续的两个 P 波之间形成的同期等于基本窦性 PP 同期(P_{13} P_{14}、P_{14} P_{15}),排除成对房性早搏,该房性早搏在窦房结区发生单次折返,产生窦性回波,即房性早搏伴短代偿间歇。

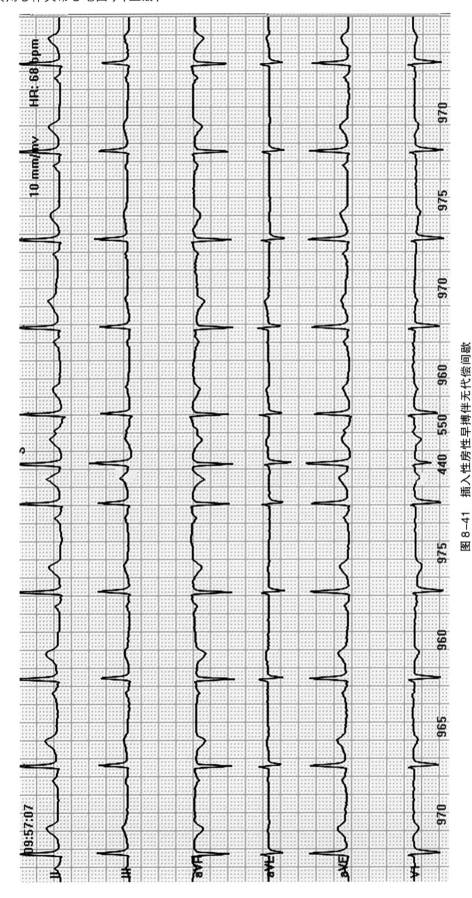

图 8-41　插入性房性早搏伴无代偿间歇

动态心电图片段，第 6 个 P 波提前出现，形态异于窦性 P 波，后继以室上性 QRS 波，该 P 波前后窦性 PP 间期等于一个基本周期，即插入性房性早搏伴无代偿间歇。

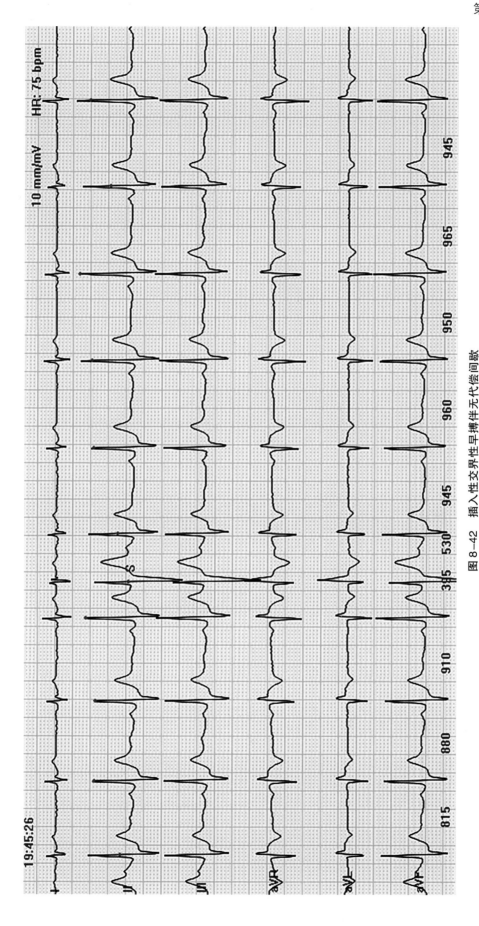

图 8-42 插入性交界性早搏伴无代偿间歇

动态心电图片段，第 5 个 QRS 波提前出现，形态与窦性下传形成的 QRS 波相似，其前无相关心房波，该 QRS 波前后窦性 PP 间期等于一个基本周期，即插入性交界性早搏伴无代偿间歇。

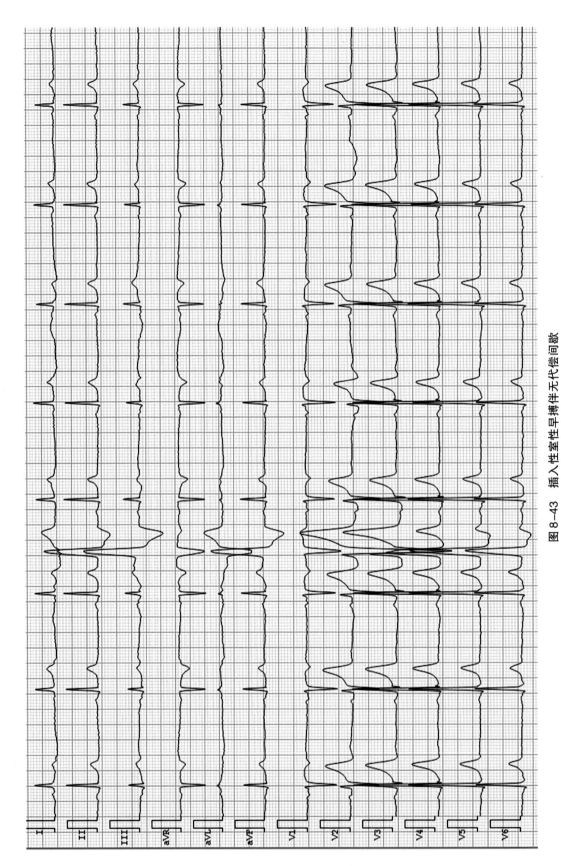

I II III aVR aVL aVF V1 V2 V3 V4 V5 V6

图 8-43　插入性室性早搏伴无代偿间歇

男,63 岁,第 4 个 QRS 波提前出现,宽大畸形,其前无相关心房波,该 QRS 波前后窦性 PP 间期等于一个基本周期,即插入性室性早搏伴无代偿间歇。

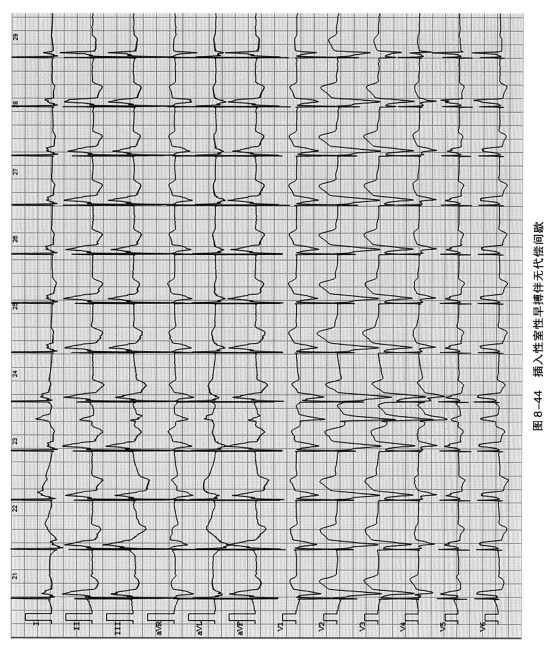

图 8-44 插入性室性早搏伴无代偿间歇

男，57 岁，VOO 临时起搏器植入术后，第 5 个 QRS 波提前出现，宽大畸形，其前无相关心房波，该 QRS 波前后 VV 同期等于一个基本起搏周期，即插入性室性早搏伴无代偿间歇。

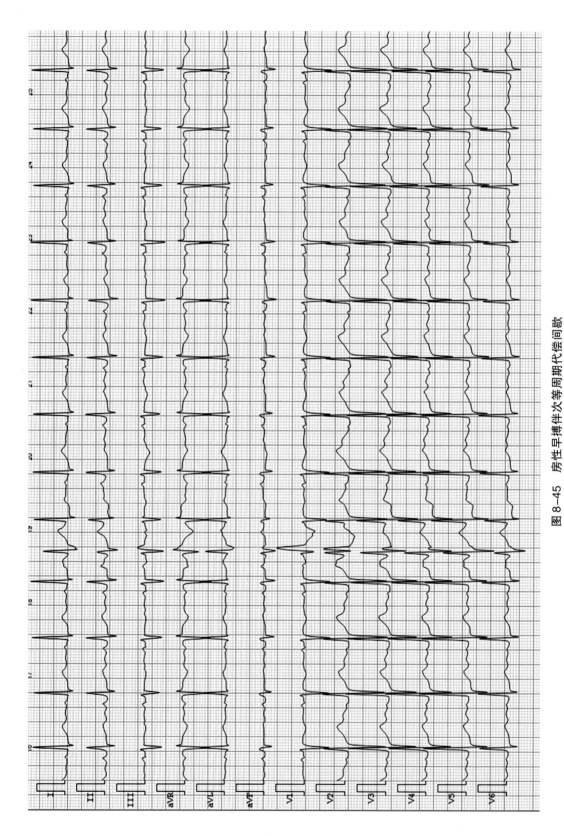

图 8-45　房性早搏伴次等周期代偿间歇

女，64 岁，含有房性早搏的窦性 PP 间期略长于基本节律的窦性 PP 间期，且与随后相继出现的窦性 PP 间期之和等于基本窦性 PP 间期的 2 倍，即房性早搏伴次等周期代偿间歇。

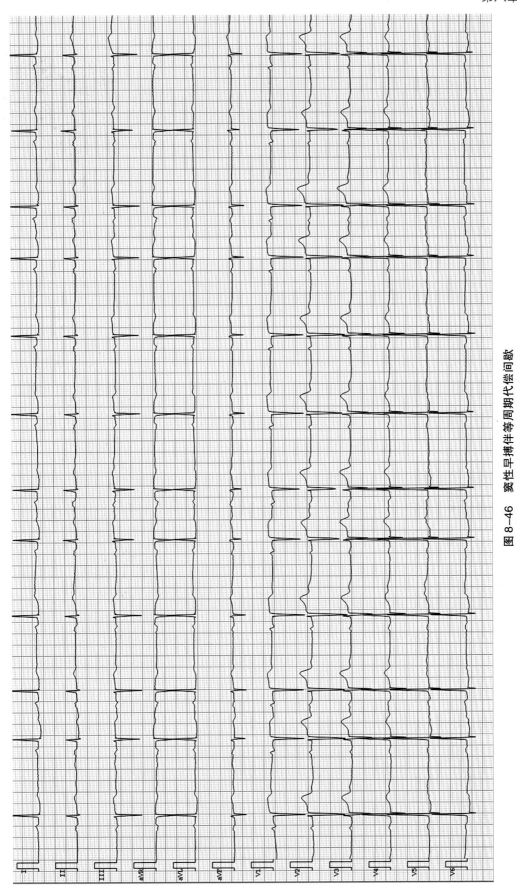

图 8-46 窦性早搏伴等周期代偿间歇

男，82 岁，第 3、6、10 个 P 波提前出现，形态类似于窦性 P 波，后继以室上性 QRS 波，该早搏后代偿间期与基本窦性周期相等，即窦性早搏伴等周期代偿间歇。

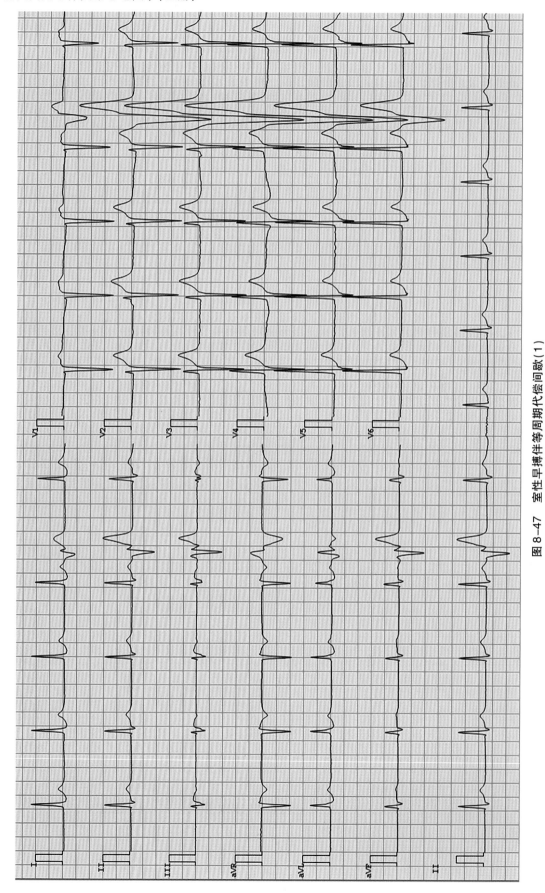

图 8-47　室性早搏伴等周期代偿间歇（1）

男，62 岁，交界性逸搏心律，第 5 个 QRS 波提前出现、宽大畸形，其前无相关的心房波，该早搏后代偿间期与基本交界性逸搏逸搏周期相等，即室性早搏伴等周期代偿间歇。

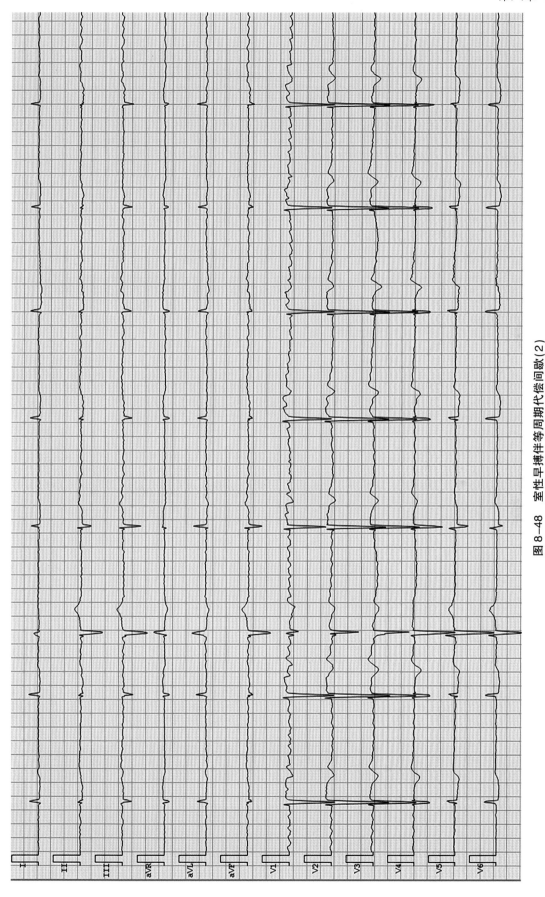

图 8-48 室性早搏伴等周期代偿间歇（2）

男，90岁，心房颤动，过缓的交界性逸搏心律，三度房室阻滞，第3个QRS波提前出现，宽大畸形，该早搏后代偿间期与过缓的交界性逸搏逸搏周期相等，即室性早搏伴等周期代偿间歇。

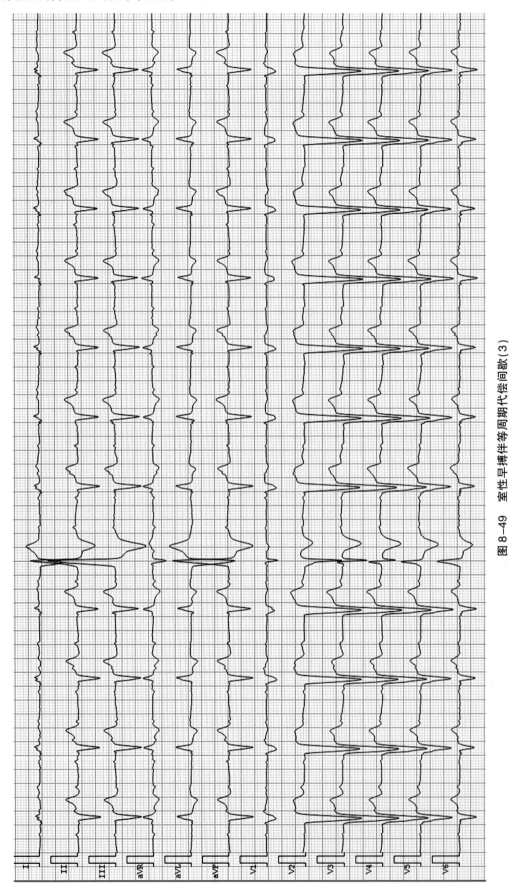

图 8-49 室性早搏伴等周期代偿间歇(3)

女,12 岁,VVI 起搏器植入术后,第 5 个 QRS 波提前出现,其前无相关的心房波,该早搏后代偿间期与基本心室起搏周期相等,即室性早搏伴等周期代偿间歇。

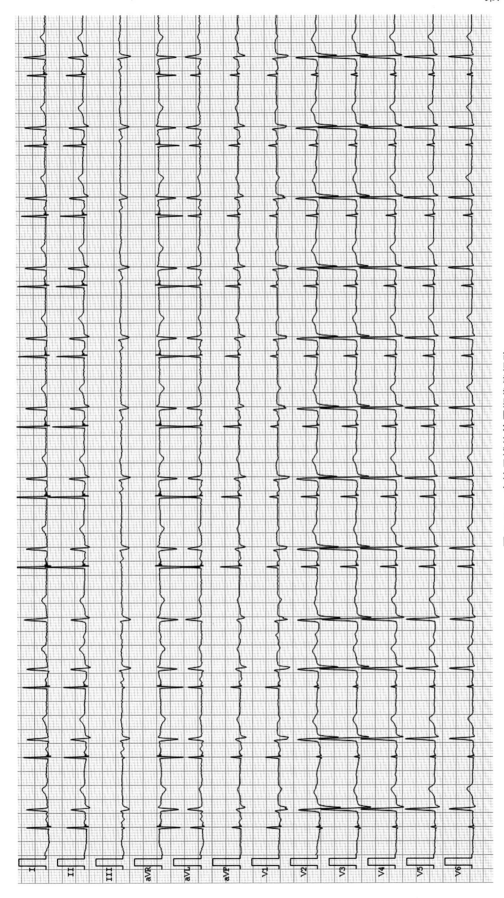

图8-50　房性早搏伴等周期代偿间歇

女，70岁，AAI起搏器植入未开，第4个P波提前出现，形态异于起搏的P波，后继以室上性QRS波，该早搏后代偿间期与基本心房搏动周期相等，即房性早搏伴等周期代偿间歇。

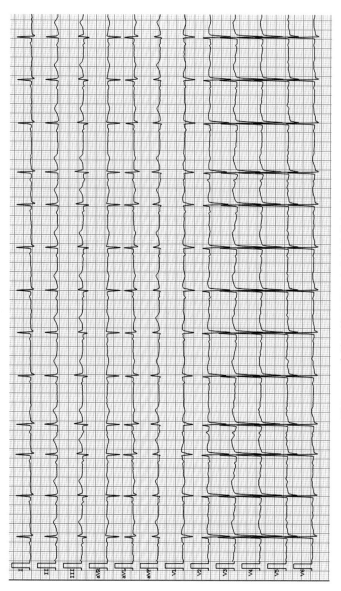

图 8-51 房性早搏形成不完全性代偿间歇(1)

女,72 岁,第 4、10 个 P 波提前出现,形态异于窦性 P 波,房性早搏形成不完全性代偿间歇。

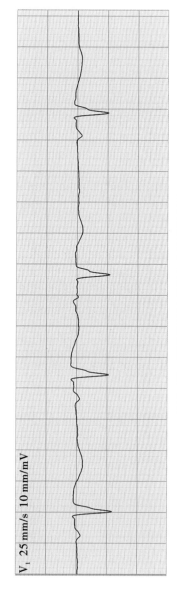

V₁ 25 mm/s 10 mm/mV

图 8-52 房性早搏形成不完全性代偿间歇(2)

与图 8-51 为同一患者。

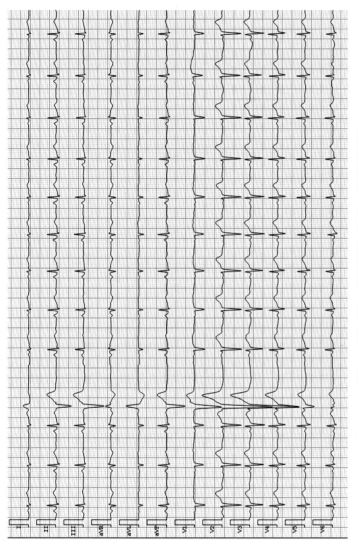

图 8-53　伴有室房传导的室性早搏形成不完全性代偿间歇（1）

女，50 岁，第 4 个 QRS 波提前出现，宽大畸形，其前无相关的心房波，其后有一逆行 P 波，伴有室房传导的室性早搏形成不完全性代偿间歇。

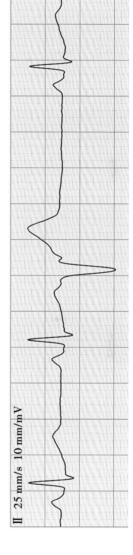

II　25 mm/s　10 mm/mV

图 8-54　伴有室房传导的室性早搏形成不完全性代偿间歇（2）

与图 8-53 为同一患者。

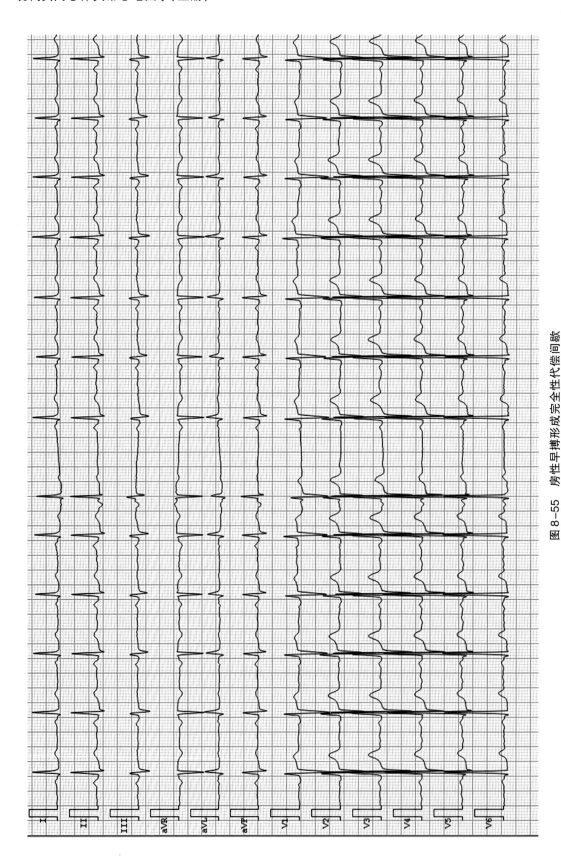

图 8-55 房性早搏形成完全性代偿间歇

女,66 岁,第 6 个 P 波提前出现,形态异于窦性 P 波,P_5P_7 等于 2 倍的窦性周期,房性早搏形成完全性代偿间歇。

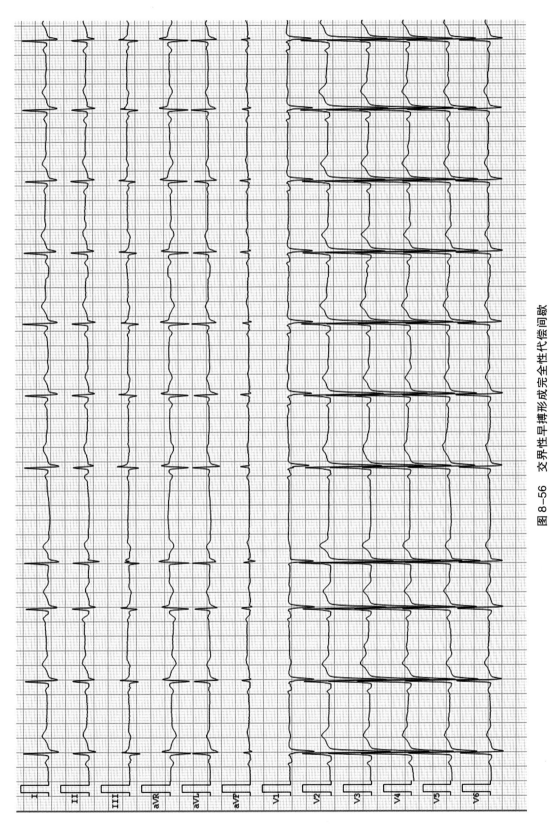

图 8-56 交界性早搏形成完全代偿间歇

男，55岁 第4个QRS波提前出现，形态与窦性下传的QRS波相似，其前、后无相关的心房波，交界性早搏形成完全性代偿间歇。

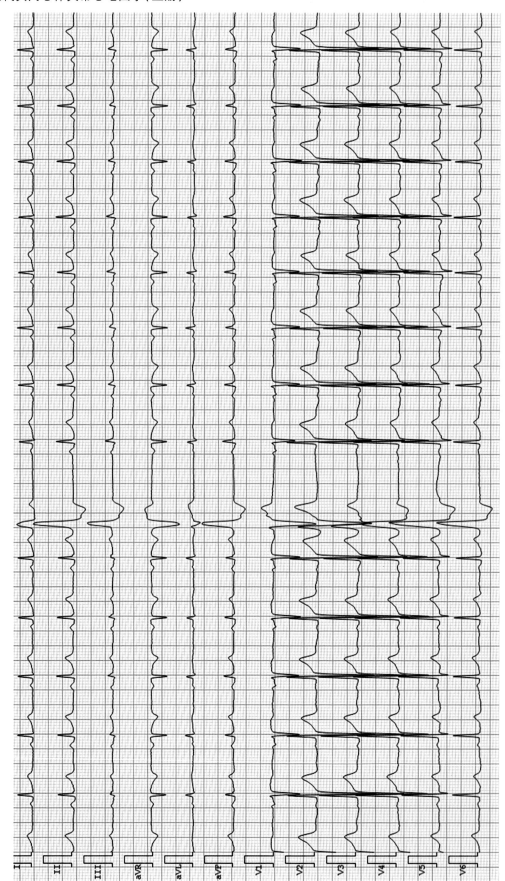

图 8-57　伴有室房传导的室性早搏形成完全性代偿间歇

男,52 岁,第 6 个 QRS 波提前出现,宽大畸形,其前无相关的心房波,其后有一逆行 P 波,伴有室房传导的室性早搏形成完全性代偿间歇。

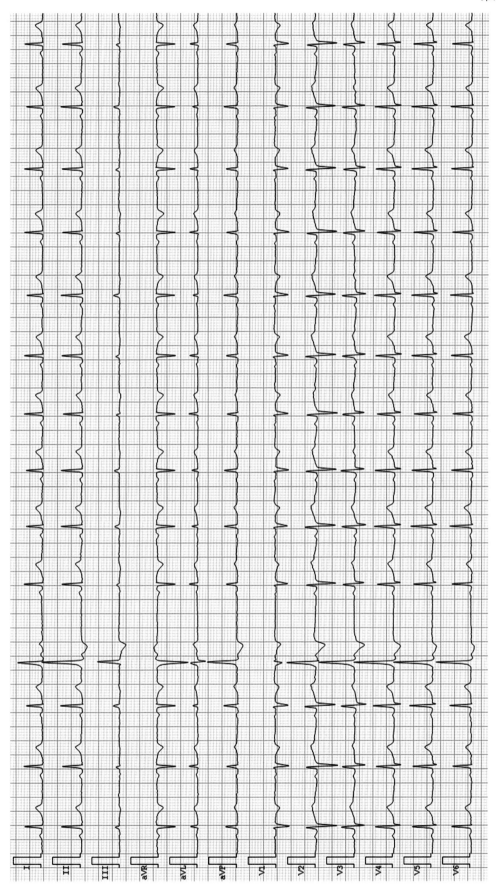

图 8-58　室性早搏形成完全性代偿间歇

女，32 岁，第 4 个 QRS 波提前出现，宽大畸形，其前无相关的心房波，其后有一窦性 P 波，室性早搏形成完全性代偿间歇。

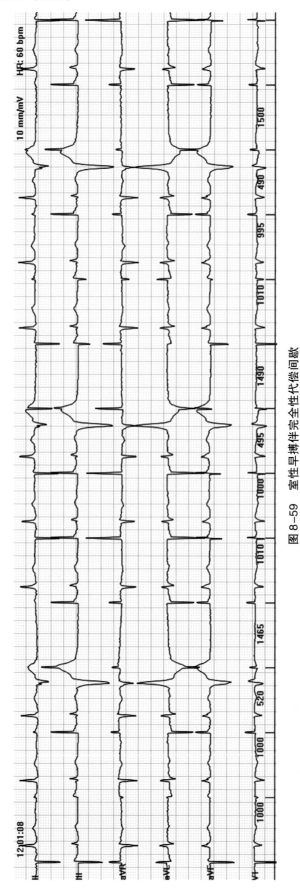

图 8-59　室性早搏伴完全性代偿间歇

AAI 起搏器植入术后,动态心电图片段,第 4、8、12 个 QRS 波提前出现,宽大畸形,其前无相关心房波,室性早搏伴完全性代偿间歇。

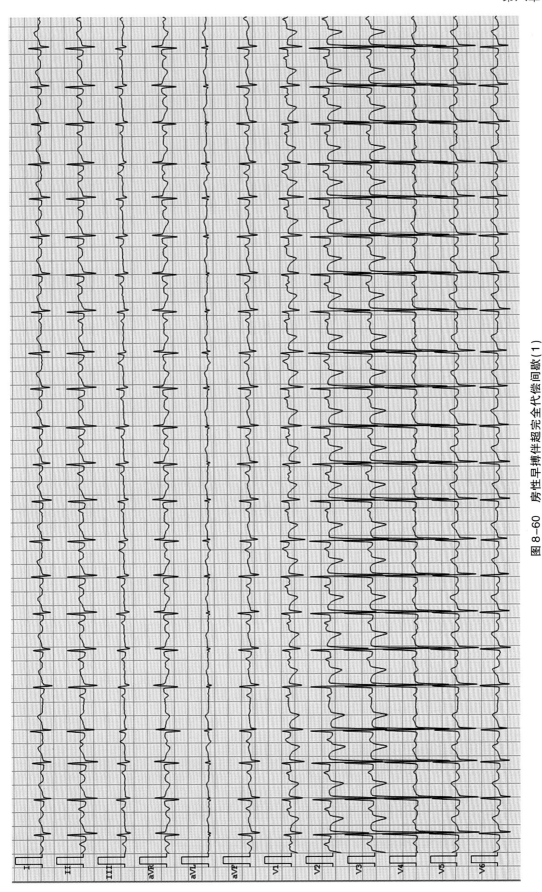

图 8-60 房性早搏伴超完全代偿间歇(1)

女,4 岁,第 4、9、14、19 个 P 波提前出现,形态异于窦性 P 波,后继以室上性 QRS 波,该房性早搏的前一窦性 P 波与早搏后第一个窦性 P 波之间的间期大于两个基本窦性周期,但代偿间期短于两个基本窦性周期,即房性早搏伴超完全代偿间歇。

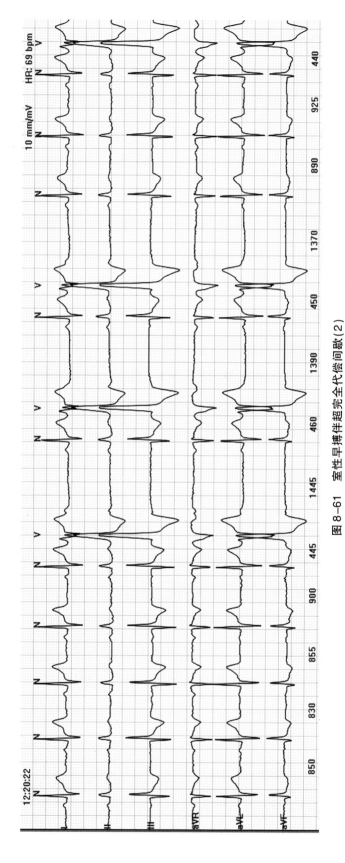

图 8-61　室性早搏伴超完全代偿间歇(2)

男,50 岁,第 6、8、10、14 个 QRS 波提前出现,宽大畸形,其前无相关的 P 波,该室性早搏后的前一 QRS 波与早搏性窦性周期,但代偿同期大于两个基本窦性周期,即室性早搏伴超完全代偿间歇。同期短于两个基本窦性周期,即室性早搏伴超完全代偿间歇。

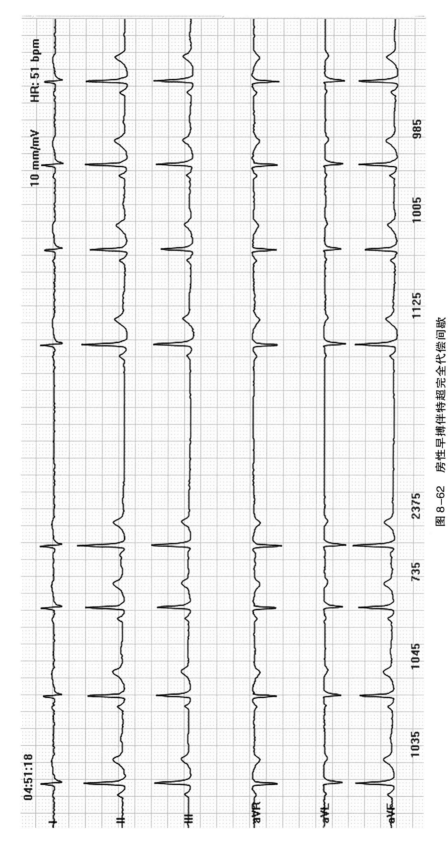

图 8-62　房性早搏伴特超完全代偿间歇

动态心电图片段，第 4 个 P 波提前出现，形态异于窦性 P 波，后继以室上性 QRS 波，P_4P_5 间期 > $2P_1P_2$ 间期，即房性早搏伴特超完全代偿间歇。

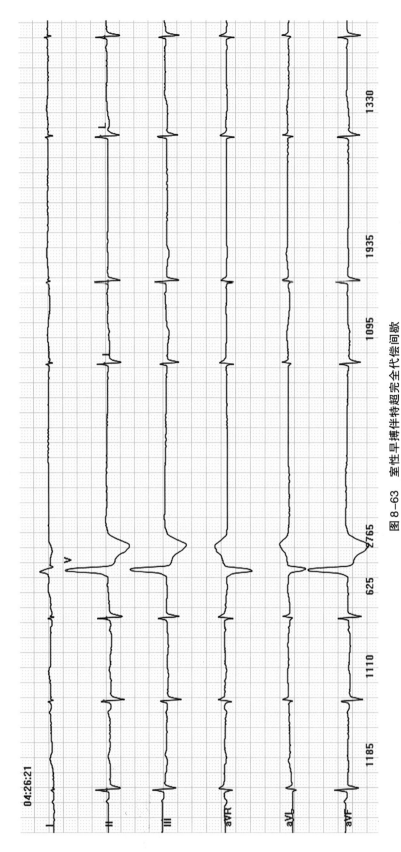

图 8-63　室性早搏伴特超完全代偿间歇

动态心电图片段,第 4 个 QRS 波提前出现,宽大畸形,其前无相关的 P 波,R_4R_5 间期>$2P_1P_2$ 间期,即室性早搏伴特超完全代偿间歇。

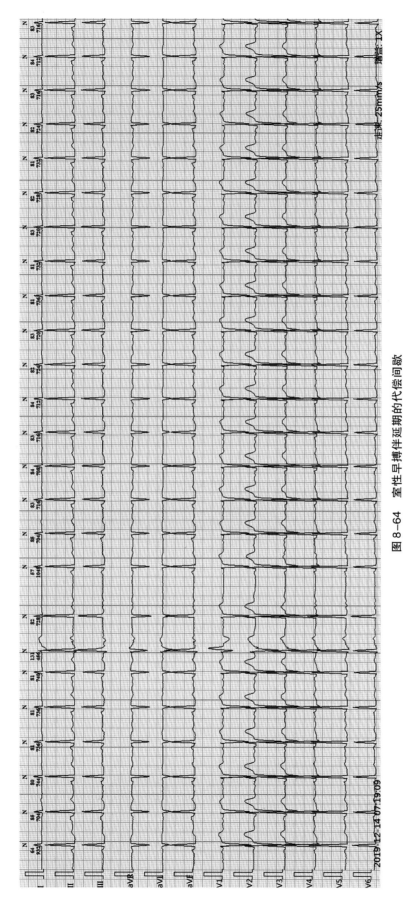

图 8-64　室性早搏伴延期的代偿间歇

男，64 岁，第 7 个 QRS 波提前出现，宽大畸形，其前无相关的心房波，该室性早搏隐匿性逆传侵入交界区使其产生新的不应期，使接踵而至的第一个窦性 P 波落入其相对不应期，致干扰性窦性 P 波传导延缓（-PR 间期延长），QRS 波延后出现，接踵而至的第二个窦性 P 波恰遇该有效不应期而传导中断，出现了一长 RR 间期，引起延期的代偿间歇。

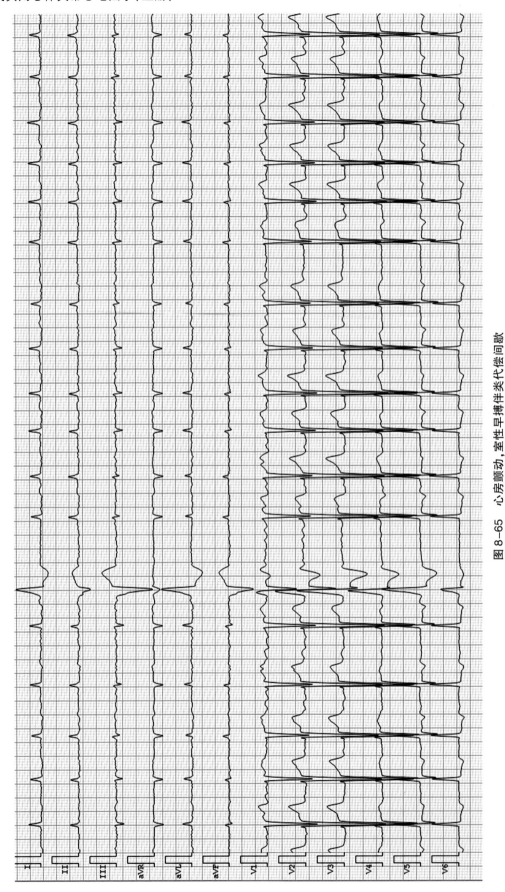

图 8-65　心房颤动,室性早搏伴类代偿间歇

男,56 岁,心房颤动,第 6 个 QRS 波提前出现,宽大畸形,该室性早搏隐匿性传入房室交界区,绝对干扰了若干个房颤波下传,出现一较长的 RR 间期,即室性早搏伴类代偿间歇。

四、插入性早搏

插入性早搏是夹在两个相邻基本心搏之间的早搏，其后无代偿间歇，亦称间位性早搏，间插性早搏；常发生在心率缓慢时，多在舒张早、中期出现；其不引起基本心律的节律重整而形成无代偿间歇。发生的原因可能与窦房结交界区不应性的不均一和短联律间期的早搏有关，插入性室性早搏多见，插入性房室交界性早搏次之，插入性房性早搏少见，见图 8-66～图 8-70。

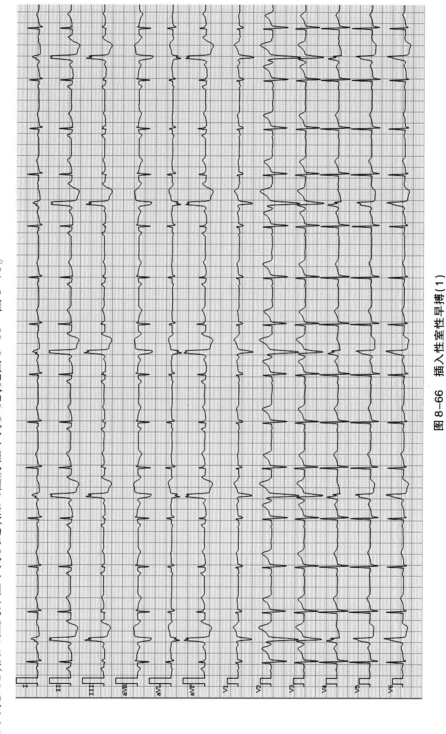

图 8-66 插入性室性早搏（1）

男，50 岁，第 2、6、10、14、18 个 QRS 波提前出现，宽大畸形，其前无相关的心房波，该 QRS 波分别夹在相邻基本室性心搏之间，形成插入性室性早搏。

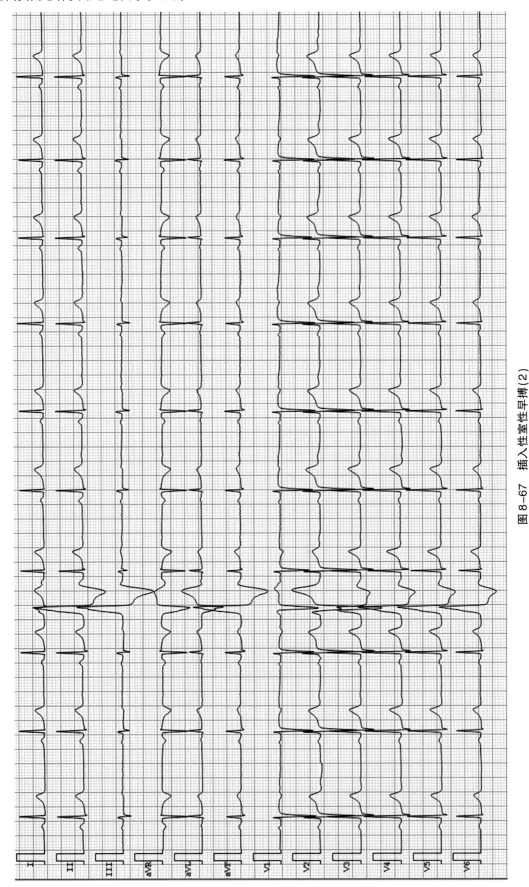

图 8-67　插入性室性早搏(2)

女,40 岁,第 4 个 QRS 波提前出现、宽大畸形,其前无相关的心房波,该 QRS 波夹在相邻基本窦性心搏之间,形成插入性室性早搏。

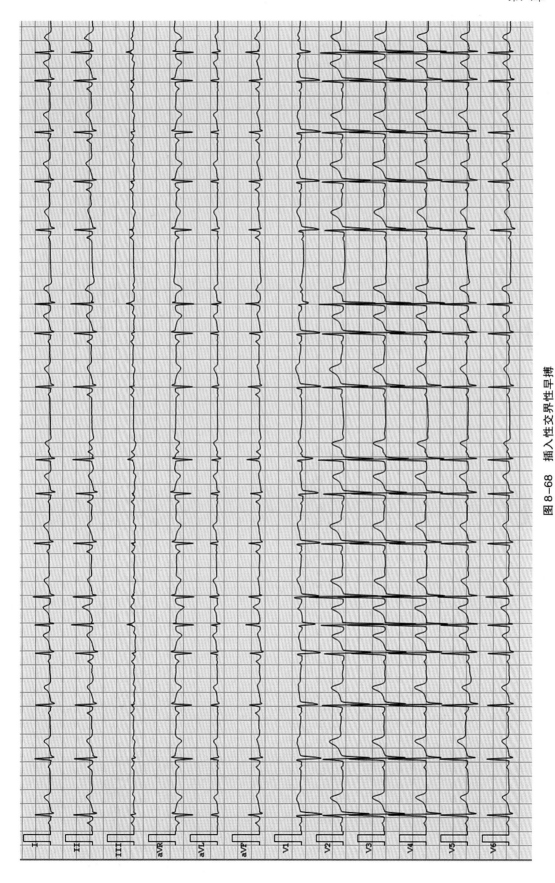

图 8-68　插入性交界性早搏

女，26 岁，第 5、9、12、17 个 QRS 波提前出现，其前无相关的心房波，形态与窦性心搏下传的 QRS 波相似，其中第 5 个 QRS 波分别夹在相邻基本窦性心搏之间，形成插入性交界性早搏。

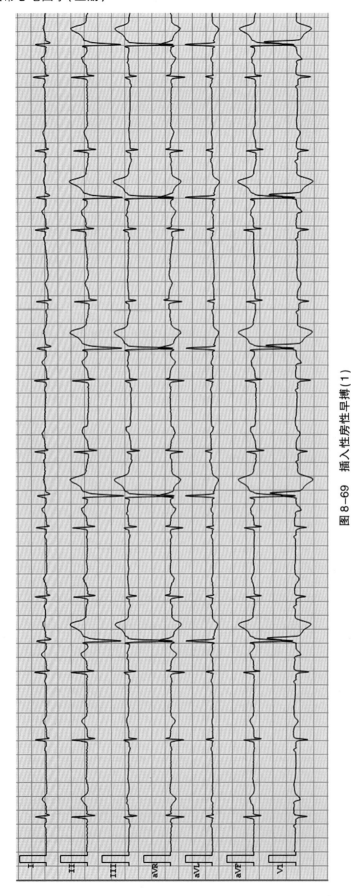

图 8-69 插入性房性早搏(1)

男,81 岁,第 2、5、8、11、14、17 个 P 波提前出现,该 P 波异于基本节律的 P 波,其中第 2 个 P 波后未继以 QRS 波,第 5、8、11、14、17 个 P 波后继以宽以宽 QRS 波,该 QRS 波分别夹在相邻基本心搏之间,形成插入性房性早搏。

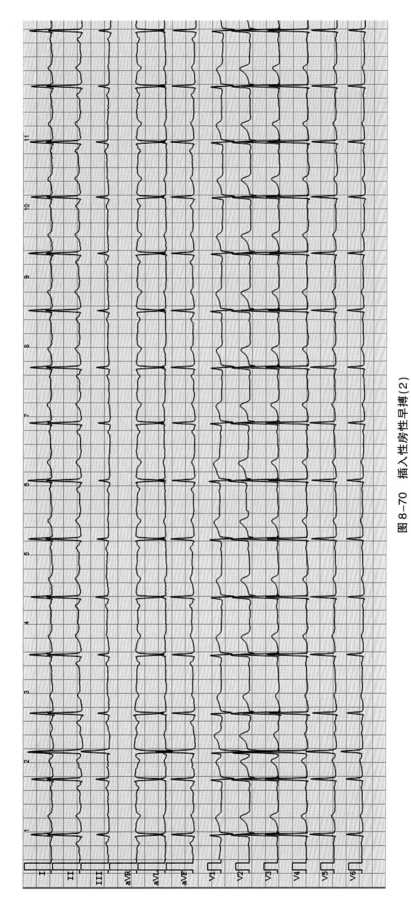

图 8-70 插入性房性早搏 (2)

男, 64 岁, 第 3 个 P 波提前出现, 该 P 波异于窦的 P 波, 后继以窄 QRS 波, 该 QRS 波夹在相邻基本心搏之间, 形成插入性房性早搏。

五、隐匿性早搏

若在联律中预期要发生的早搏没有出现,而被主导搏动所代替,以后的早搏仍按时出现,那些未出现的早搏称为隐匿性早搏,见图8-71。

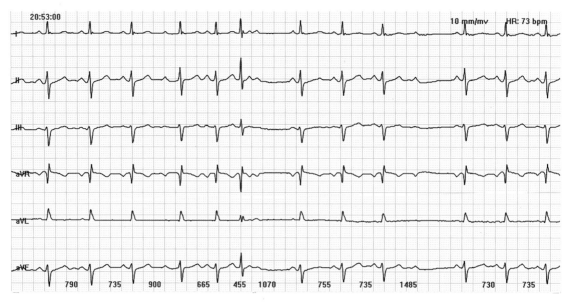

图8-71 隐匿性交界性早搏

窦性P波规律出现,但在其正常下传心室时突然发生了1次传导延缓和2次传导中断,其中一次传导中断发生于提前出现的窄QRS即交界性早搏之后,据此判断传导延缓及另外的1次传导中断是由于隐匿性交界性早搏的隐匿性传导引起的不应期所致。

第三节 窦性早搏

室上性早搏是起源于希氏束分叉以上的早搏,根据起源点的起源部位分为窦性早搏、房性早搏和交界性早搏。

窦性早搏是发生于窦房结内的早搏,是一种罕见的早搏。

一、心电图特点

(1)提前出现的心房波,其形态、振幅、时间、方向与同导联窦性P波完全相同、相似。

(2)联律间期大多固定,与呼吸无关,多属于联律间期固定型早搏。

(3)提前出现的心房波之后与之相关的QRS波群多与窦性心律的QRS波群相同,少数可伴室内差异性传导或频率依赖性束支传导阻滞。

(4)等周期代偿间歇,属于广义的不完全性代偿间歇中的一种特殊类型,异位窦性起搏点与正常窦性心律起搏点邻近,异位窦性起搏点很快引起正常窦性心律起搏点的节律顺延一个窦性周期,而形成等周期代偿间歇,见图8-72、图8-73。

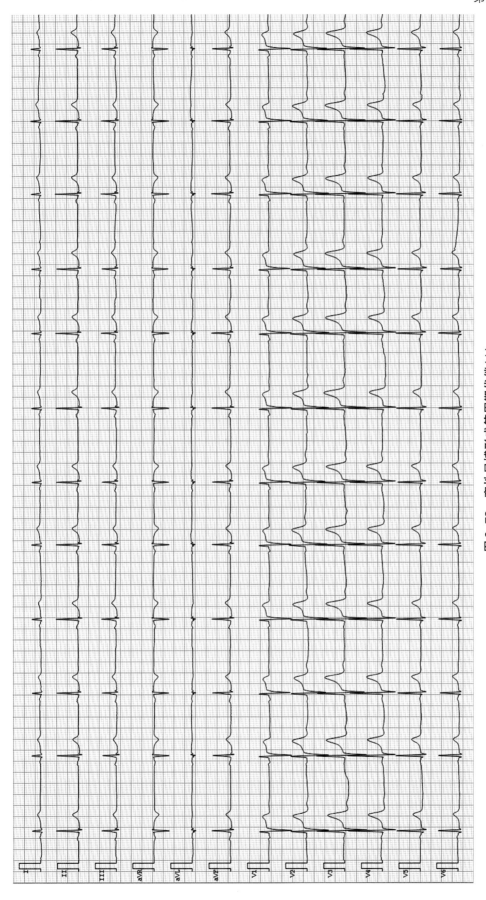

图 8-72 窦性早搏形成等周期代偿（1）

男，65 岁，第 3、6、9 个 P 波提前出现，形态与窦性 P 波相似，后继以室上性 QRS 波，代偿间期同等于窦性周期，即窦性早搏形成等周期代偿。

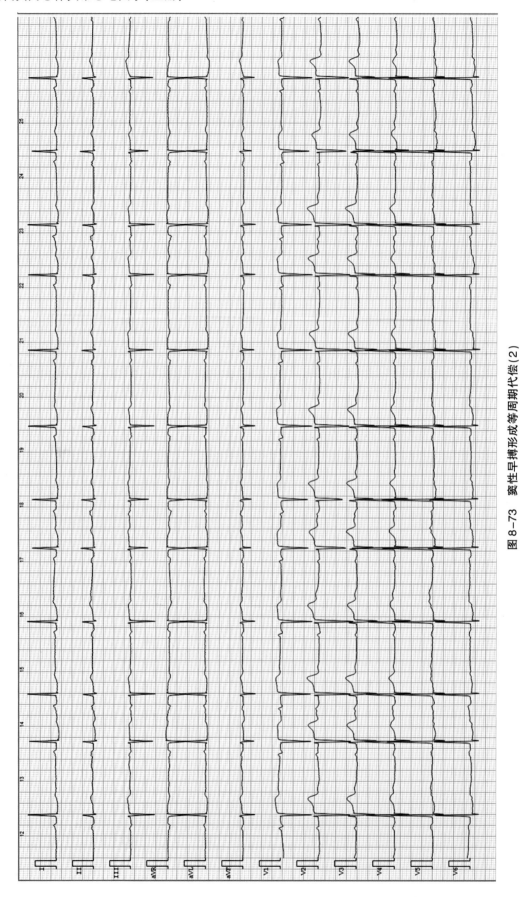

图 8-73　窦性早搏形成等周期代偿(2)

男,82 岁,第 3、6、10 个 P 波提前出现,形态与窦性 P 波相似,后继以室上性 QRS 波,代偿间期等于窦性周期,即窦性早搏形成等周期代偿。

二、鉴别诊断

1. 与房性早搏的鉴别 房性早搏的P波形态与窦性心律的P波不同,同时房性早搏从心房异位起搏点传向窦房结的过程需要一定的时间,引起的代偿间期通常稍长于1个窦性周期,形成不完全性代偿间歇。

2. 与窦性心律不齐的鉴别 窦性早搏可以是偶发或频发的,须与窦性心律不齐相鉴别。窦性早搏的心房波突然提前出现。若为频发,其联律间期是固定的。一般窦性心律不齐的PP间期长短不一,窦性周期长度变化随呼吸周期发生逐渐增加或减少,形成轻度和渐进的变化,多与呼吸有关。

3. 与3:2窦房传导阻滞的鉴别

(1) 与二度Ⅱ型3:2窦房传导阻滞的鉴别:短PP间期与基础窦性PP相等,长PP间期恰为基础窦性PP的两倍时为二度Ⅱ型3:2窦房传导阻滞。

(2) 与二度Ⅰ型3:2窦房传导阻滞的鉴别:长PP间期短于基础窦性PP的两倍时为二度Ⅰ型3:2窦房传导阻滞。

长PP间期与基础窦性PP相等时为窦性早搏,若记录的心电图均表现为短长交替,类似二联律时,体表心电图鉴别困难,见图8-74。

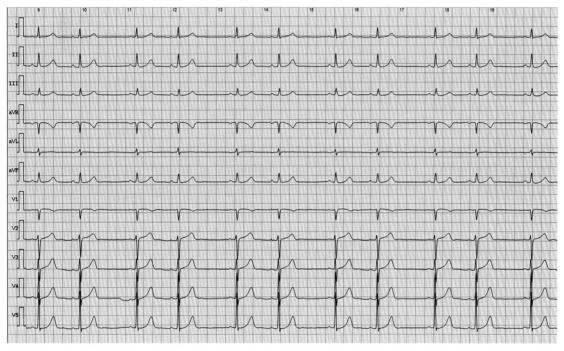

图8-74 房性二联律

男,72岁,第2、4、6、8、10个P波提前出现,形态与窦性P波相似,后继以室上性QRS波,短长交替类似二联律,体表心电图对于窦性早搏与二度Ⅰ型3:2窦房阻滞鉴别困难。

三、临床意义

窦性早搏较罕见,学习窦性早搏的意义在于对早搏概念的认识有所改变,早搏不一定都是异位起搏点发出的激动,也可发生于正常起搏点窦房结。

第四节　房性早搏

房性起搏点提早发放的激动或房内折返所形成的激动,称为房性早搏,简称房早。提早的 P 波可出现在心房有效不应期以外的任何时相。

一、心电图特点

1. 提早的 P 波形态与同导联窦性 P 波不同。

(1)提早的 P 波是诊断房性早搏的先决条件,房性早搏的位置对前面基础的窦性心律或房性心律而言是提前出现的,不论房性 P 波后是否继以 QRS 波群,均可做出房性早搏的诊断。

(2)因房性早搏的起搏点所发出的激动在心房内的传导途径、除极顺序不同,其所形成的 P 波形态与窦性 P 波不同,房性 P 波的形态取决于房性起搏点起源的位置。

2. 联律间期大多固定,多伴不完全性代偿间歇。

(1)联律间期固定说明房性早搏的形成与心房内折返有关,心房内提前出现的激动可沿心房肌内、结间束之间、结间束与心房肌之间折返而形成房性早搏。此时不仅房性 P 波相同,且房早与窦性心律之间的联律间期也是固定的。

(2)极短联律间期的房性早搏易诱发心房扑动或心房颤动,心房肌在其相对不应期开始之前有一段很短的心电不稳定期称为心房易损期,亦称心房易激期,心肌在复极早期细胞间兴奋性恢复的快慢、先后差别较大,造成反应性、传导性及不应期极不一致或不完全同步,此时有早搏发生易引起心房颤动,心电图上的心房易损期大约在 R 波下降支和 S 波中。

在心房周期的某一时间点,房性早搏最易触发心房扑动或颤动。如房性早搏的联律间期 PP 间期短于其前窦性 PP 间期的 50% 时,提前的 P 波位于心房易损期,房性早搏可能导致心房扑动或颤动。

3. PR 间期≥0.12 s,PR 间期与 RP 间期的长短一般成反比关系,RP 间期长则 PR 间期短,RP 间期短则 PR 间期长,合并房室结双径路除外;合并心室预激者 PR 间期<0.12 s。

4. 提早的房性 P 波之后可继以一个正常的 QRS 波群,或室内差异性传导、心室预激、频率依赖性束支传导阻滞、心室起搏等引起异常的 QRS 波群。

5. 提早的房性 P 波后不继以 QRS 波群则称未下传性房性早搏,按其发生机制分别由生理性绝对不应期干扰和病理性阻滞所致,干扰所致称房性早搏伴干扰性房室传导中断,或因干扰而未下传的房性早搏;病理性阻滞所致称被阻滞的房性早搏、阻滞性房性早搏。

二、与房性早搏有关的概念

1. 房性早搏的联律间期　提早的 P 波与其前基本节律 P 波之间的时距,亦称房性早搏前间期。同源房性早搏大多联律间期固定,过短联律间期的房性早搏会诱发心房扑动或心房颤动,见图 8-75 ~ 图 8-77。

2. 房性早搏的代偿间期　提早的 P 波至后继基本节律 P 波之间的间期,亦称房性早搏后间期;可短于、等于或长于一个基本节律的心房间期。

3. 房性早搏的代偿间歇　房性早搏的联律间期和代偿间期之和,即含有房性早搏的前后两个基本节律 P 波间的时距,见图 8-78。

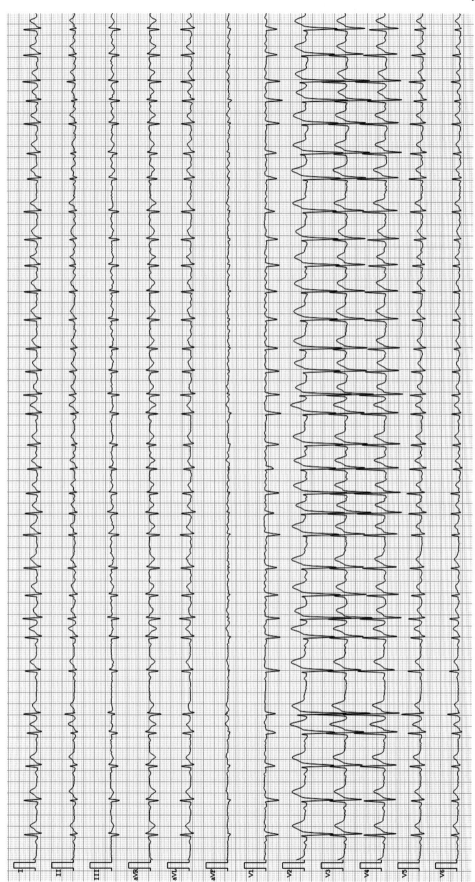

图 8-75　房性早搏诱发心房颤动（1）

男,48 岁,第 5、8、9 个 P 波提前出现,形态异于窦性 P 波,第 9 个房性早搏诱发心房颤动。

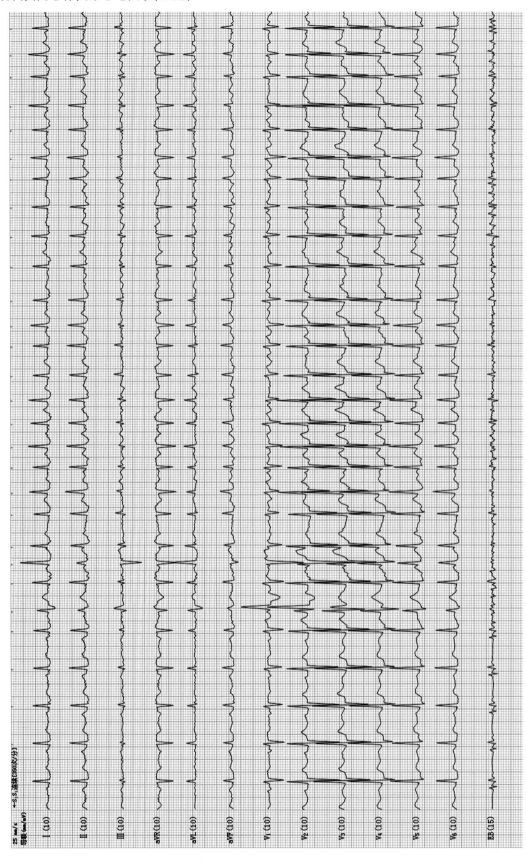

图 8-76　房性早搏诱发心房颤动(2)

女,73 岁,食管心房调搏检查,第 6 个 P 波提前出现,形态异于窦性 P 波,房性早搏诱发心房颤动。

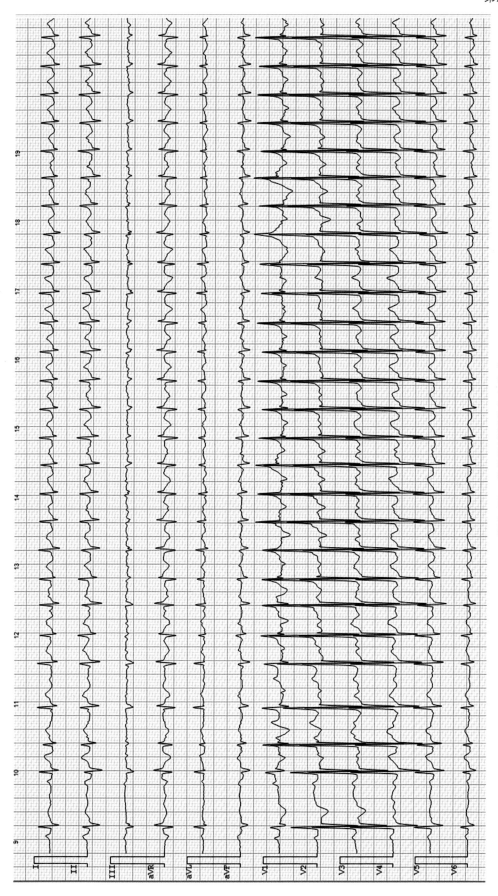

图 8-77　房性早搏诱发心房扑动

女,68 岁,第 3 个 P 波提前出现,形态异于窦性 P 波,房性早搏诱发心房扑动。

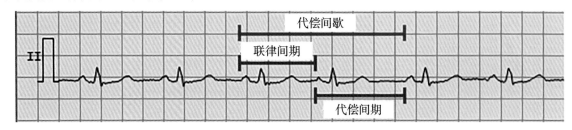

图 8-78　房性早搏的联律间期、代偿间期、代偿间歇示意

（1）房性早搏伴不完全性代偿间歇：房性早搏的代偿间期比基本心动周期长，而代偿间歇小于2倍基本心动周期，见图 8-79。

（2）房性早搏伴完全性代偿间歇：房性早搏的代偿间歇恰好等于两倍的基本心动周期，见图 8-80。

（3）房性早搏伴超完全性代偿间歇：房性早搏的代偿间歇大于两倍的基本心动周期，但其代偿间期短于两倍基本心动周期，见图 8-81。

（4）房性早搏伴特超完全性代偿间歇：房性早搏的代偿间期大于两倍的基本心动周期，见图 8-82。

（5）房性早搏伴无代偿间歇：房性早搏的出现不改变基本心动周期的 PP 间期，即含有房性早搏的 PP 间期与基本心动周期的 PP 间期相等，见图 8-83。

（6）房性早搏伴等周期代偿间歇：房性早搏后代偿间期与基本心动周期相等，见图 8-84 ~图 8-86。

（7）房性早搏伴次等周期代偿间歇：含有房性早搏的两个基本心搏之间的时距略长于一个相应的基本心动周期，但其代偿间期比一个基本心动周期短得多，见图 8-87、图 8-88。

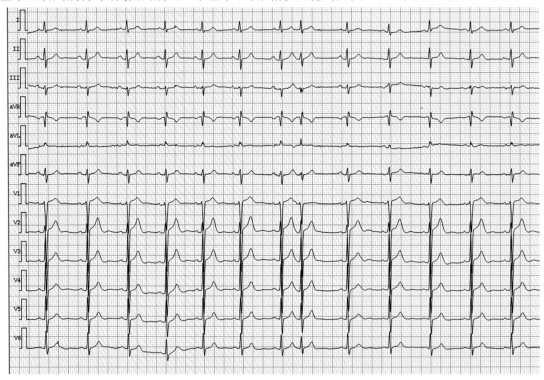

图 8-79　房性早搏伴不完全性代偿间歇

男，58 岁，第 8 个 P 波提前出现，形态异于窦性 P 波，该房性早搏的代偿间期比基本心动周期长，而代偿间歇小于2 倍基本心动周期，即房性早搏伴不完全性代偿间歇。

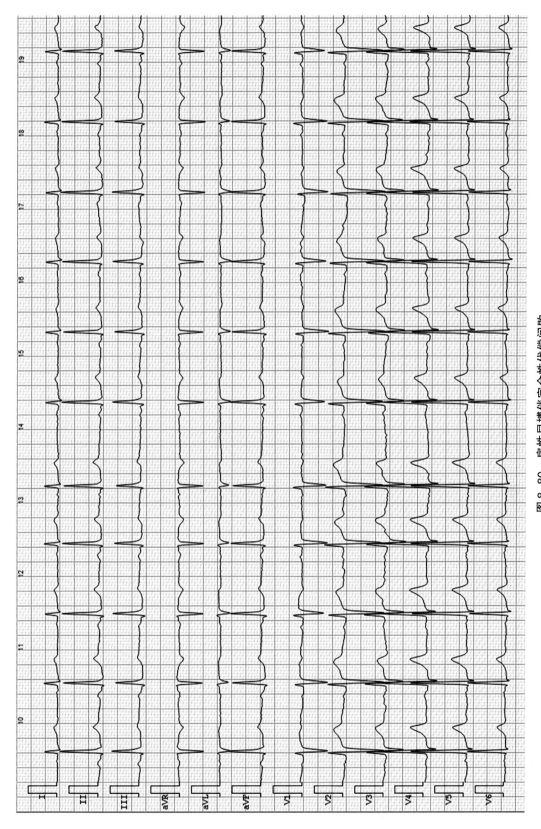

图 8-80　房性早搏伴完全性代偿间歇

男，68 岁，第 5 个 P 波提前出现，形态异于窦性 P 波，该房性早搏的代偿间期比基本心动周期长，而代偿间歇等于 2 倍基本心动周期，即房性早搏伴完全性代偿间歇。

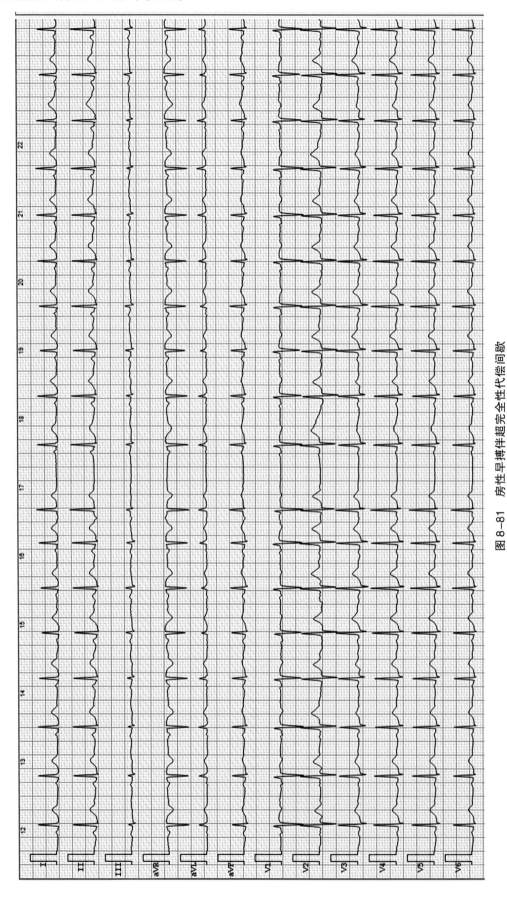

图 8-81　房性早搏伴超完全性代偿间歇

女，35 岁，第 8 个 P 波提前出现，形态异于窦性 P 波，后继以室上性 QRS 波，该房性早搏的代偿间歇大于 2 倍的窦性周期，而代偿间期短于 2 倍基本心动周期，即房性早搏伴超完全性代偿间歇。

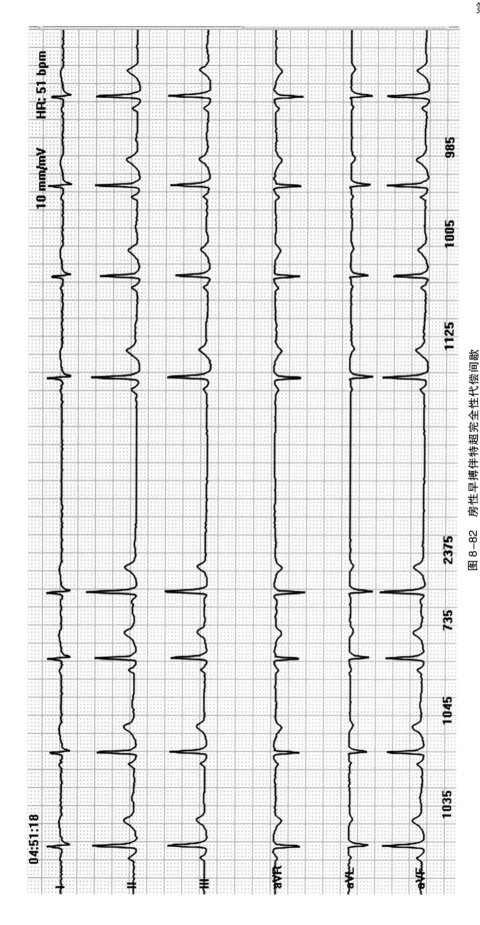

图 8-82 房性早搏伴特特超完全性代偿间歇

动态心电图片段,第 4 个 P 波提前出现,形态异于窦性 P 波,后继以室上性 QRS 波,该房性早搏的代偿间期大于两倍的窦性周期,即房性早搏伴特超完全性代偿间歇。

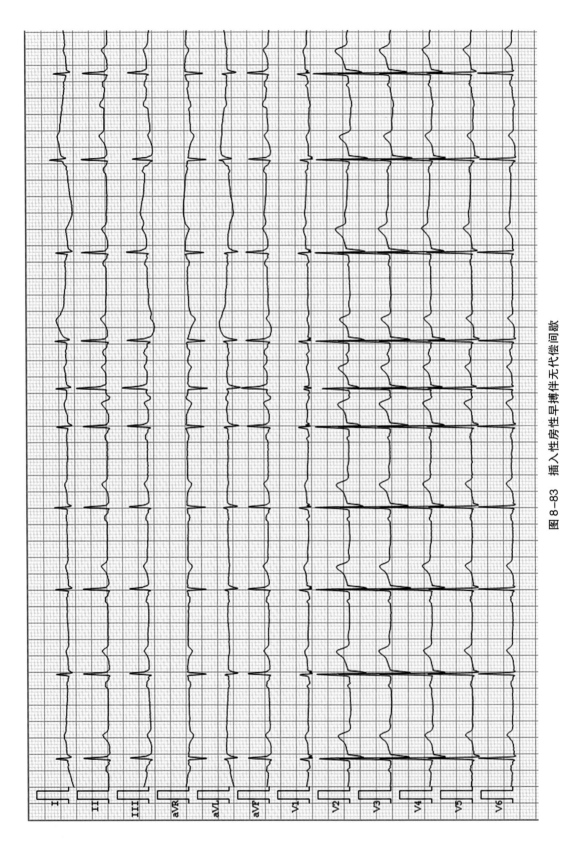

图 8-83　插入性房性早搏伴无代偿间歇

男，77 岁，第 6 个 P 波提前出现，形态异于窦性 P 波，后继以室上性 QRS 波，后继以室上性早搏前的窦性周期与该房性早搏后的 PP 间期与该房性早搏前的窦性周期相等，即插入性房性早搏伴无代偿间歇。

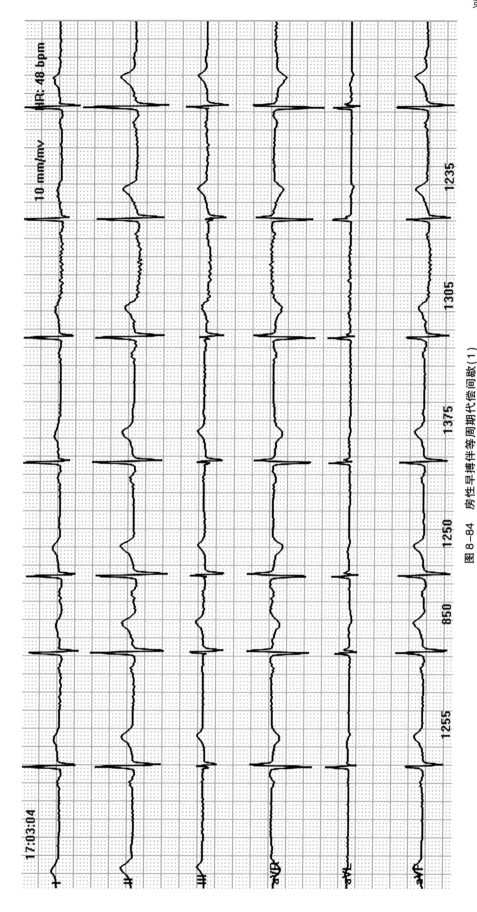

图 8-84　房性早搏伴等周期代偿间歇(1)

动态心电图片段，第 3 个 P 波提前出现，形态异于窦性 P 波，后继以室上性 QRS 波，该房性早搏的代偿间期与窦性周期相等，即房性早搏伴等周期代偿间歇。

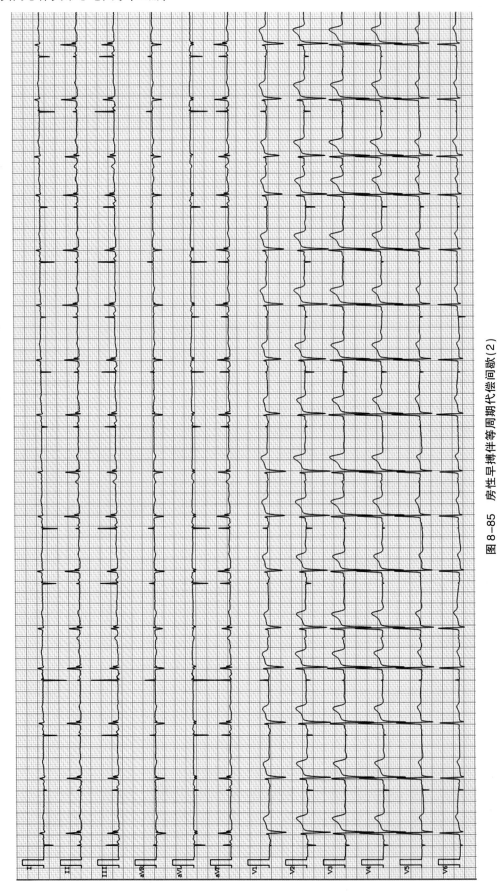

图 8-85 房性早搏伴等周期代偿间歇（2）

男，90 岁，AAI 起搏器植入术后，第 5、8、14 个 P 波提前出现，形态异于起搏的 P 波，后继以室上性 QRS 波，该房性早搏的代偿间期与基本心房起搏周期相等，即房性早搏伴等周期代偿间歇。

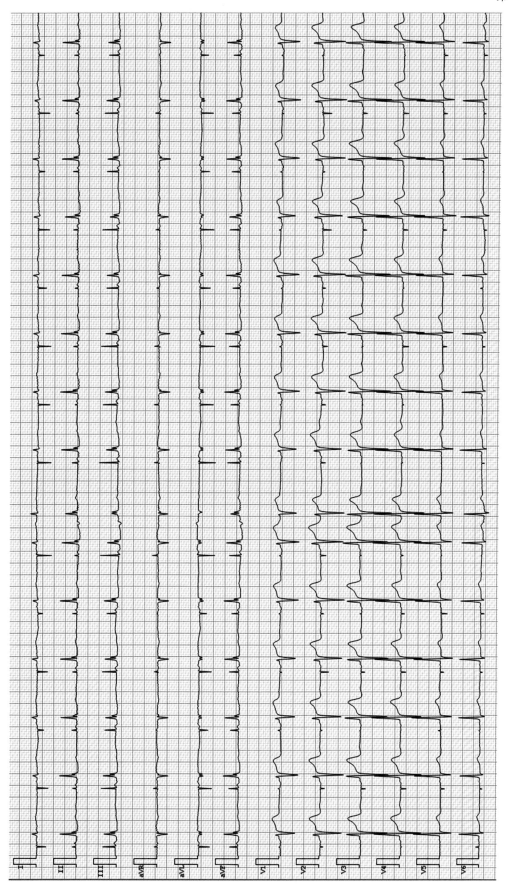

图 8-86 房性早搏伴等周期代偿间歇(3)

与图 8-85 为同一患者,AAI 起搏器植入术后,第 7 个 P 波提前出现,形态早于起搏的 P 波,后继以室上性 QRS 波,该房性早搏的代偿间期与基本心房起搏周期相等,即房性早搏伴等周期代偿间歇。

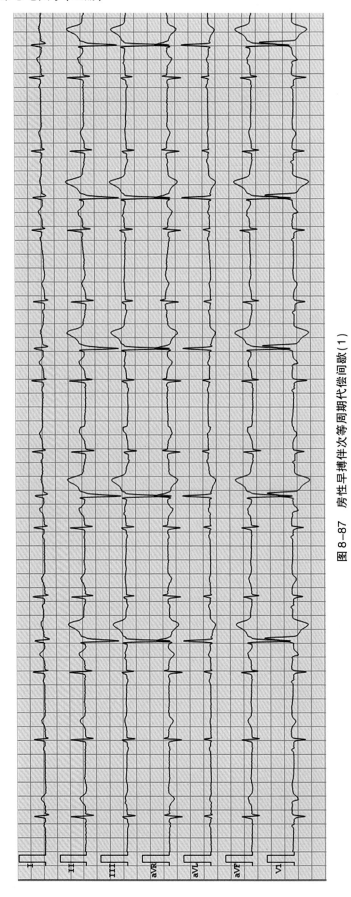

图 8-87 房性早搏伴次等周期代偿间歇（1）

男，81 岁，第 2、5、8、11、14、17 个 P 波提前出现，形态异于窦性 P 波，除第 2 个 P 波外后均继以宽 QRS 波，即房性早搏伴次等周期代偿间歇，但其代偿间期比一个基本心动周期长，含有房性早搏的两个基本心搏之间的时距略长于一个相应的基本心动周期，但其代偿间期比一个基本心动周期（$P_3 R_2 - P_4 R_3$）短，即房性早搏伴次等周期代偿间歇。

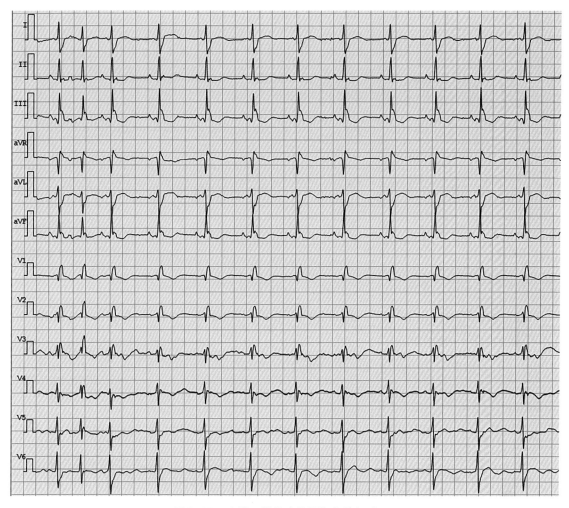

图8-88 房性早搏伴次等周期代偿间歇（2）

女，89岁，第2个P波提前出现，形态异于窦性P波，后继以室上性QRS波，含有该房性早搏的两个窦性心搏之间的时距略长于一个相应的基本心动周期，但其代偿间期比一个基本心动周期短，即房性早搏伴次等周期代偿间歇。

4.房性早搏的联律　若房性早搏与基础节律的心房波成对或成组规律地连续出现3次或3次以上时，称为房性早搏联律；常见的有二联律和三联律。

（1）房性早搏二联律：房性早搏与基础节律的心房波交替出现，称房性早搏二联律，是房性早搏联律的常见表现形式，往往是房性早搏与窦性心搏交替出现，亦称交替性房性早搏，多为病理性，见图8-89、图8-90。

一份心电图全图显示房性早搏二联律，无法测得窦性周期，需与3∶2窦房传导阻滞、窦性早搏相鉴别。

房性二联律是当两个P波连续出现形成联律，其后伴有一较长的心房间歇。窦性心律伴交替性窦性早搏、窦性心律伴有交替性房性早搏、交替性交界性早搏逆传至心房、交替性室性早搏逆传至心房、窦性心搏伴3∶2窦房传导阻滞等心律失常可以出现房性二联律。

（2）房性早搏假三联律：连续2个基本节律的心房波与单个房性早搏交替出现，形成房性早搏假三联律，见图8-91、图8-92。

（3）房性早搏真三联律：1个基本节律的心房波与成对房性早搏交替出现，形成房性早搏真三联律，见图8-30～图8-32。

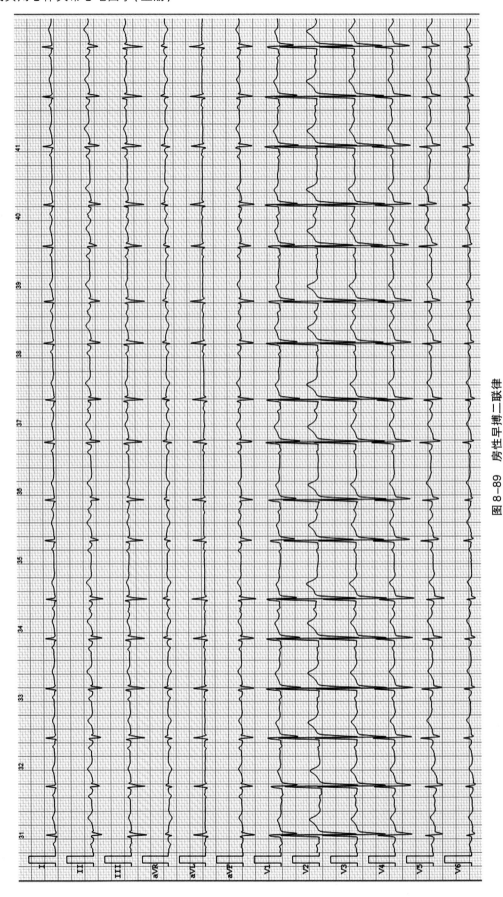

图 8-89　房性早搏二联律

男，78 岁，第 6、8、10、12、14 个 P 波提前出现，形态异于窦性 P 波，后继以室上性 QRS 波，该房性 P 波与窦性 P 波交替出现，形成房性早搏二联律。

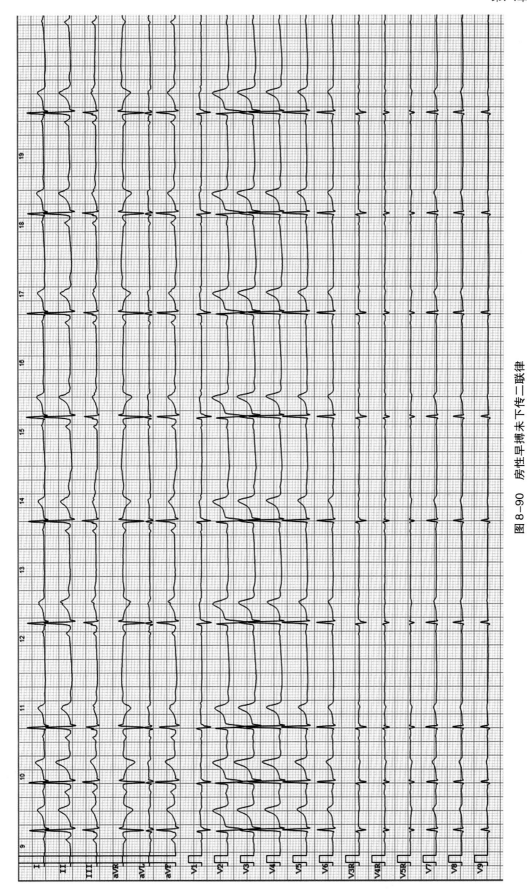

图 8-90　房性早搏未下传二联律

男,28 岁,第 3～9 个心搏的 T 波有切迹,该切迹为提前出现的 P 波,后未继以 QRS 波,该房性 P 波与窦性 P 波交替出现,形成房性早搏未下传二联律。

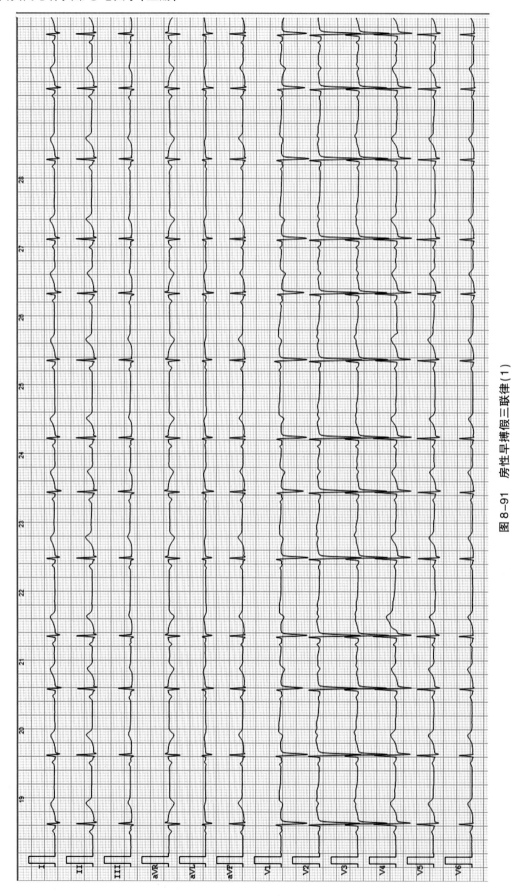

图 8-91　房性早搏假三联律(1)

女,54 岁,第 4、7、10、13 个 P 波提前出现,形态异于窦性 P 波,后继以室上性 QRS 波,为基本节律的心搏与单个房性早搏交替出现,形成房性早搏假三联律。

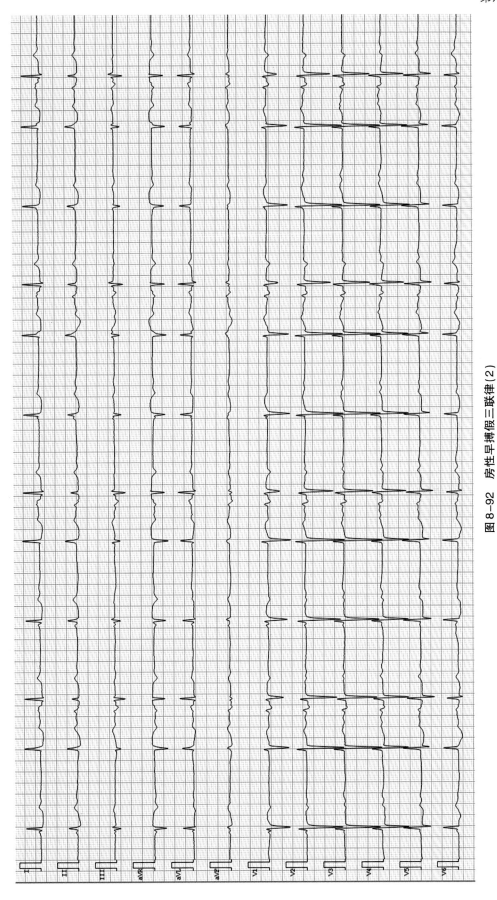

图 8-92　房性早搏假三联律（2）

女，67 岁，第 3、6、9、12 组 P-QRS-T 波群提前出现，形态异于窦性 P 波，后继以室上性 QRS 波，PR 间期相等，连续 2 个基本节律的心房波与单个房性早搏交替出现，形成房性早搏假三联律。

5. 房性早搏的分配形态

(1)随意的分配形态:单独一个房性早搏的随意分配。

(2)二联律心律:房性早搏与正常的窦性心搏交互出现,而使得P波成二联律的组合。

(3)三联律心律:在每二个窦性心搏后出现一个房性早搏,而使得P波成三联律的组合。

二联律和三联律心律主要是指心房的心律,而心室的心律就不一定了,在二联律的房性心律中,如每一个早搏都可以传到心室,则可以出现二联律的室性心律,如房性早搏未下传,则房性心律虽是呈二联律形态组合,而心室却是一种缓慢而规律的心律,不具备二联律的特征。若房性早搏形成的三联律中每个房性早搏都可下传心室,心室的心律也以三联律的组合出现,若房性早搏的传导受到阻断,则心房的心律虽是三联律,心室心律却是二联律。一般房性早搏形成的二联律或三联律与室性相比相对不稳定,见图8-93。

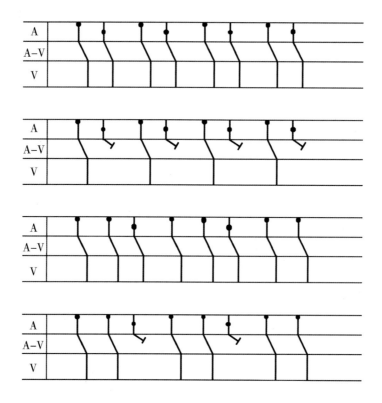

图8-93　房性早搏的各种不同的分配形态示意

(4)配对出现一连续出现两个房性早搏:房性早搏可以连续出现而形成配对的形态、一个正常的窦性的P波与两个连续出现的房性早搏组合成为一种三联形态。如连续出现将形成三联律心律。

(5)以房性心动过速的形态出现:3个或3个以上房性早搏连续出现就可构成早搏性房性心动过速。

(6)杂乱的房性心律形态:频率高的多源性房性早搏以随意分配的形态出现而形成,有时亦称为心房紊乱心律、房颤前期。

三、房性早搏的分类

1. 单源性房性早搏　房性早搏来自于同一房性起搏点,心电图表现为同一导联提前的P波形态完全相同,分为配对间期固定型、配对间期不固定型、并行心律型。

2.多源性房性早搏　提前的 P 波形态多样化,同时联律间期长短不一,反映激动来源于不同的房性起搏点,心电图表现为联律间期不固定,同一导联提前的 P 波形态也不同。

3.多形性房性早搏　联律间期固定而提前的 P 波形态多样化,心电图表现为联律间期固定,但同一导联出现多种不同形态的提前 P 波。

4.隐匿性房性早搏　隐匿性房性早搏是被掩盖而未能显现的房性早搏。

(1)发生机制:①窦性心律时房性起搏点交替性兴奋性增高或存在异-房传出阻滞。②窦性激动在心房内折返径路中发生不同水平的隐匿性传导。

(2)隐匿性房性早搏二联律:当显性房性早搏间的窦性心搏数呈($2n-1$)的规律时,其中 n 为房性早搏数,称隐匿性房性早搏二联律。

(3)隐匿性房性早搏三联律:当显性房性早搏间的窦性心搏数呈($3n-1$)的规律时,其中 n 为房性早搏数,称隐匿性房性早搏三联律。

5.插入性房性早搏

(1)概念:一个基本窦性心动周期的两个窦性 P 波之间出现一个房性 P 波,该 P 波前后的窦性 PP 间期等于或稍长于一个基本窦性心动周期,表现为无代偿间歇或次等周期代偿间歇。

(2)发生机制:窦房联接处不应性的不均一性少见,所以插入性房性早搏罕见。若窦房联接处内、外不应性出现不均一性、往往其内部的不应性比外部的强,导致插入性房性早搏在窦房联接处发生干扰性传入中断。有时,插入性房性早搏前后两个窦性 PP 间期略长于一个基本窦性心动周期的原因是房性早搏后的窦性激动在窦房联接处的外部遭遇房性早搏形成的相对不应期而发生了干扰传出延缓。

(3)鉴别诊断:插入性房性早搏须与成对房性早搏相鉴别。①插入性房性早搏之后的第一个心房波为窦性 P 波,而成对房性早搏中的第二个心房波为房性 P 波。②插入性房性早搏之后的第一个窦性 P 波与第二个窦性 P 波之间的时距比一个基本窦性周期短,而成对房性早搏中的的第二个心房波与其后第一个窦性 P 波之间的时距比一个基本窦性周期长。③插入性房性早搏前的窦性 P 波与插入性房性早搏后第二个窦性 P 波之间的时距等于两倍基本窦性周期,而成对房性早搏则超过两倍基本窦性周期;这是由于插入性房性早搏在窦房联接处因绝对干扰发生了传入中断不伴窦性节律重整,而成对房性早搏却侵入了窦房结引起了连续的窦性节律重整。

四、房性早搏的定位诊断

房性早搏起搏点的起源不同于窦房结,故而引起心房除极顺序发生相应改变,造成提前的 P 波极性发生变化,根据 P 波极性可对房性早搏进行定位诊断,见图 8-94、图 8-95。

正常心房除极从右指向左,从上指向下,从后指向前。

1.起源于左、右心房的判断

右心房:房性早搏的 P 波在 Ⅰ 、aVL 导联直立。

左心房:房性早搏的 P 波在 Ⅰ 、aVL 导联倒置。

2.起源于心房上、下部的判断

心房上部:房性早搏的 P 波在 Ⅱ 、Ⅲ 、aVF 导联直立。

心房下部:房性早搏的 P 波在 Ⅱ 、Ⅲ 、aVF 导联倒置。

3.起源于心房前、后的判断

心房前部:房性早搏的 P 波在 V_3、V_4 导联倒置。

心房后部:房性早搏的 P 波在 V_3、V_4 导联直立。

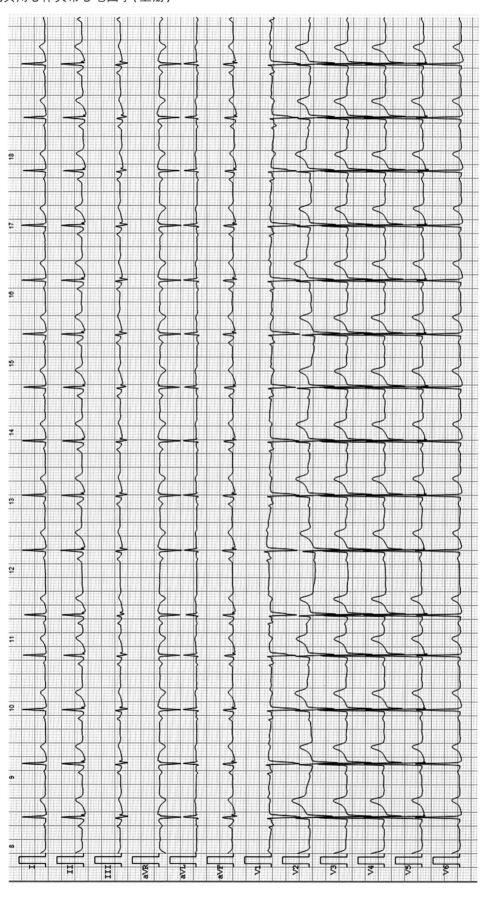

图 8-94 起源于右心房后上部的房性早搏

女,69 岁,第 5 个 P 波提前出现,形态异于窦性 P 波,I、II、III、V₃、V₄ 导联呈上性直立,后继以室上性 QRS 波,即起源于右心房后上部的房性早搏(V₆ 倒置)。

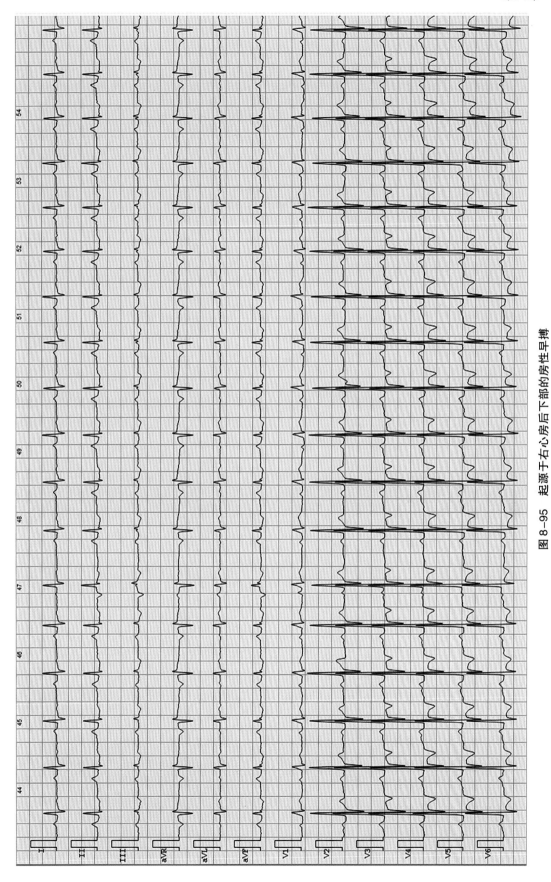

图 8-95 起源于右心房后下部的房性早搏

男,55 岁,第 6 个 P 波提前出现,形态异于窦性 P 波,I、V₃ 导联直立,II 导联倒置,即起源于右心房后下部的房性早搏。

五、房性早搏对窦性激动的影响

食管心房调搏可以模拟房性早搏对窦性激动的影响,窦性心律下程控刺激产生人工房性早搏S_2,从心动周期的舒张晚期向舒张早期逐渐扫描,随着S_2的联律间期逐渐缩短,出现了窦房结4区。

1.窦房结周干扰区(Ⅰ区,完全代偿区)　S_2逆传至窦房联接处,与下一个窦性激动发生绝对干扰,S_2没能侵入窦房结、窦性激动亦未传出至心房,未发生窦性节律重整,形成完全性代偿间歇,即$P_1P_3=2(P_0P_0)$,见图8-96。

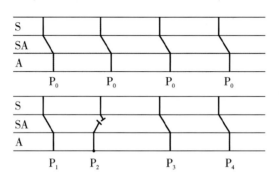

图8-96　窦房结周干扰区示意图

2.窦房结内干扰区(Ⅱ区,节律重整区)　在下一个窦性激动发放之前,S_2逆传通过窦房联接处侵入了窦房结,引起窦性节律重整,形成不完全性代偿间歇,即$P_0P_0<P_2P_3$,$P_1P_3<2P_0P_0$。通过此区可以间接地检测窦房传导时间,即$[(P_2P_3)-(P_0P_0)]/2$,见图8-97。

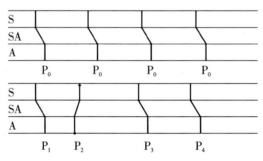

图8-97　窦房结内干扰区示意

3.窦房结有效不应期区（Ⅲ区,插入区）　S_2进一步提前发放,落入前一个窦性激动的有效不应期,出现功能性的窦房传入阻滞,即未侵入窦房结,没引起窦性节律重整,使得S_2前后的两个窦性激动的形成与传出均不受影响而成为插入性房性早搏,无代偿间歇,即$P_1P_3=P_0P_0$。通过此区可检测窦房结有效不应期,第一个出现插入性房性早搏的P_1P_2为窦房结有效不应期,见图8-98。

4.窦房折返区(Ⅳ区)　S_2的联律间期继续缩短时,同时遭遇窦房结有效不应期及其周围心肌组织的相对不应期而传导缓慢,传导缓慢又使原来处于有效不应期的部位脱离不应期,故S_2趁机在窦房结周围发生了一次折返,如折返激动连续不断,就形成了窦房结折返性心动过速,约11%受检者存在该区,即$P_1P_3<(P_0P_0)$,见图8-99。

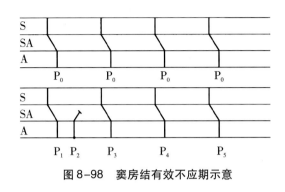

图8-98　窦房结有效不应期示意

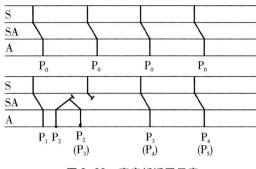

图8-99　窦房折返区示意

六、房性早搏的心房内传导

房性早搏的异位起搏点与窦房结均在同一心电双腔内,彼此间有很密切的关系。

1.窦性节律重整　房性早搏使心房完全被激动的同时窦房结也被早期除极而引起同腔性窦性节律顺延形成不完全性代偿间歇,即大部分房性早搏干扰重组窦性周期。

2.窦房干扰　房性早搏使心房完全被激动的同时在窦房联接区与窦性激动发生干扰,而未引起窦性周期受到干扰,下一个窦性激动将按其固有频率出现。

3.插入性房性早搏　房性早搏使心房完全被激动形成插入性房性早搏,即房性早搏夹在两个连续的窦性P波中间。

4.房性早搏伴时相性房内差异性传导　房性早搏发生时房内传导束和心房肌不应期不一致,产生变形的房性P波,表现为P波振幅增高或时间延长伴有切迹等变化。

5.房性早搏形成房性融合波　舒张晚期房性早搏可与窦性激动同时激动心房形成房性融合波,即窦性激动与房性早搏从不同方向同时激动心房,两者在心房内相遇彼此互相干扰而形成房性融合波,来自不同部位的两个房性激动或逆行传导至心房的激动也可形成房性融合波。

6.房性早搏伴非时相性房内差异性传导　窦性心律伴房性早搏、房性并行心律以及交界性、室性早搏伴室房传导时,早搏后第一个或多个窦性P波的形状发生改变,称为非时相性房内差异性传导,亦称"钟氏现象"。窦性P波畸形表现为P波幅度增高、减小、平坦、倒置、双向,P波时限也可增宽或变窄。心房内传导束不应性的不协同性以及异位激动在房内传导束中的隐匿性传导共同构成了非时相性房内差异性传导的基本原理,见图8-100、图8-101。

7.非时相性房内差异性传导与真正的房性逸搏及心律的区别　当房性早搏后连续出现1~2个或多个P波形状发生改变时,观察房性早搏的代偿间期是否与其后房性早搏第1、2个PP间期相等,且长于房性早搏前基本窦性PP间期,考虑为房性逸搏;如果房性早搏后变形的P波前间期等于基本窦性PP间期,或房性早搏后有的P波正常、有的P波变形但却有相同的前间期时,说明变形的P波是窦性P波出现的位置,则为非时相性房内差异性传导,见图8-102、图8-103。

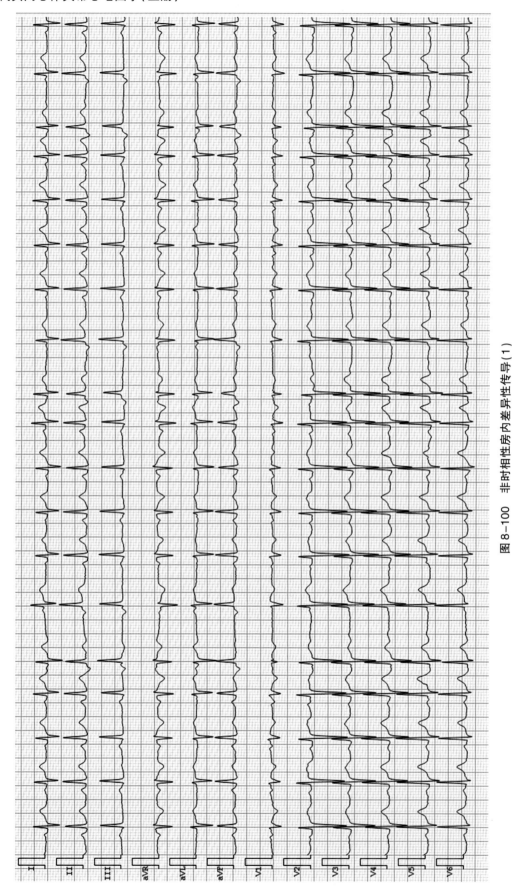

图 8-100　非时相性房内差异性传导(1)

女,21 岁,第 5、11、17 个 P 波提前出现,形态异于窦性 P 波,后继以室上性 QRS 波,其后的第 1 个窦性 P 波形态发生了改变,即非时相性房内差异性传导。

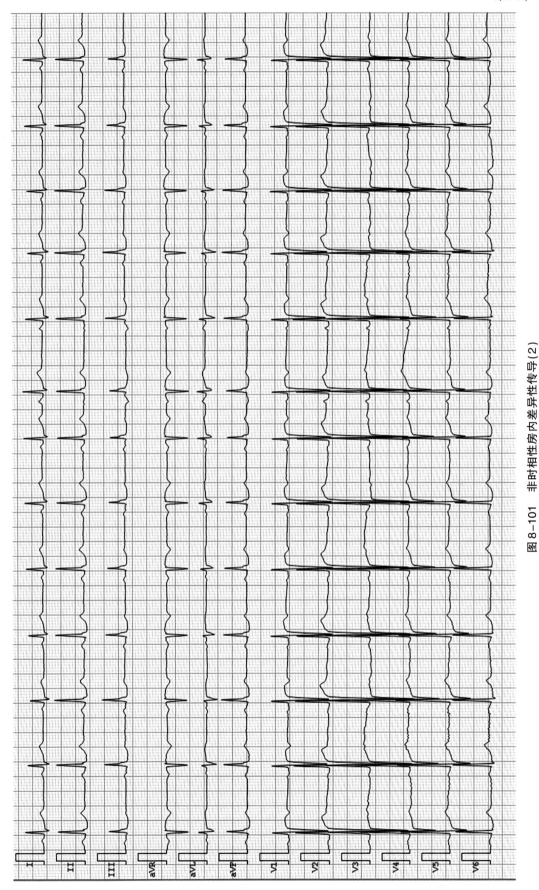

图 8-101　非时相性房内差异性传导（2）

男，47 岁，第 8 个 P 波提前出现，形态异于窦性 P 波，后继以室上性 QRS 波，其后的第 1 个窦性 P 波形态发生了改变，即非时相性房内差异性传导。

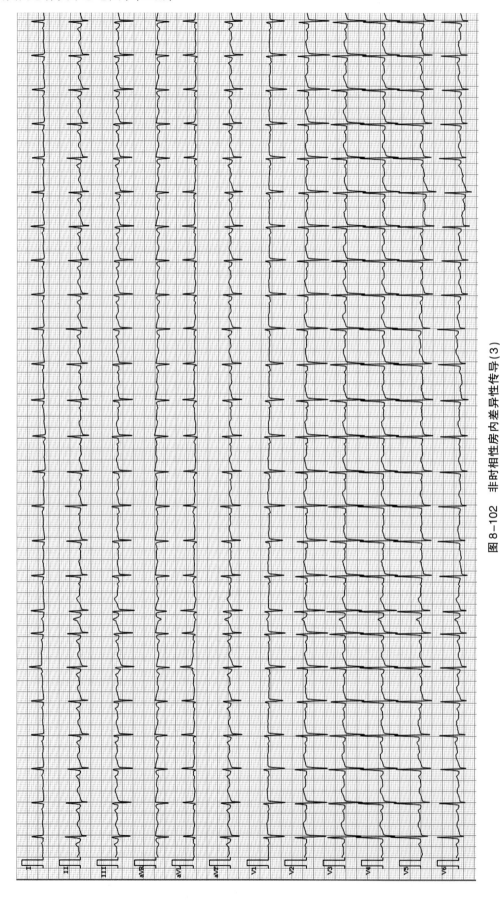

图 8-102　非时相性房内差异性传导（3）

男，77 岁，第 8 个 P 波提前出现，形态异于窦性 P 波，后继以室上性 QRS 波，形态异于窦性 P 波，其后连续 7 个窦性 P 波形态发生了改变，即窦性心律伴非时相性房内差异性传导。

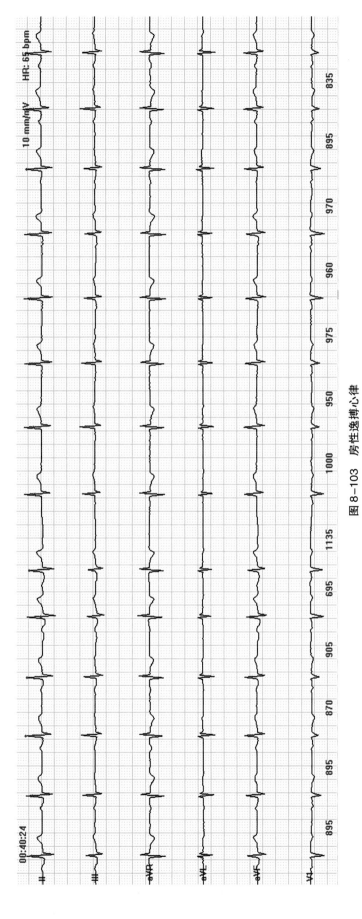

图 8-103　房性逸搏心律

动态心电图片段，第 6 个 P 波提前出现，形态异于窦性 P 波，后继以室上性 QRS 波，其后连续 6 个 P 波形态及频率发生了改变，即房性逸搏心律。

七、房性早搏的房室传导

1. 房性早搏伴正常的房室传导　房性早搏经正常的房室传导通路前向传导，见图8-104。

2. 房性早搏伴异常的房室传导

（1）房性早搏伴PR间期延长：主要分为房性早搏伴干扰性房室传导延缓和房性早搏伴一度房室阻滞。

1）房性早搏伴干扰性房室传导延缓：提前出现的房性P波出现在T波波峰至U波之间，多数为收缩晚期的房性早搏，在下行性前向传导时，恰逢前一窦性激动在房室交界区产生的相对不应期而引起干扰性房室传导延缓，PR间期>0.20 s或超过基础心律时的PR间期，属于一种生理现象。PR间期延长的程度取决于以下因素有关：联律间期愈短，配对前周期愈长，迷走神经张力愈高，则PR间期愈长，见图8-105～图8-107。

2）房性早搏伴一度房室阻滞：舒张早、中期房性早搏伴PR间期延长者，通常>0.20 s。与房性早搏伴干扰性房室传导延缓的鉴别在于房性早搏发生的时相。

显性一度房室阻滞是同一导联或同一心电图上的窦性PR间期和舒张早、中期房性早搏的PR间期均延长，反映了房室间传导延缓程度较重，相对不应期病理性延长至第二个窦性周期，见图8-108。

隐性一度房室阻滞是同一导联或同一心电图的窦性PR间期并未延长，仅房性早搏时PR间期延长。反映了房室间传导延缓程度较轻，相对不应期病理性延长尚未延伸至第二个窦性周期，此现象利于临床发现早期的房室传导阻滞，见图8-109。

（2）房性早搏伴房室传导中断：提早出现的房性P波之后未继以QRS波群，亦称未下传性房性早搏；分为房性早搏伴干扰性房室传导中断和房性早搏伴阻滞性房室传导中断。

1）房性早搏伴干扰性房室传导中断：因干扰而未下传的房性早搏，出现于T波波峰之前的房性早搏的P波后不继以QRS-T波，因房性早搏的激动下行前向传导至房室交界区时遭遇生理性绝对不应期而发生干扰性传导中断；本身是一种生理现象、无病理意义，见图8-110～图8-116。

房性早搏伴干扰性房室传导中断多因房性P波重叠于T波而漏诊；尤其是未下传的房性早搏形成二联律时须与窦性心律伴2：1房室阻滞相鉴别，未下传的房性早搏形成二联律时缺乏一个窦性周期，尤其伴窦性心动过速时引起短的PP间期和长的PP间期趋于接近，同时当窦性心律伴室相性窦性心律不齐，易与窦性心律伴2：1房室阻滞混淆，两者的鉴别点：窦性心律伴2：1房室阻滞中QRS波前后的心房波均为窦性P波，两者的形态是一致的，而未下传性房性早搏的心房波为异位P波，其形态与窦性P波不同。窦性心律伴2：1房室阻滞同时伴有室相性窦性心律不齐，QRS波后窦性P波略有提前，远不如未下传房性早搏的P波提前明显。运动后2：1房室阻滞常可加重，而房性早搏多数在运动后趋于消失。同导联窦性PR间期若延长，则较可能为2：1房室阻滞。既往或复查心电图出现一度或二度房室阻滞有助于两者的鉴别。

2）房性早搏伴阻滞性房室传导中断：凡舒张早、中期房性P波之后不继以QRS-T波，亦称为被阻滞的房性早搏或阻滞性房性早搏。

显性二、三度房室传导阻滞是同一导联或同一心电图上的窦性P波和舒张早、中期的房性P波全部或部分呈现脱漏，推测其原因是绝对不应期病理性延长至第二个窦性周期。

隐性二、三度房室传导阻滞是同一导联或同一心电图上的窦性P波无脱漏，仅房性P波有脱漏，推测其原因是绝对不应期病理性延长并未延伸入第二个窦性周期，见图8-117～图8-121。

3. 房性早搏伴意外传导　房性P波出现在QRS波群终末至T波顶峰前之间意外地下传心室，与房室结双径路、裂隙现象等有关，见图8-122～图8-125。

4. 房性早搏伴房性反复搏动　房性早搏沿房室结下行前向传导至心室产生QRS-T波的同时、又上行逆向传导至心房而引起逆行P波，形成房性P波-室上性QRS波-逆行P波序列，即房性早搏伴房性反复搏动；产生原因是房室结内存在双径路传导现象，折返环路位于房室结，见图8-126。

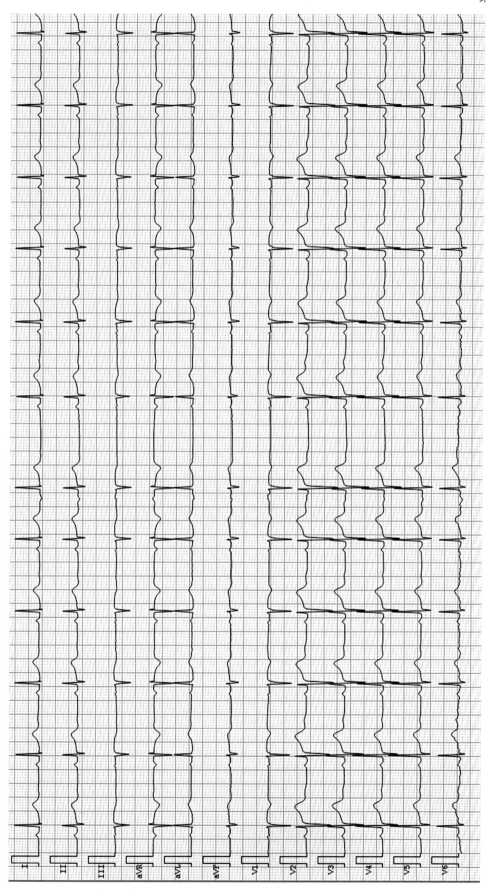

图 8-104 房性早搏伴正常的房室传导

女，69 岁，第 6 个 P 波提前出现，形态异于窦性 P 波，PR 间期与窦性下传相同，后继以室上性 QRS 波，即房性早搏伴正常的房室传导。

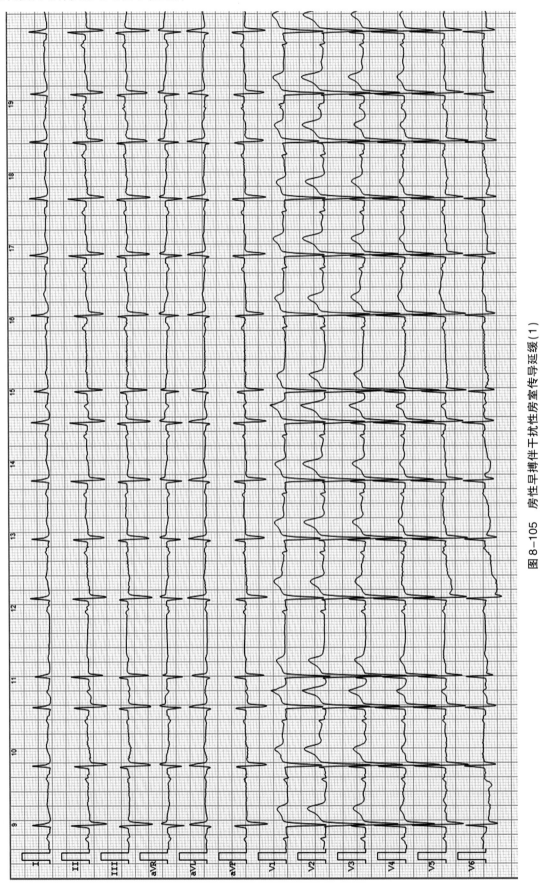

图 8-105　房性早搏伴干扰性房室传导延缓（1）

男，86 岁，第 4、9 个 P 波提前出现，位于前次心搏的 T 波波峰，后态异型于宣性室上性 QRS 波，后继以室上性 P 波，PR 间期延长，即房性早搏伴干扰性房室传导延缓。

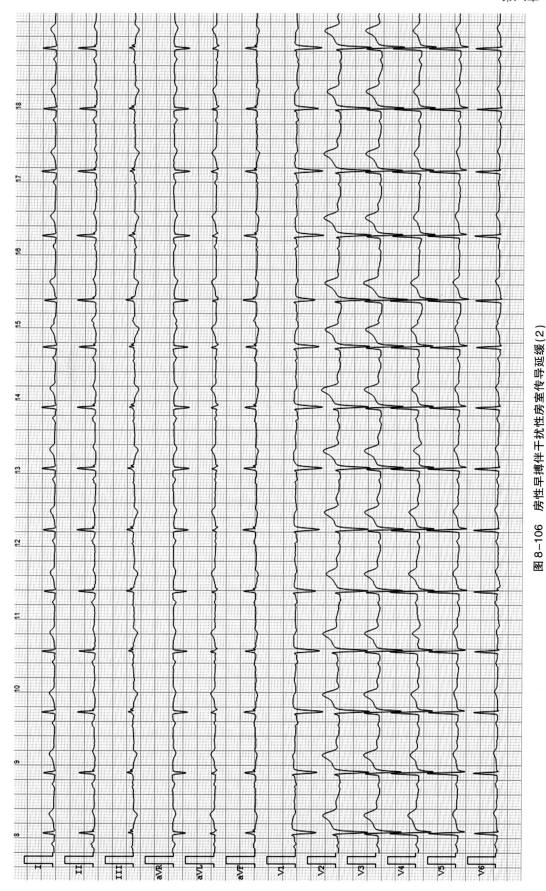

图 8-106 房性早搏伴干扰性房室传导延缓（2）

男，45岁，第10个P波提前出现，位于前次心搏的T波末尾，形态异于窦性P波，后继以室上性QRS波，即房性早搏伴干扰性房室传导延缓，PR间期延长，即房性早搏伴干扰性房室传导延缓。

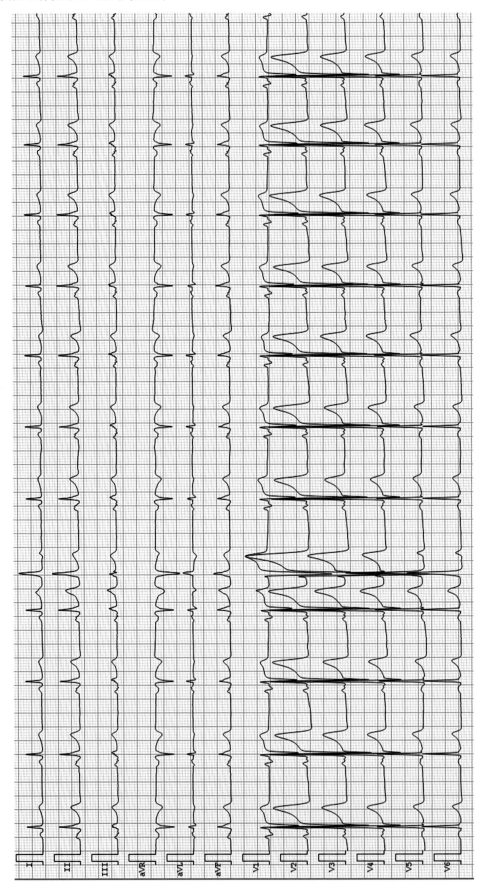

图 8-107　房性早搏伴干扰性房室传导导延缓 (3)

男，68 岁，第 5 个 P 波提前出现，位于前次心搏的 T 波波峰，形态异于窦性 P 波，后继以室上性 QRS 波，PR 间期延长，即房性早搏伴干扰性房室传导导延缓。

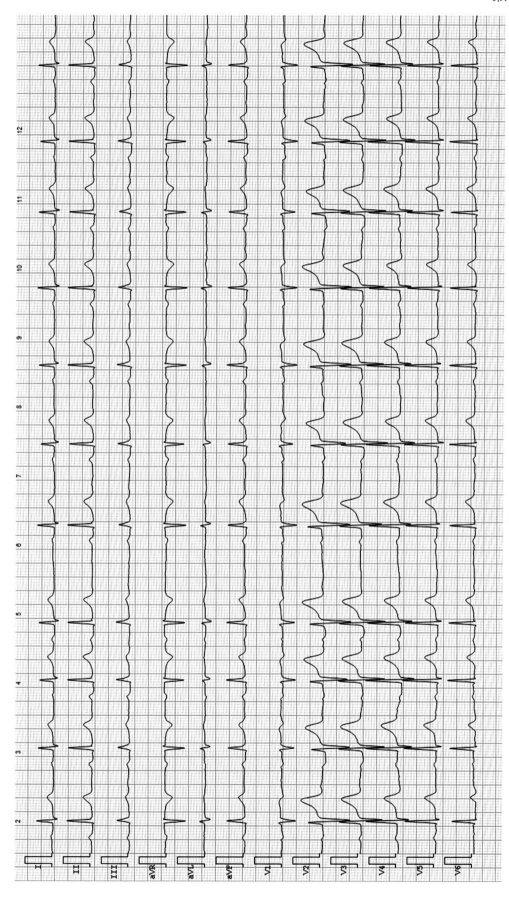

图 8-108 舒张中期房性早搏伴显性一度房室阻滞

男，73 岁，第 4 个 P 波提前出现，位于 T 波末尾至 T 波起点之间，形态异于窦性 P 波，后继以室上性 QRS 波，窦性心律和房性早搏伴一度房室阻滞。即舒张中期房性早搏的 PR 间期均延长，即舒张中期房性早搏伴一度房室阻滞。

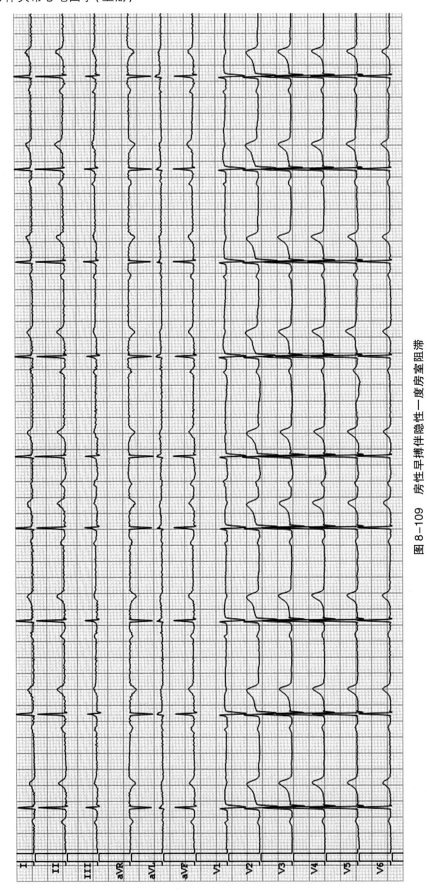

图8-109　房性早搏伴隐性一度房室阻滞

窦性心律PR间期正常,第5个P波提前出现,位于T波前,形态异于窦性上至至上性QRS波,房性早搏时PR间期延长,即房性早搏伴隐性一度房室阻滞。

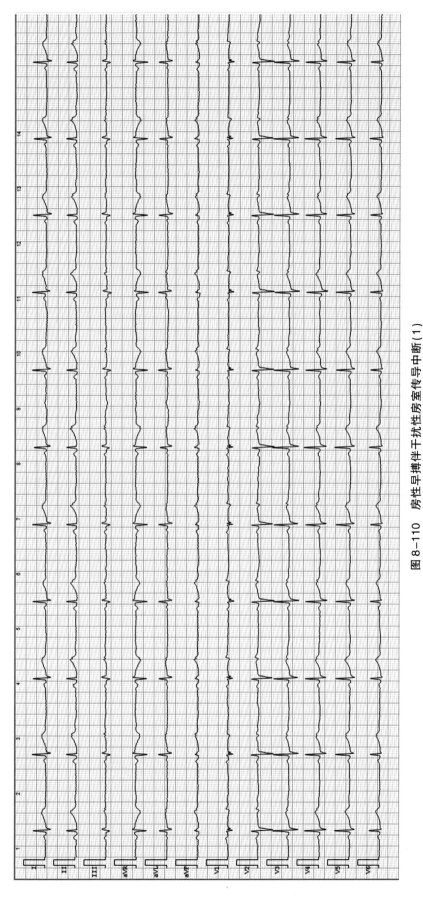

图 8-110　房性早搏伴干扰性房室传导中断（1）

女，76岁，每组心搏的 T 波有切迹，为提前出现的房性 P 波重叠，后未继 QRS 波，即房性早搏末下传形成二联律，干扰性房室传导早搏中断。

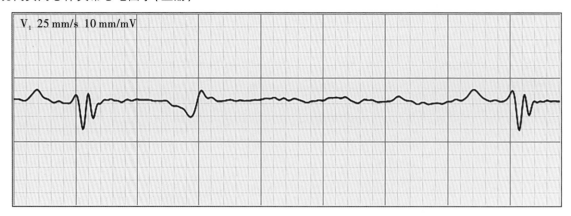

图 8-111　房性早搏伴干扰性房室传导中断(2)

　　为图 8-110 中连续两组心搏的 V_1 导联放大图,T 波有切迹,为提前出现的房性 P 波重叠,后未继 QRS 波,即房性早搏未下传形成二联律、干扰性房室传导中断。

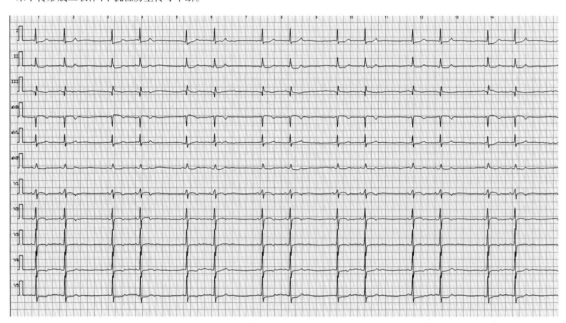

图 8-112　房性早搏伴干扰性房室传导中断(3)

　　女,78 岁,第 2、4、6、8、10、12、14 组心搏的 T 波有切迹,为提前出现的房性 P 波重叠,后未继 QRS 波,即房性早搏未下传形成三联律、干扰性房室传导中断。

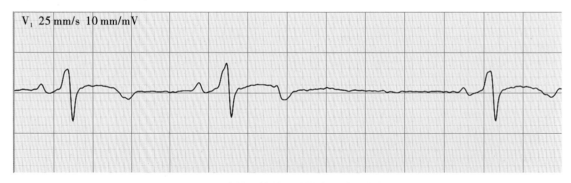

图 8-113　房性早搏伴干扰性房室传导中断(4)

　　为图 8-112 中第 1～3 组心搏,其中第 2 组心搏的 T 波有切迹,为提前出现的房性 P 波重叠,后未继 QRS 波,即房性早搏未下传形成三联律、干扰性房室传导中断。

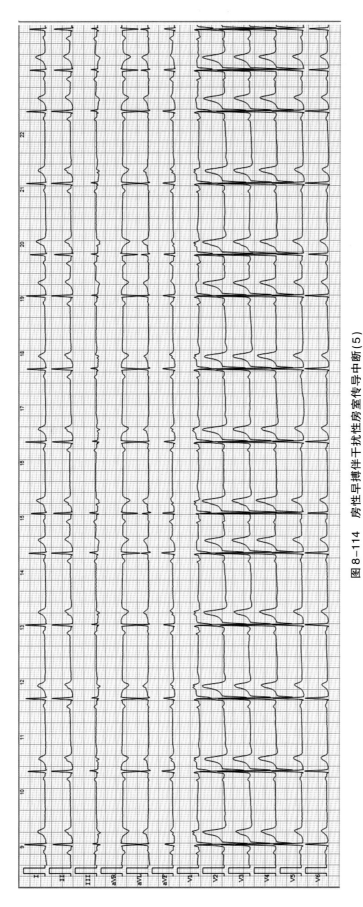

图8-114 房性早搏伴干扰性房室传导中断（5）

男，53岁，第1～4、6～8、10、11组心搏的T波有切迹，为提前出现的房性P波重叠，后未继QRS波，即房性早搏未下传，部分形成二联律，干扰性房室传导中断。

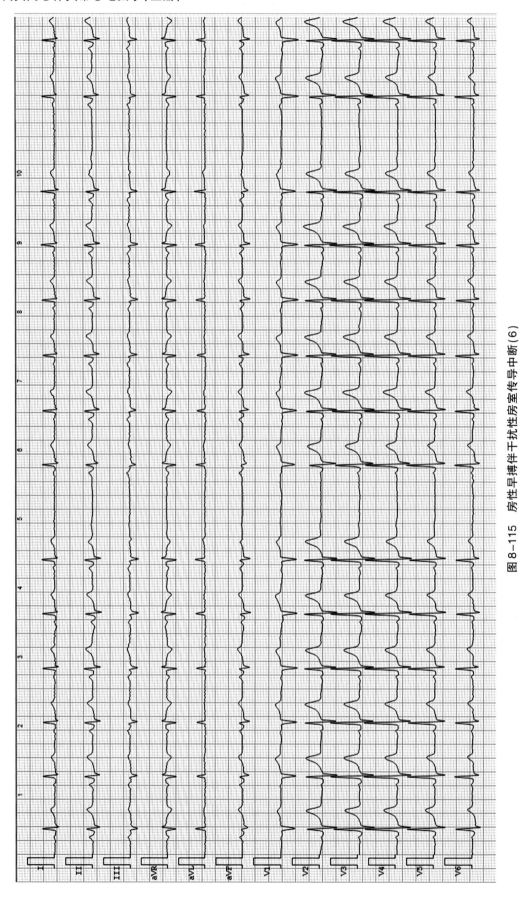

图 8-115　房性早搏伴干扰性房室传导中断(6)

男,70 岁,第 6,12 个心搏的 T 波有切迹,为提前出现的房性房性 P 波重叠其中,后未继 QRS 波,即房性早搏伴干扰性房室传导中断。

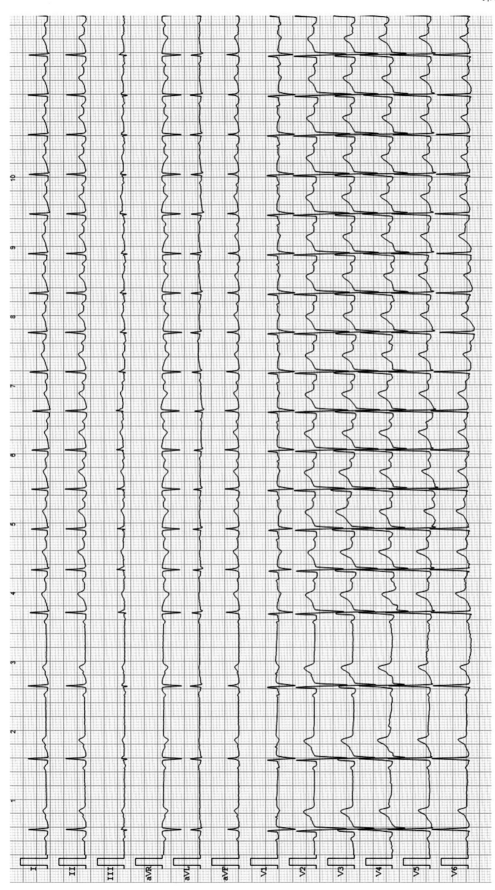

图 8-116 房性早搏伴干扰性房室传导中断 (7)

男,61岁,第1,2,3个心搏的T波有切迹,为提前出现的房性P波重叠其中,后未继QRS波,即房性早搏伴干扰性房室传导中断。

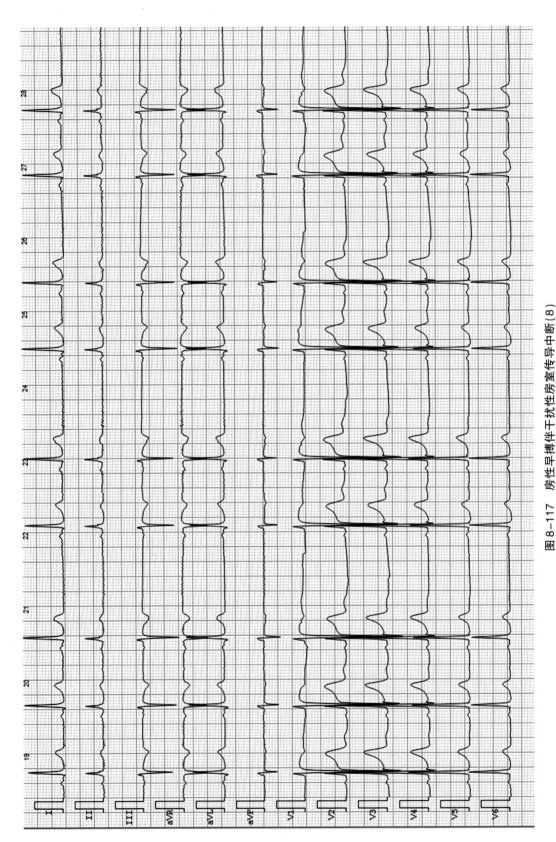

图 8-117　房性早搏伴干扰性房室传导中断(8)

男,51 岁,第 3、5、7、9 个 T 波有切迹,为提前出现的房性 P 波重叠,后未继 QRS 波,即房性早搏末下传形成三联律,干扰性房室传导中断。

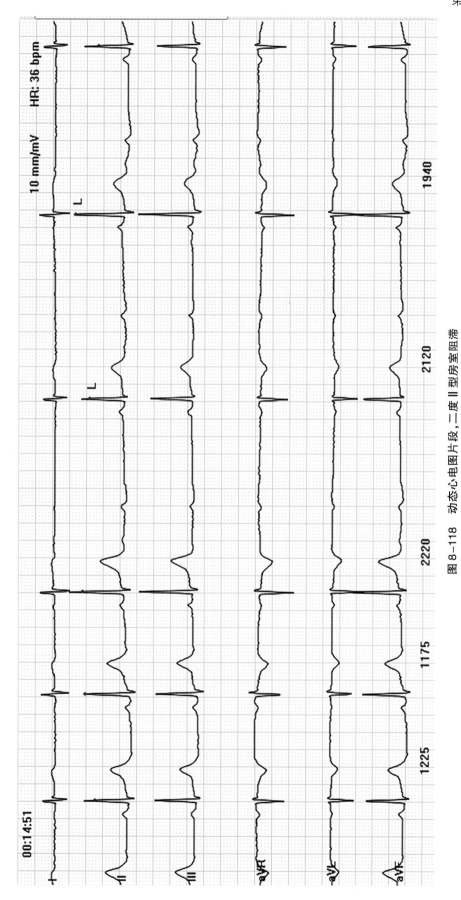

图 8-118 动态心电图片段，二度 Ⅱ 型房室阻滞

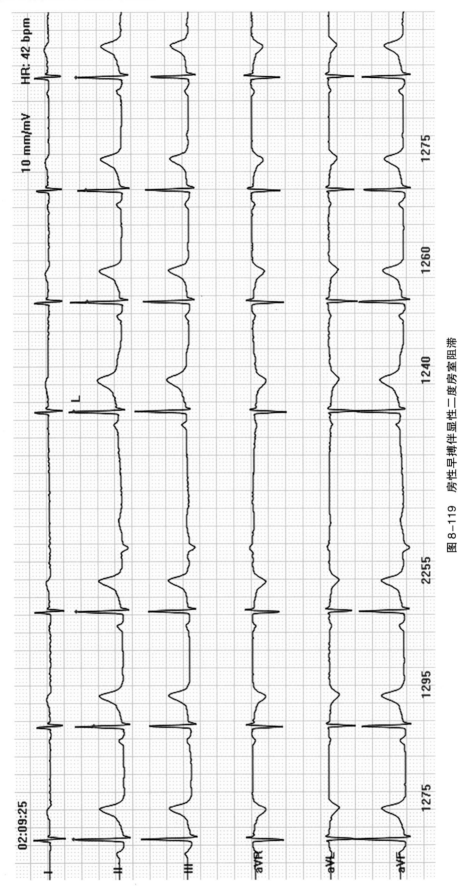

图 8-119　房性早搏伴显性二度房室阻滞

与图 8-118 为同一患者不同时间动态心电图片段，第 4 个 P 波提前出现，位于 T 波末尾至窦性 P 波之间，形态异于窦性 P 波，后未继 QRS 波，即房性早搏伴隐匿性房室传导中断，心电图

诊断：房性早搏伴显性二度房室阻滞。

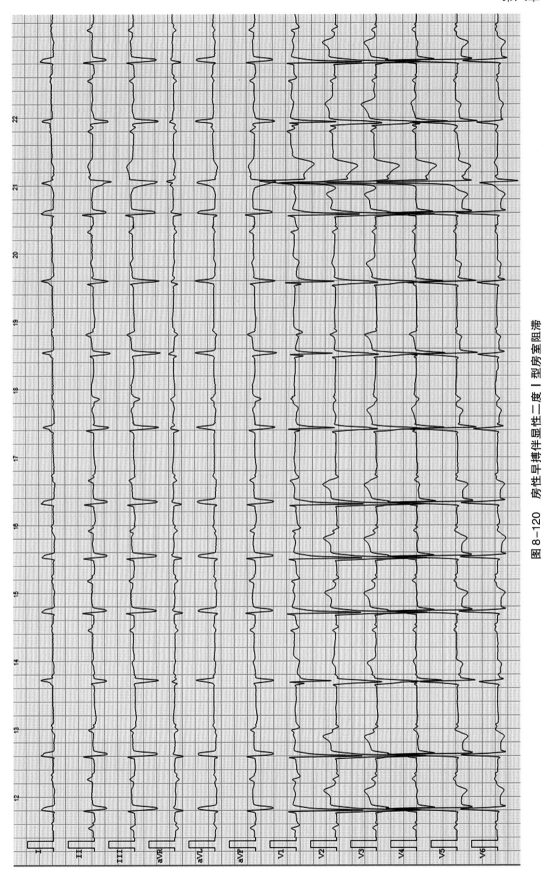

图 8-120　房性早搏伴显性二度 I 型房室阻滞

男，73 岁，窦性 P 波规律出现，PR 间期逐渐延长，直至窦性 P 波后未继以 QRS 波，第 7 个 QRS 波后可见提前出现的 P 波，形态异于窦性，后未继以 QRS 波，心电图诊断：房性早搏伴显性二度 I 型房室阻滞。

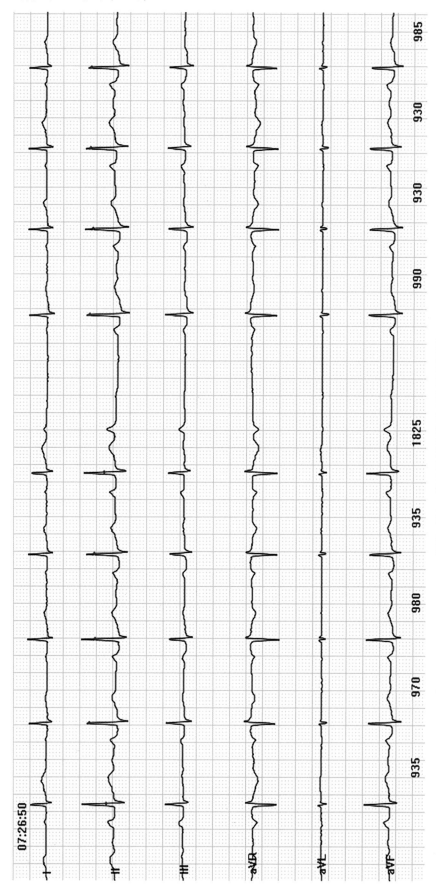

图 8-121　房性早搏伴隐性二度房室阻滞

动态心电图片段,第 6 个 P 波提前出现,位于 T 波末尾至窦性 P 波之间,形态异于窦性 P 波,后未继 QRS 波,动态心电图未发现二度及以上房室阻滞,即房性早搏伴隐性二度房室阻滞。

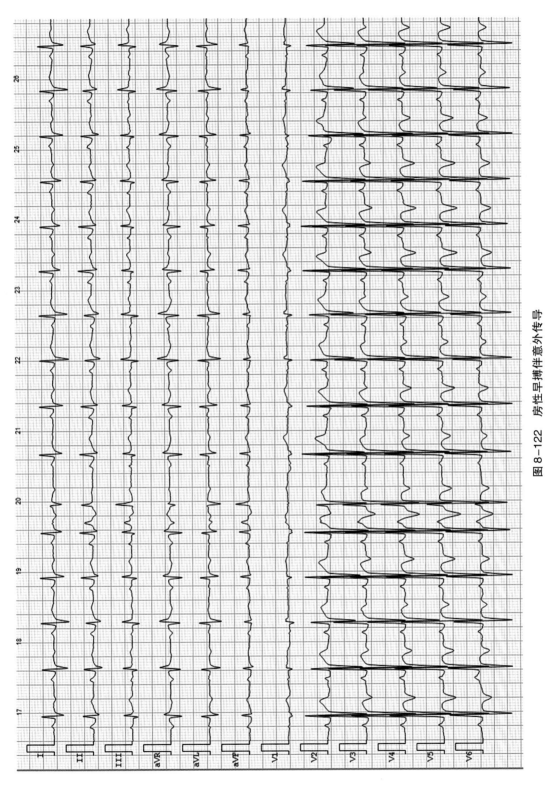

图8-122 房性早搏伴意外传导

女,57岁,第6个P波提前出现,形态异于窦性P波,该P波出现在QRS波群终末至T波顶峰前,即房性早搏伴意外传导。后继以室上性QRS波,后续以室上性QRS波。

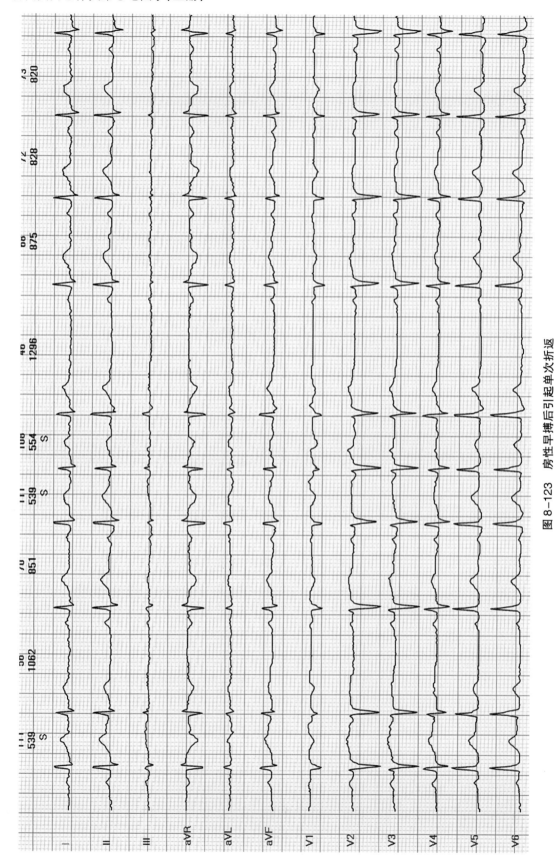

图 8-123 房性早搏后引起单次折返

男, 15 岁, 动态心电图片段, 在 T 波顶峰前的房性早搏(第 6 个心房波)意外下传心室, 该房性早搏后引起单次折返。

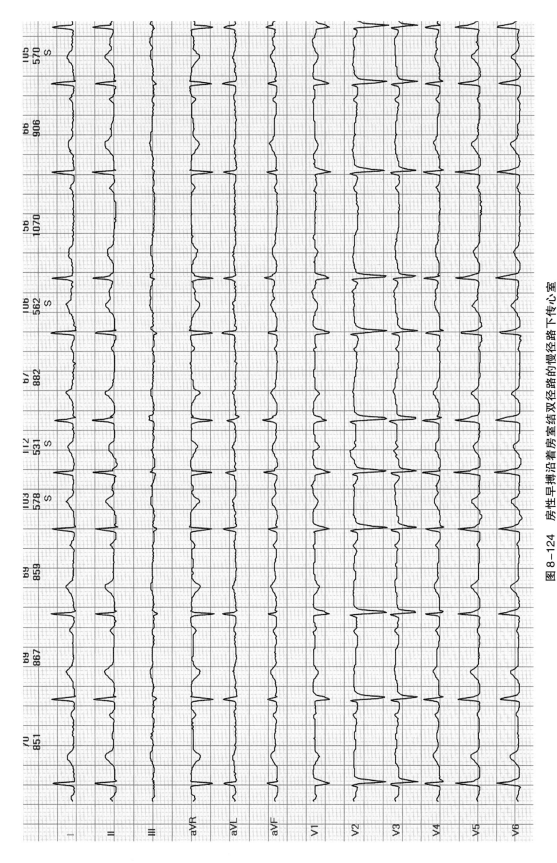

图 8-124 房性早搏沿着房室结双径路的慢径路下传心室

与图 8-123 为同一患者,在 T 波顶峰前的房性早搏意外下传心室,即房性早搏(P_6)沿着房室结双径路的慢径路下传心室。

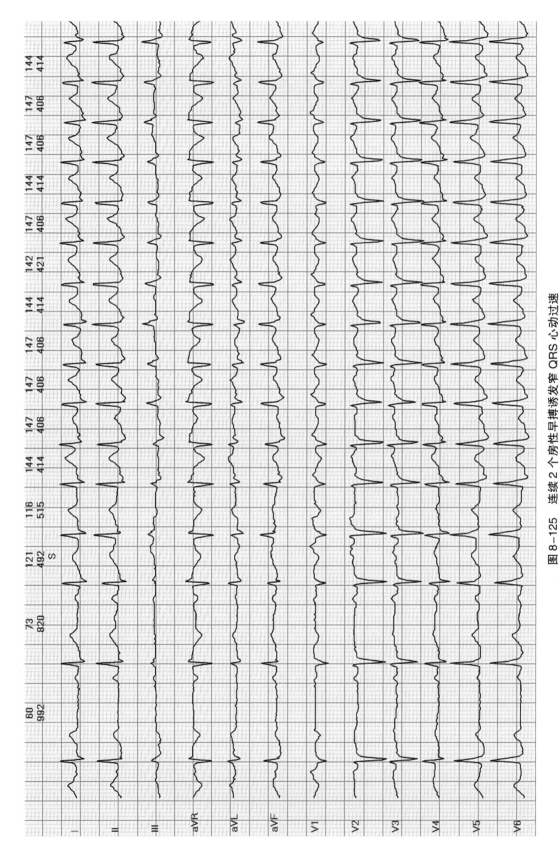

图 8-125　连续 2 个房性早搏诱发窄 QRS 心动过速

与图 8-123 为同一患者，动态心电图片段中连续两个房性早搏，其中第 2 个房性早搏沿房室结房室结双径路的慢径路下传心室，同时诱发窄 QRS 心动过速。

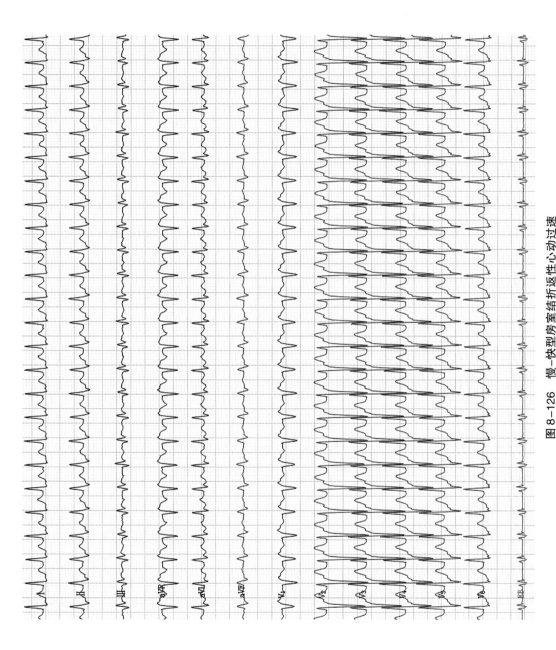

图 8-126　慢-快型房室结折返性心动过速

与图 8-123 为同一患者进行食管心房调搏检查，诱发窄 QRS 心动过速，EB 显示 RP<PR，RP<70 ms，即慢-快型房室结折返性心动过速。

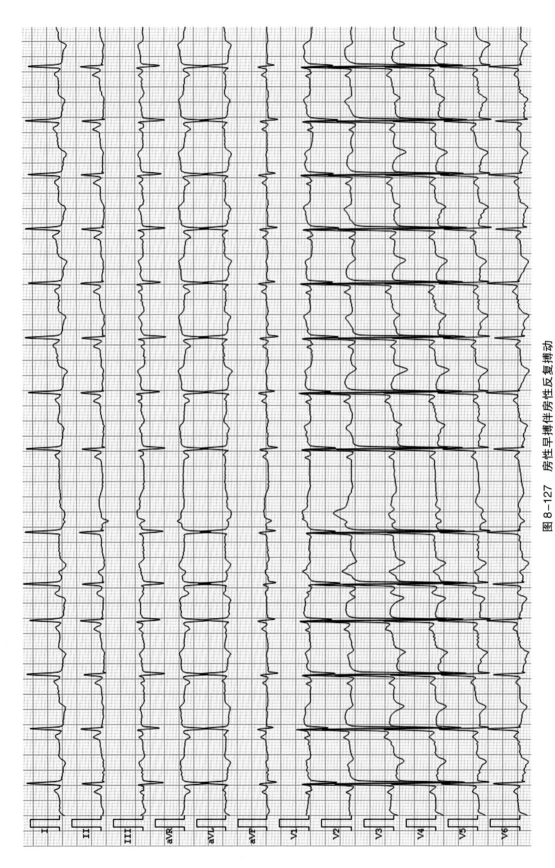

图 8-127　房性早搏伴房性反复搏动

男,64 岁,第 5、6 个 P 波提前出现,形态异于窦性 P 波,后继室上性 P 波,形态异于窦性 P 波,后继室上性 QRS 波,前者 PR 间期正常,后者 PR 间期延长,第 6 个 QRS 波后有一逆行 P 波,形成房性 P 波-室上性 QRS 波-逆行 P 波序列。

5. 房性早搏伴心室预激 若心电图上房性早搏的 PR 间期<0.12 s，QRS 波起始出现预激波时，提示房性早搏沿房室旁道下传心室。同一心电图上的窦性心搏则不一定有类似表现，见图8-128～图8-132。

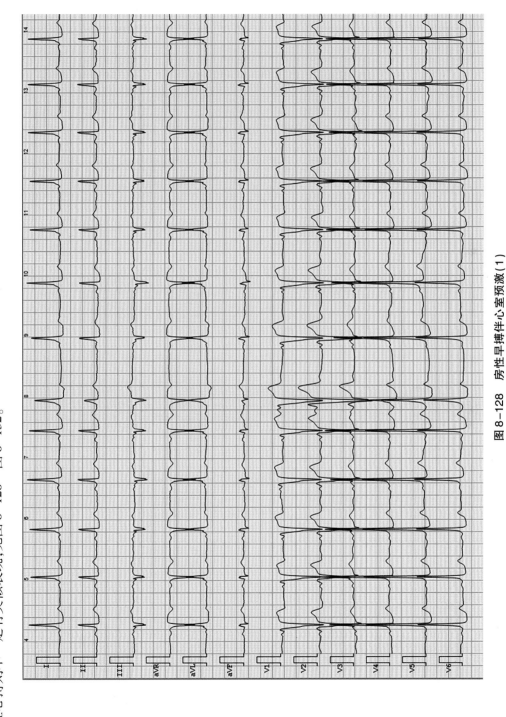

图8-128 房性早搏伴心室预激（1）

男，64岁，心室预激，第6个P波提前出现，形态异于窦性P波，其后继以QRS波，该QRS波起始顿挫，即房性早搏伴心室预激。

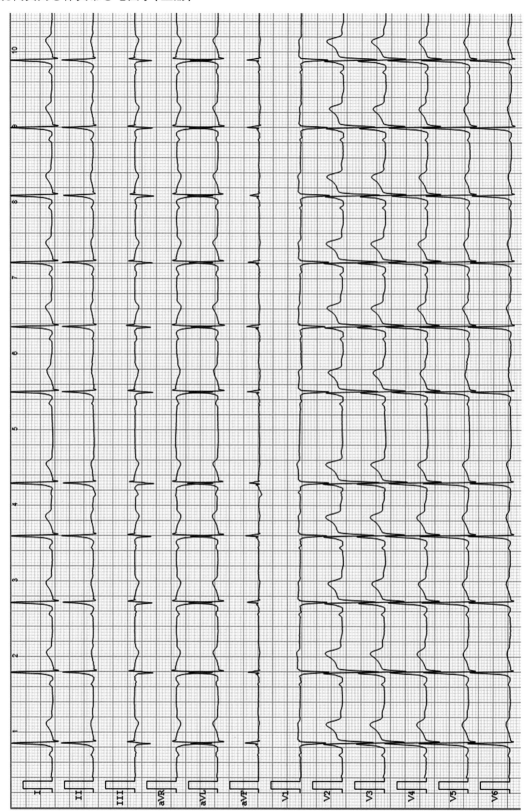

图 8-129　房性早搏伴心室预激(2)

男,28 岁,心室预激,第 5 个 P 波提前出现,形态异于窦性 P 波,其后继以 QRS 波,该 QRS 波起始顿挫,即房性早搏伴心室预激。

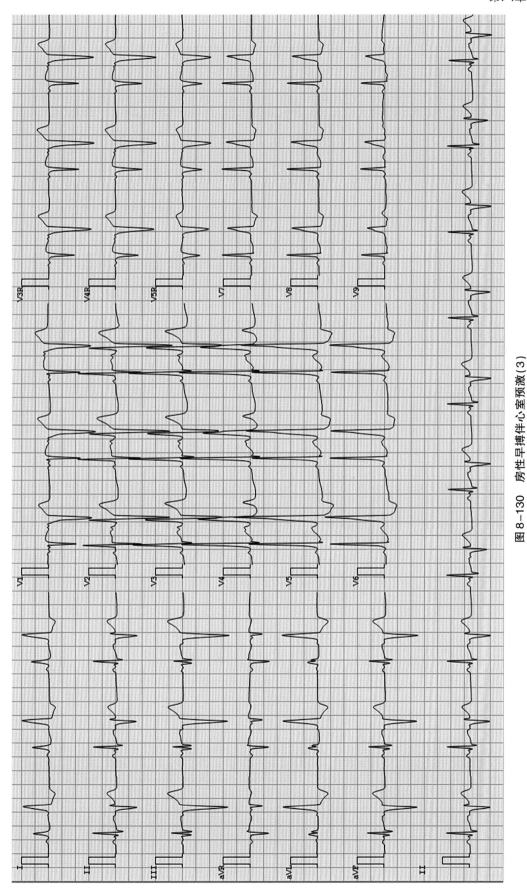

图8-130　房性早搏伴心室预激（3）

男，48岁，心室预激。长Ⅱ导联第2、4、6、8、10、12、14、16、18、20个P波提前出现，形态异于窦性P波，其后继以宽大畸形的QRS波，起始顿挫，即房性早搏伴完全心室预激。

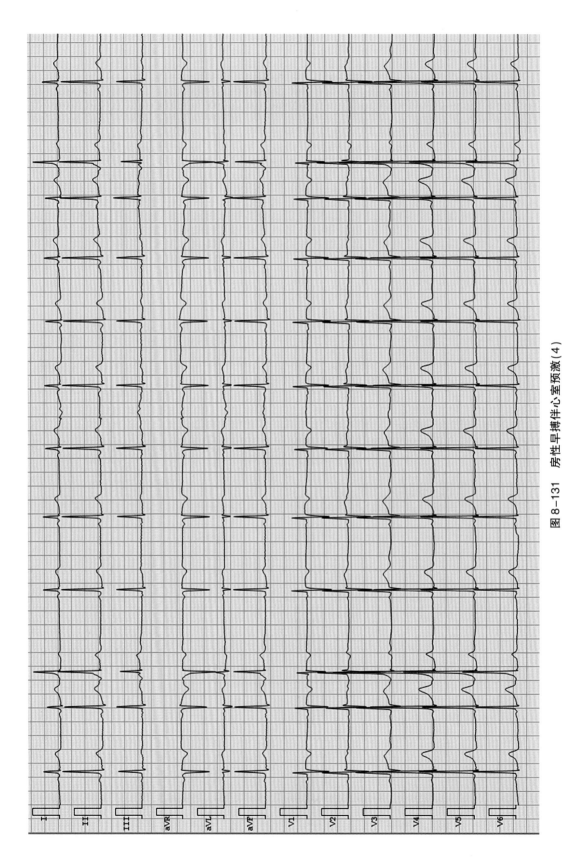

图 8-131　房性早搏伴心室预激(4)

女,22 岁,第 3、11 个 P 波提前出现,形态异于窦性 P 波,其后继以 QRS 波,该 QRS 波起始顿挫,PR 间期<0.12 s,即房性早搏伴心室预激。

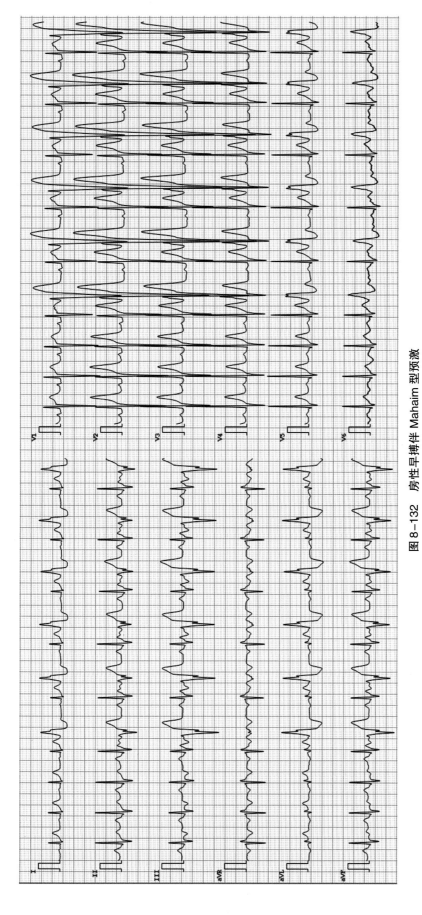

图 8-132 房性早搏伴 Mahaim 型预激

男,34 岁,第 5、7、9、11、13、15 个 QRS 波提前出现,QRS 波形态类完全性左束支阻滞,其前有相关 P 波(前 QRS 波 ST 段上),形态异于窦性,PR 间期>窦性 PR 间期,即房性早搏伴 Mahaim 型预激。

八、房性早搏的心室内传导

1. 房性早搏伴正常的心室内传导　提前出现的房性P波后继的QRS波群与同导联窦性P波下传的QRS波群相同，见图8-133。

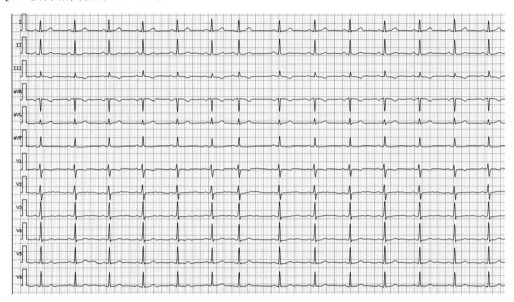

图8-133　房性早搏伴正常的心室内传导

男,57岁,第7个P波提前出现,形态异于窦性P波,其后继以窄QRS波,形态与同导联窦性P波下传的QRS波群相同,即房性早搏伴正常的心室内传导。

2. 房性早搏伴时相性室内差异性传导

（1）心电图特点

1）联律间期：发生于收缩晚期的房性早搏常使PR间期延长，同时还伴有心室内差异性传导。

2）前周期：伴有心室内差异性传导的房性早搏的前周期一般相对较长，引起较长的不应期，使房性早搏更易落在相对不应期而产生心室内差异性传导，相同的配对时间的房性早搏，前周期愈长，室内差异性传导的程度愈明显。

3）QRS-T波群：房性早搏伴室内差异性传导时，其QRS-T波群大多数宽大畸形，并多呈右束支传导阻滞图形。

部分联律间期短的房性早搏伴室内差异性传导同时合并普通心室肌内传导异常，其QRS-T波群可能更宽大畸形。

若基本心律有束支传导阻滞时，时相性室内差异性传导所呈现的束支传导阻滞图形会更复杂，表现为QRS-T波群更为宽大畸形、宽大畸形程度减轻、正常化。若基本心律时呈完全性左束支传导阻滞，房性早搏伴时相性室内差异性传导时干扰性右束支传导延缓，此时如右束支传导延缓程度与左束支传导阻滞性延缓程度相同时，即房性早搏以相同的速度沿着左、右束支下传，致QRS-T波群图形正常化。

房性早搏的联律间期和前周期若呈动态变化时，房性早搏伴室内差异性传导时的QRS-T波群畸形程度也有轻有重，即波形易变性大。

（2）发生机制：房性早搏的激动在心室内传导遇到心脏组织相对不应期时发生的一种生理性干扰现象。双束支或其分支的不应期不一致，引起房性早搏的传导在心室内受到相对干扰，以致在不同束支及分支的传导束上发生差异而形成宽大畸形的QRS-T波。若遇左、右束支及其分支间传导时间互差>0.025 s时，呈传导慢侧束支传导阻滞图形。偶尔可见右束支传导阻滞与左束支传导阻滞型室内差异传导交替出现。见图8-134~图8-139。

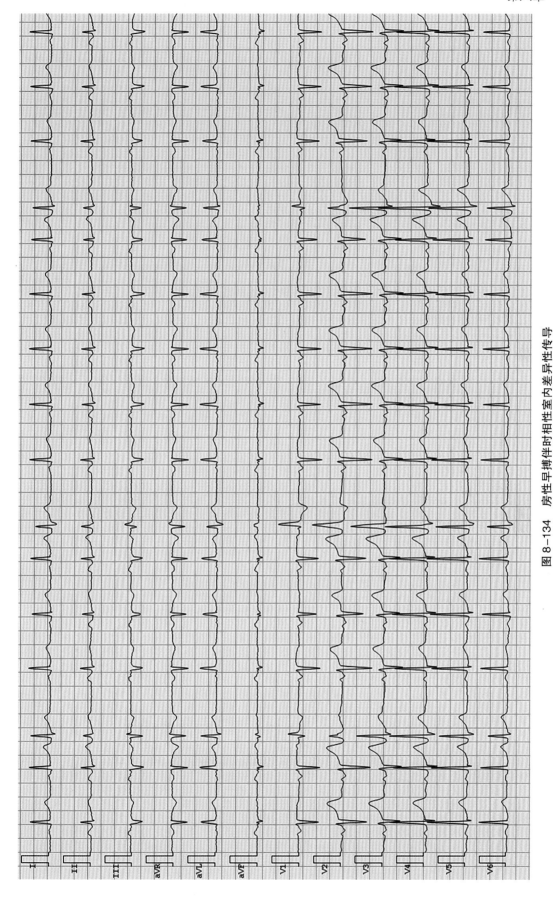

图 8-134　房性早搏伴时相性室内差异性传导

男，56 岁，第 3、7、13 个 P 波提前出现，形态异于窦性右束支阻滞型 P 波，后均继以类右束支阻滞型的 QRS 波，即房性早搏伴时相性室内差异性传导。

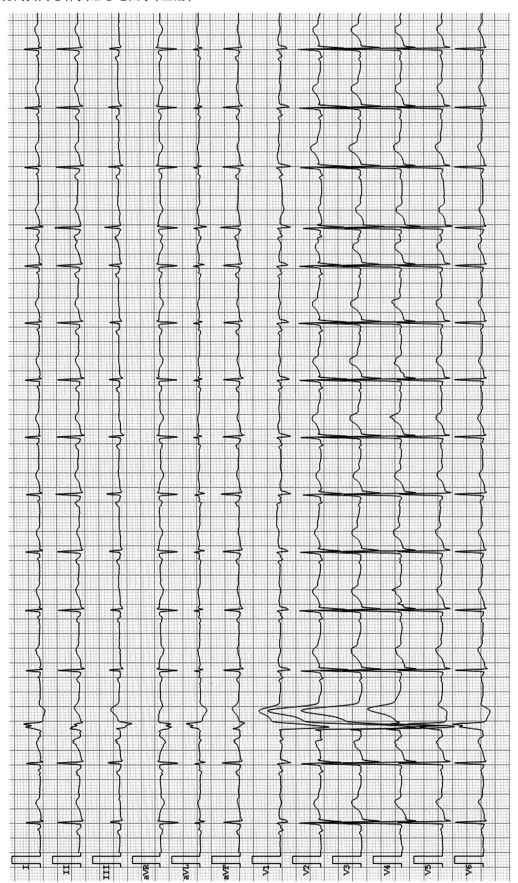

图 8-135　房性早搏伴左束支阻滞型室内差异性传导

男,77 岁,第 3、12 个 P 波提前出现,形态异于窦性 P 波,即房性早搏性 P 波,后者继以形态与同导联窦性 P 波下传的 QRS 波相同,即房性早搏伴正常的心室内传导;前者后继以类左束支阻滞型的宽 QRS 波,即房性早搏伴左束支阻滞型室内差异性传导,正常的心室内传导

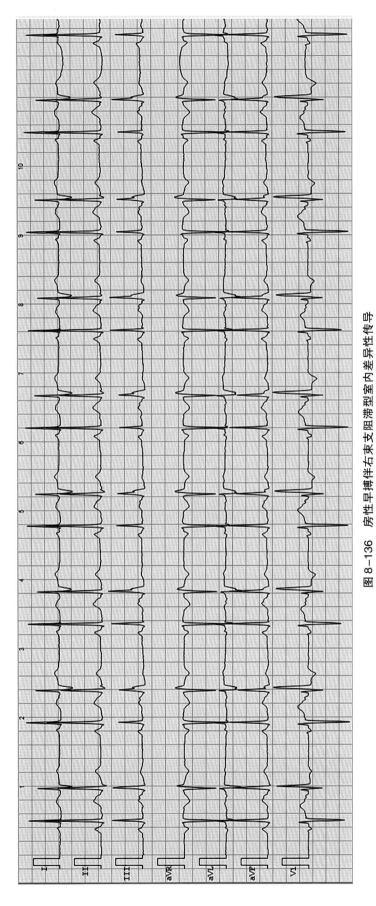

图 8-136 房性早搏伴右束支阻滞型室内差异性传导

男,53 岁,第 2、4、6、8、10、12、14、16 个 P 波提前出现,形态异于窦性 P 波,后继以类右束支阻滞型室内差异性传导的宽的宽 QRS 波,即房性早搏伴右束支阻滞型室内差异性传导。

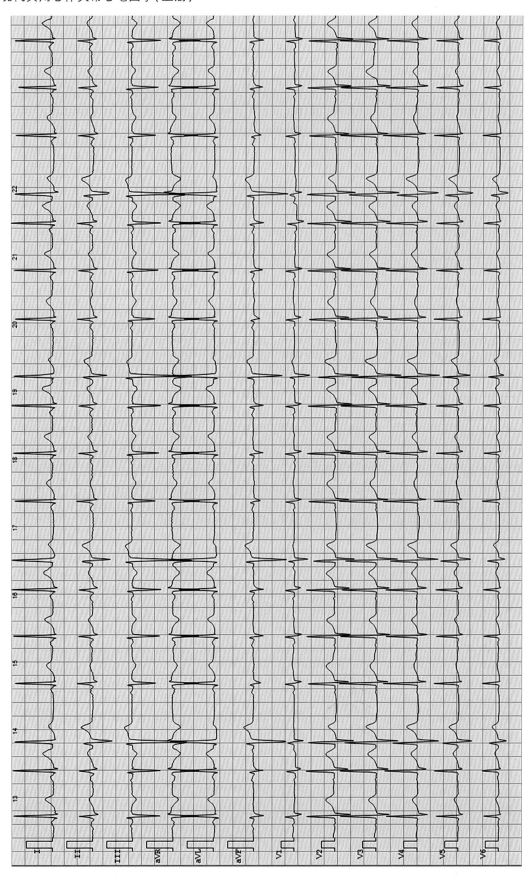

图 8-137　房性早搏伴左前分支阻滞型室内差异性传导

男,48 岁,第 3、7、11、15 个 P 波提前出现,形态异于窦性 P 波,即房性早搏,后继以类左前分支阻滞型室内差异性传导。

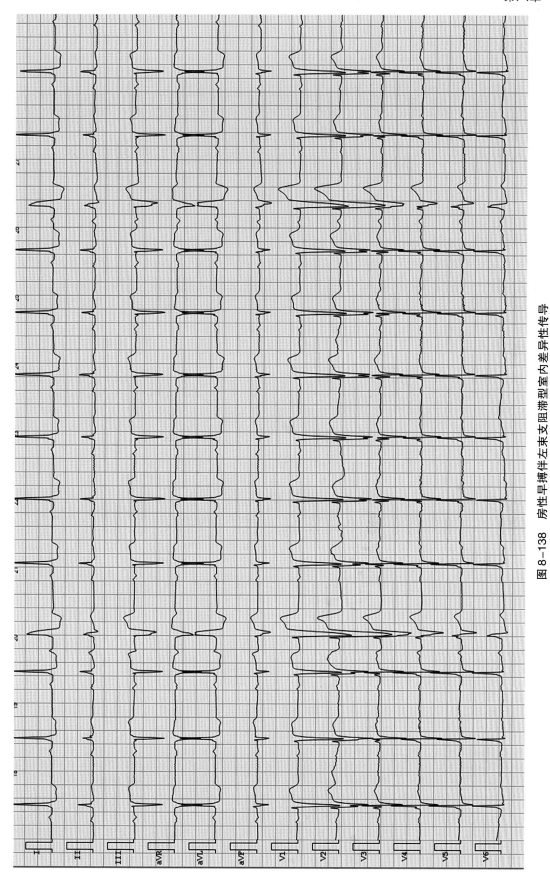

图 8-138 房性早搏伴左束支阻滞型室内差异性传导

男,83 岁,第 4、11 个 P 波提前出现,形态异于窦性 P 波,后继以类左束支阻滞型室内差异性传导的宽 QRS 波,即房性早搏伴左束支阻滞型室内差异性传导。

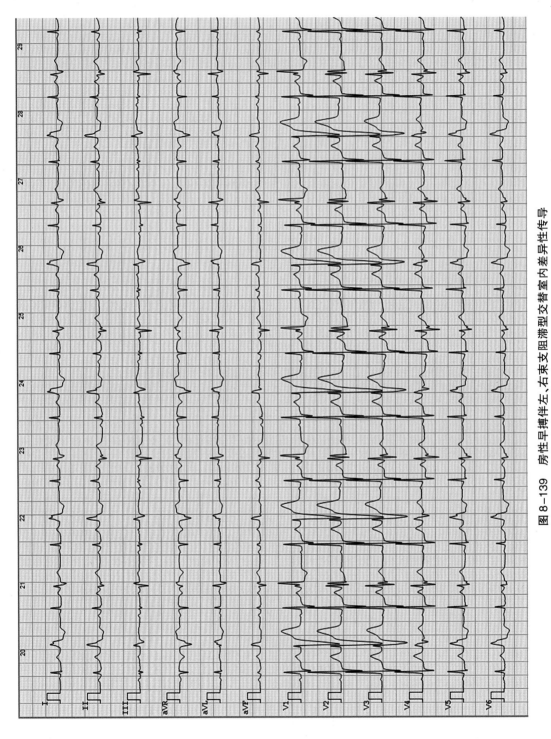

图 8-139　房性早搏伴左、右束支阻滞型交替室内差异性传导

女,69岁,第2,4,6,8,10,12,14,16,18,20个P波提前出现,后交替继以类左束支阻滞图形,类右束支阻滞图形,即房性早搏伴左、右束支阻滞型交替室内差异性传导。

（3）鉴别诊断:①房性早搏伴室内差异性传导与不伴逆行 P 波的交界性早搏合并室内差异性传导的鉴别。②房性早搏伴室内差异性传导与不伴室房传导的室性早搏的鉴别,见表 8-5。

表 8-5　房性早搏和不伴逆行 P 波的交界性早搏伴时相性室内差异性传导与不伴室房传导的室性早搏的鉴别

鉴别点	房性早搏伴时相性室内差异性传导	不伴逆行 P 波的交界性早搏伴时相性室内差异性传导	不伴室房传导的室性早搏
早搏前周期	相对较长	相对较长	不一定继发性室性早搏可相对较长
PP 配对时间	很短,P 波多发生在收缩晚期	无 P	无 P
有关的逆行 P	常无	可有,PR<0.12 s 或 RP<0.16 s	少有,在 QRS 波后,RP<0.20 s
RR 时间	不太短,可不固定	大多较短而固定	大多较短而固定
代偿间歇	多不完全	多完全	多完全
前周期-配对时间-代偿间歇的关系	长-短-不完全	长-短-完全	不定-短-完全
V$_1$ 导联 QRS 波形	多呈类右束支传导阻滞图形	多呈类右束支传导阻滞图形	多呈单相或双相
QRS 时间	多≤0.12 s	多≤0.12 s	可>0.12 s
QRS 波易变性	大	大	小,除非多源
成对早搏	往往第一个早搏有差异性传导,第二个早搏无	往往第一个早搏有差异性传导,第二个早搏无	两个早搏均宽大畸形
室性融合波	无	无	可有

3. 房性早搏伴束支阻滞　基本心律有束支阻滞及分支阻滞图形,房性早搏的 QRS-T 波形态与基本心律时的 QRS-T 波群形态相同或畸形程度更重,见图 8-140、图 8-141。

4. 房性早搏伴心室预激

（1）房性早搏伴显性心室预激:基本心律有心室预激图形,房性早搏的 QRS-T 波群与基本心律时的 QRS-T 波群形态相同或预激波更明显,见图 8-142 ～图 8-144。

（2）隐性心室预激:正常窦性心律时,旁道前传不应期较长,窦性激动只能沿正常房室传导系统下传心室,心电图上不出现预激波。发生房性早搏时心动周期突然缩短,利于旁道前传、出现预激波,见图 8-145。

（3）窦性 QRS 波呈心室预激图形,房性早搏伴 QRS 波正常化:房性早搏起搏点距旁道更远或旁道不应期长于房室结,房性早搏可掩盖心室预激,使其 QRS 波正常,见图 8-146。

5. 房性早搏伴心室起搏　植入双腔起搏器的患者出现房性早搏,当自身的 PR 间期长于起搏器设定的 SAV 间期时房性早搏触发心室起搏,见图 8-147。

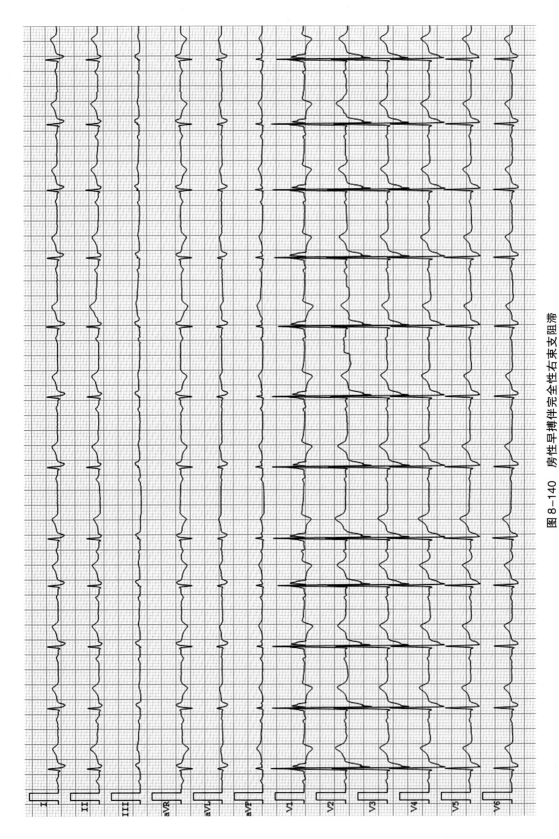

图8-140 房性早搏伴完全性右束支阻滞

男,67岁,窦性心律伴完全性右束支阻滞,第5个P波提前出现,形态异于窦性P波,其后继以形态与同导联窦性P波下传的相同的QRS波,即房性早搏伴完全性右束支阻滞。

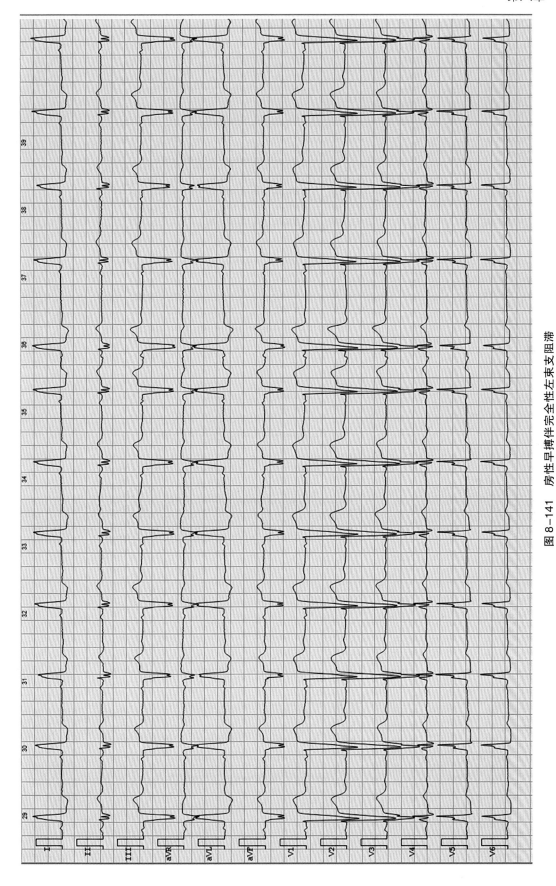

图8-141　房性早搏伴完全性左束支阻滞

女,87岁,窦性心律伴完全性左束支阻滞,第8个P波提前出现,形态异于窦性P波,其后继以形态与同导联窦性P波下传的相同的QRS波,即房性早搏伴完全性左束支阻滞。

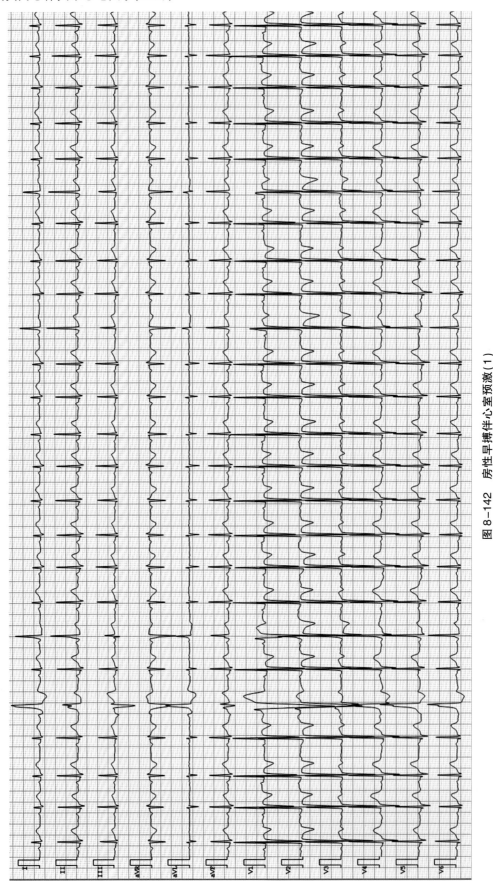

图 8-142 房性早搏伴心室预激(1)

女,3岁,第5、7、16、20个QRS波形态异于其他QRS波,PR间期缩短,QRS波起始顿挫,QRS波形态异于窦性P波,后继以宽QRS波,预激波更加明显,即房性早搏伴心室预激;其中第5个P波提前出现,形态异于窦性P波,后继以宽QRS波,QRS波起始顿挫,预激波更加明显,即房性早搏伴心室预激。

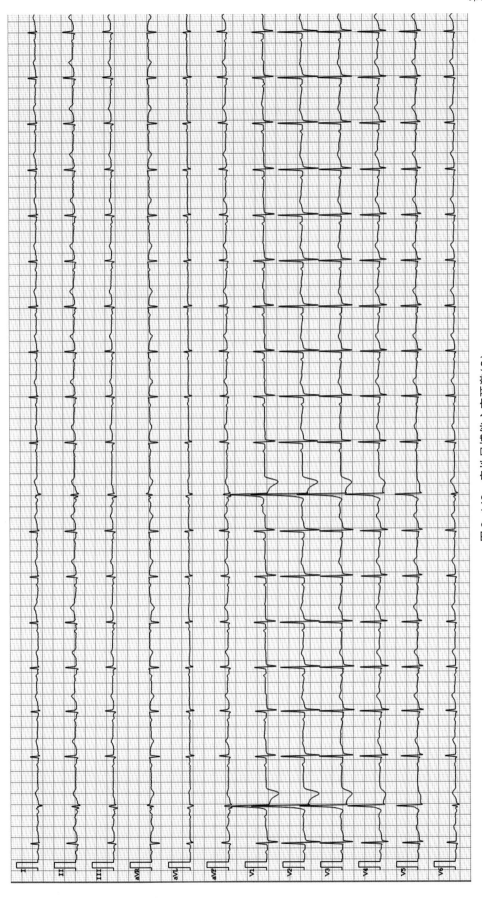

图 8-143 房性早搏伴心室预激（2）

女，71岁，第2、9个P-QRS提前出现，形态异于窦性P波，后继以宽QRS波，PR间期缩短，QRS波起始顿挫，即房性早搏伴心室预激。

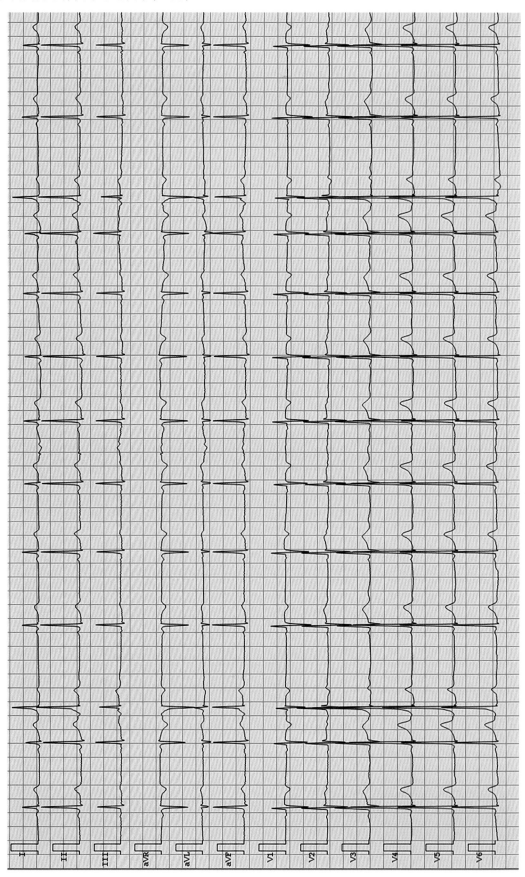

图8-144 房性早搏伴心室预激(3)

女,23岁,窦性心律,第3、11个P波提前出现,形态异于窦性P波,后继以QRS波,PR间期<0.12 s,QRS波起始顿挫,即房性早搏伴心室预激。

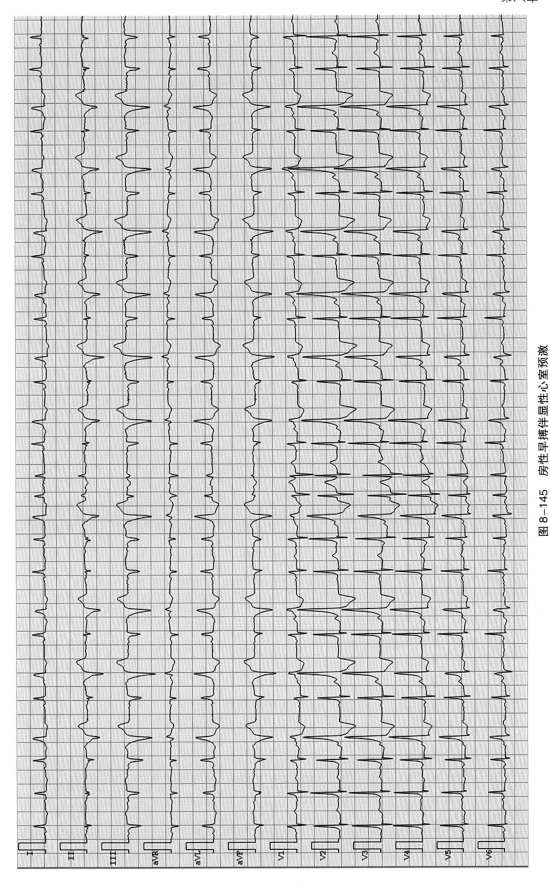

图 8-145　房性早搏伴显性心室预激

男，50 岁，窦性心律伴心室预激，宽大畸形的 QRS 波前有提前出现的相关 P 波，该 P 波形态异于窦性 P 波，预激波更明显，即房性早搏伴显性心室预激。

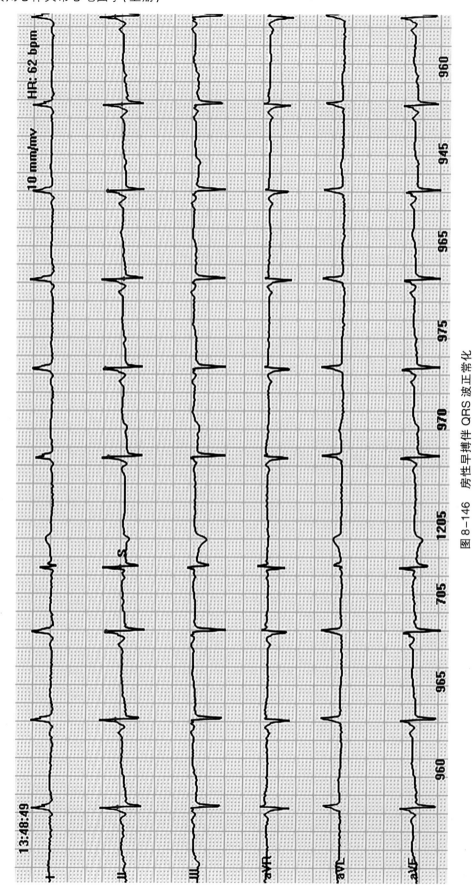

图 8-146 房性早搏伴 QRS 波正常化

动态心电图片段,窦性心律伴心室预激,第 4 个 P 波提前出现,形态异于窦性 P 波,后继以窄 QRS 波,PR 间期正常,即房性早搏伴 QRS 波正常化。

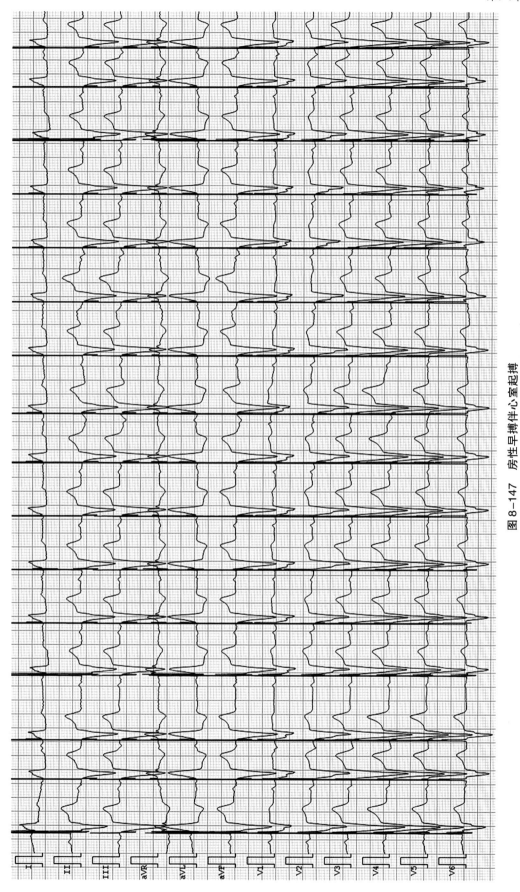

图 8-147 房性早搏伴心室起搏

男,84 岁,第 3、9、16 个 P 波提前出现,形态异于基本节律的 P 波,其后继以心室起搏的 QRS 波,即房性早搏伴心室起搏。

九、房性早搏诱发心律失常

1. 房性早搏诱发窦-房折返 房性早搏通过一条径路进入窦房结、通过另一条径路传出再次激动心房,即窦-房折返。

2. 房性早搏诱发窦房结折返性心动过速 房性早搏诱发的窦-房折返连续发生≥3次者,即窦房结折返性心动过速。

3. 房性早搏诱发房性快速心律失常 房性早搏落入心房易颤期可诱发房性心动过速或心房颤动等快速心律失常,见图8-148~图8-150。

4. 房性早搏诱发房室结折返性心动过速 房性早搏激动受阻于房室结快径路时,先沿慢径路下传后沿快径路逆传形成房室结折返,≥3次的房室结折返即慢-快型房室结折返性心动过速,见图8-151、图8-152。

5. 房性早搏诱发房室折返性心动过速 房室折返性心动过速的发生与旁道折返有关,房性早搏是诱发房室折返性动过速的重要因素之一,见图8-153。

6. 房性早搏诱发窦性停搏 患者的窦房结起搏功能低下时,房性早搏可诱发窦性停搏,见图8-154。

7. 房性早搏诱发继发性室性早搏二联律 某些室性早搏经常发生在长周期之后,房性早搏后的长间期易诱发继发性室性早搏,见图8-155。

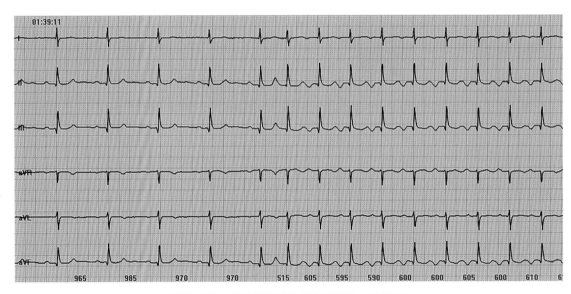

图8-148 房性早搏诱发房内折返性心动过速

动态心电图片段,第6个P波提前出现,形态异于窦性P波,Ⅱ导联直立,第7~14个P波提前出现、形态相同,Ⅱ、Ⅲ、aVF导联倒置,即房性早搏诱发房内折返性心动过速。

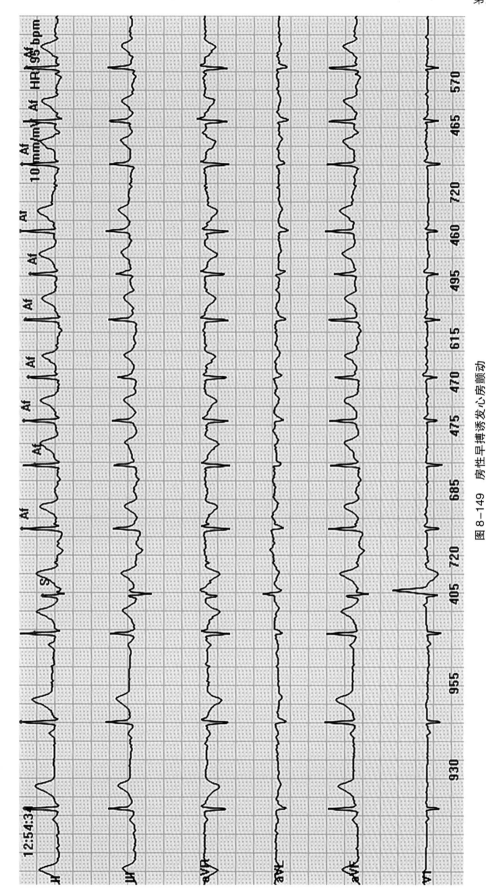

图 8-149 房性早搏诱发心房颤动

动态心电图片段,房性早搏诱发心房颤动。

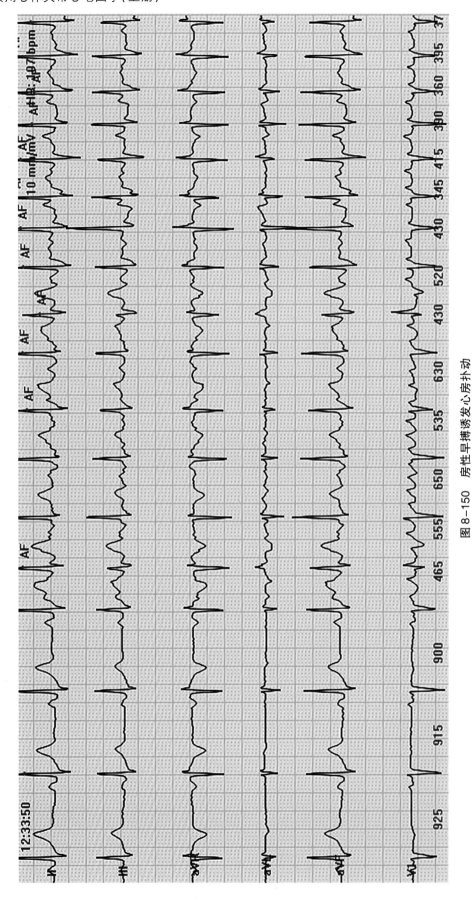

图 8-150 房性早搏诱发心房扑动

动态心电图片段，房性早搏诱发心房扑动。

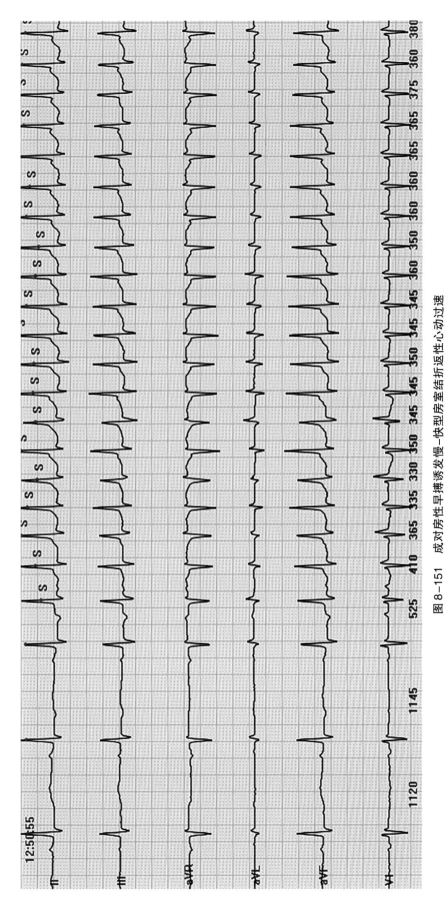

图 8-151　成对房性早搏诱发慢-快型房室结折返性心动过速

动态心电图片段,第 4、5 个 P 波提前出现,形态异于基本节律的 P 波,后继以室上性 QRS 波,后继以室上性 QRS 波,即第 4 个 P 波沿快径路下传形成的 PR 间期正常,第 5 个 P 波形成的 PR 间期延长,即该 P 波沿慢径路下传,后诱发慢-快型房室结折返性心动过速。

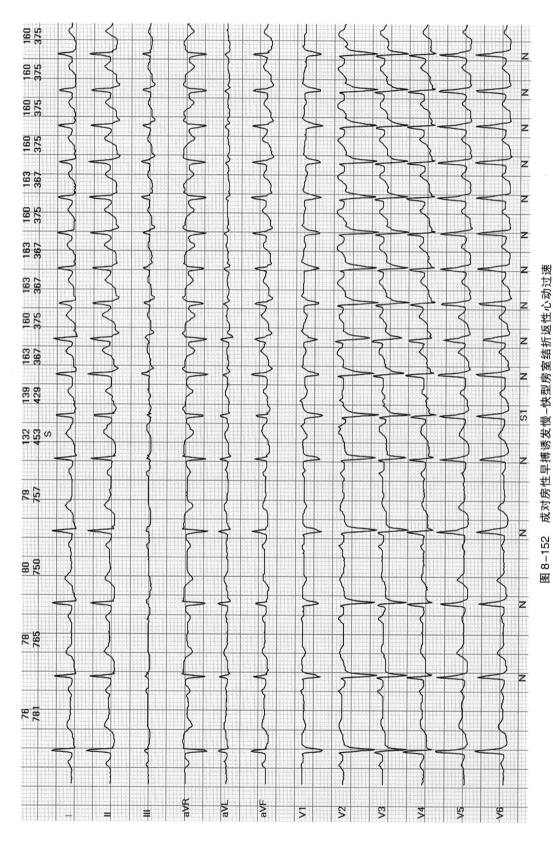

图 8-152　成对房性早搏诱发慢-快型房室结折返性心动过速

动态心电图片段,连续 2 个房性早搏诱发慢-快型房室结折返性心动过速。

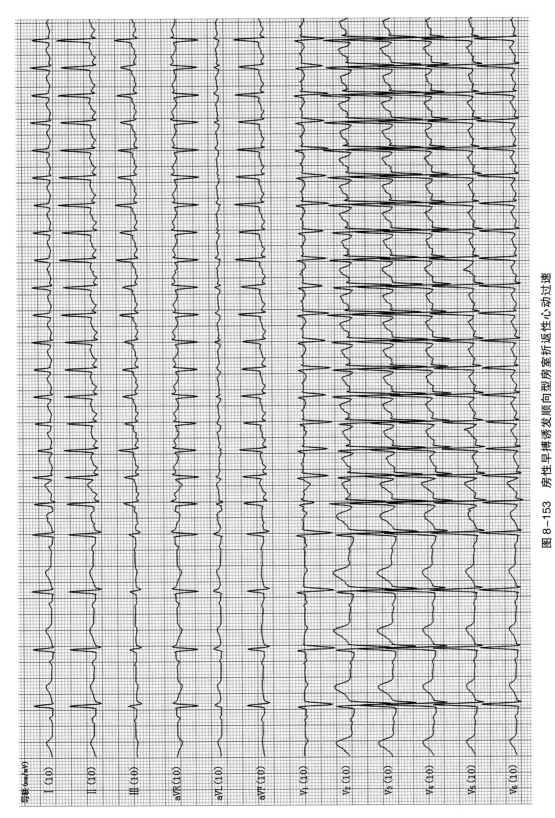

图 8-153　房性早搏诱发顺向型房室折返性心动过速

食管心房调搏检查，第 5 个 P 波提前出现，形态异于基本节律的 P 波，后继以 QRS 波，PR 间期正常，即该房性早搏沿房室结下传，后诱发顺向型房室折返性心动过速。

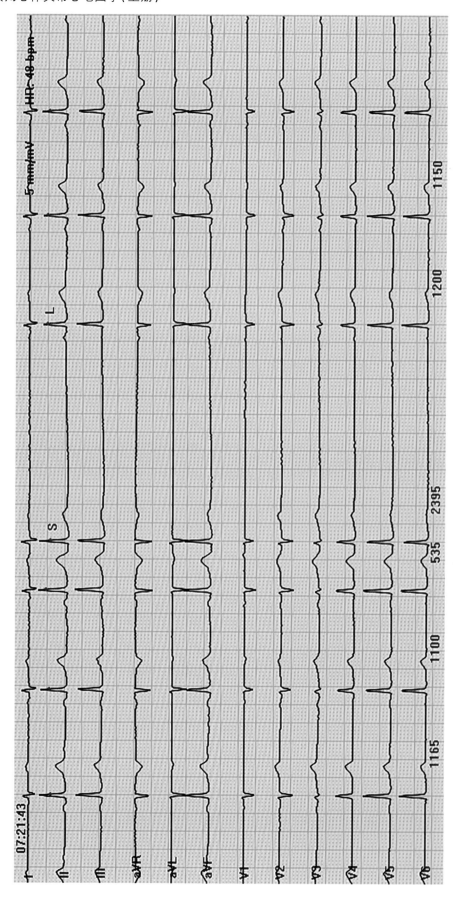

图 8-154　房性早搏诱发窦性停搏

动态心电图片段,窦性心动过缓,第 4 个 P 波提前出现,形态异于基本节律的 P 波,后继以室上性 QRS 波,引起 2.395 s 的长 RR 间期,即房性早搏诱发窦性停搏。

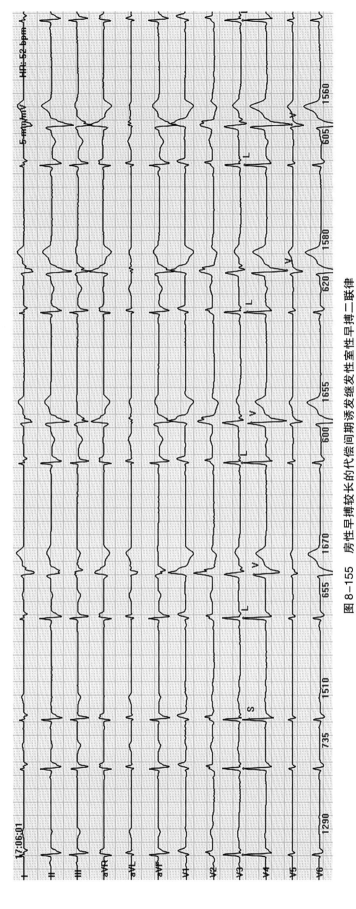

图 8-155　房性早搏较长的代偿间期诱发继发性室性早搏二联律

动态心电图片段,第 3 个 P 波提前出现,形态异于基本节律的 P 波,后继以宽的 QRS 波,形态与窦性下传 QRS 波形态相同,第 5、7、9、11 个 QRS 波提前出现,宽大畸形,其前无相关的心房波,即房性早搏较长的代偿间期诱发继发性室性早搏二联律。

十、房性早搏终止心律失常

适时的房性早搏不仅可以诱发快速折返性心律失常,而且又可以终止其发作,见图8-156。

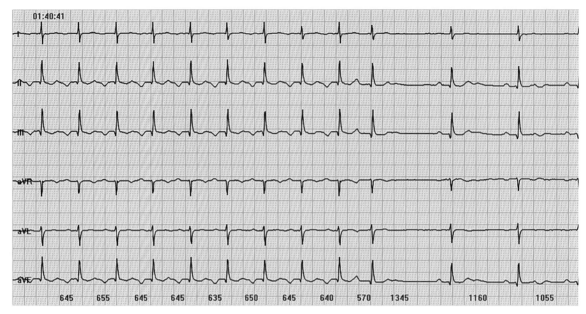

图8-156　房性早搏终止房内折返性心动过速

动态心电图片段,第10个P波提前出现,形态异于窦性P波、房性P波,后继以室上性QRS波,即房性早搏终止了房内折返性心动过速。

十一、临床意义

1974年Kleiger将房性早搏分为六级,见表8-6。

表8-6　房性早搏的分级

房性早搏分级	心电图表现
K_0	无房性早搏
K_1	偶发房性早搏,即<10 次/h
K_2	房性早搏>10 次/h
K_3	多源性房性早搏
K_4	成对房性早搏
K_5	短暂心房颤动、心房扑动、房性心动过速
K_6	多源性房性心动过速

　　房性早搏是一种常见的房性心律失常,其发生率仅次于室性早搏;可见于正常健康人和无心脏病患者,但频发性房性早搏多见于器质性心脏病患者,正常健康人极为少见,当二尖瓣病变、甲状腺功能亢进、冠心病和心肌病中发生频发性房性早搏时,特别是多源性房性早搏时,常易发生

心房颤动。另外房性早搏常作为一种触发活动而引起或诱发折返性室上性心动过速、心房扑动或心房颤动等。急性心肌梗死也可发生频发性房性早搏,其发生可能是由于心房缺血或心功能不全所致。

第五节　交界性早搏

交界性早搏是起源于房室交界区的起搏点提前发放的异位激动,既往亦称连接性早搏。交界区起搏点的激动具有双向传导特点,一方面逆行向上传导至心房产生逆行 P 波,另一方面前行向下传导至心室产生 QRS 波群,按其房室激动顺序的先后,逆行 P 波和 QRS 波群产生各种不同的时间关系,见图 8-157。

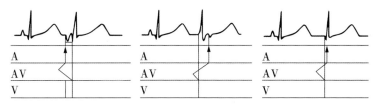

图 8-157　逆行 P 波和 QRS 波群之间各种不同的时间关系示意

从左向右依次显示逆行 P 波在 QRS 波前、逆行 P 波在 QRS 波后、逆 P 波与 QRS 波重叠。

一、心电图特点

1. 提早出现的 QRS 波群　其形态与窦性下传者相同,亦可伴有室内差异性传导或束支传导阻滞。QRS 波群前、中、后可有或无逆行 P 波,如有逆行 P 波,出现在 QRS 波群之前,PR 间期<0.12 s,出现在 QRS 波群之后,RP 间期<0.16 s,见图 8-158 ~ 图 8-161。

2. 代偿间歇　交界性早搏多数形成完全性代偿间歇,也可出现不完全性代偿间歇、等周期代偿间歇和超完全代偿间歇。

(1)交界性早搏伴完全性代偿间歇:交界性早搏不伴有逆行 P 波,或虽有逆行 P 波但未引起基本心律的节律重整,形成完全性代偿间歇,见图 8-162。

(2)交界性早搏伴不完全性代偿间歇:交界性早搏伴有逆行 P 波时,类似于同时伴有房性早搏,可出现房性早搏引起的各种代偿间歇,包括不完全性代偿间歇,见图 8-163。

(3)交界性早搏伴等周期代偿间歇:交界性早搏后代偿间期与基本心动周期相等,见图 8-164。

(4)交界性早搏伴超完全代偿间歇:交界性早搏缓慢逆向传导至心房后,遇到窦房联接处的绝对不应期发生干扰而未能侵入窦房结,或同时伴有窦性抑制,形成完全或超完全代偿间歇,见图 8-165。

(5)交界性早搏伴无代偿间歇:交界性早搏的出现不改变基本心动周期的间期,见图 8-166。

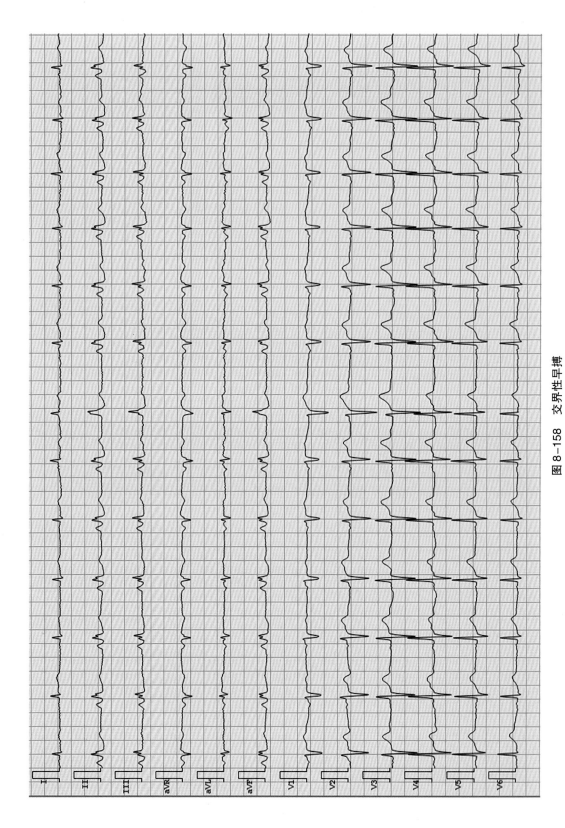

图 8-158 交界性早搏

男,65 岁,第 7 个 QRS 波提前出现,形态与同导联窦性 P 波下传的 QRS 波群相似,其前、后无逆行 P 波,即交界性早搏。

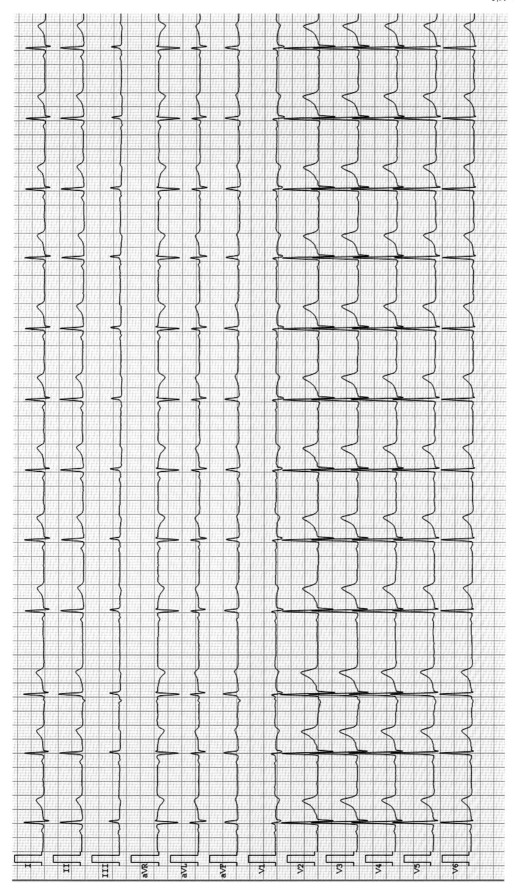

图 8-159 交界性早搏伴逆行 P 波位于 QRS 波之前(1)

女,65 岁,第 3 个 QRS 波提前出现,形态与同导联窦性 P 波下传的 QRS 波群相似,其前可见逆行 P 波,即交界性早搏伴逆行 P 波位于 QRS 波之前,PR 间期<0.12 s,即交界性早搏伴逆行 P 波位于 QRS 波之前。

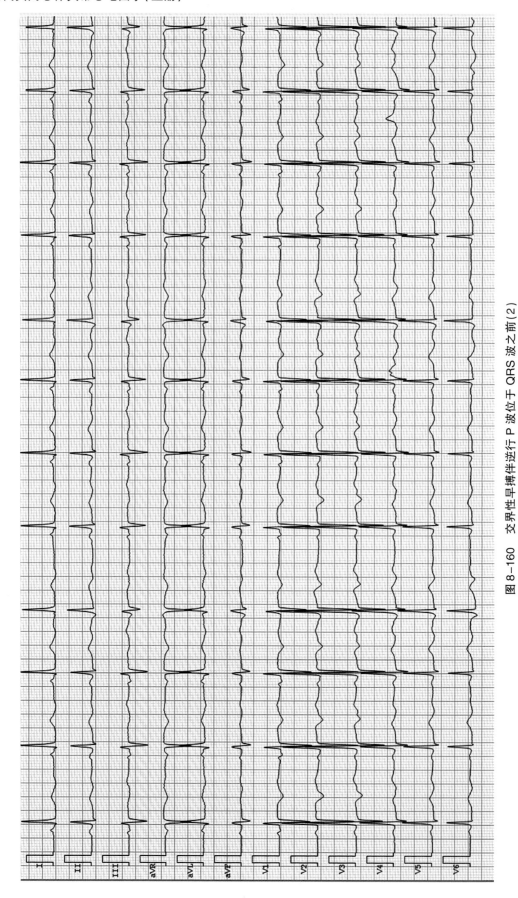

图 8-160　交界性早搏伴逆行 P 波位于 QRS 波之前 (2)

女,85 岁,第 4,8,12 个 QRS 波提前出现,形态与同导联窦性 P 波下传的 QRS 波群相似,其前可见逆行 P 波,PR 间期<0.12 s,即交界性早搏伴逆行 P 波位于 QRS 波之前。

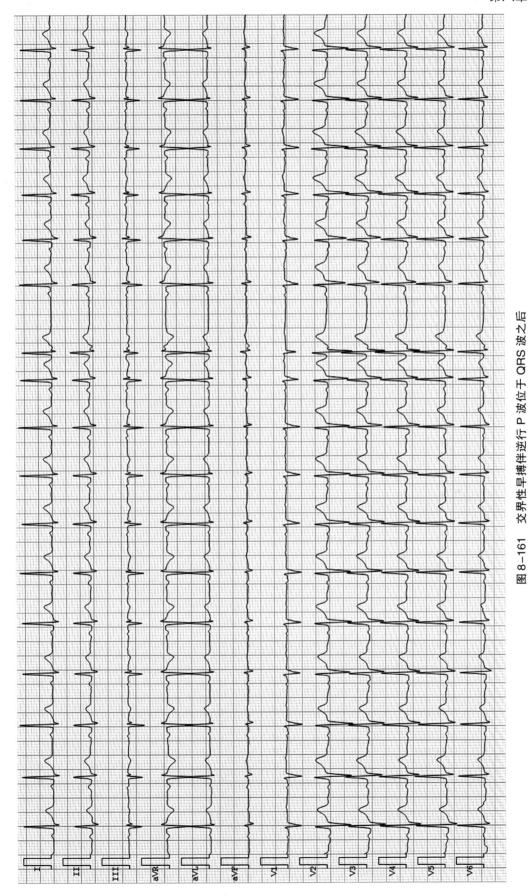

图 8-161 交界性早搏伴逆行 P 波位于 QRS 波之后

男,25 岁,第 11 个 QRS 波提前出现,形态与同导联窦性 P 波下传的 QRS 波群相似,其后可见逆行 P 波,RP 间期<0.16 s,即交界性早搏伴逆行 P 波位于 QRS 波之后。

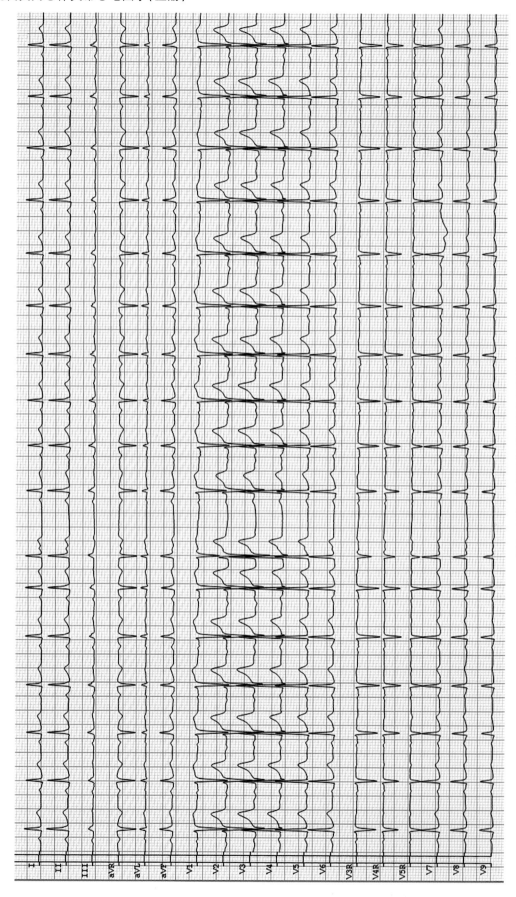

图 8-162　交界性早搏伴完全性代偿间歇

男,50 岁,第 7 个 QRS 波提前出现,形态与同导联窦性 P 波下传的 QRS 波群相同,其后可见窦性 P 波,$R_6 R_8$ 恰等于 2 倍的基本窦性周期,即交界性早搏伴完全性代偿间歇。

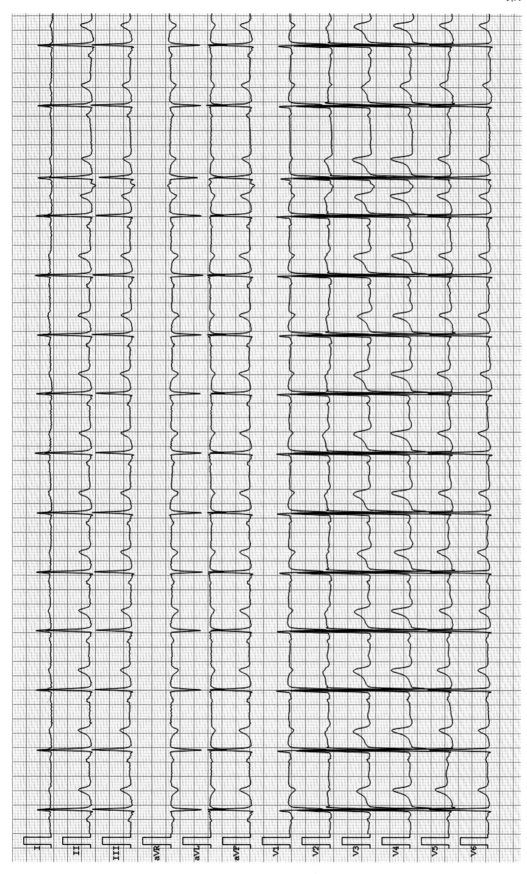

图 8-163　交界性早搏伴不完全性代偿间歇

男，74 岁，第 12 个 QRS 波提前出现，形态与同导联窦性 P 波相似，其前可见逆行 P 波，PR 间期<0.12 s，$R_{11} R_{13}$ 小于 2 倍的基本窦性周期，即交界性早搏伴不完全性代偿间歇。

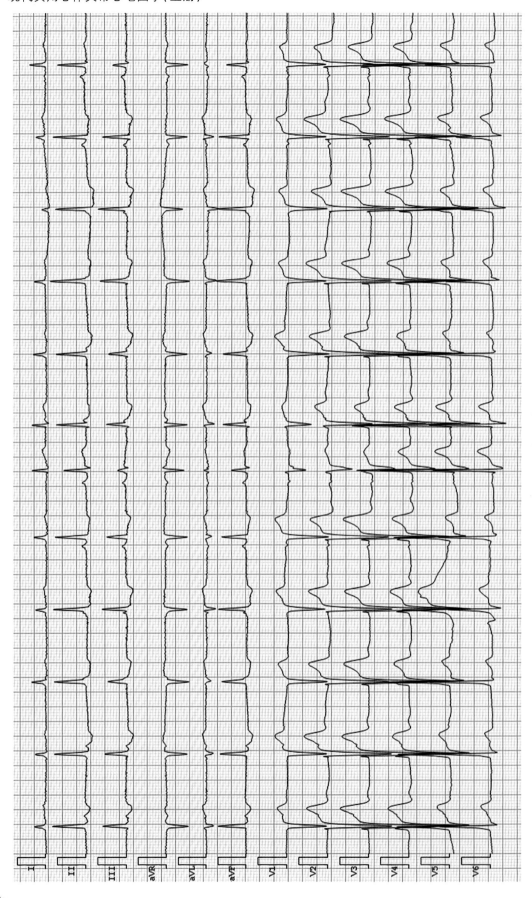

图8-164 交界性早搏伴等周期代偿间歇

男,69岁,第7个QRS波提前出现,形态与同导联窦性P波下传的QRS波群相似,其后可见窦性P波,该交界性早搏后的代偿间期等于基本交界性节律节律周期,即交界性早搏伴等周期代偿间歇。

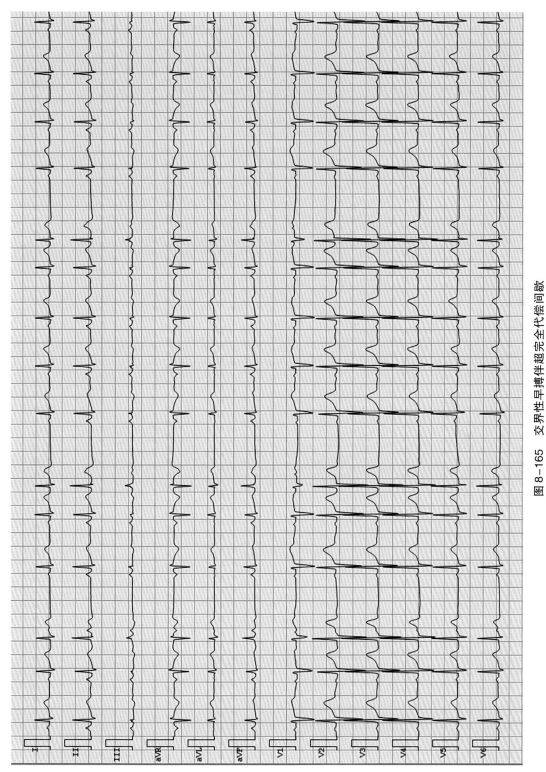

图 8-165 交界性早搏伴超完全代偿间歇

女,6岁,第3、6、11个QRS波提前出现,形态与同导联窦性P波下传的QRS波群相似,其前无逆行P波,其后可见窦性P波,即交界性早搏伴超完全代偿间歇。$R_{10}R_{12}$大于2倍的基本心动周期,即交界性早搏伴超完全代偿间歇。

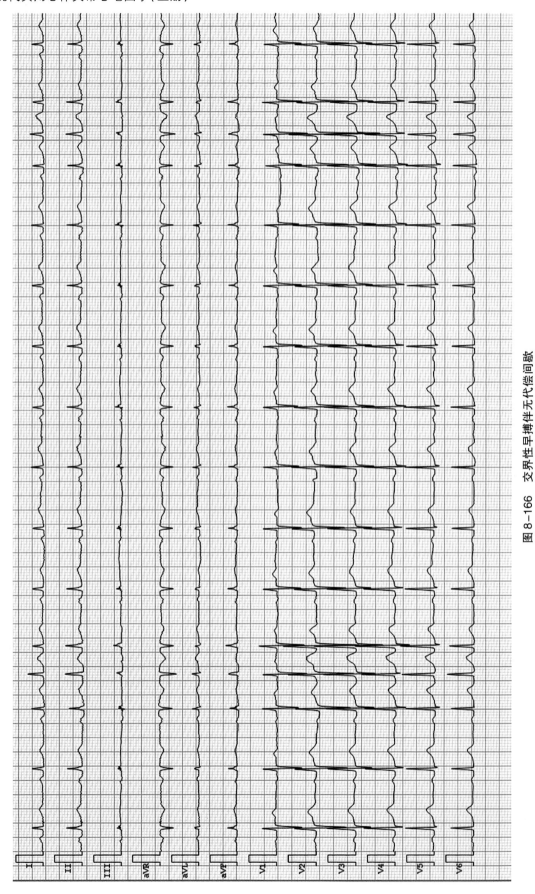

图 8-166 交界性早搏伴无代偿间歇

女，63 岁，第 4、14 个 QRS 波提前出现，形态与同导联窦性相似，其前、后无逆行 P 波，后无逆行 P 波，R_3R_5，$R_{13}R_{15}$ 间期与基本窦性周期相等，即交界性早搏伴无代偿间歇。

二、交界性早搏的房室传导

1.交界性早搏伴PR间期延长 交界性早搏伴PR间期延长分为干扰性和阻滞性。

(1)交界性早搏伴干扰性PR间期延长:既往亦称交界性早搏伴干扰性房室传导延缓,但PR间期不仅反映交界性早搏的房室传导时间,还反映室房传导时间的差别,称干扰性PR间期延长较恰当。

干扰性PR延长时、逆行P波多出现较早,大部分在收缩晚期或更早些,而阻滞性PR延长时、逆行P波出现在舒张期。

此种情况尚须与起源于心房下部的早搏相鉴别,有时心电图难以区别,在同一心电图上如能同时看到<0.12 s的PR间期时,则有利于交界性早搏的诊断,见图8-167、图8-168。

(2)交界性早搏伴一度房室阻滞:交界性早搏在双向传导时发生阻滞性PR间期延长,心电图特点提前出现的QRS波群、其前相关的逆行P波多出现在舒张期,PR间期>0.12 s。

2.交界性早搏伴室内差异性传导

(1)交界性早搏伴时相性室内差异性传导:交界性早搏在前向传导中,遇到心室相对不应期时会引起QRS波群形态异常。心电图表现为提前出现的宽大畸形的QRS波群,联律间期大多较短(可在T峰上),前周期相对较长;QRS波群易变性较大,V_1导联多呈rSR型;逆行P波出现在QRS之前,PR间期<0.12 s,逆行P波在QRS波之后,RP间期<0.16 s,见图8-169。

(2)交界性早搏伴非时相性室内差异性传导:交界性早搏在前向传导产生的QRS波群轻度畸形,如不能用时相性室内差异性传导来解释,则称为交界性早搏伴非时相性室内差异性传导。心电图表现为交界性早搏的QRS波群时间多≤0.11 s,仅有轻度畸形,易变性小。

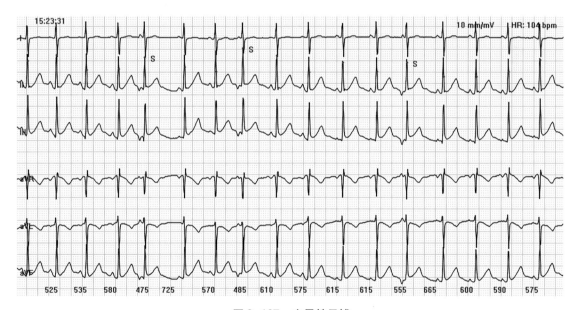

图8-167 交界性早搏

动态心电图片段,第5、8、13个QRS波提前出现,形态与同导联窦性P波下传的QRS波群相似,其前可见逆行P波,PR间期<0.12 s,即交界性早搏。

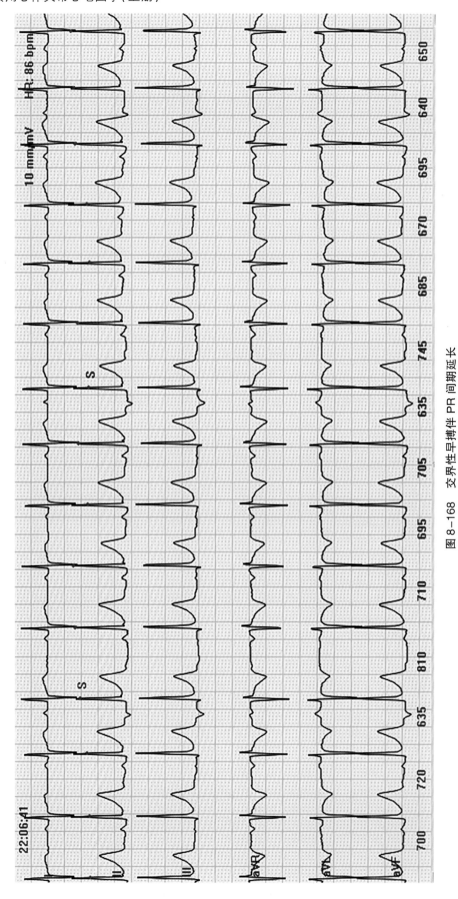

图 8-168　交界性早搏伴 PR 间期延长

与图 8-167 同一患者不同时间动态心电图片段，第 3、8、13 个 QRS 波提前出现，形态与同导联窦性 P 波下传的 QRS 波群相似，其前可见逆行 P 波，PR 间期>0.12 s，即交界性早搏伴 PR 间期延长。

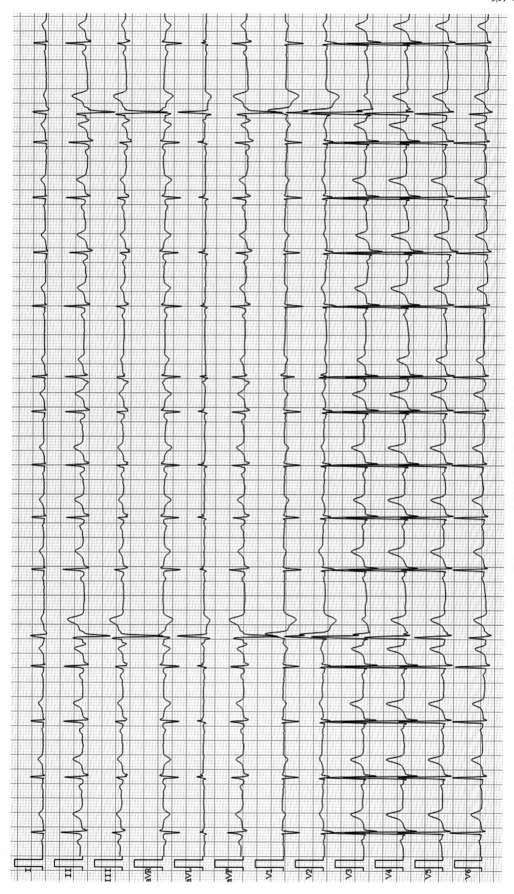

图 8-169　交界性早搏伴时相性室内差异性传导

女，64 岁。第 5、10、15 个 QRS 波提前出现，宽大畸形，其前可见逆行 P 波，PR 间期<0.12 s，即交界性早搏伴时相性室内差异性传导。

(3)鉴别诊断:交界性早搏伴时相性室内差异性传导、交界性早搏伴非时相性室内差异性传导及高位室性早搏的鉴别,见表8-7。

表8-7　交界性早搏伴时相性室内差异性传导、交界性早搏伴非时相性室内差异性传导及高位室性早搏的鉴别

鉴别点	交界性早搏伴时相性室内差异性传导	交界性早搏伴非时相性室内差异性传导	高位室性早搏
前周期	相对较长	不一定	不一定,继发性室性早搏可相对较长
联律间期	大多较短	不一定较短	不一定较短
逆行P波	可有	可有	可有
与窦性心搏QRS波的主波方向	常不一致	可不一致	多一致
V_1导联QRS波形	多呈rSR'型	仅轻度畸形	常接近窦性QRS波
QRS波时限	多数较宽	多≤0.11 s	多≤0.11 s
QRS波易变性	大	小	小,除非多源

3.未下传性交界性早搏　提前出现的逆行P波后不继以QRS波群时,称为未下传性交界性早搏。提前发放的交界性激动双向传导时遇到房室交界区生理性不应期的绝对干扰或延长的病理性不应期发生下行前向传导中断,但却能上行逆向传导至心房而产生逆行P波。

(1)交界性早搏伴干扰性房室传导中断:提前发放的交界性激动双向传导时遇到房室交界区生理性不应期的绝对干扰而下行前向传导中断,不继以QRS波群,但却能上行逆向传导至心房而产生逆行P波,称为交界性早搏伴干扰性房室传导中断。心电图表现是出现在收缩中、晚期的逆行P波,其后不继以QRS-T波群。

(2)被阻滞而未下传的交界性早搏:提前发放的交界性激动双向传导时遇到房室交界区病理性延长的不应期发生下行性前向传导中断,不继以QRS波群,但却能上行逆向传导至心房而产生逆行P波,称为被阻滞而未下传的交界性早搏。

(3)须与未下传的起源于心房下部的早搏相鉴别,在同一心电图上如能同时看到<0.12 s的PR间期时,则诊断为交界性早搏,反之,伴PR间期≥0.12 s时优先考虑为房性早搏,见图8-170～图8-175。

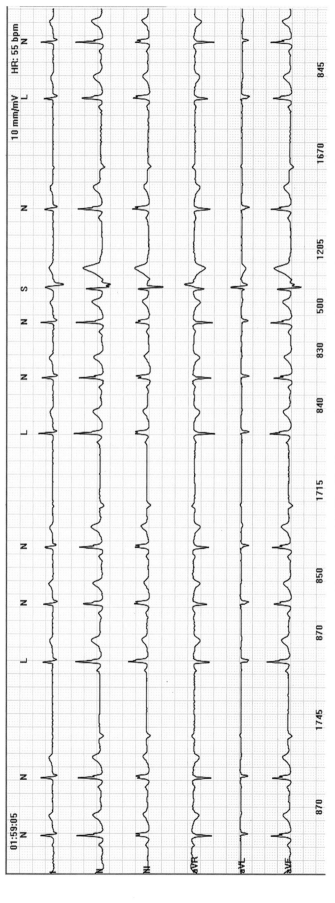

图 8-170 交界性早搏，被阻滞而未下传的交界性早搏（1）

男，65 岁，动态心电图片段，第 9 个 QRS 波提前出现，其前无相关的心房波，即交界性早搏，第 2、5、10 个 QRS 波后有一异于窦性 P 波提前出现的心房波，其后 ST 段上有一逆行 P 波，RP<0.16 s，形态与窦性下传 QRS 波略异，即交界性早搏，第 2、5、10 个 QRS 波后有一异于窦性 P 波提前出现的心房波，Ⅱ导联倒置，前、后均未继以相关的 QRS 波，即被阻滞而未下传的交界性早搏。

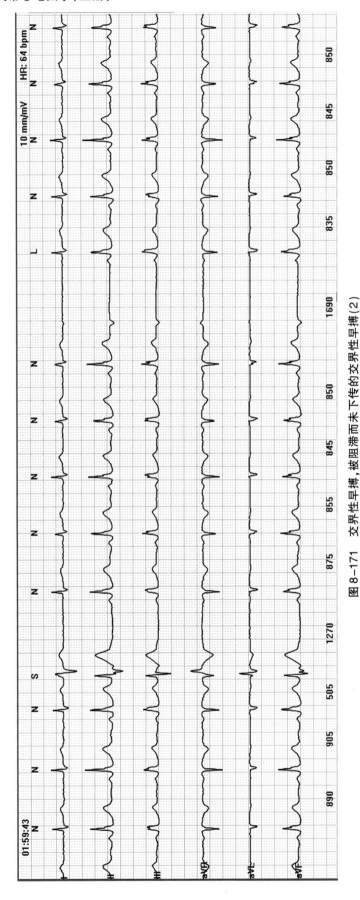

图 8-171 交界性早搏,被阻滞而未下传的交界性早搏(2)

与图 8-170 为同一患者不同时间同步心电图片段,第 4 个 QRS 波提前出现,形态与窦性下传 QRS 波略异,其前无相关的心房波,其后逆行 P 波,RP<0.16 s,即交界性早搏,第 9 个 QRS 波后有一异于窦性 P 波提前出现的心房波, Ⅱ 导联倒置,前、后均未继以相关的 QRS 波,即被阻滞而未下传的交界性早搏。

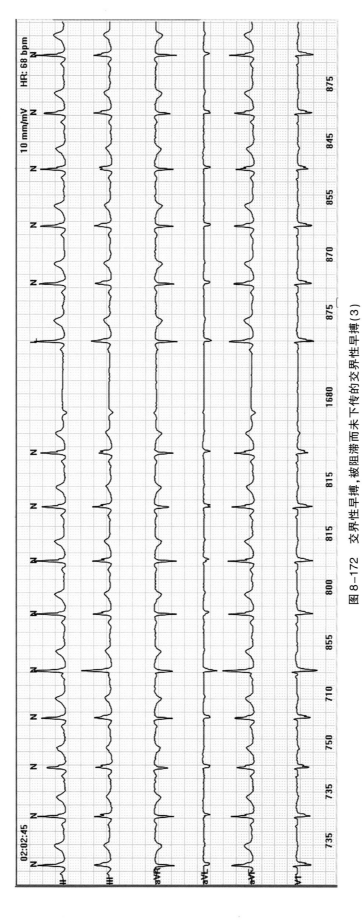

图 8-172　交界性早搏，被阻滞而未下传的交界性早搏（3）

与图 8-170 为同一患者不同时间动态心电图片段，第 5 个 QRS 波提前出现，形态与窦性下传 QRS 波长 RR 间期中有一异于窦性 P 波提前出现的心房波，Ⅱ 导联倒置，前、后均未继以相关的 QRS 波，即被阻滞而未下传的交界性早搏。

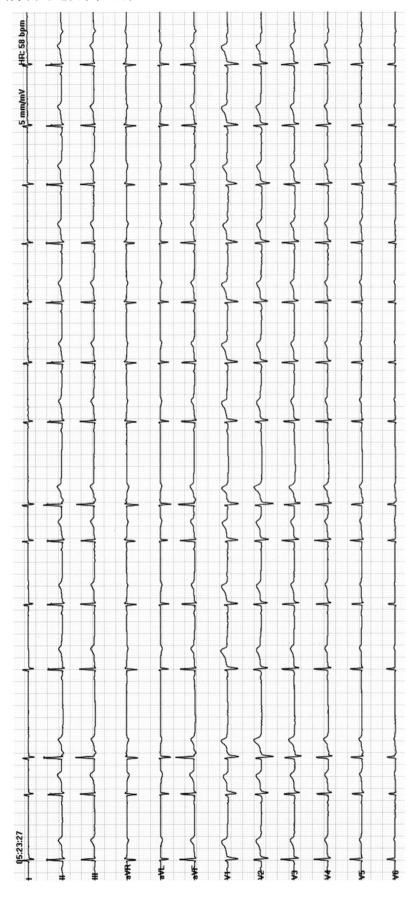

图 8-173　交界性早搏室房传导

男,34 岁,动态心电图片段,第 3、7 个 QRS 波提前出现,形态与窦性下传 QRS 波略异,其前无相关的心房波,其后逆行 P 波,RP<0.16 s,即交界性早搏室房传导。

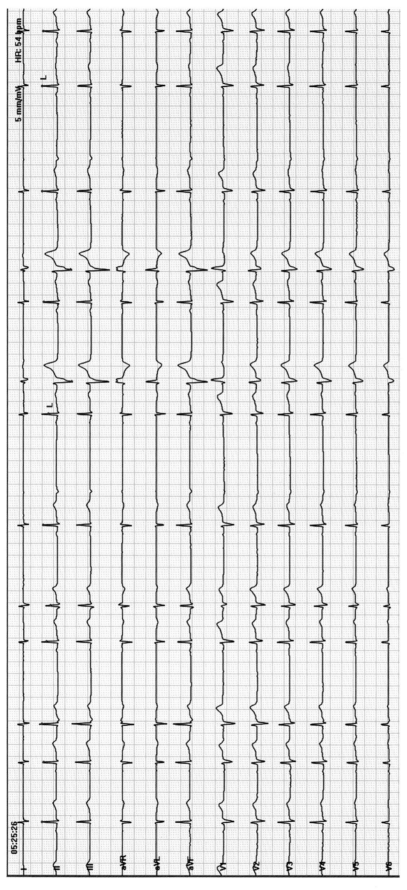

图 8-174 交界性早搏，被阻滞而未下传的交界性早搏

与图 8-173 为同一患者不同时间动态心电图片段，第 3、5、8、10 个 QRS 波提前出现，形态与窦性下传 QRS 波略异，其前无相关的心房波，其后逆行 P 波，RP<0.16 s，即交界性早搏室房传导，第 6 个 QRS 波后有一早发性 P 波提前出现的心房波，II 导联倒置，即被阻滞而未下传的 QRS 波，前、后均未继以相关的心房波，即被阻滞而未下传的交界性早搏。

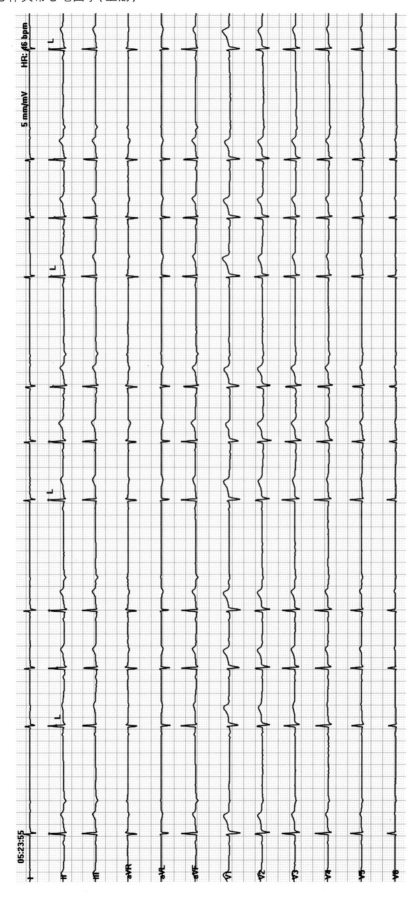

图 8-175　被阻滞而未下传的交界性早搏

与图 8-173 为同一患者不同时间动态心电图片段,长 RR 间期中有一异于窦性 P 波提前出现的心房波,Ⅱ 导联倒置,前、后均未继以相关的 QRS 波,即被阻滞而未下传的交界性早搏。

三、交界性早搏的室房传导

1.交界性早搏伴室房传导延缓　当交界性早搏的 RP 间期>0.16 s 时称为交界性早搏伴室房传导延缓,分为干扰性和阻滞性。

(1)交界性早搏伴干扰性室房传导延缓:交界性早搏的 RP 间期>0.16 s,如同时合并同导联的较迟的交界性早搏的 RP 间期<0.16 s,则诊断更为确切。

(2)交界性早搏伴一度室房阻滞:交界性早搏的 RP 间期>0.16 s,逆行 P 多出现在舒张期,如窦性心律时已存在 PR 间期延长则诊断更为肯定。

(3)干扰性室房传导延缓与交界性早搏伴一度室房阻滞的鉴别:①若同时有交界性逸搏伴 RP 间期<0.16 s 时,考虑为干扰性,反之则为阻滞性。②交界性早搏前间期短时出现的 RP 间期>0.16 s,考虑相对干扰所致;交界性早搏前间期长时,可能为隐匿性一度室房阻滞。

2.交界性早搏伴室房传导中断

(1)交界性早搏伴干扰性室房传导中断:交界性早搏上行逆向传导与窦性激动下行前向传导在房室交界区内相遇发生绝对干扰。

心电图表现提前出现的窄 QRS 波,其前后无相关的心房波(逆行 P 波、窦性 P 波),早搏发生的时相不定,无窦性节律重整,出现完全性代偿间歇,见图 8-176。

(2)交界性早搏伴阻滞性室房传导中断:不论交界性早搏发生的时相,窄 QRS 波前后始终没有逆行 P 波,这可能与房室结迷路结构和递减传导有关。

3.交界性早搏伴室房传导形成房性融合波　交界性早搏通过房室交界区上行逆向传导至心房时遭遇窦性激动而发生绝对干扰形成房性融合波。

心电图表现为提前出现的窄 QRS 波,后继的 P 波位置是逆行 P 波和窦性 P 波出现的位置,其形态介于逆行 P 波和窦性 P 波之间,可见完全性代偿间歇(因未引起窦房结节律重整),见图 8-177。

4.交界性早搏伴室房传导发生窦房结性干扰　交界性早搏通过房室交界区上行逆向传导至心房、在窦房联接处遭遇窦性激动而发生绝对干扰。

心电图表现为提前出现的窄 QRS 波继以逆行 P 波,可见完全性代偿间歇(因逆行激动未通过窦房联接处侵入窦房结、未引起窦房结节律重整),见图 8-178。

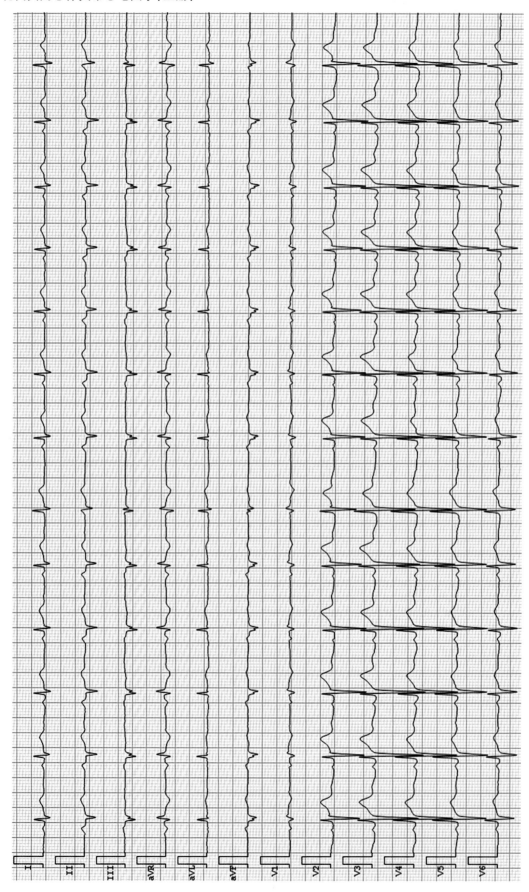

图 8-176　交界性早搏伴干扰性室房传导中断

男，68 岁，第 6 个 QRS 波提前出现，形态与同导联窦性 P 波下传的 QRS 波群相似，其前、后无逆行 P 波，即交界性早搏性 P 波，QRS 波起始有窦性 P 波，即交界性早搏伴干扰性室房传导中断。

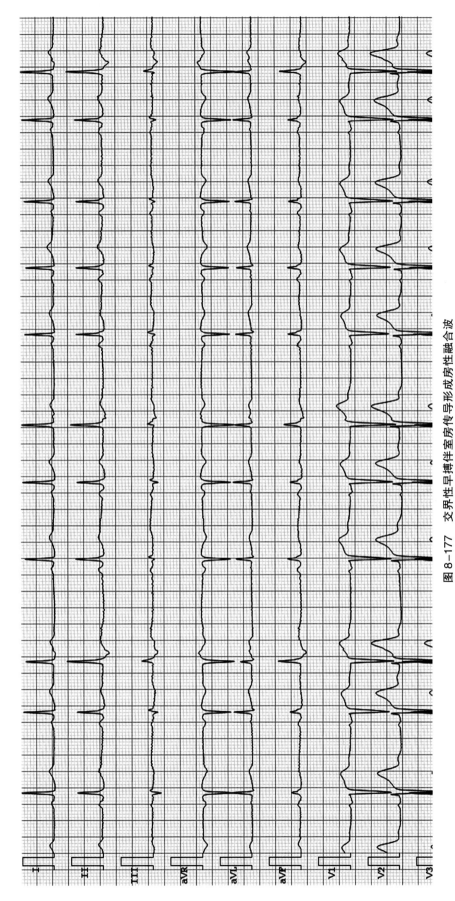

图 8-177 交界性早搏伴室房传导形成房性融合波

女,39 岁,第 3、6、11 个 QRS 波提前出现,形态与同导联逆性 P 波联逆性 P 波下传的 QRS 波群相似,其后有逆行 P 波,RP 间期<0.16 s,其中第 6 个 QRS 波后继的 P 波是逆行 P 波出现的位置,其形态介于逆行 P 波和逆性 P 波之间,即交界性早搏伴室房传导形成房性融合波。

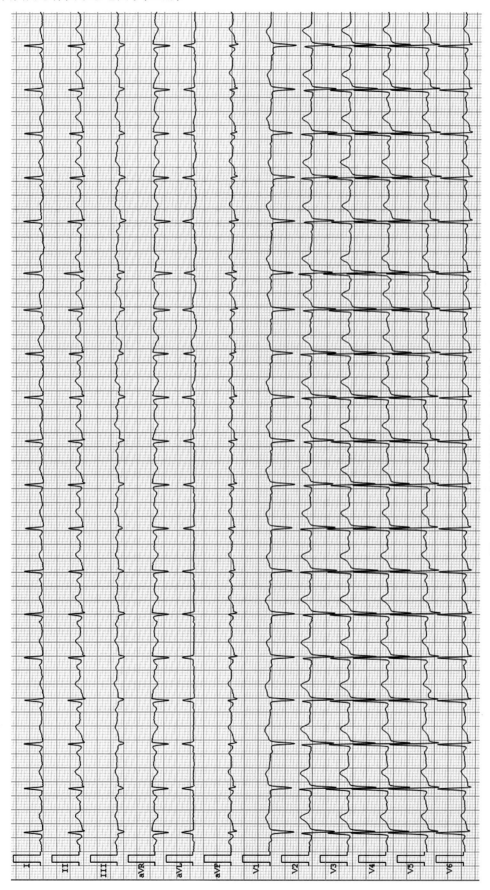

图 8-178 交界性早搏伴完全性代偿间歇

男,79 岁,第 14 个 QRS 波提前出现,形态与同导联窦性 P 波下传的 QRS 波群相似,其前有逆行 P 波,PR 间期<0.12 s,该交界性早搏通过室交界区上行逆向传导至房心房,在窦房联接处遭遇窦性激动而发生绝对干扰,即交界性早搏伴完全性代偿间歇。

5.交界性早搏伴室房传导发生窦性节律重整　交界性早搏通过房室交界区上行逆向传导至心房,并通过窦房联接处侵入窦房结发生绝对干扰,引起窦房结节律重整。

心电图表现为提前出现的窄QRS波后继以逆行P波,可见不完全性代偿间歇,见图8-179。

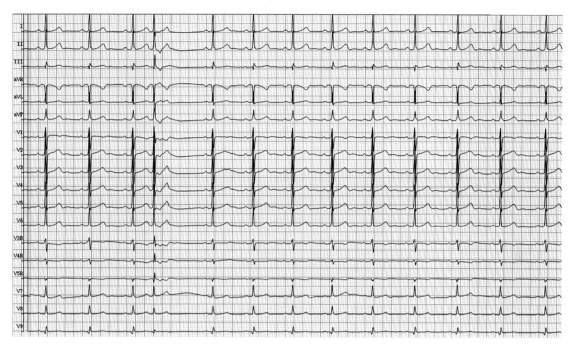

图8-179　交界性早搏伴不完全性代偿间歇

女,49岁,第4个QRS波提前出现,形态与同导联窦性P波下传的QRS波群相似,其后有逆行P波,RP间期<0.16 s,该交界性早搏通过房室交界区上行逆向传导至心房,并通过窦房联接处侵入窦房结发生绝对干扰,引起窦房结节律重整,即交界性早搏伴不完全性代偿间歇。

四、插入性交界性早搏

若交界性早搏的出现不改变基本心动周期、其后的窦性激动如期发放并能够下传至心室时,称为插入性交界性早搏。当基本窦性心律的频率较慢,交界性早搏又出现较早,且不伴有上行逆向性室房传导时,交界性早搏可呈插入性,较少见的交界性早搏。

心电图表现为含有交界性早搏的窦性激动PP间期等于一个基本的窦性激动PP间期,若伴有后继的窦性激动PR间期延长时则含有交界性早搏的窦性激动RR间期就会略长于基本的窦性激动RR间期,见图8-180、图8-181。

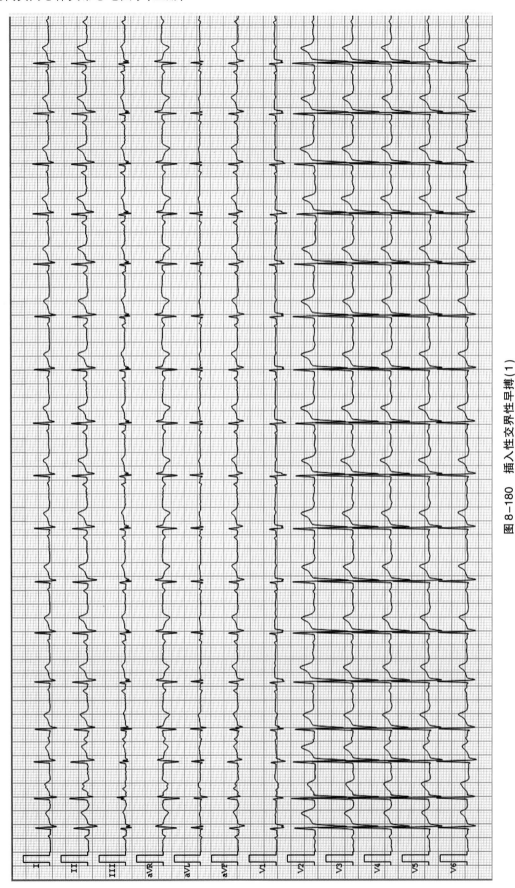

图 8-180　插入性交界性早搏 (1)

男,46 岁,第 2 个 QRS 波提前出现,形态与同导联窦性 P 波下传的 QRS 波群相似,其前、后无逆行窦性 P 波,后继的窦性激动 PR 间期延长,引起含有交界性早搏的窦性激动 RR 同期就会略长于基本的窦性激动 RR 同期,即插入性交界性早搏。

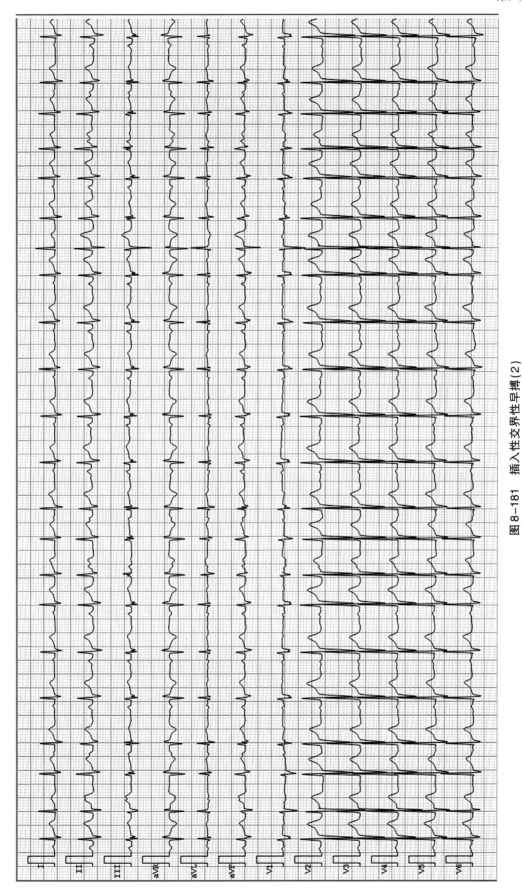

图8-181 插入性交界性早搏(2)

女,46岁,第2、8、16、19个QRS波提前出现,形态与同导联窦性P波下传的QRS波群相似,其前、其后无逆行P波,后继有窦性激动PR间期延长,引起含有交界性早搏的窦性激动RR间期就会略长于基本的窦性激动RR间期,即插入性交界性早搏。

五、交替性交界性早搏

交界性早搏与窦性心搏交替出现,即交界性早搏二联律,见图8-182。

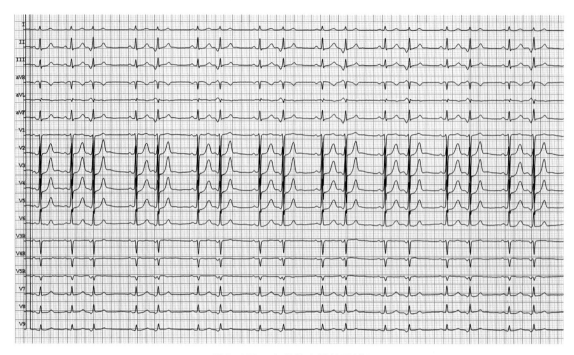

图8-182 交替性交界性早搏

男,67岁,第3、5、7、9、11、13、15、17个QRS波提前出现,形态与同导联窦性P波下传的QRS波群相似,其前有逆行P波,PR间期<0.12 s,交界性早搏与窦性心搏交替出现,即交替性交界性早搏。

六、隐匿性交界性早搏

隐匿性交界性早搏是指交界性早搏伴双向性传导中断,心电图上既不出现逆行P波,也不见相应的QRS波群,但该激动的隐匿性传导却使房室交界区产生新的不应期,会使接踵而至的窦性激动的传导受到影响。

须与交界性早搏伴传出阻滞相鉴别,后者是交界性激动在异位起搏点周围传导受阻,并未对接踵而至的窦性激动的传导发生影响,而隐匿性交界性早搏则是交界性激动已通过起搏点周围并对接踵而至的窦性激动的传导发生一定的影响。

隐匿性交界性早搏可以引起随后窦性激动的传导异常,体表心电图表现如下。①规则的窦性PP间期,恒定的PR间期突然延长。②可见伪文氏现象。③假性二度Ⅱ型房室传导阻滞(突然某个窦性P波后QRS脱漏)。④引起其后数个心搏后的PR间期连续延长,但无P波受阻,亦称为"企图性"文氏型房室传导阻滞。⑤有时可见窦-房折返。⑥引起二度窦房传导阻滞的表现。

若同一份心电图发现以下诊断线索:既有Ⅰ型又有Ⅱ型的二度房室传导阻滞;PR间期突然延长;Ⅱ型阻滞而伴有正常QRS波群;有显性交界性早搏。则应考虑隐匿性交界性早搏存在,见图8-183、图8-184。

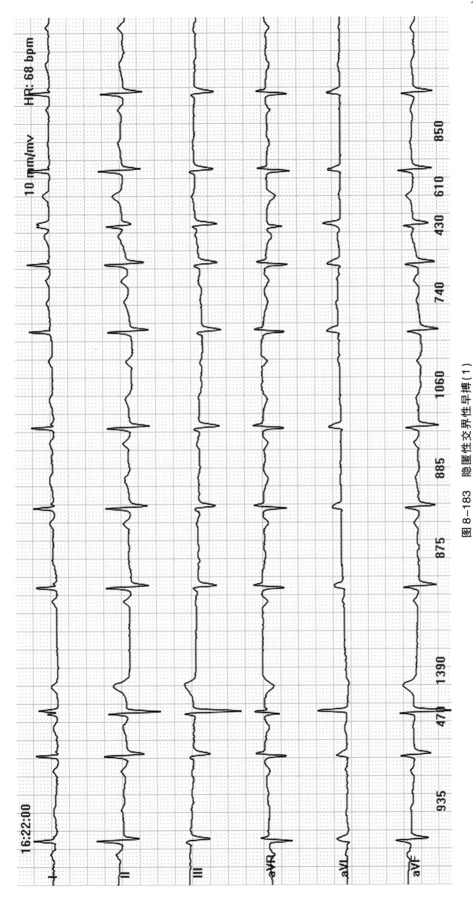

图 8-183　隐匿性交界性早搏(1)

动态心电图片段，窦性 P 波规律出现，但在其正常下传心室时突然发生了 2 次传导延缓，其中第二次传导延缓发生于提前出现的窄 QRS 波即交界性早搏之后，据此判断第一次传导延缓是由于隐匿性交界性早搏的隐匿性传导引起的相对不应期所致。

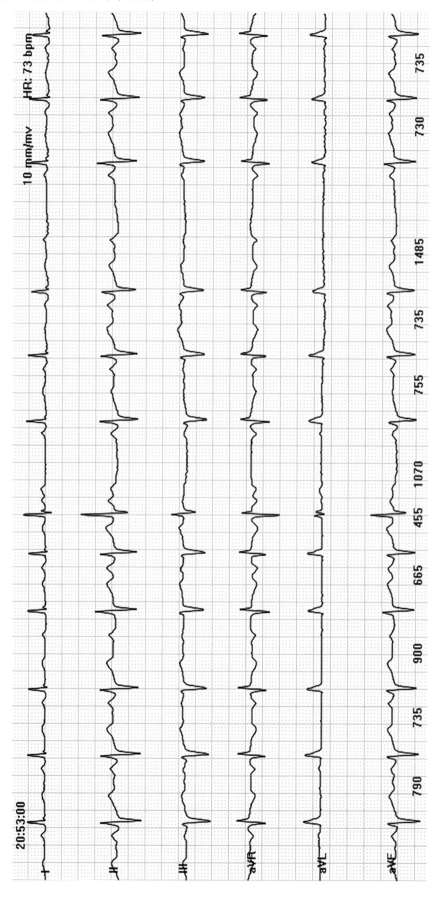

图 8-184　隐匿性交界性早搏 (2)

与图 8-183 为同一患者不同时间动态心电图片段,但在其正常下传心室的窦律出现,窦性 P 波规律出现,窦性早搏之后突然发生了 1 次传导延缓和 2 次传导中断,其中 1 次传导延缓及另外的 1 次传导中断是由于隐匿性交界性早搏引起传导的不应期所致。即交界性早搏延缓及 2 次传导中断,据此判断此断传导延缓及另外的 1 次传导中断是由于隐匿性交界性早搏引起传导的不应期所致。

第六节　室性早搏

室性早搏(ventricular premature beat,VPB)是室性起搏点提早发放的激动或室内折返引起的激动使心室肌提前除极时出现的 1～2 次心室搏动,简称室早,临床最常见。大多数室性早搏为良性的,但病理性室性早搏比病理性房性早搏和病理性交界性早搏预后更严重,因此室性早搏在早搏中占有重要地位,同时正确判断良、恶性对于临床治疗具有指导意义。

一、发生机制

室性早搏的发生机制通常有 3 种学说。

(一)异位起搏点自律性增高学说

异位起搏点自律性增高或阈电位下降达到阈值而引起心室激动。

1. 超常激动学说　心肌除极后有一超常期,在超常期内应激性异常增高,对强度比应激阈值低的刺激(阈下刺激)也能发生反应,从而形成早搏。

2. 魏登斯基效应　早搏的起搏点本身具有舒张期自动除极化的潜在能力,但常受窦房结频率抑制而不能形成有效激动。当该起搏点的外周出现不完全传入阻滞,窦性激动到达这一部位时,虽不能激动这一部分心室肌使之除极,但这一窦性激动却可以使不完全阻滞圈内的异位起搏点的阈电位水平降低,使异位起搏点的动作电位提前达到阈电位而除极,从而形成一次早搏。

(二)折返激动学说

折返激动学说是临床最常用于解释形成早搏的原理学说,其是心脏内某一部位在一次激动完成之后并未完全终结,仍沿一定传导途径返回原兴奋冲动的部位,再次兴奋同一心肌组织引起二次激动的现象。

(1)折返激动始终沿同样径路、速度折返达同一终点,形成早搏联律间期固定、形态一致,折返性早搏与心搏关系密切,见图 8-185。

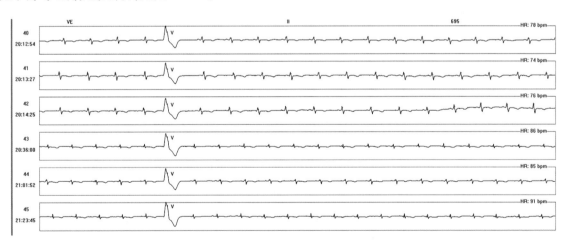

图 8-185　折返性室性早搏

女,59 岁,动态心电图室性早搏显示不同时间发生的室性早搏联律间期固定、形态一致。

（2）折返途径和终点发生改变，但折返时间固定，形成早搏联律间期固定但形态不一致，见图8-186。

（3）折返途径和终点固定，折返时间表现文氏现象，形成早搏形态相同、联律间期逐渐延长，直至消失，见图8-187。

（4）心脏内弥漫性病变而致多处阻滞，形成折返途径、终点、传导时间均不等，即早搏的联律间期不等、形态各异，见图8-188。

（5）激动折返路径较长或激动传导速度较慢，形成舒张晚期室性早搏，见图8-189。

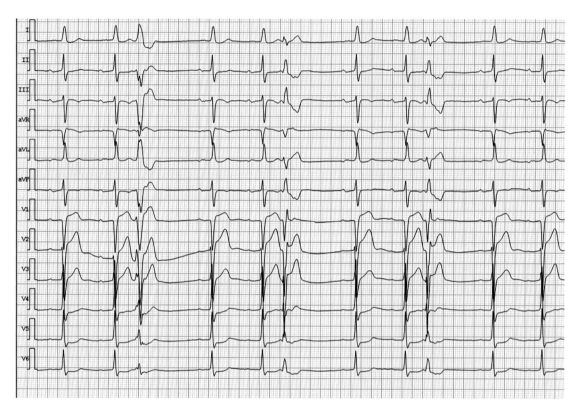

图8-186 联律间期固定但形态不一致的室性早搏

男，75岁，第3、6、9个QRS波提前出现、宽大畸形，其前无相关P波，其后有逆行P波，其中第3个呈类左束支阻滞图形，第6、9个呈类右束支阻滞图形，R_2R_3间期、R_5R_6间期、R_8R_9间期相等，即室性早搏的联律间期固定但形态不一致。

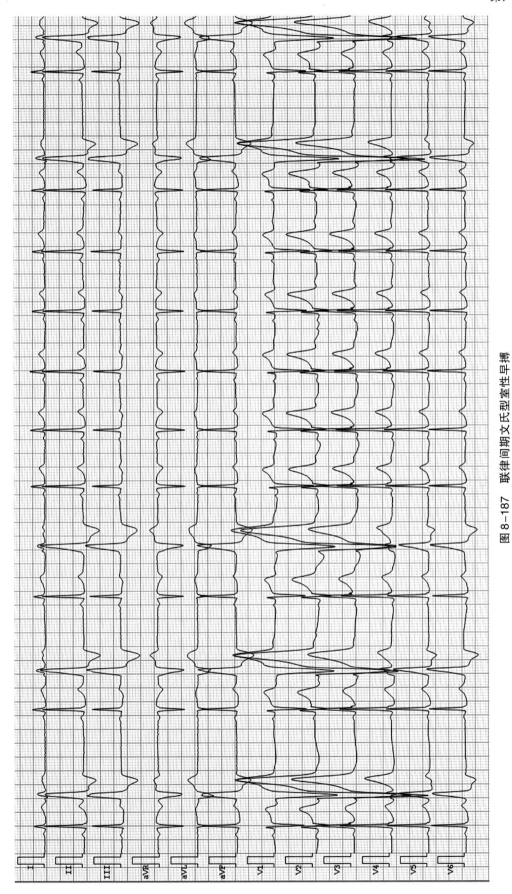

图 8-187 联律间期文氏型室性早搏

男,47 岁,第 2、4、6、13、15 个 QRS 波群前出现,宽大畸形(类左束支阻滞图形),其前无相关 P 波,R_1R_2 间期<R_3R_4 间期<R_5R_6 间期,该早搏的联律间期逐渐延长,直至消失,即室性早搏的形态相同但联律间期呈文氏型。

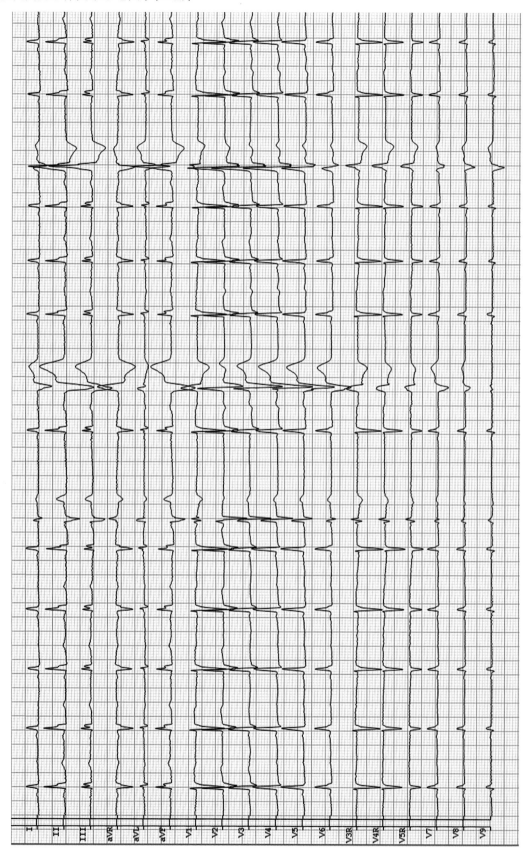

图 8-188　多源室性早搏

女,65岁。第6、8、12个QRS波提前出现,宽大畸形,形态各异,其前无相关P波,即室性早搏的联律间期不等,形态各异。

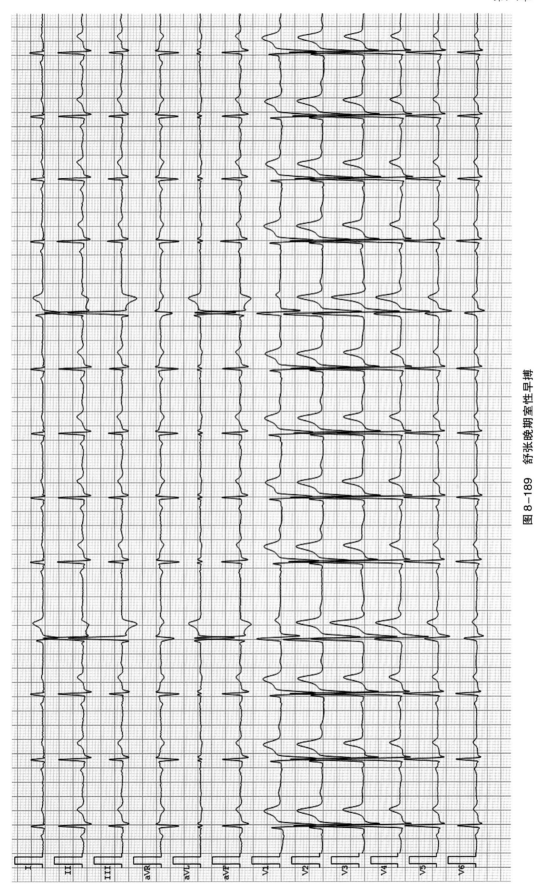

图8-189 舒张晚期室性早搏

男,28岁,第4、9个QRS波提前出现,宽大畸形,其前无相关P波,发生在基本窦性节律的P波之后即下一个QRS波之前即舒张晚期。

(三)并行心律学说

心脏内有两个起搏点同时并存,一个起搏点通常是窦房结、为基本节律点,另一个为异位起搏点,即并行心律中心,其周围存在完全性传入阻滞,不受基本心律起搏点的影响而发生节律重整,该两个起搏点各自发放激动竞相完成心房或心室的除极形成双重心律即并行心律。因异位起搏点周围同时还存在传出阻滞,故异位起搏点的激动不能任何时候都可以传出至心房或心室,只有恰逢周围心肌已脱离有效不应期才能间断以早搏(与一般早搏的含义及临床意义不同)的形式出现,若异位起搏点周围的传出阻滞消失,可形成并行心律性心动过速,并行心律是异位起搏点兴奋性增高的一种特殊形式,是产生早搏的一种重要原因,见图8-190。

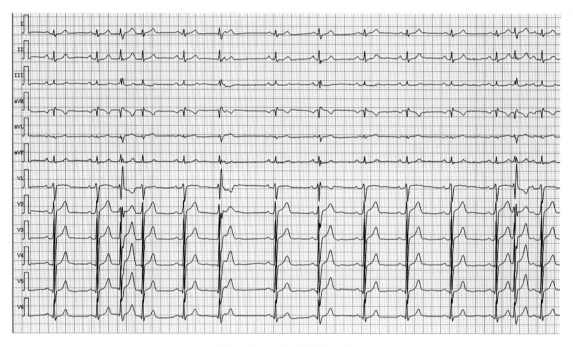

图8-190 窦-室并行心律

男,73岁,第3、6、8、13个QRS波提前出现、宽大畸形,形态一致,其前无相关P波,联律间期不等,$R_8 R_{13} = 2R_3 R_6 = 2R_6 R_8$,即窦-室并行心律。

二、心电图特点

1. 提前出现宽大畸形的QRS波群,其前无相关P波 室性异位起搏点的激动在心室内的扩布并非通过正常的心脏传导组织,而是通过一般心肌从一侧心室开始除极,这种异常传导途径的结果使室性早搏形成的QRS波群形态不同于经正常心脏传导系统除极形成的室上性QRS波群,加之除极向量缺少相互抵消的量,故QRS波群宽大畸形。畸形的程度与室性异位起搏点的位置有关,位置越低,畸形越明显;起源于室间隔顶部的高位室性早搏畸形程度小,QRS波群近乎正常。如原存在束支传导阻滞,早搏起源于阻滞侧部位以下,一旦发生较迟,可使QRS波群图形变窄而趋于正常。

2.联律间期大多固定　室性早搏的联律间期大多固定,室早的发生与心室肌兴奋性的超常期可能有关,舒张早期恰是心室肌兴奋性的超常相,因而室早常发生于舒张期,特别是舒张早期,即T波末至U波之间。

3.代偿间歇　室性早搏逆行传导相对少见,或虽逆行传至心房却因绝对干扰而不能通过窦房连接处使窦房结发生节律重整,故常常表现为完全性代偿间歇。如室性早搏逆行传导通过了窦房连接处侵入了窦房结,结果可形成不完全性代偿间歇,若基本节律相对较慢时,也可呈插入性室性早搏、无代偿间歇。

4.继发性 ST-T 改变　心室除极异常引起继发性复极改变,多与宽大畸形的 QRS 主波呈非同向性改变,见图 8-191、图 8-192。

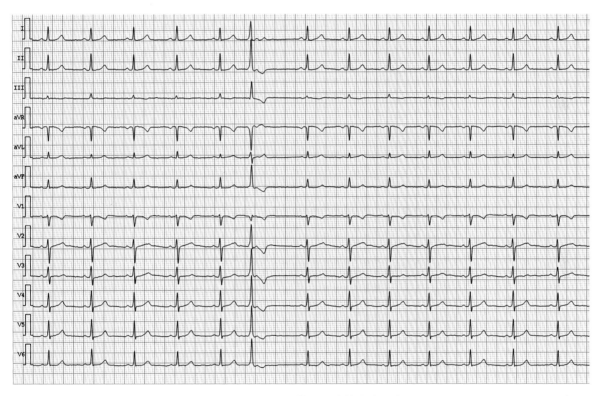

图 8-191　室性早搏伴完全性代偿间歇

女,32 岁,第 6 个 QRS 波提前出现、宽大畸形,其前无相关 P 波,其后 ST 段上可看到传导中断的窦性 P 波,完全性代偿间歇。

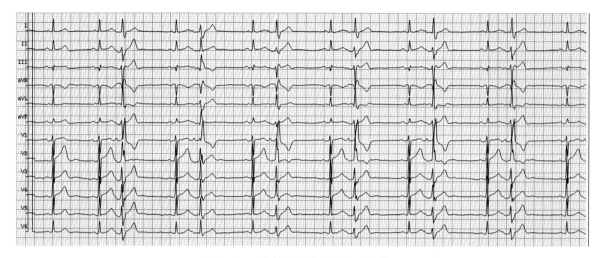

图 8-192　房性早搏伴室内差异性传导

男,81 岁,第 3、5、7、9、11、13 个 QRS 波群提前出现、宽大畸形,其前有相关的 P 波,即房性早搏伴室内差异性传导。

5. 室性早搏伴逆行性室房传导　室性早搏伴逆行性室房传导的心电图表现为提前出现的、宽大畸形的 QRS 波,其前无相关 P 波、其后继以逆行 P 波,RP 间期<0.20 s;多发生于基本心律(窦性心律)较缓慢、室性早搏的联律间期较短时,因此时能避开心房肌不应期,室性激动才有机会逆行传入心房引起心房除极形成逆行 P 波,见图 8-193。

6. 室性早搏伴逆行性隐匿传导　指室性早搏隐匿性地传入房室交界区产生新的不应期,接踵而至的室上性激动巧遇其相对或绝对不应期,从而使室上性激动的传导发生相对或绝对干扰,见图 8-194、图 8-195。

还有一种少见的室性早搏伴逆行性隐匿传导时引起倒文氏现象,室性早搏二联律时,由于逆向性隐匿传导,可使室性早搏后窦性激动时的 PR 间期延长,后逐渐缩短,直到恢复至正常,见图 8-196。

7. 室性早搏伴一度室房阻滞　室性早搏的宽大畸形的 QRS 波群之后继以逆行 P 波,RP 间期>0.20 s,见图 8-197。

8. 室性早搏伴时相性室内差异性传导　室性早搏的 QRS-T 波形态因时相性室内差异性传导而出现了不同程度的偏离其原貌。其发生可能与心肌内传导异常或心肌内的不均衡有关,多见于收缩中期至舒张早期之间的成对室性早搏。心电图表现为联律间期短的室性早搏较联律间期长的室性早搏宽大畸形的程度稍明显或减轻,见图 8-198。

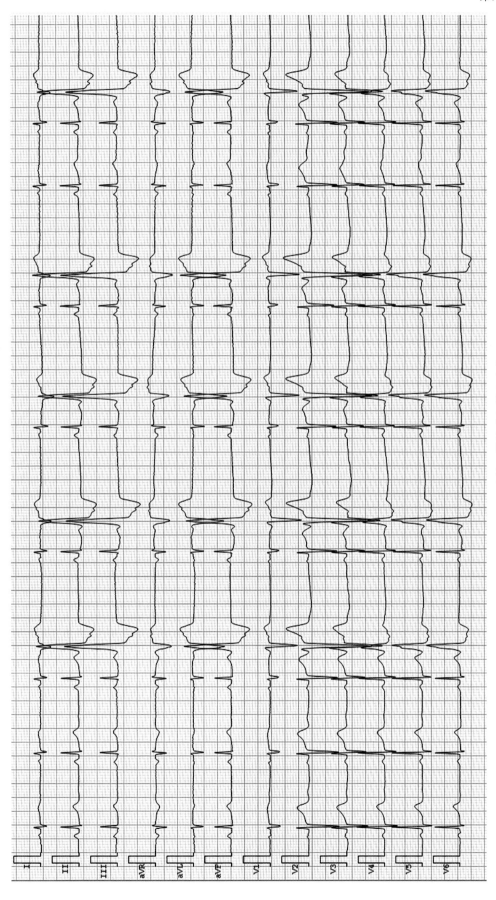

图 8-193 室性早搏伴逆行性室房传导

女,45 岁,第 4、6、8、10、13 个 QRS 波提前出现,宽大畸形,其前无相关 P 波,其后 ST 段上继以逆行 P 波,RP 间期<0.20 s,即室性早搏伴逆行性室房传导。

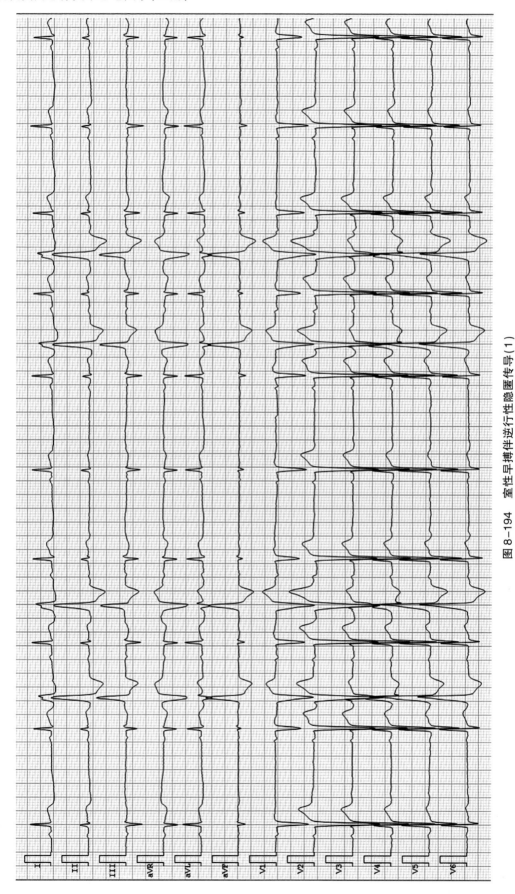

图 8-194 室性早搏伴逆行性隐匿传导（1）

男，51岁，第3、5、9、11个QRS波提前出现，宽大畸形，其前无相关P波，即室性早搏伴逆行性隐匿性传入房室交界区产生新的不应期，使接踵而至的窦性激动巧遇其相对不应期，从而使窦性激动的传导发生相对干扰。

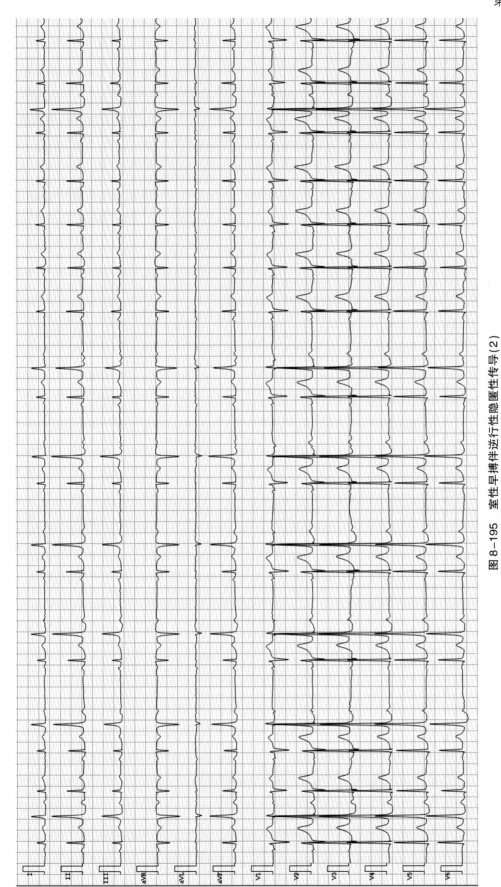

图 8-195　室性早搏伴逆行性隐匿性传导（2）

男，73 岁，第，第 2，5，7，9，11，13，19 个 QRS 波提前出现，宽大畸形，其前无相关 P 波，即室性早搏。其中第 2，19 个后可看到伴逆行性隐匿性传入房室交界区产生新的不应期，使接踵而至的窦性激动巧遇其相对不应期，从而使窦性激动的传导发生相对干扰；第 5，7，9，11，13 个后可看到伴逆行性隐匿性传入房室交界区产生新的不应期，使接踵而至的窦性激动巧遇其绝对不应期，从而使窦性激动的传导发生绝对干扰。

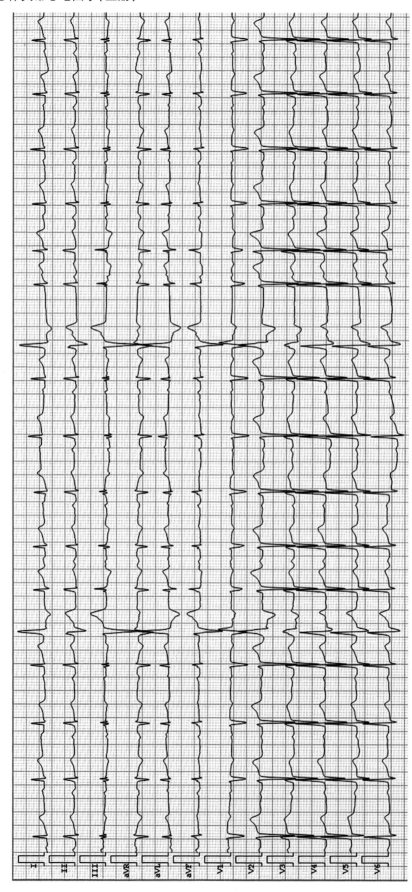

图 8-196 室性早搏伴逆行性隐匿传导(3)

女,45 岁,第 5、11 个 QRS 波提前出现,宽大畸形,其前无相关 P 波,其后可看到传导延缓的窦性 P 波,PR 间期逐渐缩短直至恢复至窦性 PR 间期,室性早搏致倒置性文氏传导。

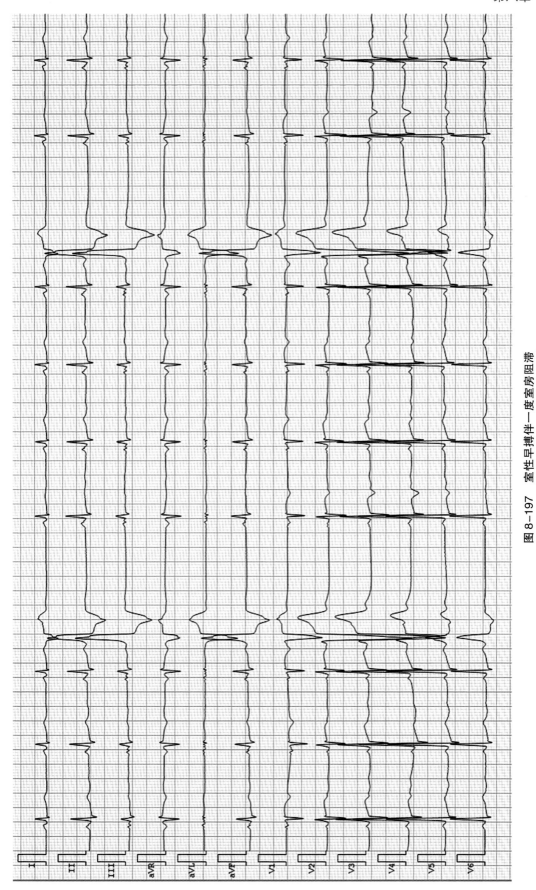

图 8-197 室性早搏伴一度室房阻滞

女，48 岁，第 4、9 个 QRS 波提前出现，宽大畸形，其前无相关 P 波，其后 T 波上继以逆行 P 波，RP 间期>0.20 s，即室性早搏伴一度室房阻滞。

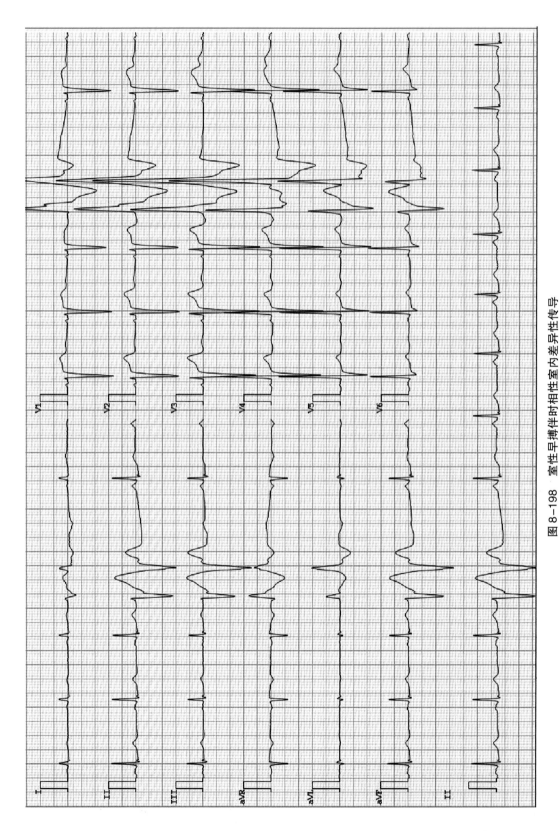

图 8-198　室性早搏伴时相性室内差异性传导

男,67 岁,成对的 QRS 波提前出现,宽大畸形,其前无相关 P 波,即室性早搏伴时相性室内差异性传导。两者形态略异,两者形态略异,两者形态略异。

三、与室性早搏相关的概念

(一)室性早搏的联律间期

室性早搏与其前主导心搏的时距形成室性早搏的联律间期,亦称室性早搏前间期、室性早搏配对间期、室性早搏偶联间期。

室性早搏的联律间期常受心肌不应期和基础心律心动周期的制约。联律间期的长短及其变动范围不仅与室性早搏的提前程度有关,也与异位起搏点的数量、自律性的强度、代偿间歇的变化及折返途径和速度有关。

室性早搏联律间期变动范围不超过 0.08 s 称为室性早搏联律间期恒定。

通常单源室性早搏形态相似,联律间期相近,而多源室性早搏,不仅在同一导联室性早搏形态不同,其联律间期也不等。

(二)室性早搏的代偿间期

室性早搏的 QRS 波至后继基本心律心搏的 QRS 波之间的一段时距,亦称室性早搏后间期、室性早搏回转周期;其长短决定了代偿间歇是否完全,主要取决于窦房结是否被早搏提前释放。

(三)室性早搏的代偿间歇

室性早搏的联律间期(早搏前间期)和代偿间期(早搏后间期)之和,即含有室性早搏的两个基本心搏的时距。

代偿间歇完全与否取决于代偿间期的长短,而代偿间期的长短又取决于窦性周期是否发生了节律重整,见图 8-199。

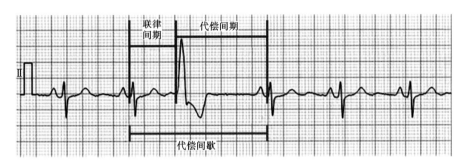

图 8-199　室性早搏联律间期、代偿间期、代偿间歇示意

1. 室性早搏无代偿间歇　室性早搏的出现不改变基本心动周期的 RR 间期,即含有室性早搏的 RR 间期与基本心动周期的 RR 间期相等。并行心律的心搏更易出现,见图 8-200。

2. 室性早搏伴次等周期代偿间歇　当含有室性早搏的 RR 间期略长于不含有室性早搏的基本心动周期时称为次等周期代偿间歇,但代偿间期比一个基本心动周期短得多。次等周期代偿间歇介于等周期代偿间歇与无代偿间歇之间,虽不能完全排除有节律重整的影响,但大多见于插入性室性早搏伴有无节律重整的基本心搏的干扰性传出延缓,见图 8-201。

3. 室性早搏伴等周期代偿间歇　室性早搏后代偿间期与基本心动周期相等。呈现等周期代偿间歇的室性早搏的起搏点必与基本心律的起搏点紧相毗邻,有助于室性早搏起搏点的定位。交界性逸搏心律和室性逸搏心律伴室性早搏时可见到等周期代偿,见图 8-202 ~ 图 8-204。

4. 室性早搏伴不完全性代偿间歇　室性早搏的代偿间期比基本心动周期长,而联律间期与代偿间期之和小于 2 倍基本心动周期者。不完全代偿间歇是基本心律受室性早搏的影响发生节律重整的标志。室性早搏后可见逆行 P 波,也可以是钩拢机制参与引起,见图 8-205。

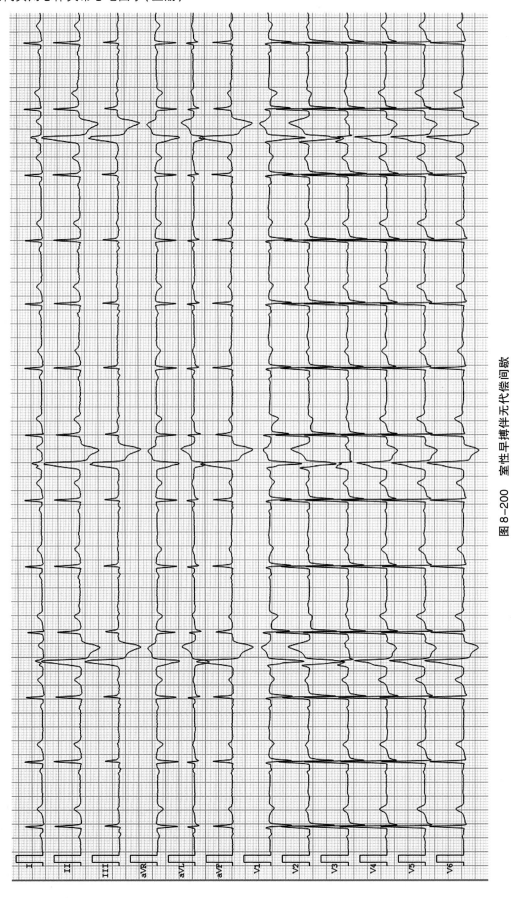

图 8-200　室性早搏伴无代偿间歇

女,55 岁,第 4、8、14 个 QRS 波提前出现,宽大畸形,其前无相关 P 波,其后 T 波上可看到窦性 P 波,后继以室上性上性 QRS 波,含有室性早搏的 RR 间期与基本窦性周期的 RR 间期相等,即室性早搏伴无代偿间歇。

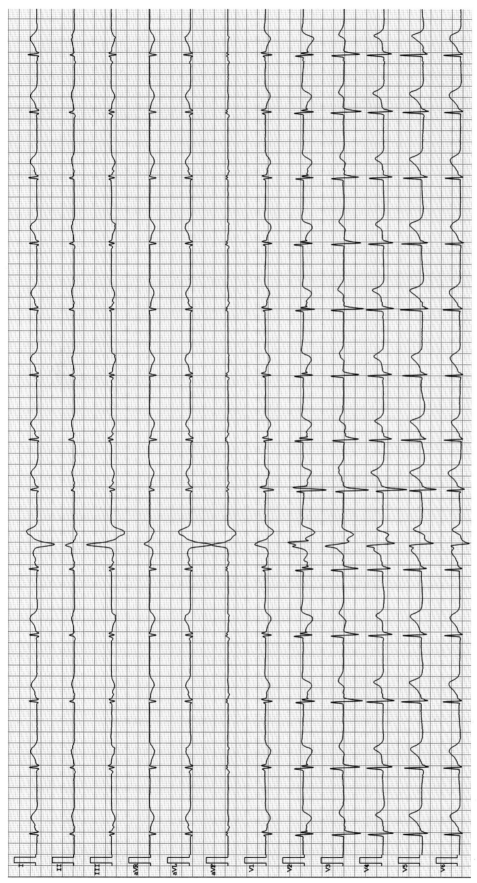

图 8-201　室性早搏伴次等周期代偿间歇

男，44 岁，倒数第 1 个 QRS 波提前出现，其前有相关的心房波（P I 直立，P II、III、aVF 导联倒置），形成房性心搏，第 6 个 QRS 波提前出现，宽大畸形，形态异于室上性，其前无相关心房波，形成室性早搏，第 1～5、9～13 个 QRS 波形成的室上性相等（R₁ R₂），形态与室上性逸搏心律，含有室性早搏的 RR 同期长于交界性逸波，形成室性早搏，第 1～5、9～13 个 QRS 波落在 QRS 不同位置，而房性 P 波落在逸搏心律，含有室性早搏的 RR 同期长于交界性逸搏间期（R₅ R₇＞R₁ R₂）比基本心动周期（R₆ R₇）短的多，R₅ R₈＝2R₁ R₂，即室性早搏伴次等周期代偿间歇。同时代偿间期（R₆ R₇），同时代偿间期（R₁ R₂），即室性早搏伴次等周期代偿间歇。

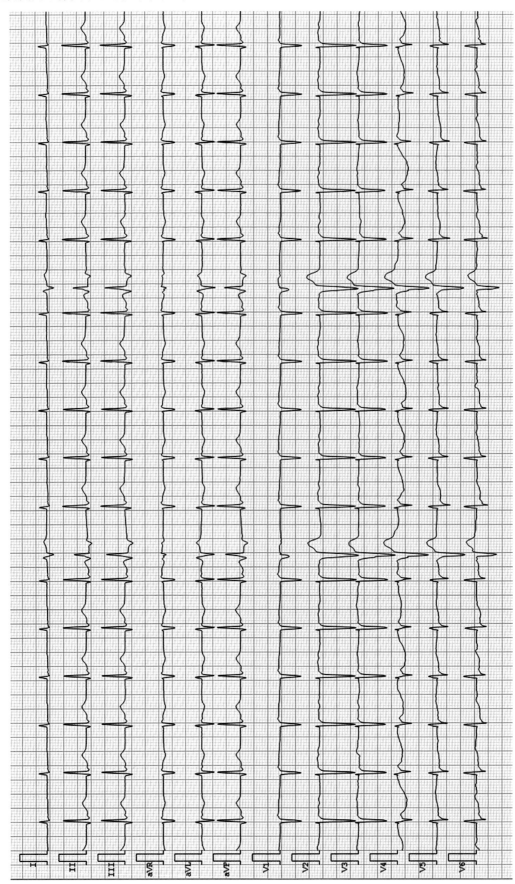

图8-202　室性早搏伴等周期代偿间歇(1)

女,62岁,第7、13个QRS波提前出现,宽大畸形,其前无相关P波,该室性早搏的代偿间期与基本交界性节律周期相等,即室性早搏伴等周期代偿间歇。

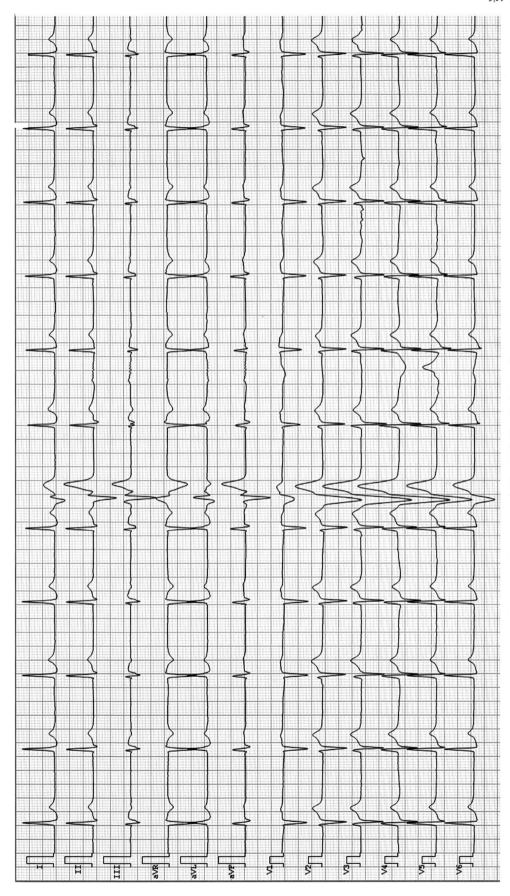

图 8-203 室性早搏伴等周期代偿间歇（2）

男，62 岁，第 6 个 QRS 波提前出现，宽大畸形，其前无相关 P 波，该室性早搏的代偿间期与基本交界性逸搏心律周期相等，即室性早搏伴等周期代偿间歇。

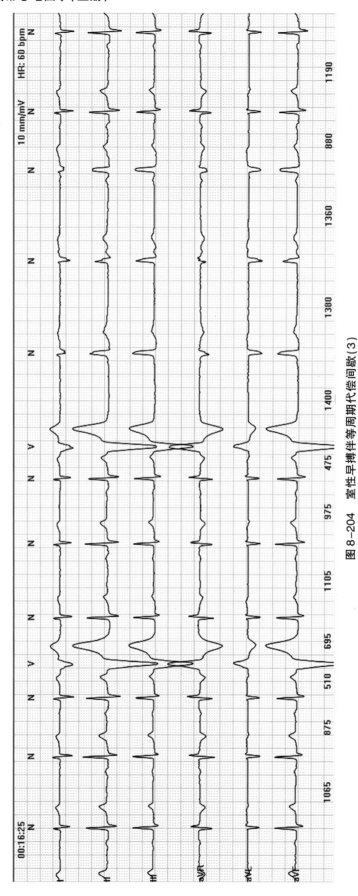

图 8-204　室性早搏伴等周期代偿间歇(3)

女,65岁,第4、8个QRS波提前出现,宽大畸形,其前无相关P波,该室性早搏的代偿间期与加速的室性节律周期相等,即室性早搏伴等周期代偿间歇。

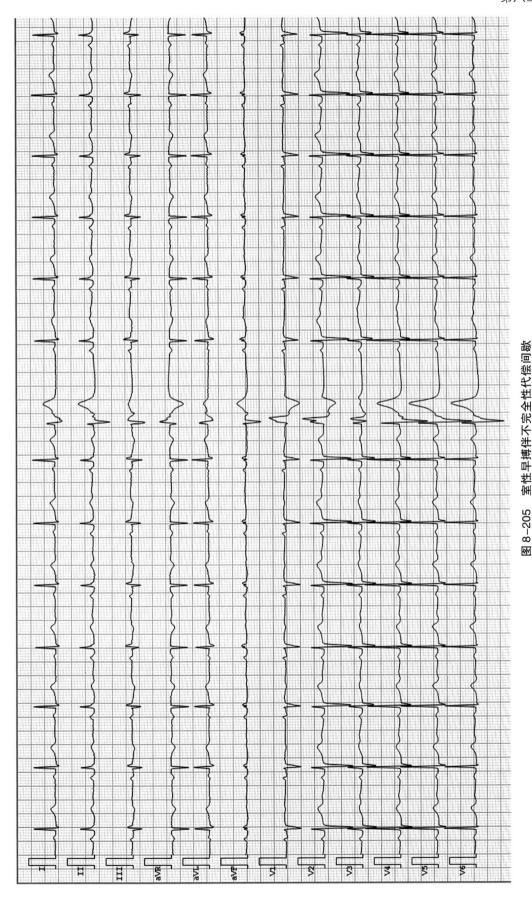

图 8-205　室性早搏伴不完全性代偿间歇

女,77 岁,第 8 个 QRS 波提前出现,宽大畸形,其前无相关 P 波,其后 ST 段上继以逆行 P 波,RP 间期<0.20 s,该室性早搏的代偿间期比基本心动周期长,而联律间期与代偿间期之和小于 2 倍的基本窦性周期,即室性早搏伴不完全性代偿间歇。

5. 室性早搏伴完全性代偿间歇　室性早搏的联律间期与代偿间期之和恰好等于基本心动周期的两倍。反映了基本心律的起搏点具有保护机制,不受室性早搏的影响而发生节律重整。如室性早搏未发生逆传或逆传至房室交界区遭遇窦性激动发生绝对干扰,未使窦性起搏点节律重整,下一个窦性激动如期发放,室性早搏前间期、后间期之和等于基本窦本心动周期的 2 倍,见图 8-206。

(1)室性早搏的起搏点与基本心律起搏点相距较远,因而早搏激动侵入基本激动的机会较少。

(2)室性早搏与基本心律的激动在窦房联接区、心房内、房室交界区或心室内发生干扰,引起室性早搏激动无法侵入基本心律的起搏点。

(3)存在局限性完全性心房内阻滞、交界区的单向或双向传导阻滞等各种阻滞。

(4)基本心律起搏点周围具有传入阻滞。

(5)少数室性早搏既可引起室相性窦性心律不齐,又可导致室性早搏后反射性窦性抑制,两者巧合地产生完全性代偿间歇。

(6)窦性心律不齐的基础上原为不完全性代偿间歇,可因时间上的巧合而呈现完全性代偿间歇。

6. 室性早搏伴超完全代偿间歇　室性早搏联律间期与代偿间期之和大于两个基本心动周期,但代偿间期小于两个基本心动周期,见图 8-207。

(1)室性早搏直接引起的或反射性的窦性抑制。

(2)室性早搏使窦性起搏点节律重整后遇到窦性心律不齐的慢相。

(3)发生在窦性心律不齐基础上的完全性代偿间歇。

7. 室性早搏伴特超完全代偿间歇　室性早搏伴特超完全代偿间歇是室性早搏的代偿间期大于两个基本心律的心动周期,见图 8-208。

8. 室性早搏伴延期的代偿间歇　当窦性心律伴插入性室性早搏时,该室性早搏的隐匿性逆向传导,不仅会影响到其后第一个窦性激动的传导,有时还可影响到室性早搏后第二个窦性激动的传导。其机制为插入性室性早搏隐匿性逆向传入交界区产生新的不应期,接踵而至的第一个窦性激动落入其相对不应期出现干扰性传导延缓,QRS 波随之延后出现,接下来的第二个窦性激动恰好落在第一个窦性激动在交界区缓慢传导时形成的有效不应期而发生干扰性房室传导中断,致一长 RR 期,见图 8-209、图 8-210。

9. 室性早搏伴类代偿间歇　心房颤动伴室性早搏,虽 RR 间期长短不一,但室性早搏后仍可见到一较长的代偿间期;因心房颤动时心室率不齐,很难判断这种代偿间歇是否完全,称为室性早搏伴类代偿间歇,见图 8-211。

类代偿间歇与窦性心律并发室性早搏的代偿间期有如下不同点。

(1)心房颤动时 RR 间期长短不一,无法像窦性心律合并室性早搏那样判断代偿间歇类型。

(2)类代偿间歇一般较心房颤动的平均 RR 间期长,但不一定长于每个室上性 RR 间期,有时甚至更短,可造成诊断困难。

(3)即使联律间期固定,隐匿性传导使类代偿间歇长短不一,而窦性心律伴室性早搏的代偿间歇多是完全的。当心房颤动伴完全性房室分离,而有交界性心律同时并发室性早搏时,其代偿间歇多是等周期或不完全性代偿间歇,多是较固定的,这点有助于与房颤伴室早(无完全性房室分离)相鉴别。

(4)类代偿间歇产生的原理是隐匿性传导。一方面室性早搏逆传至房室交界区下部而不能全程通过交界区,但却在交界区产生新的不应期,这次新的不应期中的绝对不应期可使室性早搏后的若干个房颤激动不能下传至心室。另一方面,在相对不应期附近,接踵而来的房颤激动虽下传至房室交界区一定深度,但并未完全通过交界区全程,又可再次形成新的不应期,使其后若干个房颤激动不能下传至心室,结果产生较长的类代偿间歇。

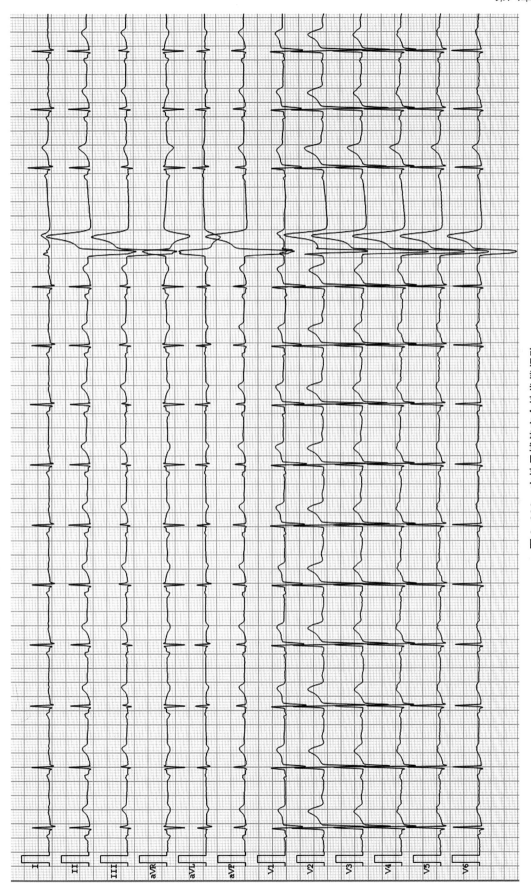

图 8-206　室性早搏伴完全性代偿间歇

男，48 岁，第 11 个 QRS 波提前出现，宽大畸形，其前无相关 P 波，该室性早搏的联律间期与代偿间期之和恰等于基本窦性周期的 2 倍，即室性早搏伴完全性代偿间歇。

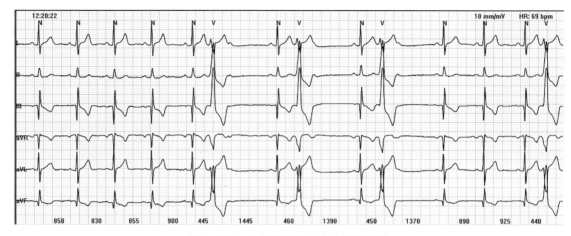

图 8-207 室性早搏伴超完全代偿间歇

男,50 岁,动态心电图片段,第 6、8、10、14 个 QRS 波提前出现、宽大畸形,其前无相关 P 波,即室性早搏,前 3 个室性早搏的联律间期与代偿间期之和大于两个基本窦性心动周期,但代偿间期小于两个基本窦性周期,即室性早搏伴超完全代偿间歇。

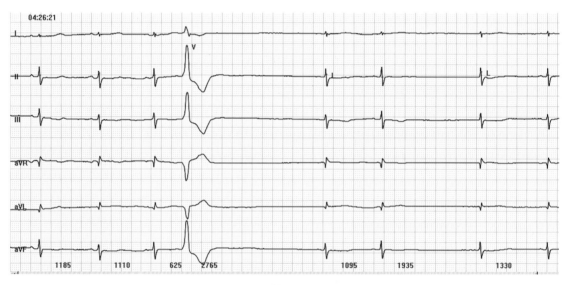

图 8-208 室性早搏伴特超完全代偿间歇

动态心电图片段,第 4 个 QRS 波提前出现、宽大畸形,其前无相关 P 波,该室性早搏的代偿间期大于两个基本窦性周期,即室性早搏伴特超完全代偿间歇。

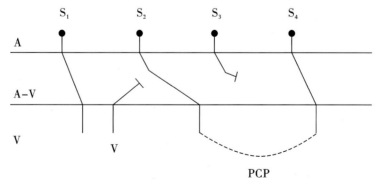

图 8-209 室性早搏伴延期的代偿间歇示意

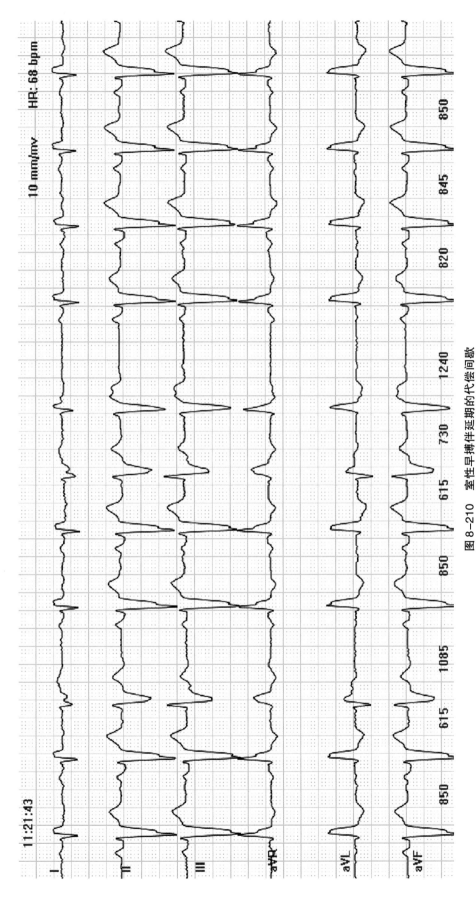

图 8-210 室性早搏伴延期的代偿间歇

动态心电图片段,第 3、6 个 QRS 波提前出现,宽大畸形,其前无相关的 P 波,即室性早搏,其中第 2 个室性早搏隐匿性逆向传入房室交界区产生新的不应期,接踵而至的第一个窦性激动落入其相对不应期出现干扰性传导延缓,即 PR 间期延长,接下来的第二个窦性激动恰好落在第一个窦性激动在交界区缓慢传导形成的有效不应期而发生干扰性房室传导中断,引起一长 RR 期(R_7R_8),即室性早搏伴延期的代偿间歇。

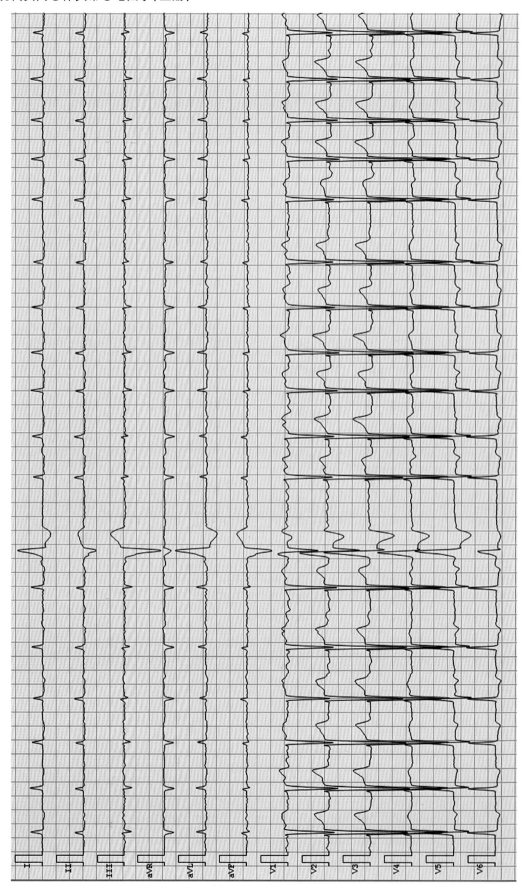

图 8-211　心房颤动，室性早搏伴类代偿间歇

男，56 岁，心房颤动。第 7 个 QRS 波提前出现，宽大畸形，后可见一较长的代偿间期，即室性早搏伴类代偿间歇。

四、室性早搏的分类

(一)根据室性早搏的形态分类

1.单源性室性早搏　起源于同一室性起搏点的早搏,是最常见的一种早搏。心电图表现为室性早搏的形态相同。单源性室性早搏中以联律间期固定型最为常见,由前激动折返所致,其折返途径、终点和速度固定,亦称为折返性室性早搏,见图 8-212。

2.多源性室性早搏　起源于 2 个或多个室性起搏点的早搏。同一导联中出现两种或多种形态的室性早搏,且联律间期又不相同。其中室性早搏的 QRS 波群为两种固定不变的形态,各自有其固定的联律间期,称为双源性室性早搏。多源性室性早搏常见于器质性心脏病、电解质紊乱、药物中毒,见图 8-213。

3.多形性室性早搏　同一导联中 QRS 波群形态不同但联律间期固定的室性早搏。常见于洋地黄中毒和器质性心脏病,其临床意义与多源性室性早搏相似,见图 8-214。

多形性室性早搏的发生机制尚未完全阐明,可能与以下几种情况有关。①折返时间相同的多源性室性早搏。②单源性室性早搏伴心室内差异性传导。③单源性舒张晚期室性早搏伴不同程度的室性融合波。④室性早搏逆传至房室交界区后,再通过另一途径下传心室时发生了室内差异性传导。

4.特宽型室性早搏　当室性早搏的 QRS 波群时间≥0.16 s 时称特宽型室性早搏,多伴有严重的器质性心脏病,故属于病理性室性早搏,见图 8-215、图 8-216。

5.特矮型室性早搏　任一导联室性早搏的 QRS 波振幅≤1.0 mV 时称特矮型室性早搏,亦称低电压型室性早搏,多属病理性室性早搏,见图 8-217。

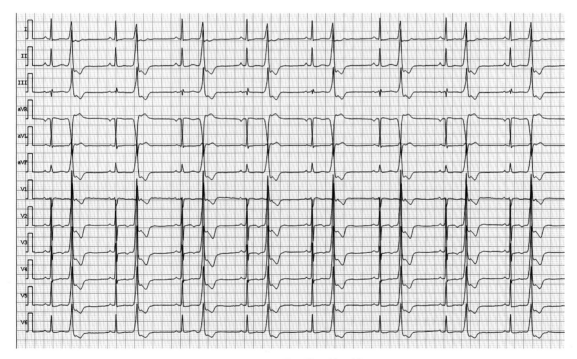

图 8-212　单源性室性早搏

女,48 岁,第 2、4、6、8、10、12、14、16 个 QRS 波提前出现、宽大畸形,形态相同,其前无相关 P 波,该室性早搏的联律间期相等,即单源性室性早搏。

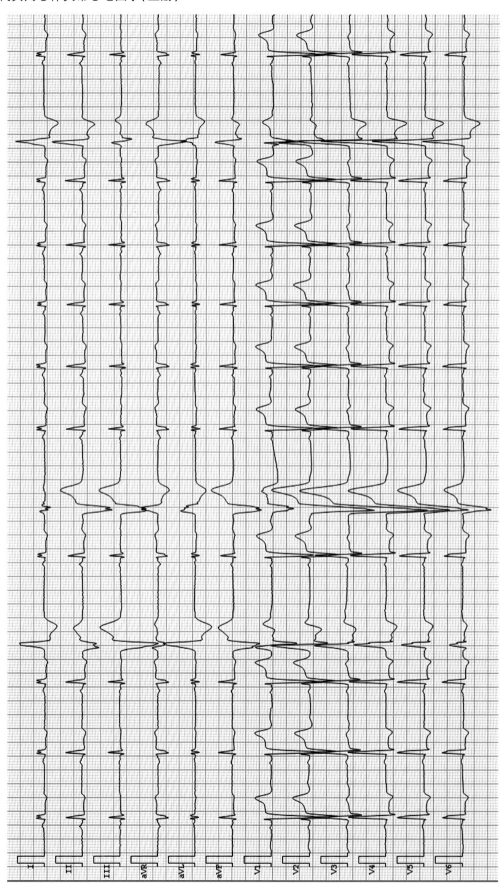

图 8-213　多源性室性早搏

女,46 岁,第 4、6、12 个 QRS 波提前出现,宽大畸形,形态各异,其前无相关 P 波,联律间期不等,即多源性室性早搏。

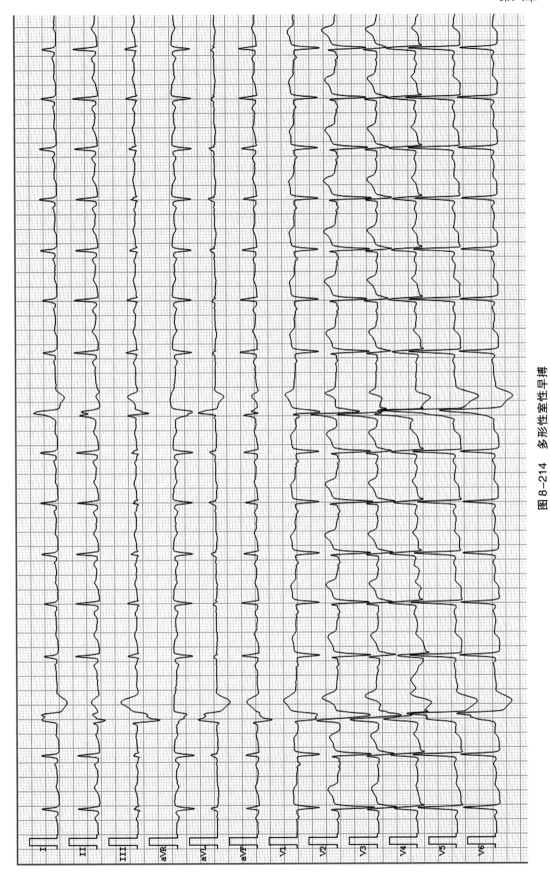

图 8-214 多形性室性早搏

男,78 岁,第 3、9 个 QRS 波提前出现,宽大畸形,形态各异,其前无相关 P 波,联律间期相等,即多形性室性早搏。

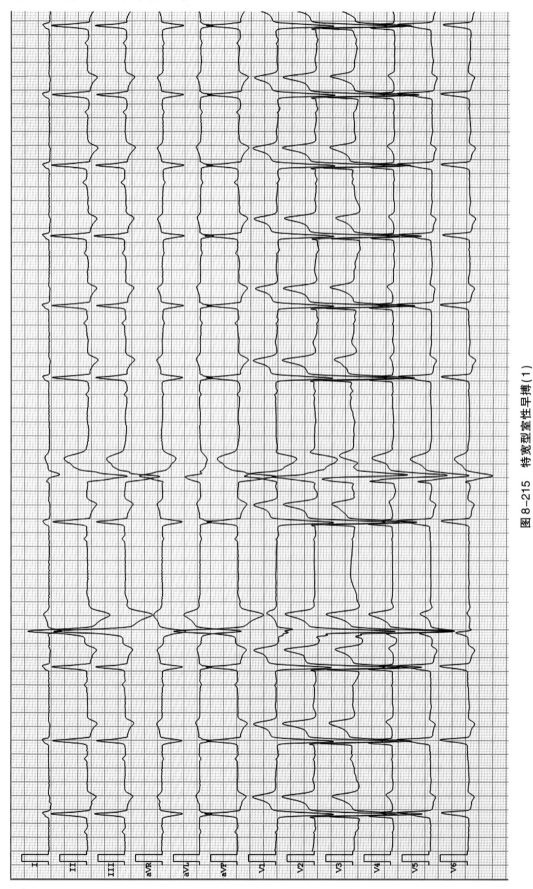

图 8-215　特宽型室性早搏（1）

男，73 岁，第 4、6 个 QRS 波提前出现，宽大畸形，形态各异，QRS 波群时限>0.16 s，其前无相关 P 波，即特宽型室性早搏。

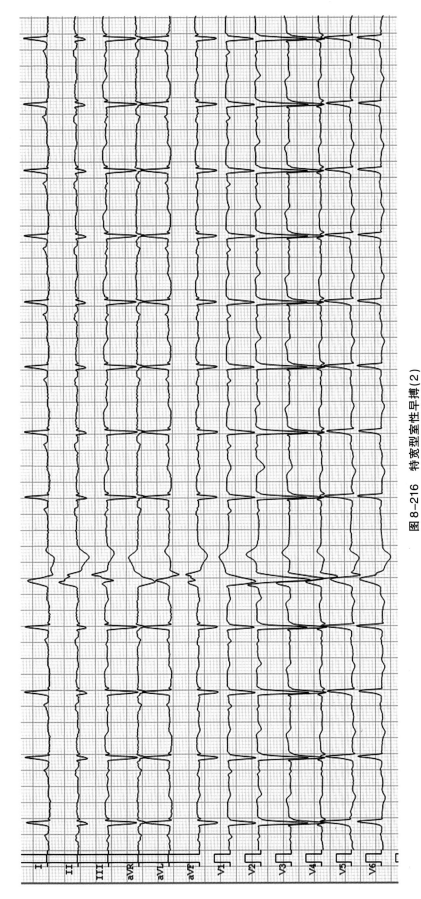

图 8-216　特宽型室性早搏（2）

男，88 岁，第 5 个 QRS 波提前出现，宽大畸形，QRS 波群时限>0.16 s，其前无相关 P 波，即特宽型室性早搏。

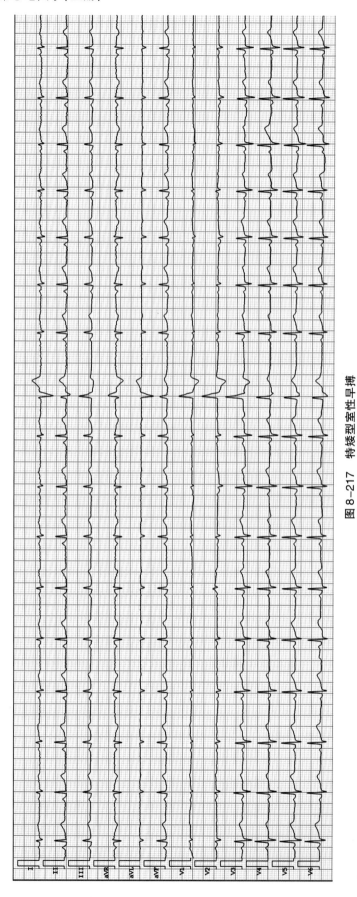

图 8-217 特矮型室性早搏

女,43 岁,第 10 个 QRS 波提前出现,宽大畸形,12 导联 QRS 波振幅均<1.0 mV,其前无相关 P 波,即特矮型室性早搏。

（二）根据室性早搏的联律间期分类

1.特早型室性早搏 室性早搏的联律间期<0.40 s时称特早型室性早搏,其中包括R-on-T型室性早搏,若其落在前一激动形成的心室肌相对不应期可合并时相性室内差异性传导。个别特早型室性早搏的联律间期可缩短至0.26 s,出现在收缩期的ST段上,其产生原理不明,见图8-218。

2.R-on-T型室性早搏

(1)概述:室性早搏出现在前一心动周期的T波顶峰之前30 ms处时称为R-on-T现象,此种室性早搏称为"R-on-T型室性早搏",多属特早型室性早搏。

由于T波顶峰之前30 ms为心室易损期,故此型室性早搏被认为是一种危险信号,特别是在急性心肌梗死后出现频发、成对、多源R-on-T型室性早搏或伴QT间期延长者,易诱发室性心动过速或心室颤动。但随后的研究发现普通人群中也可出现这类预警性心律失常,且长期随访并不能证实有发生猝死的高危险性,这是因为室性早搏Lown分级的主要依据来源于CCU中急性心肌梗死和严重不稳定型心绞痛患者的心电监护资料,而在普通人群和非急性心肌缺血发作时的情况研究则不同,这说明将Lown分级作为室性心律失常判断预后和决定治疗的指南具有局限性。

(2)分型:临床将R-on-T现象分为两型。①A型:室性早搏发生在QT间期正常时的R-on-T现象,临床较为少见。②B型:室性早搏发生在QT间期延长基础上的R-on-T现象;临床上心肌缺血,高度房室阻滞中的心率过慢,普鲁卡因胺、奎尼丁、胺碘酮等药物应用及低血钾,低体温,颅内损害使心肌复极延长,超过了室性早搏的联律间期,易引起多个折返环而出现反复搏动、室性心动过速,甚至心室扑动、心室颤动,见图8-219～图8-221。

3.舒张晚期室性早搏 室性早搏发生在前一心动周期中的舒张晚期。

(1)室性早搏的联律间期相对较长。

(2)宽大畸形的QRS波群之前可见窦性P波,但PR间期较正常下传者为短,两者无关。

(3)室性早搏有时可与窦性激动在室内发生绝对干扰而形成室性融合波,其QRS波形态介于室性早搏与窦性激动下传的QRS形态之间。

(4)早搏波形正常化:窦性心律伴束支传导阻滞时,来自阻滞侧的舒张晚期室性早搏可以激动阻滞侧心室,而窦性激动则沿着传导正常的束支激动另一侧心室,结果使室性早搏的形态接近于正常化,称为早搏波形正常化。

(5)R-on-P室性早搏:舒张晚期室性早搏与窦性P波重叠时,或窦性P波出现后室性早搏接踵而至,亦称R-on-P现象,常发生于急性心肌梗死时,易引起室性心动过速,其确切机制尚未完全阐明,见图8-222。

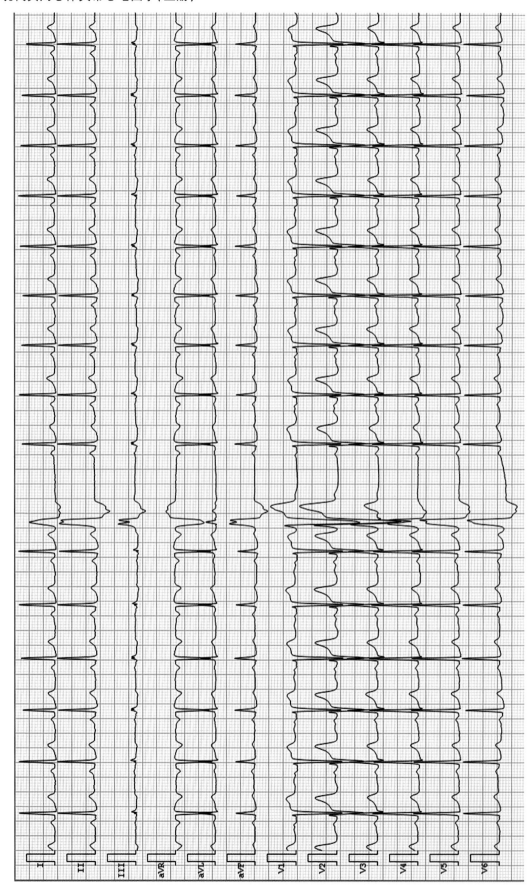

图 8-218　特早型室性早搏

女,46 岁,第 7 个 QRS 波提前出现,宽大畸形,其前无相关 P 波,该室性早搏的联律间期<0.40 s,即特早型室性早搏。

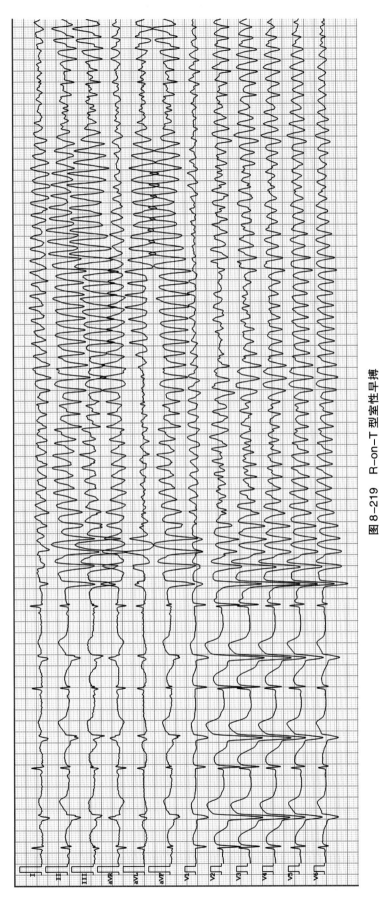

图 8-219 R-on-T 型室性早搏

女,41 岁,第 2、4、6、8、9 个 QRS 波提前出现,宽大畸形,其前无相关心房波,其中第 9 个发生在前一心搏的 T 波顶峰前 30 ms,即发生在前一心搏的 QTc 延长基础上的 R-on-T 型室性早搏,并诱发尖端扭转型室性心动过速。

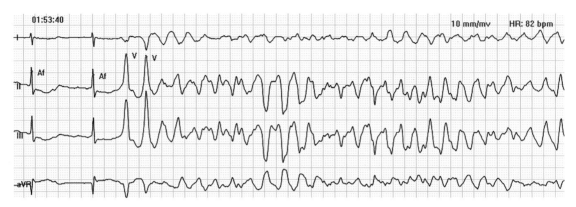

图 8-220 动态心电图片段,R-on-T 型室性早搏引起尖端扭转性室性心动过速

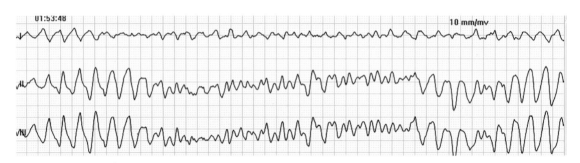

图 8-221 R-on-T 型室性早搏引起尖端扭转性室性心动过速,随之转成心室颤动

与图 8-220 为同一患者动态心电图片段。

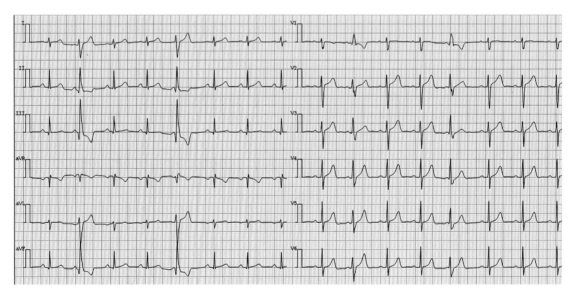

图 8-222 R-on-P 室性早搏

女,32 岁,第 2、5 个 QRS 波提前出现、宽大畸形,其前无相关的 P 波,其与窦性 P 波重叠,即 R-on-P 室性早搏。

（三）根据室性早搏的数量分类

1. 偶发性室性早搏　室性早搏的发生每分钟≤5次,有学者将每分钟发生3~5次室性早搏描述为多发性室性早搏。

2. 频发性室性早搏　室性早搏的发生每分钟>5次。

3. 室性早搏二联律　室性早搏与窦性激动下传的心搏交替出现,是一种有规律的频发性室性早搏,亦称交替性室性早搏,也是室性二联律的常见表现形式,也可见于房性、交界性、室性引起的基本节律,交替性室性早搏一旦形成,有持续存在的倾向,见图8-223。

（1）每一个窦性激动下传的心搏之后提前出现一宽大畸形的QRS波群,其前无相关P波,如此组合连续3次以上。

（2）T波方向与QRS主波方向相反。

4. 室性早搏三联律　成对室性早搏与窦性激动下传的心搏交替出现,或单个室性早搏与连续2次窦性激动下传的心搏交替出现,如此组合连续3次以上,前者称为真正室性早搏三联律,后者称为假室性早搏三联律,见图8-224。

真正室性早搏三联律表明室内异位起搏点的自律性增高,易发展为室性心动过速。须与插入性室性早搏伴其后窦性心搏发生时相性室内差异性传导相鉴别,两者都是以成对畸形QRS波群形式出现,鉴别要点是确定第二个宽QRS波前是否有相关的窦性P波。

5. 室性早搏四联律　单个室性早搏与连续3次窦性激动下传的心搏交替出现,或成对室性早搏与连续2次窦性激动下传的心搏交替出现,如此组合连续3次以上者,见图8-225。

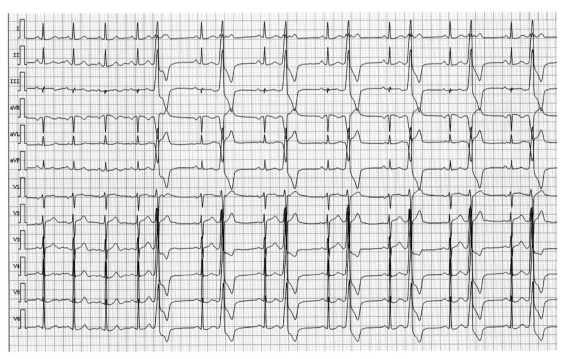

图8-223　室性早搏二联律

女,69岁,第5、7、9、11、13、15、17个QRS波提前出现、宽大畸形,其前无相关P波,室性早搏与窦性激动下传的心搏交替出现,即室性早搏二联律。

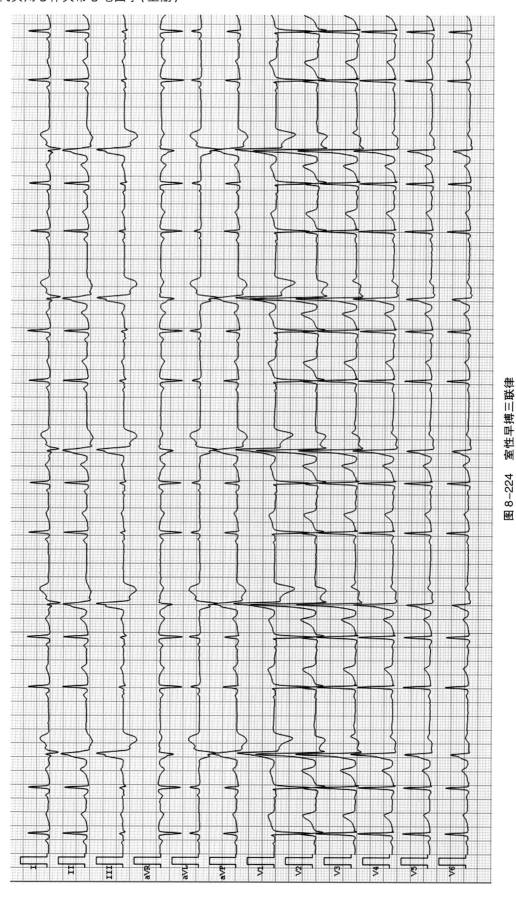

图 8-224　室性早搏三联律

女,29 岁,第 3、6、9、12、15 个 QRS 波提前出现、宽大畸形,其前无相关 P 波,单个室性早搏与连续 2 次室性激动下传的心搏交替出现,即室性早搏假三联律。

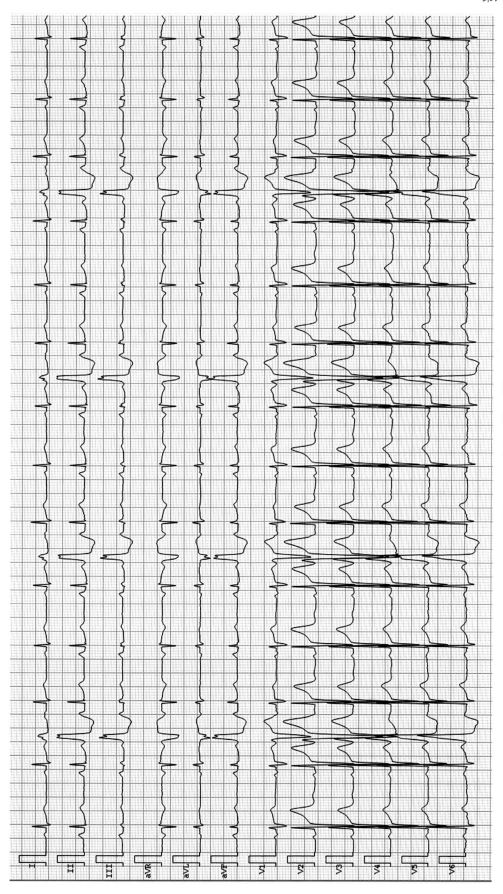

图 8-225　室性早搏四联律

男，50 岁，第 3、7、11、15 个 QRS 波提前出现，宽大畸形，其前无相关 P 波，单个室性早搏与连续 3 次室性激动下传的心搏交替出现，即室性早搏四联律。

（四）按室性异位起搏点的部位分类

可分为右室型室性早搏、左室型室性早搏、后壁型室性早搏（左室后壁）、前壁型室性早搏、心尖部室性早搏（左室下部）、心底部室性早搏（左室上部）、高位间隔型室性早搏、左束支型室性早搏、右束支型室性早搏、左前分支型室性早搏、左后分支型室性早搏。

（五）其他类型的室性早搏

1. 插入性室性早搏　若室性早搏的出现不改变基本心动周期、其后的窦性激动如期发放并能够下传至心室时，称为插入性室性早搏。常见于窦性心动过缓或舒张早期室性早搏。插入性室性早搏之后的窦性激动的 PR 间期可正常或延长。若室性早搏出现较晚，接踵而至的窦性激动落入该室性早搏逆向传导在房室交界区所形成的相对不应期中，此时含有室性早搏的 RR 间期就会略长于基本心动周期的 RR 间期，其延长部分恰好等于窦性 PR 间期延长部分。若接踵而至的窦性激动传导时遇到心室的相对不应期，则其相关的 QRS 波群会表现为室内差异性传导，见图 8-226。

2. 成对性室性早搏　若两个室性早搏连续出现时称成对性室性早搏，多见于病理性室性早搏，可偶尔出现，也可频繁或联律出现，其发生机制多由心室内微折返引起，是诱发室性心动过速的重要因素之一，较早搏指数和提前指数预测室性心动过速敏感，见图 8-227。

（1）真正室性早搏三联律：成对室性早搏与窦性激动下传的心搏交替出现，如此组合连续 3 次以上者称真正室性早搏三联律。

（2）室性早搏四联律：成对室性早搏与连续 2 次窦性激动下传的心搏交替出现，如此组合连续 3 次以上者称（真正）室性早搏四联律。

3. 隐匿性室性早搏　当呈联律的室性早搏合并传出阻滞时可使部分室性早搏不能显现，这种被掩盖而未能显现的室性早搏称为隐匿性室性早搏。较长时间地连续描记心电图方能确立诊断。

当二联律或三联律伴有隐匿性室性早搏时，可出现下列特征性心电图改变。

（1）隐匿性室性早搏二联律：当二联律伴有隐匿性室性早搏时，窦性搏动代替了未能显现的室性早搏位置，故两个室性早搏之间的窦性搏动数目呈奇数（$2n+1$），此时二联律并未中断，而是以隐匿的形式客观存在称为隐匿性室性早搏二联律，实质上是一种持久的、连续的、联律间期固定的室性二联律，并伴有间歇性的、不定比例的传出阻滞。

心电图表现为室性早搏的联律间期固定；两个室性 QRS 波群之间的窦性搏动数目为 1、3、5 等奇数，见图 8-228。

（2）隐匿性室性早搏三联律：当三联律伴有隐匿性室性早搏时，两个室性早搏之间的窦性搏动数目呈（$3n+2$），说明三联律是以隐匿的形式存在称为隐匿性室性早搏三联律。

心电图表现为室性早搏的联律间期固定；两个室性 QRS 波群之间的窦性搏动数目为 2、5、8、11、14 等。

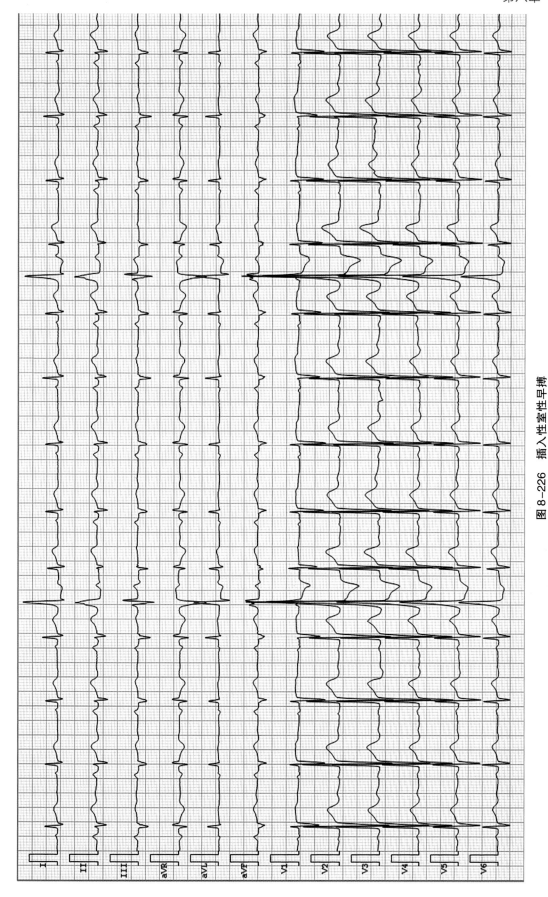

图 8-226 插入性室性早搏

女,64 岁,第 5、11 个 QRS 波提前出现,宽大畸形,其前无相关 P 波,含有室性早搏的窦性 PP 间期与不含有室性早搏的窦性 PP 间期相等,即插入性室性早搏。

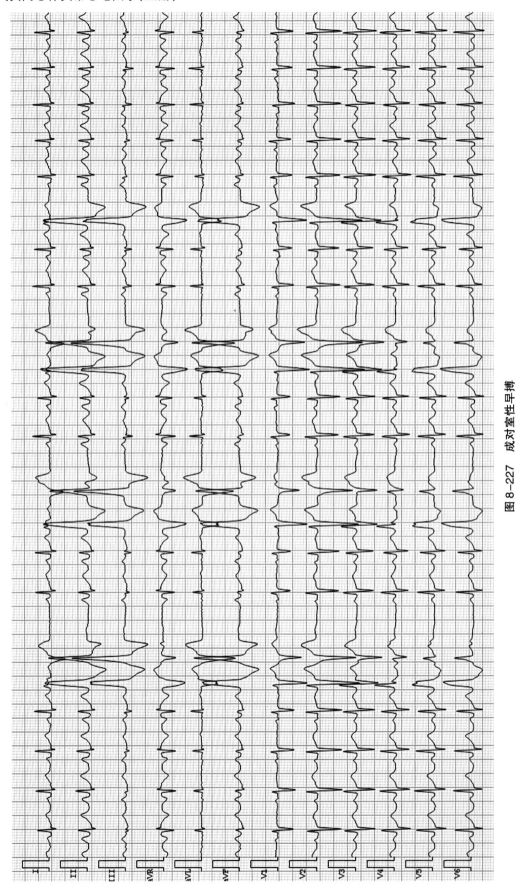

图 8-227 成对室性早搏

女,35 岁,第 5、6、9、10、13、14、17 个 QRS 波提前出现,宽大畸形,其前无相关 P 波,可见两个室性早搏连续出现,即成对室性早搏。

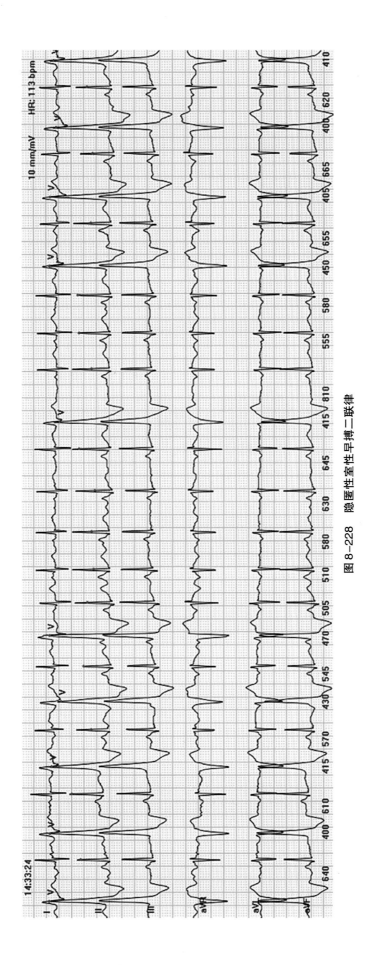

图 8-228 隐匿性室性早搏二联律

五、室性早搏的定位

室性早搏起源不同引起的心室除极顺序不同,故可根据室性早搏引起的 QRS 波形态特征并结合额面及横面六轴系统来对其进行初步定位,见图 8-229 ~ 图 8-238。

(一)定位

(1)室性早搏形成的 QRS 波在 V_1 导联呈类右束支传导阻滞型,起源点位于左心室;呈类左束支传导阻滞型,起源点位于右心室。

(2)室性早搏形成的 QRS 波在 Ⅱ、Ⅲ、aVF 导联 QRS 波以负向波为主,起源点位于心室下部;以正向波为主,起源点位于心室上部。

(3)室性早搏形成的 QRS 波在 Ⅰ、aVL 导联 QRS 波以负向波为主,起源点位于右心室流出道或左心室高侧壁;以正向波为主,起源点远离上述部位。

(4)室性早搏形成的 QRS 波在 V_2 ~ V_4 导联 QRS 以负向波为主,起源点位于心脏前壁或心尖部,以正向波为主,起源点位于心脏后壁。

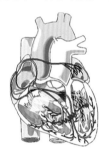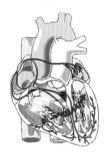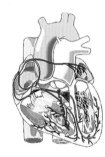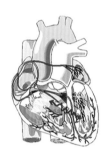

图 8-229　室性早搏起源点示意

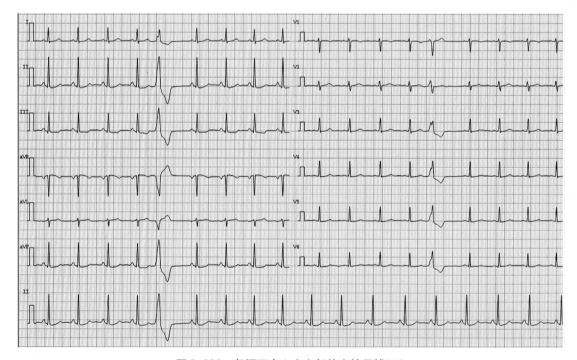

图 8-230　起源于右心室上部的室性早搏(1)

女,32 岁,第 5 个 QRS 波提前出现、宽大畸形,其前无相关 P 波,V_1 导联呈 rS 型,Ⅱ、Ⅲ、aVF 导联呈 R 型,即室性早搏起源于右心室上部。

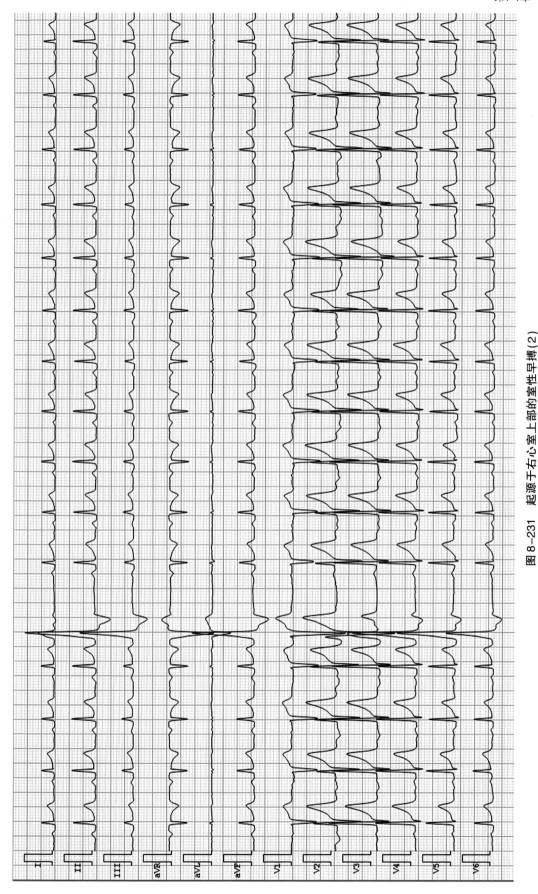

图 8-231　起源于右心室上部的室性早搏（2）

男，51 岁，第 5 个 QRS 波提前出现，宽大畸形，其前无相关 P 波，V_1 导联呈 rS 型，Ⅱ、Ⅲ、aVF 导联呈 R 型，即室性早搏起源于右心室上部。

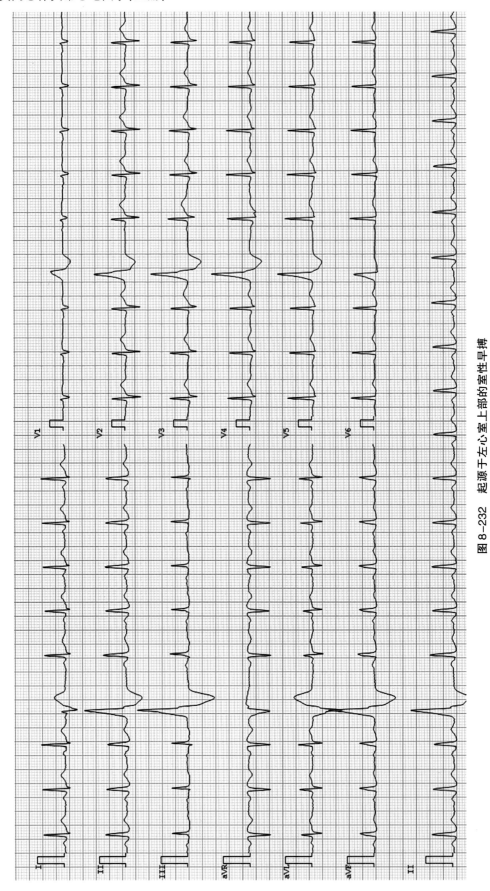

图 8-232　起源于左心室上部的室性早搏

男,64 岁,第 4 个 QRS 波提前出现,宽大畸形,其前无相关 P 波,Ⅱ、Ⅲ、aVF、V₁ 导联呈 R 型,即室性早搏起源于左心室上部。

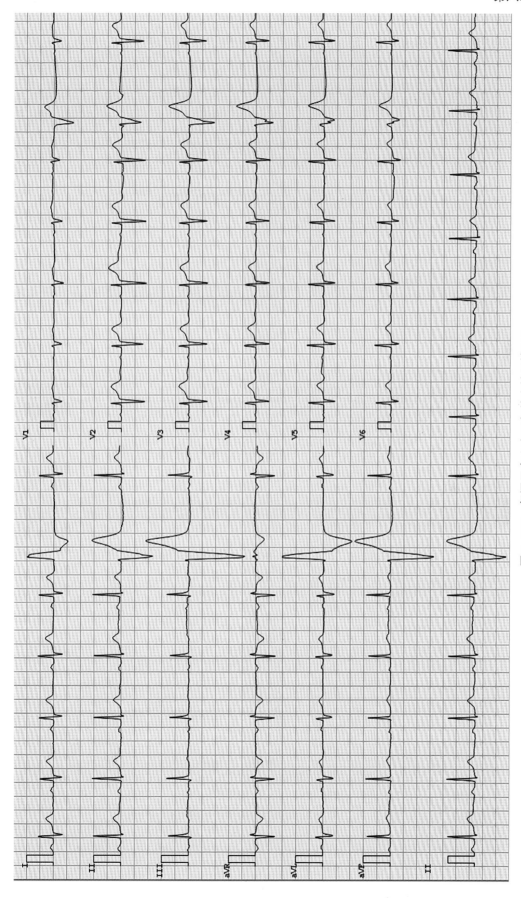

图 8-233 起源于右心室下部的室性早搏（1）

女，49 岁，第 6 个 QRS 波提前出现、宽大畸形，其前无相关 P 波，V₁ 导联呈 QS 型，Ⅱ，Ⅲ，aVF 导联呈 rS 型，即室性早搏起源于右心室下部。

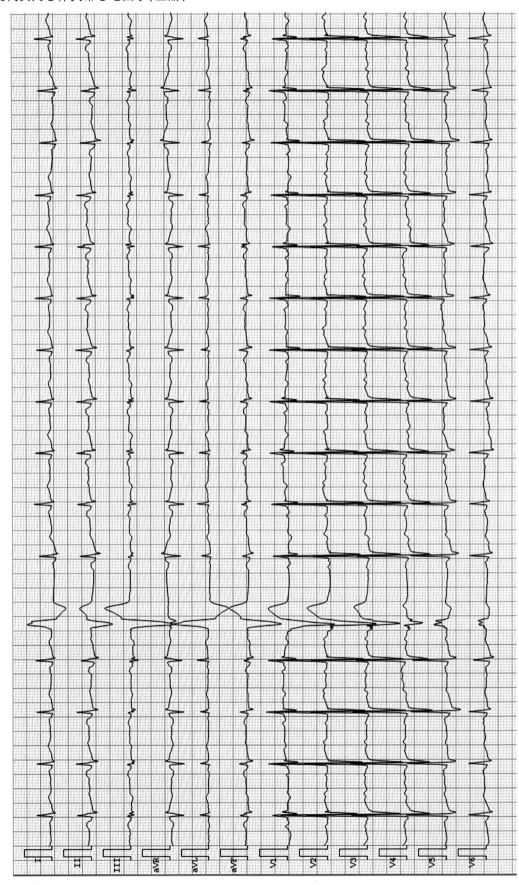

图 8–234 起源于右心室下部的室性早搏(2)

男,48 岁,第 5 个 QRS 波提前出现、宽大畸形,其前无相关 P 波,Ⅱ、Ⅲ、aVF、V₁ 导联呈 QS 型,即室性早搏起源于右心室下部。

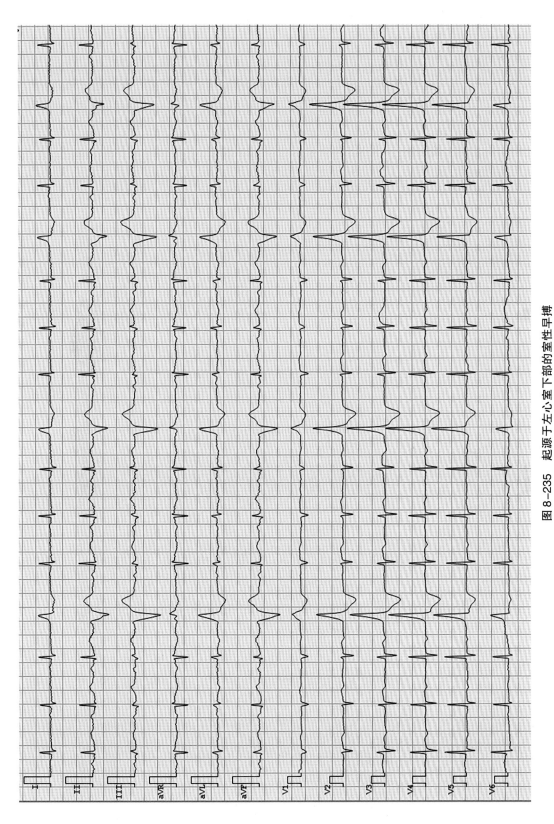

图 8-235　起源于左心室下部的室性早搏

男,67 岁,第 4、8、12、15 个 QRS 波提前出现,宽大畸形,其前无相关 P 波,即室性早搏起源于左心室下部。aVF 导联呈 rS 型,Ⅱ、Ⅲ、aVF 导联呈 R 型,V₁ 导联呈 R 型,V₅ 导联呈 rS 型,即室性早搏起源于左心室下部。

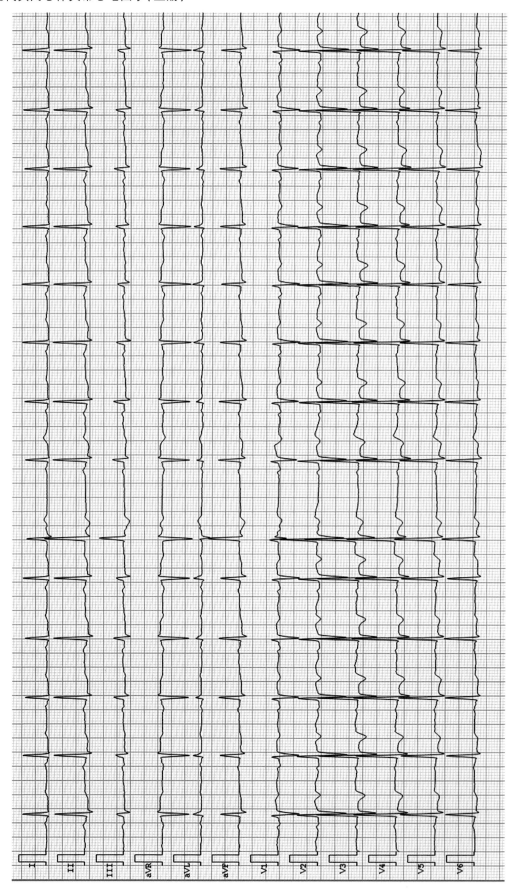

图8-236 起源于高位间隔部的室性早搏

女,62岁,第6个QRS波提前出现,形态与窦性下传的QRS波略异,其前无相关P波,即室性早搏起源于高位间隔部。

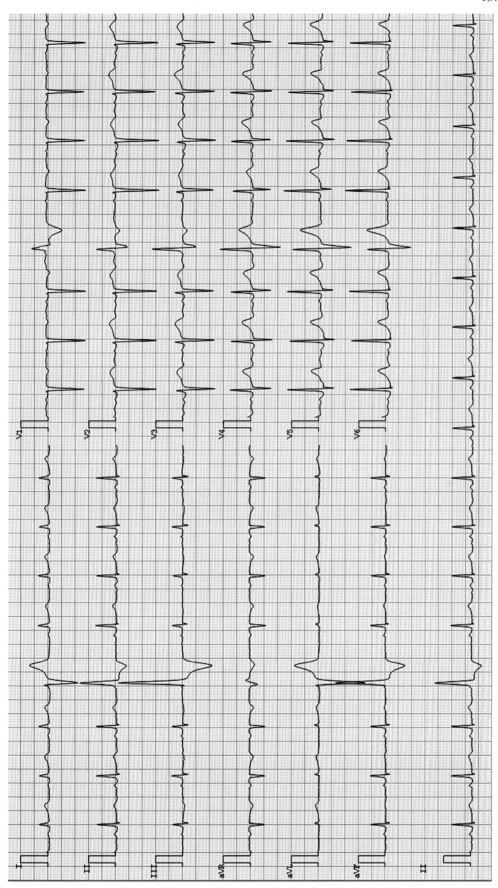

图 8-237　起源于左前分支的室性早搏

女,30 岁,第 4 个 QRS 波提前出现,其前无相关 P 波,V_1 导联呈 R 型,III 导联呈 qR 型,I 导联呈 rS 型,即室性早搏起源于左前分支。

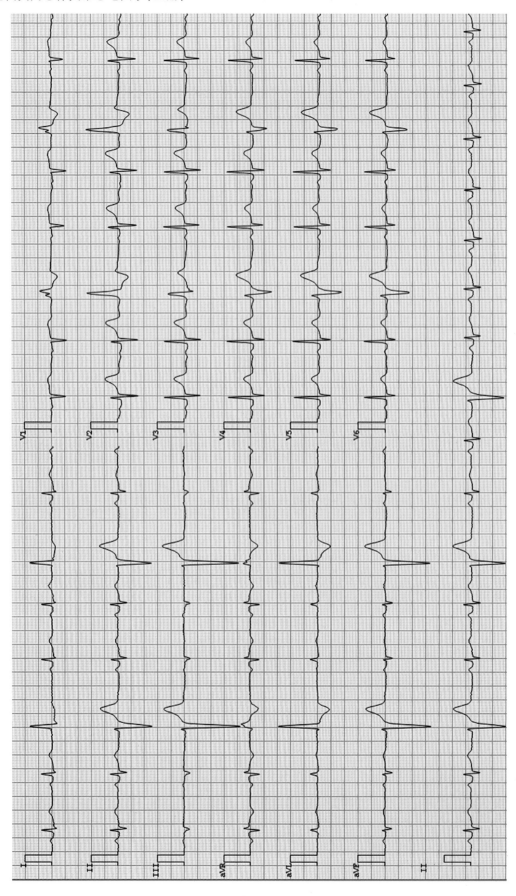

图 8-238　起源于左后分支的室性早搏

女,56岁,第 3、6、9 个 QRS 波提前出现,其前无相关 P 波,V₁ 导联呈类右束支阻滞图形,Ⅱ、Ⅲ、aVF 导联呈 rS 型,Ⅰ 导联呈 Rs 型,aVL 导联呈 qR 型,即室性早搏起源于左后分支。

（二）流出道室性早搏

临床特发性流出道室性早搏多见，左、右心室流出道主要位于心室的上部，因而 aVR、aVL 导联 QRS 波以负向波为主，Ⅱ、Ⅲ、aVF、$V_5 \sim V_6$ 导联 QRS 波呈直立的高大 R 波。解剖上右心室流出道比左心室流出道的位置更靠左、靠前，胸前导联移行区对室性早搏起源左右的判断有关，当 V_1 导联的 R 波时限指数（占 QRS 总时间）小于 50%、V_1 导联的 R 波幅度指数（占 QRS 总幅度）小于 30%、胸前导联移行区导联 ≥V_3 时考虑源于右室流出道可能性大，反之源于左室流出道的可能性大。

1. 右室流出道室性早搏　右室流出道位于右室的左上方，相当于右室心底部，位置较高，这一部位也称肺动脉圆锥或漏斗部。右室流出道起源于室上嵴的游离缘，止于上方的肺动脉瓣，其外形近似于一个垂直于整个右室的短管，长约 1.5 cm。其壁平滑，该部位无肌小梁，其向上延续时就是右室血流的肺动脉出口。右室流出道位于整个右室位置偏高的心底部，起源于该部位的室早、室速的心室除极扩布时，心室除极的总方向指向下、指向右。

右室流出道是特发性室早及特发性室速的好发部位，其射频消融术治疗成功率高达 90% 以上。但右室流出道与左室流出道、主动脉窦相毗邻，解剖位置十分靠近，分别位于心脏的左右侧；此外右室流出道又是致心律失常性右室心肌病（ARVC）患者心脏发育不良三角的一部分，这使 ARVC 患者伴发的室早、室速也起源于该部位；因此临床诊断右室流出道特发性室早及特发性室速时要鉴别诊断。

右室流出道起源的室性早搏起源于肺动脉瓣下，下壁导联 R 波宽及伴有切迹多来源于游离壁，反之则来源于间隔部。Ⅰ 导联呈 QS 或 rsr 型起源于右室流出道前部，呈 R 或 rsR 型起源于后部。肺动脉瓣下起源与肺动脉起源的室性早搏很难区分，有研究认为肺动脉起源的室性早搏下壁导联 R 波振幅更高，见图 8-239、图 8-240。

（1）右室流出道室早与右室游离壁室早：体表心电图 aVL 与 aVR 导联的探查电极位于心脏上方，右室流出道室早（或室速）发生心室除极时，其向下、向右的除极向量背向 aVL 和 aVR 导联的探查电极，故在这两个导联形成以负向波为主的 QRS 波。

右室流出道的解剖部位更靠近室间隔，这使 aVL 导联 QRS 波以负向波为主的特征更明显、更重要。而 Ⅱ、Ⅲ、aVF 导联的探查电极位于心脏下方，故右室流出道室早、室速的心室除极方向一定面向 Ⅱ、Ⅲ、aVF 导联的探查电极而形成直立的心室除极波-大 R 波。

起源于右室游离壁及心尖部的室早（或室速），虽然心电图也有类左束支传导阻滞伴电轴不偏或轻度右偏的特征，但心室的最早激动点靠下，心室除极的总体方向与流出道截然不同。

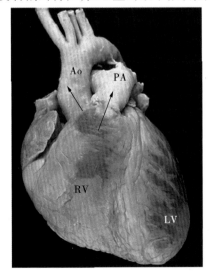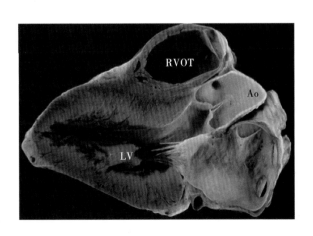

图 8-239　心脏解剖示意

Ao：主动脉；PA：肺动脉；RV：右心室；LV：左心室；RVOT：右室流出道。

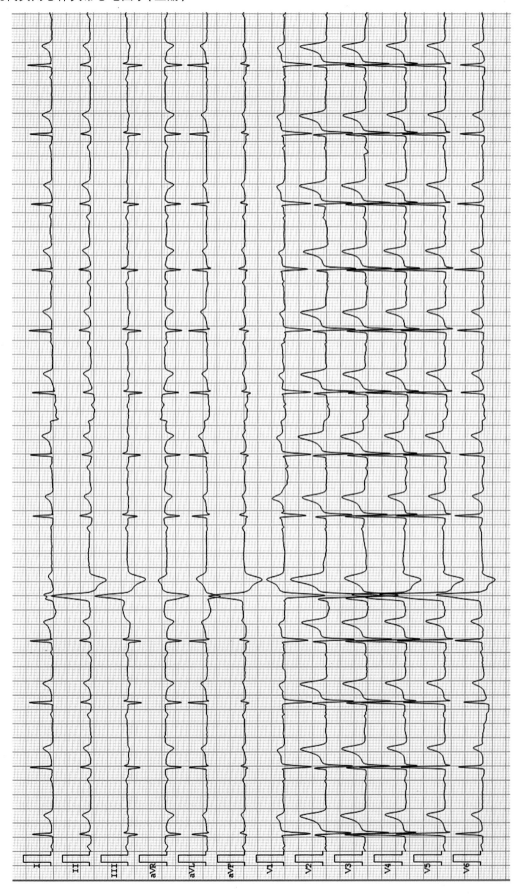

图 8-240　起源于右心室流出道的室性早搏

女,61 岁,第 5 个 QRS 波提前出现,其前无相关 P 波,即室性早搏呈 R 型,Ⅱ、Ⅲ、aVF 导联呈 rS 型,V₁ 导联呈 R 型,aVF 导联呈 R 型,即室性早搏起源于右心室流出道。

（2）右室流出道室早与主动脉窦室早：根据体表心电图的特征性表现诊断右室流出道室早、室速的敏感性与特异性都很高，但其在进行射频消融治疗时发现有些患者在右室流出道部位标测与射频消融治疗的结果不理想，治疗常遇到困难，甚至部分病例治疗失败。而治疗失败时，如能采用周围股动脉穿刺，逆行推送消融导管到达主动脉窦并放电消融，却能获得治疗成功。经造影发现右室流出道与左室流出道、主动脉窦的解剖位置十分靠近，见图8-241～图8-243。

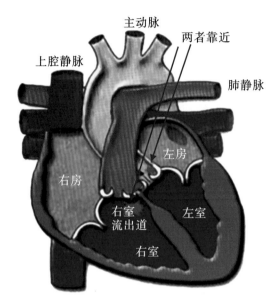

图8-241　右室流出道与主动脉窦的解剖位置（1）

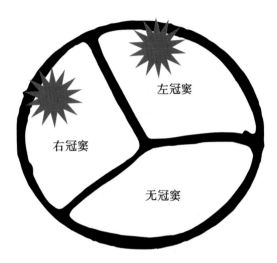

图8-242　右室流出道与主动脉窦的解剖位置（2）

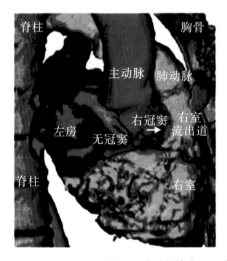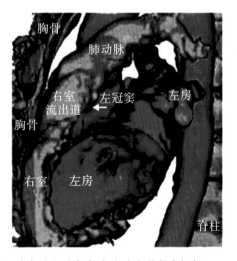

图8-243　二维及三维CT检查显示右冠窦与左冠窦都与右室流出道紧密相邻

　　起源于右室流出道及主动脉窦的室早、室速都能进行高疗效的射频消融术治疗，但两者在消融术式、有效消融靶点等方面都存在着明显不同，这就需要术前心电图能做出高水平的鉴别。

　　从解剖学分析，左室流出道的出口为主动脉口，位于左室的右上方，靠近右室流出道。主动脉口处有3个半月瓣称为主动脉瓣，其中左冠窦位置最高，右冠窦最低，这也是左冠状动脉的开口高、右冠状动脉的开口低的原因。3个主动脉瓣对应的主动脉根部向外膨出的部位称为主动脉窦，其中右冠窦跨在室间隔上，与右室流出道相邻并位于其后面，而左冠窦的前方与右室流出道毗邻。总之，两者的解剖部位邻近，主动脉窦位于右室流出道的左上方，而左冠窦、右冠窦又紧靠右室流出道的室间隔侧。这些解剖学特征使起源于这两个部位的室早、室速的心电图十分相像而不易区分。

最初，两者的鉴别主要依靠 V_1 导联 R 波的形态与时限，起源于主动脉窦的室早、室速的心室除极向量投影到 V_1 导联时，其 R 波时限与 R 波幅度都比右室流出道室早更宽、更高，相应的诊断标准：当 V_1 导联的 R 波时限指数（R 波时限/QRS 波时限）≥50％ 或 V_1 导联 R 波幅度指数（R 波振幅/S 波振幅）≥30％ 时，室早、室速起源于主动脉窦。

1）应用 V_1 导联 R 波指数（时限与幅度）鉴别：右室流出道起源的室早、室速的心电图呈类左束支传导阻滞的图形，而且下壁 Ⅱ、Ⅲ、aVF 导联 QRS 波的主波向上，aVL 和 aVR 导联 QRS 波的主波向下。但心电图具有这些特征的人群中 10％～15％ 的室早、室速实际起源于主动脉窦，故两者如何鉴别是临床心电图学面临的一个新问题。

有学者应用心电图进行两者鉴别的研究发现，一旦室早、室速起源于主动脉窦，其 V_1 导联 QRS 波的 R 波时限指数（即 R 波时限/QRS 波时限）和 R 波振幅指数（R 波振幅/S 波振幅）均明显大于右室流出道起源的室早、室速的对应值。R 波时限是从 QRS 波的起点至 R 波与等电位线的交点，而 QRS 波的最高点与最低点向等电位线做的垂线高度分别为 R 波与 S 波幅度。

两者的心电图鉴别标准如下，满足下述条件的室早、室速则起源于主动脉窦，未能满足者其起源于右室流出道。①确定室早、室速具有心室流出道起源的心电图特点。②胸导联移行区位于 V_2 导联。③V_1 导联的 R 波时限指数≥50％，R 波振幅指数≥30％。

2）应用移行区积分指数鉴别：在临床应用上述两者鉴别的心电图标准时发现当患者原本窦性心律下就存在心脏转位时，明显影响对室早、室速起源部位的判断。

心电位是心脏围绕其前后轴的转位运动，这是 Wilson 根据 aVL 和 aVF 导联 QRS 波的主波方向是与 V_1、V_2 导联 QRS 波有相似性，还是与 V_5、V_6 导联 QRS 波有相似性而推导出来的理论。正常心电位时，胸导联 QRS 波的移行区 70％ 位于 V_3、V_4 导联，相当于 V_3、V_4 导联面对心脏室间隔部位。但约 30％ 的正常人存在心电轴的生理性转位，使移行区提前出现在 V_1、V_2 导联或退后出现在 V_5、V_6 导联，即逆钟向转位时移行区提前出现在 V_1、V_2 导联，而顺钟向转位时移行区推后出现在 V_5、V_6 导联，其与人体的体型、膈肌等有关，见图 8-244。

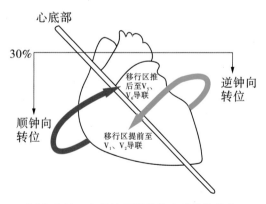

图 8-244　生理情况引起的心脏转位示意

病理情况引起的心脏转位也能影响伴发室早、室速的定位。当患者伴有心脏异常病变时，右室肥大及右心疾病常引起心电轴的顺钟向转位，左室肥大及左心疾病常引起心电轴的逆钟向转位，见图 8-245。

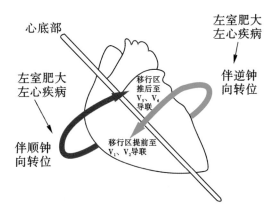

图 8-245　病理情况引起的心脏转位示意

为减少这些生理与病理情况引起的心电位变化对上述鉴别诊断标准的影响,随后又有学者提出可用胸导联移行区积分指数进行判断,实际是去除了窦性心律时就存在心电转位的影响,是一次对原有心电位转位的矫正,胸导联移行区积分指数的方法与判断标准如下。①胸导联移行区:在胸前 V_1 ~ V_6 导联中,凡某导联 QRS 波的 R 波与 S 波的振幅比值为 0.9 ~ 1.1 (或第一个出现 R 波>S 波的胸导联),则该胸导联的序列数为移行区的积分结果,当移行区位于两个导联之间时,则移行区积分为两个导联序列数的中间值,如移行区位于 V_2 与 V_3 导联之间,则积分为 2.5。②移行区积分指数:分别计算患者窦性心律和室早或室速的胸导联移行区积分,然后用室早或室速积分减去窦性心律积分,两者差值则为移行区积分指数的结果。

结果判断如下:①移行区积分指数<0 分时,诊断室早或室速的起源位于主动脉窦。②移行区积分指数>0 分时,诊断室早或室速的起源位于右室流出道。

目测法是先用目测确定窦性心律与室早时各自移行区的位置,再比较两者位置的高低,当心电图中室早的移行区位于窦性心律之上则为主动脉窦室早、室速,位于窦性心律之下时则为右室流出道室早、室速。这种用窦性心律的移行区与室早移行区上下位置的目标比较,恰与主动脉窦位于右室流出道左上方的实际情况一致。目测法是当心电图上室早移行区高于窦性心律移行区则起源于主动脉窦,反之亦然。

(3)特发性右室流出道室早与 ARVC 引起的右室流出道室早:应用上述心电图诊断与鉴别诊断的各种方法既排除了右室其他部位起源的室早、室速,进而又排除了起源于主动脉窦的室早或室速后,室早或室速起源于右室流出道则已确定无疑。但起源于右室流出道的室早或室速有着各种不同病因,可以为特发性室早、室速,也可能是器质性心脏病 ARVC 伴发的室早、室速。因此,对室早、室速的原因还要做定性诊断。

一般情况下,特发性右室流出道室早、室速多为触发机制所引起,抗心律失常的钙通道阻滞剂治疗明显有效,而 ARVC 患者的室早、室速多属折返性,常是患者正常右室心肌进行性被脂肪浸润及纤维组织替代的结果,这些病变多发生在右室流出道、心尖部和漏斗部组成的 ARVC 右室发育不良三角。

临床医生通过询问病史,经过超声心动图、磁共振等检查进行两者的鉴别诊断多数并不困难,但遇到不典型病例时也可能存在相当大的难度。为解决这一临床问题,有学者提出可经心电图积分法有效鉴别两者,该方法既无创,又应用方便,而且有着较高的敏感性与特异性。

心电图积分法鉴别两者的基本根据是:ARVC 属于器质性心脏病,基础病变严重损害了右室甚至累及左室,这使多数患者心室内存在弥漫性、进行性发展的心肌脂肪化和纤维化,心肌的严重病变常引起室早、室速,而且这些室早、室速也能起源于右室流出道。但因 ARVC 患者的室早、室速出现时,其心室除极与复极异常比特发性室早、室速明显严重,具体诊断标准与机制如下。

心电图积分法中最高积分 8 分,积分>5 分时诊断为 ARVC 室性早搏、室性心动过速,<5 分时诊断为特发性室性早搏、室性心动过速,见表 8-8。

表 8-8　心电图积分法的标准与积分

项目	指标	积分
窦性心律	V₁~V₃ 导联 T 波倒置	3
室性早搏或室性心动过速	I 导联 QRS 波时限≥120 ms	2
	≥2 个导联 QRS 波有顿挫	2
	胸导联移行区位于 V₅、V₆ 导联	1

1)患者窦性心律心电图的 V_1~V_3 导联存在 T 波倒置时记 3 分,无 T 波倒置时记 0 分。窦性心律时,正常人 V_1~V_3 导联 T 波倒置十分少见,仅见于 1%~3% 的正常人。而 V_1~V_3 导联 T 波倒置则是 ARVC 患者经常存在的心电图表现。

2)I 导联室早或室速的 QRS 波时限≥120 ms,记 2 分。绝大多数特发性室早或室速起源于右室流出道的靠间隔部位,心室除极的初始向量同时向室间隔的左、右两侧扩布,这使部分向量可能相互抵消。当心室除极向量投影在 I 导联时,正负向量相互抵消后的 QRS 波时限相对较窄,QRS 波时限<120 ms。

ARVC 患者的室早、室速多数起源于右室流出道的游离壁偏前,QRS 波的初始除极向量从右指向左,又因心肌组织传导速度缓慢,结果 I 导联 QRS 波的时限较宽,QRS 波时限≥120 ms。

3)当室内存在严重而弥漫性传导障碍时,室早或室速的 QRS 波可在多个导联的 R 波升支或降支存在顿挫,其顿挫的振幅>0.05 mV,并分布在等电位线的一侧时记 2 分。

右室流出道的特发性室早、室速的起源靠近室间隔部位,激动初始沿心室肌传导,随后沿希浦系统传导并激动整个心室,因心肌不存在任何病变而传导速度快,使 QRS 波时限不增宽也无顿挫。

ARVC 患者的右室心肌常被脂肪或纤维组织替代,使心室内的传导缓慢,QRS 波初始除极时间延长、时限增宽,并在多个导联出现顿挫。此外室内传导的缓慢还能发生折返,引发恶性室性心律失常。因 ARVC 患者存在右室多部位形态与结构异常,因而能够形成多种形态的室速。

4)室早或室速的胸导联移行区位于 V_5、V_6 导联时记 1 分。ARVC 患者存在明显的右室病变、右室扩大及逆钟向转位有关,这些因素能使移行区退后而出现在 V_5、V_6 导联。

右室流出道起源的特发性室早或室速与 ARVC 伴发的室早或室速都可表现为类左束支传导阻滞图形伴下壁 II、III、aVF 导联直立高大的 R 波。但特发性室早、室速的起源多靠近室间隔,而 ARVC 的室早、室速起源多靠近游离壁,通过心电图积分法能有效鉴别,其重要的临床意义在于 ARVC 患者伴发的室速属于病理性,明确诊断后应积极给予药物治疗或植入 ICD 预防猝死。当患者同时存在心电图其他异常时,如伴有多种形态的室速,则更倾向于 ARVC 的诊断。而伴有 Epsilon 波时,诊断 ARVC 的特异性高达 100%,敏感性 20%。同时鉴别诊断时还要结合患者是否存在心功能不全等临床表现。

2. 左室流出道室性早搏　左室流出道起源的室性早搏包括主动脉根部和主动脉瓣下起源,二者在体表心电图上无法鉴别,但主动脉根部起源可进一步分为左冠窦、右冠窦和无冠窦起源,见图 8-246~图 8-248。

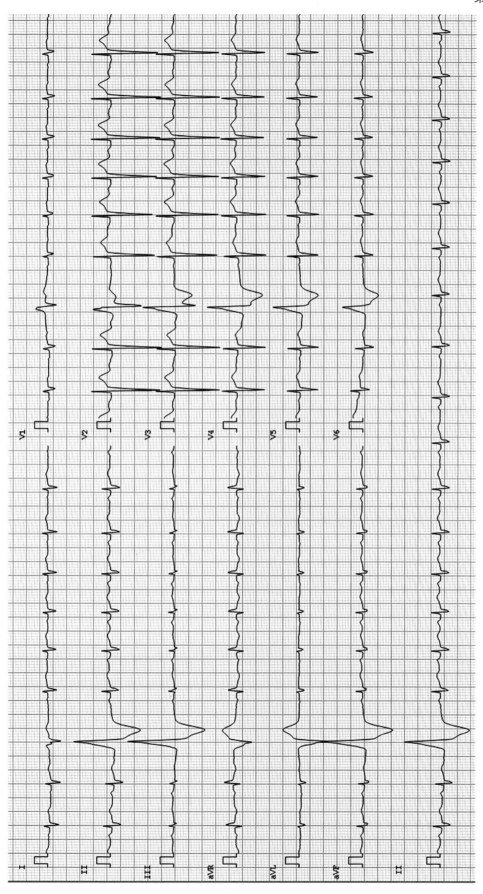

图 8-246　起源于左冠窦的室性早搏（1）

男，19 岁，第 3 个 QRS 波提前出现，其前无相关 P 波，I 导联以负向波为主，II、III、aVF 导联呈 R 型，$R_{III} > R_{II}$，即室性早搏起源于左冠窦。

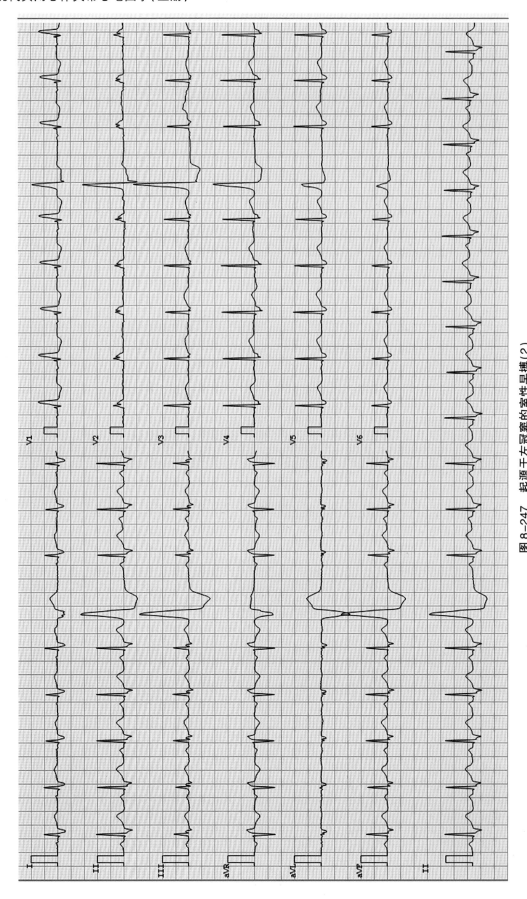

图 8-247　起源于左冠窦的室性早搏(2)

男,83 岁,第 6 个 QRS 波提前出现,其前无相关 P 波,V₁ 导联呈 Rs 型,I 导联以负向波为主,II,III,aVF 导联呈 R 型,R_III>R_II,即室性早搏起源于左冠窦。

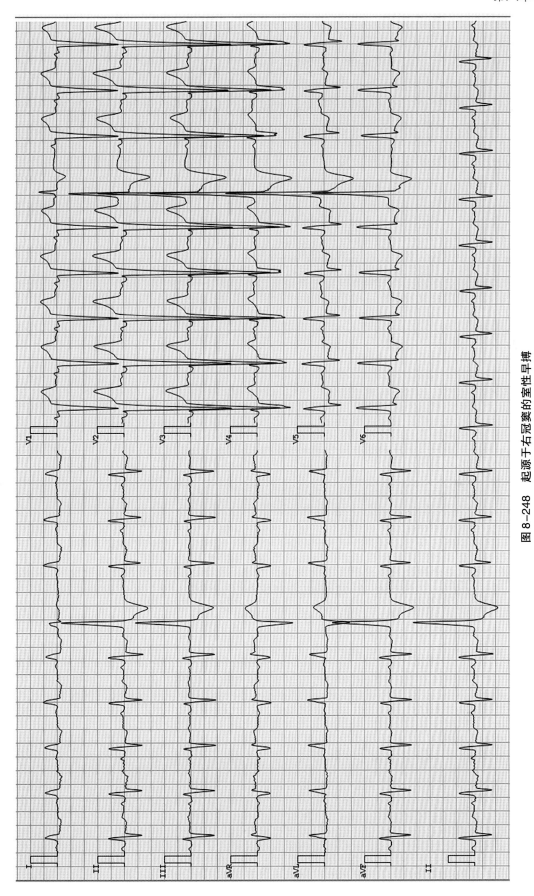

图 8-248　起源于右冠窦的室性早搏

女，84 岁，第 6 个 QRS 波提前出现，其前无相关 P 波，V_1 导联呈 R 型，Ⅰ导联呈 R 型，Ⅱ、Ⅲ、aVF 导联以正向波为主，$R_Ⅲ<R_Ⅱ$，即室性早搏起源于右冠窦。

(1)左冠窦起源 I 导联以负向波为主,且 $R_{III}>R_{II}$。

(2)右冠状窦起源 I 导联以正向波为主,且 $R_{III}<R_{II}$。

(3)无冠窦起源罕见,特点与右冠窦起源相似。

六、室性早搏的意义

(一)室性早搏的分级

1. Lown 分级 1970 年 Lown 和 1971 年 Wolf 首先提出了室性早搏的分级系统,用于评价室性早搏的预后及确定抗心律失常的效果。经过不断改进和完善,形成了近年来通用的 Lown 分级系统,即根据动态心电图结果,将室性早搏分为 6 级(0～5 级),室性早搏级别越高猝死危险性越大,见表 8-9。

表 8-9 室性早搏的 Lown 分级

分级	心电图特征
0	无室性早搏
1	偶发单个的室性早搏,<30 次/h
2	频发单个的室性早搏,≥30 次/h
3	频发多形性室性早搏
4A	连续成对的室性早搏
4B	≥3 次连续的室性早搏
5	R-on-T(R-V/QT<1.0)

常可依据动态心电图资料对患者室性早搏作出详细的 Lown 分级,若描述 0^3、1^4、2^6_{680}、3^6_3、$4A^4_2$、$4B^2_{4～7}$、5^1_3。

0 级:在 3 h 期间呈 0 级。

1 级:在 4 h 期间呈 1 级。

2 级:在 6 h 期间呈 2 级,室性早搏总数 680 个。

3 级:在 6 h 期间呈 3 级,在每小时内发生多形性室性早搏的频率最多为 3 次。

4A 级:在 4 h 期间呈 4A 级,最大频率为每小时 2 次。

4B 级:在 2 h 期间呈 4B,有 4 次室性心动过速发作,每次最多为 7 次搏动。

5 级:在 1 h 期间 R-on-T 现象发生 3 次。

2. 意义 较客观地定量分析患者治疗前后室性早搏的情况,用来评估治疗的效果。

(1)近年研究表明,Lown 分级的高级别室性早搏不一定是病理性,也见于一些健康人。

(2)0～2 级仅反映室性早搏的数量,并没有体现室性早搏的性质;3～5 级仅反映性质的改变,又缺乏数量的改变。

(3)未考虑室性早搏形态的特征,心肌病变而引起室性早搏的形态改变。

(4)未考虑室性早搏的发生机制,环行折返和异位自律性增强的室性早搏其预后可能不同。

尽管存在争议,但分级系统对急性心肌梗死室性早搏危险性的评估仍具有一定的实用价值。

(二)室早指数

室性指数是 QR 与 QT 比值。QR 是室性早搏的 QRS 波起点与其前的正常 QRS 波起点的时距,即是室性早搏的联律间期。QT 间期是正常 QRS 波的 QT 间期。若 QR/QT<1,室性早搏有可能

落在其前心搏的 T 波上;当室早指数为 0.60~0.85 时,室性早搏落入易损区诱发心室颤动的可能性大,属高危性或恶性室性早搏。

(三)易损指数

易损指数=基础心搏的 QT 间期×(前一心动周期 RR/联律间期 RR),是判定室性早搏性质和预后的指标。易损指数为 1.1~1.4 易发生室性心动过速,>1.4 易发生心室颤动。

(四)功能性与器质性室性早搏

1. 功能性室性早搏 临床常见,多发于青年人,可能存在自主神经功能的异常,无须治疗。发生时常伴交感神经兴奋性增高或存在交感兴奋的诱因;抗心律失常药物疗效差;不伴房室或室内阻滞、左心室肥厚等异常心电图改变;室性早搏的 QRS 波振幅高而时限窄,相反病理性室性早搏的形态常是"胖而矮",即 QRS 波又宽又低。

2. 器质性室性早搏 伴器质性心脏病患者的室性早搏。病毒性或风湿性心肌炎可引起青年人病理性室性早搏;冠心病、高血压、心力衰竭引起老年人病理性室性早搏。即使病理性室性早搏数量较多且伴有症状,也不抗心律失常药物治疗,而是针对病因治疗。

(五)对室性早搏的评价和预后评估

室性早搏的临床意义取决于基础心脏的类型和严重程度。室性早搏最常见,单用上述方法判定,有其局限性,大多数学者主张从多个方面进行综合判断。患者如无器质性心脏病,室性早搏不影响健康和寿命,不必进行药物治疗。患者如有相应的临床症状时,应做运动试验和动态心电图检查,而在急性心肌梗死、心肌病、心肌炎、风心病、高血压心脏病及各种原因造成的心力衰竭等导致的室性早搏,都会引起严重后果。

因此当发生室性早搏时首先应分析引起室性早搏的原因,结合临床表现及辅助检查结果,综合正确评估室性早搏。

第七节 窦性心律震荡

窦性心律震荡(heart rate turbulence,HRT)是一次有代偿间期的室性早搏后出现的窦性心律先加速后减速的现象,同时反映了窦房结的双向变时功能,是评估体内自主神经调节功能稳定的新技术。

1909 年 Erlanger 和 Blackman 在受试的动物体发现,一次室性搏动可引起其后的窦性心律的频率短暂加速,称其为室相性窦性心律不齐。1914 年,Hecht 首次报告 1 例阿-斯综合征患儿存在室相性窦性心律不齐,该现象多见于二度、高度或三度房室阻滞时,含有 QRS 波的窦性 PP 间期短于不含 QRS 波的窦性 PP 间期。室相性窦性心律不齐也可见于室性早搏或交界性早搏后,心电图表现为含有室性早搏或交界性早搏的窦性 PP 间期短于不含上述早搏的窦性心律间期。近年发现植入 VVI 起搏器的患者中也存在室相性窦性心律不齐现象。目前已将室相性窦性心律不齐、神经性窦性心律不齐、窦性节律重整后的窦性心律不齐并列为继发性窦性心律不齐的 3 种常见原因。随后将单次或多次室性心搏、心室起搏、交界性心律使窦性心律加速的现象称为钩拢现象,钩拢现象最早由 Segers 在实验的蛙心上观察到,随后在人体也观察到室性或其他共存的心律对窦性心律的正性频率干扰作用。

近年的研究表明,一次室性早搏对窦性心律不仅有加速作用,还可表现为加速及减速的多重作用,这种多重作用曾经称为窦性心律的涨落现象。德国及英国学者对室性早搏后窦性心律的双向变时性变化进行了深入研究,认为这是一项心肌梗死后猝死高危患者可靠的检测方法,有关窦性心律震荡现象或窦性心律震荡检测的论文于 1999 年首次在著名的《柳叶刀》(Lancet)杂志上发表。

窦性心律震荡现象是 1999 年由 Schmidt 提出的一项心肌梗死后猝死高危患者的检测方法。在心肌梗死低危组患者中，几乎都存在着正常窦性心律震荡现象，而缺乏窦性心律震荡现象的患者，死亡的危险度明显增加。

窦性心律震荡检测技术逐步进入动态心电图检查，但要求必须有一定数量不呈联律式的室性早搏，否则此项检测有一定局限性。《窦性心律震荡临床应用中国专家共识（2019）》详细地阐述了其检测方法及临床应用价值。

一、发生机制

HRT 通过研究一次室性早搏后出现的窦性心律先加速后减速的现象，判断体内自主神经系统功能的稳定性，进而预测心源性猝死危险性。

窦性心律震荡现象的发生机制也不完全清楚。HRT 的发生机制目前普遍认为与室性早搏的直接作用、压力感受器反射、自主神经紧张性变化有关。

1. 室性早搏的直接作用　室性早搏可引起两种一过性影响及作用，一是动脉内血压的变化，二是室性早搏的机械性牵张作用。室性早搏后动脉血压短暂的变化表现为动脉血压的下降，这是因为室性早搏提前发生，心室收缩时室内充盈量下降，并使心搏量锐减，而室性早搏代偿期后第一个窦性周期的动脉血压将上升，这是因为室性早搏的代偿间期长，心室的充盈期长，舒张末压高，根据 Starling 定律，其后的心搏出量也会增加，并使动脉血压上升。上述动脉血压的变化一定会影响窦房结中央动脉。窦房结中央动脉位于窦房结的中央，供血的动脉与被供血的器官之间的比例在窦房结很特殊，窦房结动脉相对粗大，窦房结体积相对小，因此认为窦房结动脉除了为窦房结供血外，对窦房结的自律性也有作用，窦房结动脉内的压力及变化可以牵拉窦房结内的胶原纤维网，对窦房结自律性细胞的放电频率产生重要影响，室性早搏后动脉血压的下降，可使窦房结中央动脉的压力下降，可对其自律性产生直接的正性频率作用，而随后的动脉压升高，也能引起相反的负性频率作用。室性早搏除了经动脉压力的变化直接作用于窦房结外，其收缩时的机械牵张力对心房肌及窦房结区域也能发生直接作用，提高其自律性。

室性早搏对窦性心律的直接影响还可能是其一过性增加窦房结的血液供应，提高其自律性的结果。应当指出，室性早搏可能经逆向传导后激动心房，这时窦房结自律性的作用并不重要。

2. 室性早搏的反射性作用　除直接作用外，室性早搏引起的动脉血压变化，还可通过对压力感受器的影响、通过压力反射的间接作用影响窦房结，使其节律发生明显改变。也就是说，室性早搏后动脉血压的下降可引起颈动脉窦、主动脉弓及其他大动脉外膜下的压力感受器兴奋（抑制性），压力感受器的兴奋经传入神经到达延髓，引起迷走中枢的兴奋性抑制，交感中枢的兴奋性增高，进而使心脏交感神经的兴奋性增高，心迷走神经的兴奋性下降，使窦性心律暂时增加。上述动脉血压的降低与升高可转变为自主神经中枢兴奋性的变化，并反射性引起窦性心律的变化过程称为压力反射。压力反射与心率的关系呈双向性，即压力反射能够影响心率，同时心律失常也能引起压力反射，当心律失常影响了血压则会发生压力反射。

二、检测方法

（一）一次室性早搏对随后的窦性心律存在两种不同的作用

（1）一种是特征性的窦性心律双向涨落式的变化，即室性早搏后，窦性心律先加速，随后减速，这种典型的双向涨落式的变化称为窦性心律震荡现象，见于正常人及心肌梗死后猝死的低危患者，见图 8-249、图 8-250。

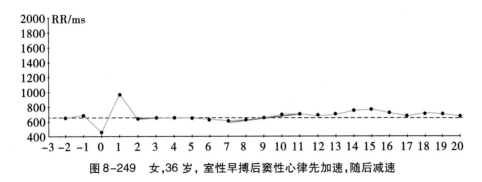

图 8-249　女,36 岁,室性早搏后窦性心律先加速,随后减速

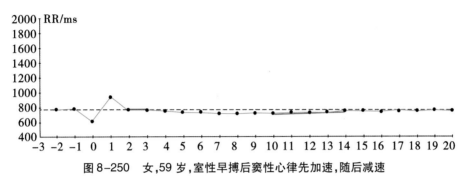

图 8-250　女,59 岁,室性早搏后窦性心律先加速,随后减速

(2)一种是室性早搏后窦性心律震荡现象较弱或消失,见于心肌梗死后猝死的高危患者,表现为室性早搏前后窦性心律的 RR 间期无明显变化,见图 8-251。

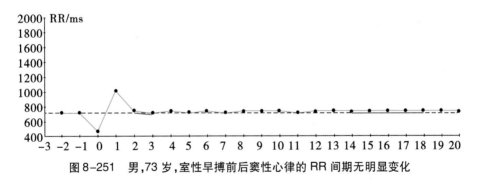

图 8-251　男,73 岁,室性早搏前后窦性心律的 RR 间期无明显变化

(二)窦性心律震荡检测要求

(1)选择单次室性早搏,排除成对室性早搏,同时要求室性早搏前 3 个和其后 20 个心搏必须是窦性心律。

(2)300 ms≤窦性 RR 间期≤2 000 ms。

(3)相邻两个窦性 RR 间期之差≤200 ms。

(4)窦性 RR 间期改变≤20%。

(5)最短联律间期>20%,代偿间期超过正常窦性周期 20%的室性早搏。

(三)观察指标

HRT 观察指标包括震荡初始(turbulence onset,TO)、震荡斜率(turbulence slope,TS)和动态心率震荡(turbulence dynamicity,TD)。

1.震荡初始　震荡初始表现室性早搏后的窦性心律出现加速,通过室性早搏代偿间期后的前

2个窦性RR间期的均值,减去室性早搏联律间期前的2个窦性RR间期的均值,两者之差再除以后者,所得结果称为TO,计算公式TO=〔(RR1+RR2)−(RR−1+RR−2)〕/(RR−1+RR−2)。

(1)1次室性早搏可以计算出1次TO值,当同一位患者心电图或动态心电图有数次室性早搏,则可计算出多次TO值及平均值。平均值代表患者室性早搏后初始阶段窦性心律的变化。

(2)引起窦性心律变化的触发因素是室性早搏,而不是人工伪差、T波或其他相似因素。

(3)室性早搏的前后一定是窦性心律,而不是心律失常、人工伪差、QRS波的错误分类等。

(4)结果判断:TO的中性值为0,TO<0时正常,表示室性早搏后初始窦性心律加速;当TO≥0时异常,表示室性早搏后初始窦性心律频率无加速,见图8-252、图8-253。

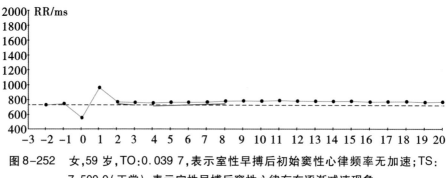

图8-252　女,59岁,TO:0.039 7,表示室性早搏后初始窦性心律频率无加速;TS:7.500 0(正常),表示室性早搏后窦性心律存在逐渐减速现象

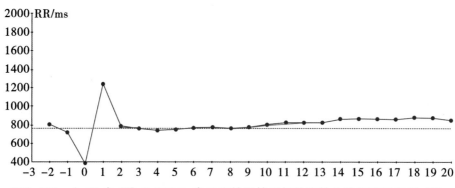

图8-253　女,55岁,TO:0.016 3,表示室性早搏后初始窦性心律频率无加速;TS:17.000 0(正常),表示室性早搏后窦性心律存在逐渐减速现象

2.震荡斜率　TS是定量分析室性早搏后是否存在窦性心律频率减速现象,先测量室性早搏代偿间期后的前20个窦性心律RR间期值,并以RR间期值为纵坐标,RR间期的序号为横坐标,绘制RR间期值分布图,再用任意连续5个序号的窦性心律RR间期值计算并做出回归线,其中正向的最大斜率为TS的结果,见图8-254～图8-257。

TS值以每个RR间期的毫秒变化值表示,TS的中性值为2.5 ms/RR间期,当TS>2.5 ms/RR间期时正常,表示室性早搏后窦性心律存在逐渐减速现象;当TS<2.5 ms/RR间期时异常,表示室性早搏后窦性心律不存在减速。

与TO相同,患者存在多次室性早搏,紧跟其后的20个窦性心律的RR间期值也会不同,因此,需求得均值后再做出回归线。用这种方法得出的回归线上任何一点都表示多个室性早搏后该序号的窦性心律RR间期的平均值,见图8-258～图8-260。

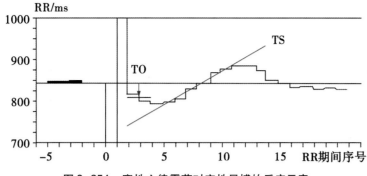

图8-254 窦性心律震荡对室性早搏的反应示意

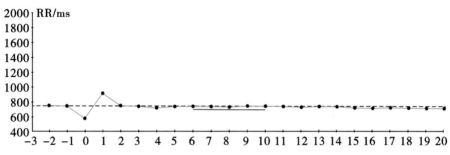

图8-255 女,59岁,TO:-0.010 1(正常),表示室性早搏后初始窦性心律加速;TS:2.000 0(异常),表示室性早搏后窦性心律频率不存在减速

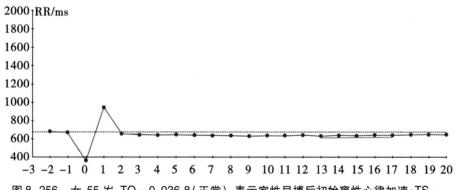

图8-256 女,55岁,TO:-0.036 8(正常),表示室性早搏后初始窦性心律加速;TS:2.500 0(异常),表示室性早搏后窦性心律频率不存在减速

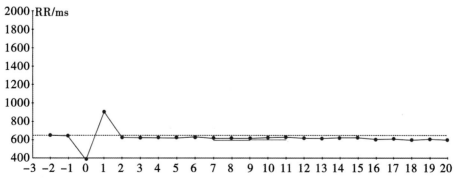

图8-257 男,54岁,TO:-0.030 9(正常),表示室性早搏后初始窦性心律加速;TS:2.500 0(异常),表示室性早搏后窦性心律频率不存在减速

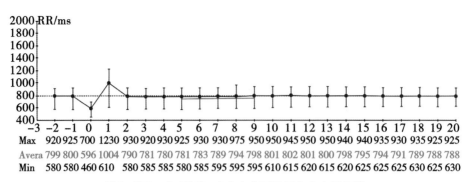

图 8-258　女,59 岁,动态心电图显示多次室性早搏

　　紧跟其后的 20 个窦性心律的 RR 间期值也不同,求得均值后做出回归线。用这种方法得出的回归线上任何一点都表示多个室性早搏后该序号的窦性心律 RR 间期的平均值

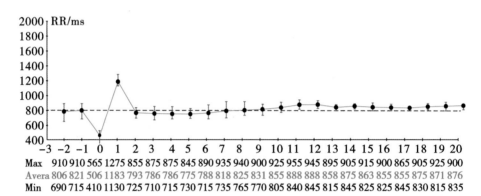

图 8-259　女,26 岁,动态心电图显示多次室性早搏

　　紧跟其后的 20 个窦性心律的 RR 间期值也不同,求得均值后做出回归线。用这种方法得出的回归线上任何一点都表示多个室性早搏后该序号的窦性心律 RR 间期的平均值

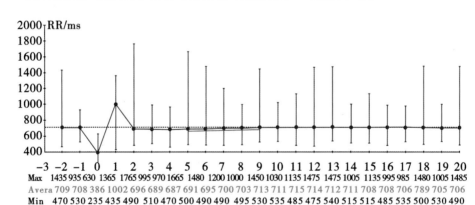

图 8-260　男,54 岁,动态心电图显示多次室性早搏

　　紧跟其后的 20 个窦性心律的 RR 间期值也不同,求得均值后做出回归线。用这种方法得出的回归线上任何一点都表示多个室性早搏后该序号的窦性心律 RR 间期的平均值

　　3. 动态心率震荡　　TD 是震荡斜率 TS 随心率变化而变化的程度,反映 TS 与室性早搏前心率的关系;$TD = TS/HR$,$TD > -0.42$ ms/RR 间期患者生存率明显降低。

三、临床意义

HRT 是健康心脏对室性早搏的正常反应,其正常存在者说明自主神经调节功能属正常,消失者则提示体内交感神经存在过度兴奋,作用占优势,严重者可导致恶性室性心律失常的发生及猝死,需及早给予干预治疗,防止交感神经的过度兴奋给人体带来危害。

第九章 逸搏与逸搏心律

第一节 概 述

当高位起搏点病变或受抑制而出现停搏或节律明显减慢(如窦性心动过缓),或因窦房或房室阻滞等传导障碍而激动传导中断,或早搏后的代偿间期等其他原因造成的长间歇,作为一种保护性措施,低位起搏点发出的 1~2 次异位激动称为逸搏。逸搏连续发生 ≥3 次时称逸搏心律。逸搏与逸搏心律是一种被动性异位心搏、心律,自律性强度属 2 级。

出现 1~2 次具有过缓的逸搏心律特点的心搏,其自律性强度属 1 级,此时低位起搏点发放激动的频率慢于其固有的频率。当逸搏心律的频率慢于其本身固有频率时称为过缓的逸搏心律,其自律性强度属 1 级。

一、发生机制与分类

1. 发生机制　心脏的四大类起搏点本身都存在固有频率,其中窦房结舒张期除极最快,4 相上升坡度最陡,自律性最高。在没有保护机制的作用下,通过频率抑制作用使窦房结占据优势地位,而形成单一的窦性心律。窦性心律的存在实际上是窦房结对低频起搏点的一系列节律重整。当窦房结等其他高频起搏点的激动因心动过缓、停搏、传出阻滞、二度或三度房室阻滞等下行性传导阻滞而未能抵达低频起搏点,低频起搏点的潜在激动得以成熟而变为有效激动,形成逸搏或逸搏心律。

2. 分类　按异位起搏点起源部位分为房性、交界性、室性及旁道性逸搏 4 类,其中交界性最常见,其次是室性,而房性少见。近年也有学者提出窦性逸搏、逸搏心律,实际上正常频率范围内的窦性心搏、心律就是窦性逸搏、逸搏心律。

二、逸搏及逸搏心律的心电图特征

1. 延迟出现　一般继发于停搏、节律明显减慢、传导障碍、早搏后间期以及其他原因造成的长间期后出现,见图 9-1~图 9-8。

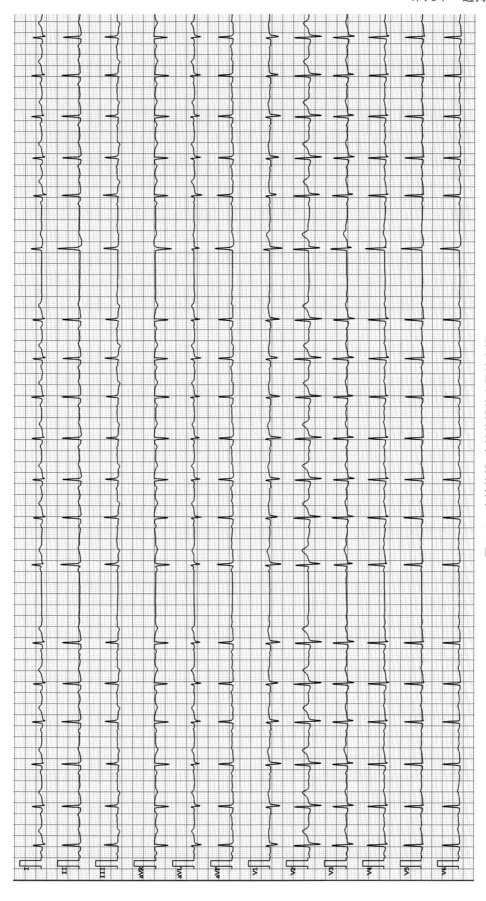

图 9-1　窦性停搏、房性停搏伴交界性逸搏

女,51 岁,发生于窦性停搏伴房性停搏时的交界性逸搏,第 7、14 个 QRS 波延迟出现,即窦性停搏、房性停搏伴交界性逸搏。

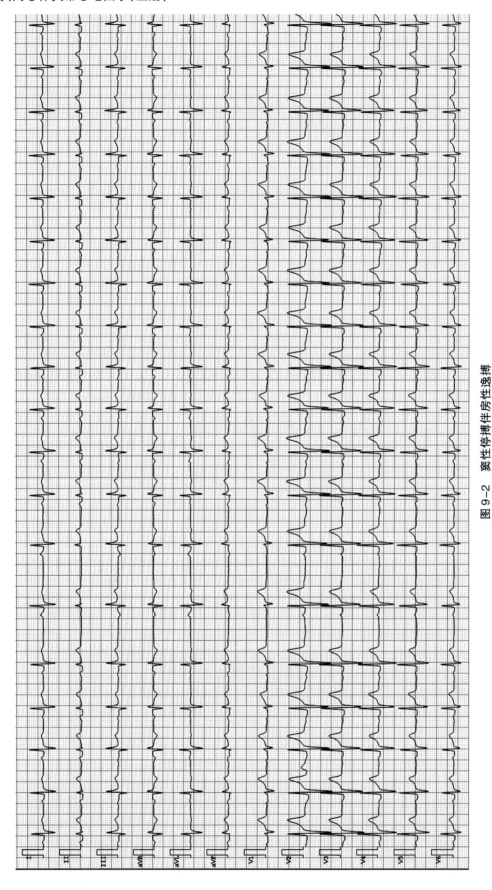

图 9-2 窦性停搏伴房性逸搏

男,45 岁,第 1~5,8~19 个 P-QRS-T 波群为窦性心搏,第 6,7 个 P-QRS-T 波群延迟出现,P 波形态异于窦性,即窦性停搏伴房性逸搏。

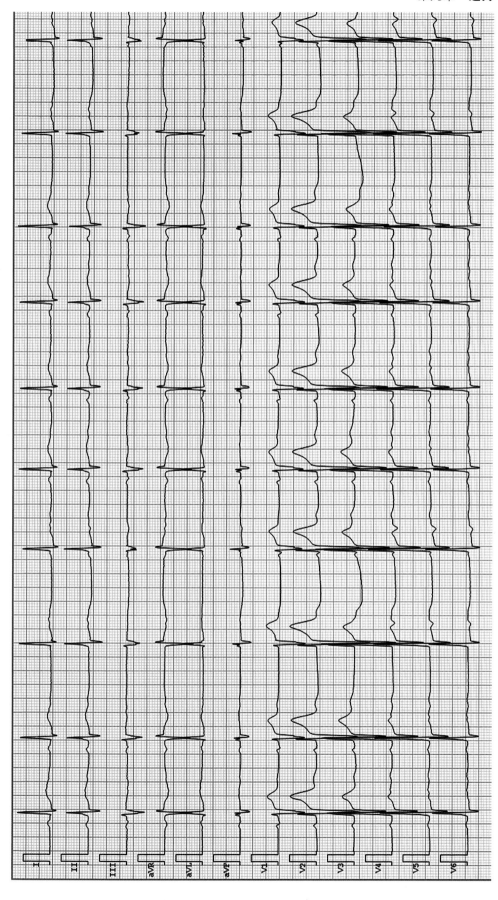

图 9-3 窦性心动过缓伴不齐时的交界性逸搏

男,69 岁,发生于窦性心动过缓伴不齐时的交界性逸搏,第 3、4、9、10 个 QRS 波延迟出现,前间期 1.36 s,即窦性心动过缓伴不齐时的交界性逸搏。

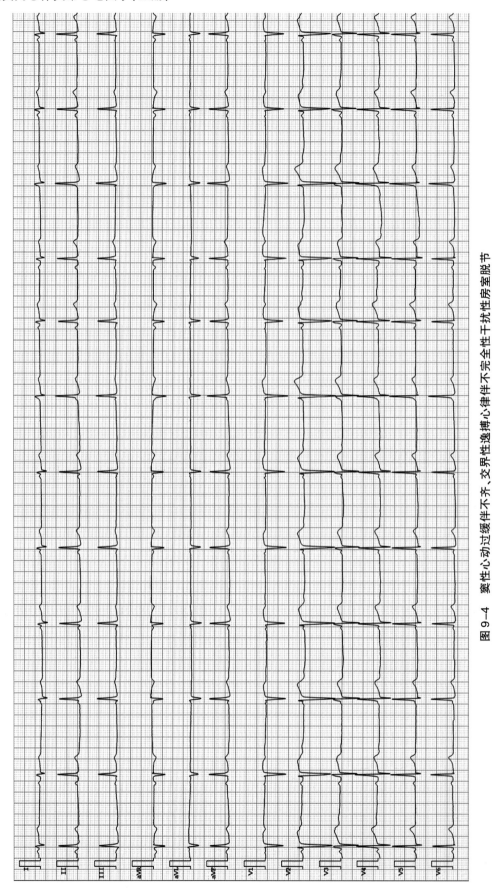

图 9-4 窦性心动过缓伴不齐、交界性逸搏心律伴不完全性干扰性房室脱节

女，32 岁，R₈R₉间期<其他 RR 间期(1.38 s)，其前有相关心房波，即窦性逸搏心律伴不完全性干扰性房室脱节。

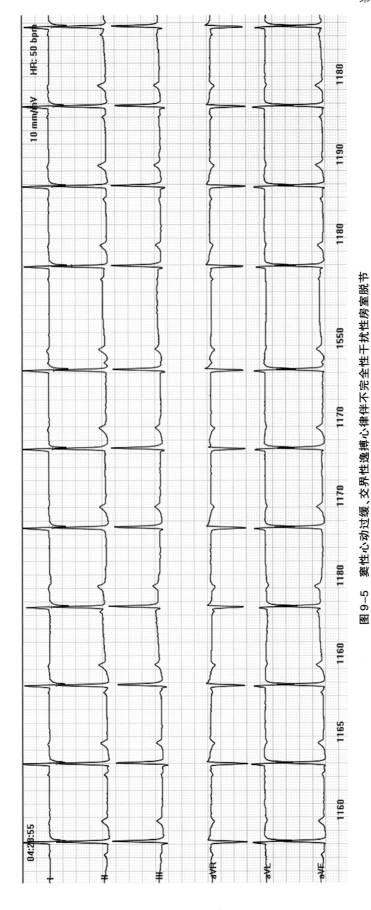

图 9-5　窦性心动过缓、交界性逸搏心律伴不完全性干扰性房室脱节

动态心电图片段，发生于窦性心动过缓时的交界性逸搏心律，第 1、8、9 个为窦性逸搏心律，窦性 P 波呈室上性，窦性 P 波位于其前、中、后，间期 1.16～1.18 s，为窦性心动过缓，交界性逸搏心律伴不完全性干扰性房室脱节。

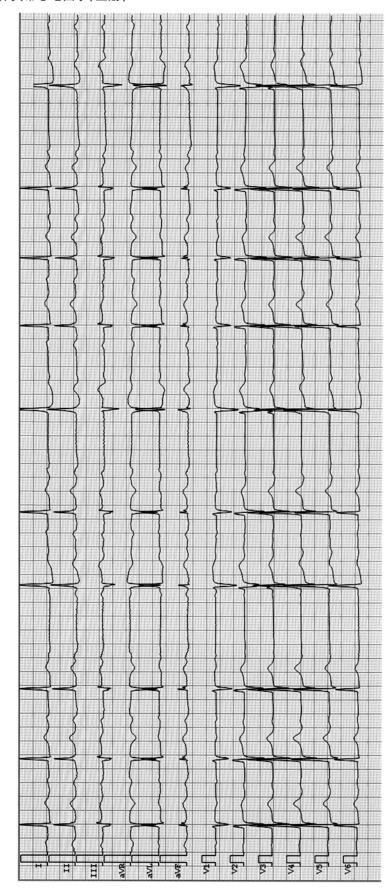

图 9-6 二度 I 型房室阻滞伴交界性逸搏

女,80 岁,第 4、6、10 个 QRS 波延迟出现,形态类似于窦性心搏下传的 QRS 波,前间期有 1 个窦性 P 波未下传心室,即二度 I 型房室阻滞伴交界性逸搏。此间期中均有 1 个窦性 P 波未下传心室,即二度 I 型房室阻滞伴交界性逸搏。前间期 1.48 s,

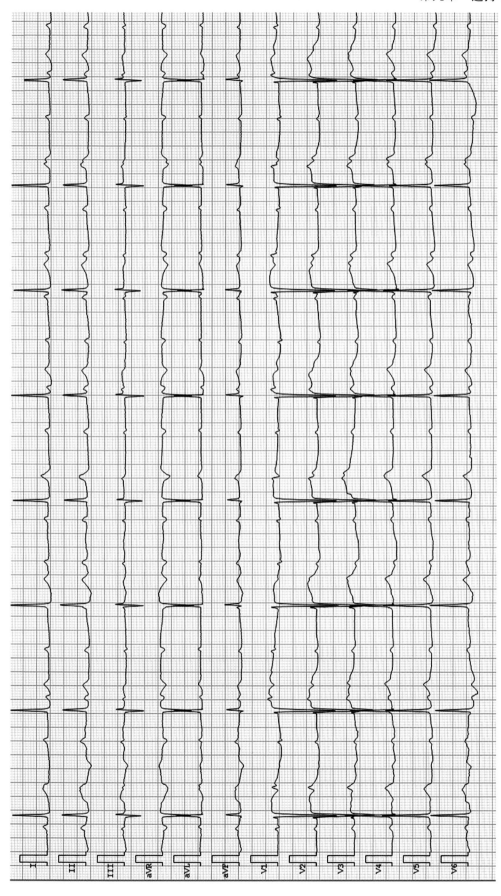

图 9-7　窦性心律、过缓的交界性逸搏心律伴三度房室阻滞

女, 72 岁, 窦性 P 波规律出现, 频率 94 次/min, 窄 QRS 波规律出现, 频率 39 次/min, 即窦性心律、过缓的交界性逸搏心律伴三度房室阻滞。

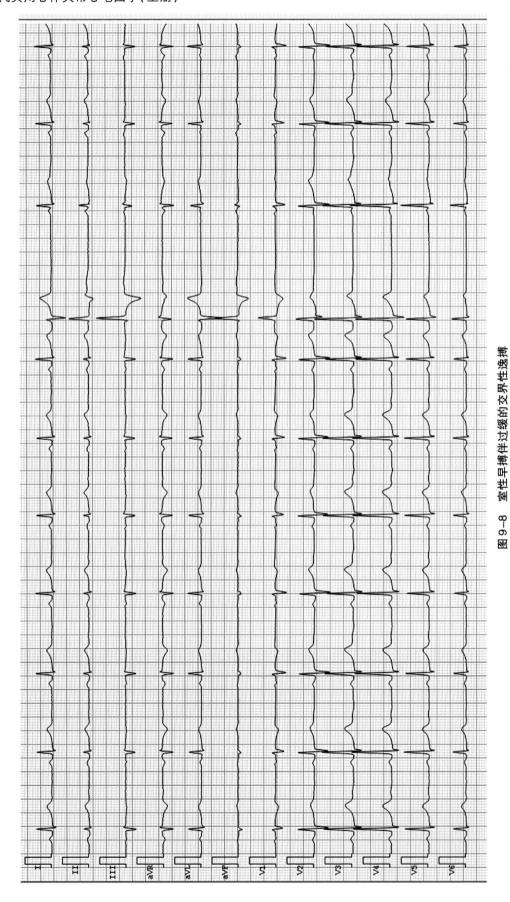

图 9-8　室性早搏伴过缓的交界性逸搏

女，65 岁，第 8 个 QRS 波提前出现，宽大畸形，其前无相关的 P 波，第 9 个 QRS 波延迟出现，前间期 1.64 s，即室性早搏伴过缓的交界性逸搏。

2.逸搏前间期固定　起源于同一起搏点的逸搏,其逸搏前间期多固定,差值常不超过0.08 s。这一特点有助于发现散在逸搏,特别是在复杂心律失常中,如心房颤动时由于RR间期绝对不等,只有依据逸搏前间期固定来寻找散在的交界逸搏,见图9-9～图9-14。

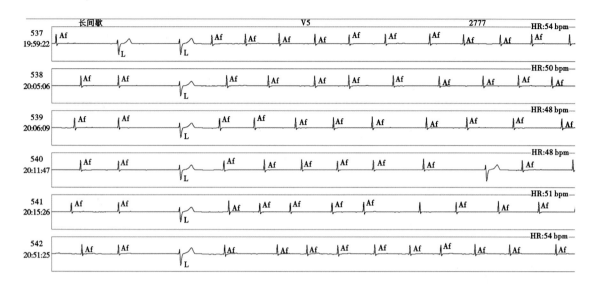

图9-9　室性逸搏(1)

女,69岁,动态心电图片段,心房颤动,逸搏前间期固定,Ⅱ导联长间歇趋势图显示宽QRS波延迟出现,其形态异于同导联心房颤动下传的QRS波,其前间期相等,即室性逸搏。

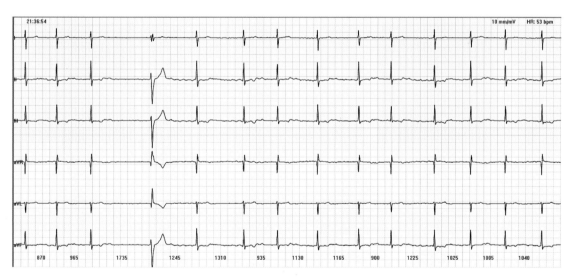

图9-10　室性逸搏(2)

与图9-9为同一患者动态心电图片段,心房颤动,逸搏前间期固定,宽QRS波延迟出现,其形态异于同导联心房颤动下传的QRS波,前间期1.735 s,即室性逸搏。

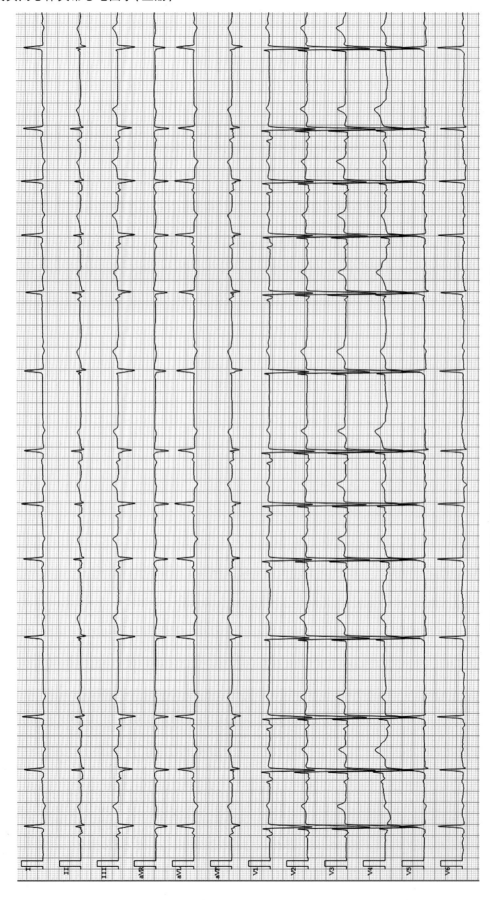

图 9-11 窦性停搏、房性停搏、交界性停搏伴非时相性室内差异性传导

女,64 岁,逸搏前间期固定,窦性心律,第 4、8、9、13 个 QRS 波延迟出现,前间期均为 1.44 s,QRS 波稍畸形,即窦性停搏、房性停搏、交界性停搏伴非时相性室内差异性传导。

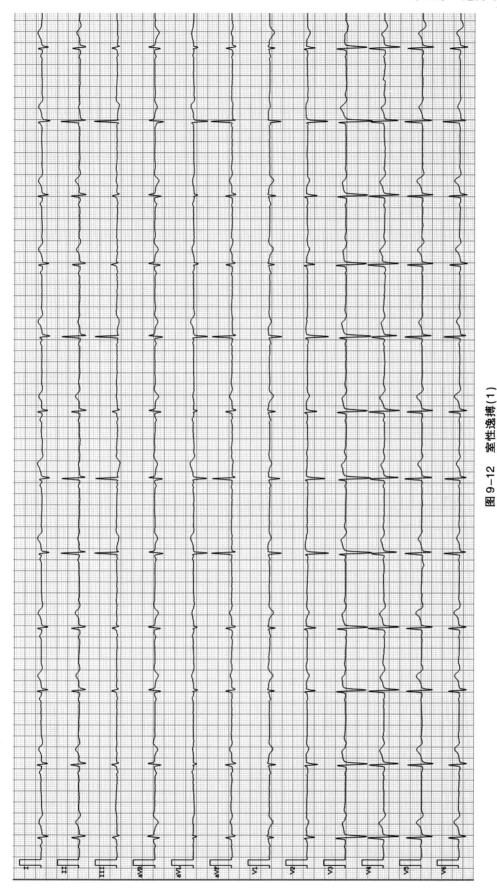

图 9-12　室性逸搏（1）

女，28 岁，第 5、6、8、11 个 QRS 波延迟出现，形态异于室上性 QRS 波并略有不同，其中第 5、8、11 个前间期为 1.36 s，PR 间期不等，即室性逸搏。

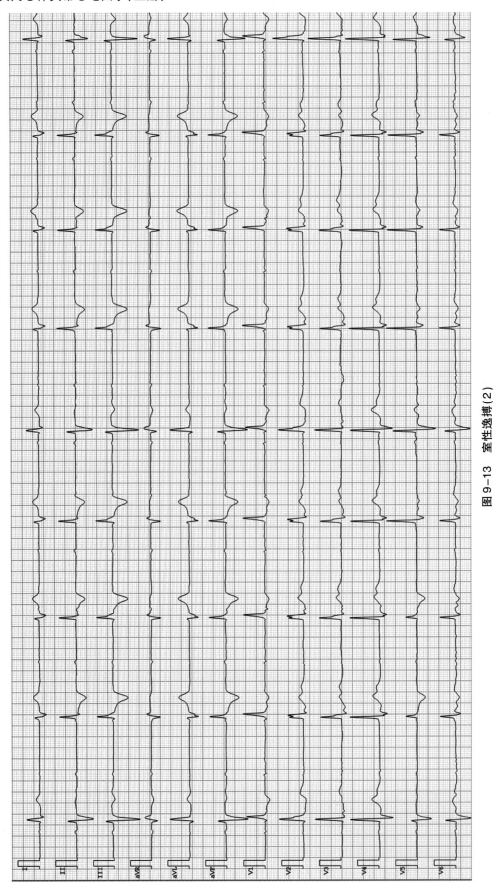

图 9-13　室性逸搏(2)

男,73 岁,第 1,5,9 个心搏为窦性,第 2~4,6~8 个 QRS 波形态异于窦上性 QRS 波,其中第 2,6 个延迟出现,其前间期为 1.88 s,即室性逸搏。

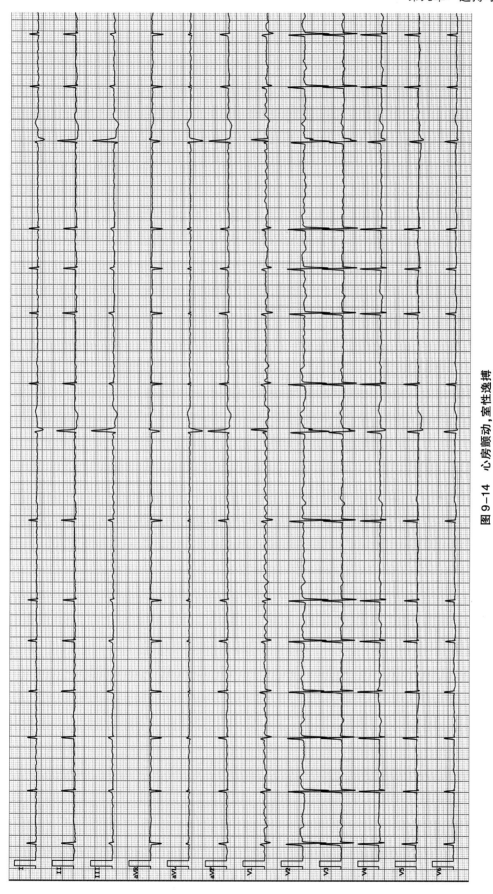

图9-14　心房颤动，室性逸搏

男，75岁，心房颤动，第8，13个QRS波延迟出现，形态异于室上性QRS波，其前间期为1.6 s，即室性逸搏。

3.节律规整　逸搏起搏点自律性受自主神经影响相对较小,常较窦房结自律性更稳定,心电图表现为逸搏间期规整。

4.无保护性传入阻滞　逸搏或逸搏心律的存在是逸搏起搏点暂时不受窦房结或其他高频起搏点的频率抑制而并非具有传入阻滞的保护作用,一旦高频起搏点的自律性和传导性恢复,逸搏或逸搏心律立刻消失。此即逸搏心律与并行心律的不同之处。

5.旁道性逸搏　旁道性逸搏是指发生于旁道内的逸搏。心电图表现为可有或无逆行 P 波,若有逆行 P 波,PR 间期<0.12 s,有固定的逸搏周期。

三、临床意义

逸搏与逸搏心律属于缓慢性心律失常,当逸搏或逸搏心律发生时不应只满足其本身的诊断,必须明确其继发出现的原因,应结合心电图特征与临床情况判断其意义。

(1)生理性保护作用,逸搏与逸搏心律的出现避免了心搏停止所造成对人体的危害。

(2)继发的被动性心律,临床应根据心电图诊断寻找逸搏发生的原因。

(3)逸搏或逸搏心律的出现常使心电图变得复杂化,有时会带来诊断困难。

(4)既往认为窦房结病变常常累及心房并波及房性起搏点,故房性逸搏或逸搏心律较少发生,近年发现其并不比交界性、室性逸搏或逸搏心律少见,甚至部分正常人也可出现房性逸搏心律,此多与心脏自主神经张力变化有关。

(5)逸搏起搏点的位置越低、频率越慢、持续时间越久,造成的血流动力学影响越大。室性逸搏心律多出现在高血钾、奎尼丁中毒、完全性房室阻滞或临终期,预后差,见图9-15～图9-24。

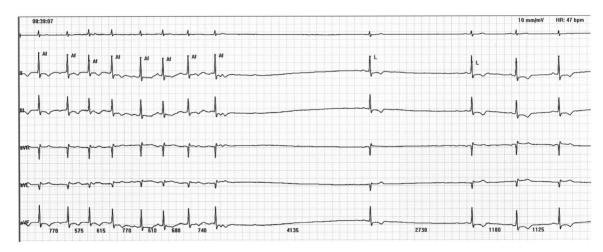

图9-15　全心停搏(1)

女,74岁,动态心电图片段,心房颤动终止时出现4.135 s的长 RR 间期,其内无窦性、房性、交界性和室性心搏,即全心停搏。

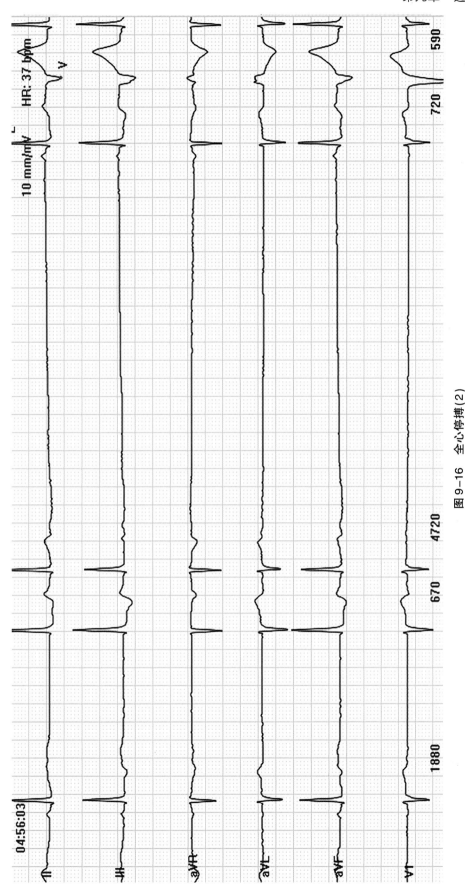

图 9-16 全心停搏（2）

动态心电图片段，第 2 个 QRS 波群为过缓的交界性逸搏，第 3 个 QRS 波群为心室夺获，其后可见房性早搏未下传引起 4.72 s 的长 RR 间期，其内无窦性、房性、交界性和室性出现，即全心停搏，前面过缓的交界性逸搏避免了一次长时间的心脏停搏。

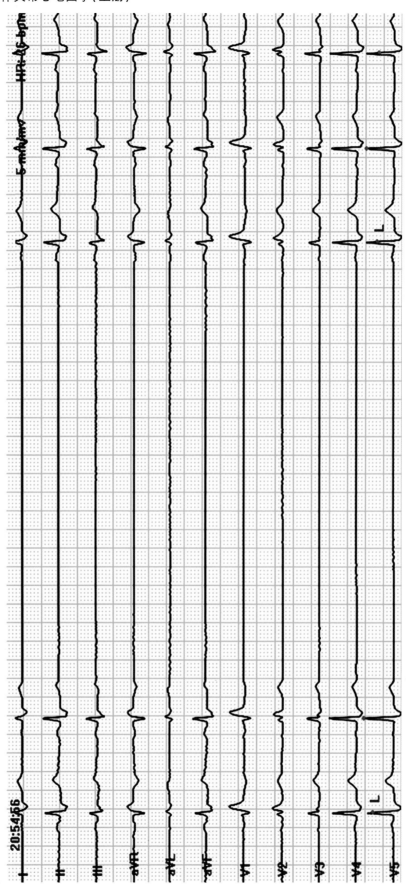

图 9-17 高度窦房阻滞合并房性停搏及心室停搏

动态心电图片段,窦性心律,完全性右束支阻滞,第 2 个 QRS 波后出现 5.1 s 的长 PP 间期,其间无任何心搏,长 PP 间期是窦性 PP 间期的 5 倍,即高度窦房阻滞合并房性停搏及心室停搏。

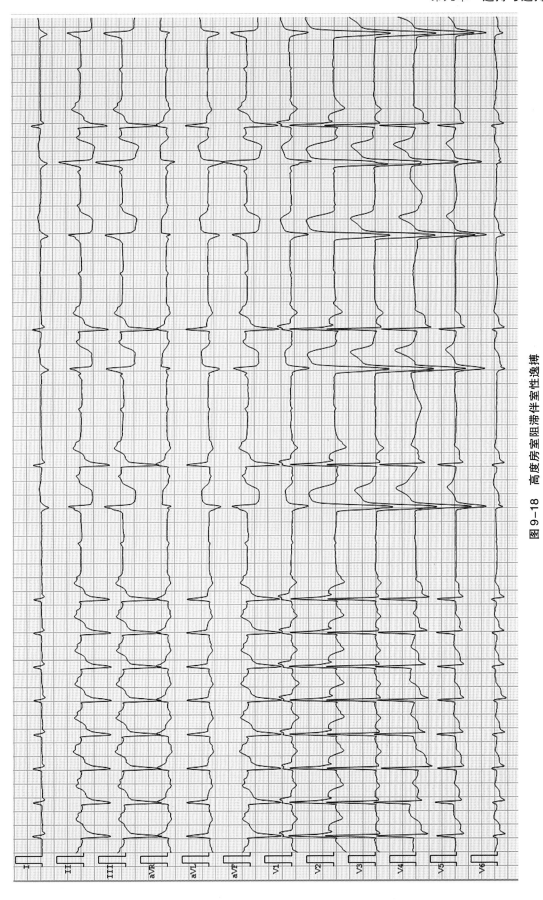

图9-18 高度房室阻滞伴室性逸搏

男，36岁，加速的室性逸搏心律出现，窦性心律，第8个QRS波后出现1 310 ms的RR间期，其间窦性P波规律出现，连续2个窦性P波后未继以QRS波，即高度房室阻滞伴室性逸搏。

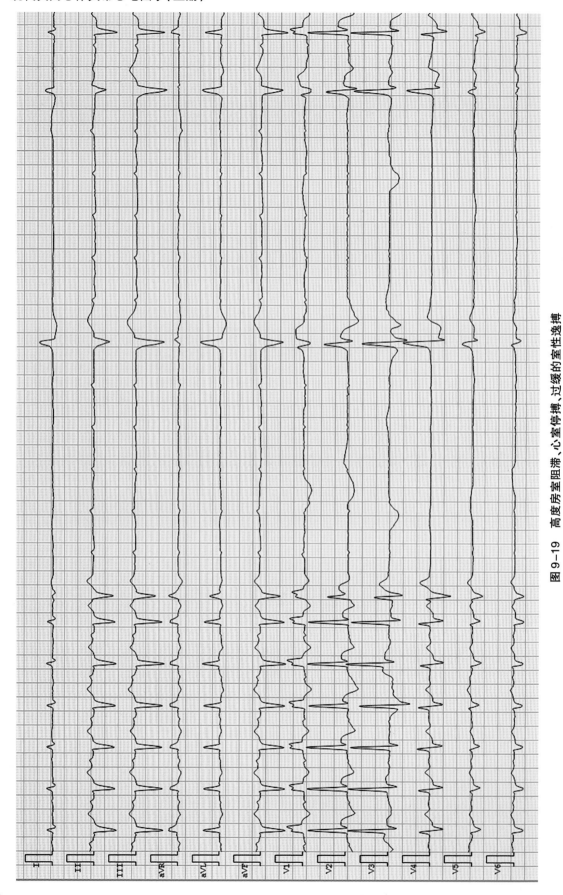

图 9-19　高度房室阻滞、心室停搏、过缓的室性逸搏

与图 9-18 为同一患者，第 7 个 QRS 波后连续出现两次 3.57 s 的长 RR 间期，其间窦性 P 波规律以 P 波继以 QRS 波，即高度房室阻滞、心室停搏、过缓的室性逸搏。

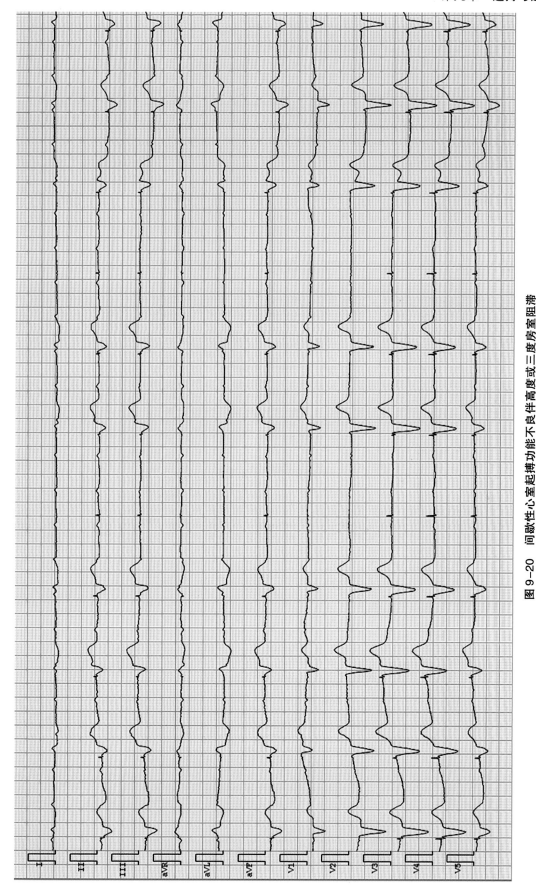

图 9-20 间歇性心室起搏功能不良伴高度或三度房室阻滞

男，87 岁，VVI 起搏器植入术后，基础起搏频率 60 次/min，可见两个 2.0 s 的长 VV 间期，其间窦性 P 波规律出现，无交界性或室性逸搏，心室起搏脉冲出现后失夺获，即间歇性心室起搏功能不良伴高度或三度房室阻滞。

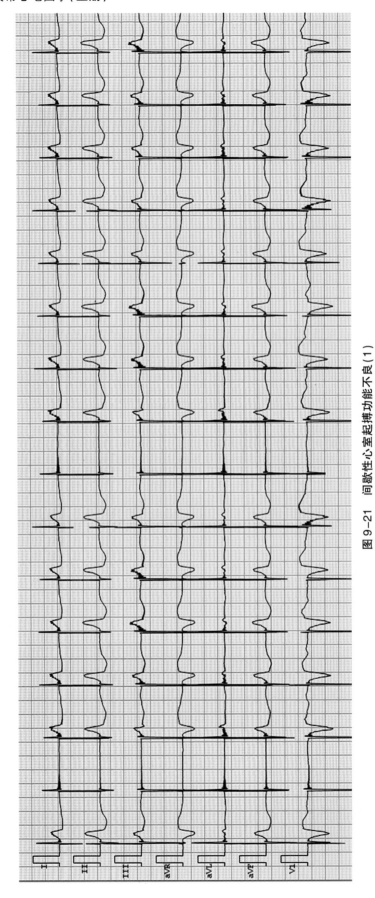

图 9-21　间歇性心室起搏功能不良(1)

女,64岁,临时 VVI 起搏器植入术后,基础起搏频率 78 次/min,可见两个 1.52 s 的长 VV 间期,其间心室起搏脉冲后失夺获,无逸搏发生,即间歇性心室起搏功能不良。

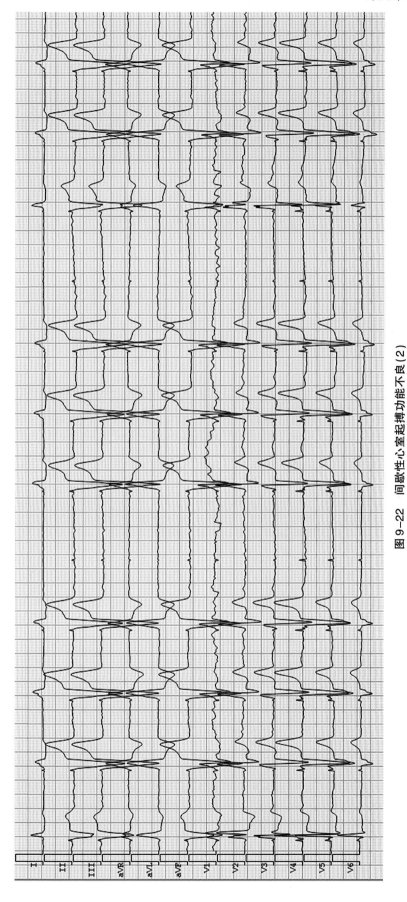

图9-22　间歇性心室起搏功能不良(2)

男,87岁,心房颤动,VVI起搏器植入术后,基础起搏频率60次/min,可见两个2.0 s的长 VV间期,其间心室起搏脉冲后失夺获,无逸搏发生,即间歇性心室起搏功能不良。

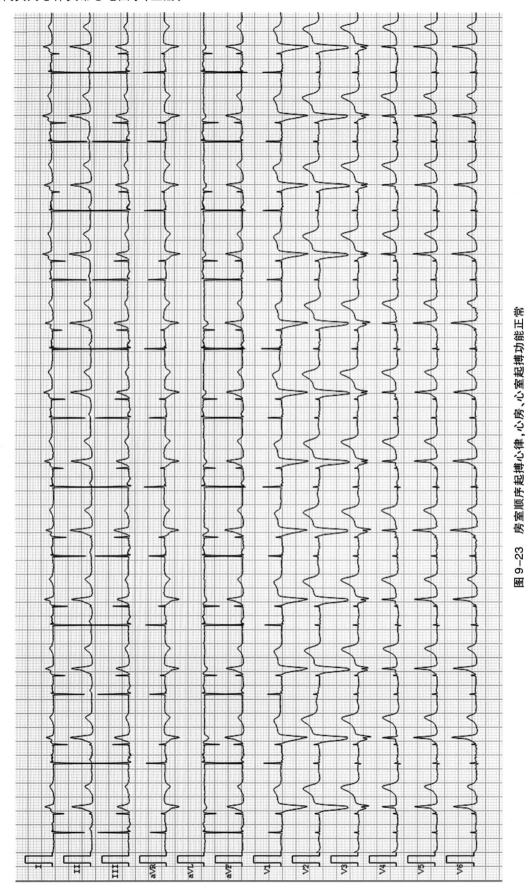

图9-23 房室顺序起搏心律,心房、心室起搏功能正常

男,88岁,双腔起搏器植入术后,房室顺序起搏脉冲规律发放,频率60次/min,后均继以心房、心室除极波,即房室顺序起搏心律,心房、心室起搏功能正常。

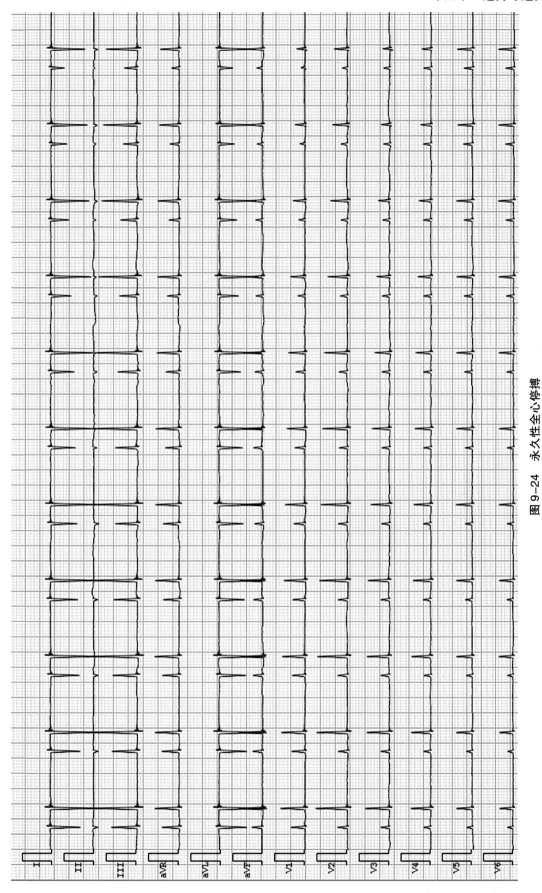

图 9-24 永久性全心停搏

与图 9-23 为同一患者，临终时描记心电图，房室顺序起搏脉冲规律发放，频率 60 次/min，后未继以心房、心室除极波，亦无逸搏发生，永久性全心停搏。

第二节　房性逸搏与房性逸搏心律

房性起搏点延迟发放的 1~2 次房性激动,称为房性逸搏。

房性逸搏连续出现≥3 次时,称为房性逸搏心律。

心房内分布着许多频率略低于窦房结的潜在节律点,当其潜在激动摆脱了窦性激动的频率抑制而成为有效激动,便形成了房性逸搏或房性逸搏心律,其固有频率多为 50~60 次/min。

频率在 50 次/min 以下的房性逸搏心律称为过缓的房性逸搏心律。

一、心电图特点

(一)房性逸搏、房性逸搏心律

(1)延迟出现的房性 P 波或一系列房性 P 波。

(2)逸搏前间期或逸搏间期为 1 000~1 200 ms,过缓的逸搏前间期或逸搏间期<1 200 ms。

(3)房性 P 波后继的 QRS 波常与同导联窦性 P 波下传者一致。

(4)PR 间期多与同导联窦性 PR 间期一致,见图 9-25~图 9-27。

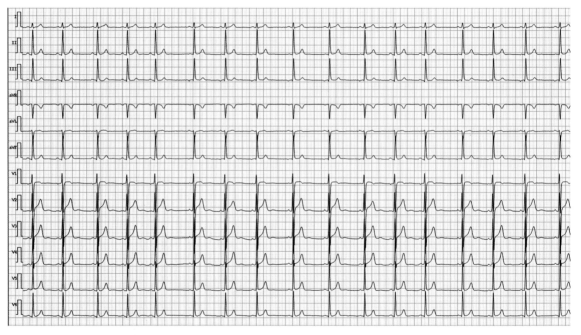

图 9-25　房性逸搏心律(1)

　　男,19 岁,第 1~5、12、13 个心房波为窦性 P 波,第 6~11、14~17 个心房波形态异于窦性 P 波,其中第 6、14 个 P 波延迟出现,其前间期为 1.11 s,即房性逸搏心律。

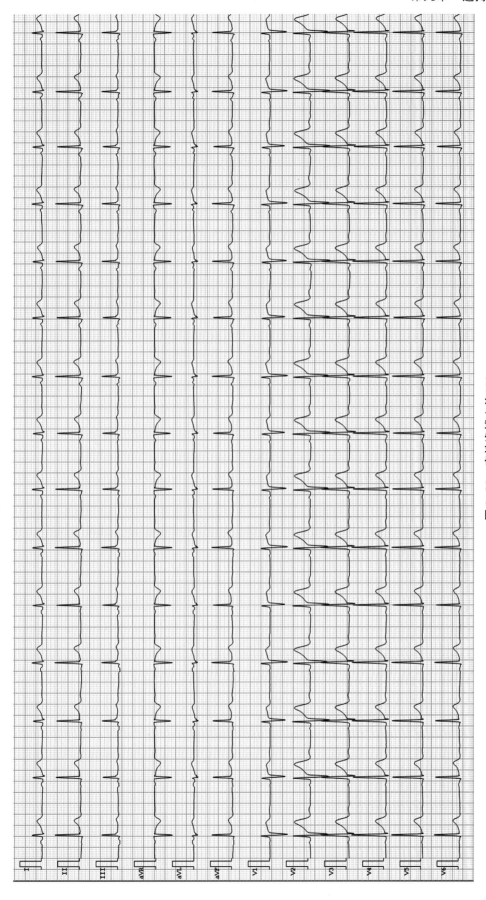

图 9-26　房性逸搏心律（2）

男，26 岁，第 9～15 个 P 波为窦性 P 波，第 1～8 个 P 波形态异于同导联窦性 P 波，PR 间期>0.12 s，PP 间期 1.04 s，即房性逸搏心律。

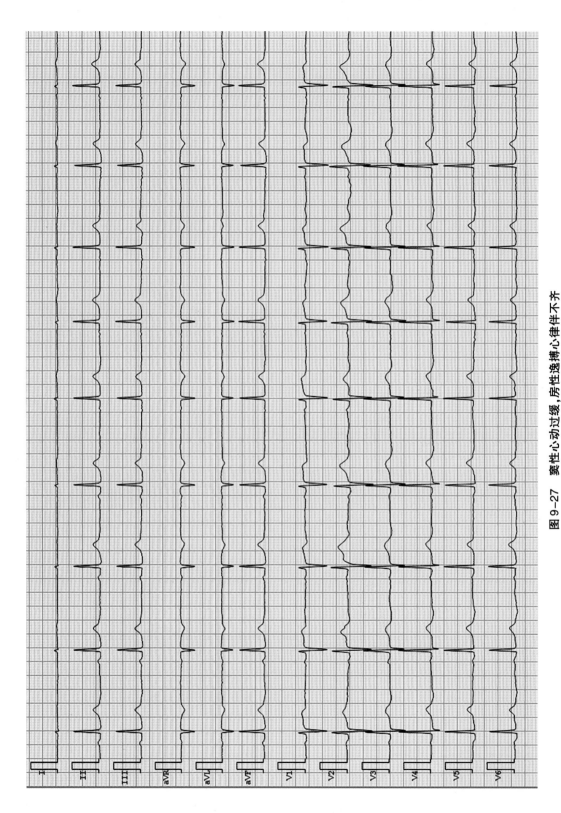

图 9-27 窦性心动过缓,房性逸搏心律伴心律不齐

男,52 岁,第 5～9 个 P 波,形态异于同导联窦性 P 波,PR 间期>0.12 s,PP 间期 1.1～1.28 s,即发生于窦性心动过缓的房性逸搏心律伴心律不齐。

（二）过缓的房性逸搏、过缓的房性逸搏心律

频率低于 50 次/min 的房性逸搏、房性逸搏心律，见图 9-28 ～图 9-33。

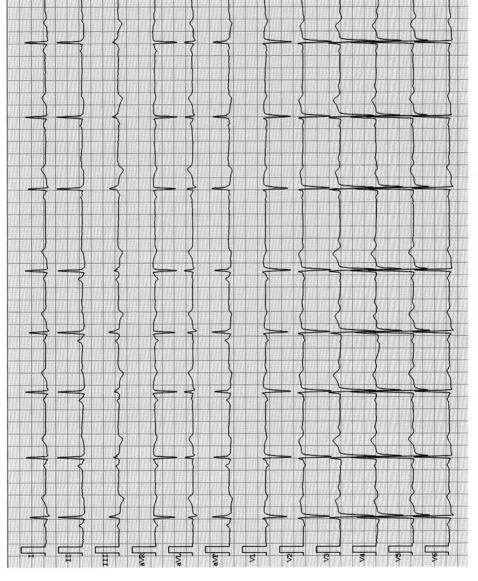

图 9-28 窦性停搏、过缓房性逸搏心律伴不齐

女，47 岁，第 6 ～ 8 个 P 波延迟出现，形态异于同导联窦性 P 波，PR 间期>0.12 s，PP 间期 1.2 ～ 1.36 s，即窦性停搏，过缓的房性逸搏心律伴不齐。

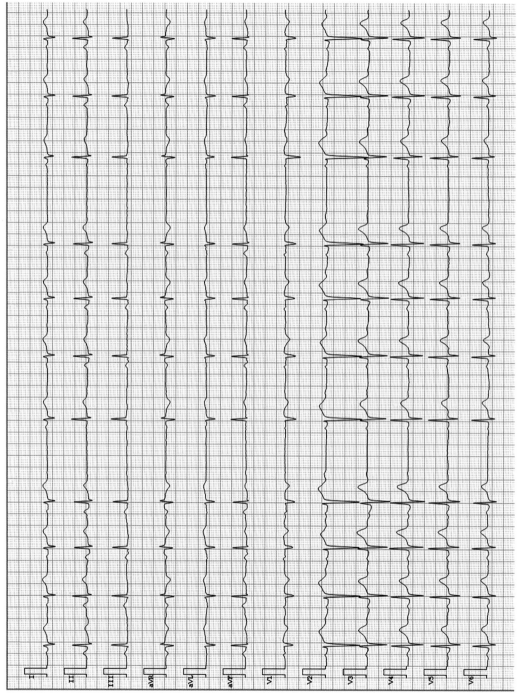

图 9-29　窦性停搏伴过缓的房性逸搏

女,28 岁,第 1～4、6～8、10、11 个窦性 P 波,后继以 QRS 波,PR 间期>0.12 s,第 5、9 个 P 波延迟出现,形态异于窦性 P 波,后继以 QRS 波,PR 间期>0.12 s,前间期 1.45 s、1.49 s,即窦性心律不齐,窦性停搏伴过缓的房性逸搏。

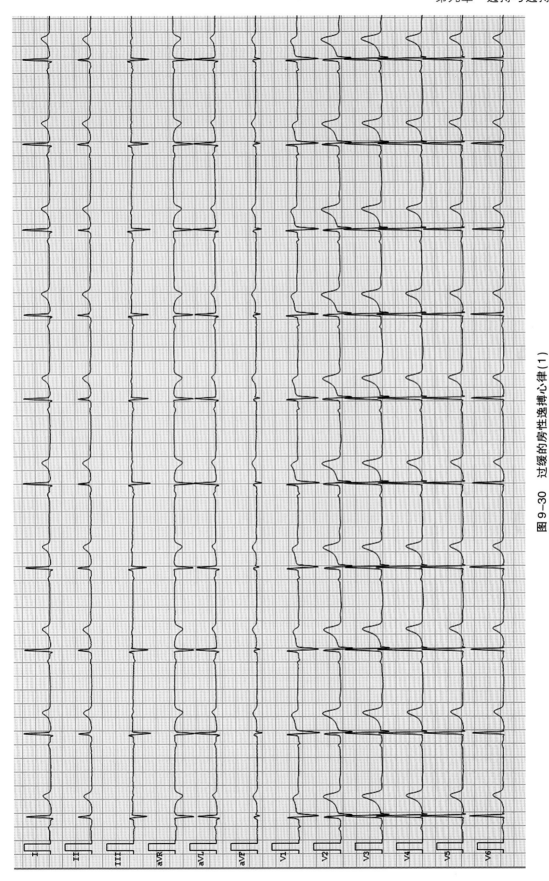

图 9-30　过缓的房性逸搏心律（1）

男，65 岁，P 波规律出现，Ⅰ、Ⅱ 导联直立，Ⅰ 导联 P 波振幅＜Ⅰ 导联 P 波振幅，Ⅱ 导联 P 波振幅＞0.12 s，PR 间期 1.22 s，即过缓的房性逸搏心律。

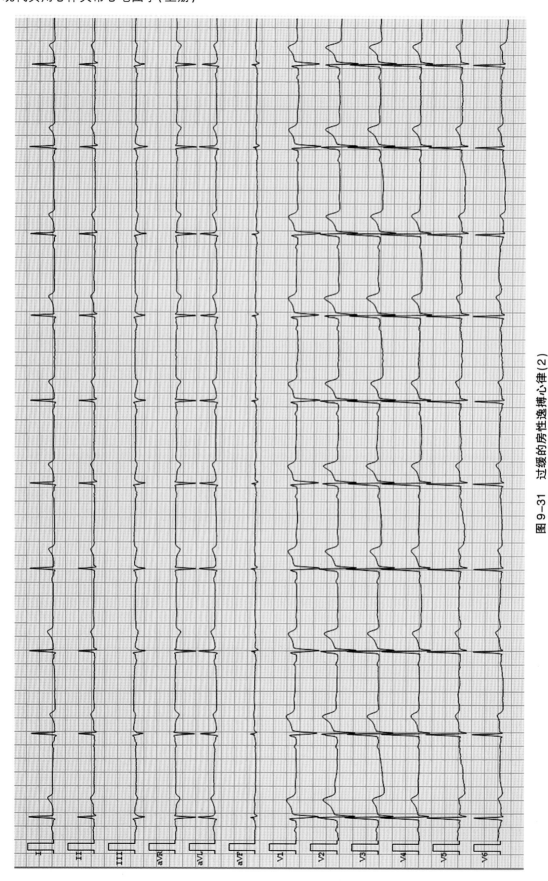

图 9-31 过缓的房性逸搏心律 (2)

男,61 岁,P 波规律出现,I、II 导联直立,II 导联 P 波振幅<I 导联 P 波振幅,PR 间期>0.12 s,PP 间期 1.24 s,即过缓的房性逸搏心律。

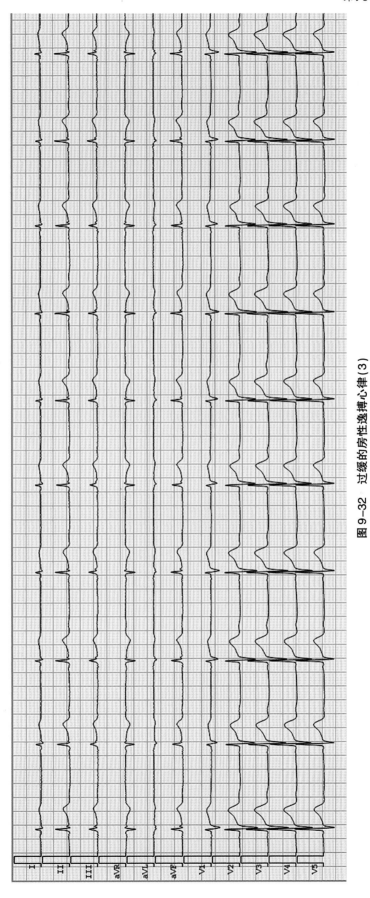

图 9-32　过缓的房性逸搏心律（3）

男，61 岁，P 波规律出现，I 、II 导联直立，II 导联 P 波振幅＜I 导联 P 波振幅，PR 间期＞0.12 s，PP 间期 1.24 s，即过缓的房性逸搏心律。

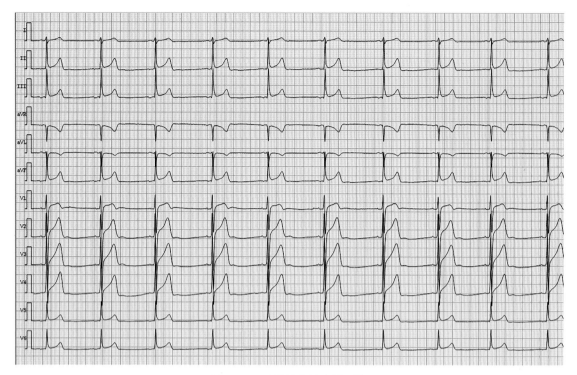

图9-33 过缓的房性逸搏心律

男,23岁,P波规律出现,Ⅰ、Ⅱ导联直立,Ⅱ导联P波振幅<Ⅰ导联P波振幅,PR间期>0.12 s,PP间期1.27 s,即过缓的房性逸搏心律。

二、定位诊断

房性逸搏与房性逸搏心律与房性早搏的定位诊断类同。

根据Ⅰ导联房性P波的特征判断激动起源于左心房或右心房;根据Ⅱ、Ⅲ、aVF导联判断起源于上部或下部;根据$V_3 \sim V_4$导联判断起源于前部或后部。

(一)起源于右心房-右房心律

1.右房前上部　Ⅰ导联房性P波直立,Ⅱ、Ⅲ、aVF导联波直立,$V_3 \sim V_4$导联倒置。

2.右房前下部　Ⅰ导联房性P波直立,Ⅱ、Ⅲ、aVF导联倒置,$V_3 \sim V_4$导联倒置。

3.右房后上部　Ⅰ导联房性P波直立,Ⅱ、Ⅲ、aVF导联直立,$V_3 \sim V_4$导联直立。

4.右房后下部　Ⅰ及aVR导联房性P波直立,aVF导联倒置,PR间期>0.12 s,有人称为冠状窦心律。

(二)起源于左心房-左房心律

其特征性的心电图是Ⅰ、V_6导联、有时V_5导联的房性P波倒置。左心房心律根据其自律性分别诊断为过缓的左房逸搏或逸搏心律、左房逸搏或逸搏心律、加速的左房心搏或心律。

左房心律多见于器质性心脏病,特别是冠心病、高血压性心脏病、风湿性心脏瓣膜病、先天性心脏病等具有左房病理变化或功能障碍的心脏病。目前有学者将左房心律、冠状窦心律和房室结上部等心律统称为交界性心律。

1. 左房前上部　Ⅰ导联房性 P 波倒置,Ⅱ、Ⅲ、aVF 导联直立,V_1 ~ V_6 导联倒置。

2. 左房前下部　Ⅰ导联房性 P 波倒置,Ⅱ、Ⅲ、aVF 导联倒置,V_1 ~ V_6 导联倒置。

3. 左房后上部　Ⅰ导联房性 P 波倒置,Ⅱ、Ⅲ、aVF 导联直立,V_3 ~ V_4 导联直立;V_1 呈圆顶尖峰状,圆顶状反映左房除极,尖峰状反映右房除极。

4. 左房后下部　Ⅰ导联房性 P 波倒置,Ⅱ、Ⅲ、aVF 导联倒置,V_3 ~ V_4 导联直立;V_1 呈圆顶尖峰状。

5. Ⅰ型左房心律　Ⅰ、V_6 导联房性 P 波倒置,V_1 导联圆顶尖峰状;起搏点多位于左房后壁。

6. Ⅱ型左房心律　Ⅰ、V_6 导联房性 P 波倒置;V_1 导联不呈圆顶尖峰状,起搏点多位于左房前壁。

7. Ⅲ型左房心律　Ⅰ导联房性 P 波直立或平坦,V_6 导联倒置;起搏点多位于左房侧壁。

三、鉴别诊断

1. 窦性心搏伴非时相性房内差异性传导　窦性心搏伴非时相性房内差异性传导多见于房性早搏、伴室房传导的交界性及室性早搏的代偿间期之后,其出现在窦性 P 波的位置,该 P 波前间期或 PP 间期与窦性基本周期相同,或相同的代偿间期里有变形的 P 波,也有原貌窦性 P 波,见图 9-34。

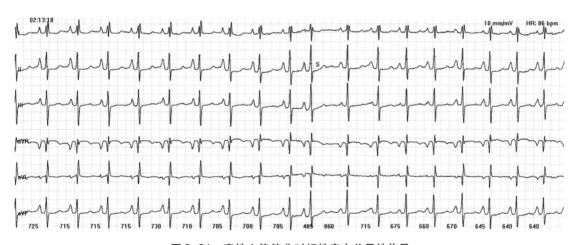

图 9-34　窦性心律伴非时相性房内差异性传导

动态心电图片段,第 10 个 P 波提前出现,形态异于窦性 P 波,后继以室上性 QRS 波,其后连续 4 个心房波(窦性 P 波的位置)异于窦性 P 波,PR 间期>0.12 s,即窦性心律伴非时相性房内差异性传导。

2. 房性逸搏伴房性融合波与多源房性逸搏　房性逸搏伴房性融合波与多源房性逸搏的 P 波形态均多变,但前者的逸搏间期多固定,而后者的逸搏间期长短不一。

3. 与窦房游走心律的鉴别　窦房游走心律应具备以下特征,见图 9-35。①自律性正常或基本正常,频率应在各类起搏点的固有频率范围。②一个节律点向另一个节律点转移时,两者的频率比较接近。③可见反复转移,轮流控制心搏。④逐搏渐变而不是突变。

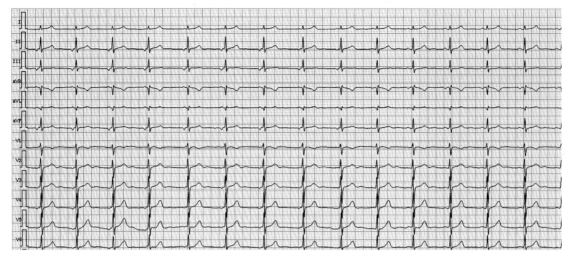

图 9-35　窦房竞争心律

女,31 岁,P-QRS-T 顺序发生,PR 间期>0.12 s,P 波形态深倒置—浅倒置—低平—直立,即窦房竞争心律。

第三节　交界性逸搏与交界性逸搏心律

一、概念

交界性起搏点延迟发放的 1~2 次交界性激动,称为交界性逸搏。交界性逸搏连续出现≥3 次时,称为交界性逸搏心律,其固有频率 40~60 次/min。频率在 40 次/min 以下的交界性逸搏心律称为过缓的交界性逸搏心律。

二、心电图特点

(一)交界性逸搏、交界性逸搏心律

(1)延迟出现的室上性 QRS-T 波群或一系列室上性 QRS-T 波群。

(2)该室上性 QRS-T 波群与同导联窦性 P 波下传者一致,亦可畸形。

(3)该室上性 QRS 波群前后可有逆行 P 波,PR 间期<0.12 s,RP 间期<0.16 s,或不伴逆行 P 波。

(4)逸搏前间期或逸搏间期为 1 000~1 500 ms,过缓的逸搏前间期或逸搏间期>1 500 ms,见图 9-36~图 9-41。

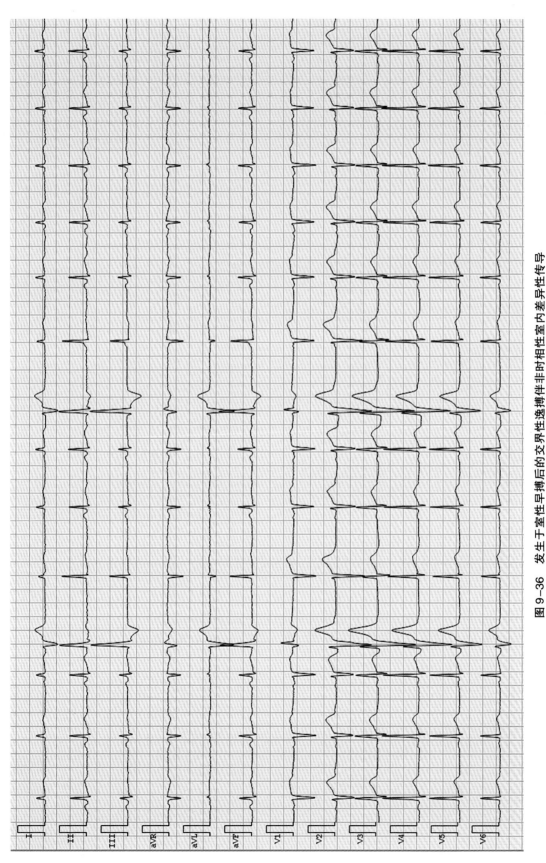

图9-36　发生于室性早搏后的交界性逸搏伴非时相性室内差异性传导

男,51岁,第4,8个QRS波提前出现,宽大畸形,其前无相关的P波,其后无相关的心房波,形态与同导联窦性心搏下传的QRS略异,前间期1.02 s,即发生于室性早搏后的交界性逸搏伴非时相性室内差异性传导。

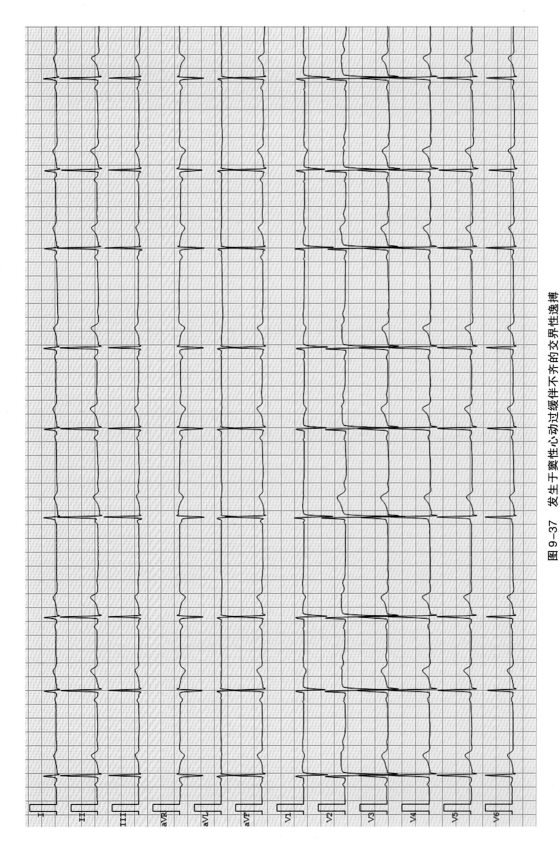

图 9-37　发生于窦性心动过缓伴不齐的交界性逸搏

女,19 岁,第 4 个窄 QRS 波前有窦性 P 波,PR 间期<0.12 s(发生绝对干扰),前间期 1.44 s,即发生于窦性干窦性心动过缓伴不齐的交界性逸搏。

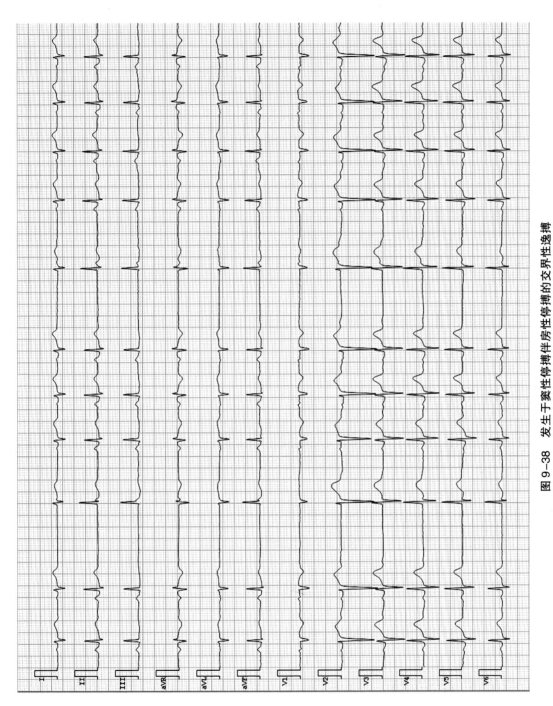

图 9-38　发生于窦性停搏伴房性停搏的交界性逸搏

女,28 岁,第 3、7 个窄 QRS 波延迟出现,前后无相关的 P 波,即发生于窦性停搏伴房性停搏的交界性逸搏,后有窦性 P 波,前后无相关的 P 波,前后无相关的 P 波,前间期 1.47 s、1.39 s,即发生于窦性停搏伴房性停搏的交界性逸搏。

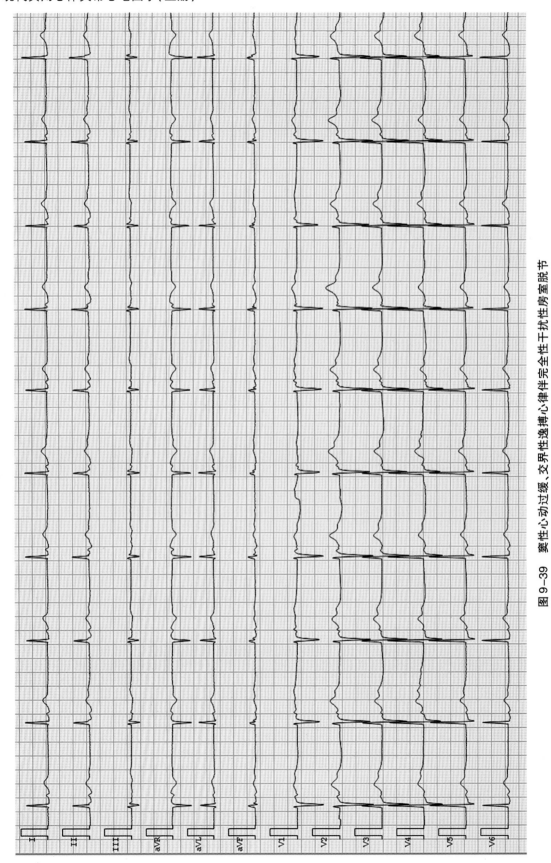

图 9-39　窦性心动过缓、交界性逸搏心律伴完全性干扰性房室脱节

女,66 岁,QRS 波规律出现,频率 50 次/min,窦性 P 波规律出现,频率 50 次/min,窦性 P 波落在不同位置,即发生于窦性心动过缓,交界性逸搏心律伴完全性干扰性房室脱节。

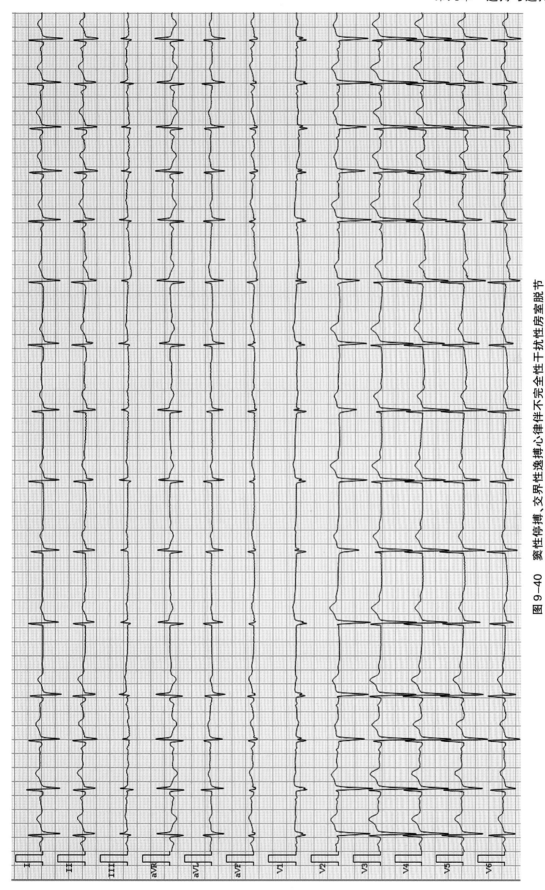

图 9-40　窦性停搏，交界性逸搏心律伴不完全性干扰性房室脱节

女，51 岁，第 5～10 个宰个 QRS 波前无相关的 P 波，前间期 1.18 s。

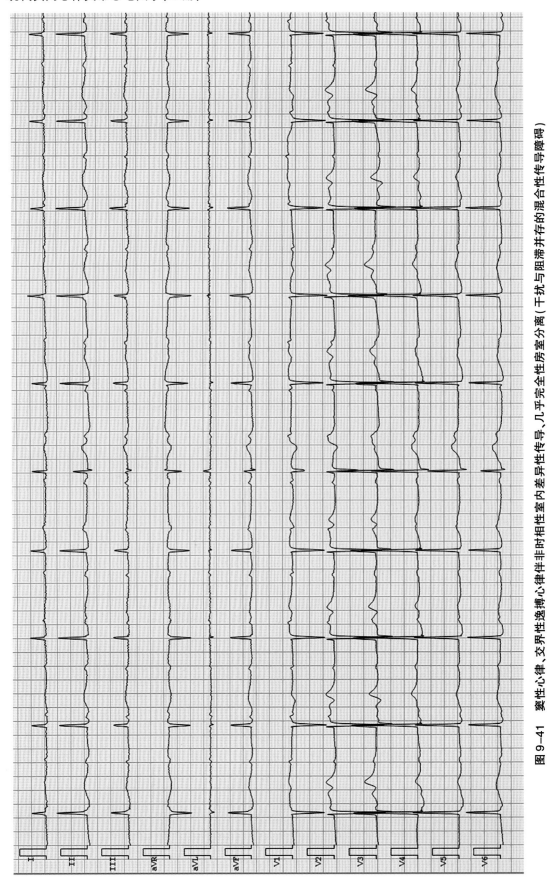

图 9-41 窦性心律,交界性逸搏心律伴非时相性室内差异性传导,几乎完全性房室分离(干扰与阻滞并存的混合性传导障碍)

女,75 岁,窦性 P 波规律出现,频率 94 次/min,第 5 个窦性 QRS 波提前出现,其前有相关的窦性 P 波,PR 间期>0.12 s,第 1~4、6~10 个窦 QRS 波规律出现,前间期 1.25 s,形态与窦性心搏下传的 QRS 波略异,即窦性心律、交界性逸搏心律伴非时相性室内差异性传导,几乎完全性房室分离(干扰与阻滞并存的混合性传导障碍)。

（二）过缓的交界性逸搏、过缓的交界性逸搏心律

即频率低于 40 次/min 的交界性逸搏、交界性逸搏心律，见图 9-42 ～ 图 9-48。

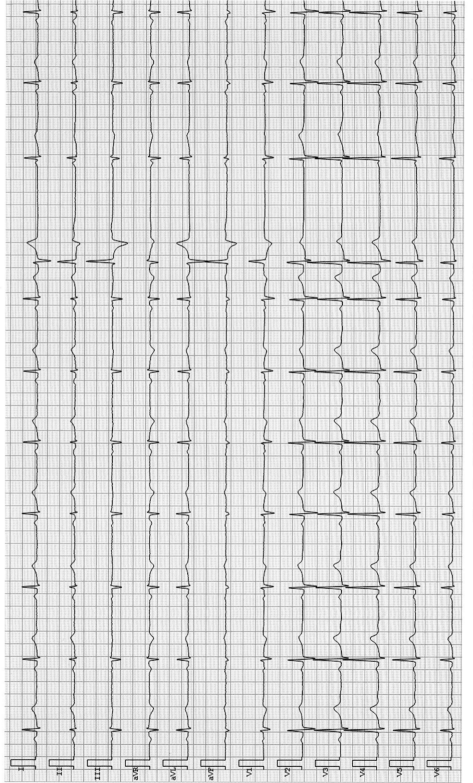

图 9-42　发生于室性早搏后的过缓的交界性逸搏

女，65 岁，第 8 个 QRS 波提前出现，宽大畸形，其前无相关的 P 波，其后延迟出现的室上性 QRS 波，前间期 1.64 s，起始部有窦性 P 波，PR 间期<0.12 s（发生绝对干扰），即发生于房性早搏末下传后的过缓的交界性逸搏伴时相性室内差异性传导。

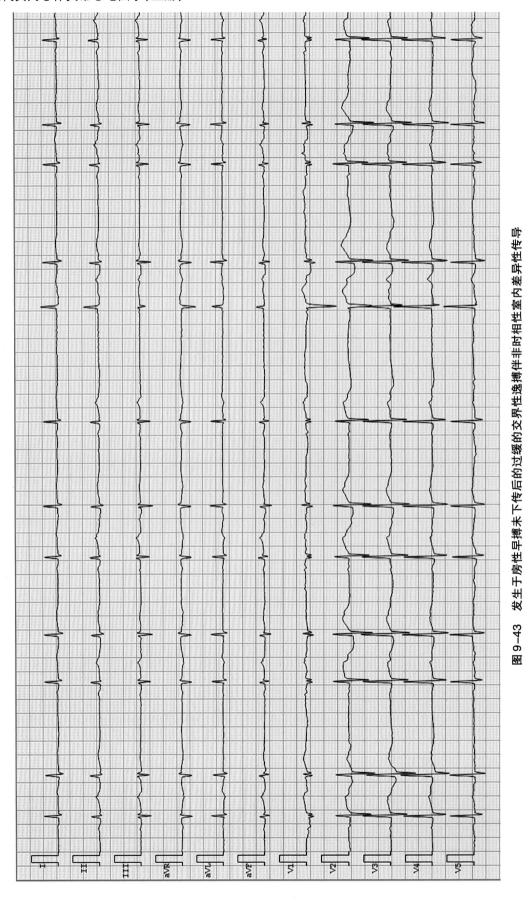

图 9-43　发生于房性早搏未下传后的过缓的交界性逸搏伴非时相性室内差异性传导

男,77 岁,第 8 个 QRS 波延迟出现,其前无相关的 P 波,形态与同导联窦性下传略异,前间期 1.66 s,即发生于房性早搏未下传后的过缓的交界性逸搏。

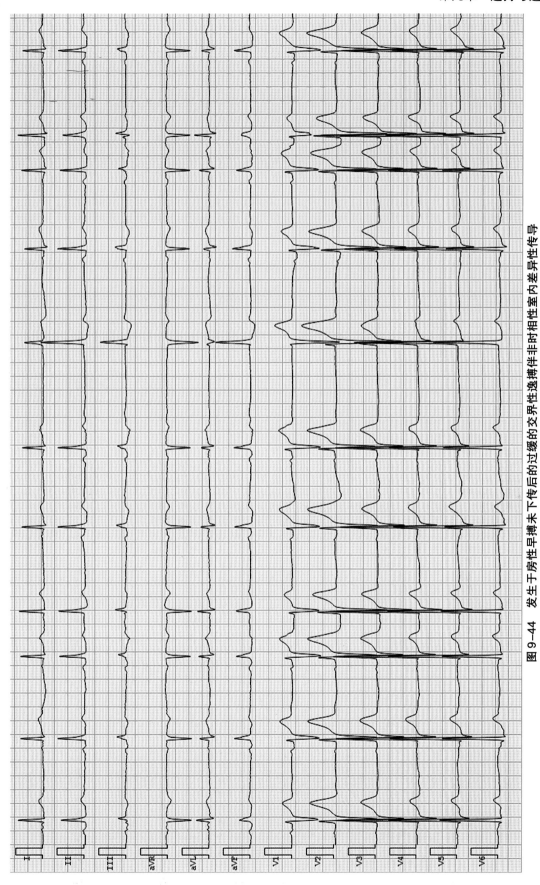

图 9-44　发生于房性早搏未下传后的过缓的交界性逸搏伴时相性室内差异性传导

男,70 岁,第 3、6、9 个 QRS-T 波群的 T 波中有切迹,提前出现的 P 波,后继有或未继有 QRS 波,第 7 个 QRS 波延迟出现,其前无相关的心房波,形态与同导联窦性心搏下传的 QRS 略异,前间期 1.52 s,即发生于房性早搏未下传后的过缓的交界性逸搏伴非时相性室内差异性传导。

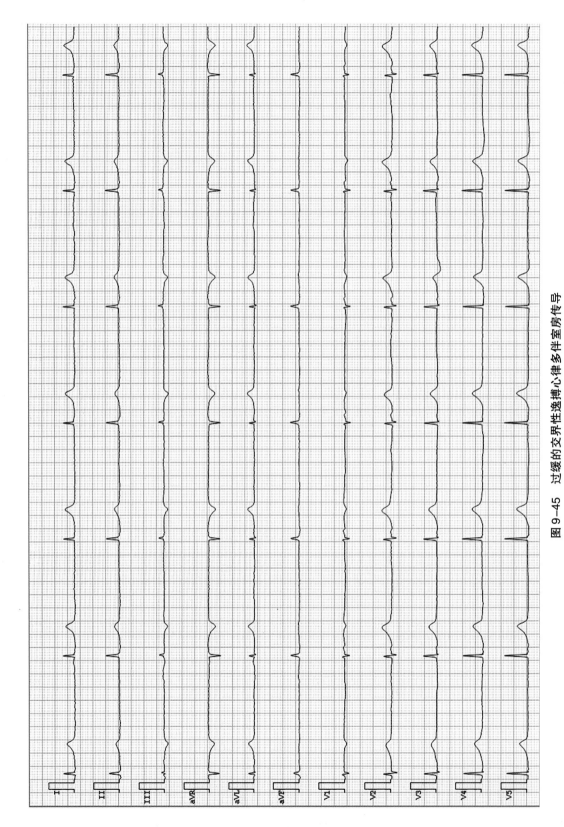

图 9-45　过缓的交界性逸搏心律多伴室房传导

女,80 岁,窄 QRS 波规律出现,同期 1.77 s,其前无相关 P 波,第 2~7 个 QRS 波后均有一心房波,即过缓的交界性逸搏心律多伴室房传导,RP 间期固定,即过缓的交界性逸搏心律多伴室房传导。

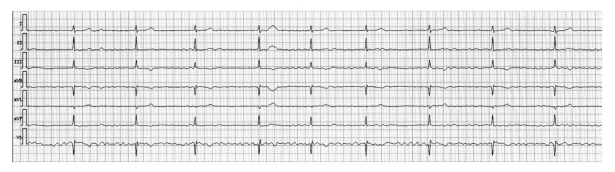

图9-46　发生于心房颤动伴高度房室阻滞的过缓的交界性逸搏及逸搏心律(1)

　　男,82岁,心房颤动,第2、4、7~9个QRS波延迟出现,前间期1.64 s,形态与房颤波下传的QRS波相同,即发生于心房颤动伴高度房室阻滞的过缓的交界性逸搏及逸搏心律。

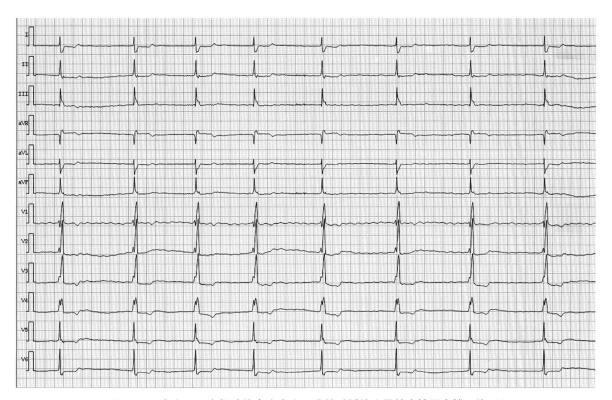

图9-47　发生于心房颤动伴高度房室阻滞的过缓的交界性逸搏及逸搏心律(2)

　　男,83岁,心房颤动,第2、6~8个QRS波延迟出现,前间期1.6 s,形态与房颤波下传的QRS波相同,即发生于心房颤动伴高度房室阻滞的过缓的交界性逸搏及逸搏心律。

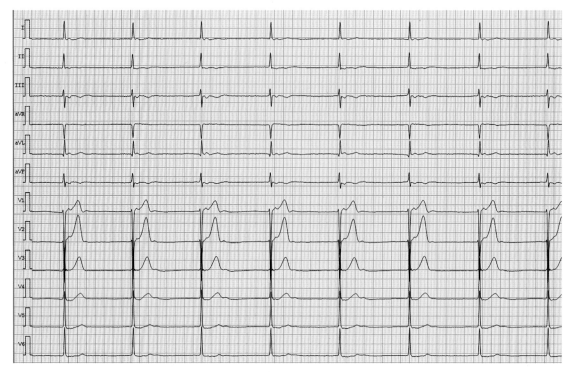

图 9-48　过缓的交界性逸搏逸搏心律伴 1∶1 室房传导

男,50 岁,窄 QRS 波延迟规律出现,前间期 1.536 s,后继以逆行 P 波,RP<0.16 s,即过缓的交界性逸搏逸搏心律伴 1∶1 室房传导。

第四节　室性逸搏与室性逸搏心律

室性起搏点延迟发放的 1～2 次室性激动,称为室性逸搏。室性逸搏连续出现≥3 次时,称为室性逸搏心律,其固有频率 20～40 次/min。频率在 20 次/min 以下的室性逸搏心律称为过缓的室性逸搏心律。

一、心电图特点

(一) 室性逸搏、室性逸搏心律
(1) 延迟出现的宽大畸形的 QRS-T 波群或一系列宽大畸形的 QRS-T 波群。
(2) 该 QRS-T 波群与同导联窦性 P 波下传者不同。
(3) 该 QRS-T 波群前无相关的 P 波,其后可有逆行 P 波。
(4) 逸搏前间期或逸搏间期为 1 500～3 000 ms,过缓的逸搏前间期或逸搏间期>3 000 ms。
(5) 偶见室性融合波及干扰性室内脱节,见图 9-49～图 9-55。

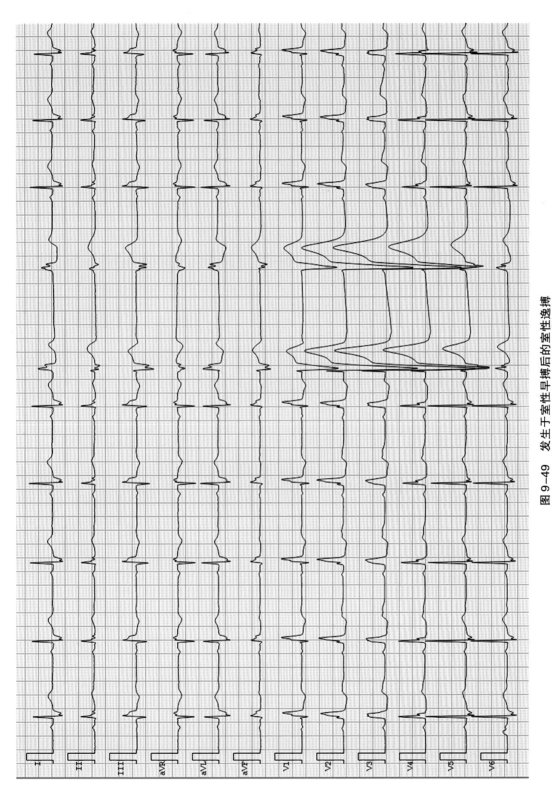

图 9-49 发生于室性早搏后的室性逸搏

女，64 岁，第 6 个 QRS 波提前出现，宽大畸形，其前无相关的 P 波，其后延迟出现宽 QRS 波，前前间期 1.52 s，其前无相关的 P 波，即发生于室性早搏后的室性逸搏。

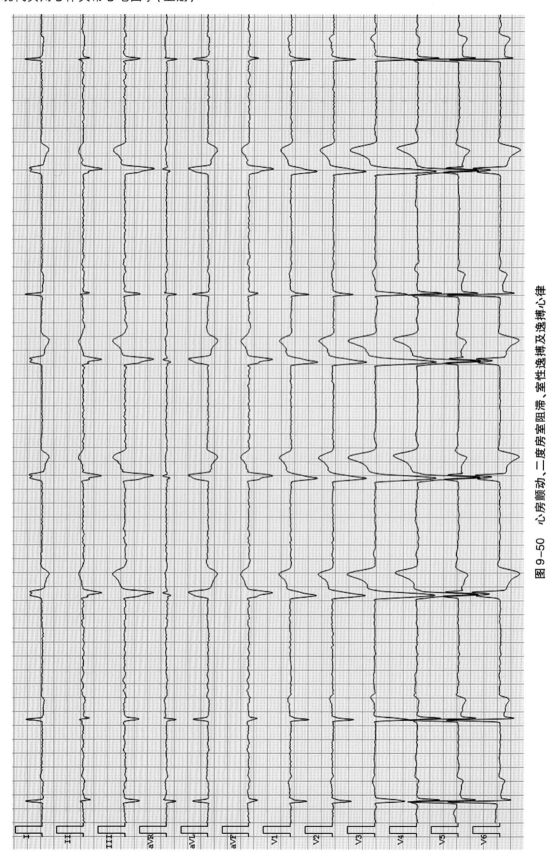

图 9-50 心房颤动，二度房室阻滞、室性逸搏及逸搏心律

男，66 岁，心房颤动，第 3 ~ 5，7 个 QRS 波延迟出现，宽大畸形，前间期 1.72 s，即发生于心房颤动，二度房室阻滞，室性逸搏及逸搏心律。

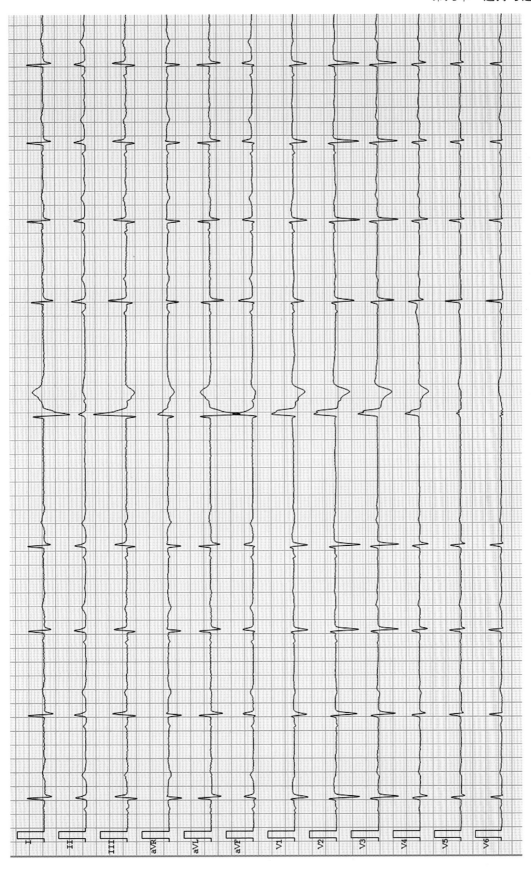

图 9-51　窦性停搏、房性停搏、交界性停搏伴室性逸搏

女，66 岁，第 5 个 QRS 波延迟出现，宽大畸形，其前无相关的 P 波，前间期 1.86 s，即发生于窦性停搏、房性停搏、交界性停搏时的室性逸搏。

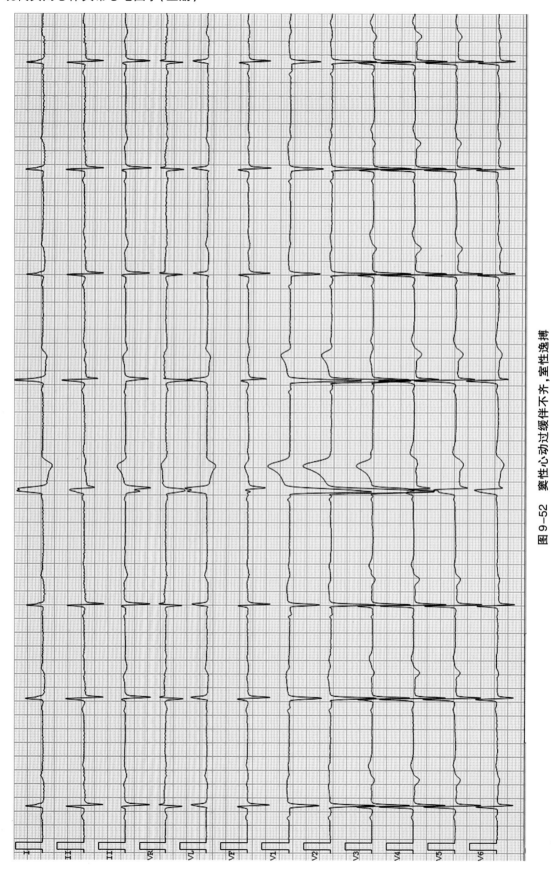

图 9-52 窦性心动过缓伴不齐,室性逸搏

女,74 岁,第 4 个 QRS 波延迟出现,宽大畸形,其前无相关的 P 波,前间期 1.6 s,其前有窦性 P 波,PR 间期<0.12 s(发生了绝对干扰),即发生于窦性心动过缓伴不齐的室性逸搏。

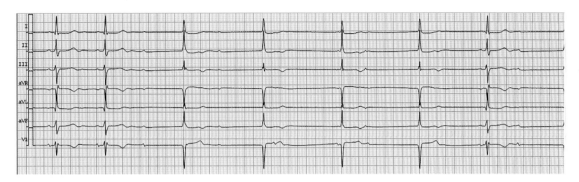

图 9-53 二度房室阻滞,室性逸搏心律

女,62 岁,第 3~6 个 QRS 波延迟出现、形态异于室上性,其前无相关的 P 波,前间期 1.8 s,即发生于二度房室阻滞的室性逸搏心律。

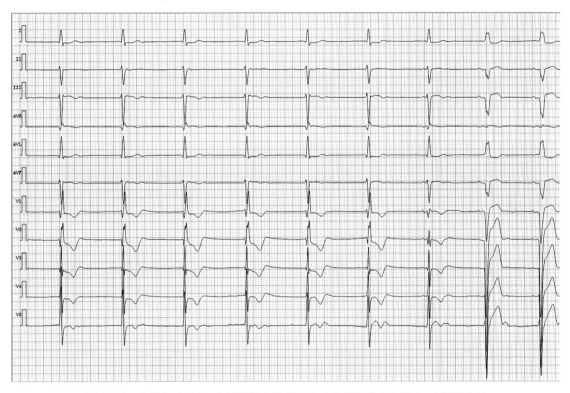

图 9-54 窦性心动过缓,室性逸搏心律伴不完全性干扰性房室脱节,室性融合波

男,90 岁,第 1~6 个 QRS 波延迟出现、宽大畸形,呈类右束支阻滞图形,其前无相关的 P 波,间期 1.6 s,第 8、9 个 QRS 波前有相关的窦性 P 波,PR 间期>0.12 s,其中第 7 个 QRS 波介于窦性下传与宽大畸形的类右束支阻滞图形之间,即窦性心动过缓,室性逸搏心律伴不完全性干扰性房室脱节,室性融合波。

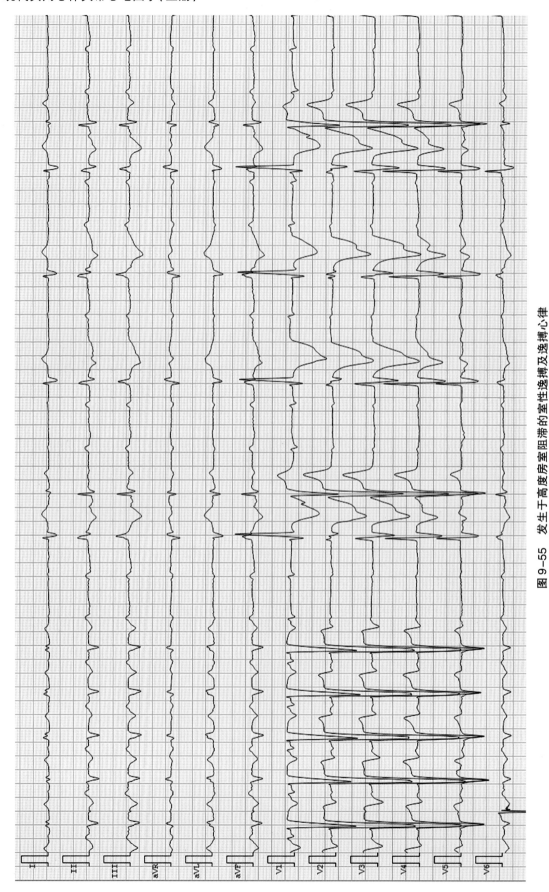

图 9-55 发生于高度房室阻滞的室性逸搏及搏逸搏心律

男，83 岁，窦性 P 波频率 94 次/min，第 6、8～10 个 QRS 波延迟出现，宽大畸形，其前无相关的 P 波，即发生于高度房室阻滞的室性逸搏及逸搏心律。

（二）过缓的室性逸搏、过缓的室性逸搏心律

频率低于 20 次/min 的室性逸搏、室性逸搏心律，见图 9-56～图 9-59。

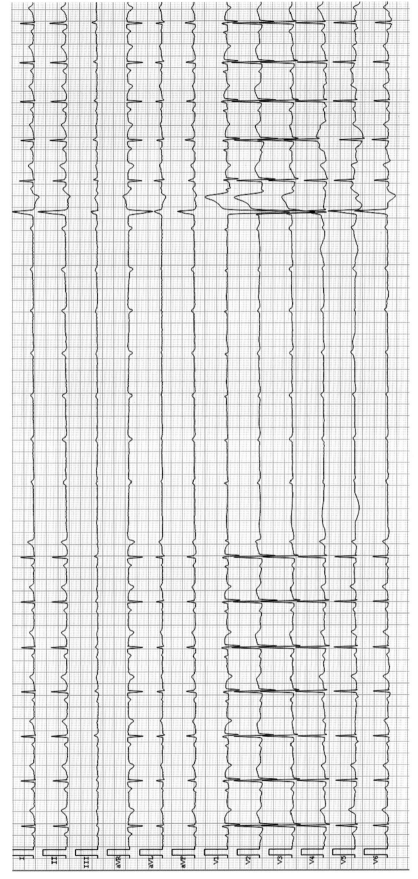

图 9-56　窦性心律、房性早搏、心室停搏、过缓的室性逸搏、高度房室阻滞、魏登斯基现象

男，79 岁，第 8 个 P 波提前出现，形态异于窦性 QRS，后未继以 QRS，引起其后连续 7 个窦性 P 波连续中断，第 8 个 QRS 波延迟出现，宽大畸形，其前无相关的 P 波，前间期 5.84 s，其后连续恢复窦性传导，即窦性心律、房性早搏、房性早搏、心室停搏、过缓的室性逸搏、高度房室阻滞、魏登斯基现象。

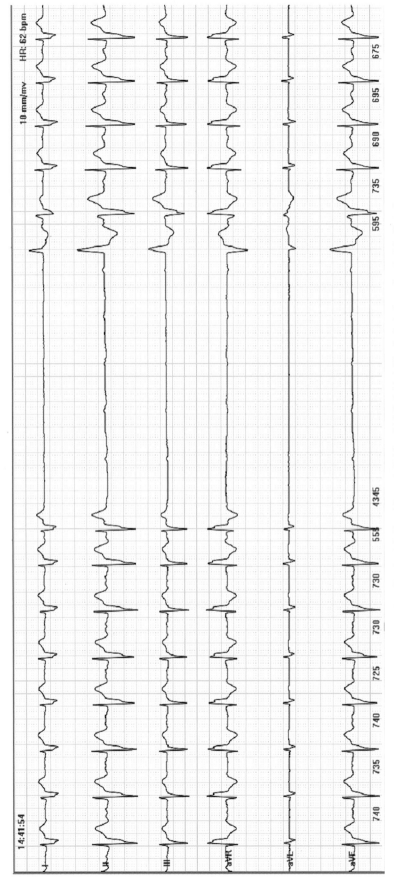

图 9-57 窦性心律，成对房性早搏，过缓的室性逸搏，心室停搏，高度房室阻滞，魏登斯基现象

男，81岁，动态心电图片段，第8个P波提前出现，形态异于窦性P波，后继以宽QRS波，类右束支阻滞图形，其ST段上有一提前出现的P波，后未继以QRS波，引起其后连续5个窦性P波传导中断，第9个宽QRS波延迟出现，类左束支阻滞图形，其后连续恢复窦性传导图形，前间期4 345 ms，其后连续5个窦性P波传导中断，即窦性早搏，成对房性早搏，心室停搏，成对房性逸搏，过缓的室性逸搏，高度房室阻滞，魏登斯基现象。

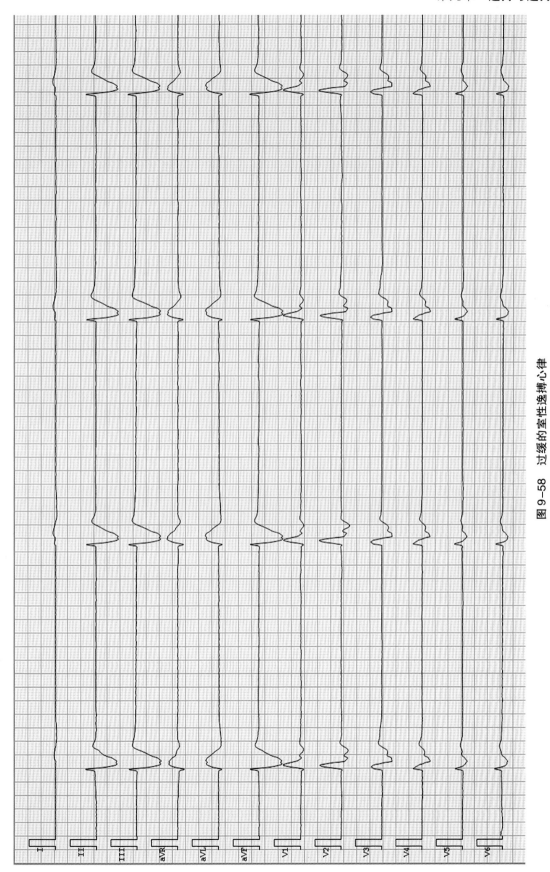

图 9-58　过缓的室性逸搏心律

男,78 岁,宽大畸形的 QRS 波缓慢规律出现,频率 18 次/min,即过缓的室性逸搏心律。

二、鉴别诊断

1. 室性逸搏心律与交界性逸搏心律伴束支阻滞的鉴别 当心电图出现宽 QRS 逸搏心律时,有可能是室性逸搏心律,也有可能是交界性逸搏心律伴束支阻滞,若心室夺获时的 QRS 形态与宽 QRS 形态一致则为交界性逸搏心律伴束支阻滞,反之为室性逸搏心律;若宽 QRS 性质无法确定且频率在 20～60 次/min,诊断为宽 QRS 逸搏心律,见图 9-59 ～图 9-66。

2. 室性逸搏(或心律)与交界性逸搏(或心律)伴非时相性室内差异性传导的鉴别 详见第十九章第六节的相关内容。

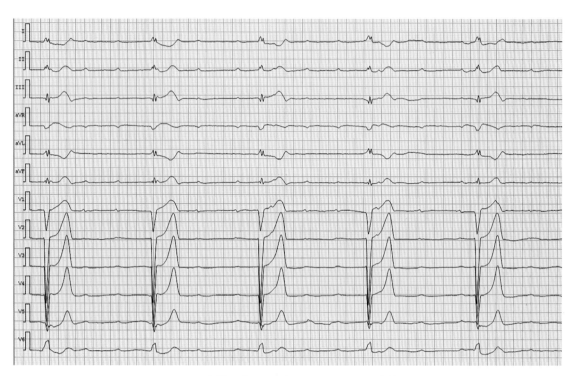

图 9-59 窦性心律,三度房室阻滞、宽 QRS 逸搏心律

女,69 岁,窦性心律不齐,类左束支传导阻滞图形的宽 QRS 波顺序规律出现,频率 25 次/min,该 RR 间期>2 倍 PP 间期,即窦性心律,三度房室阻滞、宽 QRS 逸搏心律。

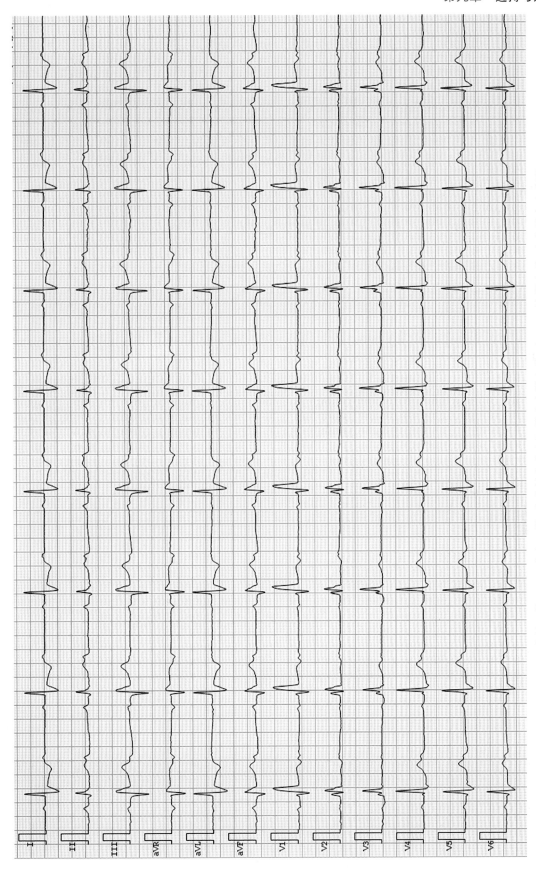

图 9-60　窦性心律，2∶1 房室阻滞，完全性右束支阻滞或窦性心律、宽 QRS 逸搏心律、完全性房室分离

与图 9-59 为同一患者，窦性心律，完全性房室分离，宽 QRS 逸搏心律，完全性右束支阻滞或窦性心律、宽 QRS 逸搏心律，频率 79 次/min，宽 QRS 波顺序规律出现，RR 间期恒为 1.44 s，形态类右束支阻滞图形，PR 间期固定，窦性心律，2∶1 房室阻滞，完全性右束支阻滞或窦性心律、完全性房室分离。

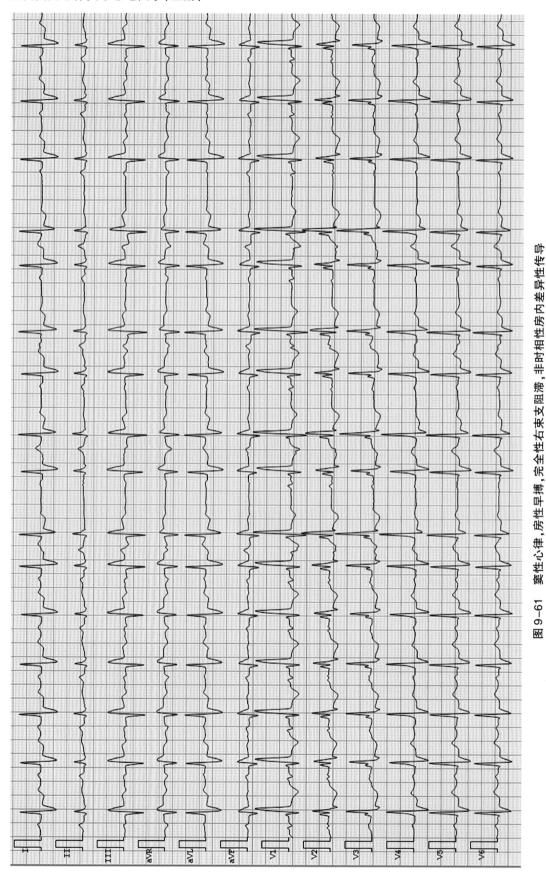

图 9-61　窦性心律,房性早搏,完全性右束支阻滞,非时相性房内差异性传导

与图 9-59 为同一患者,第 7,9,11,13 个 P 波提前出现,形态异于窦性 P 波,后继以室上性 QRS 波,即窦性心律,房性早搏,完全性右束支阻滞,非时相性房内差异性传导,综合分析。
图 9-59 逸搏心律为室性逸搏心律。宽 QRS 逸搏心律为室性逸搏心律。

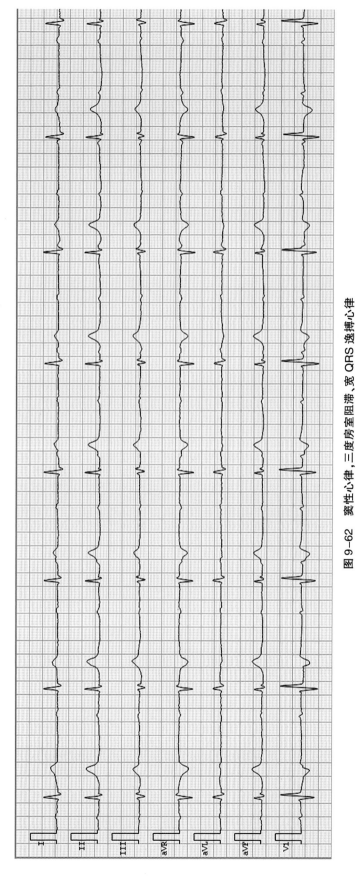

图9-62　窦性心律,三度房室阻滞,宽QRS逸搏心律

女,76岁,窦性心律,频率77次/min,类右束支阻滞图形的宽QRS波顺序规律出现的宽QRS波顺序规律出现,频率37次/min,即窦性心律,三度房室阻滞,宽QRS逸搏心律。

第五节　逸搏与逸搏心律伴随的心电现象

一、起步现象

起步现象是逸搏起搏点摆脱高频起搏点的频率抑制后自律性从不稳定向稳定性转化的过程,自律性逐渐趋于稳定,亦称温醒现象、阶梯现象、加温现象。

心电图显示最初的逸搏周期比较长,然后逐次缩短,最后达到固定的逸搏间期,见图9-63。

起步现象有时须与逸搏心律不齐相鉴别,前者逸搏间期先长后短、首尾逸搏间期相差≥0.12 s,而后者无规律性。

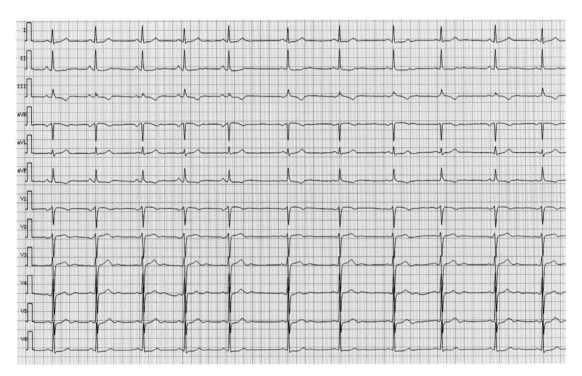

图9-63　房性逸搏心律的起步现象

女,47岁,第6~9个P-QRS-T波群延迟出现,其前有相关P波,该P波异于窦性P波,PP间期逐渐缩短并趋于恒定,即房性逸搏心律的起步现象。

二、心房夺获

心房夺获是心房恢复不应期之后,交界性或室性激动逆传心房而产生的逆行P波,标志着室房传导的畅通。

交界性-房(或窦)夺获是交界性激动逆传心房而产生逆行P波,表明交界性激动夺获心房起搏点或窦房结。心电图表现为室上性QRS波群前后有相关的逆行P波。

室-房(或窦)夺获是室性激动逆传心房而产生逆行P波,表明室性激动夺获心房起搏点或窦房结。心电图表现为室性QRS波群后继以相关的逆行P波。

1. **不完全性心房夺获**　不完全性心房夺获是逆行 P 波与另一来源心房波融合形成异腔源性房性融合波,反映了交界性或室性激动不完全控制心房电活动。

2. **完全性心房夺获**　完全性心房夺获是逆行 P 波没有形成房性融合波,反映了交界性或室性激动完全控制心房电活动,见图 9-64 ~ 图 9-66。

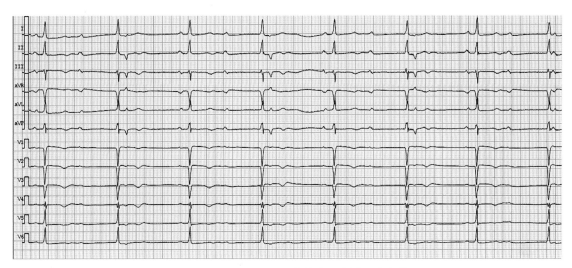

图 9-64　过缓的交界性逸搏伴完全性心房夺获

　　女,63 岁,窦性 P 波频率 58 次/min,第 2、4、6、8 个 QRS 波延迟出现,其前无相关的 P 波,前间期 1.64 s,其中第 2、4、6 个 QRS 波后继以逆行 P 波(心房恢复不应期之后,交界性激动逆传心房而产生的逆行 P 波,标志室房传导的畅通,而第 8 个 QRS 波后 ST 段上有窦性 P 波,致交界性逆传心房落在心房不应期而失夺获),RP 间期<0.16 s,第 3、5、7 个 QRS 波与其前窦性 P 波有关,PR 间期>0.12 s,即过缓的交界性逸搏伴完全性心房夺获。

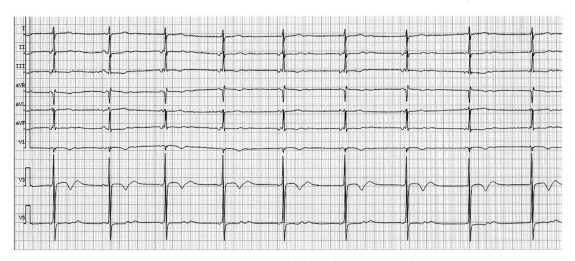

图 9-65　交界性逸搏心律伴完全性心房夺获、不完全性心房夺获

　　女,64 岁,第 1、3 ~ 9 个 QRS 波前有逆行 P 波,可见房性融合波,PR 间期<0.12 s,前间期 1.43 s,即交界性逸搏心律伴完全性心房夺获、不完全性心房夺获。

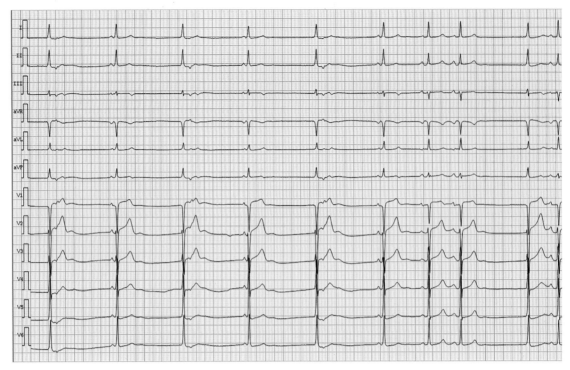

图9-66 过缓的交界性逸搏及心律伴完全性心房夺获

男,57岁,第1~6个窄QRS波延迟出现,其前无相关的P波,其中第1、3、5个QRS波后继以逆行P波,RP间期<0.16 s,前间期1.54 s,即过缓的交界性逸搏及心律伴完全性心房夺获。

三、室房传导

室房传导是交界性或室性激动通过房室结和房室束或房室附加束逆传入心房的过程,亦称逆行性房室传导。

正常的室房传导是每个交界性或室性激动均能通过房室交界区逆传入心房,传导时间正常。

1. 心电图特点

(1)交界性QRS波群前、中可见逆行P波,更多见于QRS波群后,PR间期<0.12 s,RP间期≤0.16 s,PR间期或RP间期代表交界性激动的交-室传导时间与交-房传导时间之差。见图9-67、图9-68。

(2)室性QRS波群后均继以逆行P波,RP间期≤0.20 s,RP间期代表室性异位起搏点激动传至心室肌的时间与传至心房肌的时间之差。

2. 室房传导阻滞 室房传导阻滞是交界性或室性激动经房室交界区逆传心房时,发生传导延缓或中断,是一种生理现象,阻滞程度愈重愈好。详见第十九章第二节中的相关内容。

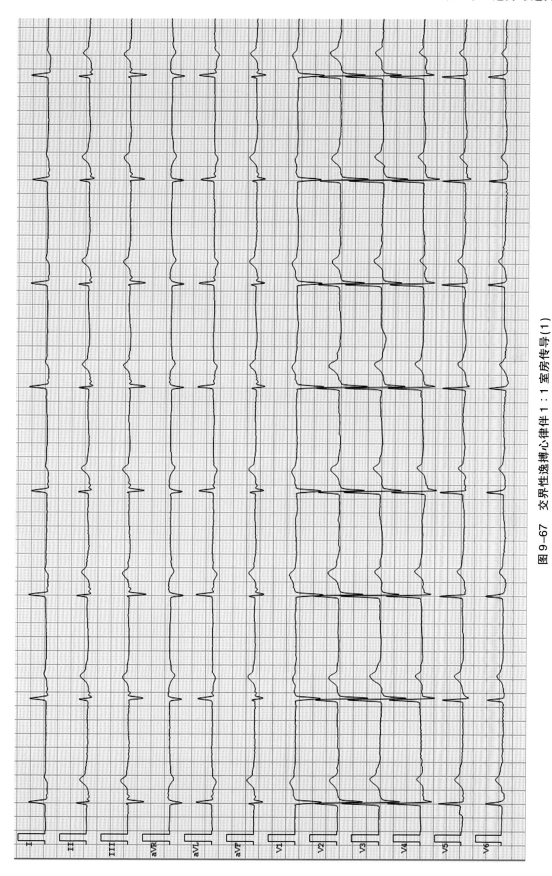

图9-67　交界性逸搏心律伴1:1室房传导(1)

男,89岁,窄QRS波规律出现,其前无相关P波,前间期1.5 s,后均继以逆行P波,RP间期<0.16 s,即交界性逸搏心律伴1:1室房传导。

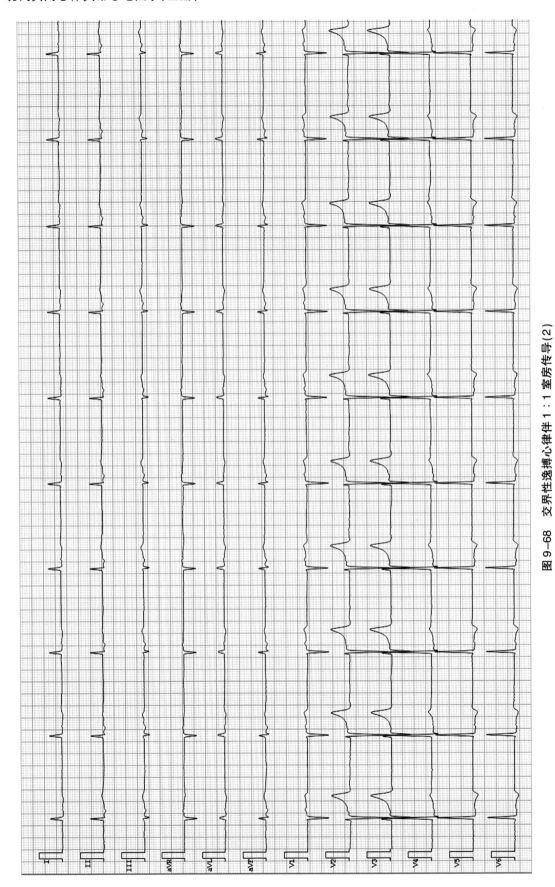

图 9-68　交界性逸搏心律伴 1 : 1 室房传导(2)

女,78 岁,窄 QRS 波规律出现,其前无相关 P 波,前间期 1.41 s,后均继以逆行 P 波,RP 间期<0.16 s,即交界性逸搏心律伴 1 : 1 室房传导。

四、反复搏动

反复搏动是心脏某一心腔发放的激动使该心腔除极后,激动经过传导进而激动对侧心腔,同时激动的传导方向可能发生突然回折而反向传导,并使原激动起源的心腔再次激动的一种心电现象。其电生理基础是存在解剖或功能性双径路,属于一种特殊形式的单次折返。详见第十九章第五节中的相关内容。

1.交界性反复搏动 延迟出现的窄 QRS 波群,其前无相关的 P 波,其后有一相关的逆行 P 波,逆行 P 波后又继以相关的 QRS 波群,组成室上性 QRS-逆行 P-室上性 QRS 序列,即完全性交界性反复搏动。若上述序列连续≥3 次,称交界性逸搏反复搏动二联律。

2.室性反复搏动 延迟出现的宽 QRS 波群,其前无相关的 P 波,其后有一相关的逆行 P 波,逆行 P 波后又继以相关的 QRS 波群,组成室性 QRS-逆行 P-室上性 QRS 序列,即完全性室性反复搏动。若上述序列连续≥3 次,称室性逸搏反复搏动二联律。

延迟出现的室性 QRS 波群与提早发生的室性 QRS 波群成对出现,组成室性 QRS-逆行 P-室性 QRS 序列,形成室内反复搏动。

五、心室夺获

在干扰性房室脱节时,窦性(或房性)激动下行性前向传导、恰遇房室交界区已脱离了不应期得以通过下传至心室,称为心室夺获,亦称窦性夺获。

1.完全性心室夺获 完全性心室夺获是窦性(或房性)激动下传至心室、独自完成心室除极的一种心室夺获。

2.不完全性心室夺获 不完全性心室夺获是窦性(或房性)激动下传至心室、与其他异位性激动共同完成心室除极形成室性融合波。

3.心室夺获时窦性(房性)激动的传导

(1)正常的房室传导和正常的室内传导。

(2)PR 间期延长:心室夺获早期,房室交界区还处于相对不应期,激动在其间传导缓慢致 PR 间期>0.20 s。

(3)心室夺获的 QRS 波伴时相性室内差异性传导:心室夺获早期,恰逢心室处于相对不应期,激动在其间传导存在差异即发生了室内相对干扰致 QRS 波畸形。

(4)隐匿性房室结传导:干扰性房室脱节时,有的心房激动虽没能完全通过房室交界区到达心室产生心室除极波,但却已侵入交界性节律点内部使其发生了节律重整,预期出现的交界性激动将会节律顺延,心电图上可出现一个较长的 RR 间期,见图 9-69。

4.心电图特点

(1)夺获的 QRS 波群提前出现,其前有相关的 P 波。

(2)PR 间期≥0.12 s。

(3)夺获的 QRS 波群形态可正常或畸形,见图 9-70。

(4)逸搏-夺获心律:逸搏的 QRS 波群之后接踵出现一个窦性(或房性)激动,该激动在引发一个窦性 P 波(或房性 P 波)之后,又下传至心室引发一个 QRS 波群,心电图表现为 QRS-P-QRS 序列,称逸搏-夺获性心律。

1)逸搏-夺获二联律:指逸搏—心室夺获序列连续出现≥3 次,亦称伪反复心律,逸搏多为交界性,也可为室性,见图 9-71 ~ 图 9-74。

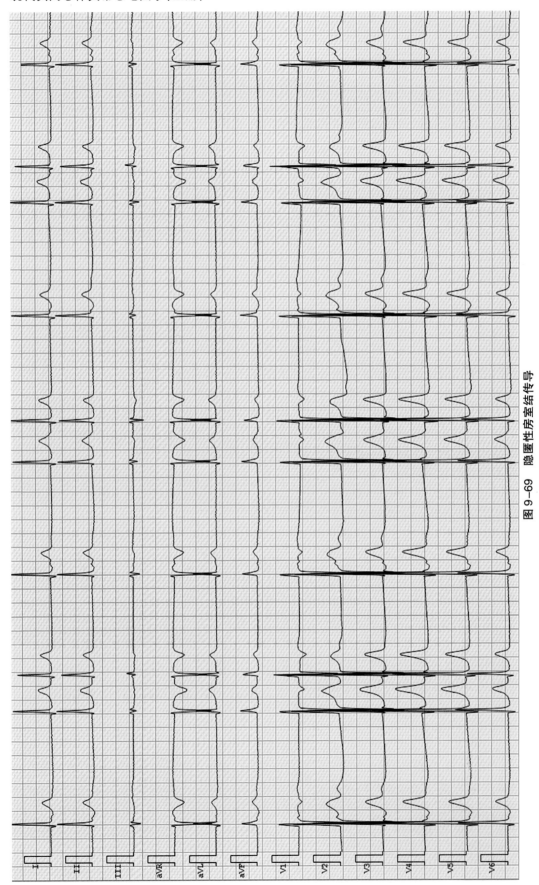

图 9-69　隐匿性房室结传导

男,71 岁,窦性 P 波规律缓慢出现,频率 33 次/min,第 2、4、5、7、8、10 个窦性 P 波,其前无相关 P 波,前间期 1.44 s、1.62 s,即交界性逸搏,过缓的交界性逸搏,第 3、6、9 个 QRS 波提前出现,其前有相关的 P 波,即心室夺获,第 1、4、7 个 QRS 波后 ST 段上有窦性 P 波,该心房激动虽没能完全通过房室交界区到达心室心室除极波,但却已侵入交界区产生交界性逸搏,第 3、6、9 个 QRS 波规律缓慢出现,使其发生了节律重整,使预期出现的交界性激动节律重整,出现一个较长的逸搏周期,致较长的 RR 间期,即隐匿性房室结传导。

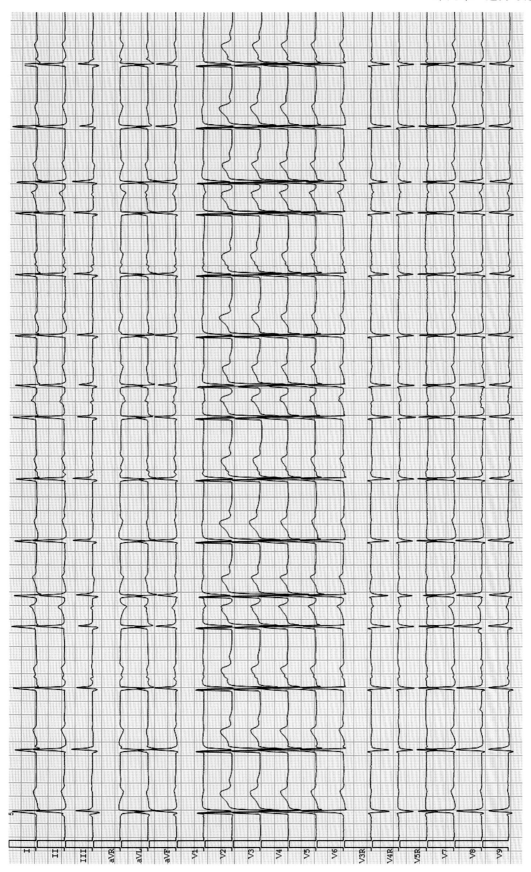

图 9-70　交界性逸搏心律伴完全性心室夺获

女,34 岁,第 5、9、13 个窄 QRS 波提前出现,其前有相关的窦性 P 波,PR 间期>0.12 s,即交界性逸搏心律伴完全性心室夺获。

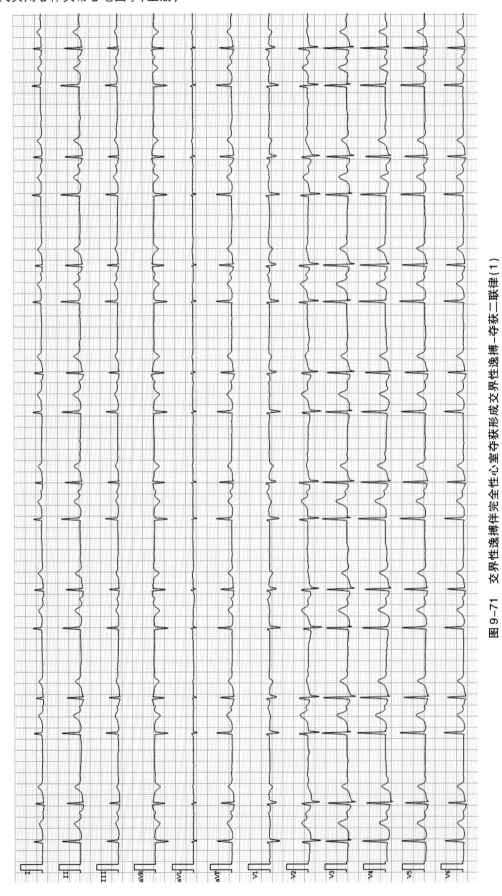

图 9-71 交界性逸搏伴完全性心室夺获形成交界性逸搏-夺获二联律(1)

女,47 岁,第 2、4、6、8、10、12、14、16 个窄 QRS 波提前出现,其前有相关的窦性 P 波,PR 间期>0.12 s,第 1、3、5、7、9、11、13、15 个窄 QRS 波延迟出现,前间期 1.28 s,其前无相关的 P 波,组成逸搏-心室夺获序列,即交界性逸搏伴完全性心室夺获形成交界性逸搏-夺获二联律。

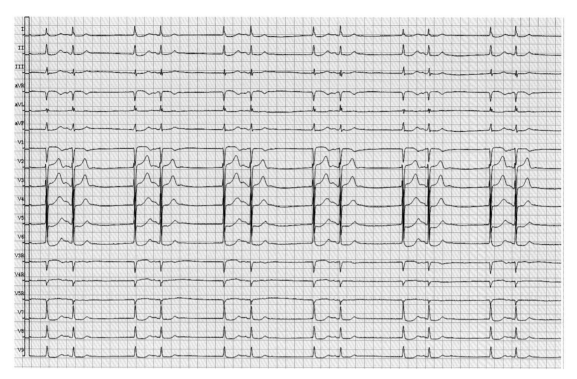

图9-72 交界性逸搏伴完全性心室夺获形成交界性逸搏-夺获二联律(2)

男,80岁,第2、4、6、8、10、12个窄QRS波提前出现,其前有相关的窦性P波,PR间期>0.12 s,第1、3、5、7、9、11个窄QRS波延迟出现,前间期1.42 s,其前无相关的P波,组成逸搏-心室夺获序列,即交界性逸搏伴完全性心室夺获形成交界性逸搏-夺获二联律。

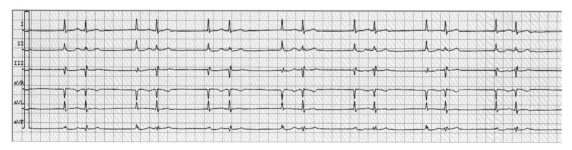

图9-73 交界性逸搏伴完全性心室夺获形成交界性逸搏-夺获二联律(3)

女,68岁,第2、4、6、8、10、12、14个QRS波提前出现,其前有相关的P波,PR间期>0.12 s,第1、3、5、7、9、11、13个QRS波延迟出现,前间期1.14 s,其前无相关的P波,组成逸搏-心室夺获序列,即交界性逸搏伴完全性心室夺获形成交界性逸搏-夺获二联律。

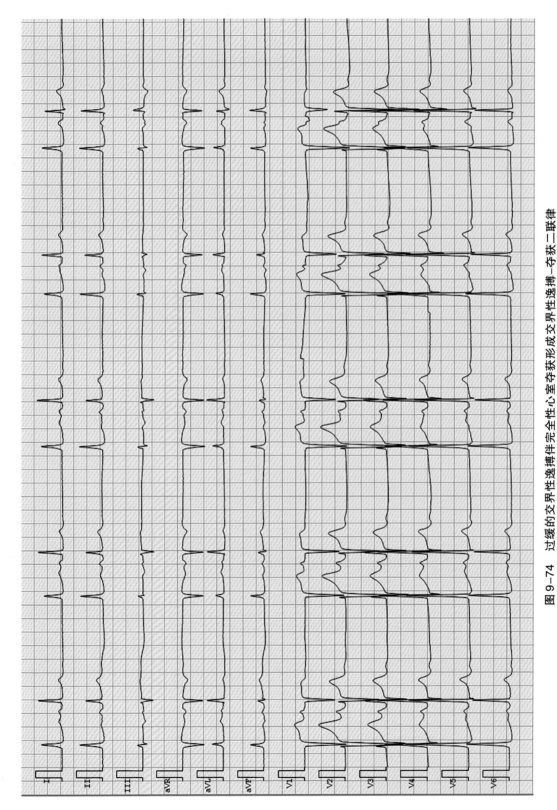

图 9-74 过缓的交界性逸搏伴完全性心室夺获形成交界性逸搏-夺获二联律

男，57 岁，第 2、4、6、8、10 个窄 QRS 波提前出现，其前有相关的窦性 P 波，PR 间期>0.12 s，第 1、3、5、7、9 个 QRS 波延迟出现，前间期 1.53 s，其前无相关的 P 波，组成逸搏-心室夺获序列，即过缓的交界性逸搏伴完全性心室夺获形成交界性逸搏-夺获二联律。

2) 逸搏-夺获三联律:指逸搏-逸搏-心室夺获序列连续出现≥3次,见图9-75。

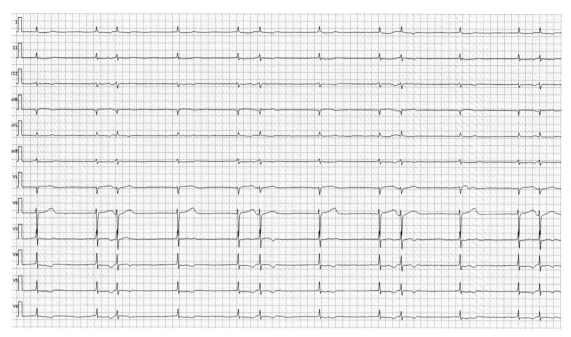

图9-75 过缓的交界性逸搏伴完全性心室夺获形成过缓的交界性逸搏-夺获三联律

女,64岁,第3、6、9、12个窄QRS波提前出现,其前有相关的窦性P波,PR间期>0.12 s,第1、2、4、5、7、8、10、11个窄QRS波延迟出现,前间期1.69 s,其前无相关的P波,组成逸搏-逸搏-心室夺获序列,即过缓的交界性逸搏伴完全性心室夺获形成过缓的交界性逸搏-夺获三联律。

六、室内差异性传导

(一)时相性室内差异性传导与阿什曼现象

1. 时相性室内差异性传导 室上性激动由于提早出现或心动周期长度的明显改变,该激动在前向传导中,恰逢室内传导系统的某一部分尚处于不应期而不均匀地传导到心室肌的各部分,使QRS波群发生改变,产生具有束支或分支阻滞特征的QRS波群,称为室内差异性传导。即室上性激动遇到室内传导系统某一部分的生理性不应期所引起的室内不均匀传导,见图9-76、图9-77。

2. 阿什曼现象 传导组织的不应期长短与其前一个心动周期的长度有关,称阿什曼现象(Ashman现象),即前一心动周期长,心室不应期也长;前一心动周期短,心室不应期也随之缩短,二者呈正相关,因此在一个长心室周期后将有一较长的心室不应期,接踵而至的室上性激动便容易发生室内差异性传导,见图9-78、图9-79。

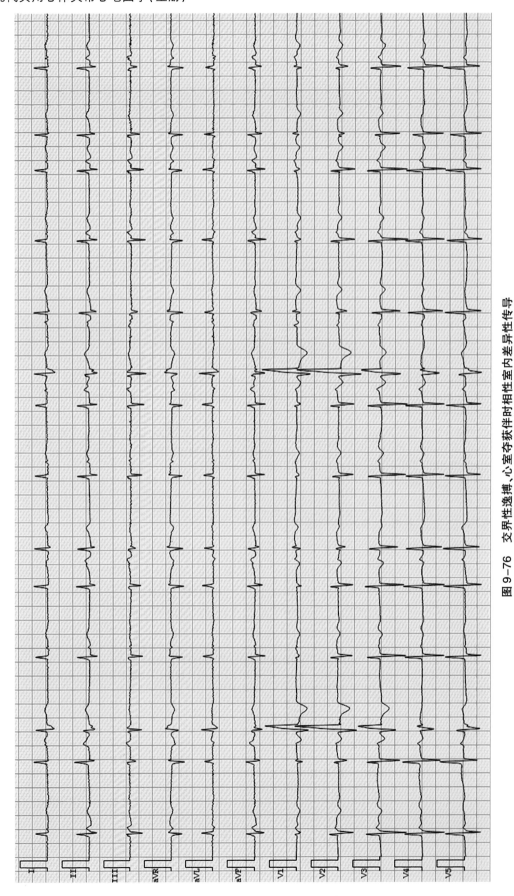

图9-76 交界性逸搏、心室夺获伴时相性室内差异性传导

女,82岁,第3、6、9、10、13个QRS波提前出现,形态略异,其前有相关的窦性P波,PR间期>0.12 s,第1、2、4、5、7、8、11、12、14个QRS波延迟出现,前间期1.06 s,其前无相关的P波,即交界性逸搏,心室夺获伴时相性室内差异性传导。

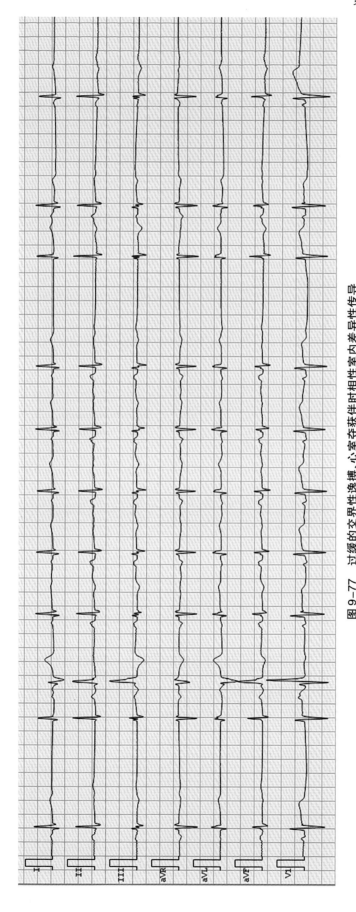

图 9-77 过缓的交界性逸搏，心室夺获伴时相性室内差异性传导

女，58 岁。第 3、10 个 QRS 波提前出现，形态与窦性与窦性心搏下传的 QRS 波略异，其前有相关的窦性 P 波，PR 间期>0.12 s；第 2、9、11 个 QRS 波延迟出现，前间期 1.57 s，其前无相关的 P 波，即过缓的交界性逸搏，心室夺获伴时相性室内差异性传导。

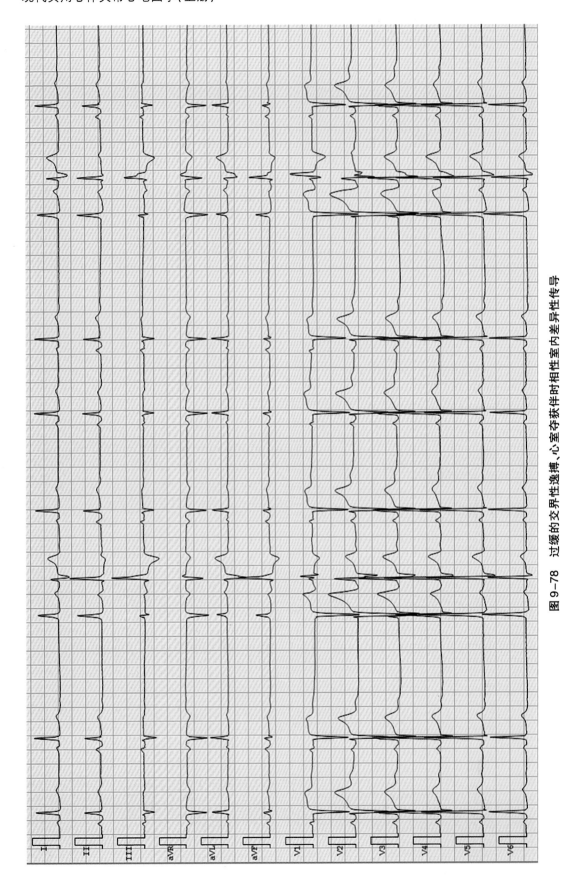

图 9-78　过缓的交界性逸搏、心室夺获时相性相性室内差异性传导

男,57 岁,第 4、9 个 QRS 波提前出现,形态与窦性心搏下传的 QRS 波不同,其前有相关的窦性 P 波,PR 间期>0.12 s,第 3、8 个 QRS 波延迟出现,前间期 1.73 s,其前无相关的 P 波,一个长心室周期(过缓的交界性逸搏周期)后将有一较长的心室不应期,接踵而至的室上性激动(窦性激动)发生了室内差异性传导,即过缓的交界性逸搏,心室夺获时相性相性室内差异性传导。

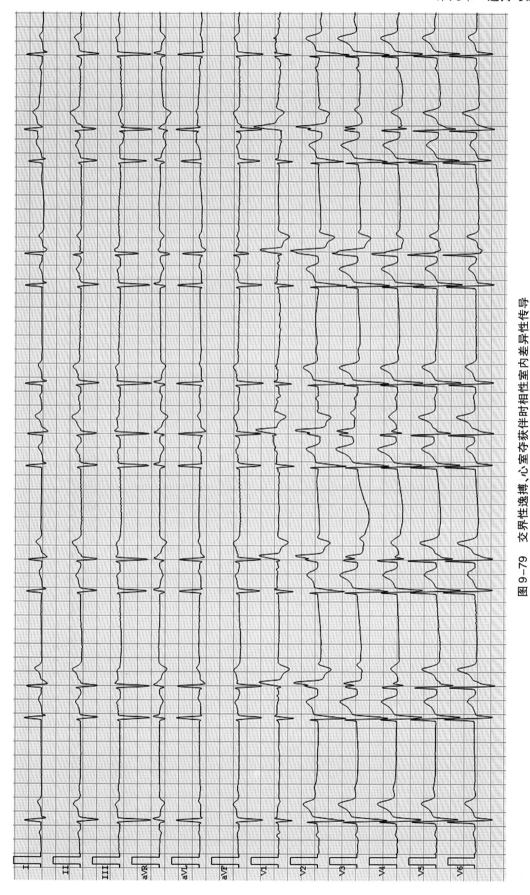

图 9-79　交界性逸搏、心室夺获伴时相性室内差异性传导

男,75 岁,第 3、5、7、10、12 个 QRS 波提前出现,形态与窦性心搏下传的 QRS 波相同,其前有相关的 P 波,PR 间期>0.12 s,第 2、4、6、9、11 个 QRS 波延迟出现,前间期 1.36 s,其前无相关的 P 波,一个长心室周期(交界性逸搏周期)后将有一较长的心室不应期,接踵而至的室上性激动(窦性激动)发生了室内差异性传导,即交界性逸搏,心室夺获伴时相性室内差异性传导。

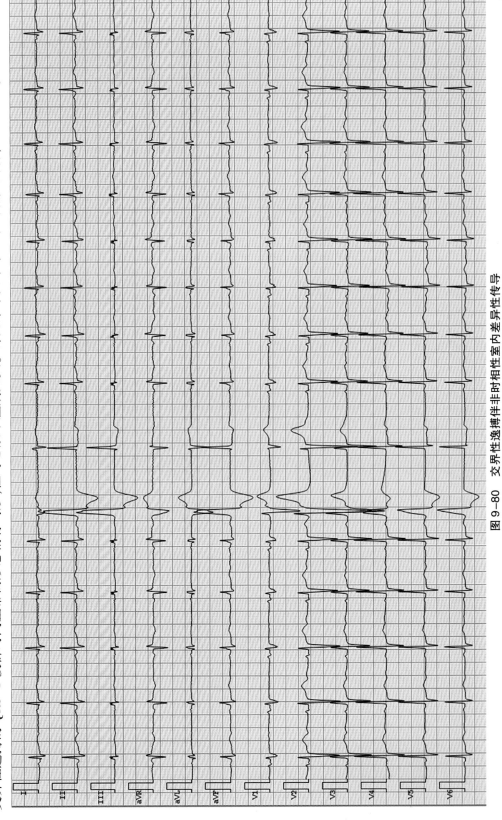

（二）非时相性室内差异性传导

交界性逸搏的 QRS-T 波群时间正常而形态稍有畸形，但与心肌不应期无关。详见第十九章第六节的相关内容，见图 9-80。

图 9-80　交界性逸搏伴非时相性室内差异性传导

女，44 岁，第 6 个 QRS 波提前出现，宽大畸形，其前无相关 P 波，即室性早搏；第 7 个 QRS 波延迟出现，前间期 1.05 s，形态与窦性心搏下传略异，其前无相关 P 波，即交界性逸搏伴非时相性室内差异性传导。

七、逸搏性心动过速

由某一起搏点的逸搏引发的心动过速，称为逸搏性心动过速，多为自律性，见图 9-81，图 9-82。

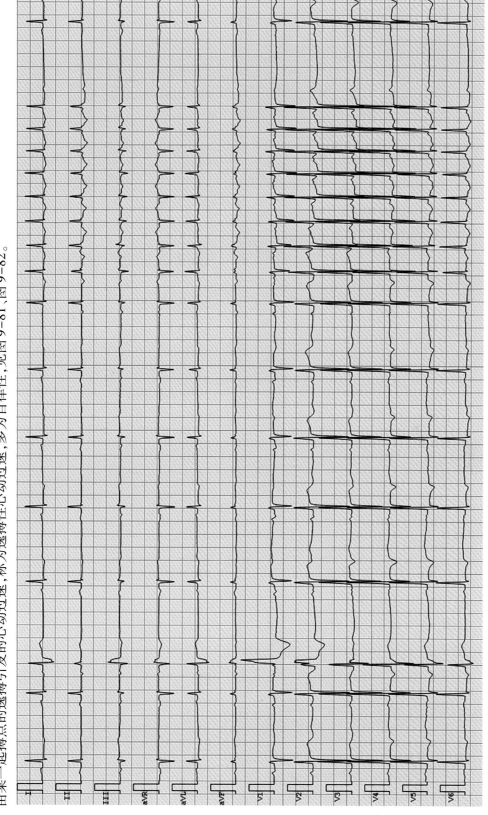

图 9-81　房性逸搏性心动过速（1）

男，80 岁，第 8 个 QRS 波前有相关的 P 波，形态异于窦性 P 波，其后引发 8 个连续提前出现的 P 波，形态异于窦性 P 波，后继以窄 QRS 波，即房性逸搏性心动过速。

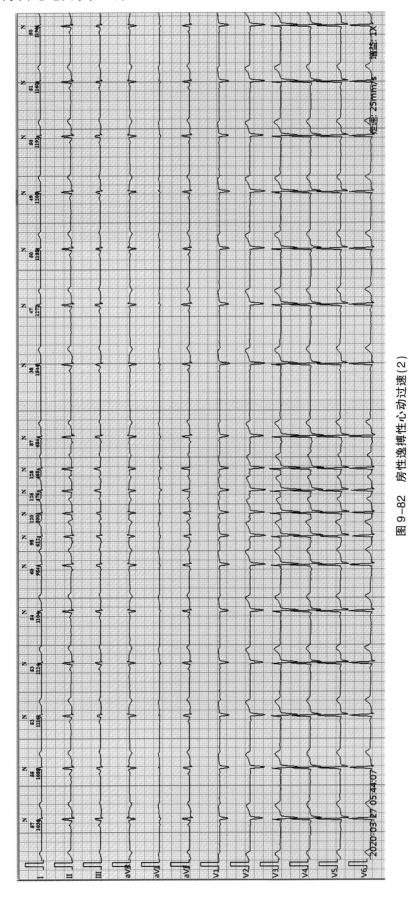

图 9-82 房性逸搏性心动过速（2）

男，66 岁，第 6 个 QRS 波前有相关的 P 波，形态异于窦性 P 波，前间期 1.05 s，其后引发 5 个连续提前出现的 P 波，形态异于窦性 P 波，后继以窄 QRS 波，即房性逸搏性心动过速。

八、魏登斯基现象

魏登斯基现象(Wedensky phenomenon)是心脏传导性和自律性在受抑制的状态下得以暂时改善的一种保护性反应,实质是两个节律点之间一种少见的正性传导的干扰现象。

当心脏同时存在两个节律点时,对心脏组织的传导功能存在两种截然不同的干扰作用。多数情况是一个节律点发放的激动与传导,可使另一个同时存在的节律点发放的激动传导性降低,表现为传导时间发生干扰性延长,这种干扰称为负性传导作用,如室性早搏产生的负性传导作用使随后的窦性 PR 间期干扰性延长。少数情况表现为促进传导的作用,即一个激动及其传导时,对另一个节律点激动的传导产生正性传导的干扰现象,使其传导时间缩短或传导阻滞改善,这种少见的促进传导的干扰作用为魏登斯基现象。

(一)发生机制

1. 超常传导学说　超常期在心电图上相当于 T 波的后半部和 T 波结束后短暂的等电位间期,相当于动作电位 3 相的后部和 4 相的初始,持续时间约 90 ms。超常期处于动作电位的复极末期,动作电位此时尚未完全恢复到最大的静息电位,处于复极不完全状态。此时一个较弱的阈下刺激落入该区时,该阈下刺激可以变为阈上刺激,引发新的除极活动和超常传导。

超常传导与魏登斯基现象同属心脏传导性受到严重抑制时的代偿机制,两者都能暂时性改善心脏的传导,避免过长的停歇;而魏登斯基现象是一种特殊类型的超常传导,只是心脏传导改善的持续时间可能稍长。

超常传导学说认为传导阻滞存在时,一次早搏或逸搏引起的促发性激动在传导阻滞区发生隐匿性传导的过程中存在或出现超常期,当随后而来的同侧或对侧激动落入该超常期时,发生的超常传导能够使其穿透阻滞区,使传导阻滞发生意外改善。

由于传导系统某部分的传导功能下降,相当于传导阈值的升高,使平时能够下传的激动此时变为阈下刺激而不能传导,出现传导阻滞。促发性激动的出现以及产生的超常期,使随后而至的阈下激动落入超常期而变为阈上刺激,并发生超常期的意外传导。

2. 不应期回剥学说　不应期回剥学说认为,传导阻滞存在时一次促发性激动可通过多种途径使存在阻滞的心肌不应期缩短,并使随后的激动下传时避开了不应期而发生意外传导。魏登斯基现象不是真正的超常传导,而是一种伪超常传导,因为该现象的发生不是传导阻滞部位本身的传导功能发生了改善,而是以促发性激动为介质使不应期缩短的结果。促发性激动引起阻滞区不应期回剥和缩短的机制有以下几种。

(1)心动周期的变短使有效不应期缩短:一般情况下,心房肌、心室肌、房室旁路等不同的传导系统(房室结除外),其不应期具有频率自适应性特征,即每一个心动周期中上述组织的不应期长短均与前一心动周期的长短呈正变规律。魏登斯基现象发生时,当促发性激动是一次交界性早搏或室性早搏时,交界性早搏或室性早搏都将缩短 RR 间期,使下一个心动周期中心室肌及希浦系统的有效不应期缩短,如果原来传导阻滞就发生在希浦系统,则其后的窦性 P 波就可能下传,出现传导阻滞的意外改善。

这种理论不适合房室结不应期过长引起的房室阻滞及阻滞的暂时消失,因房室结不应期的频率自适应性与其他心肌组织相反,其有效不应期与前一心动周期呈反变规律。当促发性激动是一次早搏时,随着心动周期的缩短,房室结在下一个心动周期中的有效不应期将延长,原有的传导阻滞不仅不减轻反而会加重。

(2)促发性激动使不应期提前结束:一次早搏引发的促发性激动使邻近的心肌组织提前除极,不应期也随之提前开始并提前结束。当传导阻滞就位于这些心肌组织时,该不应期的提前结束,将使原来被阻滞的激动能够下传。

（3）阻滞区两侧同时被激动的总合作用缩短不应期:心脏电生理的研究,在阻滞区两侧同时给予刺激时,两个刺激在阻滞区发生对向传导,并可能发生碰撞而产生总合作用,使阻滞区的不应期缩短,使原有的传导阻滞出现暂时性改善。

3.4 相阻滞学说　魏登斯基现象常伴心率缓慢,而传导阻滞的改善又发生在促发性激动之后心率缓慢暂时消失时。4 相阻滞学说认为,伴心率缓慢的传导阻滞多数为 4 相阻滞,当促发性激动的出现使心率暂时变快时,4 相阻滞也暂时消失,使原来因 4 相阻滞而不能下传的激动得以下传,传导阻滞得到暂时改善。

目前多数学者主张应用不应期回剥和4 相阻滞两个学说解释魏登斯基现象的发生机制。

（二）具备条件

1. 传导阻滞　魏登斯基现象多发生在有传导阻滞的器质性心脏病患者,其房室结、希浦系统、束支、分支、房室旁路等某部分存在程度不同的传导阻滞。

2. 促发性激动　在主导节律存在传导阻滞的基础上,需要出现一次有促发传导改善引发魏登斯基现象的激动,该激动可以起源于传导阻滞部位的远端或近端,可以是一次早搏,也可以是一次逸搏。促发性激动经过传导进入传导阻滞区,引起一次未穿透的隐匿性传导,随后促发魏登斯基现象。

3. 传导改善　早搏或逸搏等促发性激动发生隐匿性传导后的一段时间内,原来存在的传导阻滞可以暂时减轻或消失,传导阻滞的这种意外改善现象酷似超常传导现象。

魏登斯基现象本质是存在的传导阻滞中部分由功能性因素引起,在促发性激动的作用下该功能性因素得到部分逆转,使传导阻滞得到暂时性改善。

（三）心电图特点

1. 不同程度的传导阻滞　阻滞是其心电图基本表现,阻滞的部位和程度因人而异,可以是二度、高度或三度房室阻滞,也可以是左、右束支阻滞或分支阻滞,还可以是窦房阻滞、预激旁路的阻滞,其中以房室阻滞更常见。

2. 不同种类的促发性激动　引发魏登斯基现象的促发性激动常是早搏或逸搏性激动,可以是室性早搏、室性逸搏或交界性早搏、交界性逸搏。

3. 随后的传导改善　在促发性激动后的一定时间,心电图可出现传导阻滞的改善,可以是传导阻滞的完全消失或传导阻滞的程度减轻。

总之,魏登斯基现象特征性心电图三联征为不同程度的传导阻滞、来自不同部位的促发性激动、传导阻滞的随后改善。

（四）魏登斯基现象的分类

1. 根据促发性激动与传导阻滞部位的分类

（1）促进对侧传导改善型(魏登斯基易化作用):促发性激动与传导发生改善的激动分别位于传导阻滞区的两侧,促发性激动从一侧进入传导阻滞区并使对侧激动的传导阻滞发生意外改善,见图9-83。

（2）促进同侧传导改善型(魏登斯基效应):促发性激动与传导发生改善的激动都位于传导阻滞区的同侧,促发性激动在阻滞区隐匿性传导的作用使同侧激动的传导阻滞发生暂时性改善。这种促进同侧传导改善的作用也称魏登斯基效应,这一效应有时在几个心动周期连续发生,见图9-84。

魏登斯基效应是某一阻滞区受到一端来的强刺激后,阻滞区的应激阈值暂时降低,使同一端接踵而至的原先不能引起反应的阈下刺激能够引起兴奋并通过阻滞区,见图9-85、图9-86。

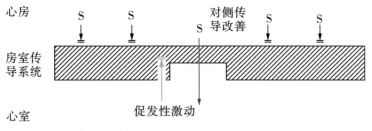

图 9-83　促进对侧传导改善型示意

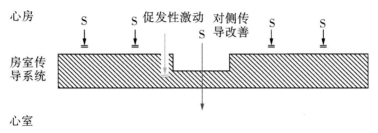

图 9-84　促进同侧传导改善型示意

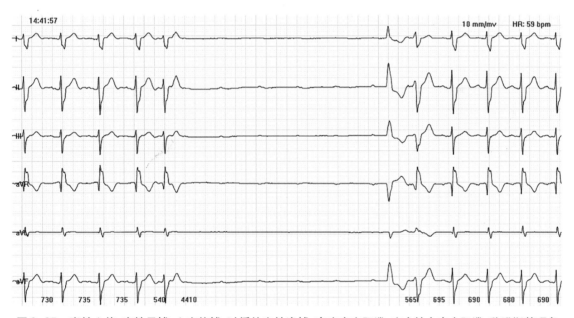

图 9-85　窦性心律,房性早搏,心室停搏,过缓的室性逸搏,高度房室阻滞,完全性右束支阻滞,魏登斯基现象

　　动态心电图片段,第 5 组心搏为房性早搏,随后发生高度房室阻滞,引起 4.41 s 的长 RR 间期,出现过缓的室性逸搏后窦性 P 波连续下传。第 1 个窦性 P 波能下传是室性逸搏作为强刺激引起的魏登斯基易化作用,此后连续的魏登斯基效应使随后的窦性 P 波均能下传心室,心电图诊断:窦性心律,房性早搏,心室停搏,过缓的室性逸搏,高度房室阻滞,完全性右束支阻滞,魏登斯基现象。

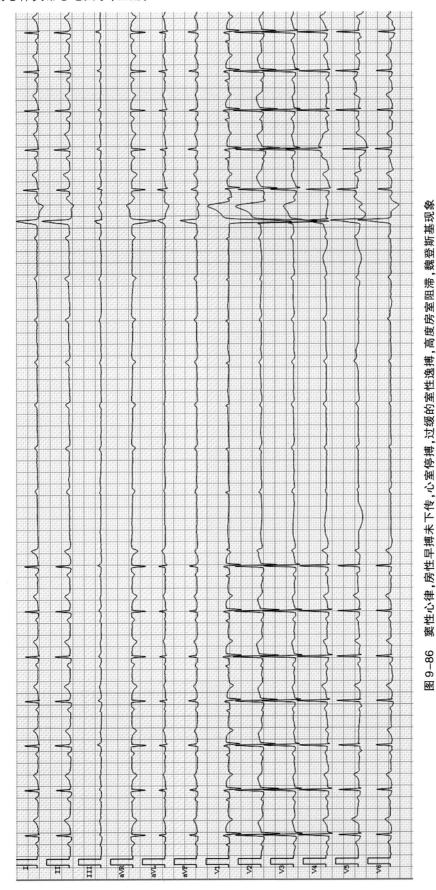

图 9-86 窦性心律，房性早搏未下传，心室停搏，过缓的室性逸搏，高度房室阻滞，魏登斯基现象

男，79 岁，第 7 组心搏后有一房性早搏未下传引起高度房室阻滞，长 RR 间期后出现过缓的室性逸搏，其后窦性 P 波连续下传。第 1 个窦性 P 波能下传是室性逸搏作为强刺激引起的魏登斯基易化作用，此后连续的魏登斯基基效应使以后的窦性 P 波均能下传心室。心电图诊断：窦性心律，房性早搏未下传心室，心室停搏，过缓的室性逸搏，高度房室阻滞，魏登斯基现象。

（3）混合型：混合型是魏登斯基易化作用与魏登斯基效应组合发生，常是易化作用在前，先发生促进对侧传导的改善，发生传导改善的激动又成为一次新的促发性激动，并使随后的同侧激动再次下传，形成促进同侧传导改善的魏登斯基效应，两者组合后形成混合型，见图9-87。

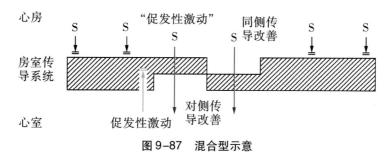

图9-87 混合型示意

2. 根据传导阻滞部位的分类　根据传导阻滞的部位可分为窦房阻滞、房室阻滞和束支阻滞的魏登斯基现象，其中房室阻滞的魏登斯基现象最多见，束支阻滞的魏登斯基现象少见，窦房阻滞的魏登斯基现象更少见。

（五）鉴别诊断

诊断魏登斯基现象有时须与阵发性传导阻滞和超常传导相鉴别。

1. 与阵发传导阻滞的鉴别　阵发性传导阻滞的心电图表现为传导阻滞及阻滞消失的交替出现，阻滞消失可自然发生，也可夹杂早搏，一旦阻滞消失时存在早搏，则二者的鉴别十分困难。当确切排除了阵发性传导阻滞后，魏登斯基现象的诊断才可靠。

2. 与超常传导的鉴别　魏登斯基现象中，促发性激动可以是早搏，也可以是逸搏。当主导节律之外的一次早搏促发了传导改善时，魏登斯基现象的诊断相对容易，因为该传导的改善与早搏激动的出现有关，这种心电图表现容易和超常传导鉴别，因为超常传导的发生不需要促发性激动作为介导。但如果魏登斯基现象的促发性激动就是规律的主导节律的逸搏时，两者鉴别十分困难，此时需要判定传导改善发生的时间点，其位于超常期内还是超常期之外。一般认为，超常期持续的时间较短，而魏登斯基现象发生传导改善的时间范围较宽。

（六）临床意义

1. 认识魏登斯基现象有助于复杂心电现象的诊断与解释　发生在房室结、左右束支、分支、房室旁路的传导阻滞突然发生改善的情况并非少见，这可能包括了超常传导、裂隙现象、不应期回剥、间歇性传导阻滞、魏登斯基现象等。当多种情况并存时诊断十分困难，对魏登斯基现象的认识有助于解析复杂心电图。

2. 魏登斯基现象是心脏严重传导阻滞时的一种代偿机制　高度和三度房室阻滞时，防止心脏过长停搏的第一个代偿机制是逸搏心律，而魏登斯基易化作用和魏登斯基效可视为防止心脏过长停搏的又一个代偿机制。

3. 影响魏登斯基现象发生的因素　并非具备了上述情况就一定能发生代偿性魏登斯基现象，因该现象的发生受多种因素的影响。其中重要的因素包括逸搏心律对阻滞区隐匿性传导的深度及强度，促发性激动的强度越高，引发传导改善的可能性越大。此外还要看逸搏心律后究竟间隔多长时间才出现下一次激动，当主导节律适时出现时才可能出现传导的改善，此外，还要看传导阻滞中固有传导功能与功能性因素的比例等。魏登斯基易化作用是某一阻滞区的一侧受到强刺激作用后，该刺激虽未通过阻滞区，却降低了阻滞区的应激阈值，使来自另一侧原先不起反应的阈下刺激得以通过。

九、钩拢现象

钩拢现象(acchrochage phenomenon)是在频率完全相等或接近相等的双重心律所互相形成的干扰性和阻滞性脱节之中,双重心律的心搏几乎同时或完全同时出现的现象。

当心脏同时存在两个节律点时,两者之间能够发生多种干扰。多数干扰表现为负性频率和负性传导作用。负性频率作用是一个频率较高的节律点通过超速抑制,可使另一个节律点的自律性受到抑制,频率下降或变为隐匿性。少数情况下,一个节律点对另一个节律点频率干扰表现为正性频率作用,即频率较快的节律点能使同时存在的另一个节律点的频率暂时或持续一段时间增快,这种少见的正性频率的干扰作用称为钩拢现象。

(一)发生机制

绝大多数钩拢现象发生在双腔心律之间,主要是心室腔的电活动通过电和机械的双重作用对窦性心律产生正性变时性作用。这种正性变时性作用的产生与窦房结"伺服机构"的性质密切相关。窦房结发放的电脉冲影响着心房的电活动和机械活动,而心房的电活动和机械活动影响着心室每搏量及压力。主动脉内压力作为反馈信息传至窦房结,窦房结进行及时的调整,进而控制已出现的偏差。

(二)几种常见的钩拢现象

1. 三度房室阻滞时的钩拢现象 三度或高度房室阻滞时,心房由窦房结或心房节律点控制,心室由交界区或心室节律点控制,频率较慢。但心房、心室的两个频率不同的节律点间可发生明显的正性变时性干扰,即心室激动发出时可使窦性心律的频率暂时增加,产生窦性心律不齐,心电图表现为含有 QRS 波的 PP 间期比不含 QRS 波的 PP 间期短,发生在 QRS 波后的 P 波常来得稍早。过去有人将此现象称为室相性窦性心律不齐,实际这种正性变时性作用属于钩拢现象。

2. 室性早搏时的钩拢现象 绝大多数的室性早搏逆传发生隐匿性传导,使随后的窦性 P 波下传至房室结时发生阻滞而不能下传,结果引起完全性代偿间期。但部分室性早搏对其后的窦性 P 波产生正性变时作用,使其稍提前出现而发生钩拢现象,诊断时一定要确定室性早搏后的 P 波是窦性 P 波,而不是室性早搏引起的逆传 P 波。

3. 加速性交界性心律时的钩拢现象 加速性交界性心律是房室交界区自律性异常升高引起的,心动过速发生时,该节律点的电活动,以及下传后引起的心室机械收缩都可能对窦房结产生正性变时性作用,使窦性心率增快,甚至发生等频心律或等频脱节。

诊断时应当注意:①应当有钩拢现象发生前的窦性心律的心电图表现。②有非阵发性房室交界性心动过速发生时的心电图记录。③心动过速发生后,经过正性变时性作用,有窦性频率变快的心电图变化。④心动过速发生后出现的 P 波是窦性心率变快的直立 P 波,而不是交界性心律引起的逆传 P 波。

4. 心室起搏时的钩拢现象 三度房室阻滞伴心室起搏时,当心室起搏率稍高于窦性频率时,可产生房室同步现象,即窦性频率被动性提高,接近或等于心室起搏率。没有心脏阻滞的患者,心室起搏时也可能发生钩拢现象,窦性频率可随心室起搏率的增高而提高。

(三)分类

根据等频性脱节中双重心律的钩拢程度分为两种。

1. 完全性钩拢现象 完全性钩拢现象是当相互形成干扰性或阻滞性脱节的双重心律中一系列相对应的心搏同时出现,仿佛两种心搏互相完全钩拢在一起,引起频率完全相同、又同时出现,形成真正的完全同步现象,见图9-88。

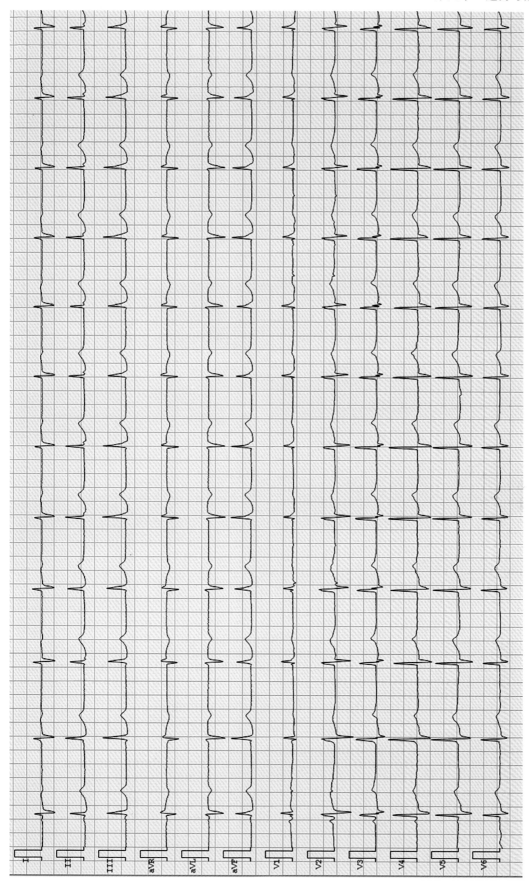

图 9-88　交界性逸搏心律伴完全性干扰性房室脱节、完全性钩拢现象

男，56 岁，窦性心律，窄 QRS 前无相关的心房波，即交界性逸搏心律伴完全性干扰性房室脱节、完全性钩拢现象。

2. 不完全性钩拢现象　不完全性钩拢现象是在干扰性与阻滞性脱节中，双重心律与阻滞性脱节中，双重心律之间不仅频率相等，而且两者几乎同时出现，心电图表现为双重心律完全等频但钩拢距较大，即 P 与 QRS 波时距较差，见图 9-89。

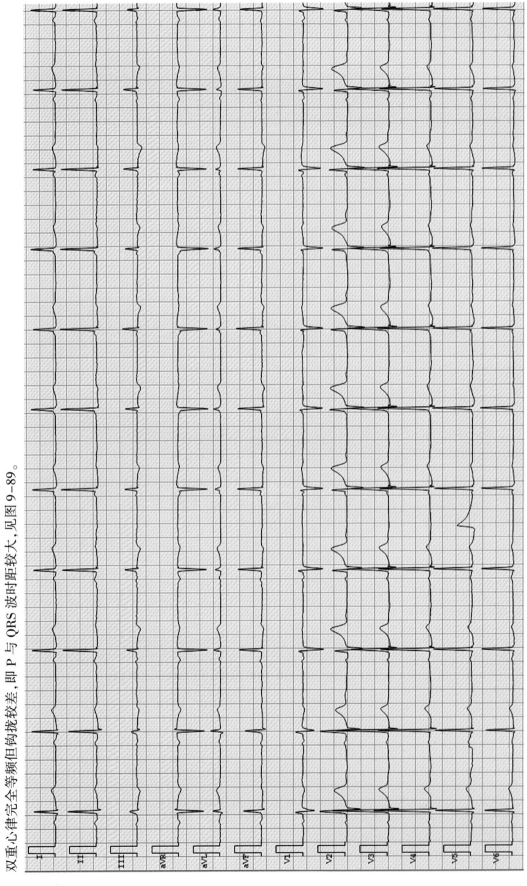

图 9-89　交界性逸搏心律伴不完全性干扰性房室脱节、不完全性钩拢现象

女，35 岁，窦性 P 波延迟出现，第 3~11 个窄 QRS 波延迟出现，其前无相关的心房波，即交界性逸搏心律与窦性心搏下传的 QRS 波略异，形态与窦性逸搏心律伴不完全性干扰性房室脱节、不完全性钩拢现象。

十、等频现象

等频现象是互相形成干扰性或阻滞性脱节的双重心律所表现的、任何成因所引起的频率近乎相等的现象。等频心律或等频现象是任何原因引起的窦性心律频率与另一种异位心律频率,或两种异位心律频率出现相等的情况。因此,心电图上出现的两种心律频率相等时可诊断为等频心律或等频现象。等频心律间互相形成的干扰性或阻滞性脱节称为等频性脱节。

(一)分类

根据持续的时间分成3种。

1.短暂性等频现象　等频现象持续时间小于3 s。

2.较长性等频现象　持续时间大于3 s。

3.持久性等频现象　一次心电图记录中一直存在着等频现象。

(二)钩拢现象与等频现象

钩拢现象与等频现象不同,钩拢现象是频率不同的两种心律之间形成的正性变时性作用。钩拢现象的发生常需要几个条件:①两种共存节律的频率不同,但又需要有一定程度的相近,钩拢现象才出现。②两种节律所在的心腔靠近在一起,使一个心腔的电和机械活动可影响到另一心腔,已经证明机械性牵张可以影响自律性组织的自律性。③两种节律所在的心腔有压力的差别、压力的波动,当两个心腔的血压恢复到一个相对恒定的水平时,钩拢现象可以消失。

钩拢现象持续时,同时存在的两种心律有可能形成等频心律,但并不意味着钩拢现象的发生一定会出现等频心律,见图9-90、图9-91。

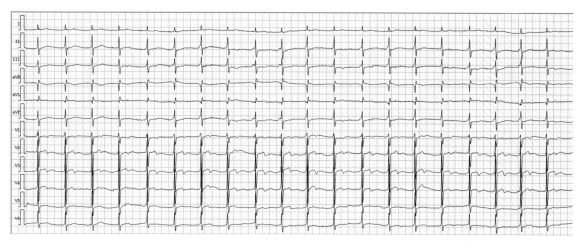

图9-90　窦性心律、加速的交界性心律、完全性干扰性等频性房室脱节

男,60岁,窦性P波多数出现在QRS波起始部,PR间期<0.12 s,PR间期不等,即窦性心律、加速的交界性心律、完全性干扰性等频性房室脱节。

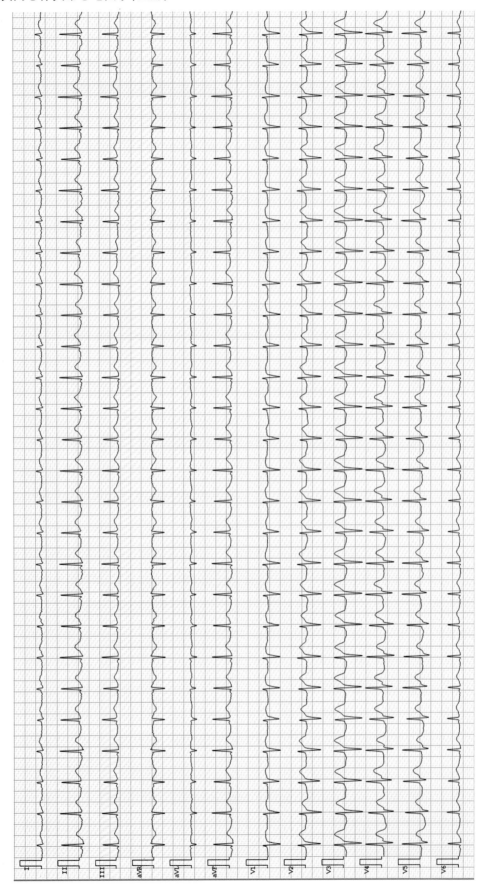

图 9-91　窦性心动过速、加速的交界性心律、完全性干扰性等频性房室脱节

男,45 岁,窦性 P 波出现在 QRS 波起始部,PR 间期<0.12 s,PR 间期不等,即窦性心律、加速的交界性心律、完全性干扰性等频性房室脱节。

第十章 加速的心搏及心律

加速的心搏是心脏某个起搏点的自律性强度轻度增高时,所产生的较其固有频率稍快的 1~2 次激动,自律性强度属 3 级,介于早搏与逸搏之间,既往称加速的逸搏。

加速的心搏连续出现≥3 次时,称加速的自主心律,自律性强度属 3 级,既往称非阵发性心动过速、加速的逸搏心律、加速的异位自主心律、加速的异位节律性心动过速、异位性加速的逸搏心律、自身性心动过速、异位节律自身性心动过速、低频率阵发性心动过速、快速自主节律等。加速的自主心律缺乏保护机制,很容易被其他激动所抑制而产生节律重整或顺延。同时加速的自主心律与逸搏心律之间可逐渐互相转换,反映自律性强度渐变。

加速的自主心律的自律性介于逸搏心律和阵发性早搏性心动过速之间,为主动性异位心律。可有不同程度的等频现象和钩拢现象,形成干扰性房室脱节或相互在房内或室内形成融合波。

心脏的 4 类起搏点都可因其自律性稍高于其固有的自律性而分为窦性心动过速、加速的房性心律、加速的交界性心律、加速的室性心律 4 种。其中以窦性最为常见、其次为交界性或室性,而以房性最为少见。窦性心动过速是心脏的正常起搏点自律性轻度增高所产生的心律,后三者则是异位起搏点自律性轻度增高所产生的心律,其病因和产生原理均截然不同于窦性心动过速。故本章所述的加速的心搏与自主心律指的是异位起搏点自律性轻度增高所产生的心律。

加速的自主心律的频率较低,故患者很少有自觉症状,即使持续时间较久,亦不产生心功能不全的各种表现,因此通常加速的自主心律被认为是一种良性心律,一般不需用抗心律失常的治疗。

第一节 加速的房性心搏与房性心律

加速的房性心搏是房性起搏点的自律性强度轻度增高时,所产生的较其固有频率稍快的 1~2 次房性激动,既往称加速的房性逸搏。

加速的房性心搏连续出现≥3 次时,称加速的房性自主心律,既往亦称加速的房性逸搏心律、非阵发性房性心动过速、加速的心房自主心律、自主性房性心动过速。根据有无窦性心律并存的情况,加速的房性自主心律分为不伴有窦-房竞争现象的加速的房性自主心律和伴有窦-房竞争现象的加速的房性自主心律两种。

一、发生机制

(1)在窦房结与房性起搏点周围无保护机制的情况下,房性起搏点的自律性强度增高,以致其频率略高于窦性心律的频率时,或同时还有窦房结的自律性的降低,根据自律性优势控制规律,房性激动便可控制心房活动,进而下传至心室,继以室上性 QRS-T 波,形成加速的房性心搏或加速的房性自主心律。

(2)房性起搏点的频率与窦房结的频率相接近,同时还伴有两者自律性的不稳定性,产生了窦-房竞争现象。

(3)房性心律与窦性心律的等频现象和钩拢现象的形成原因不明,可能是由于巧合,也可能通过神经反射,或心室排血导致起搏点血供改善,促使房性起搏点和窦房结几乎同时,或仅稍有先后参差地发出频率相同的激动,或与反馈作用有关。此时,窦性激动引起一部分心房肌除极,房性激动则引起另一部分心房肌除极,便形成了房性融合波。

(4)如房性起搏点的频率稍高于窦房结,房性激动便可提前侵入周围无保护机制的窦房结,并控制心房活动,引起窦性节律重整,使窦房结暂时转为无效起搏点。此时,心电图上即表现为加速的房性自主心律而无房性融合波。反之,如窦性激动提前侵入无保护机制的房性异位起搏点,并控制心房活动,引起房性节律重整,使房性异位起搏点暂时转为无效起搏点,心电图上表现为窦性心搏。

二、心电图特点

(一)加速的房性心搏

较基本心律相对延迟出现的 1 ~ 2 个房性 P 波,频率 70 ~ 140 次/min,大多在 100 次/min 左右,PR 间期超过 0.12 s(合并心室预激小于 0.12 s),一般每个 P 波之后均继以室上性 QRS 波,见图 10-1。

(二)加速的房性心律

1. 不伴有窦-房竞争现象的加速的房性心律

(1)一系列的房性 P 波,频率 70 ~ 140 次/min,大多在 100 次/min 左右,节律规则,PR 间期超过 0.12 s(合并心室预激小于 0.12 s),一般每个 P 波之后均继以室上性 QRS 波。可根据 P 波的特点初步判定房性起搏点的部位。

(2)因无窦性 P 波,因而也没有窦-房竞争现象。

临床上所见到的加速的房性心律,绝大多数属于这一种,见图 10-2 ~ 图 10-6。

2. 伴有窦-房竞争现象的加速的房性心律

(1)有一系列的房性 P 波,频率 70 ~ 140 次/min,大多在 100 次/min 左右,节律规则,PR 间期超过 0.12 s(合并心室预激小于 0.12 s),一般每个 P 波之后均继以室上性 QRS 波。可根据 P 波的特点初步判定房性起搏点的部位。

(2)有一系列的窦性 P 波与一系列房性 P 波并存,两者形成窦-房竞争现象。①二者频率甚为接近,时常差别仅有数次,而以房性心率越过窦性心率的机会为多。有时房性心率与窦性心率几乎相等或完全相等,称为等频现象。此时 P 波与 P 波的时距甚为接近而较固定,称为钩拢现象。②两种心律互相消长,时隐时现,此起彼伏,形成窦-房竞争现象。③可见房性融合波,其形态介于窦性 P 波与房性 P 波之间,可呈各种不同程度的融合。常在两种心律交替的过程中可成串地出现。但房性融合波后的室上性 QRS 波形态保持不变。④窦性心律和房性心律的交替过程中,可引起对方的节律重整,见图 10-7、图 10-8。

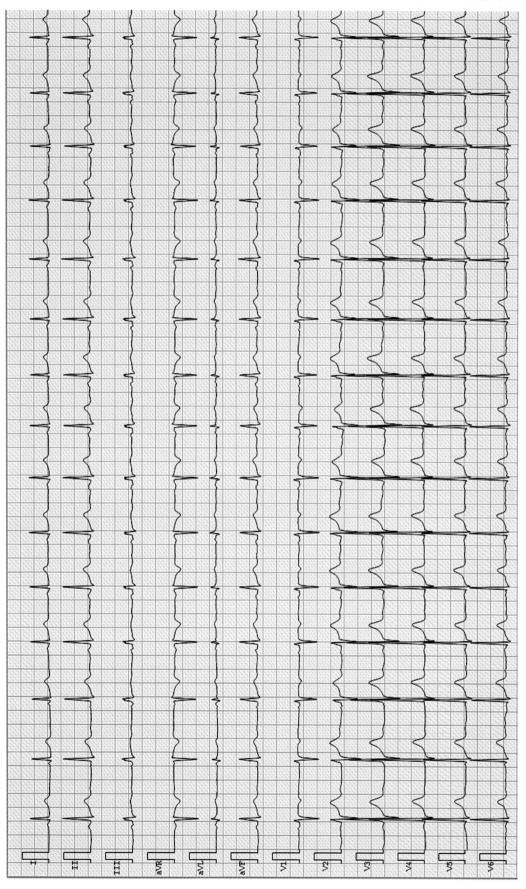

图 10-1　加速的房性心搏

女,28 岁,第 2、3 个 P 波较基本窦性心律相对延迟出现,前间期 0.93 s,形态异于窦性 P 波,PR 间期>0.12 s,后继以室上性 QRS 波,即加速的房性心搏。

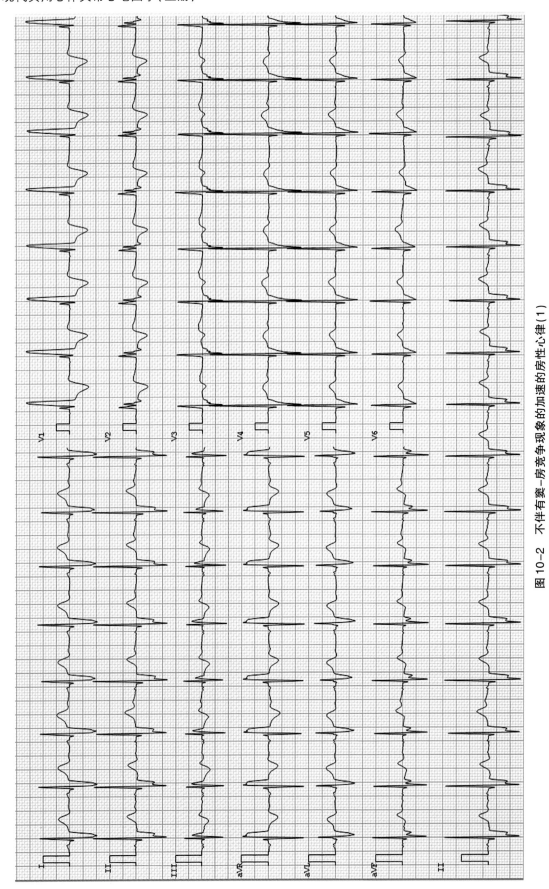

图 10-2　不伴有窦-房竞争现象的加速的房性心律(1)

男,14 岁,规则的房性 P 波,频率 71 次/min,PR 间期>0.12 s,后均继以室上性 QRS 波,即不伴有窦-房竞争现象的加速的房性心律。

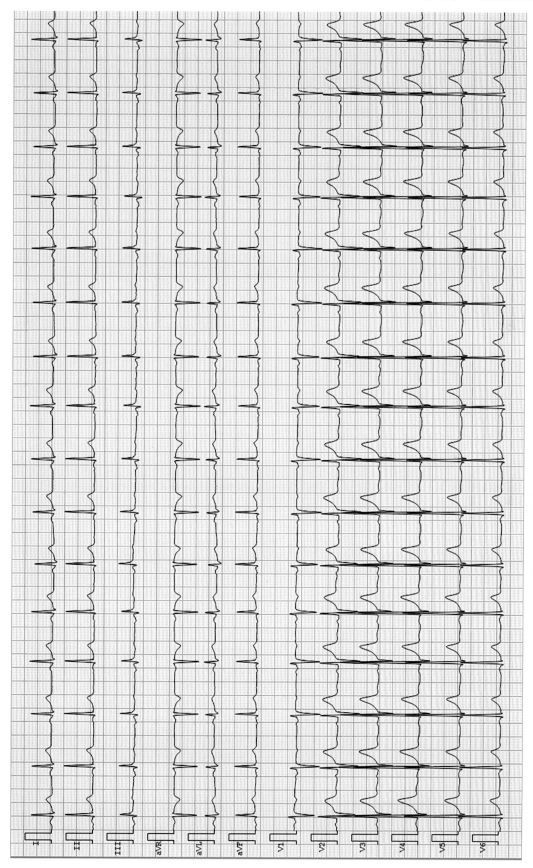

图 10-3 不伴有窦-房竞争现象的加速的房性心律（2）

男，26 岁，规则的房性 P 波，频率 80 次/min，PR 间期 0.13 s，后均继以室上性 QRS 波，即不伴有窦-房竞争现象的加速的房性心律。

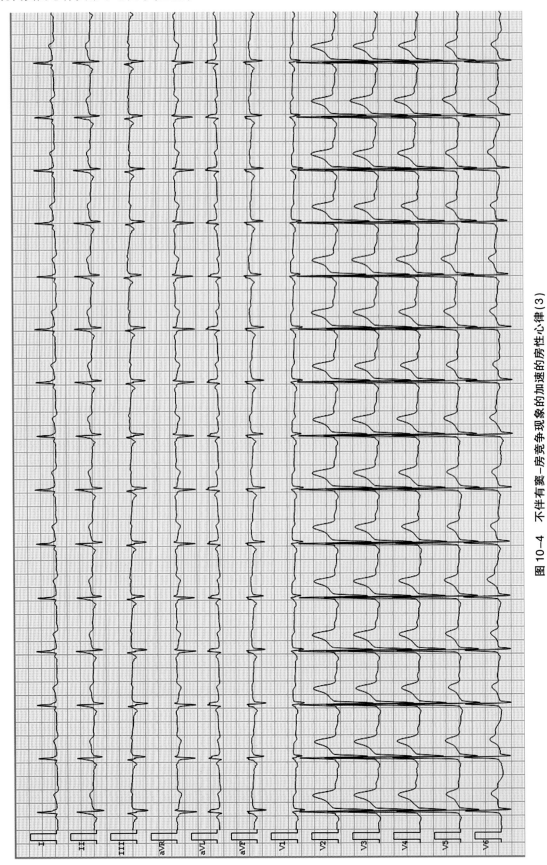

图 10-4　不伴有窦-房竞争现象的加速的房性心律(3)

男,59 岁,规则的房性 P 波,频率 75 次/min,PR 间期 0.13 s,后均继以室上性 QRS 波,即不伴有窦-房竞争现象的加速的房性心律。

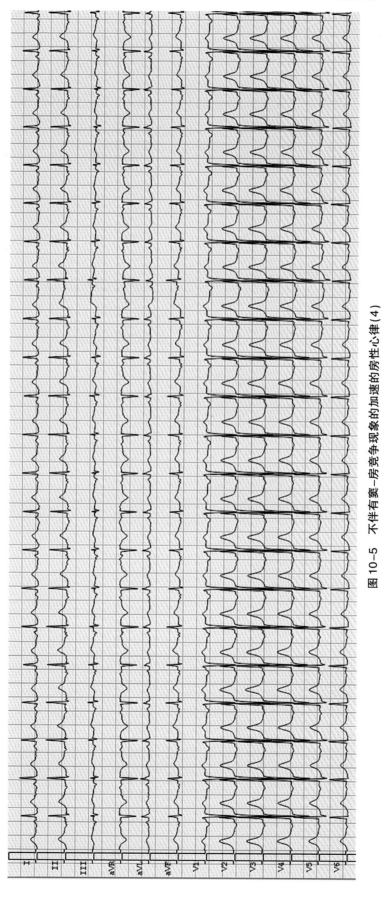

图 10-5　不伴有窦－房竞争现象的加速的房性心律（4）

男，70 岁，规则的房性 P 波，频率 107 次/min，PR 间期 0.14 s，后均继以室上性 QRS 波，即不伴有窦－房竞争现象的加速的房性心律。

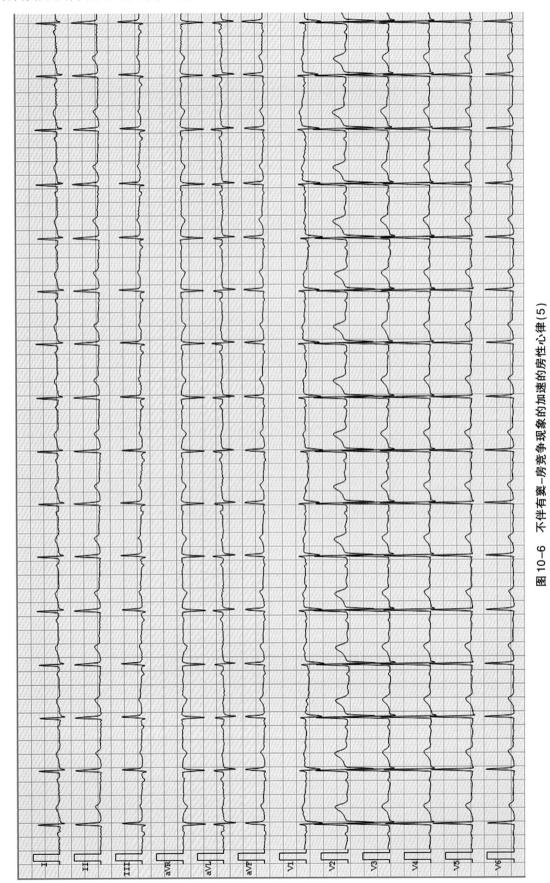

图 10-6 不伴有窦-房竞争现象的加速的房性心律(5)

女,51 岁,规则的房性 P 波,频率 78 次/min,PR 间期 0.15 s,后均继以室上性 QRS 波,即不伴有窦-房竞争现象的加速的房性心律。

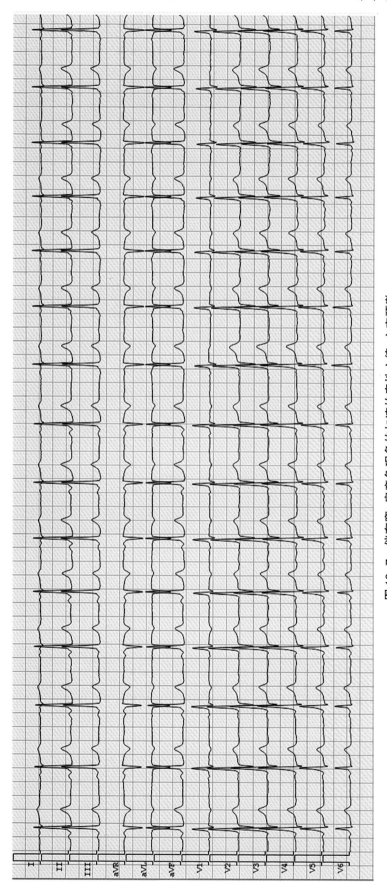

图10-7　伴有窦-房竞争现象的加速的房性心律、心室预激

女,29岁,第1～8个P波为窦性P波,第9～15个P波为房性心律、心室预激。第9～15个P波为房性P波,频率73次/min,PR间期0.10 s,后均继以室上性QRS波,QRS波起始始顿挫,即伴有窦-房竞争现象的加速的房性心律、心室预激。

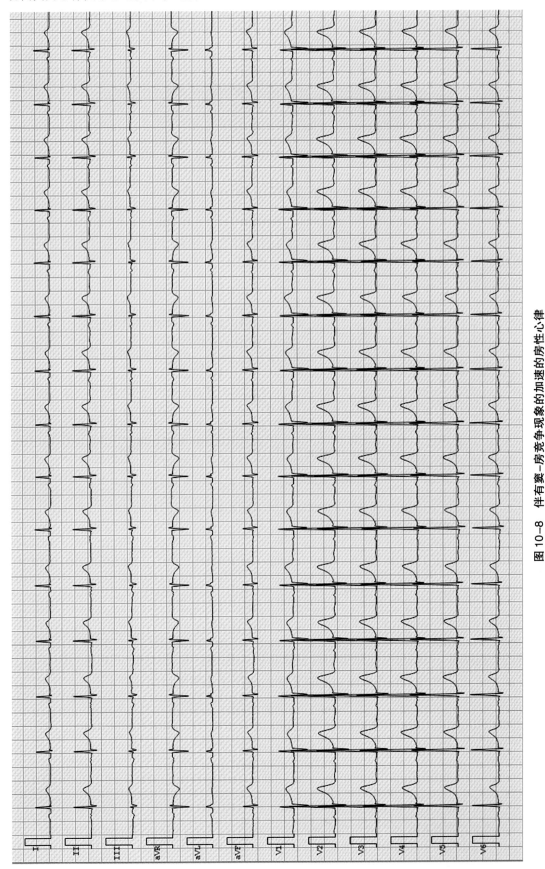

图 10-8 伴有窦-房竞争现象的加速的房性心律

女,73 岁,第 8~15 个 P 波为窦性 P 波,第 1~6 个 P 波为房性 P 波,频率 75 次/min,PR 间期 0.15 s,后均继以室上性 QRS 波,第 7 个 P 波形态介于窦性与房性 P 波之间,形成房性融合波,即伴有窦-房竞争现象的加速的房性心律。

三、鉴别诊断

加速的房性自主心律心电图书籍上很少提及，认为罕见。根据加速的房性自主心律的定义只要心电图上符合由一系列频率在 70～140 次/min 的房性 P 波所形成的异位心律，其 QRS 波大多为室上性的，不伴有窦-房竞争现象，即可诊断。有时上述房性心律与窦性心律先后出现，时隐时现，呈现窦-房竞争现象，或上述房性心律与窦性心律几乎同时出现而形成窦-房竞争现象，并伴有房性融合波。加速的右房或左房上部自主心律须与正常窦性心律或窦性心动过速相鉴别。加速的右房或左房下部自主心律，包括冠状窦心律须与加速的交界性自主心律相鉴别，可根据心房波的特点判定起搏点的部位，一般以 PR 间期<0.12 s 是交界性心律，≥0.12 s 为房性心律。V_5、V_6 导联的 P 波倒置是左房心律，而 V_5 和 V_6 导联的 P 波直立是右房心律。加速的房性自主心律与早搏性房性心动过速的鉴别要点大致和加速的交界性自主心律与早搏性交界性心动过速的鉴别要点相似，鉴别时不能单凭心房节律的频率作为区分两类心律的唯一标准。

四、临床意义

不伴有窦-房竞争现象的加速的房性自主心律的病因多见于器质性心脏病，特别是具有左房病理变化或功能障碍的心脏病，也可见于无器质性心脏病。伴有窦-房竞争现象的加速的房性自主心律尚可由洋地黄中毒和全身感染等引起。

第二节 加速的交界性心搏与交界性自主心律

加速的交界性心搏是交界性起搏点的自律性强度轻度增高时，所产生的较其固有频率稍快的 1～2 次交界性激动，既往称加速的交界性逸搏。

加速的交界性心搏连续出现≥3 次时，称加速的交界性自主心律，既往亦称加速的房室交接处自主心律、非阵发性连接性心动过速、加速的交界性逸搏心律、加速的连接性逸搏心律、自搏性房室连接性心动过速。根据有无窦性心律并存的情况，加速的交界性自主心律分为不伴有窦-交竞争现象的加速的交界性自主心律和伴有窦-交竞争现象的加速的交界性自主心律两种。

一、发生机制

1.窦房结功能障碍 窦房结功能障碍引起显著窦性心动过缓、窦性停搏、窦房阻滞等，继之房室交界区发放激动，但其频率较快而形成加速的交界性心搏（或心律），以此可以解释部分不伴窦性心律的但又无室房传导的加速的交界性自主心律。

2.房室交界区起搏点自律性轻度增高 房室交界区起搏点的自律性轻度增高，稍高于窦性心律，继之房室交界区发放激动，但其频率较快而形成加速的交界性心搏（或心律），有助于干扰性房室脱节的形成。

3.心脏自主神经张力的不稳定性 窦房结较房室交界区有更为丰富的自主神经支配，尤其是迷走神经，当迷走神经张力增高时对窦房结的自律性产生更为显著的抑制作用，而使窦性心率显著减慢，当慢于交界性心律时出现了干扰性房室脱节。当迷走神经张力减弱时对窦房结自律性的抑制作用减弱，而窦性心率增快，当快于交界性心律时可发生窦性夺获，甚至可以恢复窦性心律。以此可以解释伴有窦-交竞争现象的加速的交界性自主心律的产生原理。

4.房室交界区的单向阻滞　由于房室交界区存在逆向阻滞,在加速的交界性自主心律中,交界区激动不能逆传至心房,未引起窦房结的节律重整,从而对窦房结起了保护作用。

5.其他　伴有窦性心律的加速的交界性自主心律产生心室夺获时很少形成室性融合波,这是因为正常情况下窦性和交界性激动都只能通过交界区内单一传导途径下传心室,而两者不能同时到达心室而形成室性融合波。有时加速的交界性自主心律是早搏后频率加速的一种表现。

二、心电图特点

(一)加速的交界性心搏

相对延迟出现的 1～2 个交界性 QRS 波,频率 70～140 次/min,大多在 100 次/min 左右,交界性 QRS 波与窦性 QRS 波相同或仅有轻度变异。QRS 波前后可有与之相关的逆行 P 波,PR 间期<0.12 s 或 RP 间期<0.16 s。有时可见到窦性(或房性)P 波与加速的交界性心搏发生绝对干扰,或伴有室房传导的加速的交界性心搏中逆行 P 波与窦性 P 波可融合成不同程度的房性融合波,较为少见,见图 10-9～图 10-12。

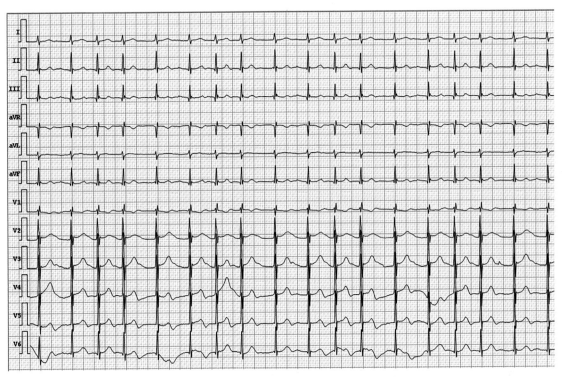

图 10-9　加速的交界性心搏(1)

男,64 岁,第 5、9、13、17 个窄 QRS 波相对延迟出现,其前、后无相关 P 波,前间期 0.64 s,即加速的交界性心搏。

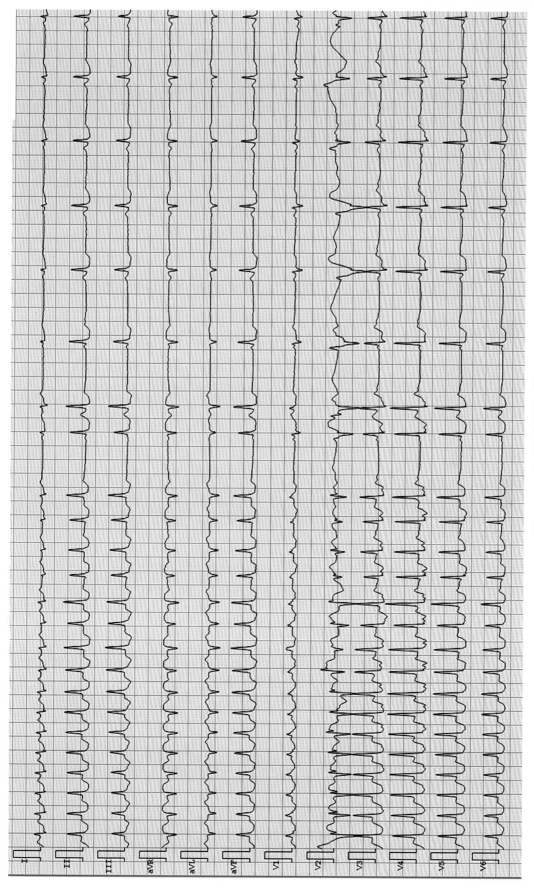

图 10-10　加速的交界性心搏（2）

女，63 岁，V₂ 导联为单极食管心电图，第 17、19 个窄 QRS 波相对延迟出现，其前、后无相关 P 波，QRS 波起始有窦性 P 波，前间期 0.90 s，即加速的交界性心搏。

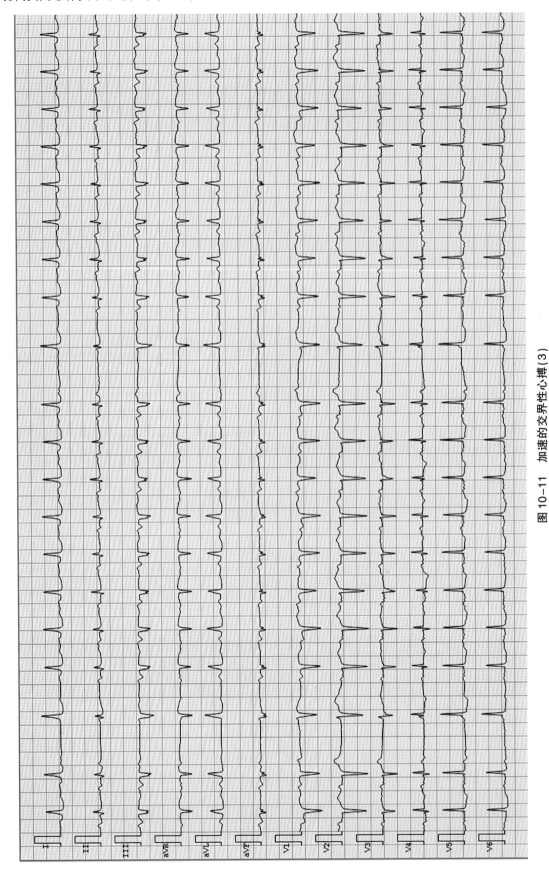

图 10-11　加速的交界性心搏(3)

男,79 岁,第 3、12 个窄 QRS 波相对延迟出现,其前、后无相关 P 波,前间期 0.85 s,即加速的交界性心搏。

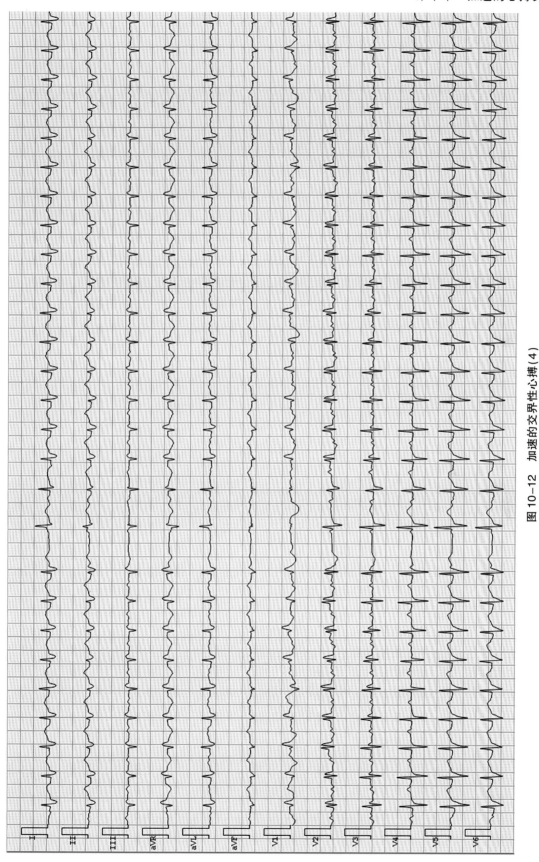

图 10-12　加速的交界性心搏（4）

女，75 岁，第 10 个 QRS 波相对延迟出现，其前、后无相关 P 波，前间期 0.69 s，即加速的交界性心搏。

(二)加速的交界性自主心律

1.不伴有窦-交竞争现象的加速的交界性自主心律　一系列连续的、节律匀齐的交界性 QRS 波,频率70～140 次/min,大多在 100 次/min 左右,交界性 QRS 波与窦性 QRS 波相同或仅有轻度变异。QRS 波前后可有与之相关的逆行 P 波,PR 间期<0.12 s 或 RP 间期<0.16 s,见图 10-13～图 10-17。

2.伴有窦-交竞争现象的加速的交界性自主心律

(1)一系列连续的交界性 QRS 波,节律规则、频率在 70～140 次/min,偶可见逆行 P 波。

(2)一系列窦性心律或房性心律与一系列交界性 QRS 波并存,形成干扰性房室脱节,即窦-交脱节现象。有以下列心电图表现。①窦性心率与交界性心率接近。以交界性心率稍快于窦性心率多见,可有等频现象和钩拢现象。②窦-交竞争现象:当窦性心率稍快于交界性心率时或两种心律出现的时间,恰巧使窦性激动在房室交界区的相对不应期或非不应期抵达,顺利通过交界区形成心室夺获,窦性夺获常使交界性节律顺延,心电图上出现一系列交界性 QRS 波,与一系列的窦性 P 波形成不完全性干扰性房室脱节,这种窦性心律和交界性心律交替出现、互相消长的现象,亦称窦-交竞争现象。当窦性心率稍减慢或交界性心率稍增快,引起交界性心率超过窦性心率时,或两种心律出现的时间恰巧使窦性激动遇到交界区的绝对不应期未能下传,由交界性激动控制心室,心电图上出现完全干扰性房室脱节的加速的交界性自主心律。③伴有室房传导的加速的交界性自主心律,窦性 P 波与逆行 P 波可融合成不同程度的房性融合波,较为少见。见图 10-18～图 10-21。④加速的交界性自主心律伴有窦-交竞争现象,一般不产生室性融合波。⑤发生于心房颤动等快速房性心律失常时的加速的交界性自主心律,形成双重性心律,多见于洋地黄中毒。⑥加速的交界性自主心律与伴有一度房室阻滞的窦性心律并存时,掩盖了一度房室阻滞。

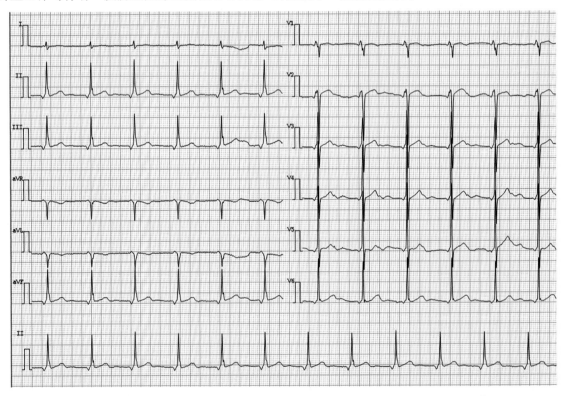

图 10-13　不伴有窦-交竞争现象的加速的交界性自主心律(1)

女,65 岁,一系列连续的、节律匀齐的窄 QRS 波,频率 68 次/min,其前有相关的逆行 P 波,PR 间期<0.12 s,即不伴有窦-交竞争现象的加速的交界性自主心律。

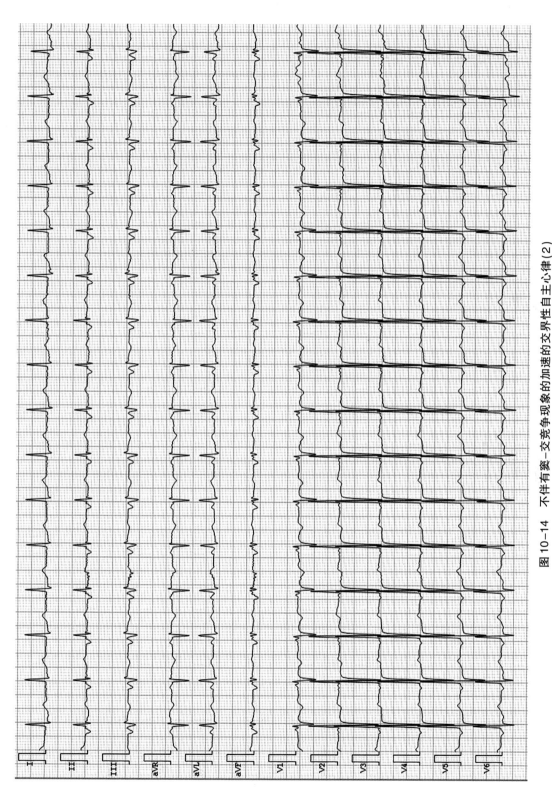

图 10-14 不伴有窦-交竞争现象的加速的交界性自主心律（2）

女，81岁，一系列连续的、节律匀齐的窄 QRS 波，频率 92 次/min，其前有相关逆行 P 波，PR 间期 <0.12 s，即不伴有窦-交竞争现象的加速的交界性自主心律。

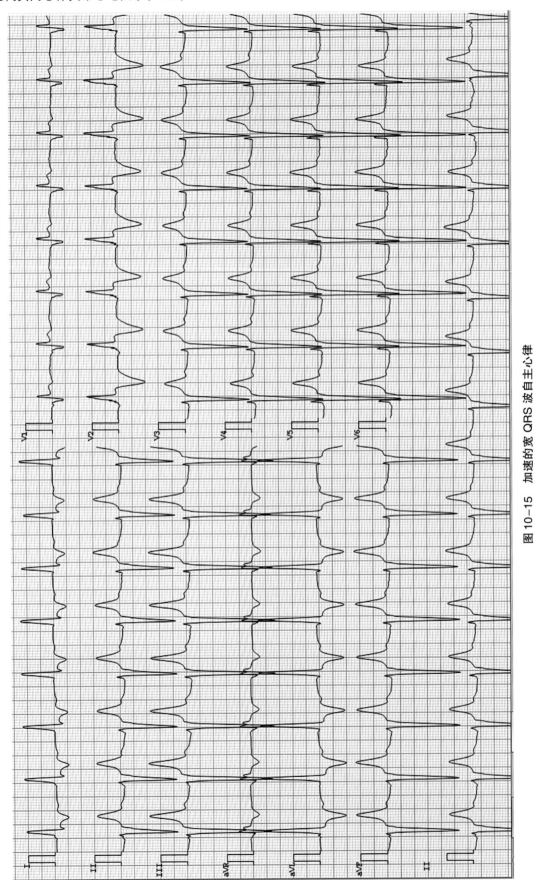

图 10-15　加速的宽 QRS 波自主心律

女,81 岁,一系列连续的、节律匀齐的宽 QRS 波,频率 76 次/min,其前、后无相关的 P 波,即加速的宽 QRS 波自主心律。

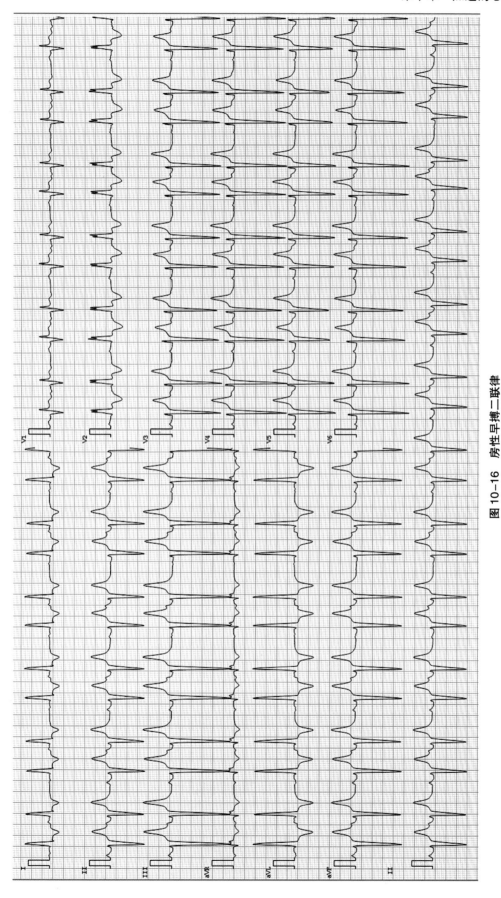

图 10-16 房性早搏二联律

与图 10-15 为同一患者，短长 RR 间期交替规律出现，即房性早搏二联律，回顾性分析，图 10-15 为不伴有窦-交竞争现象的加速的交界性自主心律。

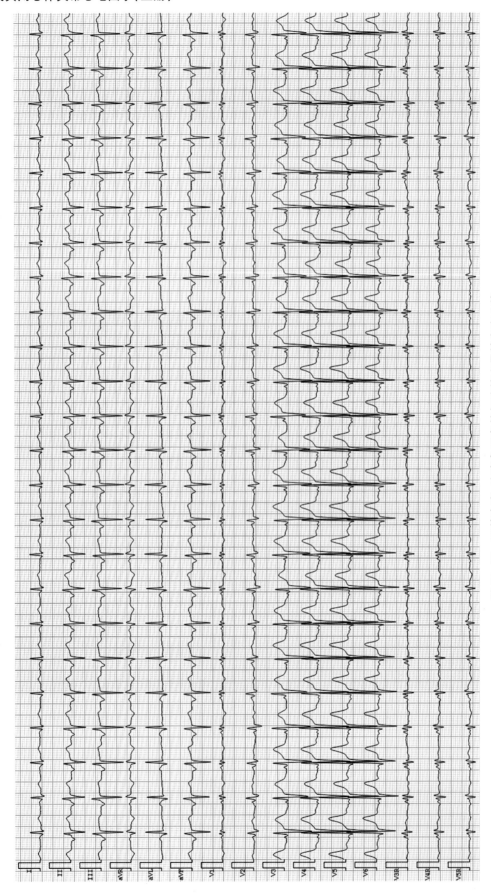

图 10-17　不伴有窦-交竞争现象的加速的交界性自主心律

女,86 岁,一系列连续的、节律匀齐的窄 QRS 波,频率 96 次/min,其前有相关逆行 P 波,PR 间期<0.12 s,即不伴有窦-交竞争现象的加速的交界性自主心律。

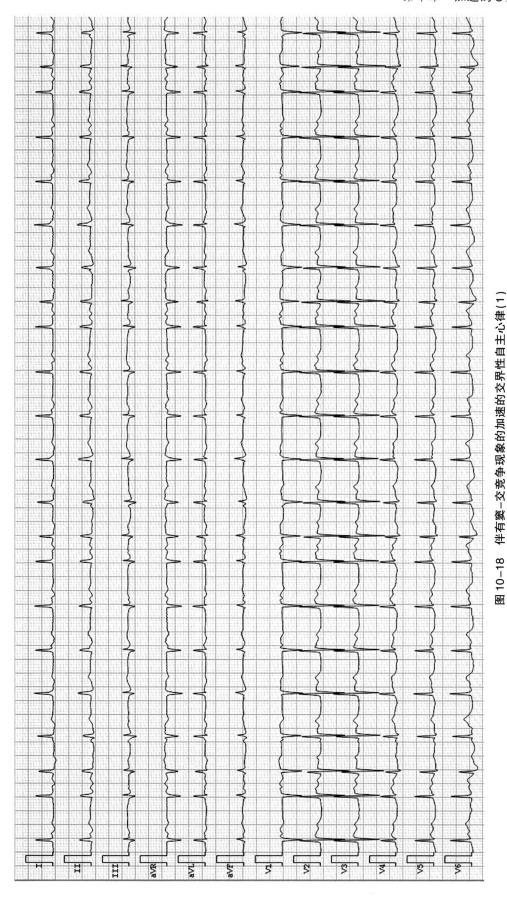

图10-18 伴有窦-交竞争现象的加速的交界性自主心律(1)

女,64岁,一系列窦性心律与一系列交界性QRS波并存,即伴有窦-交竞争现象的加速的交界性自主心律。

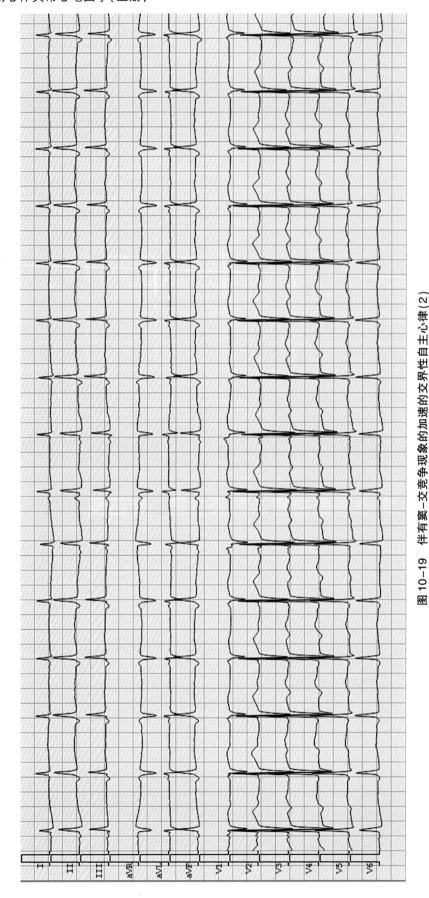

图 10-19　伴有窦 - 交竞争现象的加速的交界性自主心律(2)

女,68 岁,第 2～5,9～15 个窄 QRS 波,频率 100 次/min,其前有相关的逆行 P 波,PR 间期<0.12 s,第 7 个窄 QRS 波前有相关的窦性 P 波,PR 间期>0.12 s,第 1,6,8 个 QRS 波前相关的 P 波形态介于窦性窦性 P 波与逆行 P 波之间,形成房性融合波,即伴有窦 - 交竞争现象的加速的交界性自主心律。

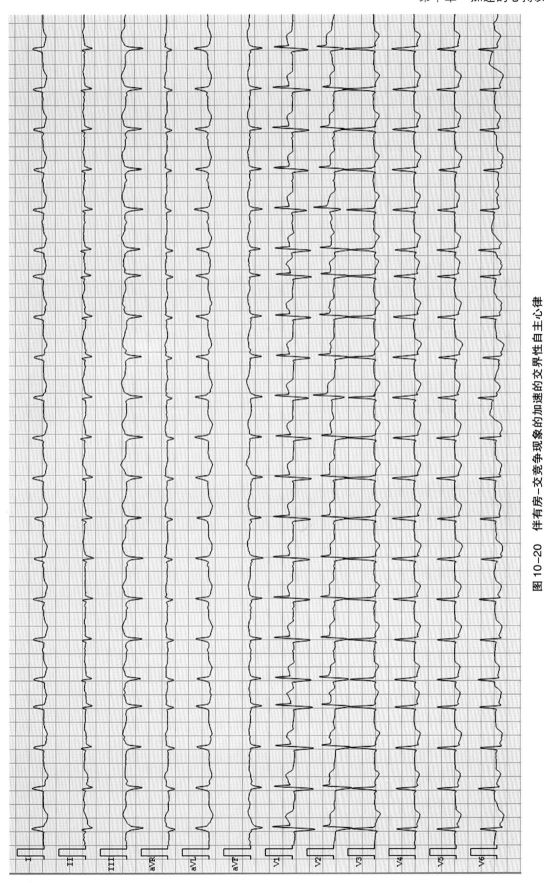

图 10-20　伴有房-交竞争现象的加速的交界性自主心律

男,3岁,一系列房性心律与一系列交界性 QRS 波并存,可见心室夺获,即伴有房-交竞争现象的加速的交界性自主心律。

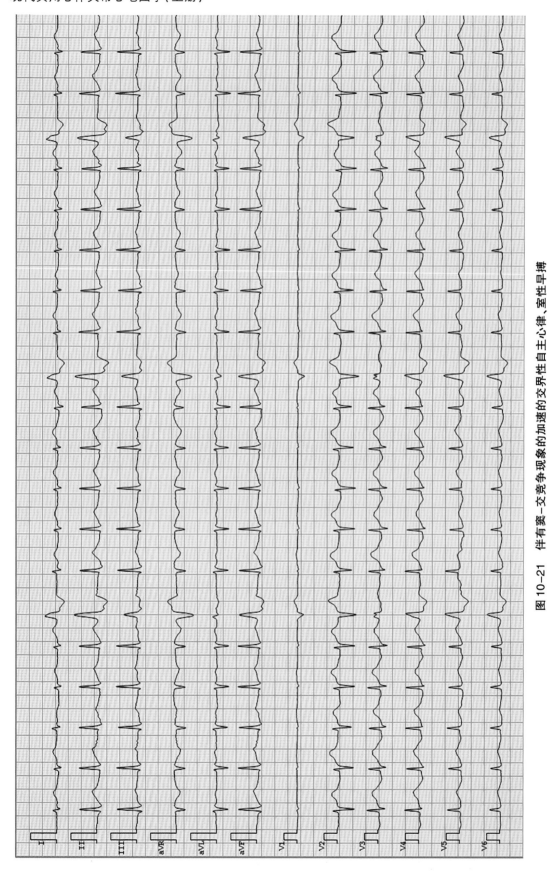

图 10-21 伴有窦-交竞争现象的加速的交界性自主心律、室性早搏

女，54 岁，一系列连续的、节律匀齐的窄 QRS 波，频率 100 次/min，其前、后无相关的 P 波，3 个 QRS 波提前出现，宽大畸形，其前无相关心房波，偶见心房波，即伴有窦-交竞争现象的加速的交界性自主心律、室性早搏。

三、鉴别诊断

(一)鉴别诊断

1. 窦性心动过速伴三度房室阻滞伴加速的交界性自主心律　窦性心律伴三度房室阻滞伴加速的交界性自主心律的患者在使用了阿托品或异丙肾上腺素等药物,窦性心率与交界性心率均有所增快,甚至两者频率接近,出现较前加快的加速的交界性自主心律伴三度房室阻滞,此时须注意与加速的交界性自主心律伴完全性干扰性房室脱节的鉴别。

2. 与交界性心动过速的鉴别　当心率很快时一般不难鉴别。若心率相对较慢时容易混淆,两者的鉴别点见表10-1。

表10-1　加速的交界性自主心律与交界性心动过速的鉴别

主要鉴别要点	加速的交界性自主心律	交界性心动过速
发作起止	起止不突然	起止突然,第一个 QRS 波呈早搏性,心动过速终止形成完全性代偿间歇
窦性夺获	常有,并可引起交界性心律的节律重整	常无,亦少发生交界性心律的节律重整
刺激迷走神经	渐减慢或消失,但刺激停止后又出现	突然终止或无效
心室率	多 70 ~ 140 次/min	多 150 ~ 250 次/min

(二)临床意义

加速的交界性自主心律一般多无明显症状,亦不发生显著的循环障碍,本身大多不需要治疗,而应着重于基本病因的处理,预后大多良好,有时只是早搏后的一种心电图表现。

第三节　加速的室性心搏与室性自主心律

加速的室性心搏是室性起搏点的自律性强度轻度增高时,所产生的较其固有频率稍快的1~2次室性激动,既往称加速的室性逸搏。

加速的室性心搏连续出现≥3 次时,称加速的室性自主心律,既往亦称加速的室性逸搏心律、非阵发性室性心动过速、加速的等速性室性节律、加速的心室自主心律、心室自搏性心动过速、缓慢的室性心动过速。根据有无窦性心律并存的情况,加速的室性自主心律分为不伴有窦-室竞争现象的加速的室性自主心律和伴有窦-室竞争现象的加速的室性自主心律两种。

一、发生机制

(1)室性起搏点的自律性有轻度增高,其自律强度属3 级。

(2)没有窦性心律并存的可能原因:①与窦性停搏并存。②室性激动逆传入心房,引起窦性节律重整而成为无效起搏点,逆行 P 波埋在 QRS 波中而未见到,较少见。

(3)与窦性心律并存时,干扰性窦-室脱节及窦-室竞争现象的产生原理与加速的交界性自主心律相似。

(4)在窦-室竞争中,当窦性激动和室性激动几乎同时或略有先后到达心室时,形成室性融合波。

二、心电图特点

（一）加速的室性心搏

相对延迟出现的 1～2 个室性 QRS 波，频率 60～120 次/min，大多在 70～80 次/min 左右。其 QRS-T 波群宽大畸形，时间≥0.12 s，少数情况 QRS 波后有逆行 P 波。有时可见到室性（或房性）P 波与加速传导的室性房逆传的加速的室性心搏中逆行 P 波与窦性 P 波可融合成不同程度的房性融合波，较为少见。见图 10-22～图 10-27。

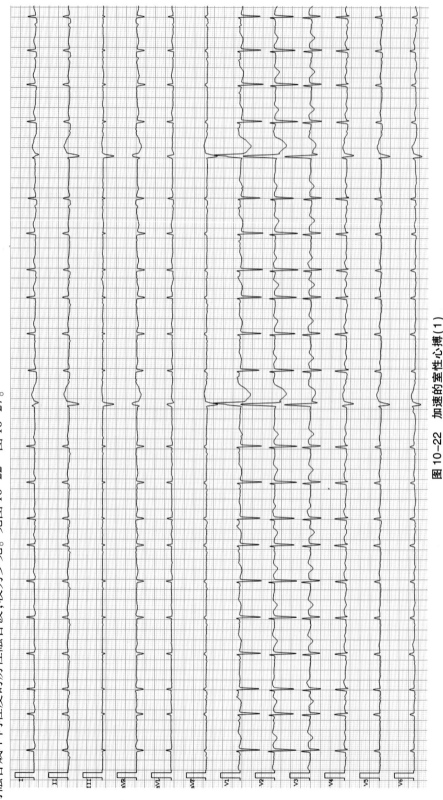

图 10-22　加速的室性心搏（1）

女，65 岁，第 11、18 个 QRS 波相对延迟出现，宽大畸形，前间期 0.8 s，其前无相关心房波，即加速的室性心搏。

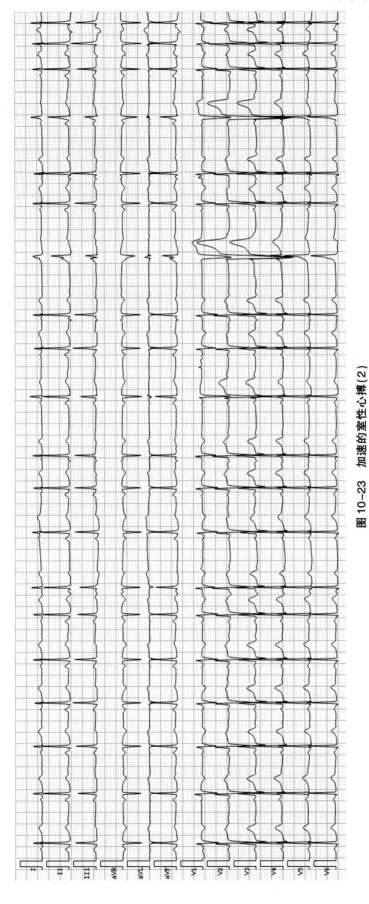

图 10-23　加速的室性心搏（2）

女，25 岁，第 11、14、17 个 QRS 波延迟出现，前间期 0.92 s，其前无相关心房波，其中第 14 个宽大畸形，第 11、17 个形态介于室上性及室性之间，即加速的室性心搏，室性融合波。

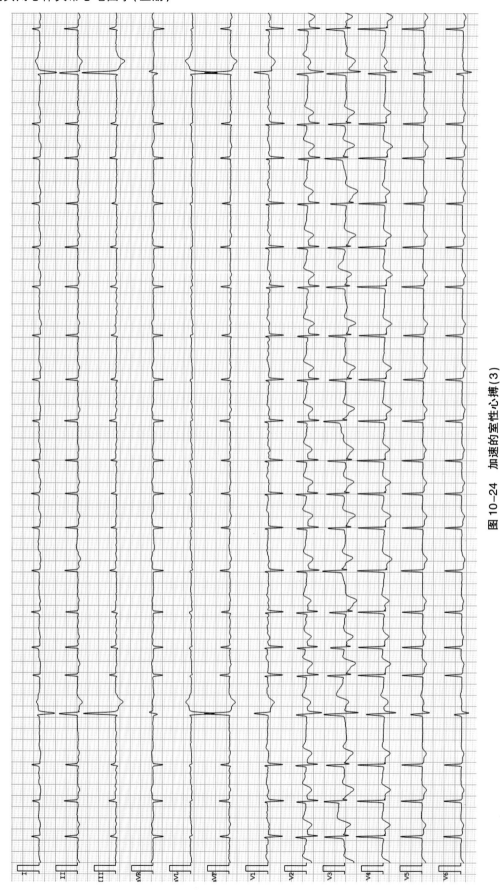

图 10-24　加速的室性心搏(3)

女,66 岁,心房颤动,第 4、20 个 QRS 波延迟出现,宽大畸形,前间期 0.88 s,即加速的室性心搏。

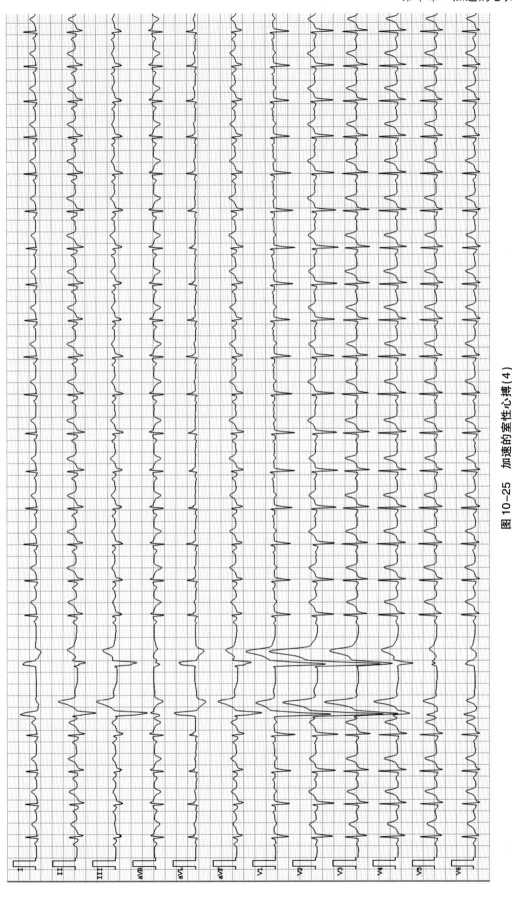

图 10-25　加速的室性心搏（4）

女，30 岁，第 5 个 QRS 波提前出现，宽大畸形，第 6 个 QRS 波延迟出现，宽大畸形，前间期 0.86 s，其前均无相关心房波，即室性早搏，加速的室性心搏。

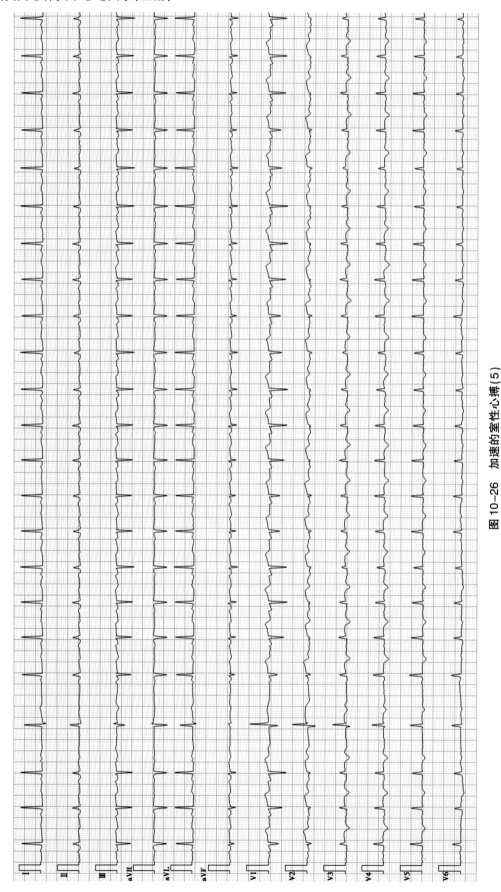

图10-26　加速的室性心搏(5)

女,82岁,第4个QRS波延迟出现、宽大畸形,前间期0.84 s,其前无相关心房波,即加速的室性心搏。

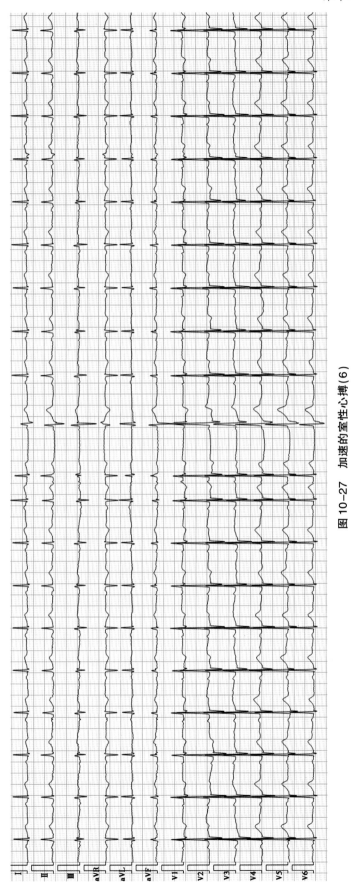

图10-27　加速的室性心搏（6）

女，78岁，第11个QRS波延迟出现，宽大畸形，前间期0.92 s，其前无相关心房波，即加速的室性心搏。

(二)加速的室性自主心律

1. 不伴有窦(房)-室竞争现象的加速的室性自主心律

(1)一系列连续的、节律匀齐的室性 QRS 波,频率 60 ~ 120 次/min,大多在 70 ~ 80 次/min 左右。其 QRS-T 波群宽大畸形,时间≥0.12 s,少数情况 QRS 波后有逆行 P 波。

(2)无窦(房)性心律并存,因而也就没有窦(房)-室竞争现象。见图 10-28 ~ 图 10-31。

2. 伴有窦(房)-室竞争现象的加速的室性自主心律

(1)一系列连续的、节律匀齐的室性 QRS 波,频率 60 ~ 120 次/min,大多在 70 ~ 80 次/min 左右。其 QRS-T 波群宽大畸形,时间≥0.12 s,少数情况下 QRS 波后有逆行 P 波。

(2)与窦性心律并存,窦性心律与加速的室性自主心律大多形成不完全性干扰性房室脱节,即窦-室脱节,少数形成完全性干扰性房室脱节,但在较长时间记录中可显示不完全性干扰性房室脱节。有以下列心电图表现:①窦性心率与室性心率甚为接近,而以室性心率超过窦性心率的机会为多,可有等频现象和钩拢现象。②窦-室夺获常见,夺获可使室性节律发生顺延,有时形成室性融合波,干扰性室内脱节。③窦性心律与室性心律交替出现。见图 10-32 ~ 图 10-39。

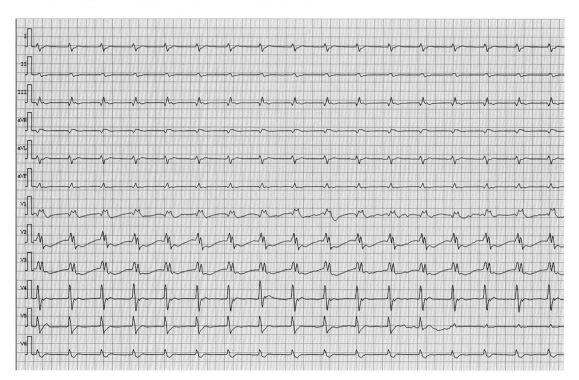

图 10-28 加速的室性自主心律

男,89 岁,宽大畸形的 QRS 波规律出现,频率 82 次/min,即加速的室性自主心律。

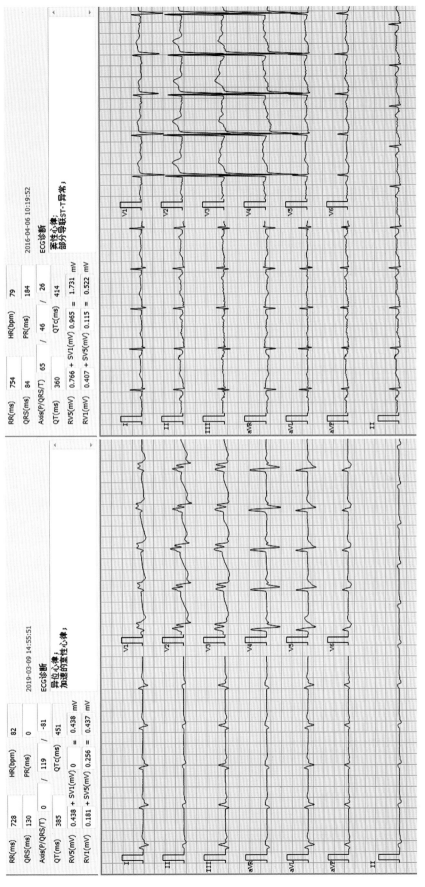

图 10-29 窦性心律对比

与图 10-28 为同一患者。

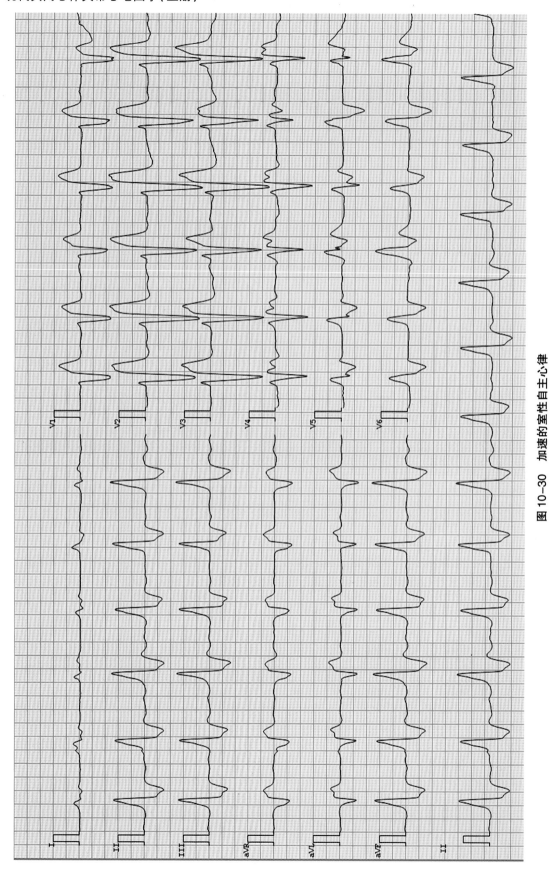

图 10-30 加速的室性自主心律

男，44 岁，宽大畸形的 QRS 波规律出现，频率 82 次/min，即加速的室性自主心律。

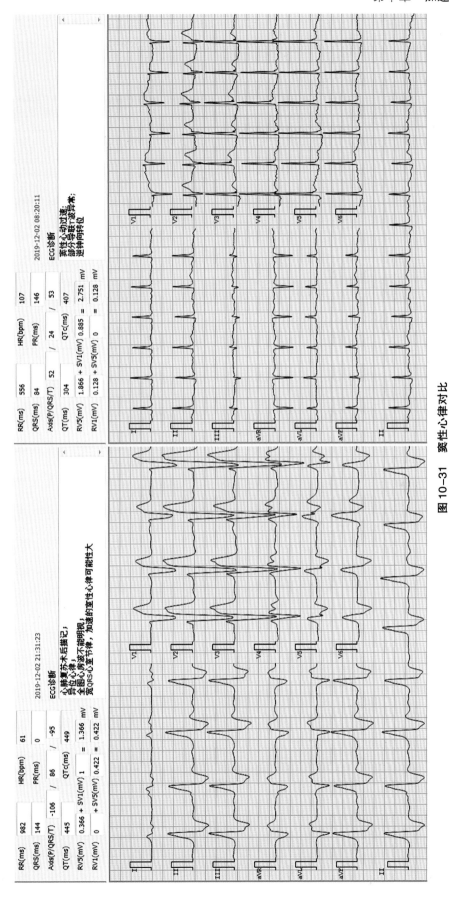

图 10-31　窦性心律对比

与图 10-30 为同一患者。

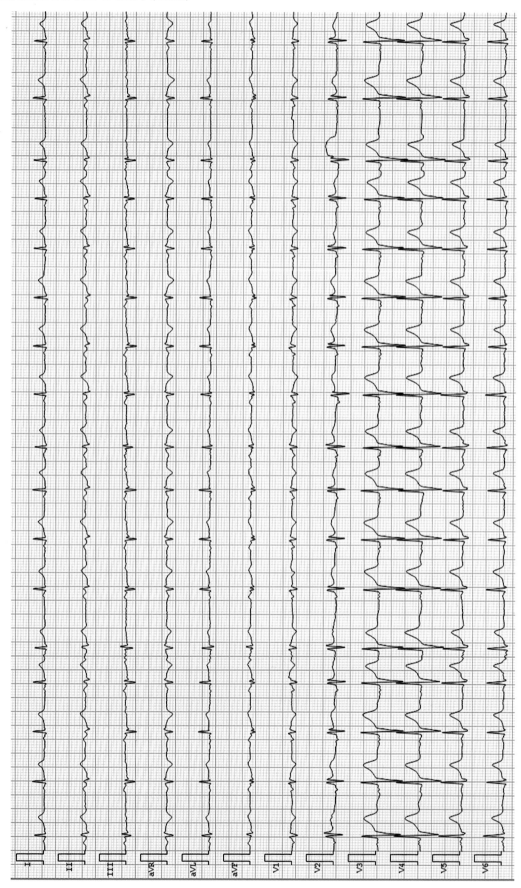

图 10-32　窦性心律，房性早搏

男，81 岁，窦性 P 波规律出现，第 5、9、15 个 QRS 波提前出现，其前有相关的 P 波，形态异于窦性 P 波，即窦性心律，房性早搏。

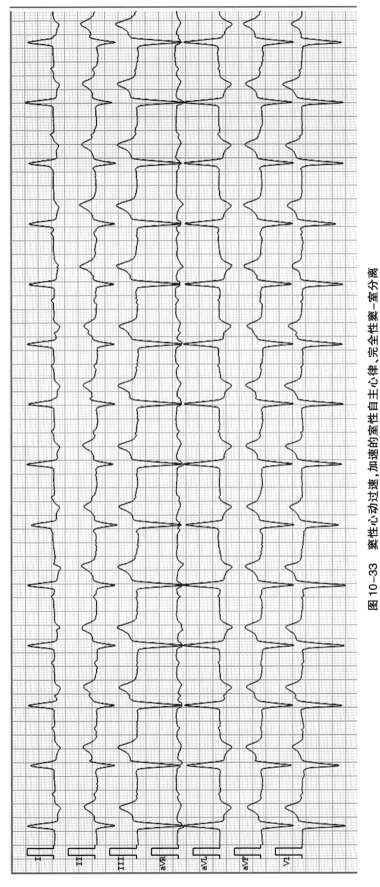

图 10-33　窦性心动过速，加速的室性自主心律，完全性窦-室分离

与图 10-32 为同一患者连续心电图记录，窦性 P 波规律出现，频率 125 次/min，一系列连续的宽大畸形的 QRS 波，节律匀齐的，加速的室性自主心律，频率 68 次/min，即窦性心动过速，加速的室性自主心律，完全性窦-室分离。

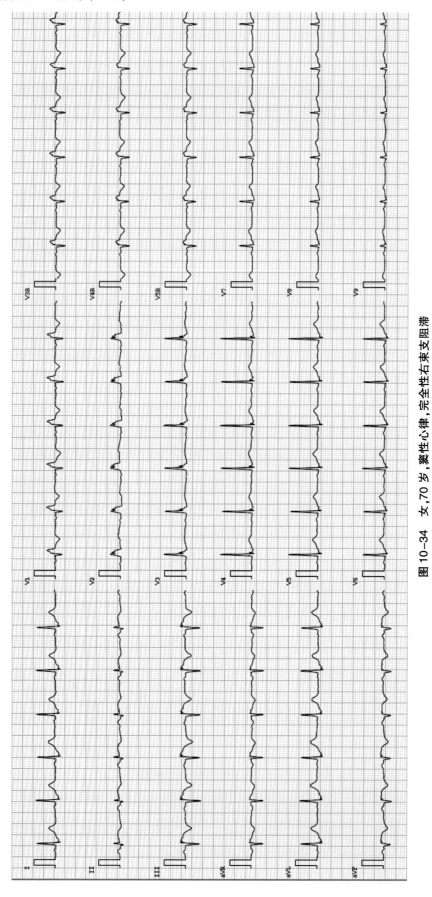

图10-34 女,70岁,窦性心律,完全性右束支阻滞

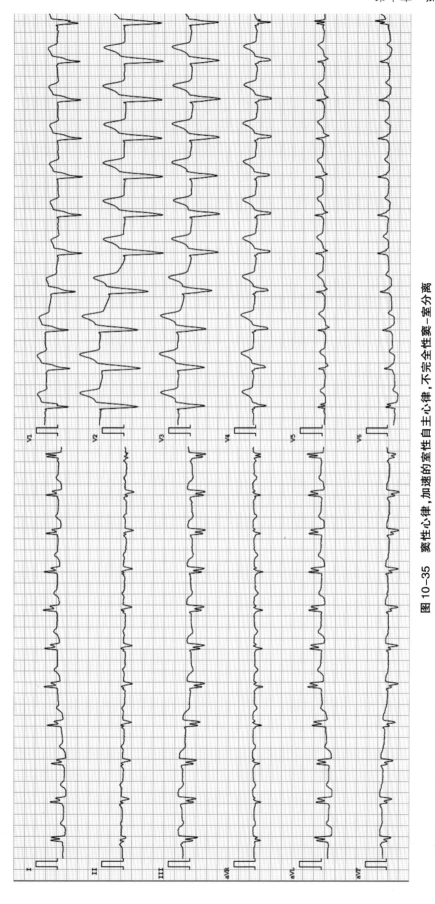

图 10-35 窦性心律，加速的室性自主心律，不完全性窦-室分离

与图 10-34 为同一患者不同时间心电图，窦性心律，窦性 P 波规律出现，频率 83 次/min，一系列连续的 QRS 波，节律匀齐的宽大畸形的 QRS 波，频率 85 次/min，第 1、11 个 QRS 波为室性融合波，即窦性心律，加速的室性自主心律，不完全性窦-室分离。

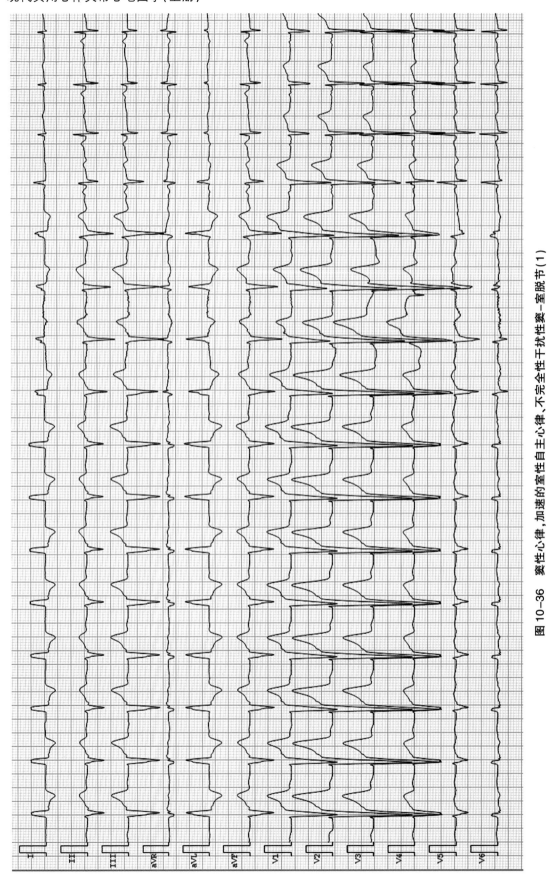

图 10-36 窦性心律,加速的室性自主心律,不完全性干扰性窦-室脱节(1)

女,51 岁,窦性 P 波频率 83 次/min,第 1~13 个 QRS 波宽大畸形,形态异于窦性下传,频率 79 次/min,其中前 10 个 QRS 波 ST 段有逆行 P 波,即室房逆传,第 13 个 QRS 波为窦性与室性形成的室性融合波,即窦性心律,加速的室性自主心律,不完全性干扰性窦-室脱节。

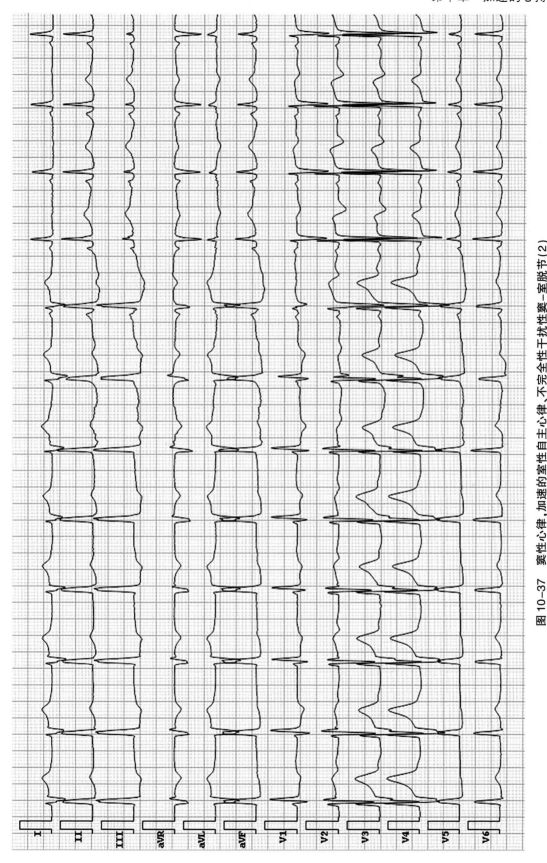

图 10-37　窦性心律，加速的室性自主心律，不完全性干扰性窦-室脱节（2）

女，73岁，窦性P波频率75次/min，第1~8个QRS波宽大畸形，第8个QRS波为窦性下传，形态异于窦性下传，频率70次/min，第8个QRS波为窦性与室性形成的室性融合波，即窦性心律，加速的室性自主心律，不完全性干扰性窦-室脱节。

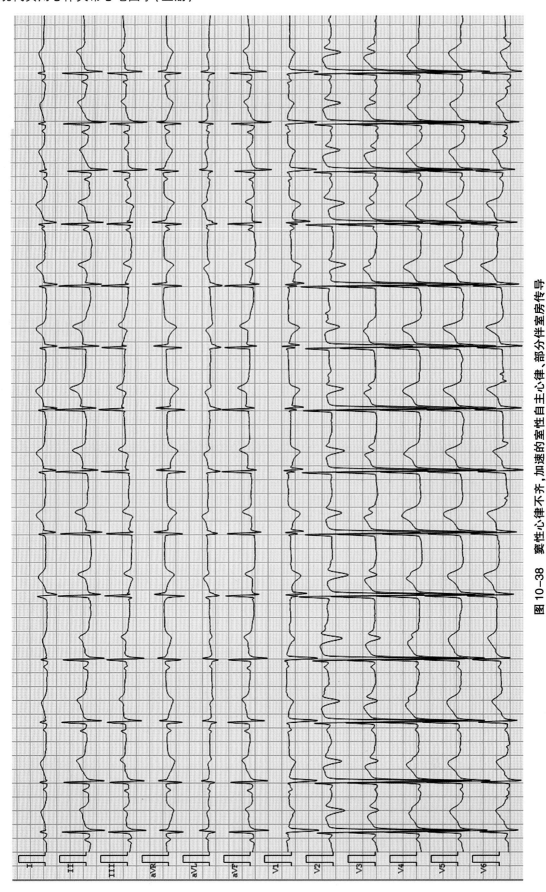

图 10-38　窦性心律不齐,加速的室性自主心律,部分伴室房传导

女,12 岁,第 5、11 个 QRS 波起始可见窦性 P 波,第 6～10 个 QRS 波终末部逆行 P 波,RP 间期固定,即窦性心律不齐,加速的室性自主心律,部分伴室房传导。

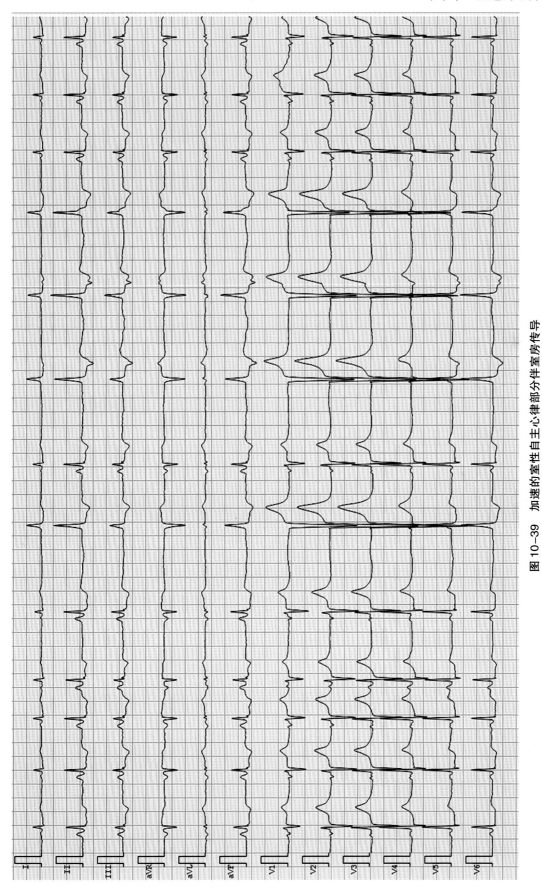

图 10-39　加速的室性自主心律部分伴室房传导

男，69 岁，第 6、8～10 个 QRS 波延迟出现，宽大畸形，其前无相关 P 波，即加速的室性自主心律部分伴室房传导。其中第 8 个 QRS 波后有一逆行 P 波，第 9 个 QRS 波后有一逆行 P 波与窦性 P 波成形的房性融合波，前间期 1.2 s，其前无相关 P 波，

三、鉴别诊断与临床意义

（一）鉴别诊断

加速的室性自主心律须与室性心动过速相鉴别，见表10-2。

表 10-2　加速的室性自主心律与室性心动过速鉴别

主要鉴别点	加速的室性自主心律	室性心动过速
产生原理	室性起搏点的自律性轻度增高（属3级），周围无保护机制	室性起搏点的自律性中度增高（属4级），或由折返机制所致
发作起止	缓慢	起止突然，第一个QRS波呈早搏性，心动过速终止形成完全性代偿间歇
心室率与窦性心率	与窦性心律相接近，因而室性搏动多在窦性搏动的舒张晚期出现	比窦性心律快得多，多在窦性搏动的舒张早期出现
心室率	多60~120次/min，大多70~80次/min	多150~250次/min，也可慢至110~120次/min
与窦性心律竞争	常有	多无
干扰性房室脱节	常见，大多为不完全性	常见，大多为完全性
窦-室夺获	较多	较少
室性融合波	较多	较少
恢复窦律后的室早	无	可有

（二）临床意义

加速的室性自主心律患者多能耐受，很少引起循环功能障碍，大多不需要治疗，预后较好，一般不转为室颤。

第十一章　快速房性心律失常

快速房性心律失常是指房性早搏、房性心动过速、心房扑动和心房颤动,其中房性早搏详见第八章第四节。Lesh 分类是以心内电生理诊断结果的回顾性分类法,将快速房性心律失常分为 4 种,见表 11-1。

表 11-1　快速房性心律失常的 Lesh 分类法

分类	表现	
局灶性 房性心动过速	界嵴部位房性心动过速	
	肺静脉口部房性心动过速	
	间隔部位房性心动过速	
	其他部位房性心动过速	
不适当 窦性心动过速		
大折返性 房性心动过速	典型心房扑动	逆时针典型心房扑动
		顺时针典型心房扑动
	不典型心房扑动	
	手术切口折返性房性心动过速	
心房颤动	局灶性心房颤动	
	右心房心房颤动	
	左心房心房颤动	
	其他	

临床上快速性房性心律失常多于室性,有以下原因。①心房解剖学屏障多于心室。②心房电活动缓慢而生理性不同步:左右心室几乎同步开始激动,并沿完备的希浦系统传导形成 60~80 ms 的窄 QRS 波群,窦房结位于右心房,右心房先激动,随后左心房激动,房内又无完备的传导系统,形成 80~110 ms 较宽的 P 波。③心房肌壁薄:不同部位相差较大,房内压力低,压力增高时容易扩张。④心房肌血供差:心房血供不丰富,易发生缺血,导致纤维化。⑤心房肌自主神经丰富,对心房肌电生理影响大:交感神经兴奋引起心房自律性升高,易发生触发活动;迷走神经兴奋引起,迷走性心房颤动、吞咽性心房颤动、卧位性心房颤动。⑥心房肌不应期比心室肌不应期短:心脏组织的不应期由长至短依次是房室结、心室肌、心房肌,其中心房肌的不应期最短,而且心房肌不应期的频率自适性不稳定。⑦心房的各向异性结构明显:心房的结构和电特性的各向异性特点明显,尤其右心房下部。

第一节 房性心动过速

广义的房性心动过速是指起源于心房组织及邻近的血管,与房室结传导无关的一种室上性心动过速,Lesh 分类法将房性心动过速归为局灶起源性的快速性房性心律失常,频率多在 100 ~ 240 次/min,可来自心房任一部位,简称房速。

大多数房速发生于心脏结构正常或心房扩大、舒张功能减退等轻度改变者,器质性心脏病患者或老年人房速的发病率较高,情绪、应激、失眠、咖啡、浓茶、酗酒、炎症、甲亢、心衰、瓣膜病、高血压等都可以是房速的诱因和病因学基础。

房速患者大多无自觉症状,或有心悸、胸痛、头晕、乏力等轻微症状,少数出现呼吸困难、晕厥、心衰、心绞痛、血压下降等严重症状,无休止性房速可出现心脏扩大、气急、腹胀、水肿等心衰表现。房速的症状主要取决于房速的频率、持续时间、有无基础心脏病等。

房速的预后取决于基础器质性心脏病,无器质性心脏病的房速通常预后良好,但是无休止性房速可引起心动过速性心肌病和心衰,当房速被控制后心动过速心肌病可逐渐缓解,绝大多数患者心功能可恢复或接近正常。房速发生栓塞或卒中者罕见。

一、发生机制

1. 折返

(1)各种原因引起的不完全性心房内阻滞、心房肥大及心房肌纤维化是产生房内折返的病理生理基础。

(2)心房内传导组织如结间束、房间束及心房肌之间不应期不一致和传导不均匀性或递减性传导是形成房内折返的电生理基础。

2. 自律性增高　从心脏特殊传导系统记录到的细胞动作电位表明,窦房结、心房、房室交界区和心室内均存在有能在舒张期缓慢除极的起搏细胞。正常情况下只有自律性最高的窦房结发放冲动控制心脏,其他潜在的起搏细胞的冲动均被窦房结冲动所抑制。某些非生理或病理情况下,当心房内起搏点的自律性增高时便可导致自律性房速。自律性房速的发生与体内儿茶酚胺水平增高有关。

3. 触发活动　触发活动与后除极有关,发生于动作电位 2 相与 3 相,称早期后除极,发生于动作电位 4 相,称晚期后除极。

二、分类与分型

(一)根据房性心动过速的电生理机制和解剖结构

1. 局灶性房性心动过速　局灶性房性心动过速是一个独立起源和放电的快速节律,激动由单一兴奋灶呈放射状、圆形或向心性向周围扩布,不存在电活动跨越整个折返环;即起源于心房的某一区域并向两心房扩布,因而在局部最早心房激动部位进行点射频消融可以成功消除房性心动过速。局灶性房性心动过速的起源点主要位于界嵴、三尖瓣环和二尖瓣环的部位、冠状窦口及体部、肺静脉口、房间隔和左右心耳等一些特殊的解剖部位,由于局灶性房速的起源部位不同和整体除极向量不同,导致体表心电图 P 波形态各异。其发作与严重程度因人而异。非持续性局灶性房速通常不需要治疗,成人局灶性房速的预后通常较好。当体表心电图符合诊断标准即可考虑局灶性房速。窦房结折返性心动过速是一种局灶性房速的少见类型,是窦房结区域的微折返环形成,其 P 波形态和窦性心动过速相同,实质上不是窦性心动过速,与窦性心动过速显著不同的窦房结折返特点是突发突止,RP 间期比正常窦律延长;其属阵发性心动过速,心率通常为 100 ~ 150 次/min,确诊窦房结折返性心动过速需要电生理检查,通过程序刺激和拖带能够诱发窦房结折返性心动过速,只有确定了窦房结折返的区域才能确诊窦房结折返性心动过速。

（1）折返性房性心动过速:房性心动过速的一种类型,包括房内折返性心动过速和窦房结折返性心动过速,心动过速呈阵发性,突发突止,见图11-1~图11-4。

（2）自律性房性心动过速:房内异位起搏点自律性增高引起的心动过速,发作可呈短阵性、持续性或无休止性,见图11-5。

（3）触发活动引起的房性心动过速。

2.大折返性房性心动过速　大折返性房性心动过速是折返激动通过一个相对较大的并有潜在明确特点的折返环所引起;即由围绕固定的功能性解剖屏障发生的一个或多个折返环折返激动形成;其是以电活动环绕整个折返环反复激动模式为特点。典型心房扑动、左房大折返性房速、瘢痕性房速、右房游离壁大折返性房速均属于大折返性房性心动过速。

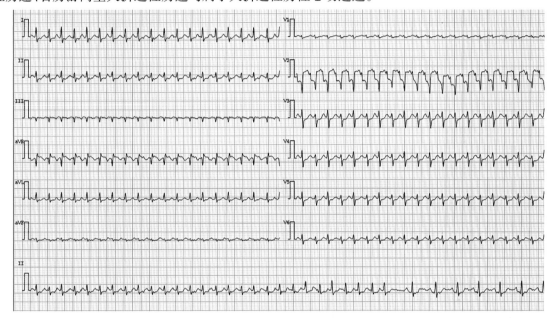

图11-1　女,68岁,折返性房性心动过速

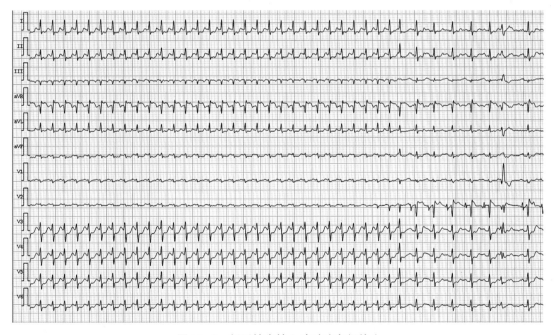

图11-2　折返性房性心动过速自行终止

与图11-1为同一患者心电图连续记录,V₂导联为单极食管心电图,折返性房性心动过速自行终止。

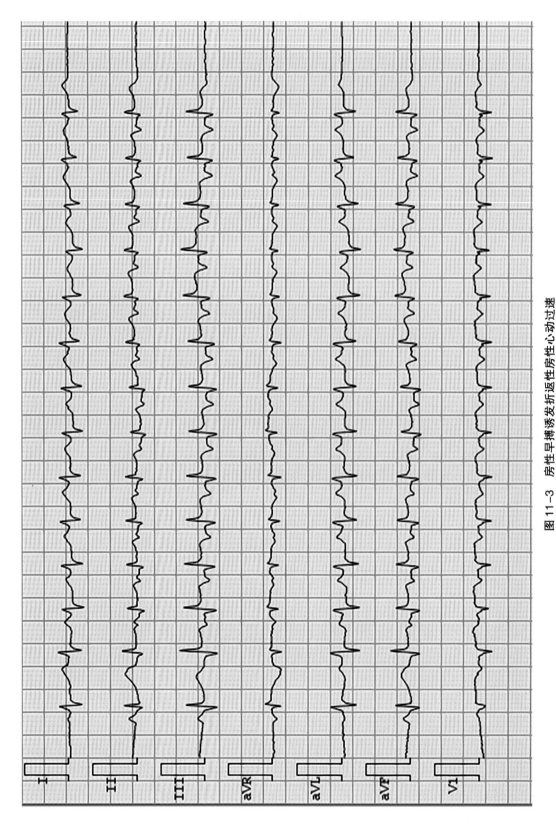

图 11-3 房性早搏诱发折返性房性心动过速

女,49 岁,房性早搏诱发折返性房性心动过速,房性早搏的 P 波与其后继的心动过速心房波形态不同,心动过速呈突发突止。

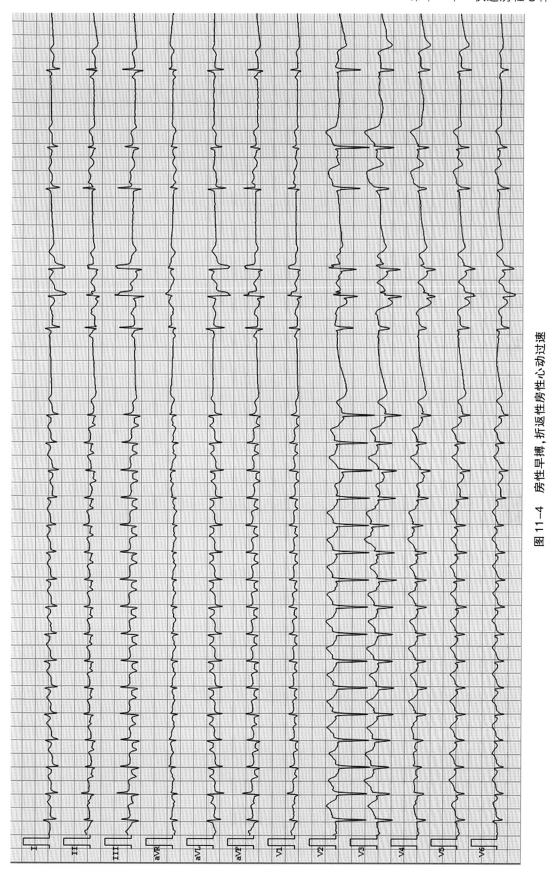

图 11-4　房性早搏，折返性房性心动过速

与图 11-3 为同一患者心电图连续记录，房性早搏，折返性房性心动过速，心动过速呈突发突止。

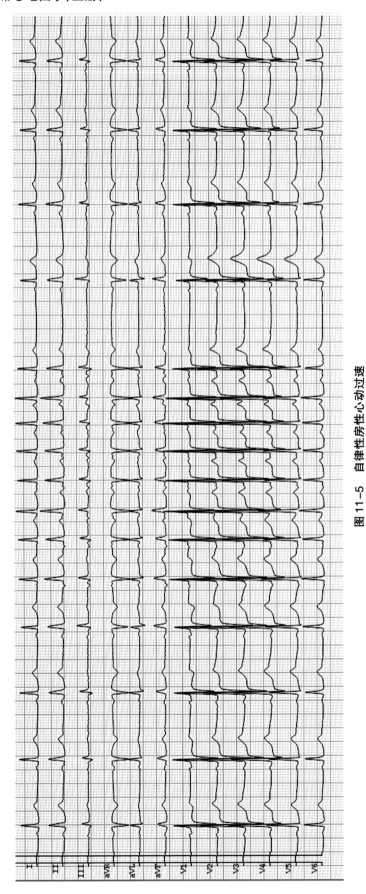

图 11-5 自律性房性心动过速

女,69岁,第5~12个P波提前出现,形态异于窦性P波,后继以QRS波,发生心动过速的第1个房性P波与其后的P波的形态一致,即自律性房性心动过速。

（二）根据房性心动过速发作时间

1.阵发性房性心动过速　阵发性房性心动过速是连续出现≥3次的房性早搏,起止突然,频率在150~250次/min,婴幼儿在230~300次/min,亦称早搏性房性心动过速;持续时间短暂,几秒至几小时,心电图上出现一系列快速的房性P波,不论这些房性P波是否下传,均可作为阵发性房性心动过速的诊断依据,见图11-6。

（1）I型阵发性房性心动过速:多系功能性,可为呼吸性或吞咽性,预后较好。刺激迷走神经无效,且可使房室传导障碍加重,亦称短阵性不规则性反复发作型房速。心电图特点如下:①发作次数频繁,每隔1~2 s发作一次,每阵持续时间很短,一般数秒以内。②心率多在120~180次/min。③房率与室率多不规则,多数不是1:1房室传导,有心室脱漏。④交界区干扰现象及时相性室内差异传导较多见,可有文氏现象。⑤很少转为房扑或房颤,可合并心室预激。

（2）II型阵发性房性心动过速:少数为功能性,亦称短阵性基本规则性较慢型房速,风心病等器质性心脏病较多,可见于病态窦房结综合征,刺激迷走神经无效。①大多数为房颤的前奏或过渡阶段,发作次数介于I型与III型之间,每阵持续发作时间较短,数秒至数分不等。②心率可慢至80次/min,转为房扑时可快至200次/min。③房率与室率规则或基本规则,多数1:1房室传导。④只有在房率较快时,接近200次/min,可伴房室交界区干扰现象或时相性室内差异性传导。⑤极易转为房颤或房扑,很少合并心室预激。

（3）III型阵发性房性心动过速:以功能性多见,预后较好,小部分为器质性心脏病,亦称长阵性绝对规则性快速型房速,刺激迷走神经使部分病例突然中止发作。①发作不频繁,每次发作持续时间较长,少则数分钟,多则数小时至数天。②心率最快150~250次/min,婴幼儿可达350次/min。③房率与室率节律绝对规则,大多为1:1房室传导。④常伴干扰PR间期延长,偶伴室内差异性传导。⑤部分可合并心室预激,但很少转为房颤或房扑。

2.无休止性房性心动过速　在较长时间的心电监测或记录时间内,房性心动过速占总心搏的50%以上。其是一种特殊类型的心动过速,患者除有轻度心悸、胸闷外,多数无严重症状,但如患者长时间持续心率增快可致心脏收缩功能下降,发展为扩张型心肌病及充血性心力衰竭。

（1）根据发作持续的时间,无休止性房性心动过速分为两种类型。

1）持续性无休止性房性心动过速:在较长时间内房性心动过速持续存在而不间断;动态心电图检查和（或）多年的心电图资料回顾分析中,房性心动过速持续替代窦性心律,表现出真正的无休止性发作。

2）反复性无休止性房性心动过速:房性心动过速发作持续时间长短不一,与窦性心律交替,每阵窦性心律持续时间长短也不相同,此类型在休息或睡眠时正常窦性心律的比例增加,运动或激动时心动过速持续时间将延长,见图11-7~图11-12。

（2）根据发生机制分类:①自律性房性无休止性心动过速;②房内折返性无休止性心动过速;③多灶性房性无休止性心动过速,亦称混乱性房性无休止性心动过速。

（三）根据房性心动过速的起源

1.单源性房性心动过速　由单一房内异位起搏点发放的心动过速,见图11-13。

2.多源性房性心动过速　多源性房性心动过速是房内多个异位起搏点交替地发放快速而不规则的冲动,亦称紊乱性房性心动过速、心房紊乱心律、多灶性房性心动过速,电复律对其无效。属于自律性心动过速的一种特殊类型,约有半数病例与其他房性心律失常有内在联系,本质上近似于房颤和房扑,常由多源性房早发展而来,也可发展为房颤或房扑,亦称"房颤前期",常见于冠心病、心肌炎、心房梗死、心房手术创伤等,发作前后多有心房异常、缺血性ST-T改变、多源性房性早搏,见图11-14。

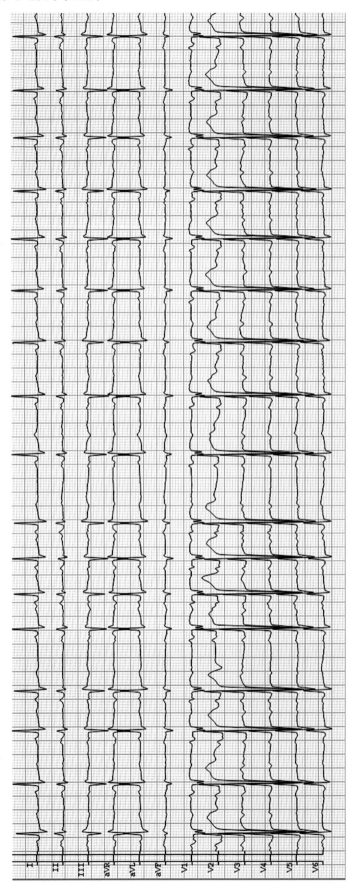

图 11-6　阵发性房性心动过速

男,89 岁,第 4、6～8 个 P 波提前出现,形态异于窦性 P 波,后继以 QRS 波,其中第 6～8 个 P 波形成阵发性房性心动过速。

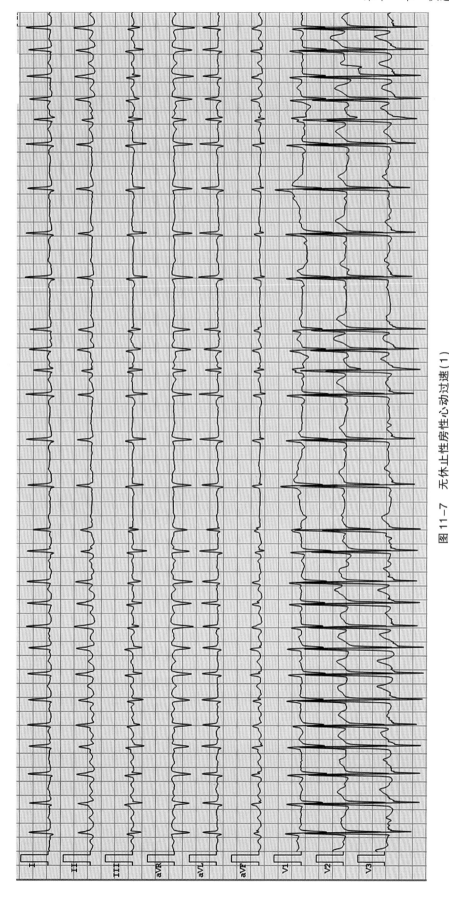

图11-7　无休止性房性心动过速（1）

男，64岁，心慌、胸闷，无休止性房性心动过速。

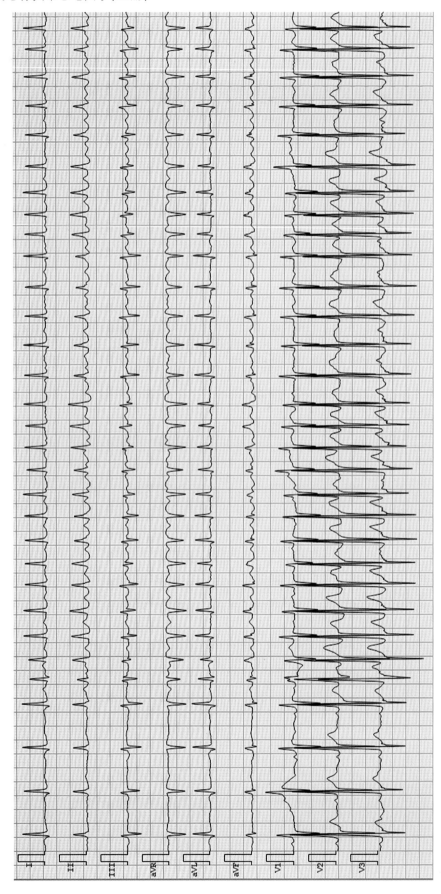

图 11-8 无休止性房性心动过速(2)

与图 11-7 为同一患者心电图连续记录,无休止性房性心动过速。

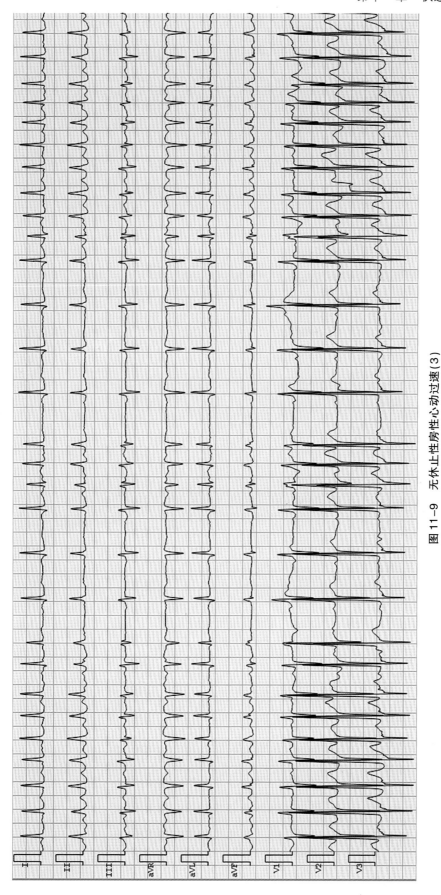

图 11-9　无休止性房性心动过速（3）

与图 11-7 为同一患者心电图连续记录，无休止性房性心动过速。

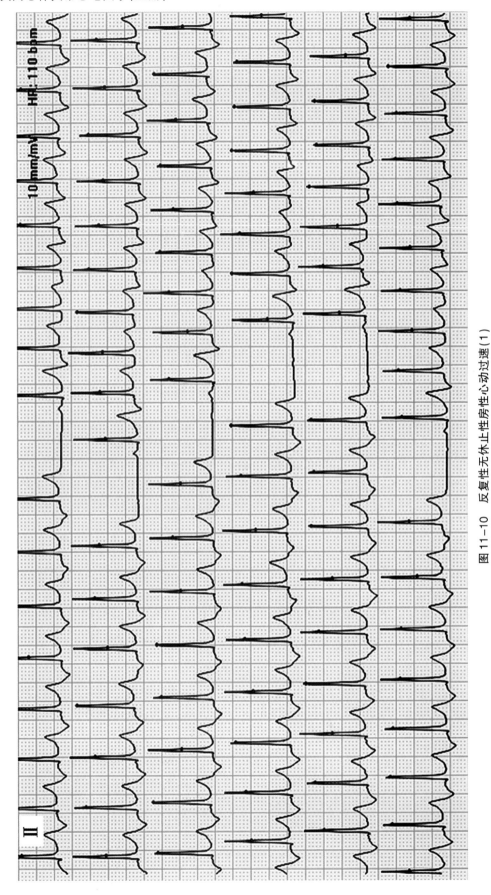

图 11-10　反复性无休止性房性心动过速（1）

反复性无休止性房性心动过速，Ⅱ导联连续描记 1 min，房性心动过速呈无休止性，仅隔 1 个窦性心搏再发作房性心动过速。

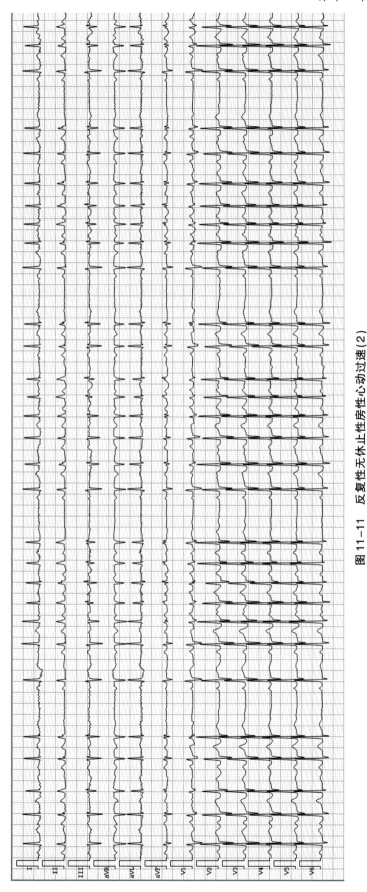

图 11-11 反复性无休止性房性心动过速（2）

女，73 岁，第 6、7、13、21、28 个心搏为窦性，房性心动过速占总心搏的 50% 以上，反复性无休止性房性心动过速。

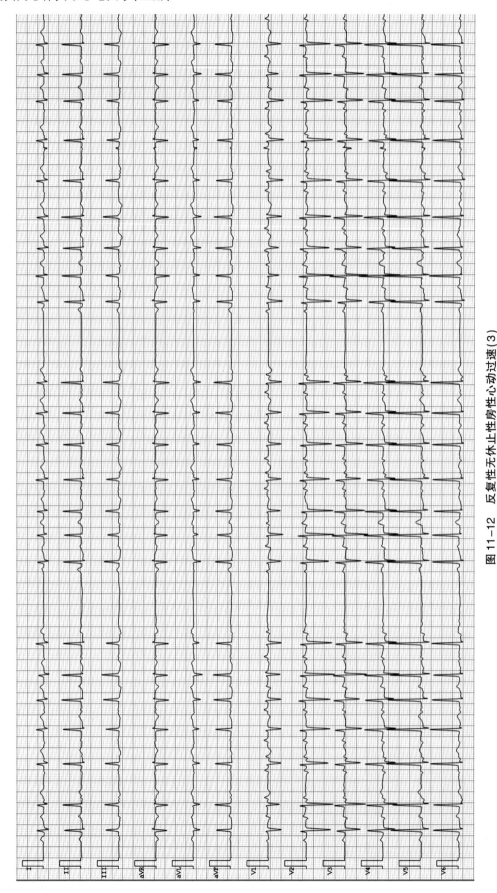

图 11-12　反复性无休止性房性心动过速（3）

女，55 岁，第 1,8,15 个心搏为窦性，房性心动过速呈无休止性，仅隔 1 个窦性心搏再次发作，即反复性无休止性房性心动过速。

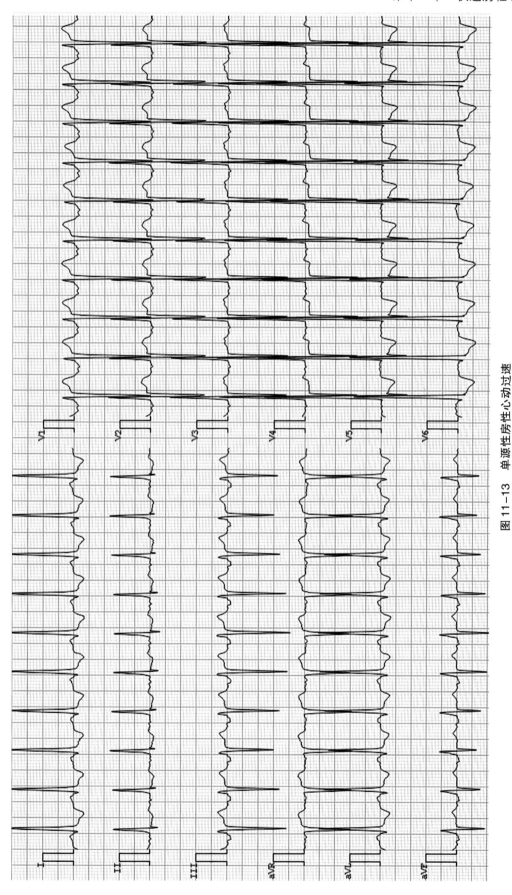

图 11-13　单源性房性心动过速

女,89 岁,P 波形态在同导联一致,即单源性房性心动过速。

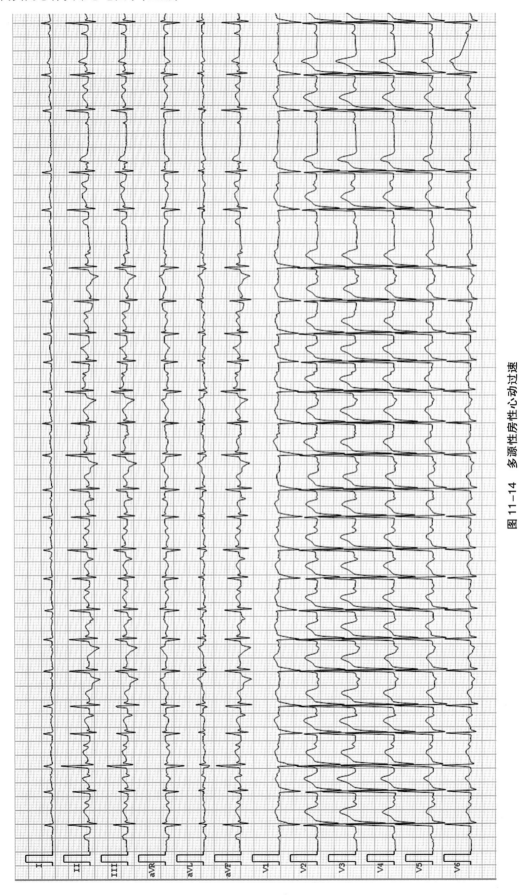

图 11-14　多源性房性心动过速

男,73 岁,第 2 个 P 波诱发房性心动过速,心动过速时同导联的 P 波形态多种,节律也不一致,即多源性房性心动过速。

（1）同一导联至少有 3 种不同形态的 P 波,但无一种 P 波被认为是主要的,仅有两种 P 波称为双源性房性心动过速。

（2）心房率多在 100～250 次/min,PP 间期、PR 间期和 RR 间期变化不定;与房颤不同的是房速的 PP 间有明显的等电位线。当心室率<100 次/min 时称为多源性房性心律、慢率性混乱性房性心律。

（3）常伴功能性房室阻滞、室内阻滞等心电图表现。

（四）根据房性心动过速发作的特点和发生机制分型

1. 切口性房性心动过速　切口性房性心动过速发生机制为房内大折返。

2. 局灶性房性心动过速　局灶性房性心动过速发生机制为心房节律点自律性异常增高、触发激动和微折返。

3. 持续性房性心动过速　持续性房性心动过速发生机制为房内折返,既往此型称无休止性房性心动过速。

4. 非阵发性局灶性房性心动过速　非阵发性局灶性房性心动过速发生机制为触发。

5. 混乱性房性心动过速　混乱性房性心动过速发生机制为心房内多个节律点自律性异常增高。

6. 非持续性阵发性房性心动过速。

三、心电图特点

（一）定性诊断

（1）提前的房性 P 波连续出现≥3 次,形态与同导联窦性 P 波不同、频率 100～240 次/min。

（2）PR ≥120 ms、时常小于 RP,且随心率快慢而发生相应变化。

（3）房率≥室率。

（4）QRS 波可正常也可畸形。

（5）房室阻滞或束支阻滞不影响其持续。

（6）心动过速终止后一般有代偿间期。

（二）定位诊断

一般最早激动部位为折返环部位或激动传出部位,从 P 波形态初步判断其起源部位,准确定位依赖于心内标测;P 波形态取决于异位起搏点位置、房内折返部位、激动从折返环路传出的方向,详见第八章第四节房性早搏的定位。

局灶性房性心动过速的电生理特征是激动起源于心房某局部区域并以此为中心向其余心房组织传导,其发病机制包括自律性增高、触发活动和局部微折返。局灶性房速的常见起源多见于心房内有特殊解剖结构的部位,如肺静脉附近、瓣环周围、界嵴、冠状窦等,2006 年 Kistler 等报道 63% 的局灶性房性心动过速起源于右心房,37% 起源于左心房,右心房以界嵴和三尖瓣环以及冠状窦口部位多见,左心房以肺静脉和二尖瓣环部位多见。P 波形态对判断局灶性房性心动过速起源意义重大,对射频消融术前定位和术中标测位置非常重要,正确判断可缩短手术时间。

体表心电图 V$_1$ 导联 P 波形态对判断局灶性房性心动过速的起源解剖位置意义大,V$_1$ 导联位于心房右侧靠前,可以认为是一种右前对左后的关系。因此,三尖瓣环起源的房性心动过速的心房激动背离 V$_1$ 导联,V$_1$ 导联的 P 波形态负向。同时肺静脉位于心房后面,所以肺静脉起源的房性心动过速的心房激动朝向 V$_1$ 导联,V$_1$ 导联的 P 波形态正向。

但对于房间隔起源的局灶性房性心动过速,根据 P 波形态判断起源意义不大,因为 P 波形态不固定变化较大,较难区分为左侧或右侧间隔,然而间隔起源的房性心动过速 P 波往往较左右房游离壁起源的房性心动过速 P 波窄。所以 V$_1$ 导联 P 波负向者多起源于右心房;P 波正向者,除起源于左心房外,尚可能起源于右心房上部、后部;P 波呈等电位线的房速者,多起源于冠状静脉窦口、房间隔和希氏束附近甚至无冠窦等 Koch 三角附近的相关解剖结构。此外,对于部分解剖关系接近的结构(如高位界嵴和右上肺静脉,左右房间隔,左心耳和左上肺静脉),通过 PP 波形态进行房速起源点定位存在误差。

P 波形态与窦性 P 波相似多提示窦房结折返性心动过速或窦房结周围房性心动过速。胸导联 P 波负向提示起源于右房前壁或左房游离壁,下壁导联 P 波为负向多提示低位心房起源。

1. 右房起源的局灶性房性心动过速

(1)界嵴起源的房性心动过速:由于心房激动(P 波向量方向)从右至左,因此 P 波在导联 Ⅰ、Ⅱ 直立而宽,在 aVL 导联呈正向,V₁ 导联双向,aVR 导联负向 P 波对诊断界嵴房速敏感度为 100%、特异性为 93%,而高、中、低界嵴根据下壁导联 P 波形态判断。

(2)前间隔起源房性心动过速:确定右房房速后,V₅、V₆ 导联的负向 P 波提示房速起源于间隔部和冠状窦口部位。间隔部房速可见于前间隔、中间隔和后间隔,随着起源部位由前间隔向后间隔过渡,下壁导联 P 波随之由正向负变化,V₁ 导联 P 波由负向正变化。

V₁ 导联 P 波形态为双向或负向,下壁导联为正向。P 波时限较窦性 P 波往往窄 20 ms,因此容易与慢-快型 AVNRT 或顺向型 AVRT(高位前间隔旁道)混淆。中间隔起源房性心动过速,V₁ 导联 P 波形态多为双向或负向,下壁导联为负向,容易与快-慢型 AVNRT 或顺向型 AVRT(中间隔旁道)混淆。后间隔起源房性心动过速(起源位置低于冠状窦口或位于其附近),V₁ 导联 P 波形态多为负向,下壁导联为负向,aVL 和 aVR 导联为负向,容易与快-慢型 AVNRT 或顺向型 AVRT(后间隔旁道)混淆。

(3)三尖瓣环起源房速:Morton 等将三尖瓣环细分为 4 个区域,即三尖瓣环的上方、下方、前方和间隔部,房速的起源部位多见于瓣环的前下方。由于三尖瓣环位置相对靠下,故三尖瓣环起源的房速中 P 波在至少一个下壁导联为负向,尤其多见于 Ⅲ 导联。另外,Kistler 等认为右心耳起源房速的 P 波形态和三尖瓣环起源的相似。游离壁起源房性心动速 V₁ 导联 P 波形态为负向,由于其位于胸前导联前下位置,因此胸导联 P 波多倒置,靠近高位间隔的房性心动过速,其 V₁ 导联 P 波形态为负向,然后 V₂ ~ V₆ 导联的 P 波形态从双向逐渐过渡为正向。此外,也是根据下壁导联 P 波形态判断三尖瓣环高、中、低位置。

(4)冠状窦口起源的房速:确定右房房速后,V₅、V₆ 导联的负向 P 波提示房速起源于间隔部和冠状窦口部位。

由于冠状窦口位置较低,所以冠状窦口起源的房速 P 波在 Ⅱ、Ⅲ、aVF 导联倒置,且 Ⅱ、Ⅲ 导联 P 波倒置程度较 aVF 导联明显加深,aVL 导联和 aVR 导联 P 波均呈正向,Ⅰ 导联 P 波低电压<0.05 mV。起源于 Koch 三角的房速,由于左右房同时激动,其下壁导联的 P 波时限较窦律时窄:房速/窦律< 0.85。即冠状窦口起源的房速 V₁、aVL 和 aVR 导联呈正向,下壁导联呈负向。

(5)上腔静脉起源的房速:上腔静脉位于心底部,与高位右房相连,类似肺静脉也存在肌袖样结构,为肌袖性心律失常的重要起源部位。由于解剖位置接近窦房结,导致房速时 P 波形态与窦律相似。由于上腔静脉和右上肺静脉解剖位置接近,上腔静脉、右上肺静脉和左房的几何形状多变,肌袖组织和心房组织之间的各向异性传导以及左房和右房之间电学连变,导致依据体表心电图 P 形态鉴别上腔静脉和右上肺静脉起源的房速困难。二者的共同特点为:所有下壁导联 P 波正向,aVR 导联 P 波负向时,大多数 Ⅰ 导联 P 波正向,aVL 导联 P 波极性不定。但 V₁ 导联 P 波在右上肺静脉起源者均为正向,在上腔静脉起源者可为正负双向或位于等电位线。

2. 左心房起源的局灶性房性心动过速

(1)肺静脉起源的房速:肺静脉起源的房性心动过速的发生与肺静脉的胚胎发育过程和细胞组织结构有关,胚胎时期,左心房后侧壁分化出原始的肺静脉,随着生长发育,肺静脉处的心房肌应逐渐退化消失,但研究发现一些患者的肺静脉内仍然存在着左心房延伸过来的心房肌,有时呈"袖套状",这些袖套样心肌细胞无序的快速电激动,触发或驱动心房肌导致肌袖性房性心律失常。肌袖性房性心动过速可以起源于上、下、左、右4条肺静脉,多见于上肺静脉特别是左上肺静脉。综合研究认为,V_1、aVL、Ⅰ、Ⅱ导联 P 波形态对于鉴别肺静脉起源房速的意义较大。aVL 导联的 P 波正向,Ⅰ导联 P 波正向振幅多≥0.05 mV,窦性心律时 V_1 导联的 P 波为双相,房速时变为正向均提示右肺静脉起源;Ⅰ导联 P 波负向或等电位线,Ⅱ导联 P 波切迹,V_1 导联 P 波正向时限多≥80 ms 或 P 波振幅在Ⅲ/Ⅱ多≥0.8 预测为左肺静脉起源;下壁导联 P 波切迹提示下肺静脉起源,Ⅱ导联 P 波振幅≥0.1 mV 提示上肺静脉起源。

V_1 导联 P 波形态 100% 为正向,aVL 导联的 P 波形态 86% 呈等电位线或负向,aVR 导联的 P 波形态 96% 为负向,而右侧肺静脉起源房速 aVL 导联的 P 波形态为双向或负向。

1)左肺静脉起源的房速:相比于右侧肺静脉房速,左肺静脉起源的房性心动过速具有的特点,2个或以上体表导联的 P 波形态存在正向切迹,Ⅰ导联的 P 波形态呈等电位线或负向,Ⅲ/Ⅱ导联 PP 波振幅比值>0.8。上肺静脉起源的房速下壁导联 P 波振幅高于下肺静脉起源的房速。相比于根据 P 波形态鉴别上下肺静脉起源,左右肺静脉起源鉴别的准确性更高。不管是否曾经合并左房后壁消融,肺静脉开口起源房速的 P 波形态无明显差别。然而,若存在左房后壁消融,起源与右或左侧肺静脉底部的房速,下壁导联的 P 波负向成分更加明显,这可能与既往左房后上壁消融相关,或既往肺静脉开口消融后房速更多负向起源可能。

2)右上肺静脉起源的房速:P 波相对窄,下壁导联为正向,Ⅱ和Ⅲ导联振幅一致,V_1 导联为双向或轻微正向,Ⅰ导联呈等电位线。右上肺静脉是左房房速常见的起源部位,距离窦房结仅有几个厘米,心房激动通过 Bachmann 束迅速跨过间隔激动左右房,激动传导方式与窦性激动类似,所以 P 波形态也相似。然而,窦性心律 V_1 导联形态为双向,右上肺静脉起源房速 P 波为正向。

(2)左心耳起源的房速:左心耳起源房速的发生率低,约占全部局灶性房速的3%。由于左心耳位于左房上部,单纯依靠 V_1 导联和下壁导联 P 波形态定位起源部位特异性低,通常下壁导联 P 波呈正向,往往Ⅲ导联振幅高于Ⅱ导联,V_1 导联呈正向,Ⅰ和 aVL 导联呈负向。

与肺静脉相比,左心耳更接近于左房前壁,激动时产生的除极向量背离胸前导联 $V_2 \sim V_6$ 导联,导致房速时 $V_2 \sim V_6$ 导联的 P 波位于等电位线,可以此鉴别左心耳和肺静脉起源的房速。另外,由于左心耳与左肺静脉接近,P 波形态相似,但左心耳起源的房速Ⅰ导联 P 波深度倒置明显,有助于鉴别左心耳和左肺静脉起源的房速。

(3)二尖瓣环起源的房速:二尖瓣环起源的房速 P 波在肢体导联呈低电压,胸前导联呈典型的负正双向波。V_1 导联和 aVL 导联 P 波形态对指导定位二尖瓣环意义较大,V_1 导联正向成分明显,aVL 导联 P 波位于等电位线或呈负向。V_1 导联 P 波形态有助于鉴别二尖瓣环和肺静脉起源的房速。二尖瓣环的解剖位置较左心耳低,所以可以根据下壁导联 P 波形态鉴别二尖瓣环和左心耳起源的房速:下壁导联 P 波在二尖瓣环起源的房速多位于等电位线或正向,而在左心耳起源的房速为典型正向并且振幅较高。

多集中在瓣环上部分且靠近主动脉瓣-二尖瓣连接处。该局限区域起源的房速特征:V_1 导联 P 波起始部分较窄负向曲折然后过渡为正向曲折,正向 P 波从导联 $V_1 \sim V_6$ 逐渐降低过渡至负向,Ⅰ和 aVL 导联呈负向,下壁导联呈等电位线或者低振幅正向。

四、心房内折返性心动过速

心房内折返性心动过速(intra-atrial reentrant tachycardia,IART)是起源于窦房结区域以外心房任何一部分由折返机制引起的一种心动过速,是折返性房性心动过速的一种;多伴器质性心脏病,发作时有心悸、胸闷等症状,心率 $100 \sim 150$ 次/min,也可达 $160 \sim 200$ 次/min,呈突发突止,个别呈慢性持续过程,发作间隔不定,可间隔几秒至数周甚至数年发作一次。

（一）发生机制

心房内组织不均匀和不应期不一致形成折返环路,从而产生心房内折返性心动过速。心房肌纤维间的微折返及房间束的纵向分离形成传导速度和不应期不一致的两条径路,其中一条径路出现单向阻滞,另一条径路发生缓慢传导,激动沿两条径路折返形成心房内折返性心动过速。折返环有大折返及微折返,局灶性房性心动过速多为微折返。

（二）心电图特点

(1)多由房性早搏诱发,心动过速的 P 波形态与同导联窦性 P 波不同,PR≥0.12 s(合并心室预激除外),P 多位于 QRS 波之前,少见于 QRS 波后。

(2)频率 100～150 次/min,个别可大于 160 次/min,PP 间期规则,突发突止。

(3)QRS 波形态正常,也可因心室内差异性传导或心室预激而宽大畸形。

(4)可由适时的房性早搏诱发或终止,终止后有一较长的代偿间期。

(5)发作时第 1 个异位 P 波是提前发生的,在每次发作时联律间期相等(PP 间期)。

(6)可伴有不同程度的房室阻滞,使心室率慢于心房率,而心动过速不终止。

(7)刺激迷走神经的方法,如瓦氏动作(Valsalva)或颈动脉窦按压不能终止心动过速,但可引起房室阻滞。

（三）心电图机制解释

1.P 波形态

(1)诱发心动过速的房性早搏 P 波形态与其后的心动过速 P 波形态不同,但与发作间歇期的房性早搏 P 波形态一致。

(2)P 波形态也可随房内折返传出部位改变而变化,若异位起搏点源于心房的不同部位,P 波形态亦各异。①起源于左心房,aVL 导联的 P 波为负向或等电位。②起源于上腔静脉,aVL 导联 P 波为负向,I 导联 P 波直立。③起源于 Koch 三角,I、aVL 导联 P 波直立,II、III、aVF 导联 P 波为倒置,个别 II 导联呈负正双向。

(3)P 波的形态和电轴取决于折返环的位置。①起源于右心房,激动从右向左,即 V_1 导联 P 波倒置,I、V_5 导联 P 直立。②起源于左心房,激动从左向右,即 V_1 导联 P 波直立,I、V_5 导联 P 倒置。③起源于心房上部,激动从上而下,即 II、III、aVF 导联 P 波直立。④起源于心房下部,激动从下而上,即 II、III、aVF 导联 P 波倒置。

2.心房率取决于心房折返环的周长和心房的有效不应期,以后者为主;折返性房速频率通常为100～150 次/min,少数频率可达 240 次/min,很少超过 250 次/min;发作时心房节律快而规则,PP 间期一致,突发突止,心动过速初始即达最大心率,无"温醒现象",见图 11-15～图 11-17。

3.大多呈阵发性,少数呈无休止性,心动过速发作间隔时间不定,几秒、几小时、数天、数周甚至数年发作一次。

4.心动过速发作时窦房结起搏功能暂时被抑制,直至心动过速终止后窦房结的起搏功能重新恢复,往往造成一间歇,这段间歇称超速抑制时间,时间越长则表明窦房结起搏功能受抑制程度越明显或本来就存在窦房结功能减退。

5.诱发心动过速的房性早搏无 PR 间期延长,P 波固定在 QRS 波之前,但可因心率变化而略有差异。

6.折返环局限在心房内,发生 PR 间期延长、房室阻滞等不影响心动过速的持续。

7.心房率过快时可伴有 PR 间期延长或功能性房室阻滞,多由于生理性不应期引起的干扰所致;通常心房率<200 次/min 时多呈 1∶1 的房室传导,当心房率>200 次/min 时,可出现 2∶1 房室传导,使心室率不至于过快,如心房率<200 次/min 伴二度房室阻滞则提示房室结病变,见图 11-18～图 11-22。

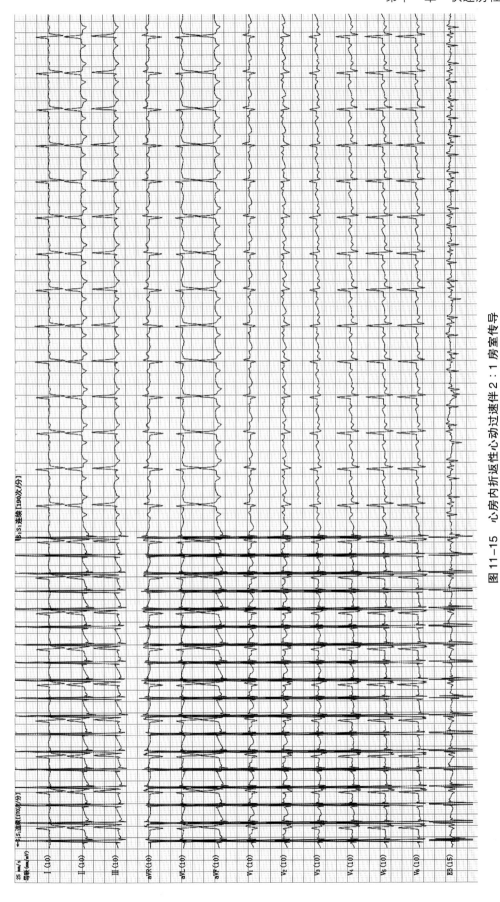

图 11-15　心房内折返性心动过速伴 2：1 房室传导

女，45 岁，食管心房调搏检查，S₁S₁S₁ 190 次/min 诱发窄 QRS 心动过速，P Ⅱ 倒置，即心房内折返性心动过速，房率 200 次/min，RR 同期中间两个 P 波，RR 同期中间两个 P 波，即心房内折返性心动过速伴 2：1 房室传导。

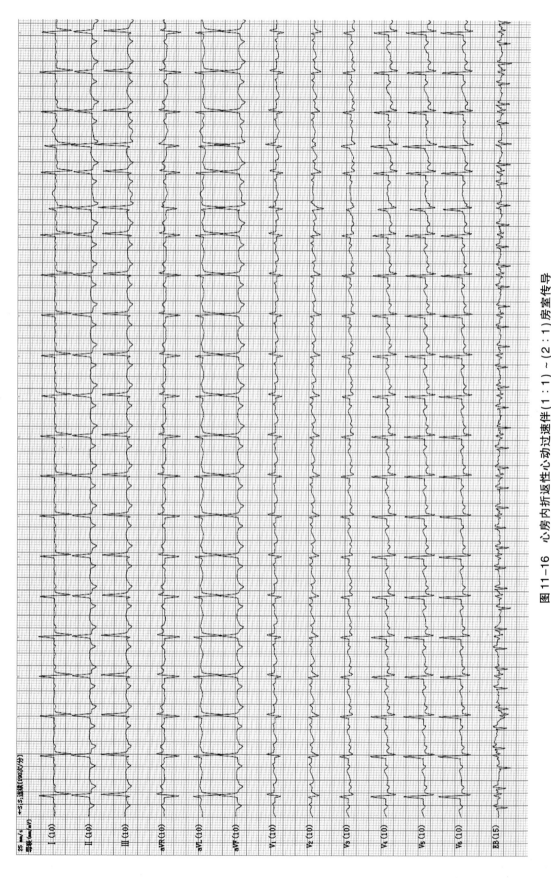

图11-16 心房内折返性心动过速伴(1:1)~(2:1)房室传导

为图11-15 的连续记录,心房内折返性心动过速伴(1:1)~(2:1)房室传导。

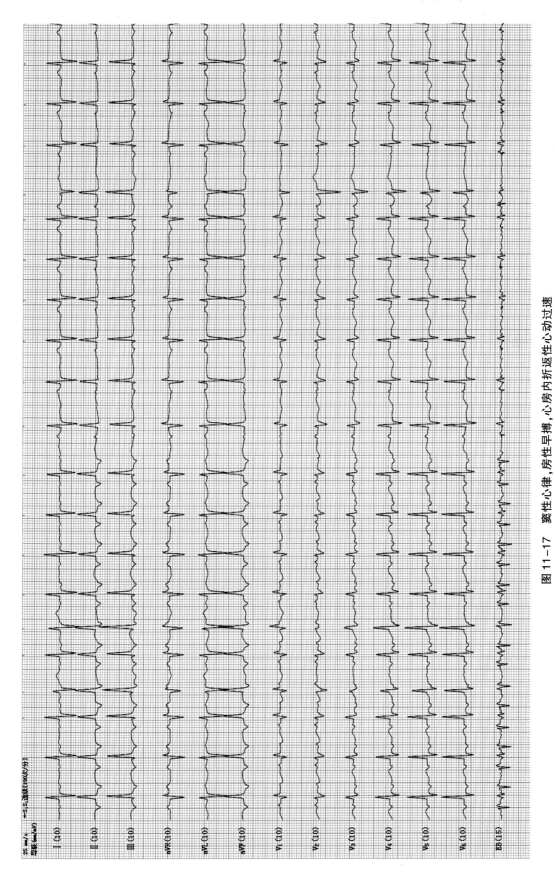

图 11-17　窦性心律,房性早搏,心房内折返性心动过速

为图 11-15 的连续记录,心房内折返性心动过速自行终止恢复正窦性心律,可见与房性心动过速起源部位不同的房性早搏。

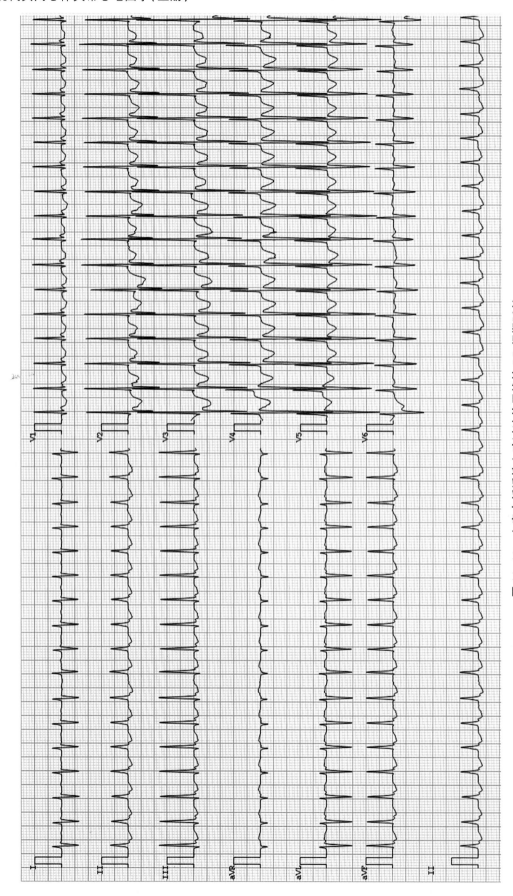

图 11-18 心房内折返性心动过速伴干扰性 PR 间期延长

男,69 岁,心房率 167 次/min,心房内折返性心动过速伴干扰性 PR 间期延长。

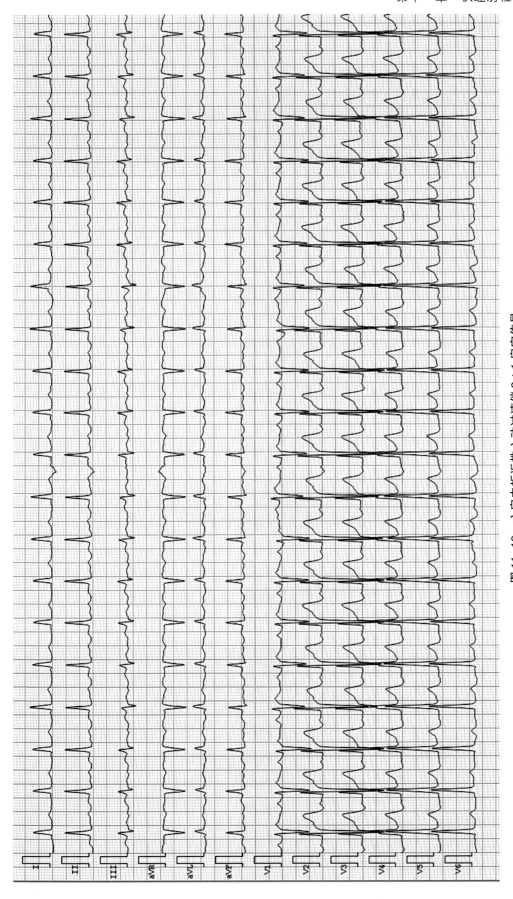

图11-19　心房内折返性心动过速伴2∶1房室传导

男,56岁,心房率198次/min,心房内折返性心动过速伴2∶1房室传导。

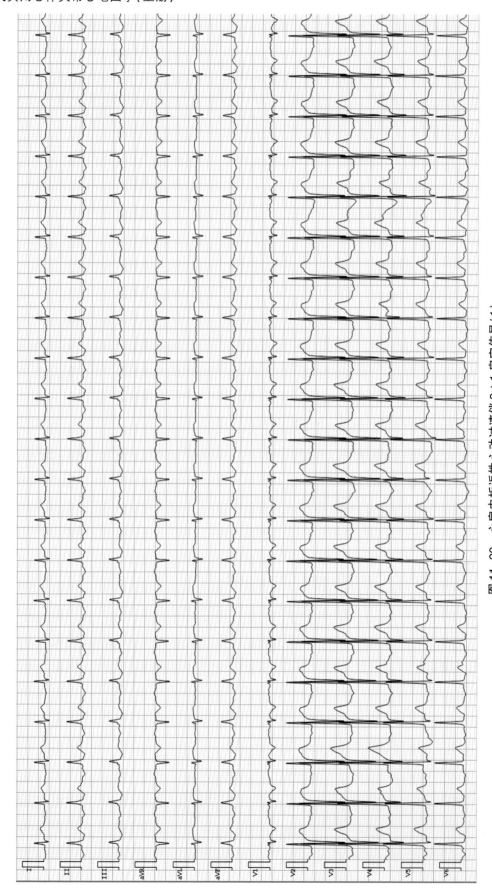

图 11-20　心房内折返性心动过速伴 2∶1 房室传导(1)

女,71 岁,心房率 162 次/min,心室率 81 次/min,即心房内折返性心动过速伴 2∶1 房室传导。

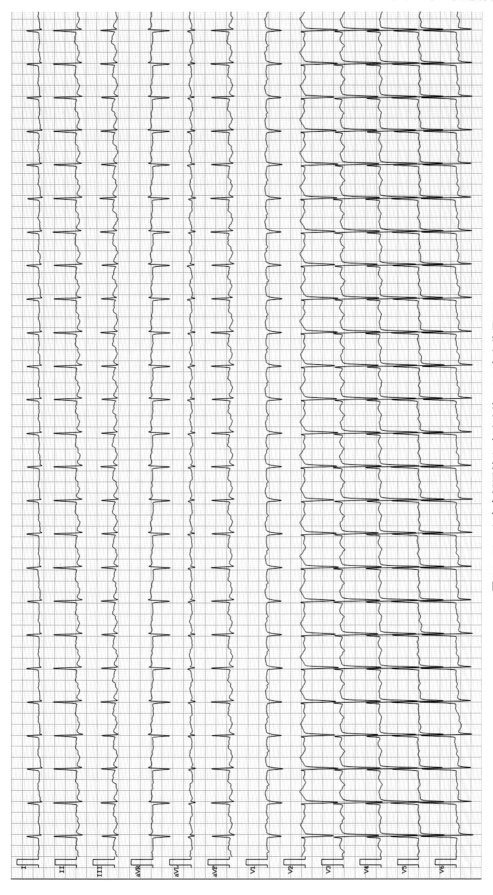

图11-21　心房内折返性心动过速伴2:1房室传导(2)

女,73岁,心房率200次/min,心室率100次/min,即心房内折返性心动过速伴2:1房室传导。

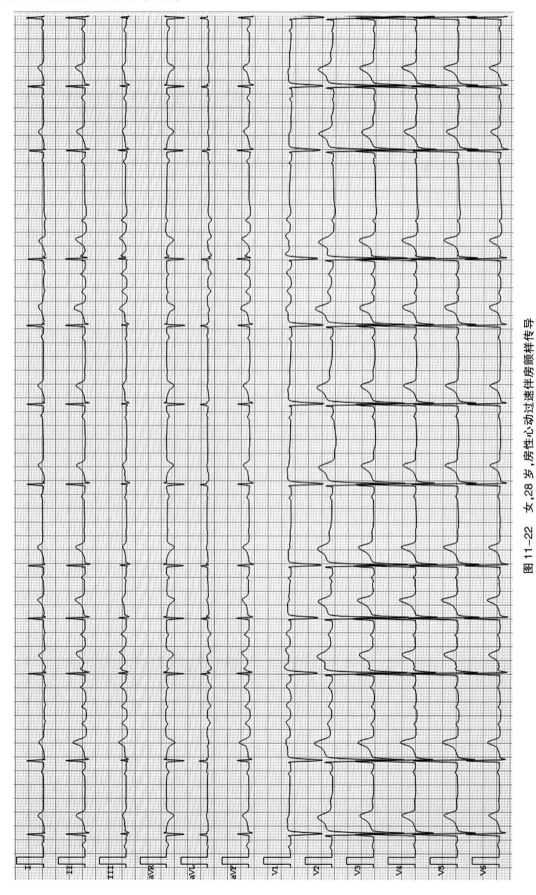

图 11-22　女,28 岁,房性心动过速伴房颤样传导

8.心动过速的 QRS 波形态与窦性心律的 QRS 波形态相似。可伴有心室内差异性传导,心房激动传至心室内,一侧束支已恢复传导功能,而另一侧束支尚未脱离不应期,则可发生束支阻滞型室内差异性传导,右束支阻滞型最常见。

9.心房程序刺激或自发房性早搏能诱发或终止心动过速,见图11-23、图11-24。

10.可伴有 ST-T 改变:心动过速时心脏负荷增加,同时由于心室舒张期缩短,冠状动脉灌注减少引起暂时性心肌缺血,导致 ST 段压低伴 T 波倒置。如原有冠状动脉病变则更易发生,这种 ST-T 的改变标志着冠状动脉供血不足,有时即使心动过速终止后,ST-T 改变仍可持续数小时或数天,称心动过速后综合征,它与运动试验一样具有重要意义。

心动过速后综合征是阵发性室上性或室性心动过速停止发作后出现的 ST 段下降、T 波倒置和 QT 间期延长,而 QRS 波多无改变。其中 T 波改变可出现 T 波低平或负正双向,也可轻微倒置,甚至 T 波倒置较深类似冠状 T 波,可持续数小时至数天,个别可持续数周。其发生是心室肌复极不均匀和复极延迟所致,是心肌代谢异常的一种表现。多见于心动过速持续时间较长,器质性心脏病的老年患者中,见图11-25、图11-26。

11.刺激迷走神经的方法对心动过速影响不一,起源于右心房的可终止(大约25%),终止前心率常先减慢;颈动脉窦按压可导致传导延缓和传导阻滞,但与心动过速是否终止无关。

12.如未能记录到心动过速发作开始及终止时心电图,房内折返性心动过速则很难与自律性房性心动过速鉴别。

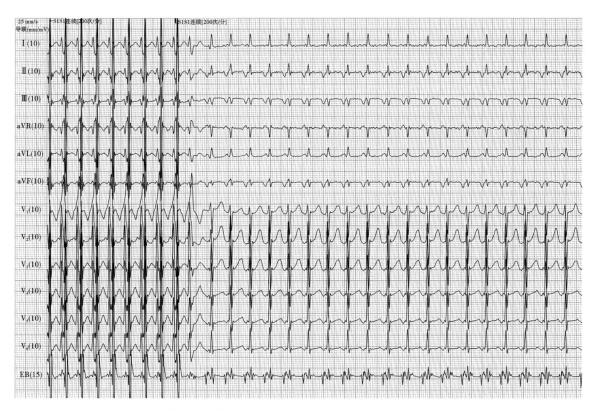

图 11-23　食管心房调搏检查,S_1S_1(200 次/min)刺激诱发房内折返性心动过速

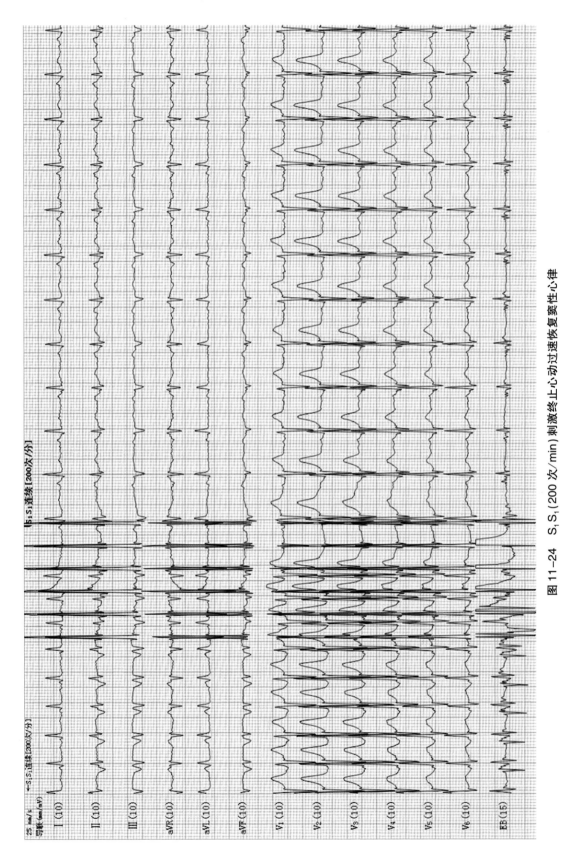

图 11-24　S_1S_1(200 次/min)刺激终止心动过速恢复窦性心律

与图 11-23 为同一患者。

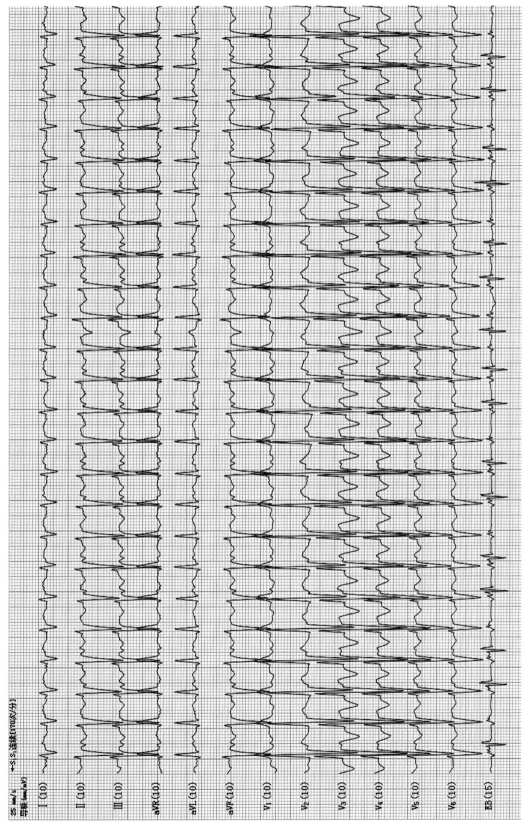

图11-25 食管心房调搏检查，室性心动过速伴3：2或4：3室房传导

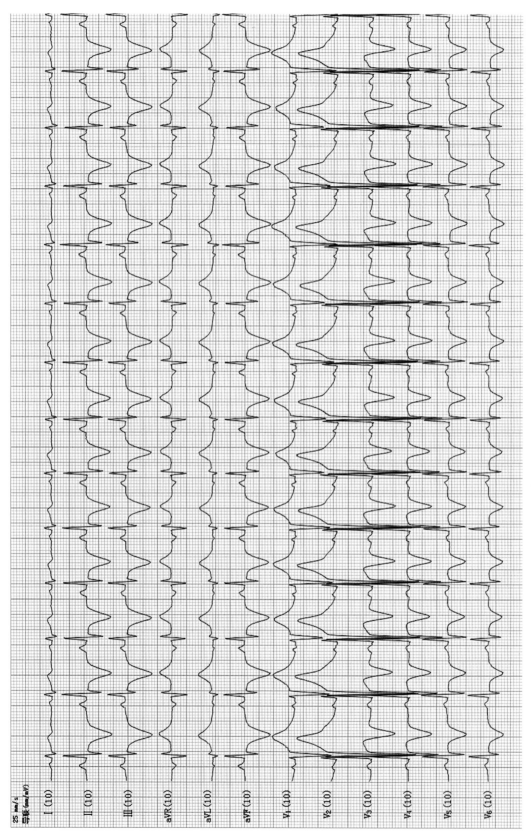

图 11-26 室性心动过速终止后出现心动过速后综合征

与图 11-25 为同一患者。

(四)临床意义

从婴儿到老年人的任何年龄组均可发生折返性房速,常见于器质性心脏病患者,如先天性心脏病行心房重塑术后,缺血性心脏病、瓣膜性心脏病、扩张型心肌病、高血压性心脏病,还有严重的肺病和肺源性心脏病、某些药物过量等,也可见于正常人。

五、自律性房性心动过速

自律性房性心动过速(automatic atrial tachycardia,AAT)是心房内异位起搏点自律性中度增高引起的心动过速,亦称异位灶性房速。发生于任何年龄,多见于成年人,常伴急性心肌梗死、心肌病、慢性阻塞性肺疾病、肺心病等器质性心脏病,洋地黄过量、低钾血症常是自律性房性心动过速发作的重要原因,个别见于无器质性心脏病者。

(一)发生机制与心电图特点

1.发生机制　心房内异位起搏点4相自动除极上升速度加快,坡度变陡或心房肌病变使快反应电位转变为慢反应电位而出现异常自律性。

2.心电图特点

(1)P波形态:心房除极顺序异常造成心动过速时的P波与窦性P波不同,但在心动过速发生过程中P波始终形态一致,见图11-27。

(2)心房率:自律性房性心动过速的频率多在100~250次/min,发作初始PP间期逐渐缩短,即"温醒现象",之后逐渐趋于稳定,固定不变,终止时逐渐减慢,即"冷却现象"。阵发性自律性房速常不稳定,心房率变化较大,PP间期相差可超过80 ms,见图11-28。

(3)房室传导:自律性房速房室传导可正常或伴PR间期延长,房室传导比例为1∶1时心房率等于心室率;但可伴不同程度的功能性房室阻滞,此时心室率多不超过120次/min;房室阻滞及室内传导障碍不影响其发生。

(4)室内传导:大多数自律性房速QRS波群形态与窦性下传的QRS波群形态一致,也可出现与频率相关的束支阻滞图形,见图11-29。

(5)诱发和终止:房性早搏不能诱发与终止,其发作与终止亦不依赖于房内传导或房室结传导延缓;刺激迷走神经的方法不能终止。

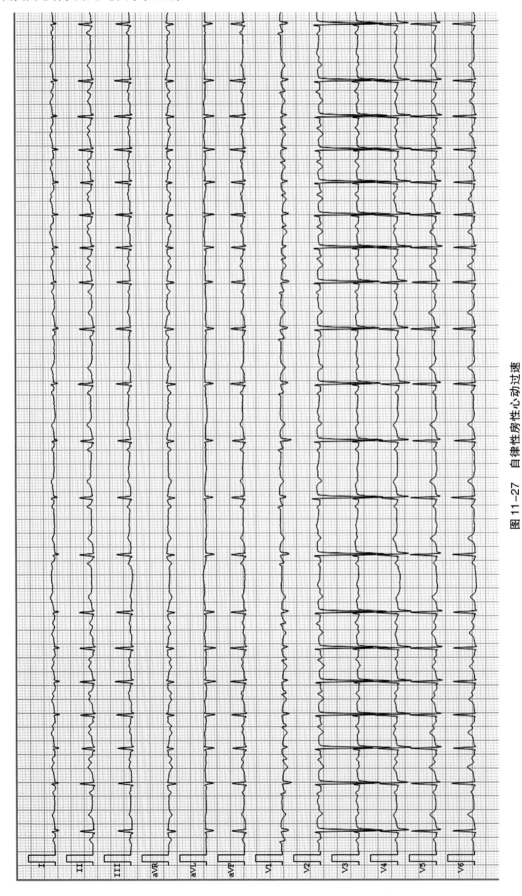

图 11-27 自律性房性心动过速

女，68 岁，第 3～7、13～19 个 P 波提前出现，形态异于窦性 P 波，后继以 QRS 波，P 波形态一致，即自律性房性心动过速。

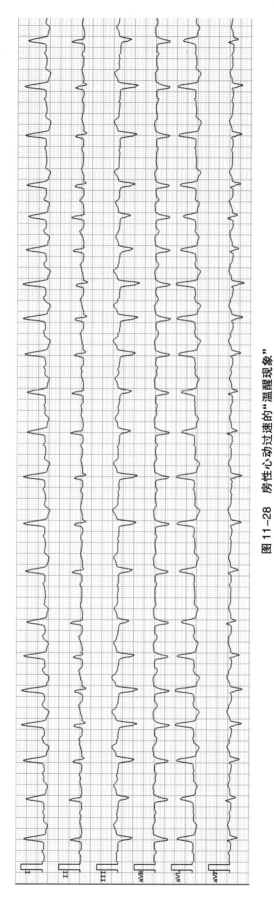

图 11-28 房性心动过速的"温醒现象"

男，81岁，房性心动过速开始时频率较慢，随后逐渐增快，趋于稳定，显示"温醒现象"。

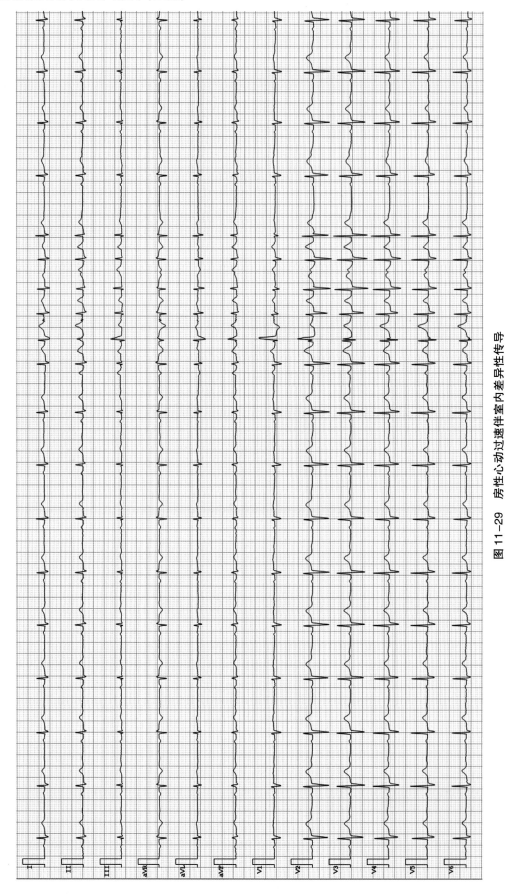

图 11-29　房性心动过速伴室内差异性传导

女,57 岁,第 10～15 个心搏提前出现的 P-QRS 波群,P 波异于窦性 P 波,形成房性心动过速,QRS 波形态异于窦性下传 QRS 波,其中第 11 个 QRS 波形态明显异于窦性,即房性心动过速伴室内差异性传导。

（二）临床意义与鉴别诊断

1.临床意义　自律性房速常见于冠心病、风心病、高血压病、肺心病、洋地黄过量等。仅持续数个搏动或数秒的非持续性房速可见于无器质性心脏病患者。

2.鉴别诊断　AAT约占阵发性室上性心动过速的10%，其发生和维持机制主要有折返和自律性增高，触发活动不太明确。如未能记录到IART发作开始及终止时的心电图，则很难与AAT鉴别，见表11-2。

表11-2　IART与AAT的鉴别

鉴别要点	IART	AAT
发生机制	房内折返	房内异位起搏点自律性中度增高
发作特点	多为阵发性	多为无休止性
房早诱发或终止	可以	无须诱发也不能终止
终止	一般不终止于前传	可终止于前传
P波形态	第一个P波多与其后的不同	第一个P波与其后的相同
节律	多匀齐（除折返径路内文氏现象）	不规则或有"温醒、冷却现象"
β受体阻滞剂或刺激迷走神经	有时可终止	不能终止，仅能降低心房率
心房程序刺激	可诱发或终止	不能诱发或终止

六、触发活动性房性心动过速与切口性房性心动过速

（一）触发活动性房性心动过速

起源部位可记录到早期或延迟的后除极震荡电位，常见于多源性房性心动过速或洋地黄中毒引起的房性心动过速，亦称触发自律性房性心动过速；少见，多由房性早搏诱发，程控刺激可终止，但无拖带现象。

（二）切口性房性心动过速

切口性房性心动过速（incisional reentrant atrial tachycardia）是房内大折返环路围绕在房内手术瘢痕附近引起的心动过速。发生在先心病大动脉转位的房内矫正术、外通道矫正术、房间隔缺损修补等手术后，切口性房性心动过速的发生率高达25%，成为房性心动过速的一个独立类型。

1.心电图特点

（1）P波节律规整，发作时心率快，最高达250次/min以上，多次发作频率可有变化。

（2）突发突止，反复发作，持续时间不等，伴发的症状决定于发作时的心率、持续时间等。

（3）心动过速发作时伴或不伴房室阻滞。

（4）心动过速可用程序刺激反复诱发和终止，经心内电生理检查（如拖带等技术）能够证实心动过速属于房内折返。

（5）心动过速有时呈持续性或反复性发作。

（6）有先心病及心外科手术史，术前无类似心动过速史。

2.治疗　切口性房性心动过速应用常规抗心律失常药物治疗效果差。射频消融术根治切口性房性心动过速的成功率高，关键是通过详尽的标测和拖带技术发现和确定折返环路的缓慢传导区和上述峡部。有些学者通过切口瘢痕邻近处的局部电位标测，也能成功消融切口性房性心动过

速,消融的靶点位于心房中非传导区之间有电传导功能的峡部,因此这些学者认为消融的成功不完全依靠详尽标测和拖带技术来确定缓慢传导区。多数学者认为,在相关的心外科手术过程中,应沿着心房的上腔静脉、下腔静脉、肺静脉、三尖瓣环等生理性非传导区的边缘选择切口,切口选择稍加改变可使术后切口性房性心动过速的发生率明显降低。三维标测技术明显地缩短了切口性房性心动过速射频消融术中的电生理标测时间,大大提高了该型房性心动过速消融治疗的成功率。

第二节　心房扑动

1911 年 Jolly 和 Ritchie 首次描述了心房扑动,1925 年英国心电学大师 Lewis 团队通过动物实验的基础研究和人体心电图的分析而确认心房扑动是房内折返激动。多年后 Rosenblueth 等在动物心脏的两个腔静脉之间造成损伤,当损伤扩大到右房游离壁时引发了房内折返性心房扑动。随后在复杂的心外科术后患者可发生环绕手术切口的折返性心房扑动。近年随着心律失常多种标测技术,尤其是三维标测技术的临床应用,对心房扑动的发生机制认识有了迅速的提高。

心房扑动(atrial flutter,AFL)是房性起搏点自律性异常增高或激动在心房内环行运动产生的一种主动、快速、规则的房性心律失常,即一种较阵发性房性心动过速频率更快的主动性房性心律,亦称心房震颤,简称房扑,频率 250 ~ 350 次/min,多为阵发性,也可持续数天,甚至数年;多见于器质性心脏病患者。

心房除极波表现为形态、方向、振幅完全相同的近似锯齿状或波浪样的扑动波,称为 F 波。

多数心房扑动为阵发性,持续几分钟到几个月,甚至更长。虽然其发生率低于心房颤动,但临床并非少见,有人统计在室上性心动过速的患者中,心房扑动占 10%;而心外科患者术后第 1 周,约 30% 的患者发生围术期心律失常,其中 10% 则为心房扑动。因此,房扑在临床相当常见。

心房扑动的发生有明显的性别差异,资料表明心房扑动发生的男女性别比为(2 ~ 5):1,这与心房扑动伴发的高血压、冠心病、心肌病、肺心病等基础心脏病是男性发生率明显高于女性有关。心房扑动还明显与年龄有关,随着年龄增长其发病率显著增加,80 岁以上人群的心房扑动发生率是50 岁以下人群的 100 倍。

绝大多数的心房扑动患者伴有各种器质性心脏病,同时又有心房的病理学改变。Josephson 心脏电生理中心的资料表明,心房扑动最常伴发高血压、冠心病、心肌病等心脏病,急、慢性肺部疾病,房间隔缺损等先心病。还见于肺栓塞、心包炎、甲状腺功能亢进、心外科围术期患者。不论心房扑动伴有哪种器质性心脏病,其 F 波的形态几乎没有差别和不同。因此,心房扑动患者的 F 波形态,不能提示患者伴有何种基础心脏病。

资料表明,急性心肌梗死患者心房扑动的发生率高达 1% ~ 5%。另有 5% 的心房扑动发生在心房颤动服用 I 类钠通道阻滞剂进行复律治疗中。

伴有基础心脏病同时又有心房扩大或房间阻滞者,心房扑动的发生率将更高。这说明心房扑动患者心电图存在房间阻滞或 P 波时限延长时,应用药物或其他方法为患者进行复律治疗时将更为困难,而有效转复窦性心律后,窦性心律也较难维持。

心房扑动患者仅少数不伴器质性心脏病,称为特发性或孤立性心房扑动,文献报告 2.5% ~ 10% 的心房扑动患者不伴明显器质性心脏病。

一、发生机制

20 世纪 50 ~ 60 年代应用导管法进行的点式标测进一步证实,心房扑动是房内折返激动的结果,Puech研究发现整个心房扑动都是右心房折返激动的结果。当心律失常的诊治进入心脏电生理时代后,经过程序心房电刺激能重复诱发和终止心房扑动,并能重整与拖带心房扑动,最终证实了心房扑动的折返机制。

心脏电生理检查时,当某心动过速能被拖带,尤其能被隐匿性拖带时则能确定该心动过速的发生机制为折返。拖带心房扑动是指心房扑动发生时,在心房不同部位给于比F波间期更短的心房电刺激,可使心房率随刺激频率的增加而加快,而刺激停止后,心房率又能回降到原来频率的现象。显性拖带时起搏的心房波表现为融合的房扑波,而隐匿性拖带时起搏的心房波与自发心房扑动波的图形一致。

现已明确绝大多数的心房扑动具有三尖瓣峡部依赖性,属于单独发生在右心房的心电现象,其规律的折返环路都位于右心房,而同时发生的左心房除极不影响心房节律,只影响F波的图形,见图11-30。与心房颤动的发生形成对照,目前认为,80%以上的心房颤动起源于左房肺静脉。

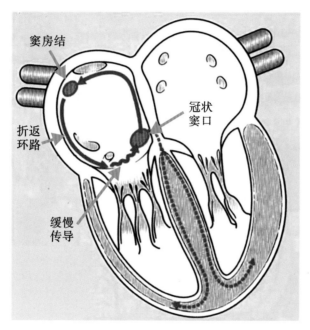

图11-30　绝大多数心房扑动属于右心房心电现象

1.心房内折返　心房内大折返是心房扑动发生的主要基础。左、右心房存在二、三尖瓣环,冠状静脉窦口,肺静脉和腔静脉入口等形成生理性解剖障碍,而心脏手术后的切口瘢痕则形成病理性解剖障碍,心房肌纤维的退行性改变等都是折返形成的解剖基础,无论功能性还是解剖性折返环都与心房肌的各相异性传导,不应期的离散增加以及心肌内传导紊乱等因素有关。

心房扑动形成的折返环较大,折返路径相对恒定,心房波频率取决于折返环周长及激动传导速度。

随着心房激动顺序的三维标测技术的应用,现已确定心房扑动为环绕右心房解剖或电传导功能屏障区发生的大折返。

最初将心房扑动归为单纯的功能性折返,又称主导环折返,即环绕右房的大折返环路为主环,而中间区域存在许多小折返,称为子折返,这些子环折返不断使邻近的心房肌除极而处于不应期,成为大折返激动向周围组织传导的功能性屏障区,而使主导环折返只能沿固定的大折返环路做环形激动,结果F波的形态、幅度、频率都处于稳定状态,见图11-31。

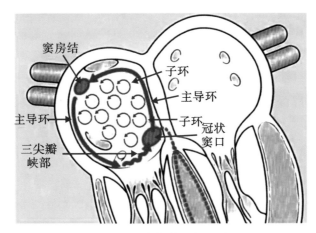

图 11-31　心房扑动为主导环折返

绝大多数心房扑动大折返的环形激动从三尖瓣峡部出口开始,先沿三尖瓣环的间隔部自下而上传导到达右房顶部及终末嵴。终末嵴是激动传导的功能性屏障,但该屏障区内存在着传导可穿透的裂隙区(GAP),使环形折返的激动可穿过终末嵴的裂隙区后再绕过上腔静脉根部而到达右房前侧壁(位于终末嵴的外侧)。此后激动沿右房前侧壁发生自上而下的传导,到达三尖瓣环的游离侧壁并进入峡部入口,再通过峡部的缓慢传导后到达峡部出口,并开始下一周期的折返,见图 11-32。可以看出,右房后壁未参加该折返,而围绕大折返环路的环形激动一直沿解剖学和传导功能性的障碍区进行,其中上下腔静脉、欧氏嵴、冠状窦口都是解剖学障碍,而终末嵴为传导的功能性障碍区。

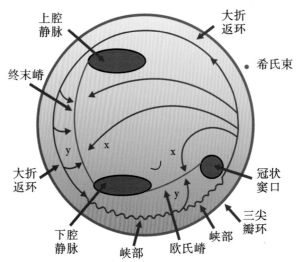

图 11-32　三尖瓣峡部依赖性心房扑动折返环路示意

x:终末嵴部位记录的双电位;y:欧氏嵴部位记录的双电位。

三尖瓣峡部是心房扑动右房大折返环路的关键部分,是一个相对狭窄,又是每次折返波必经之路。三尖瓣峡部则是位于右心房下部的一条狭窄区域,后界为下腔静脉、欧氏嵴、冠状窦口,前界为三尖瓣环,前后界都由无传导功能的致密结缔组织组成,成为电传导的解剖学屏障,而峡部就是前后界之间的电传导缓慢的细长区域,犹如地理学的峡谷,见图 11-33。与心房扑动折返环的其他部位相比,三尖瓣峡部的电传导速度十分缓慢,电传导经峡部所需时间约为整个房扑间期的 1/3。引起峡部缓慢传导的原因很多,首先是该部位解剖学的变异大,右房游离壁的梳状肌已延伸到峡部,其走向各异,肌束的厚薄不均,使电传导速度变得缓慢。此外,峡部肌束的走行存在明显的各向异性,不应期的离散也使峡部容易发生单向传导阻滞。峡部存在的缓慢传导对房扑大折返的维持与稳定十分重要。

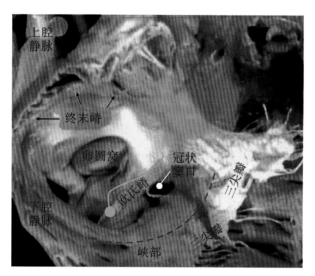

图 11-33　右心房下部的三尖瓣峡部

2. 心房内异位起搏点自律性增高　心房内起搏点自律性异常增高,连续发放一系列规则而极为快速的异位激动。

二、分类

(一)根据房扑的发生机制和部位

2015 年美国 AHA、ACC、HRS 三大学会的专家共识中,将心房扑动分为逆钟向三尖瓣峡部依赖性心房扑动、顺钟向三尖瓣峡部依赖性心房扑动、非三尖瓣峡部依赖性心房扑动 3 种类型,见表 11-3。

表 11-3　2015 年美国 AHA、ACC、HRS 三大学会的专家共识对心房扑动的分型

分型	发生情况	心电图特点
逆钟向三尖瓣峡部依赖性心房扑动	常见	II、III、aVF 导联 F 波负向 V_1 导联直立
顺钟向三尖瓣峡部依赖性心房扑动	少见	II、III、aVF 导联 F 波直立 V_1 导联负向
非三尖瓣峡部依赖性心房扑动	少见	不典型

1. 典型的心房扑动　典型房扑是右心房内大折返性心动过速,其折返环依赖下腔静脉和三尖瓣环之间峡部的缓慢传导,折返环的前方是三尖瓣环,后方是上腔静脉、界嵴、下腔静脉和欧氏嵴,亦称 I 型房扑,峡部依赖性房扑普通型;心房波的频率 240～350 次/min,超速刺激可转复为窦性心律和少见拖带现象。

随着对三尖瓣峡部依赖性心房扑动的深入研究与认识,目前把右房内大折返性心房扑动分成逆钟向和顺钟向两种类型。逆钟向和顺钟向两种心房扑动经过的折返环路为同一个,只是在该环路上两种环形运动的方向相反。绝大多数为逆钟向折返,环形激动的过程和顺序与上文所述相

同,而少数为顺钟向折返,折返方向恰好相反,见图 11-34、图 11-35。

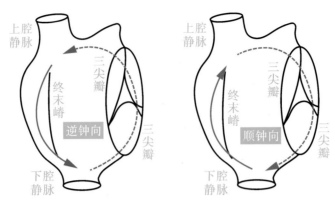

图 11-34　三尖瓣峡部依赖性心房扑动分为逆钟向和顺钟向两种

　　因折返方向的不同,使心电图 F 波的极向和形态均不同。逆钟向折返的 F 波,在下壁导联为负向,V₁ 导联直立,V₆ 导联负向。而发生率较低的顺钟向房扑发生时,F 波在下壁导联直立,V₁ 导联为负向,V₅ 导联为正向。

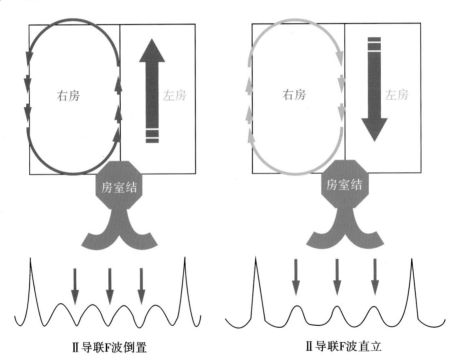

Ⅱ导联F波倒置　　　　　　　　　　Ⅱ导联F波直立

图 11-35　逆钟向和顺钟向心房扑动 F 波的特征示意
左图:逆钟向心房扑动;右图:顺钟向心房扑动。

　　(1)逆钟向三尖瓣峡部依赖性心房扑动:逆钟向三尖瓣峡部依赖性心房扑动亦称常见型,房内折返环呈逆钟向,引起Ⅱ、Ⅲ、aVF 导联的 F 波尖端向下呈锐角为负向,V₁ 导联的 F 波常为正向,见图 11-36、图 11-37。

　　(2)顺钟向三尖瓣峡部依赖性心房扑动:顺钟向三尖瓣峡部依赖性心房扑动,亦称少见型,房内折返环呈顺钟向,引起Ⅱ、Ⅲ、aVF 导联的 F 波凸面向上、圆顿为正向,V₁ 导联的 F 波正向或负向,见图 11-38、图 11-39。

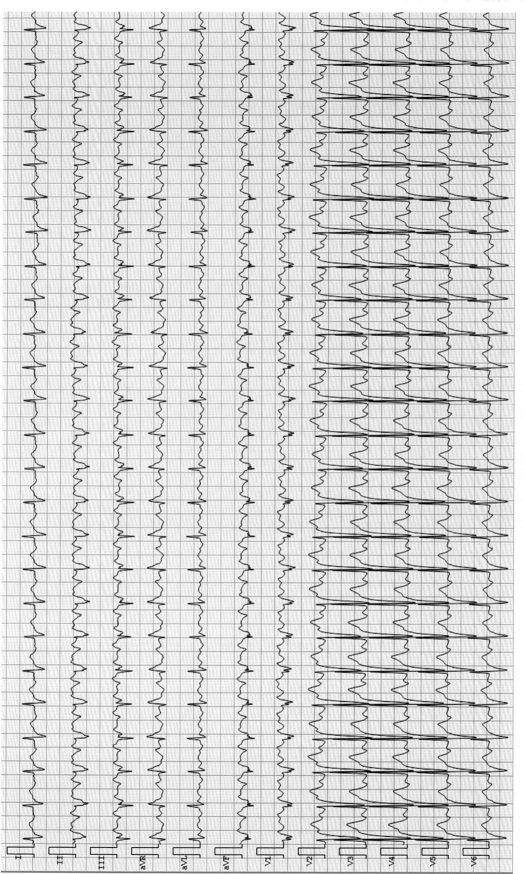

图 11-36　典型心房扑动的常见型（1）

男，54 岁，典型房扑的常见型，Ⅱ、Ⅲ、aVF 导联的 F 波为负向，V₁ 导联的 F 波为正向。

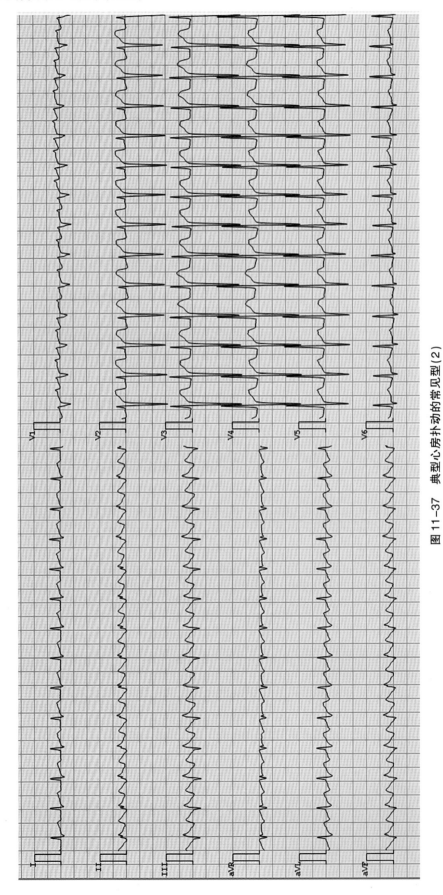

图 11-37 典型心房扑动的常见型(2)

男,69岁,典型房扑的常见型,Ⅱ、Ⅲ、aVF 导联的 F 波为负向,V₁ 导联的 F 波为正向。

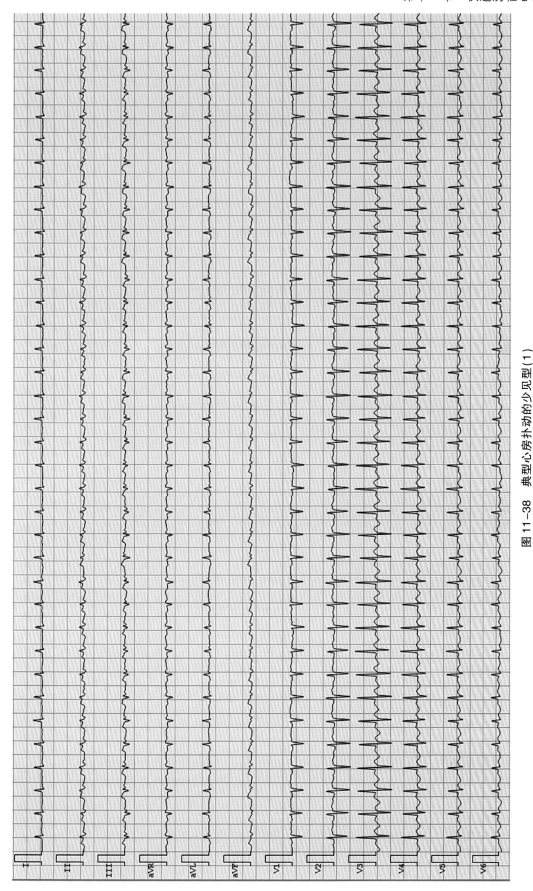

图 11-38　典型心房扑动的少见型（1）

女，73 岁，典型房扑的少见型，Ⅱ、Ⅲ、aVF 导联的 F 波为正向，V₁ 导联的 F 波为正负双向。

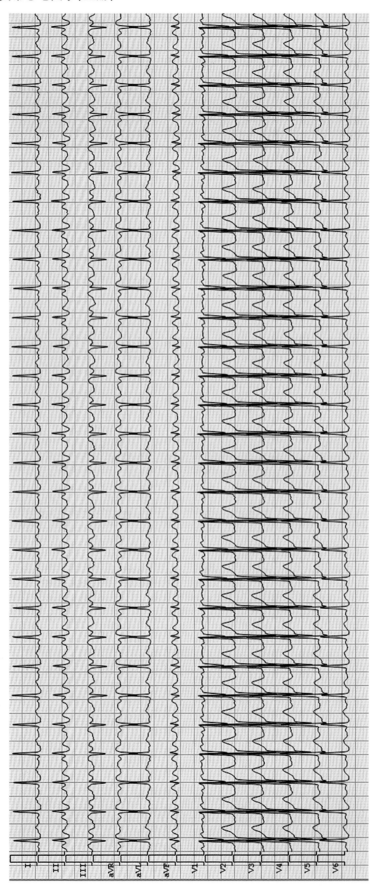

图 11-39　典型心房扑动的少见型(2)

女,68 岁,典型房扑的少见型,Ⅱ、Ⅲ、aVF 的 F 波正向,V$_1$ 导联的 F 波正向。

2. 非三尖瓣峡部依赖性心房扑动　非三尖瓣峡部依赖性心房扑动,亦称 II 型房扑,非典型心房扑动,非典型房扑是不依赖于下腔静脉和三尖瓣环之间峡部的缓慢传导,折返环位于左房或右房,折返途径和折返环路大小不一,心房波的频率350~430 次/min,超速刺激不能转复为窦性心律,经导管消融治疗的成功率低。

非典型房扑的发生率低,多数为环绕右房或左房外科术后手术切口或瘢痕形成的折返,以及环绕房颤左房消融线发生的折返。针对局灶性房速而言,其也属于房内大折返。该大折返环不需要三尖瓣环及下腔静脉、峡部等参与。而且折返环路有着多样性,可以环绕固定的解剖学结构(卵圆窝,肺静脉开口,二尖瓣峡部,上、下腔静脉),也能环绕功能性阻滞区(如经终末嵴的缝隙传导发生的折返)或医源性传导屏障(心房切口、补片、心房消融线的传导缝隙、心房瘢痕区)等部位。

(二)根据 F 波形态的易变性

1. 不纯性心房扑动　心房扑动中以节律绝对规则的 F 波为主,偶尔夹杂有少数不规则的 f 波者称为不纯性心房扑动,是一种介于心房扑动和心房颤动之间的过渡型快速房性异位心律,心房波频率350~450 次/min,见图 11-40。

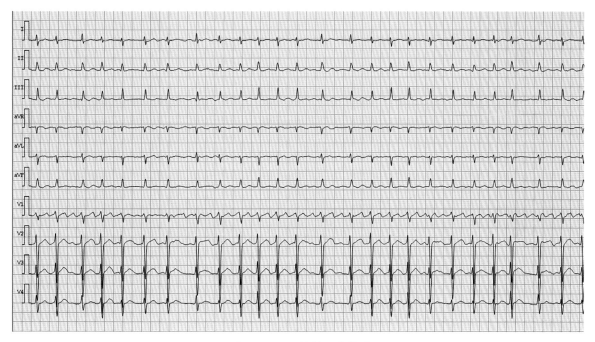

图 11-40　不纯性心房扑动

女,56 岁,心房扑动中以节律绝对规则的 F 波为主,偶尔夹杂有少数不规则的 f 波,即不纯性心房扑动。

2. 不纯性心房颤动　心房颤动中以节律绝对不规则的 f 波为主,偶尔夹杂有少数节律规则的 F 波称为不纯性心房颤动,见图 11-41。

3. 尖端扭转型不纯性心房扑动　不纯性心房扑动的 F 波形态改变呈数个一组沿等电位线而发生尖端方向逆转,即尖端方向围绕基线扭转周而复始,多呈一过性极易转为心房颤动;其可能与左心房异常或心房肌缺血导致心房肌弥漫性传导延迟和不应期不一致的改变,使心房内呈现规则的环行运动发生变异、逆转或心房内多处环行运动相互交替产生有关,洋地黄缩短心房肌不应期及呼吸改变自主神经对心房的调节也可能是其发生因素,见图 11-42。

4. 心房扑动-心房颤动　心电图同导联可见节律绝对不规则的 f 波与节律绝对规则的 F 波持续时间大致相同,交互出现,是一种罕见型房扑或房颤,亦称房扑与房颤互交出现,见图 11-43。

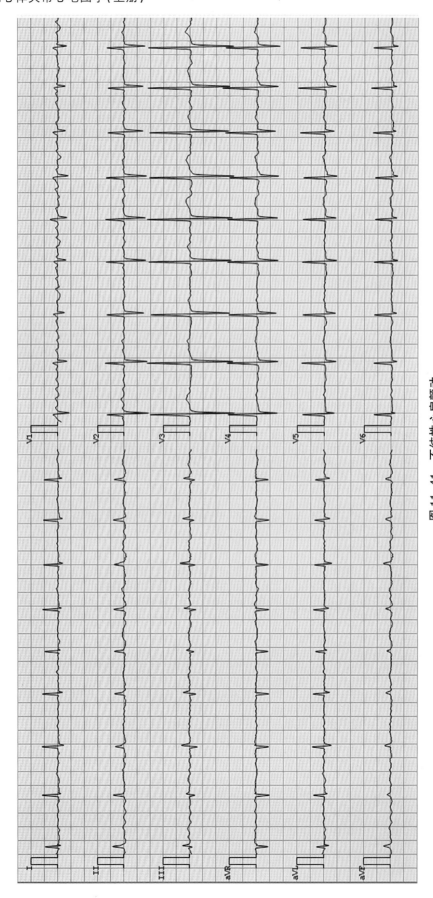

图 11-41 不纯性心房颤动

女,77岁,心房颤动中以节律绝对不规则的 f 波为主,偶尔夹杂有少数节律规则的 F 波,即不纯性心房颤动。

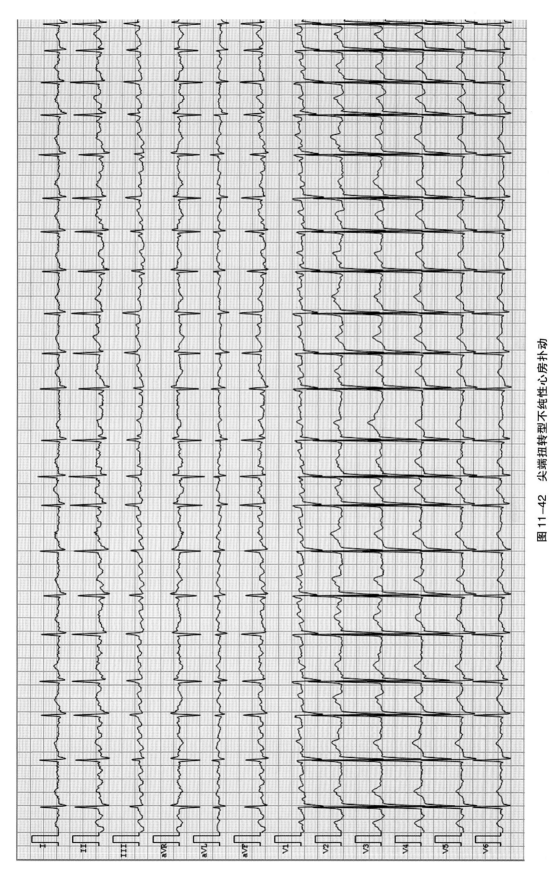

图 11-42　尖端扭转型不纯性心房扑动

男,68 岁,数个一组沿等电位线而发生尖端方向逆转的 F 波形成尖端扭转型不纯性心房扑动,即尖端扭转周而复始,尖端扭转方向围绕基线扭转。

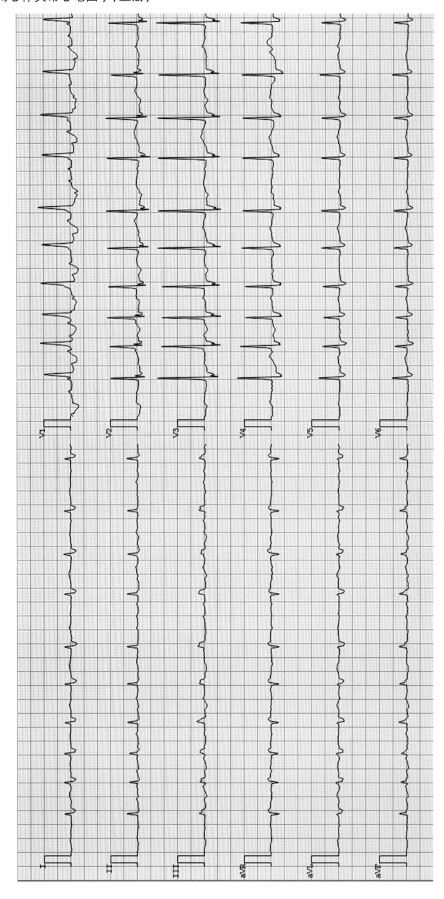

图 11-43　心房扑动－心房颤动

女，91 岁，节律绝对不规则的 f 波与节律绝对规则的 F 波持续时间大致相同，交互出现，即心房扑动－心房颤动。

（三）根据 F 波下传的心室率

1. 缓慢型心房扑动 心房扑动时心室率<60 次/min,见图 11-44。

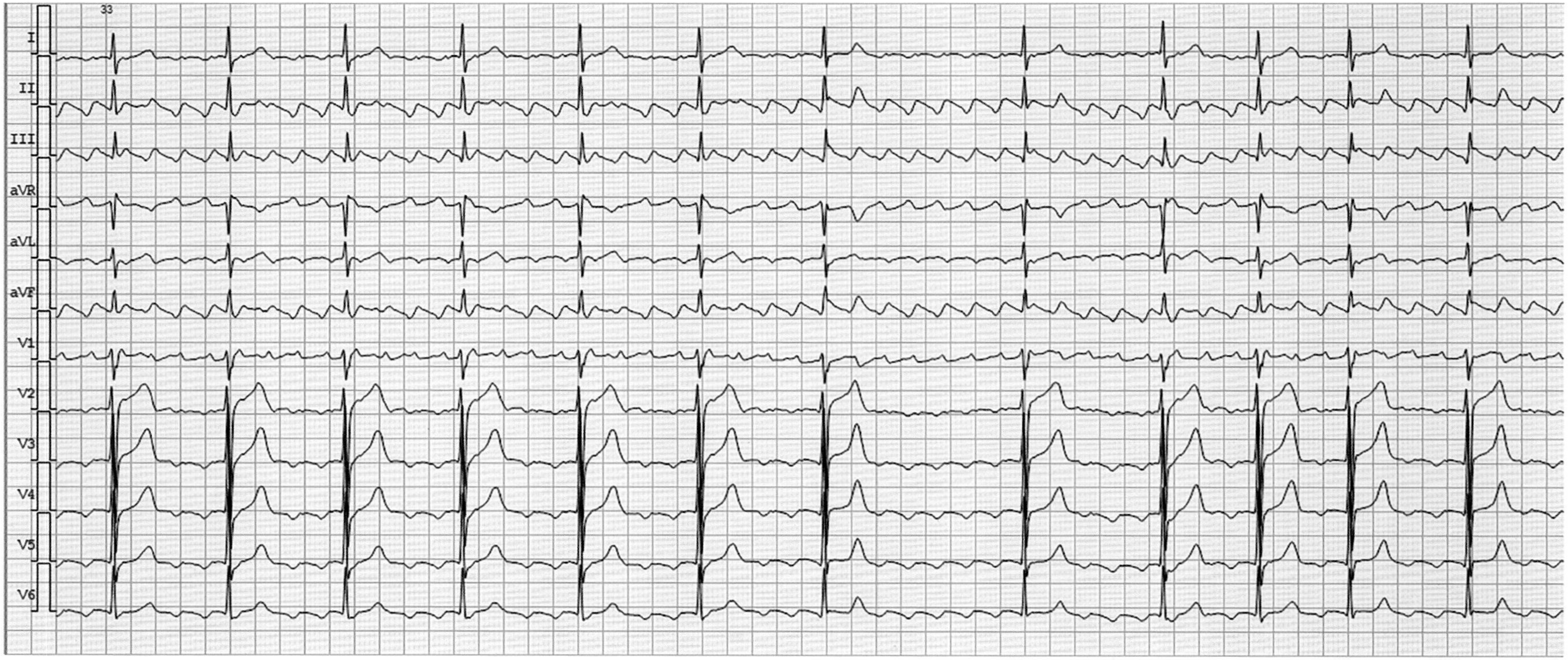

图 11-44 缓慢型心房扑动

男,64 岁,心房扑动,平均心室率 57 次/min,即缓慢型心房扑动。

2. 正常心室率型心房扑动　心房扑动时心室率 60～100 次/min,见图 11-45。

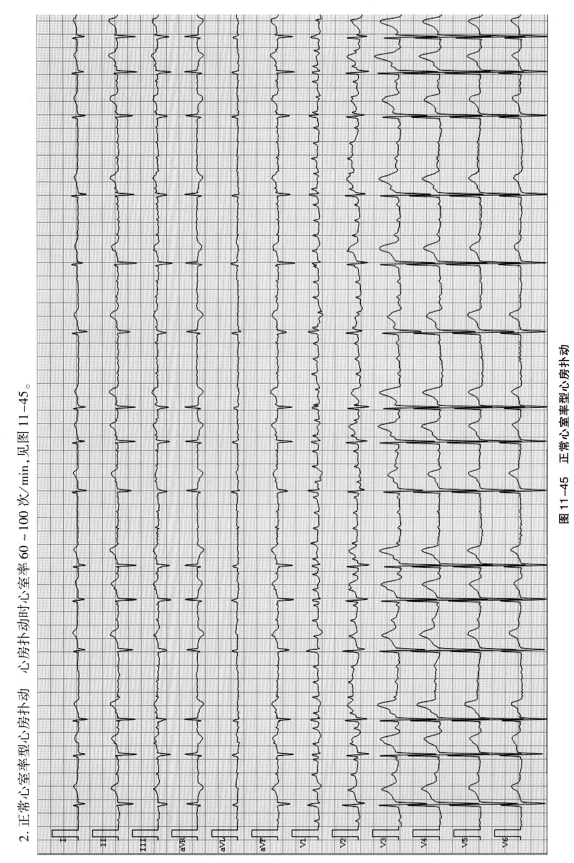

图 11-45　正常心室率型心房扑动

男,82 岁,心房扑动,平均心室率 80 次/min,即正常心室率型心房扑动。

3. 快速型心房扑动　心房扑动时心室率>100 次/min,亦称心房扑动伴快速的心室率,见图 11-46,图 11-47。

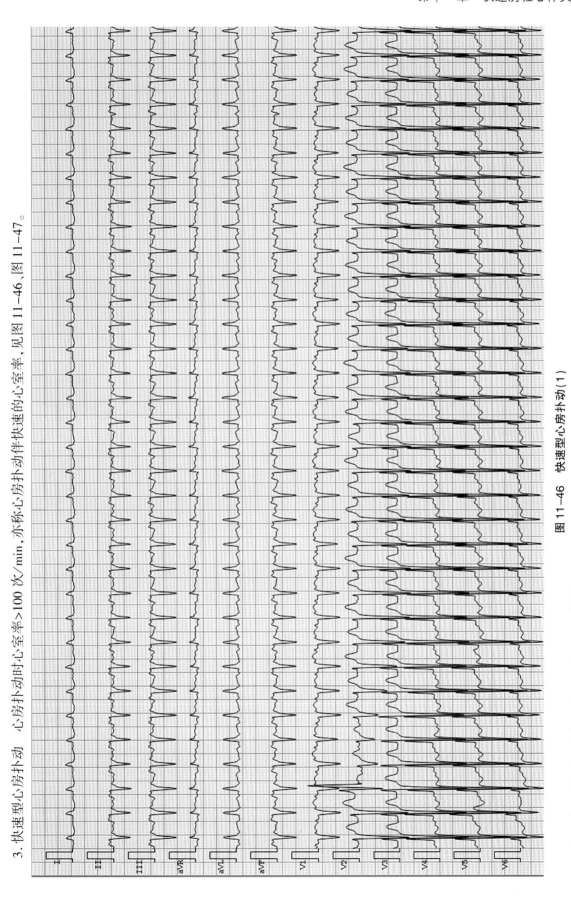

图 11-46　快速型心房扑动（1）

男,75 岁,心房扑动,心室率 166 次/min,即快速型心房扑动。

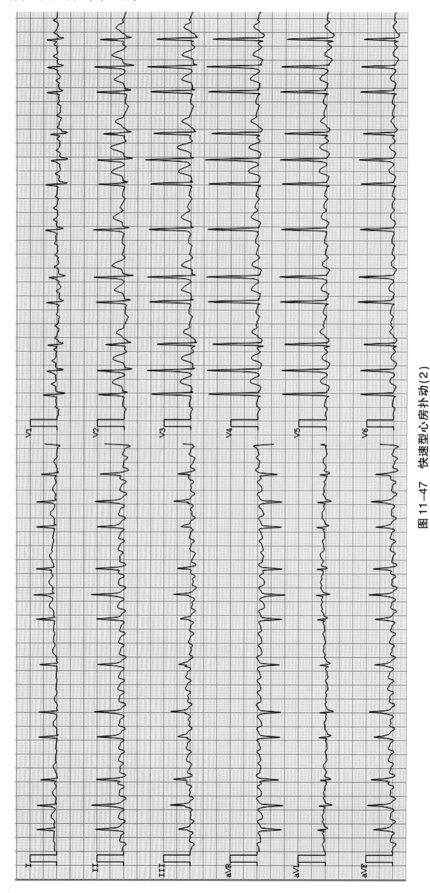

图11-47　快速型心房扑动(2)

男,75 岁,心房扑动,心室率 131 次/min,即快速型心房扑动。

（四）根据房扑持续时间

1. 持续性心房扑动　心房扑动发作持续时间至少>24 h。

2. 非持续性心房扑动　心房扑动发作持续时间在两周以内者,亦称阵发性心房扑动。

三、心电图特点

（一）典型心房扑动心电图特点

1. 心房波　P波消失,代之以大小相同、快速规则,形态呈锯齿或波浪状的F波,F波的振幅、时限、形态均一致,称为F波的三规整,F波在心电图Ⅱ、Ⅲ、aVF和V₁导联最易识别。

F波之间无等电位线:房扑为右房内大折返,心房激动环绕大折返环路运动一圈则形成一个F波,F波时限多为200 ms,使房扑的房率为300次/min。房扑持续存在时,F波之间存在着头尾相连的现象,即前次F波的结束点与下次F波的起始点相连。

典型房扑F波频率240~350次/min,使用 I A(奎尼丁)、I C类(氟卡尼、普罗帕酮)、Ⅲ类(胺碘酮)抗心律失常药物,F波的频率可低于200次/min,见图11-48。

F波的极性和形态与右心房围绕三尖瓣环心房肌的激动顺序、激动自右心房传入左心房的部位、左心房的激动顺序和方向及左右心房的大小、形态和相对位置等有关。

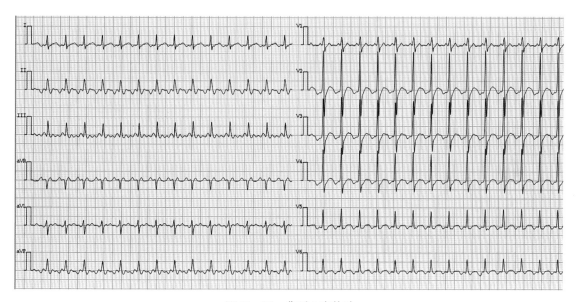

图11-48　典型心房扑动

男,75岁,典型房扑,F波频率300次/min。

2. 房室关系　房扑的房室传导取决于F波的频率和房室传导系统的功能,房室传导比例固定,心室率一般规律匀齐,反之房室传导比例不固定或存在不同程度的隐匿性传导,心室率可不规则。

（1）1∶1房室传导:1∶1房室传导是每个F波均能下传心室而使房率与室率相等,形成非常快速的心室率,临床极少见,亦称房扑伴1∶1房室传导比例。

正常房室结有效不应期比心房肌长,房扑时其中部分激动落入前一激动下传所致房室结的有效不应期而不能下传,导致过快的房性激动通常不能全部下传心室。当合并心室预激或房室结加速传导时可出现1∶1房室传导,房扑应用药物转复时因心房率减慢也可出现1∶1房室传导。①一系列节律规则的F波,F波多出现在收缩中期,F波频率多在240~280次/min。②每个F波后均继以室上性 QRS-T 波。③FR 间期延长而固定。④RR 间期与 FF 间期相等,见图 11-49。

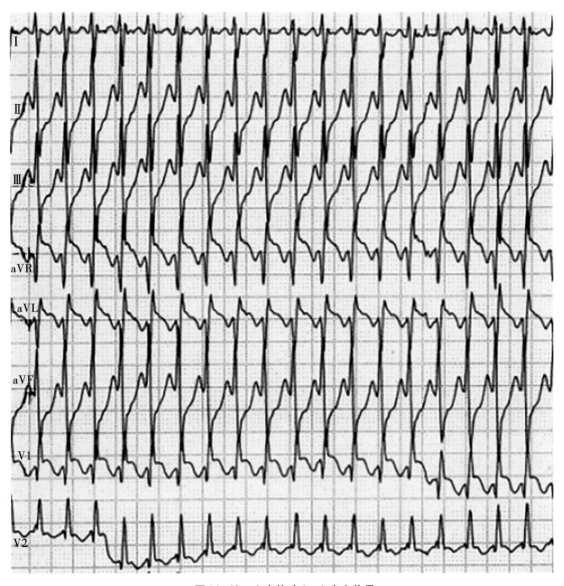

图 11-49　心房扑动 1∶1 房室传导

(2)2∶1 房室传导:2∶1 房室传导是最常见的一种继发于快频率的生理现象,即一个 F 波下传心室,跟随其后的下一个 F 波恰好落在房室结的有效不应期而不能下传,形成 2∶1 房室传导,简称 2∶1 心房扑动、房扑伴干扰性二度 Ⅱ 型房室阻滞障碍,房扑伴 2∶1 房室传导比例。心房扑动的心房率大多超过 250 次/min,以 300 次/min 多见,当伴 2∶1 房室传导时,心室率 150 次/min,亦称 150 现象。

此型房扑常伴六相等现象,即 F 波波形、波幅、时距、传导比例、FR 间期相等(固定),QRS 波时距相等(心室率绝对规则)现象。①房率多在 300～350 次/min,房室 2∶1 传导形成室率绝对固定 150～175 次/min。②每两个 F 波中有一个出现在收缩期,FR 间期短,恰逢房室交界区有效不应期而干扰性房室传导中断。③出现在舒张期中的 F 波则可以下传形成室上性 QRS-T 波。④FR 间期常表现为固定、延长、跨越传导 3 种形式,见图 11-50、图 11-51。

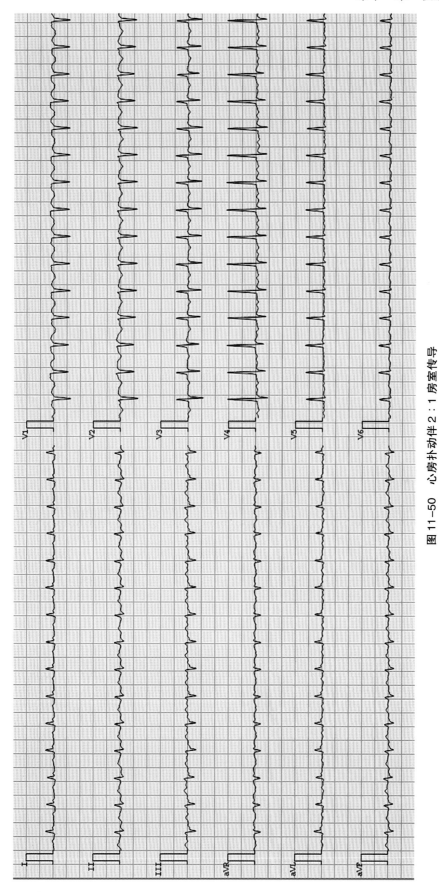

图 11-50　心房扑动伴 2：1 房室传导

男，68 岁，心房率 306 次/min，心室率 153 次/min，即心房扑动伴 2：1 房室传导。

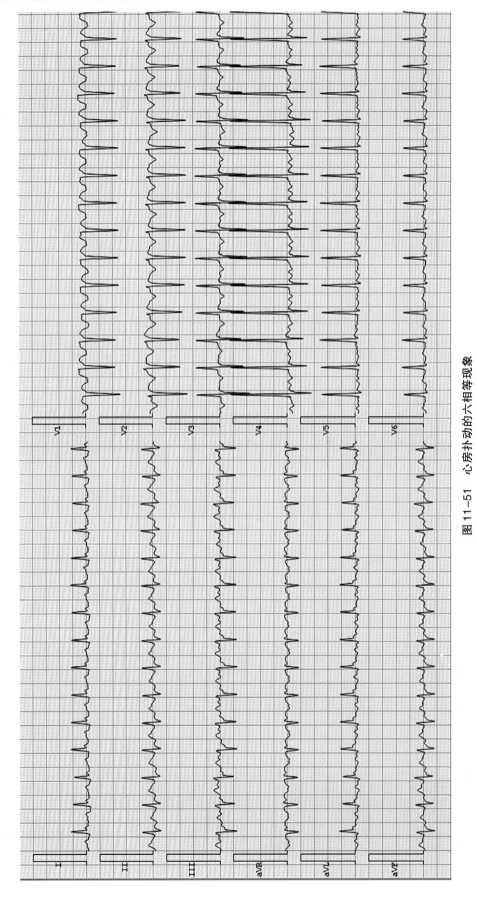

图 11-51 心房扑动的六相等相现象

与图 11-50 为同一患者同一心电图的 2 倍电压,清晰可见房扑的六相等相现象。

（3）3∶1等奇数房室传导：房扑伴3∶1房室传导是房扑时其房室传导比例为3∶1，即每3个F波中仅有1个传入心室产生QRS波群。第1个房扑波发生隐匿性传导导致第2个房扑波未能下传，而第3个房扑波下传心室引起QRS波群。5∶1房室传导较少见，见图11-52。

（4）4∶1等偶数房室传导：房扑伴4∶1房室传导是房扑时其房室传导比例为4∶1，当房扑存在隐匿性房室传导时，很容易发生4∶1房室传导。若每次隐匿性传导至房室交界区程度相等，则FR间期、RR间期相等；若发生不同程度的隐匿性传导，则FR间期及RR间期可不同。偶尔可有（6∶1）～（8∶1）房室传导，但房室传导比例<5∶1时不属于生理现象，而可能是房室结本身存在阻滞或药物造成的房室传导阻碍。见图11-53～图11-55。

（5）交替性房室传导：心房扑动时出现交替的房室传导比例，如2∶1与4∶1交替下传形成二联律的节律，比较常见；1∶1与2∶1交替极为罕见。短RR间期的QRS波易形成时相性室内差异性传导，需与室性早搏二联律相鉴别，见图11-56。

（6）房室传导时间：FR间期表示房扑时的房室传导时间，即心房激动与相继出现的心室激动间的传导时间，类同于窦性心律时的PR间期；房室结延搁使房扑时快速心房率下传的FR间期延长；同一患者相同房室传导时FR间期应固定不变，但当房室交界区发生隐匿性传导、文氏型或高度房室阻滞、房室分离时可使得FR间期长短不等。

FR间期多呈两种改变：一种是延长而不跳跃下传，称非跳跃式FR间期；另一种是延长而跳跃下一个F波，称跳跃式FR间期。跳跃式FR间期见于房扑伴干扰性二度Ⅱ型房室传导障碍，见图11-57。

房扑伴干扰性二度Ⅱ型房室传导障碍改变如下。①FR间期固定：F波下传形成的相关QRS-T波，称有关的FR间期或下传的FR间期。②FR间期延长：常超过PR间期正常上限值，系由于F波出现在收缩期中、晚期或舒张早期引起干扰性房室传导延缓，同时受前一个F波在房室交界区隐匿性传导的影响。③跳跃式传导：常见，因FR间期多超过FF间期，下传的F波出现在收缩中、晚期或舒张早期，跳跃下一个出现舒张期的F波而下传至心室，后者被前者绝对干扰而未下传，则发生了干扰性房室传导中断。

（7）交替性文氏周期：交替性文氏周期是一种双层阻滞现象，亦称交界性房室传导的文氏周期、交替下传心搏的文氏周期。在2∶1房室传导时，下传心搏的PR间期逐渐延长，最后脱漏，形成以2～3个心房波连续未下传而结束一个文氏周期的现象，分三型。①Ⅰ型：2∶1阻滞发生在希氏束远端，文氏周期在近端，以连续2个心房波未下传结束。②Ⅱ型：体表心电图上仅能分两型，即A型交替性文氏现象，B型交替性文氏现象。房室交界区存在两个阻滞区，一个阻滞区2∶1房室阻滞，另一个阻滞区文氏型阻滞。

房室传导A型交替性文氏现象是房室交界区上部为2∶1阻滞，下部为文氏型阻滞，上部为2∶1阻滞形成$x=n/2$（n为心房搏动数，x为心室搏动数），下部为文氏型阻滞形成$x=(n/2)-1$，最终形成连续3个F波未下传终止一个文氏周期，见图11-58。

房室传导B型交替性文氏现象是房室交界区近端为文氏型阻滞，远端2∶1阻滞，上部为文氏型阻滞形成$x=(n-1)$，下部为2∶1阻滞形成$x=(n-1)/2$，最终形成连续1个或2个F波未下传终止一个文氏周期，见图11-59。

3.心室波　QRS波群通常无明显异常，若伴束支阻滞、心室内差异性传导、旁路前传、心室起搏、室性心律失常时则宽大畸形。2∶1与4∶1交替房室传导形成一种长短周期现象，心房激动2∶1下传心室时易出现室内差异性传导，见图11-60～图11-66。

房扑伴束支阻滞时其QRS波群呈宽大畸形而酷似室性心动过速，两者的鉴别往往很困难。通常前者病程较长，室性心动过速病程较短，心电图上能辨认出F波或能间歇地观察到束支阻滞图形有助于鉴别；刺激迷走神经的方法使心室率减慢时若出现心室夺获或室性融合波则可排除房扑伴束支阻滞而支持室性心动过速。

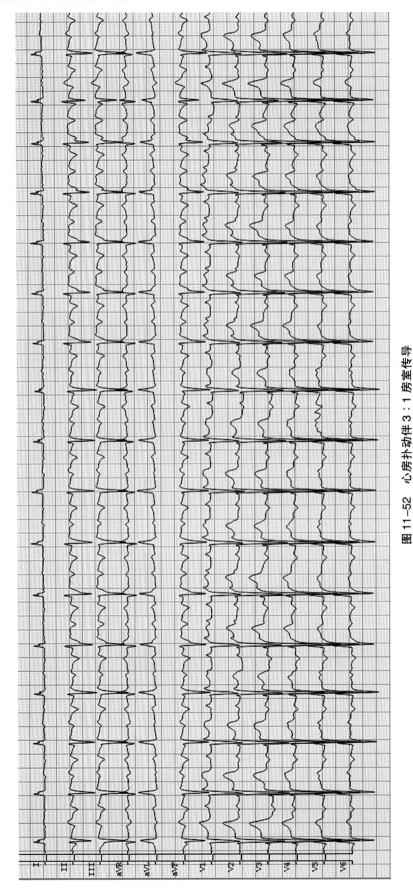

图11-52　心房扑动伴3∶1房室传导

女,60岁,心房扑动,每3个F波中仅有1个传入心室产生QRS波群,即心房扑动伴3∶1房室传导。

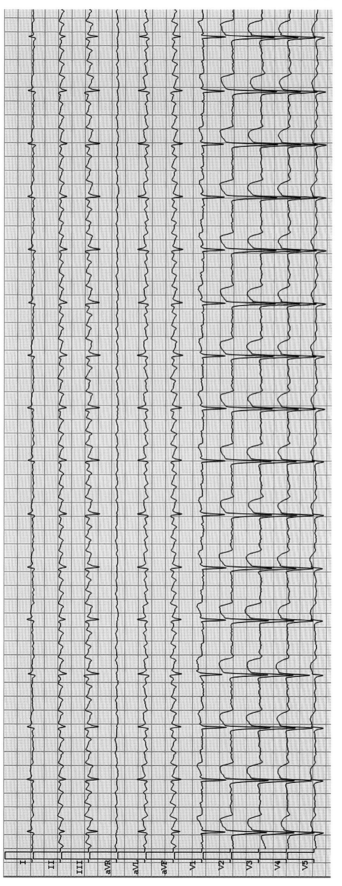

图 11-53　心房扑动伴 4：1 房室传导 (1)

男，54 岁，心房扑动伴 4：1 房室传导。

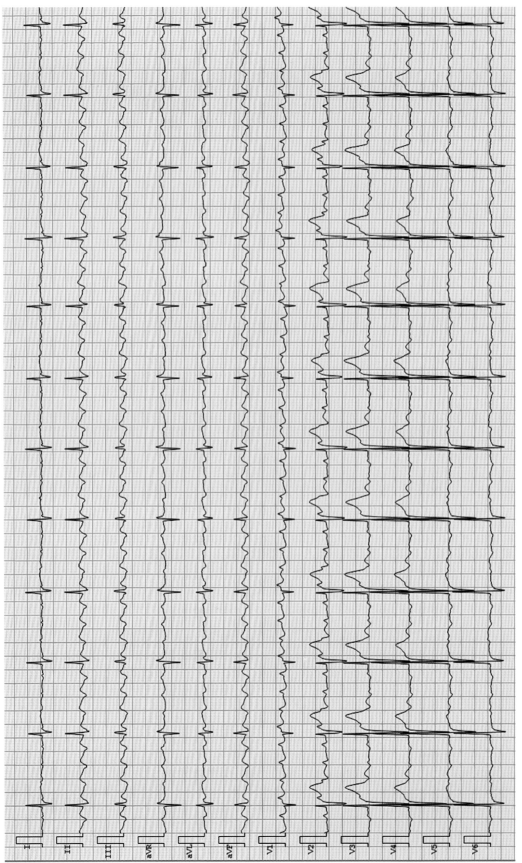

图 11-54　心房扑动伴 4：1 房室传导(2)

男，81 岁，心房扑动伴 4：1 房室传导。

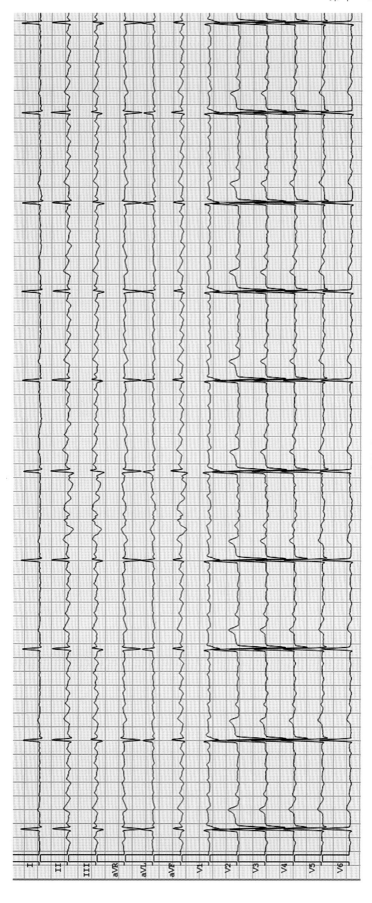

图 11-55　心房扑动伴 6：1 房室传导

男，55 岁，心房扑动伴 6：1 房室传导，即可能是房室结本身存在阻滞或药物造成的房室传导阻碍。

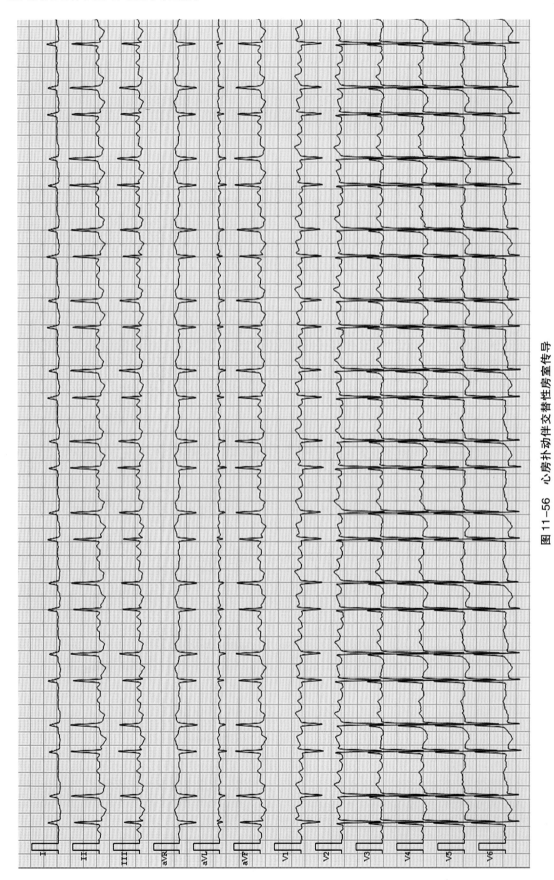

图 11-56　心房扑动伴交替性房室传导

女,52 岁,心房扑动,短长 RR 间期交替,即心房扑动伴 2∶1 与 4∶1 交替性房室传导形成交替的房室传导比例。

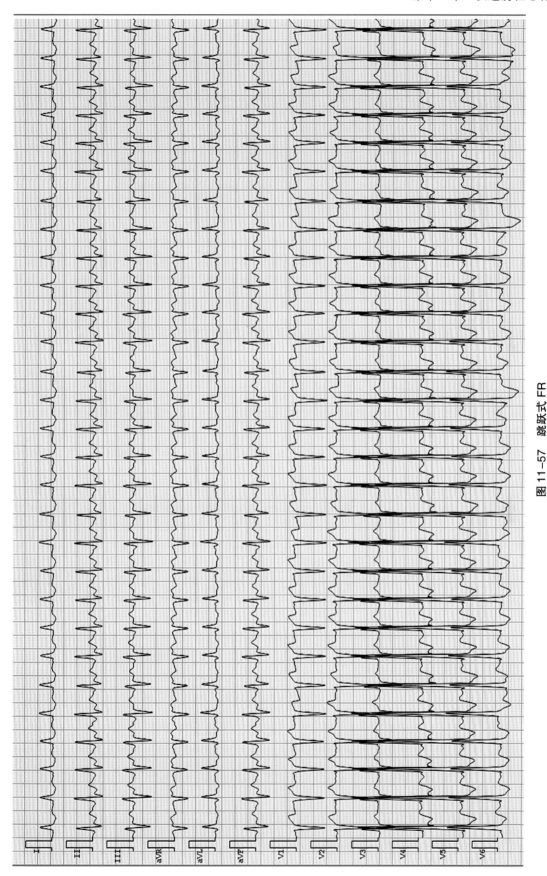

图 11-57　跳跃式 FR

男,75 岁,心房扑动伴 2 : 1 房室传导,QRS 波起始部的 F 波与之无关,而该 F 波前的另一 F 波与该 QRS 波有传导关系,形成跳跃式 FR。

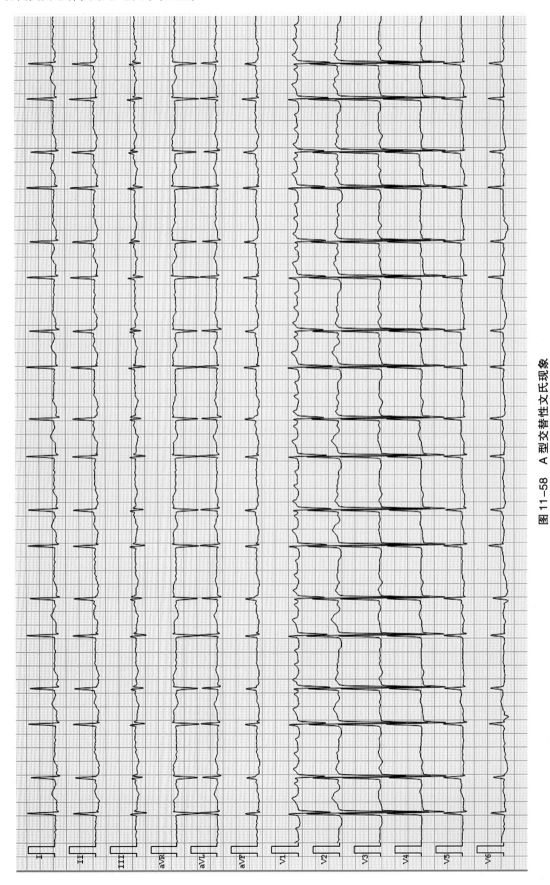

图 11-58 A 型交替性文氏现象

女，94 岁，心房扑动，房室交界区上部为 2 ∶ 1 阻滞，下部为文氏型阻滞，最终形成连续 3 个 F 波未下传终止一个文氏周期，即 A 型交替性文氏现象。

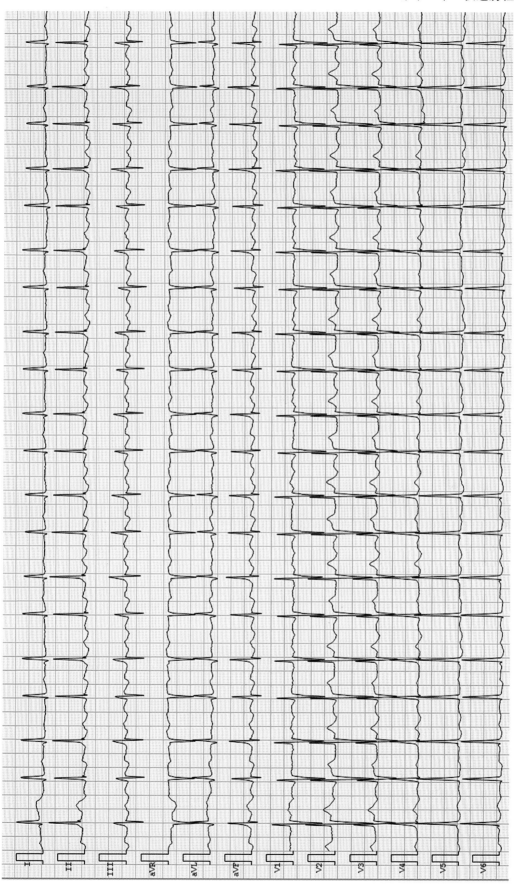

图 11-59 B 型交替性文氏现象

女,55 岁,心房扑动,房室交界区近端为文氏型阻滞,远端 2:1 阻滞,即 B 型交替性文氏现象。

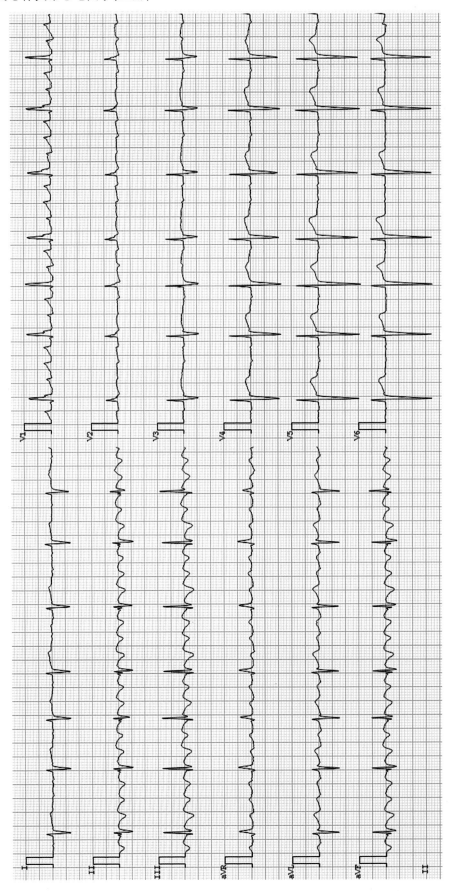

图 11-60 心房扑动,右心室肥厚

心房扑动,(3∶1)~(4∶1)房室传导,心电轴右偏,aVR 导联 qR>1,V₅、V₆ 导联呈 R/S>1,V₁ 导联呈 qR 型,右心室肥厚。

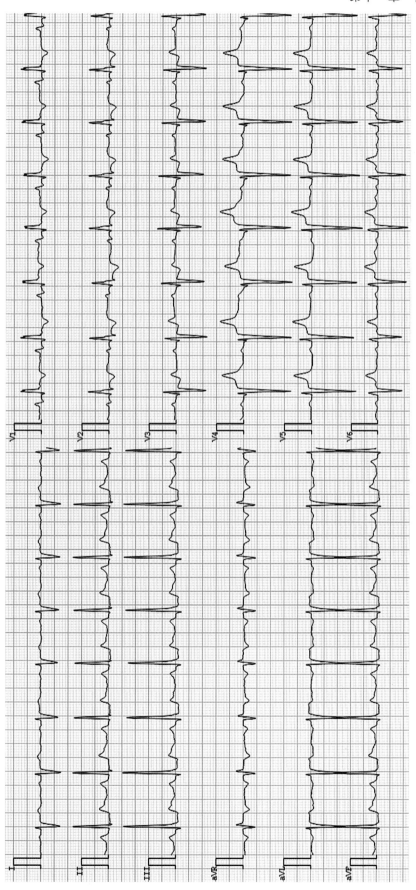

图11-61 窦性心律，右心室肥厚

与图11-60为同一患者，窦性心律时心电图显示右心室肥厚。

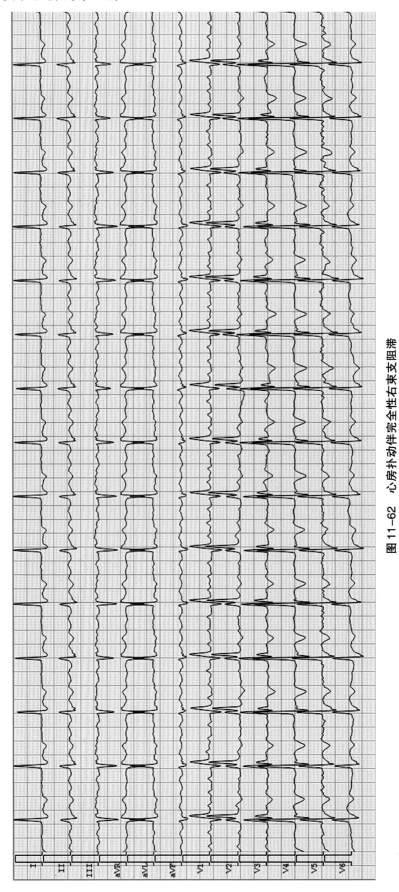

图 11-62　心房扑动伴完全性右束支阻滞

男，83 岁，QRS 波呈右束支阻滞，即心房扑动伴完全性右束支阻滞。

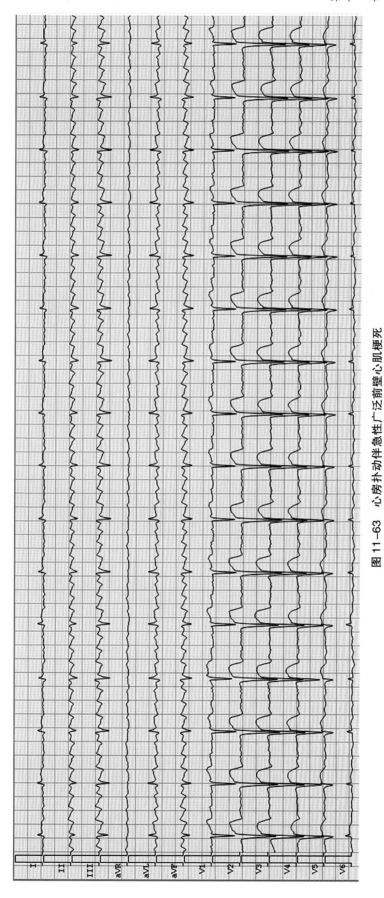

图 11-63　心房扑动伴急性广泛前壁心肌梗死

男,54 岁,V$_1$~V$_5$ 导联 QRS 波呈 QS 型,根据患者病史,即心房扑动伴急性广泛前壁心肌梗死。

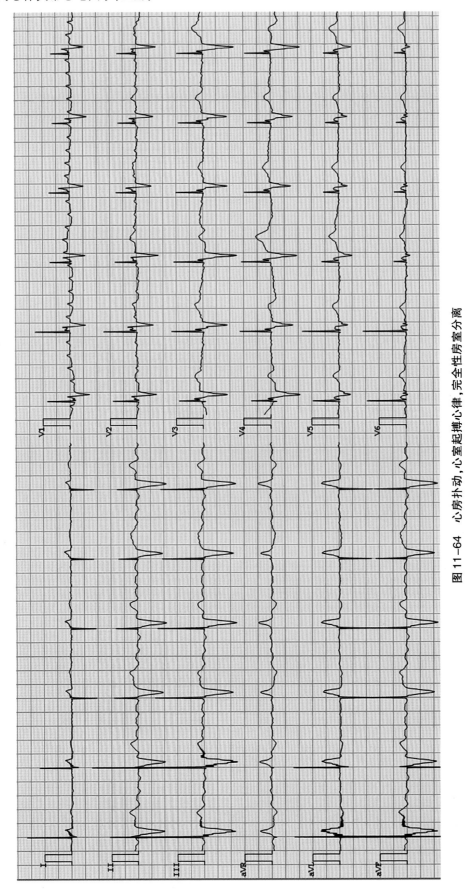

图 11-64　心房扑动，心室起搏心律，完全性房室分离

男，87 岁，VVI 起搏器植入术后，心房扑动，心室起搏心律，即心房扑动，心室起搏形成的 QRS 波，完全性房室分离。

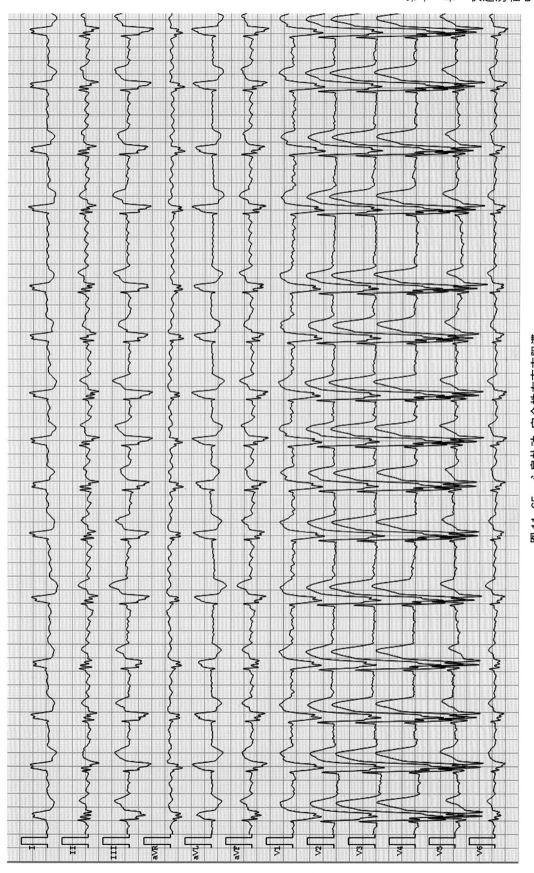

图 11-65　心房扑动，完全性左束支阻滞

男，89 岁，心房扑动，I 导联呈宽阔有切迹顿挫的 R 波，QRS 波时限 0.18 s，即心房扑动，完全性左束支阻滞。

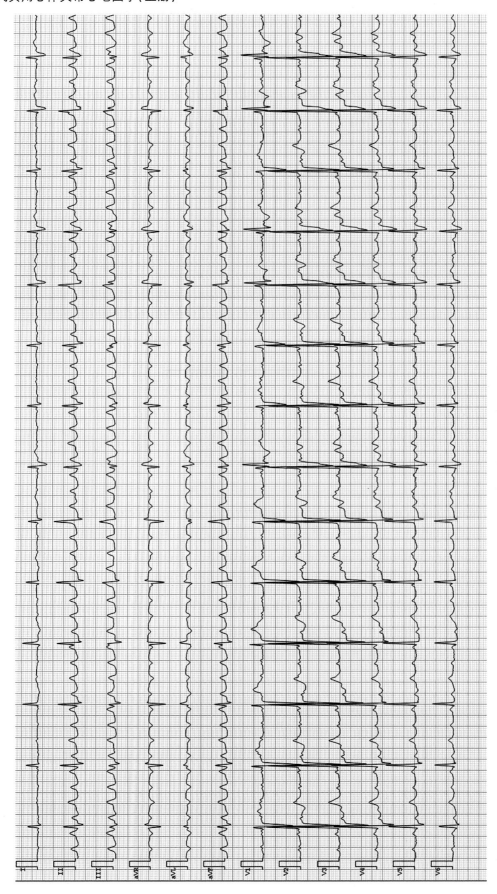

图 11-66 心房扑动伴加速的室性心搏及心律

男,80岁,心房扑动伴完全性右束支阻滞,假性正常化的 QRS 波为加速的室性心搏及心律,即心房扑动伴加速的室性心搏及心律。

（二）非典型心房扑动心电图特点

（1）F波振幅低、时限短，下壁导联F波振幅低平，F波之间有等电位线，与局灶性房速的心电图特征相似。如涉及多个折返环路可引起F波间期不等，F波形态、极性明显不一致。F波频率快而不稳定，通常350~430次/min，不易被心房电刺激终止，见图11-67。

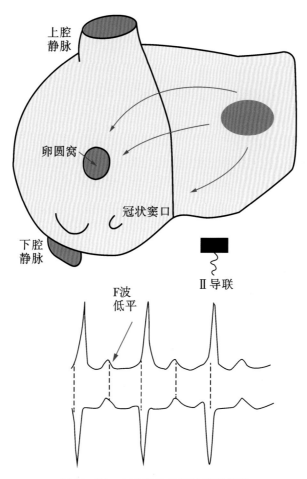

图11-67 左房房扑F波的形成机制

（2）房室传导比例多变造成心室率极不规则。

（3）可转变为典型心房扑动或心房颤动，见图11-68、图11-69。

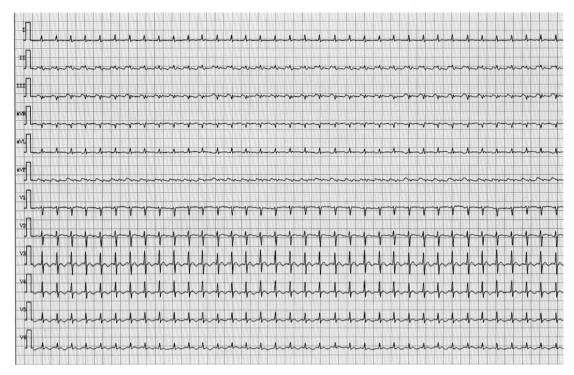

图11-68　不典型心房扑动

女,73岁,不典型房扑,房率358次/min。

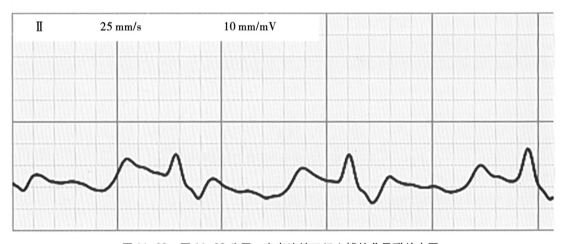

图11-69　图11-68为同一患者连续三组心搏的Ⅱ导联放大图

四、心房扑动F波的分期

准确迅速地识别F波对心房扑动的诊断至关重要,而精准辨别F波的极向对房扑分型诊断有着决定性意义。

一般认为,F波都为双向锯齿波,这使F波极向的判定常能遇到困难。因此,为提高心电图对房扑分型的诊断,提出将F波再分成A波和B波两部分的新观点。

（一）心房扑动 F 波与窦性 P 波

众所周知，窦性 P 波由右房和左房先后除极共同形成，因窦房结位于右房上部，故窦性心律时右房先除极，左房后除极，使 P 波的前 1/3 为右房除极产生，P 波的后 1/3 为左房除极产生，中间 1/3 则是两房同时除极形成，见图 11-70。

心房扑动的 F 波却不同，其为局限在右心房的心电现象，属于三尖瓣峡部依赖性房扑，整个 F 波持续存在右房除极，而同时发生的左房除极仅影响了 F 波图形，因此 F 波是右房和左房同时除极形成的融合波，不存在右房先除极、左房后除极的情况，见图 11-71。

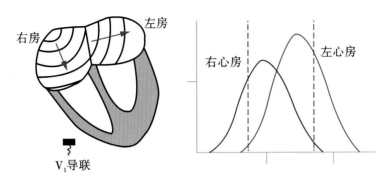

图 11-70　窦性心律右房先除极，左房后除极而形成窦性 P 波

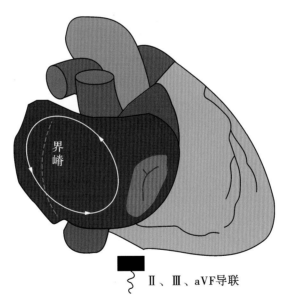

图 11-71　心房扑动 F 波是右房的心电现象，左房除极仅影响 F 波形态

（二）心房扑动右房激动向左房传导的入口

右房与左房经房间隔相邻，右房激动可经房间隔向左房传导和扩布，而经房间隔将右房激动传给左房的作用并非均匀一致，其中有 3 个优势传导部位或称向左房传导的 3 个突破口。根据突破口的位置不同，分别称为上突破口（经 Backmann's 束）、下突破口（经冠状静脉窦口）、中突破口（经卵圆窝），见图 11-72。这 3 个突破口对房扑 F 波的分期作用很大。

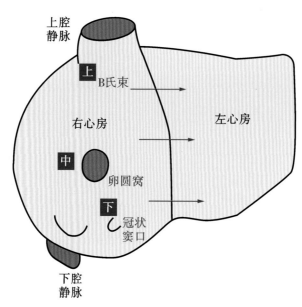

图 11-72　右房电激动向左房传导的 3 个突破口

(三)三尖瓣峡部依赖性房扑 F 波的分期

(1)确定每个 F 波的起点与终点:先确定每个 F 波的起始和结束点,见图 11-73。

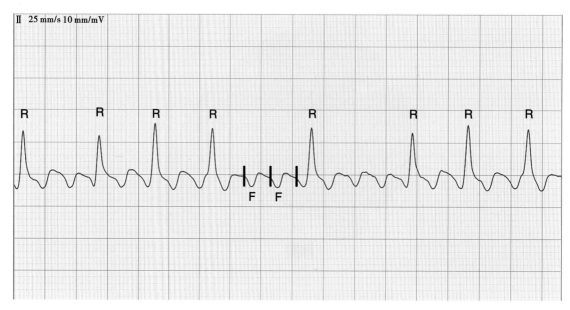

图 11-73　确定每个 F 波的起点与终点

图中显示每两条竖线之间为一个完整的 F 波,可见每个 F 波的振幅高低,时限宽窄,形态均一致。

(2)心房快速除极波:心房快速除极波即 A 波,是指从 F 波起点到第一个锐利波的结束,A 波是时限短、振幅高的一个锐利波,由左右心房同时、同向的除极波融合形成,A 波时限常<50% 的 F 波总时限,见图 11-74。

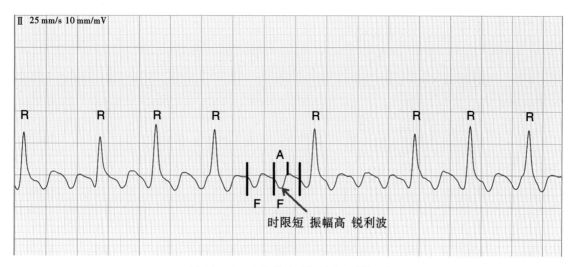

图 11-74　心房快速除极波 A 波的识别

（3）心房缓慢除极波：心房缓慢除极波即 B 波，是指从 F 波的 A 波终点到整个 F 波终点之间，是因右、左心房的除极方向相反或成一定角度而发生了相互抵消的结果。B 波的特点是平坦而缓慢、与 A 波相反，见图 11-75，图中显示 B 波除方向与 A 波相反外，其振幅较低，时限较长（>50% 的 F 波总时限），但这部分的图形绝不是等电位线。只是右、左心房肌的除极方向不一致，使房内和房间的除极向量相互抵消的结果。F 波的 A、B 两波的分期适用于每例典型房扑波的分期。

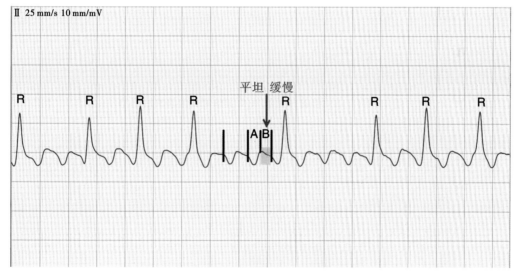

图 11-75　心房快速除极波 B 波的识别

（4）F 波的极向：F 波经过 A、B 两波分期后，最终将以振幅高、时限短、锐利的 A 波方向作为整个 F 波的极向，进而做出房扑分型诊断，见图 11-76。

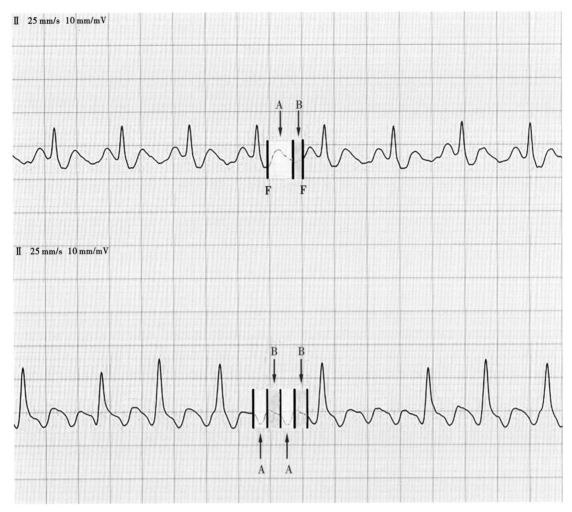

图11-76　心房扑动F波的A、B波识别判断房扑的分型

A波方向作为整个F波的极向,上图中A波方向向上,即顺钟向三尖瓣峡部依赖性心房扑动;下图中A波方向向下,即逆钟向三尖瓣峡部依赖性心房扑动。

(四)心房扑动A、B两波的形成机制

1. 逆钟向三尖瓣峡部依赖性心房扑动　　现已明确90%的三尖瓣峡部依赖性房扑为逆钟向折返,逆钟向折返最早除极的右房肌位于峡部口(冠状窦口附近),该部位右心房除极时,将同时经冠状窦口向左房突破与传导,该时的右房除极将沿房间隔发生自下而上的除极,而被突破的左房正是左房下部,随后左房的除极方向也是自下而上,故右房与左房的除极方向此时完全相同而形成合力,其除极方向背离下壁导联而形成负向的时限短、振幅高、锐利的A波。随后右、左心房继续除极,该时右、左心房肌的除极方向或相反或成一定角度,进而相互抵消而形成缓慢平坦的B波,见图11-77。

2. 顺钟向三尖瓣峡部依赖性心房扑动　　顺钟向房扑的折返环路与逆钟向房扑相同,只是环形运动的方向与钟表时钟的方向一致而称为顺钟向。顺钟向房扑的右房电激动是经上突破口Bachmann束向左房突破和传导。此时的右房正沿房间隔自上而下除极,而左房除极也从左房的顶部发生自上而下的除极,该时两房的除极方向相同而形成合力,其除极方向面对心电图下壁导联而形成直立的A波,随后右房的除极经过缓慢传导的峡部继续进行,而左房随后的除极方向也相对分散,使左、右心房的除极方向相反或呈一定角度而相互抵消,形成平坦而缓慢的B波,见图11-78。

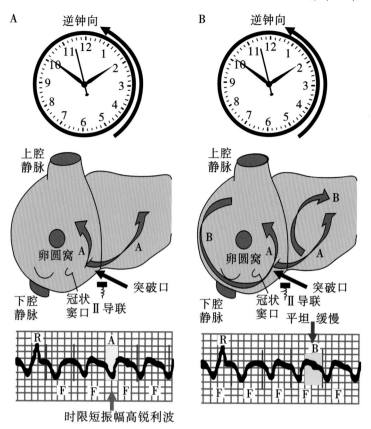

图 11-77 逆钟向房扑 F 波的 A、B 两波的形成机制

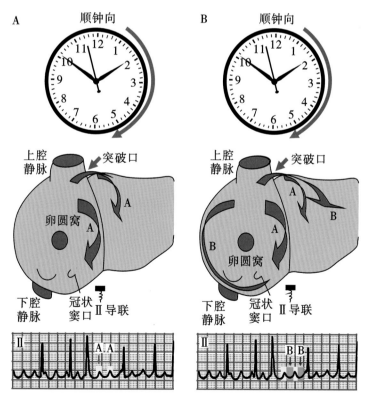

图 11-78 顺钟向房扑 F 波的 A、B 两波的形成机制

五、电生理特点与鉴别诊断

1. 电生理特点

（1）快速的非程控刺激或程控早搏刺激可诱发心房扑动。

（2）超速或猝发非程控刺激可终止典型心房扑动；超速刺激时常伴拖带现象，终止时有时会转为心房颤动，随之再恢复窦性心律。

2. 鉴别诊断　房性心动过速和心房扑动的心房率有一定重叠，有时心电图表现极相似，需进行鉴别。通过 Bix 法、对比法等方法进行鉴别，见表11-4。

对比法：先后进行同一导联、多导联同步对比 QRS-T 波群，观察 QRS 起点、终点及 ST 段、T 波，通过相应波段的形态、时限、振幅等变化来确认心房波。

表11-4　心房扑动与房性心动过速鉴别

鉴别要点	心房扑动	房性心动过速
年龄	年长者居多	年轻者居多
心房率	250～350 次/min	100～240 次/min
等电位线	无	有
心房波的形态	宽大的 F 波	细小的 P 波
心房波的位置	多导联相比不固定	多导联相比多固定
房室传导比例	多数呈 2:1 传导，很少 1:1 传导	折返性房速 1:1 传导，自律性房速 2:1 或文氏传导
心室率	多在 125 次/min、150 次/min 左右	较快，可达 200 次/min
心房波间期	间期多相等	间期相等或不等，有温醒、冷却现象
食管心房调搏	能终止但一般不易诱发	折返性房速能终止也能诱发自律性房速不能诱发有时可超速抑制终止
器质性心脏病	多数有	多数无

第三节　心房颤动

心房颤动（atrial fibrillation，AF）是临床最常见的一种以心房不协调活动而导致心房机械功能恶化为特征的快速性心律失常，简称心房颤动。正常心脏是从右心房上部的窦房结发出激动传向整个心房，使心房收缩，把血液送入心室进行血液循环。心房颤动时心房肌细胞被来自心房内多个异位灶发出的电信号所激动，窦房结的自律性被异位激动所抑制。心房内产生每分钟达 350～600 次不规则的冲动，从而心房丧失了有效的收缩，心房内各部分肌纤维极不协调地乱颤，影响了正常的血液循环，容易发生血栓引发脑卒中。

1611 年莎士比亚写了"我的身体在颤抖，我的心在疯狂地舞动着，但这并没有引起我的快乐"，这段话被医学史认定是对心房颤动最早的描述。1628 年英国著名生理学家、解剖学家 William Harvey 首次在动物体上直视了心房颤动的发生，"受试动物的右心房发生了一种极不规律的特殊运动，此时心房已丧失了规律收缩，变成一种蠕动"。1906 年荷兰心电学大师 Einthoven 首次记录到心房颤动的心电图。

截至 2010 年,全球心房颤动患者估测约 3 350 万例,年龄校正后患病率为男性 0.60%、女性 0.37%。心房颤动的患病率及发病率均随年龄增长逐步增加,且各年龄段男性均高于女性,不同地区的患病率及发病率不同,亚洲人群心房颤动患病率及发病率均较北美或欧洲地区低。心房颤动是美国发病率最高的心律失常,也是我国仅次于室性早搏后第二位常见的心律失常,中国的心房颤动患者有 1 000 万。

一、发生机制

高龄、遗传因素、性别差异等不可调控因素及高血压、糖尿病、吸烟、肥胖、久坐、阻塞性睡眠障碍等可调控因素均可导致心房电重构和结构重构。而心衰、心肌缺血等原发心血管疾病则与心房颤动互为因果、相互促进、使疾病进展加速和恶化预后。形成心房颤动的电生理机制和病理学机制虽都有部分共识,但仍需深化研究。心房颤动的发生需要触发和维持机制。

(一)异位兴奋灶假说

最初由 Winterberg 和 Lewis 提出异位冲动来自异常自律性或触发活动,异位兴奋灶可见于心房的任何部位,并以极快的频率发放冲动,使其他各处心肌不能保持协同活动而发生心房颤动。

在部分心房颤动患者特别是阵发性心房颤动、肺静脉等异位兴奋灶发放的快速冲动可导致心房颤动的发生。肺静脉异常电活动触发/驱动心房颤动是近年来被公认的心房颤动重要发生机制,奠定了肺静脉前庭电隔离治疗心房颤动的理论基础。

(二)折返激动假说

心房颤动得以持续的主要机制是多发小折返。折返环的形成既与房内静脉口等解剖性传导障碍区有关,又与心肌本身电生理特性的改变导致功能性传导障碍有关。心房肌电重构与心房颤动的发生密切相关,电重构是心房颤动反复发作或连续的心房刺激可导致心房有效不应期的进行性缩短,心房不应期的生理性频率适应性降低、逆转或消失,使心房颤动更易诱发和持续,见图 11-79、图 11-80。

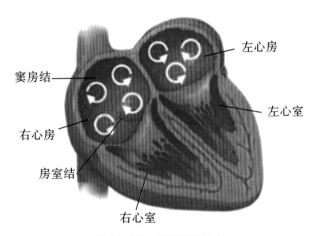

图 11-79　折返激动示意

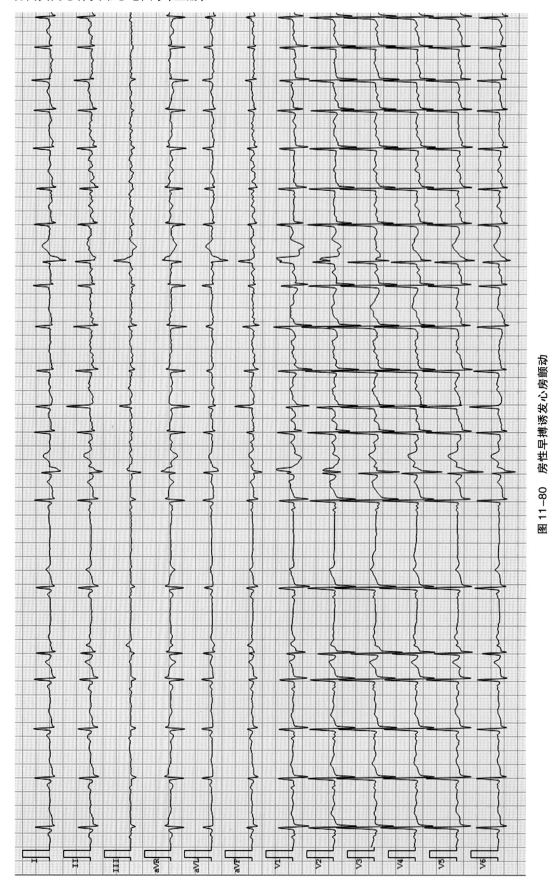

图 11-80　房性早搏诱发心房颤动

女,77 岁,第 5 个 P 波提前出现,形态异于窦性 P 波,后继以室上性 QRS 波,即房性早搏第 5、6 个 QRS 波后 ST 段,T 波上提前出现的 P 波,形态异于窦性 P 波,后未继以 QRS 波,即房性早搏未下传;第 7 个 QRS 波 T 波上提前出现的 P 波,形态异于窦性 P 波,后继以室上性 QRS 波,即房性早搏诱发心房颤动即房性早搏诱发心房颤动,其后诱发心房颤动。

（三）心房颤动的维持机制

心房颤动的维持机制目前尚未完全阐明，主要包括多个理论假说。

1.多发子波折返　心房颤动时心房内存在多个折返形成的子波，这些子波并不固定，而是相互间不停碰撞、湮灭、融合、新的子波不断形成。

2.局灶激动　常见于肺静脉前庭高频冲动向心房呈放射状传导，但因周围组织传导不均一性和各向异性，或遇各种功能或解剖障碍破裂为更多的子波，从而产生颤动样传导。

3.转子样激动学说　体表标测系统和心内球囊电极标测提示心房颤动发生和维持可能与转子样激动相关，表现为局灶性或折返性激动，随着病理迁延，转子可逐渐增多。

二、分类

（一）根据心房颤动发作的频率和持续时间

近年随着研究的深入，按照心房颤动发作的频率和持续时间进行分类已成为共识，该分类方法有助于指导心房颤动的临床管理。一般分为阵发性心房颤动、持续性心房颤动、长程持续性心房颤动、永久性心房颤动4类。

1.阵发性心房颤动　阵发性心房颤动是发作后7 d内自行或干预终止的心房颤动，其中48 h内发生的心房颤动称急性心房颤动，3~7 d前发生的心房颤动称近期心房颤动。

2.持续性心房颤动　持续性心房颤动是持续时间超过7 d的心房颤动。

3.长程持续性心房颤动　长程持续性心房颤动是持续时间超过1年的心房颤动。

4.永久性心房颤动　永久性心房颤动是医生和患者共同决定放弃恢复或维持窦性心律的一种类型，反映了患者和医生对于心房颤动的治疗态度，而不是心房颤动自身的病理生理特征。如重新考虑节律控制，则按照长程持续性心房颤动处理。

（二）根据心房波振幅

根据颤动波振幅的大小可分为粗波型房颤和细波型房颤，也有学者以0.05 mV为界。

（1）粗波型房颤：颤动波波幅>0.1 mV，多在0.3 mV以上，个别可达0.6~1.0 mV，见图11-81。

（2）细波型房颤：颤动波波幅≤0.1 mV，其发生率高，见图11-82、图11-83。

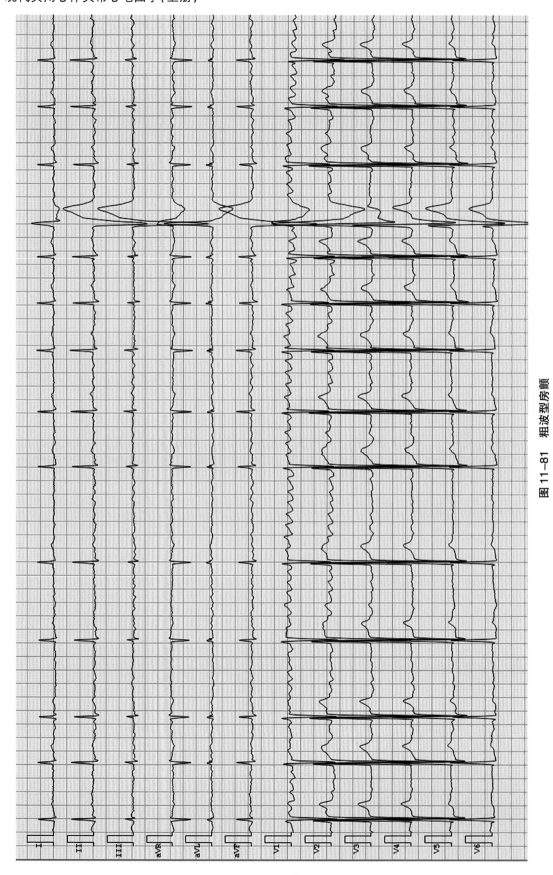

图 11-81 粗波型房颤

男,57 岁,心房颤动,平均心室率 73 次/min,颤动波波幅>0.1 mV,即粗波型房颤。

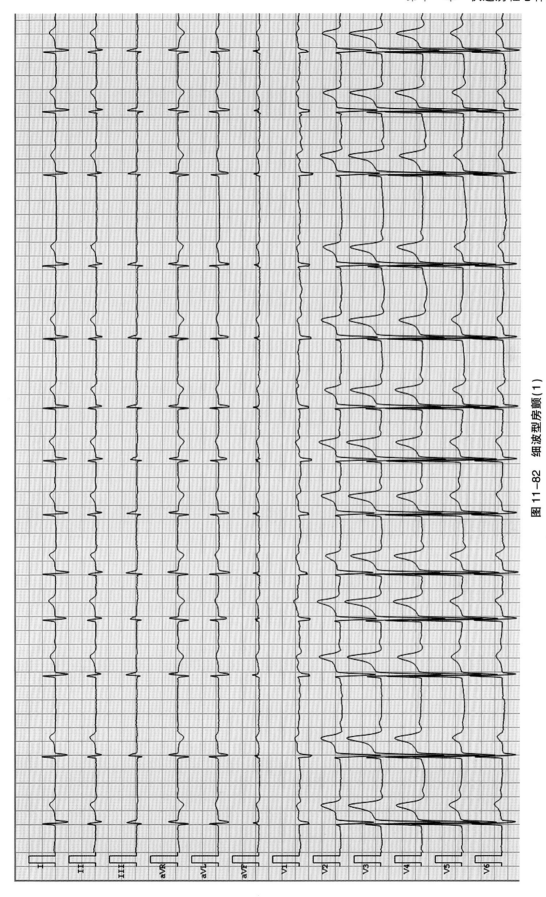

图 11-82 细波型房颤（1）

男，87 岁，心房颤动，平均心室率 63 次/min，颤动波波幅<0.1 mV，即细波型房颤。

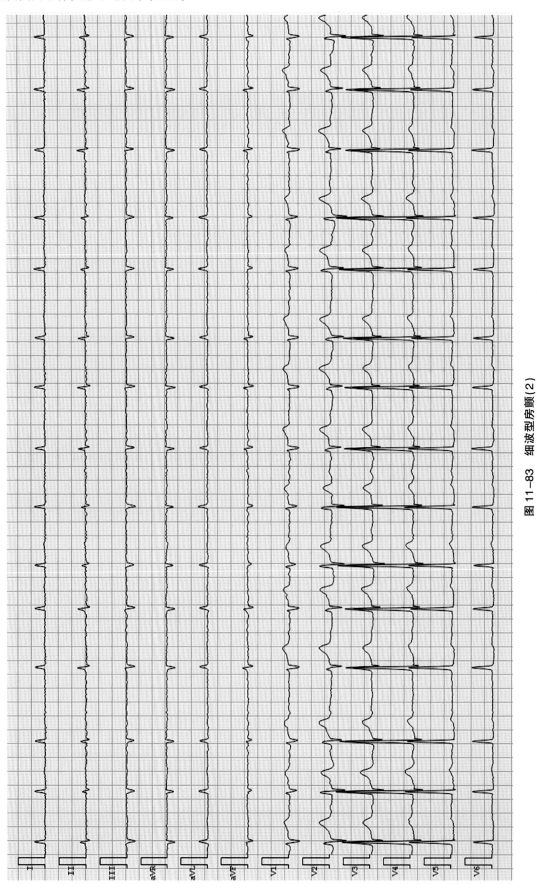

图 11-83　细波型房颤(2)

男,71 岁,心房颤动,平均心室率 70 次/min,颤动波波幅<0.1 mV,即细波型房颤。

（三）根据心室率

1. 慢心室率心房颤动　当心房颤动的心室率<60 次/min，亦称缓慢型房颤，见图11-84。

2. 较慢型心房颤动　当心房颤动的心室率≤100 次/min 的心房颤动，多在 60 次/min 以上者，见图11-85。

3. 快心室率心房颤动　心室率在 100～180 次/min 的心房颤动，亦称快速型房颤，其是最常见的典型房颤，可见于各种病因引起的房颤，见图11-86～图11-88。

4. 心房颤动伴极速的心室率　当心房颤动的心室率>180 次/min，偶可达 250 次/min，亦称极速型房颤。

（1）快速型房颤患者在运动时使心室率加快转为极速型房颤，运动终止后心室率又恢复到原频率，多见于未经治疗的、新近发生的房颤，见图11-89～图11-92。

（2）心房颤动合并心室预激，见图11-93。

（3）心房颤动合并房室结加速传导，见图11-94。

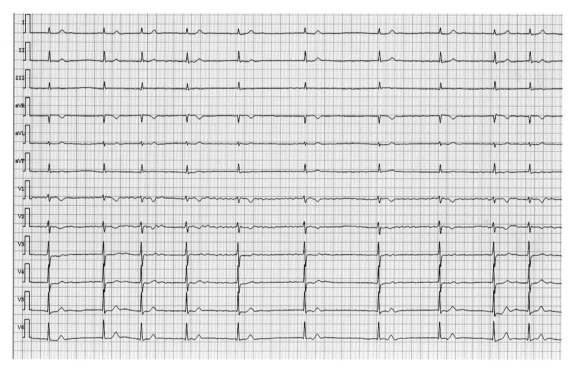

图 11-84　慢心室率心房颤动

男，79 岁，心房颤动，平均心室率55 次/min，即慢心室率心房颤动。

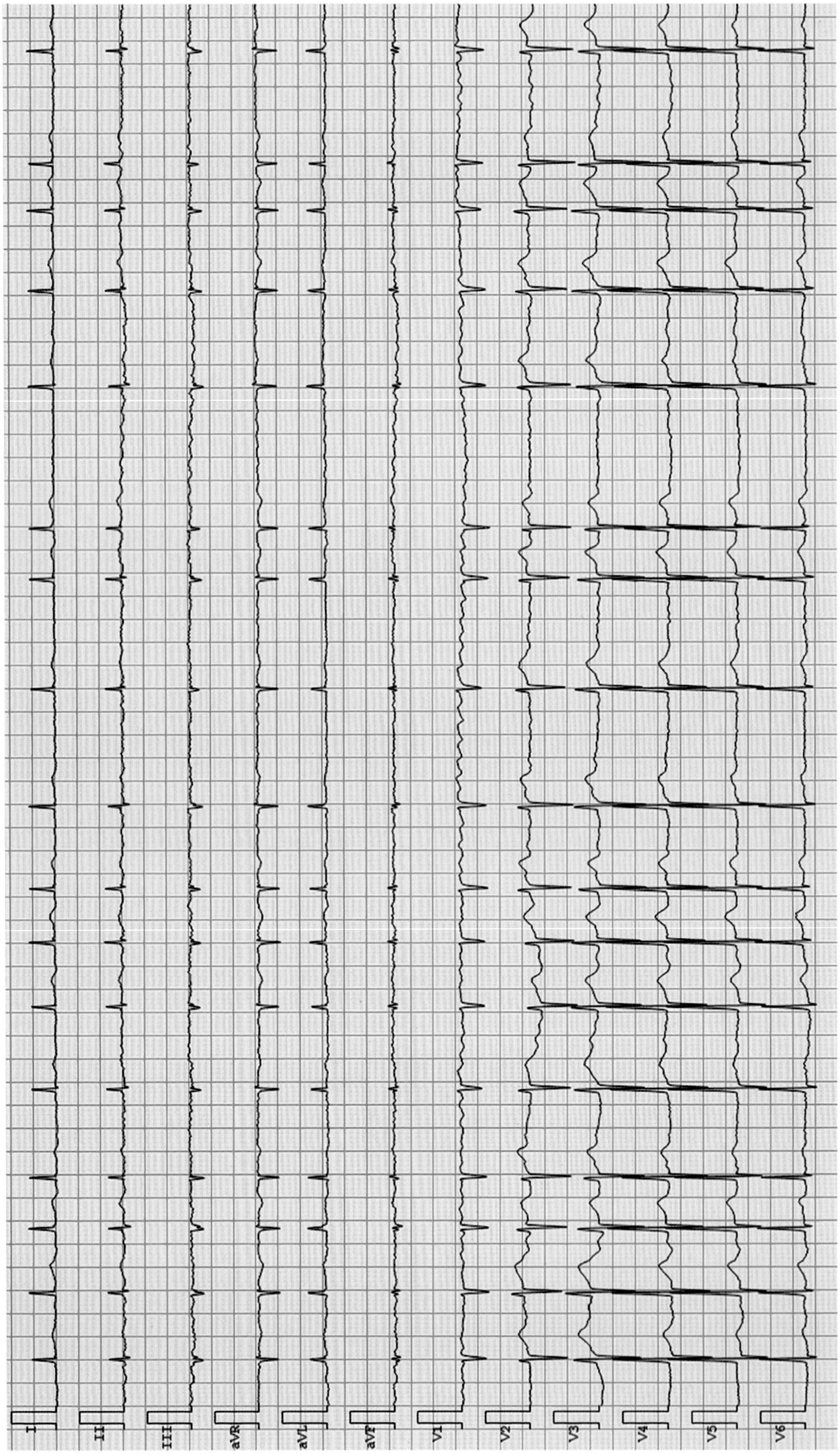

图 11-85　较慢型心房颤动

男,58 岁,心房颤动,平均心室率 87 次/min,即较慢型心房颤动。

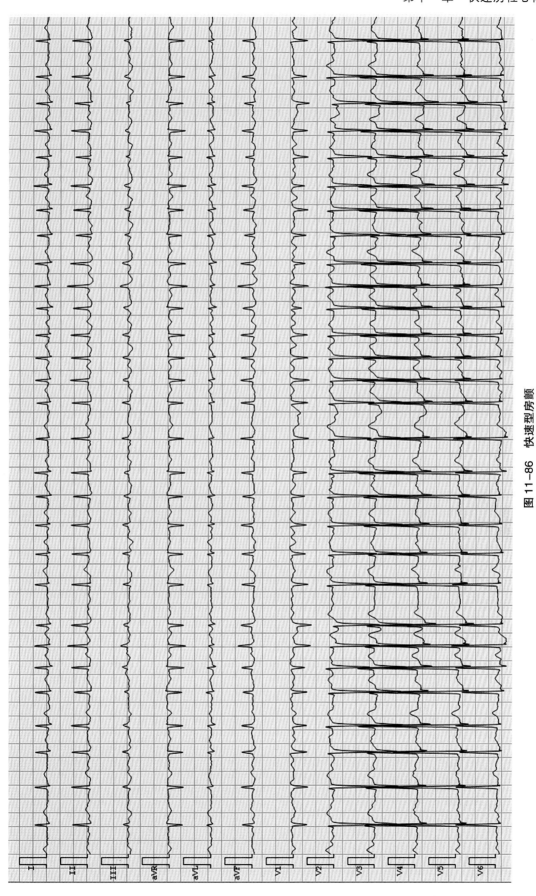

图 11-86　快速型房颤

男,73 岁,心房颤动,平均心室率 140 次/min,即快速型房颤。

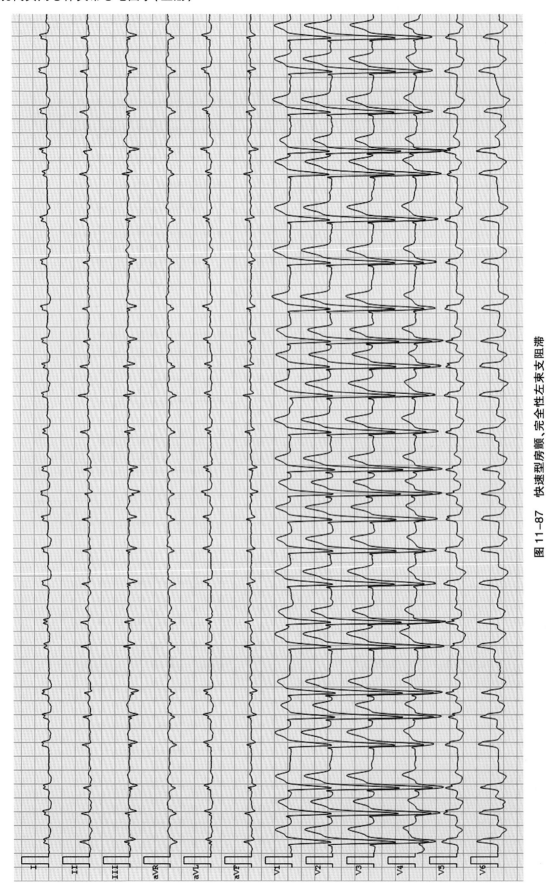

图 11-87　快速型房颤、完全性左束支阻滞

女,84 岁,心房颤动,平均心室率 129 次/min,即快速型房颤,完全性左束支阻滞。

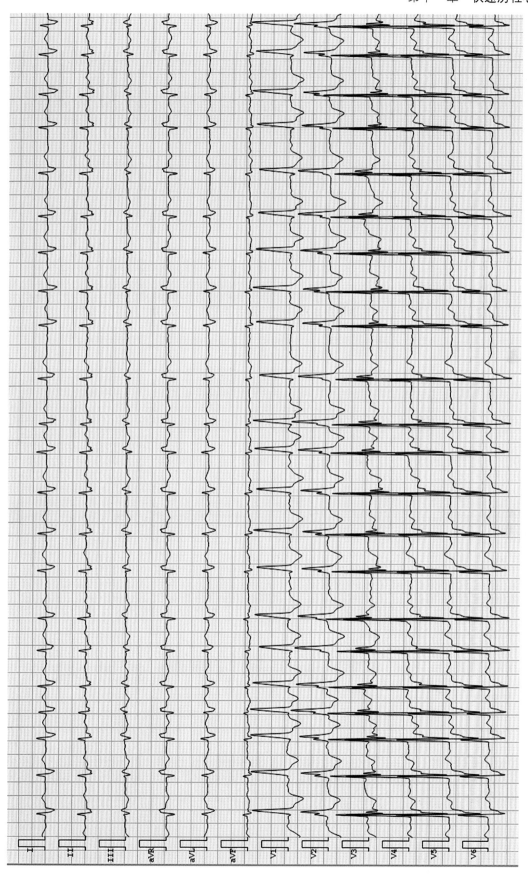

图 11-88　快速型房颤、完全性右束支阻滞

男，85 岁，心房颤动，平均心室率 106 次/min，即快速型房颤，完全性右束支阻滞。

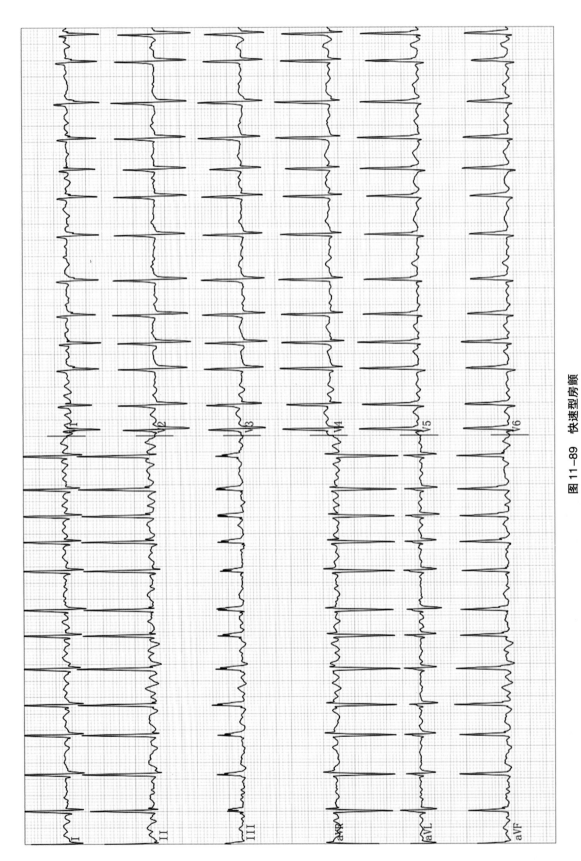

图 11-89 快速型房颤

男,48 岁,活动平板运动试验检查,运动前,心房颤动,平均心室率 146 次/min,即快速型房颤。

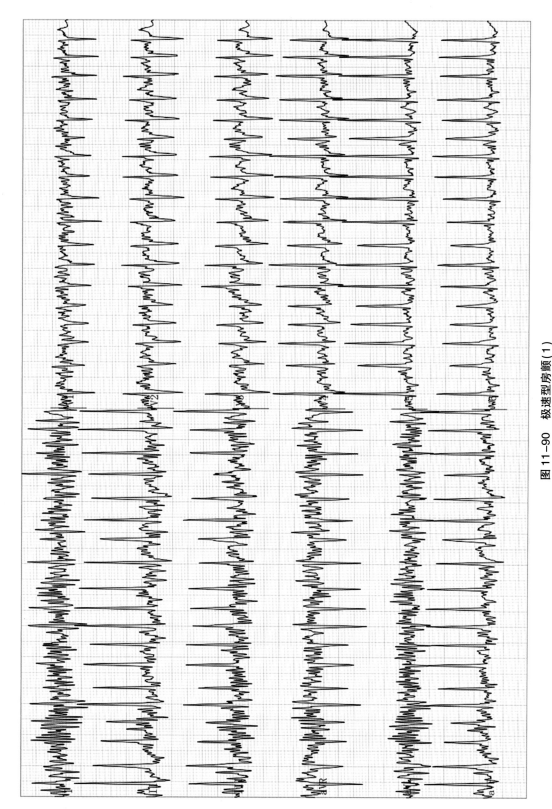

图 11-90　极速型房颤（1）

与图 11-89 为同一患者，运动峰值，心房颤动，平均心室率 230 次/min，快速型房颤患者在运动时使心室率加快转为极速型房颤，即极速型房颤。

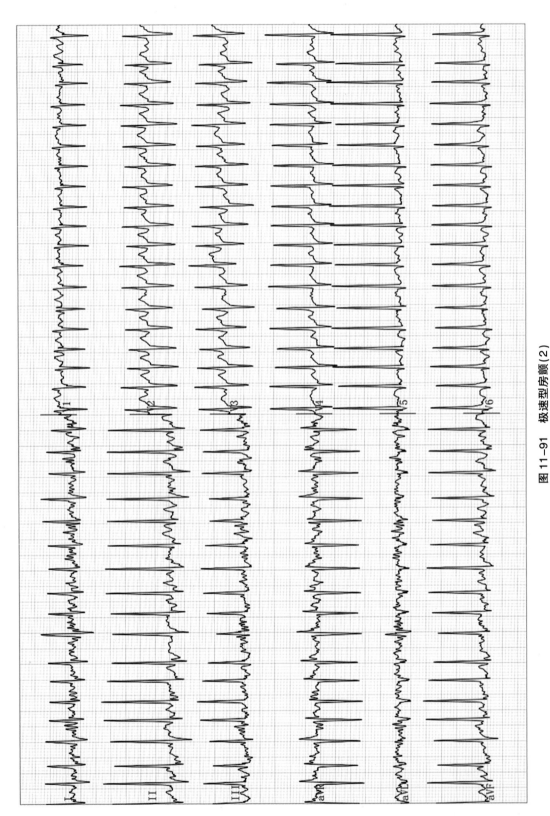

图11-91 极速型房颤(2)

与图11-89为同一患者,恢复00:20,心房颤动,平均心室率214次/min,即极速型房颤。

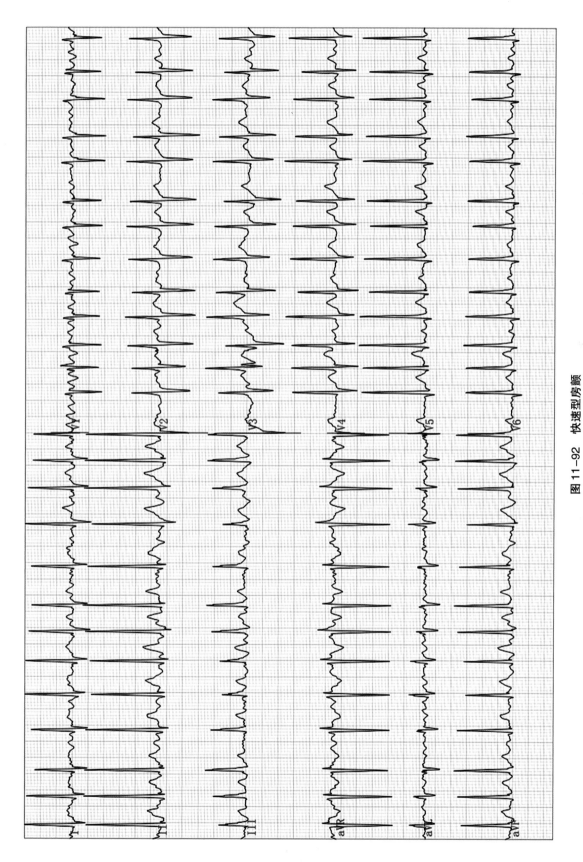

图 11-92 快速型房颤

与图 11-89 为同一患者，恢复 03∶50，心房颤动，平均心室率 151 次/min，运动终止后心室率又恢复到原频率，即快速型房颤。

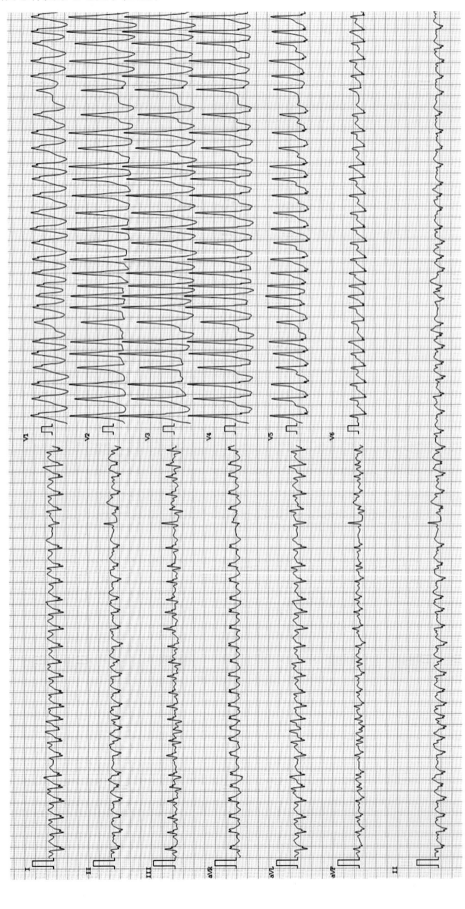

图 11-93　极速型房颤伴心室预激

男,68 岁,心房颤动,平均心室率 204 次/min,即极速型房颤伴心室预激。

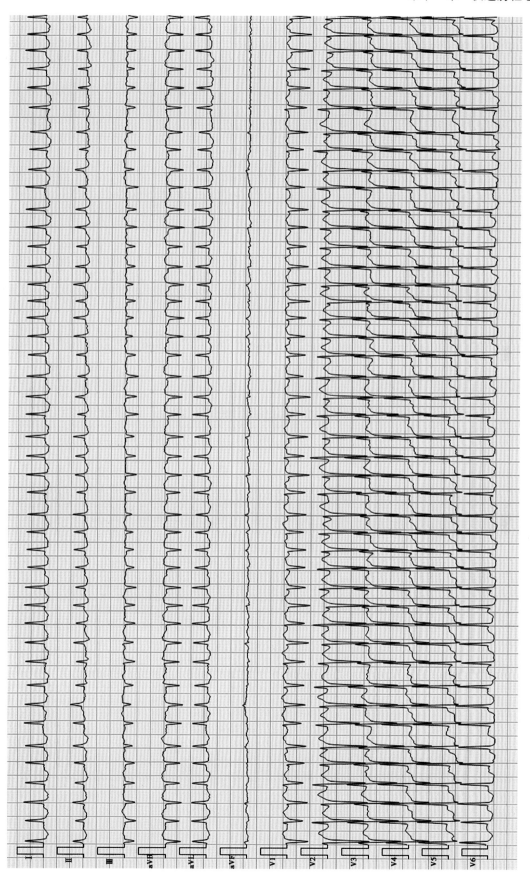

图 11-94 极速型房颤

男，56 岁，心房颤动，平均心室率 212 次/min，即极速型房颤。

（四）根据心房颤动波及心房扑动波的多少

1.不纯性心房颤动　不纯性心房颤动是在心房颤动中以节律绝对不规则的房颤波为主,偶尔夹杂有少量节律规则的房扑波,见图11-95。

2.不纯性心房扑动　不纯性心房扑动是在心房扑动中,以节律绝对规则的房扑波为主,偶尔夹杂有少数不规则的房颤波,见图11-96。

3.心房颤动-心房扑动　心房颤动波与心房扑动波持续时间大致相等,见图11-97。

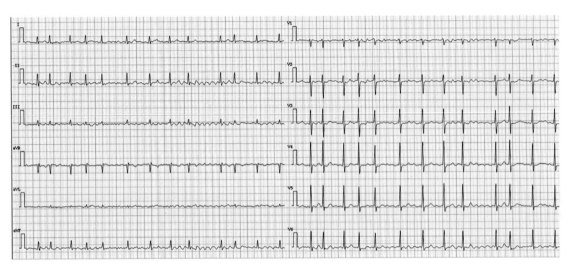

图 11-95　不纯性心房颤动

男,63 岁,不纯性心房颤动,平均心室率95 次/min。

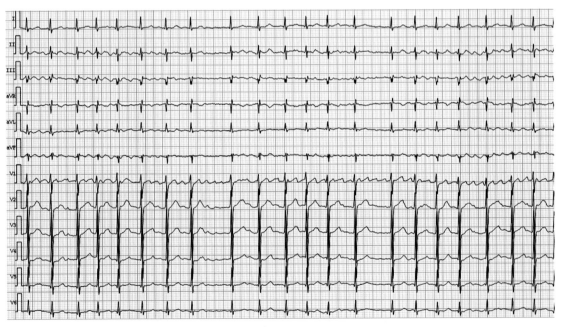

图 11-96　不纯性心房扑动

男,73 岁,不纯性心房扑动,平均心室率104 次/min。

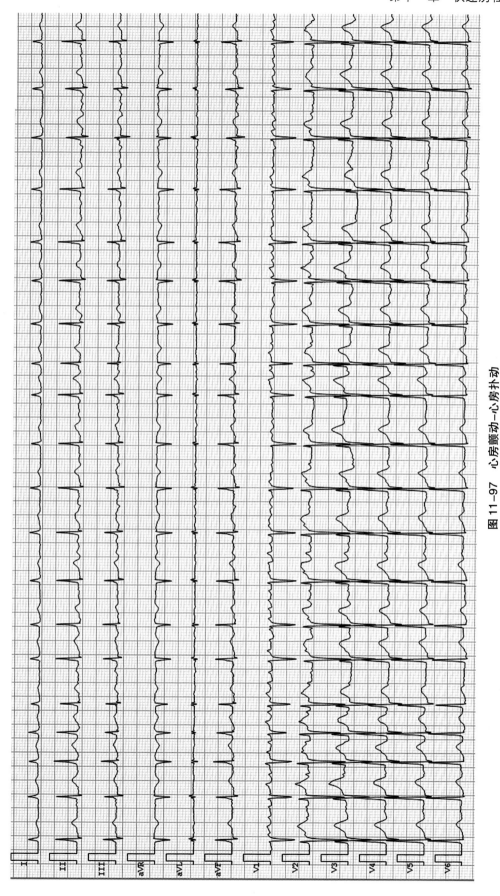

图 11-97 **心房颤动-心房扑动**

男，80 岁，心房颤动-心房扑动，平均心室率 98 次/min。

(五)特殊类型心房颤动

1. 首诊心房颤动　首次检测到的心房颤动,不论其是否首次发作、有无症状、是何种类型、持续多长时间、有无并发症等。

2. 非瓣膜病心房颤动　无风湿性二尖瓣狭窄、机械/生物瓣膜置换、二尖瓣修复等情况下发生的心心房颤动动。

3. 孤立性心房颤动　原无高血压、糖尿病、心肌病等器质性病变的年轻心房颤动患者。

4. 沉默性心房颤动　没有临床症状的心房颤动,亦称无症状性心房颤动。

(六)根据心房颤动的病理生理机制

根据心房颤动的病理生理机制分为器质性心脏病后心房颤动、局灶性心房颤动、多基因心房颤动、运动员心房颤动、单基因心房颤动。该分类方法没得到广泛应用,但对临床决策可能具有一定的指导价值。

三、心电图特点

1. 心房波　心房颤动的主要特征是 P 波消失、等电位线消失,代之以形态不同、大小不等、节律极不规则的一系列快速心房波即心房颤动波 f 波,其频率 350~600 次/min。f 波以 Ⅱ、Ⅲ、aVF 和 V$_1$ 导联最明显,与导联心房波形态不同,大小不等,有时个别导联偶见等电位线。

2. 房室传导与心室律　心室律不规则是心房颤动的另一个主要特征。不规则的心房激动、房室结的不应期和传导速度以及隐匿性房室传导等多种因素导致心室律不规则。

未经治疗的心房颤动,生理条件下心室率范围 80~150 次/min,室率的快慢主要取决于房室结的传导性质和隐匿性传导的速度,但心室预激并发心房颤动、房室结加速传导等心室率可达 180 次/min 以上。

临床上一旦心房颤动患者的心室律变得规则,则有以下可能:恢复窦性心律;转变为房性心律;转变为房室传导比例恒定的心房扑动;频率较快的交界性或室性心律及心动过速伴干扰性房室脱节;三度房室阻滞。

(1)房室分离:心房节律为心房颤动节律,心室节律为交界性或室性心动过速、心室起搏心律,两者发生干扰性或阻滞性房室分离,见图 11-98~图 11-103。

(2)心房颤动伴高度房室阻滞:绝大多数心房激动未能下传心室,但房室间的传导依然存在,心室率缓慢,交界性逸搏(心律)或室性逸搏(心律)所占时间大于所记录心电图时间的 1/2,见图 11-104。

(3)心房颤动伴三度房室阻滞:所有心房激动均不能下传心室,心电图表现为缓慢而匀齐的心室率,心室律为交界性或室性逸搏心律,见图 11-105。

3. 室内传导与 QRS 波群　如果没有室内阻滞,心房颤动时 QRS-T 波群一般为正常形态,若心房颤动发作前存在室内阻滞,心房颤动时 QRS 波群则表现为相应室内阻滞形态。有时心房颤动的 QRS-T 在形态上可有轻微的不同,原因可能是:轻度的时相性室内差传;QRS 波与 f 波重叠;心室内容量多少引起心室位置的变动;心室内容量增减引起电流短路而使 QRS 振幅随之改变,见图 11-106~图 11-109。

4. ST 段、T 波和 QT 间期　心房颤动本身并不影响心室复极,对 ST 段、T 波和 QT 间期没有直接影响,但心房波的存在使多数导联等电位线消失,造成 T 波的起点与终点不易判断,因此测量 QT 间期时,应选择 T 波清楚的导联,或同一导联上 T 波清楚的波段,不建议使用 QTc,即采用 RR 间期矫正 QT。

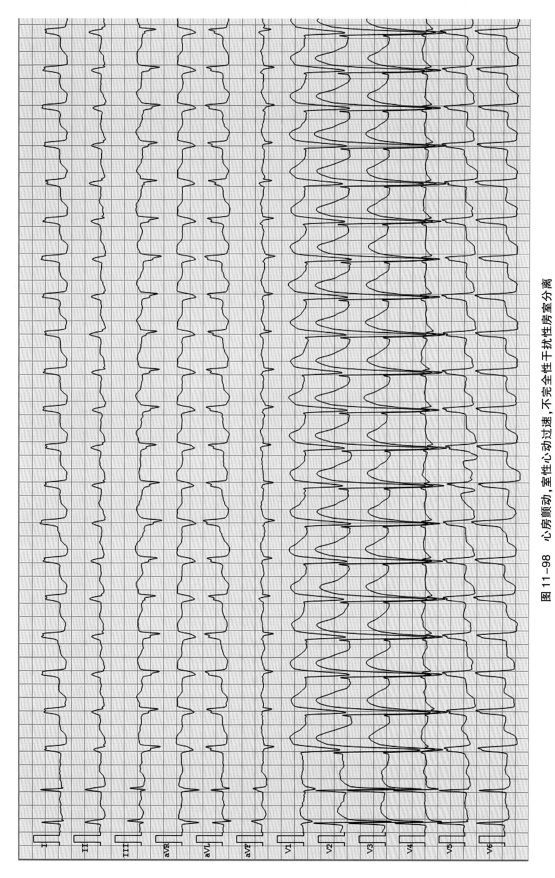

图 11-98　心房颤动，室性心动过速，不完全性干扰性房室分离

女,86 岁,心房颤动,室性心动过速,不完全性干扰性房室分离。

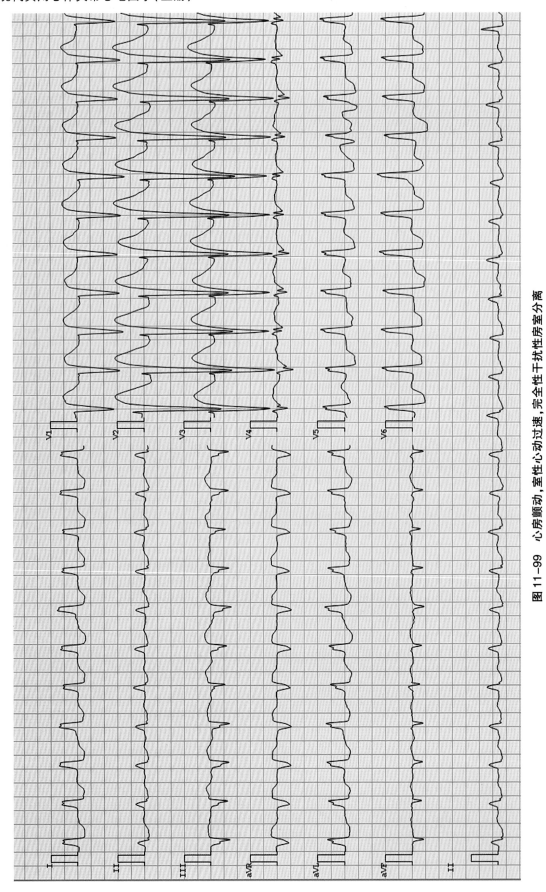

图 11-99　心房颤动，室性心动过速，完全性干扰性房室分离

与图 11-98 为同一患者不同时间心电图，心房颤动，室性心动过速，完全性干扰性房室分离。

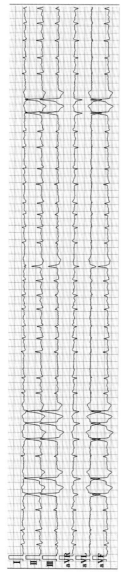

图 11-100 心房颤动，室性早搏，室性心动过速伴不完全性干扰性房室分离

女，93 岁，心房颤动，可见形态类似的宽大畸形 QRS 波，即心房颤动，室性早搏，室性心动过速伴不完全性房室分离。

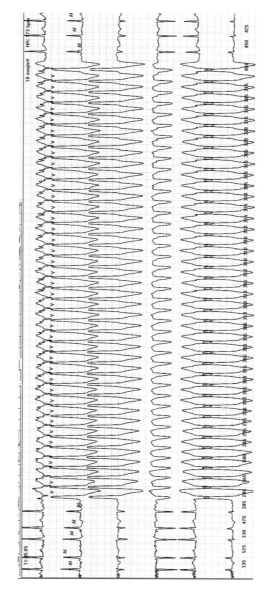

图 11-101 心房颤动，室性心动过速，不完全性干扰性房室分离

男，50 岁，动态心电图片段，心房颤动，室性心动过速，不完全性干扰性房室分离。

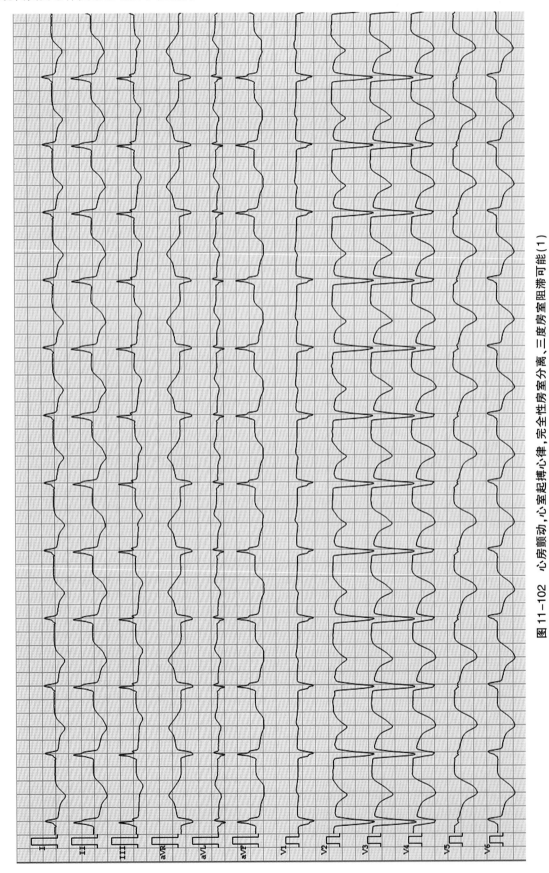

图 11-102 心房颤动，心室起搏心律，完全性房室分离，三度房室阻滞可能（1）

女，86 岁，心房颤动，心室起搏心律，起搏频率 60 次/min，完全性房室分离，三度房室阻滞可能。

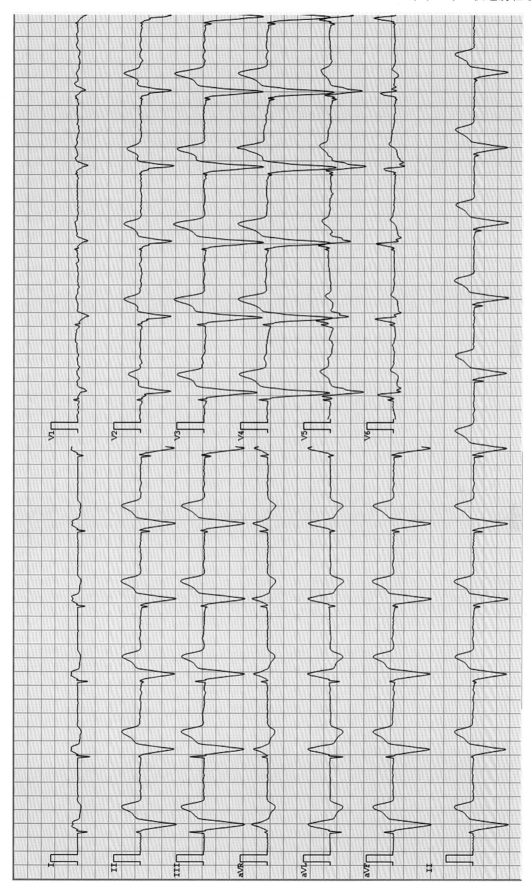

图11-103　心房颤动，心室起搏心律，完全性房室分离，三度房室阻滞可能（2）

男，87岁，心房颤动，心室起搏心律，起搏频率55次/min，完全性房室分离，三度房室阻滞可能。

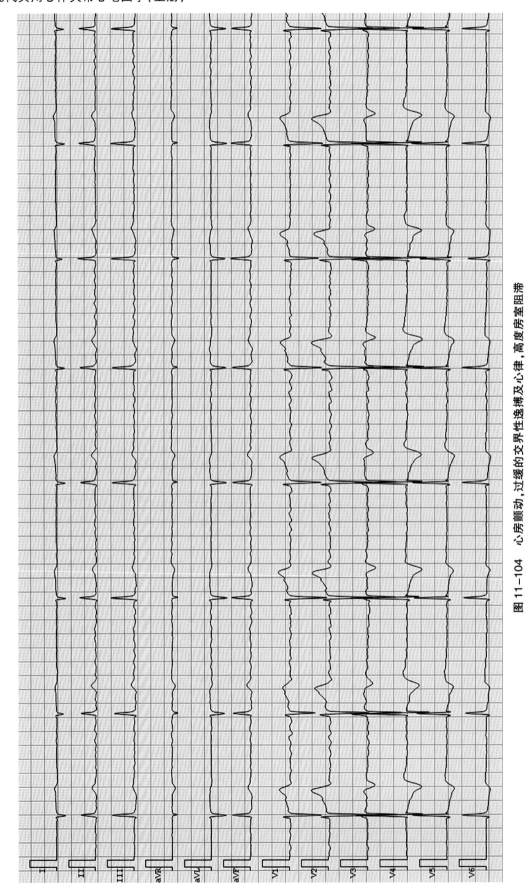

图 11-104　心房颤动，过缓的交界性逸搏及心律，高度房室阻滞

男，74 岁，心房颤动，平均心室率 38 次/min，第 3～5,7,8 个 QRS 波相对延迟出现，前间期 1 640 ms，即心房颤动，过缓的交界性逸搏及心律，高度房室阻滞。

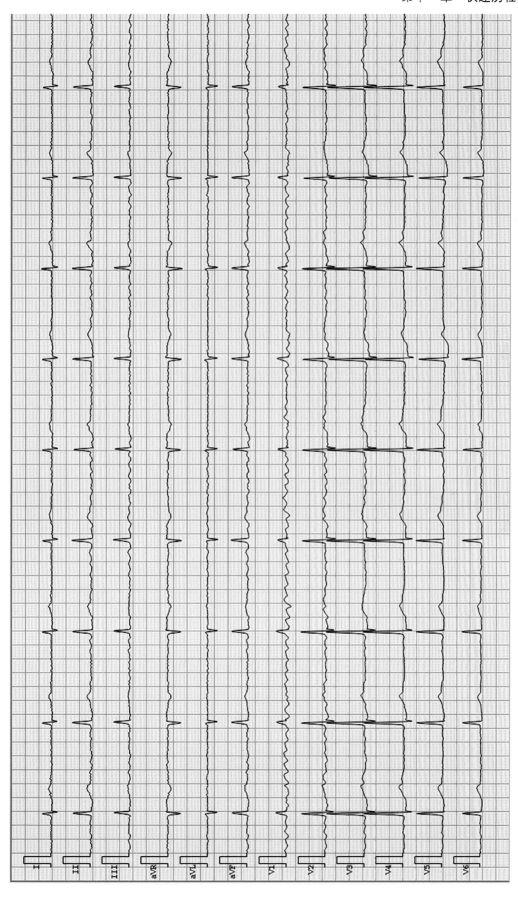

图 11-105 心房颤动，交界性逸搏心律，三度房室阻滞

女，85 岁，心房颤动，RR 间期匀齐，心室率 45 次/min，即心房颤动，交界性逸搏心律，三度房室阻滞。

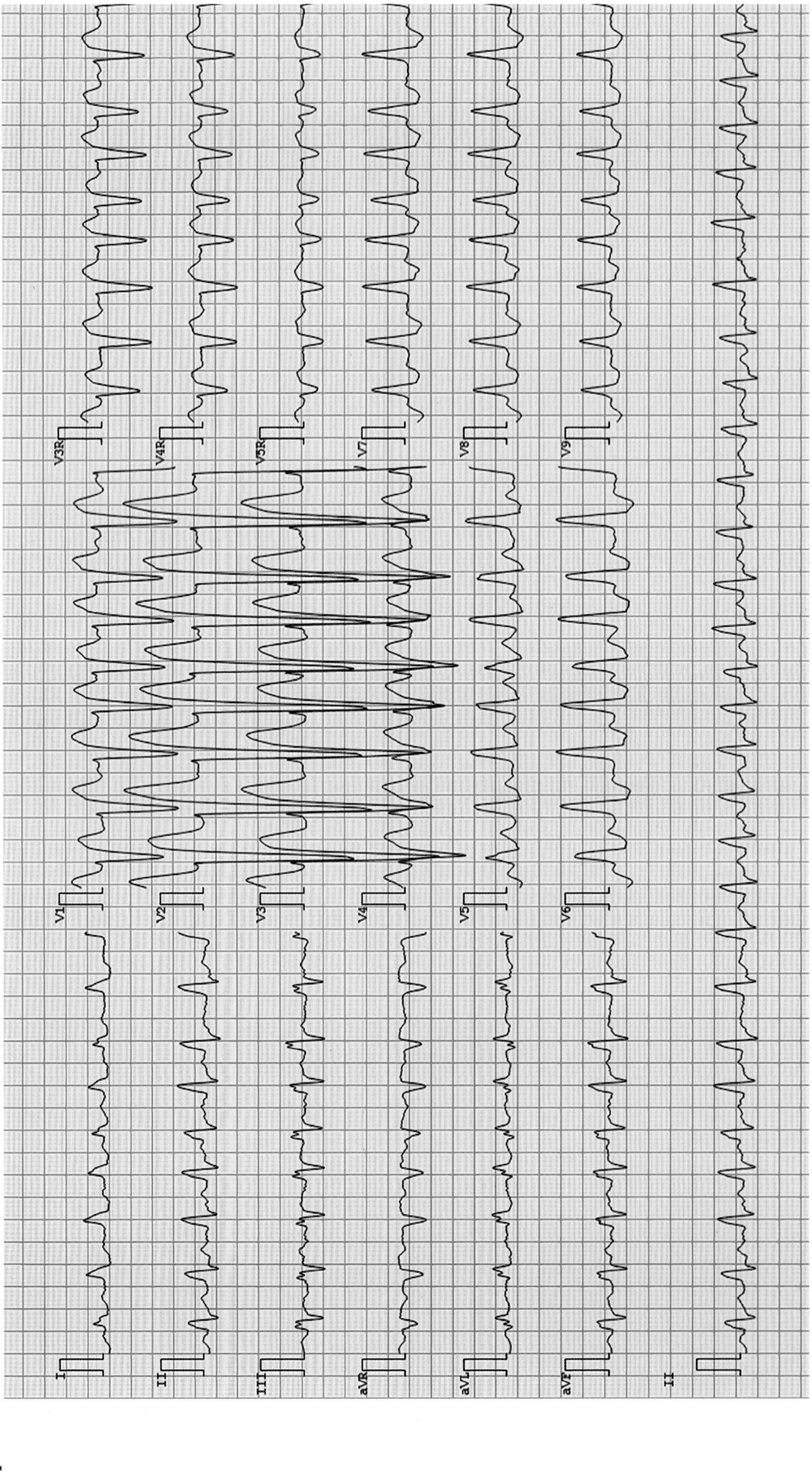

图 11-106　心房颤动，完全性左束支阻滞

女,64 岁,心房颤动,完全性左束支阻滞。

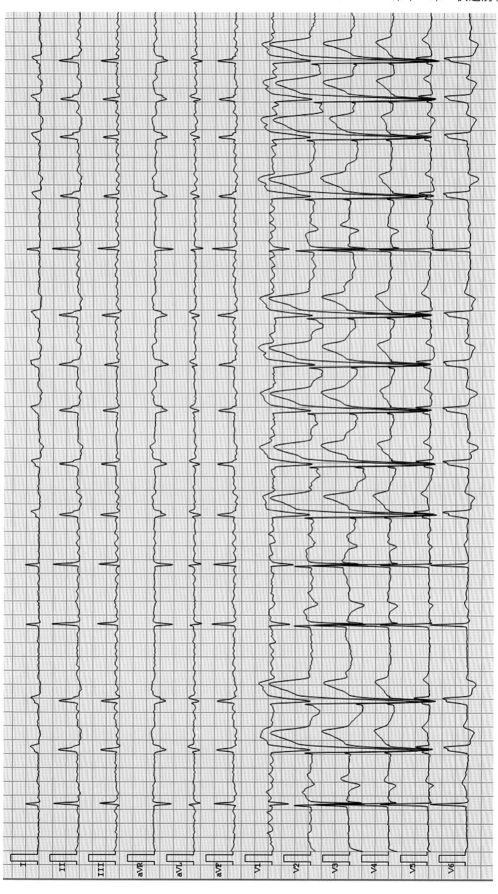

图 11-107　心房颤动，间歇性左束支阻滞

男，78 岁，心房颤动，间歇性左束支阻滞。

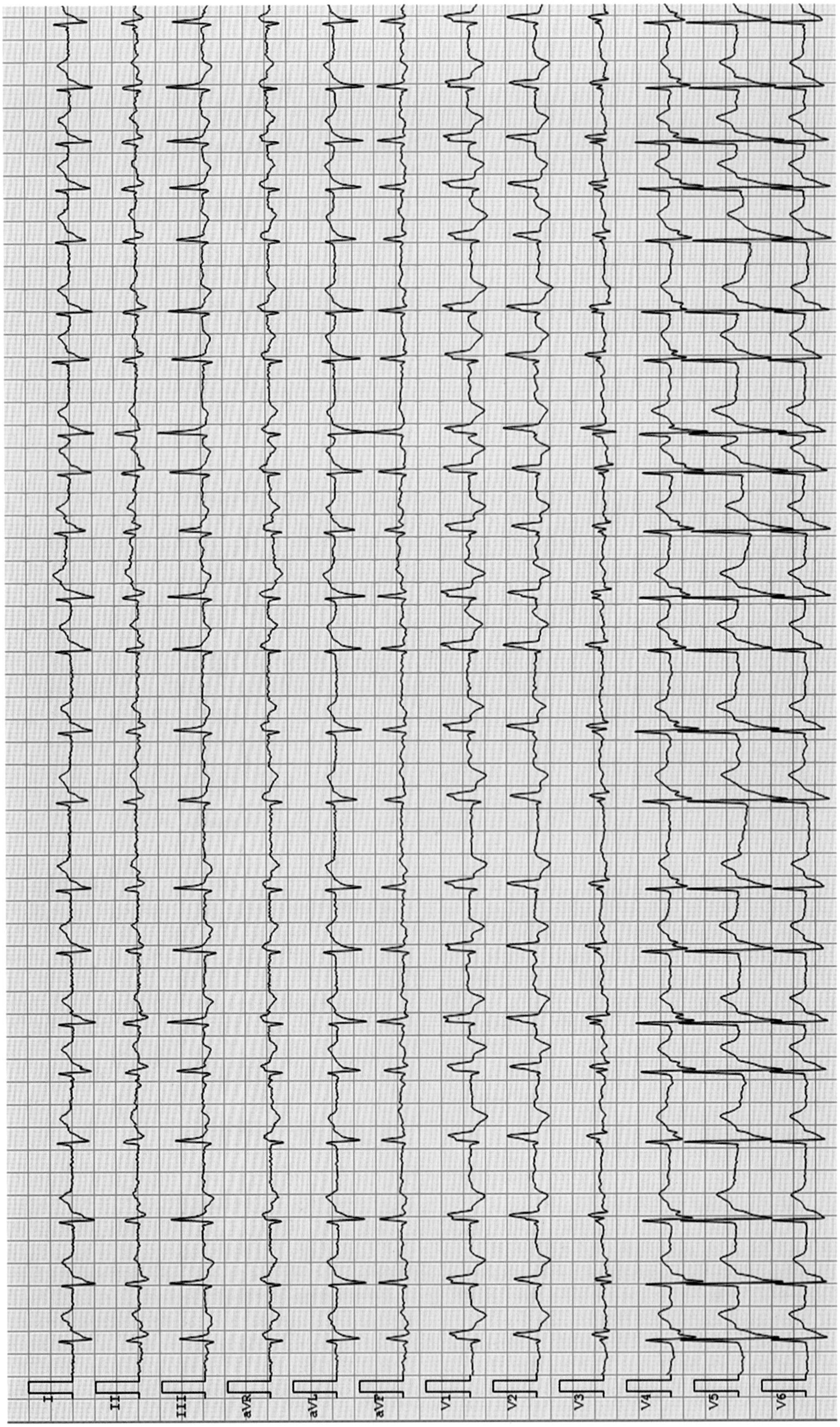

图11-108　心房颤动,完全性右束支阻滞

男,87岁,心房颤动,完全性右束支阻滞。

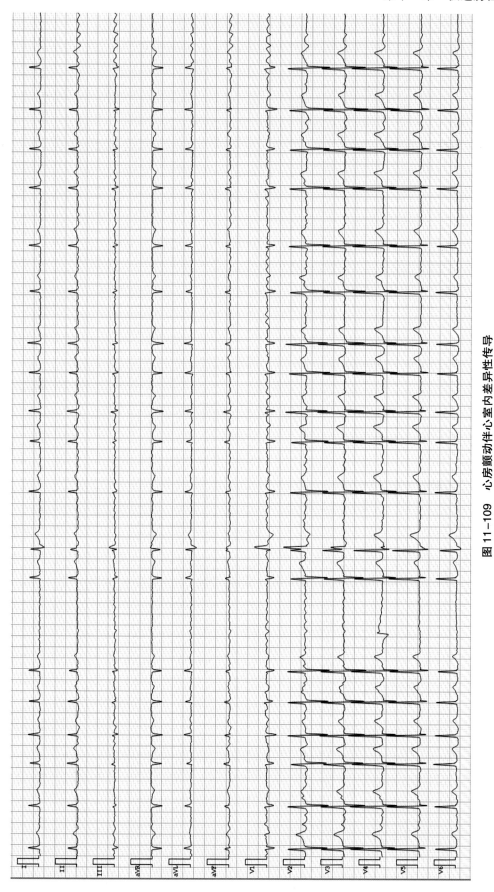

图 11-109　心房颤动伴心室内差异性传导

男,76 岁,心房颤动,第 8 个 QRS 波呈类右束支阻滞图形,发生于长 RR 间期之后,即心房颤动伴心室内差异性传导。

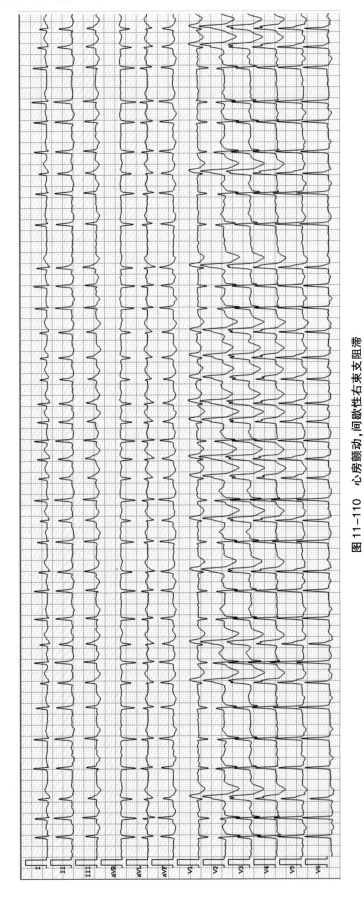

图 11-110 心房颤动,间歇性右束支阻滞

男,86 岁,心房颤动,宽窄两种形态的 QRS 波,RR 间期不等,即心房颤动,间歇性右束支阻滞。

四、特殊类型心房颤动

（一）心室预激合并心房颤动

1. 概念　预激综合征患者中心房颤动的发生率为 10%～35%，随年龄增大比例增高。在旁路的位置更容易形成折返激动，遇到心房易损期后心房颤动发作，旁路的分支为心房颤动的持续提供折返形成的基质，同时易化了心房颤动波的传导，对于心房颤动的维持起主要作用。

2. 心电图特点

（1）P 波消失，心室率较快时甚至不见心房波。

（2）心室率绝对不规则，一般超过 180 次/min，有时达 240 次/min 以上，RR 间期趋于匀齐，可以恶化为心室颤动。

（3）心房激动经旁路和房室结同时下传心室形成不同程度的室性融合波，使 QRS 波群形态多样。

（4）窦性心律时心电图为显性预激或间歇性预激，见图 11-111、图 11-112。

（二）灶性心房颤动

1. 概念

（1）由激动方式恒定的单个或多个房性早搏诱发的心房颤动。

（2）在房性早搏起源部位成功消融后心房颤动不再发生。

（3）已发现的灶性心房颤动的起源部位 90% 以上在肺静脉口附近入口内 1～4 cm，而且绝大多数在左右上肺静脉。

2. 心电图特点

（1）单个、多个或成串的单形性房性早搏诱发心房颤动发作。

（2）诱发心房颤动的心房波往往落在前一次窦性激动的 T 波上，有的甚至在 ST 段上。

（3）典型者 24 h 心电图中心房颤动反复出现，持续数秒、数分至数小时不等。

（4）同时有频发的未诱发心房颤动的房性早搏存在，形态与诱发心房颤动的房性早搏一致，见图 11-113。

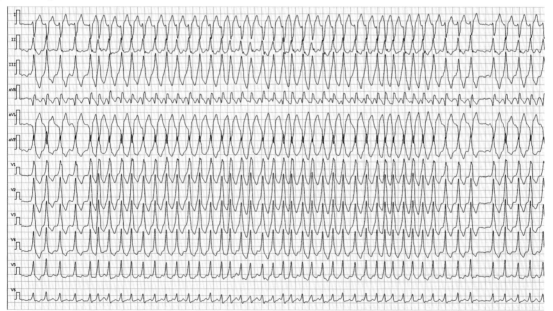

图 11-111　极速型心房颤动，A 型心室预激可能

男，51 岁，大小不等、形态各异、间距不等的心房波，宽大 QRS 波群形成的 RR 间期不等，平均心室率 188 次/min，QRS 波群起始部顿挫，$V_1～V_6$ 导联 QRS 波主波向上，即极速型心房颤动，A 型心室预激可能。

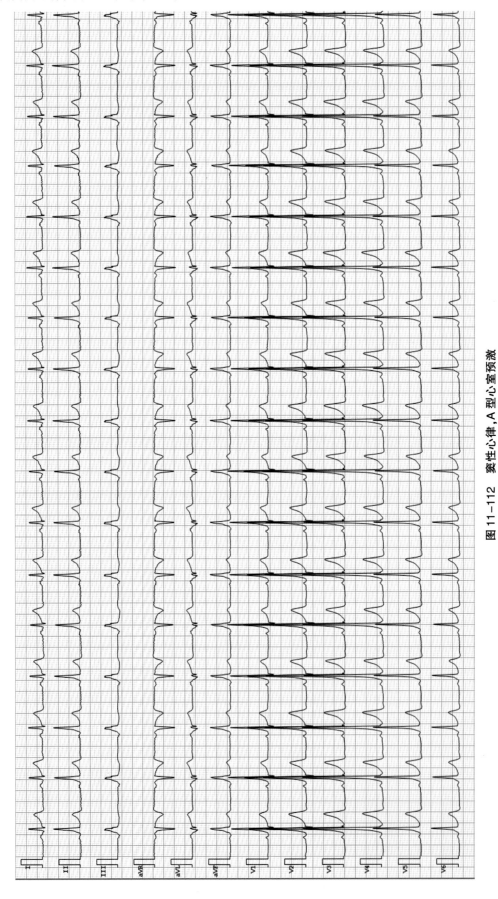

图 11-112　窦性心律，A 型心室预激

与图 11-111 为同一患者，即窦性心律，PR 间期缩短，QRS 波起始部顿挫，V₁～V₆ 导联 QRS 波主波向上，即窦性心律，A 型心室预激，回顾性分析图 11-111 诊断为极速型心房颤动，A 型心室预激。

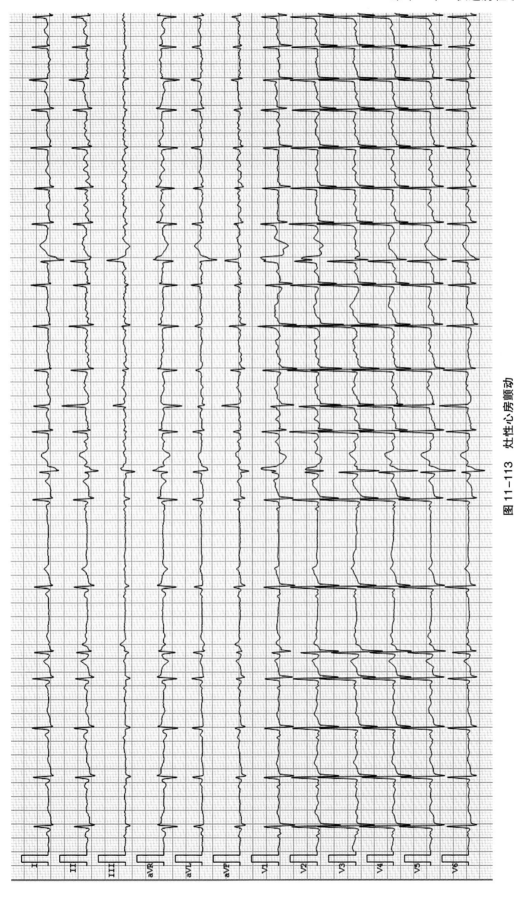

图 11-113　灶性心房颤动

女，77 岁，有频发的未诱发心房颤动的房性早搏存在，形态与诱发心房颤动的房性早搏一致，即灶性心房颤动。

(三)交感神经和迷走神经介导的心房颤动

1.交感神经介导的心房颤动

(1)概念:交感神经张力增高诱发的心房颤动,多发生于有心脏疾病病史的患者,没有年龄与性别的差异,经常在晨起后、应激或运动时诱发,发作前心率增快,β受体阻滞剂可作为治疗的首选药物。

(2)发生机制:交感神经激活引起儿茶酚胺水平增高,儿茶酚胺过剩能缩短心房有效不应期,会引发心房颤动。交感性心房颤动主要是通过增加心房、肺静脉、Marshall韧带等部位的异位电活动而诱发。心房脂肪垫内的交感神经元兴奋后释放去甲肾上腺素,可使心房脂肪垫附近的肺静脉及心房内的心肌细胞钙内流增加,导致这些细胞发生早期后除极,形成肺静脉及心房内的快速放电区,成为诱发心房颤动的驱动灶。此外,肾上腺素的释放能启动心房异位活动,从而诱发局部折返导致心房颤动的发生。

2.迷走神经介导的心房颤动

(1)概念:迷走神经张力增高诱发的心房颤动,80%左右为男性,年龄较轻,既往无器质性心脏疾病病史,在夜间和休息时(食用冷饮、饮酒、饱餐、运动后)发作,清晨或活动后终止,心房颤动发作前窦性心律的频率减慢,多数患者发作的临界心率在60次/min以下。

(2)发生机制:刺激迷走神经可缩短动作电位时程和心房有效不应期,增加心房有效不应期的离散度,从而增加心房颤动的诱发性。Fareh等认为心房有效不应期离散度的改变可能是心房颤动发生和维持的重要原因。刺激迷走神经可改变肺静脉的电生理特征,显著缩短肺静脉各个部位的有效不应期,降低心房颤动的诱发阈值,此表现可能是肺静脉起源心房颤动的电生理机制。迷走神经张力增加引起碎裂电位持续时间延长,也可导致心房颤动的持续。

五、鉴别诊断

(一)心房扑动

至少有一个导联可见较清晰的扑动波,相同比例传导时RR间期相同,FR间期亦相同,见图11-114、图11-115。

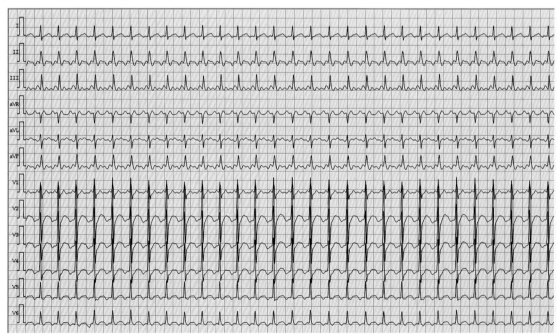

图11-114 男,50岁,心房扑动伴2:1房室传导

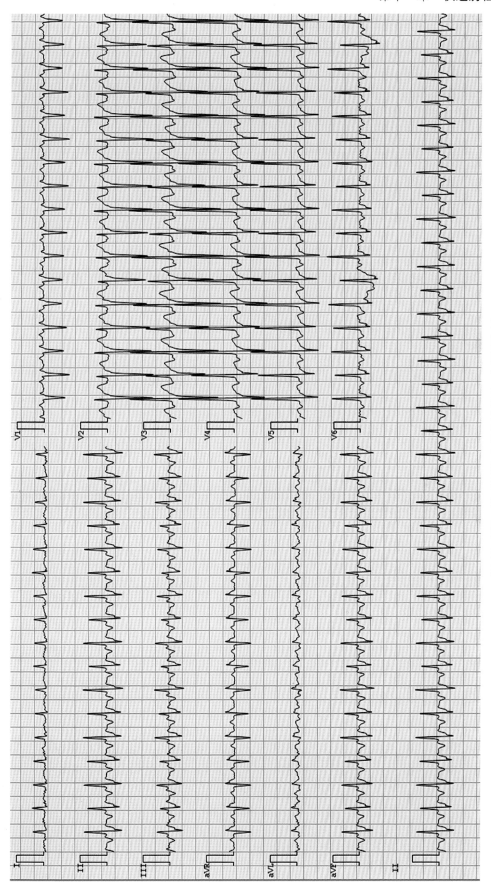

图11-115　男,42岁,心房扑动伴2:1房室传导

(二)多源房性心动过速和阵发性房性心动过速

多源房速可见等电位线,QRS 波前一般都可以分辨出对应的 P 波,P 波形态不同,PR 间期≥0.12 s,见图 11-116。

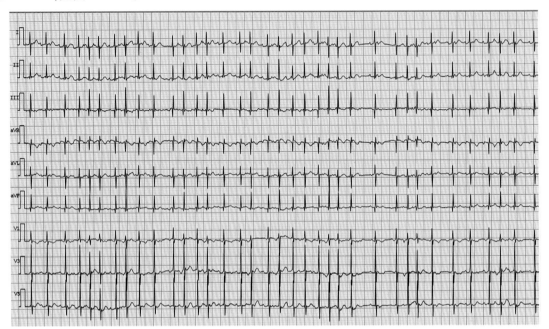

图 11-116　女,1 岁,多源性房性心动过速

(三)心房颤动伴室性早搏与心房颤动伴室内差异性传导

心房颤动伴室性早搏与心房颤动伴室内差异性传导的鉴别见表 11-5,图 11-117、图 11-118。

表 11-5　心房颤动伴室性早搏与心房颤动伴室内差异性传导的鉴别

鉴别点	室内差异性传导	室性早搏
是否束支或分支阻滞图形	是	否
平均室率	快	慢
类代偿间歇	无或不明显	有
前周期	较长	不一定
前间期(配对间期)	短而不固定	多数固定
V₁ 导联 QRS 波形态	多三相波	多单相或双相波
QRS 肢导单相波与两极分化	无	有
QRS 易变性	有	多无
QRS 时限	<140 ms	≥140 ms
二联律	少见	多见
宽 QRS 成对或成串	多见	少见
洋地黄用量	不足、可增量	过量、减量或停用
洋地黄加量后	心率变慢后减少或消失	可出现室速或室颤
注射利多卡因、苯妥英钠等	宽 QRS 无变化、不消失	宽 QRS 减少或消失

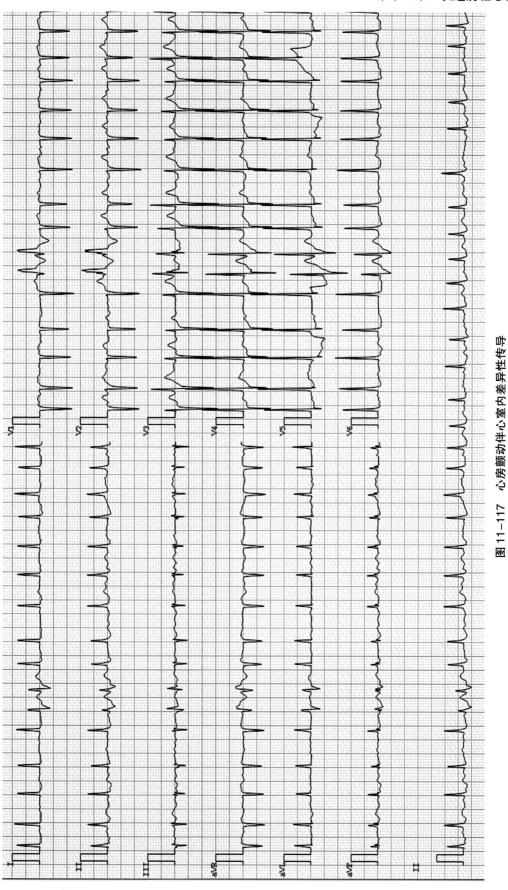

图11-117　心房颤动伴心室内差异性传导

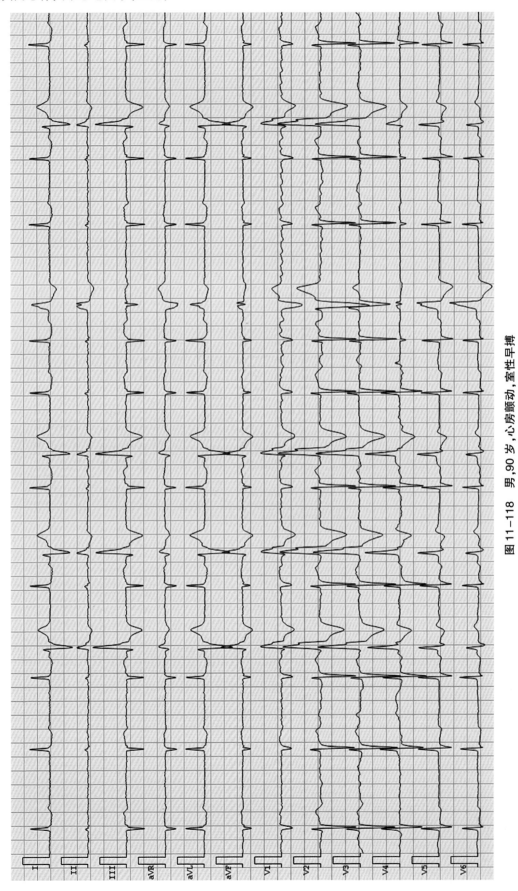

图 11-118　男,90 岁,心房颤动,室性早搏

（四）心室预激伴心房颤动与室性心动过速

（1）心室率 240 次/min 以下，心室预激伴心房颤动往往有 RR 间期的不齐，QRS 波群的宽窄不等。

（2）心室率超过 240 次/min 时，RR 间期趋于匀齐，预激程度基本一致，与室速不易鉴别，$V_4 \sim V_6$ 导联以负向波为主或呈 qR 型支持室速，体表心电图的旁路定位流程图定位发生矛盾时也支持室速。

（3）心动过速时心电图与窦性心律时心电图的对照非常重要，见图 11-119 ～ 图 11-121。

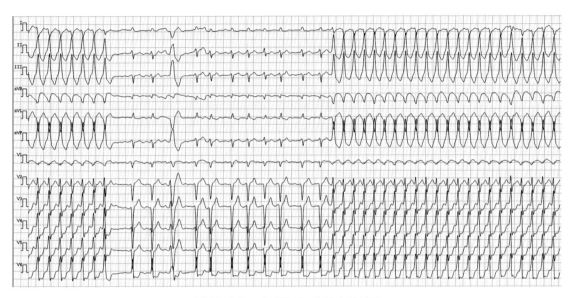

图 11-119　心房颤动，室性心动过速

男，77 岁，第 1～7，倒数的第 1～22 个心搏宽大畸形，RR 间期相等，第 10 个 QRS 波宽大畸形、异于室上性，即心房颤动，室性早搏，室性心动过速。

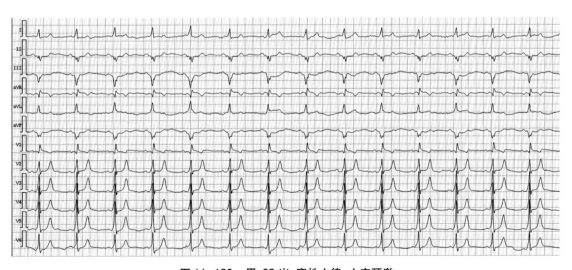

图 11-120　男，62 岁，窦性心律，心室预激

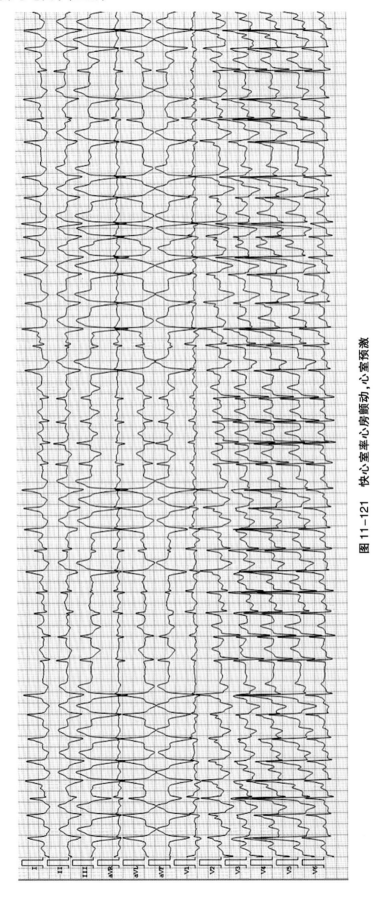

图 11-121　快心室率心房颤动，心室预激

与图 11-120 为同一患者不同时间心电图，快心室率心房颤动，心室预激。

（五）心房颤动合并心室预激与伴心室内差异性传导

（1）心房颤动合并心室预激时因预激程度不同 QRS 波群宽窄不等，在同一导联的起始向量一致，而且粗顿（δ 波）。

（2）心室内差异性传导 QRS 波群的宽窄程度差异不大，且起始向量锐利，宽的 QRS 波见于长的 RR 间期之后，见图 11-122。

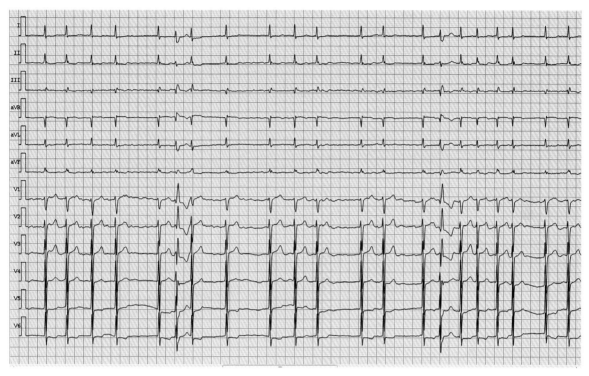

图 11-122　心房颤动伴心室内差异性传导

男，72 岁，心房颤动伴心室内差异性传导。

第四节　相关的心律失常

一、房室阻滞

房室结前传文氏点 135 次/min，当心房率>135 次/min 出现文氏传导考虑房室干扰，当心房率≤135 次/min 出现文氏传导考虑房室阻滞。

心房扑动时的心室率取决于 F 波的频率和房室传导系统功能。大多数未经药物治疗的心房扑动常为 2∶1 房室传导，当房室传导比例超过 2∶1 时多为房室交界区内发生了隐匿性传导或由药物及心脏病变引起的房室阻滞。一般当心房扑动伴≤4∶1 房室传导比例时应怀疑房室阻滞（如使用洋地黄类药物应高度怀疑房室阻滞）或患者出现心房扑动之前已存在一度或二度房室阻滞。

（一）一度房室阻滞

1. 心房颤动伴一度房室阻滞　无论在临床还是在心电图上均无法诊断，由于房颤时窦性 P 波消失，房律和室律不规则且房室传导不固定，因此不能根据 f-R 间期的延迟来诊断伴有一度房室阻滞。只有当房颤心室率较慢时方可大致推测伴有一度房室阻滞。

2.心房扑动伴一度房室阻滞　无论在临床还是在心电图上均无法诊断,由于心房扑动时窦性P波消失,当房室传导比例一致时室律规则,当房室传导比例不一致时室律不规则,因此不能根据F-R间期的延迟来诊断伴有一度房室阻滞。

3.房性心动过速伴一度房室阻滞

(1)概念:房性心动过速伴一度房室阻滞是房性心动过速的房性P波出现在舒张中、晚期,而PR间期延长。其实际上是一种隐性的一度房室阻滞,即病理性延长了的相对不应期尚未延及整个舒张期,所以窦性心搏PR间期正常,房早的P波虽也出现在舒张期,但已遭受此延长的病理性相对不应期,故PR间期延长,见图11-123。

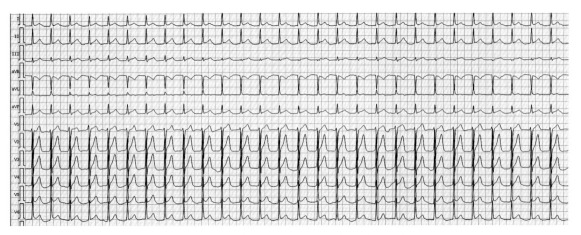

图 11-123　房性心动过速伴一度Ⅱ型房室阻滞

女,48 岁,P 波位于 T 波终末部,心率 117 次/min,PR 间期 0.24 s,即房性心动过速伴一度Ⅱ型房室阻滞。

(2)分型

1)房性心动过速伴一度Ⅰ型房室阻滞:房性P波出现在舒张中、晚期,PR间期超过正常最高值,有逐渐延长的趋势而无漏搏,亦称文氏型或PR间期递增型,往往因房性心动过速突然终止或被未下传的房早打断或房性反复搏动的出现以致文氏现象的漏搏未显现,而只表现逐渐加重的房室传导延缓——PR间期逐渐延长,实际上可能是一种流产型的文氏现象,即流产型二度Ⅰ型房室阻滞。

2)房性心动过速伴一度Ⅱ型房室阻滞:房性P波出现在舒张中、晚期,PR间期延长而固定,此型往往在窦性心律时存在程度不等的房室阻滞,亦称PR间期固定型。如诊断时不注明类型,即指Ⅱ型,也就是一般常见的一度房室阻滞。

3)房性心动过速伴一度Ⅲ型房室阻滞:房性P波出现在舒张中、晚期,PR间期延长但不固定,并不出现逐渐延长,而是忽短忽长,无一定规律性,亦称PR间期不定型,这可能与迷走神经张力的变异有关。

(二)二度房室阻滞

1.房性心动过速伴二度房室阻滞　房性心动过速伴二度房室阻滞是早搏性房性心动过速的房性P波出现在舒张中、晚期,而存在心室漏搏,其总数占房性P波的一半以下。

房性心动过速伴单纯二度房室阻滞少见,而单纯二度房室传导的干扰现象或干扰与阻滞并存的混合型房室传导障碍多见。因房性心动过速PP间期短,P波易落入收缩期后舒张早期,引起干扰性房室传导障碍;即使有房室阻滞存在,也因P波落入在上述不应期中而将其误当作单纯干扰性房室传导障碍。因此诊断房性心动过速伴单纯干扰性房室传导障碍时需房性心动过速停止后窦性心搏未显示房室阻滞才诊断。如疑似或明确混合性房室传导障碍应当作房室阻滞对待。

（1）房性心动过速伴二度Ⅰ型房室阻滞：一系列快速出现在舒张中、晚期的房性P波，PR间期逐渐延长继而突然发生心室漏搏，周而复始出现，见图11-124～图11-127。①典型文氏现象：RR间期逐渐缩短继而突然延长。②变异型文氏现象：RR间期长短不一，大多呈逐渐缩短又逐渐延长，继而突然显著延长。③非典型文氏现象：RR间期逐渐延长继而突然显著延长。

房性心动过速伴干扰性文氏现象亦称房性心动过速伴干扰性二度Ⅰ型房室传导障碍，其心电图表现与房性心动过速伴文氏型传导阻滞相同，但是心房P波出现在收缩期或舒张早期。诊断房性心动过速伴单纯干扰性房室传导障碍时要符合心电图特点同时房性心动过速终止后恢复窦性心搏未显示房室传导障碍才能诊断。

单纯的阻滞性文氏现象发生在房率不是很快时，而干扰性文氏现象常见心房率较快时，而在房率增快时以混合性文氏现象（病理性传导阻滞的基础上发生的生理性干扰现象所造成的文氏现象）多见，阻滞性文氏现象少见。

（2）房性心动过速伴二度Ⅱ型房室阻滞：一系列多发生在舒张中、晚期的快速而规则的房性P波，同时伴有一定比例的心室漏搏，而下传的PR间期是固定的，引起RR间期恰为PP间期的整数倍。实际上同时伴有干扰性传导中断，单纯房性心动过速伴二度Ⅱ型房室阻滞少见。

（3）房性心动过速伴二度Ⅲ型房室阻滞：一系列发生在舒张中、晚期的快速房性P波，有一定比例的心室漏搏，而下传的PR间期既不固定又不逐渐延长，长短不一而无一定规律性，房室传导比例不固定使心室率也常不规则。

2.心房扑动伴二度房室阻滞 心房扑动伴二度房室阻滞的诊断标准目前尚不统一。因心房扑动几乎均伴干扰性房室传导障碍，要真正区分干扰与阻滞现象，有时十分困难，见图11-128～图11-131。

（1）心房扑动伴二度Ⅰ型房室阻滞：心房扑动波下传的FR间期逐渐延长，下传的RR间期渐短突长，最后继以心室漏搏，周而复始，亦称心房扑动伴阻滞性文氏现象。

心房扑动伴干扰性文氏现象亦称心房扑动伴干扰性二度Ⅰ型房室传导障碍，心电图特点类同房性心动过速伴干扰性文氏现象，唯以F波代替P波。

（2）心房扑动伴二度Ⅱ型房室阻滞：一系列F波中呈现≤4∶1的固定房室传导比例且F波下传的FR间期固定。

（3）心房扑动伴二度Ⅲ型房室阻滞：心房扑动呈现不同比例的房室传导致，引起长短不一的FR间期及不规则的心室率。

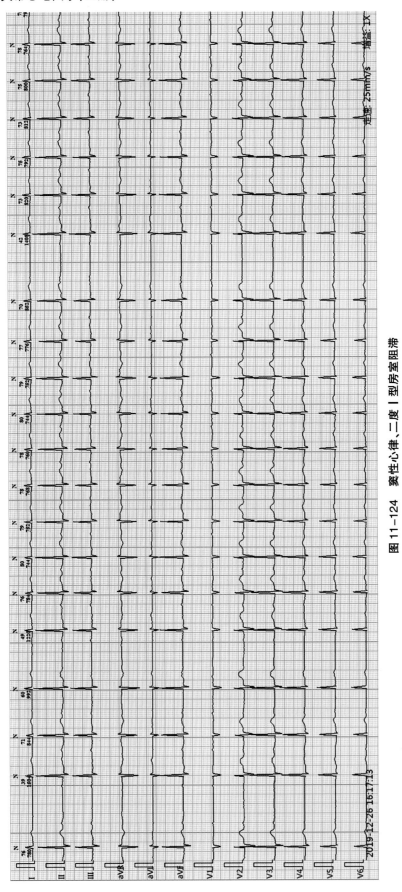

图 11-124　窦性心律，二度 I 型房室阻滞

女，79 岁，窦性心律，心房波规律出现，PR 间期逐渐延长直至脱漏，周而复始，即窦性心律，二度 I 型房室阻滞。

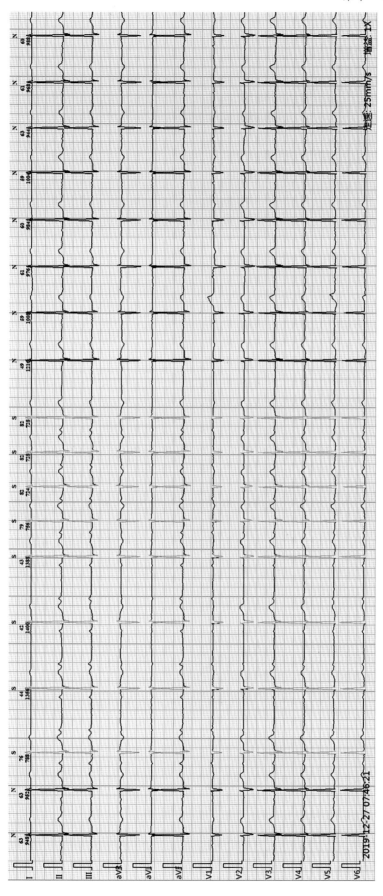

图 11-125　房性心动过速伴二度 I 型房室阻滞

与图 11-124 为同一患者动态心电图不同时间片段,第 2 个 QRS 波后提前出现心房波,形态异乎主导节律的心房波,PR 间期逐渐延长直至脱漏交替继以 QRS 波,周而复始,即房性心动过速伴二度 I 型房室阻滞。

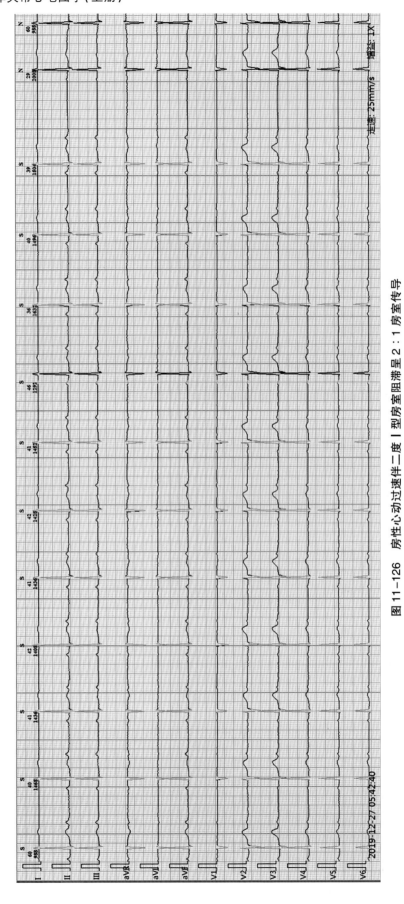

图 11-126 房性心动过速伴二度 I 型房室阻滞呈 2:1 房室传导

与图 11-124 为同一患者动态心电图不同时间片段,房性心动过速伴二度 I 型房室阻滞呈 2:1 房室传导。

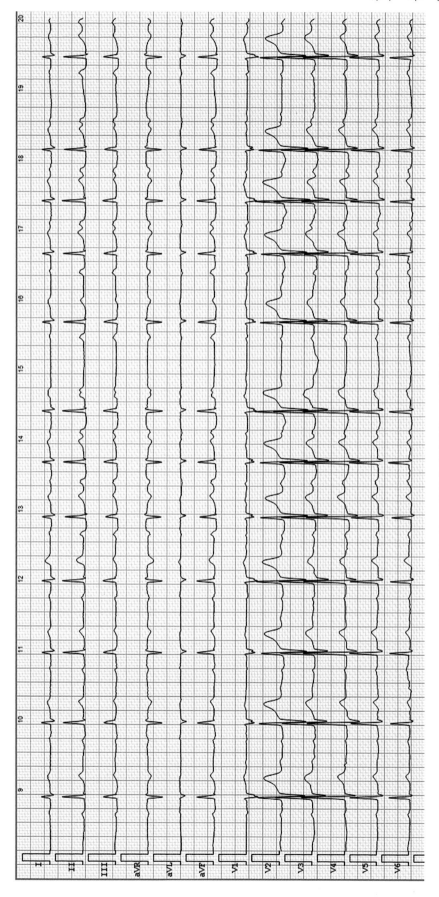

图 11-127　房性心动过速伴二度 I 型房室阻滞

女,58 岁,第 4 个 QRS 波后 T 波内有提前出现的心房波,随之形成房性心动过速,第 5 ~ 7,8 ~ 11 个 QRS 波其前的相关 P 波形成的 PR 间期逐渐延长,直至脱漏,即房性心动过速伴二度 I 型房室阻滞。

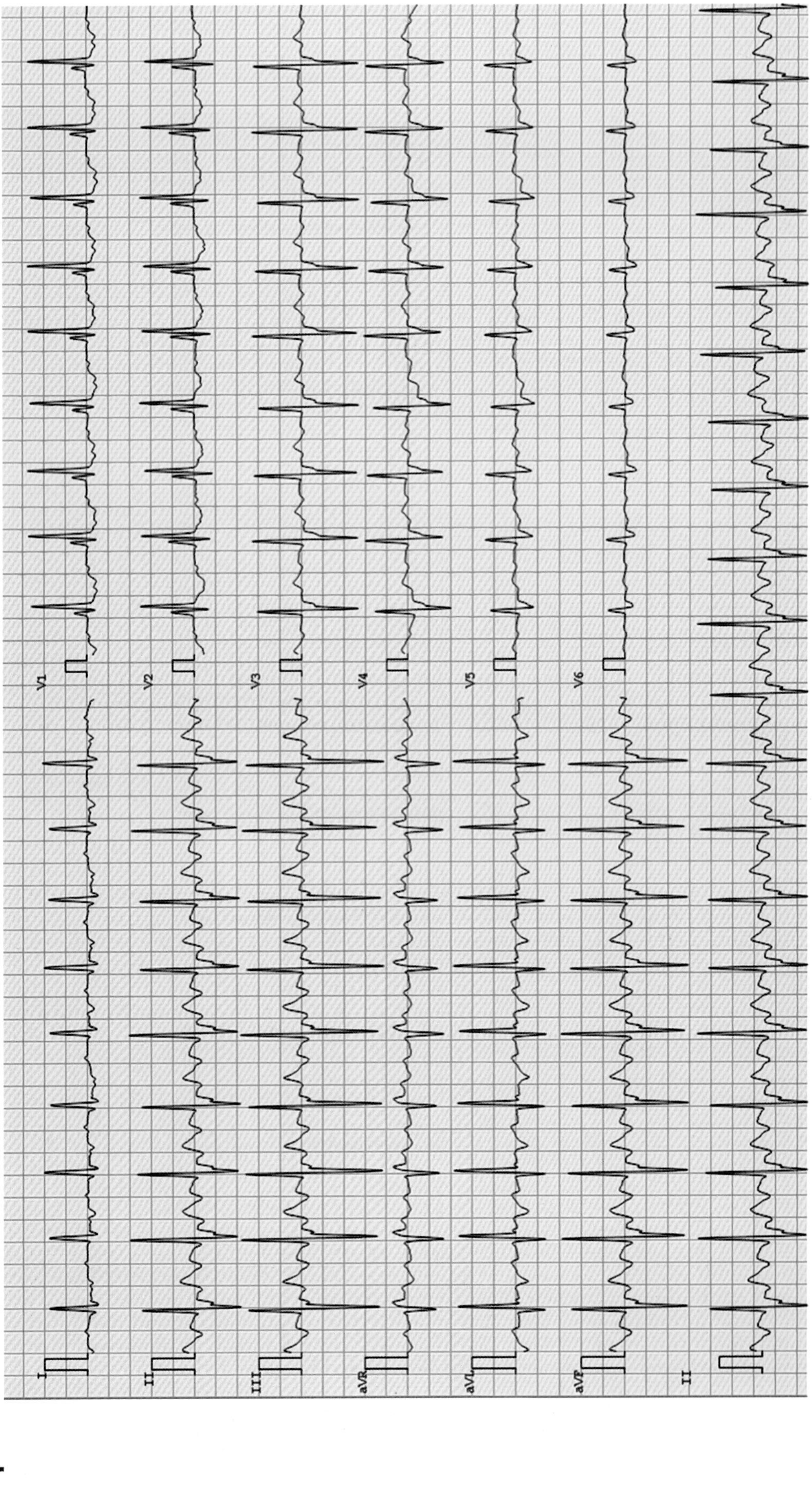

图 11-128　心房扑动

男,82 岁,心房扑动,多呈 3∶1 房室传导,完全性右束支阻滞。

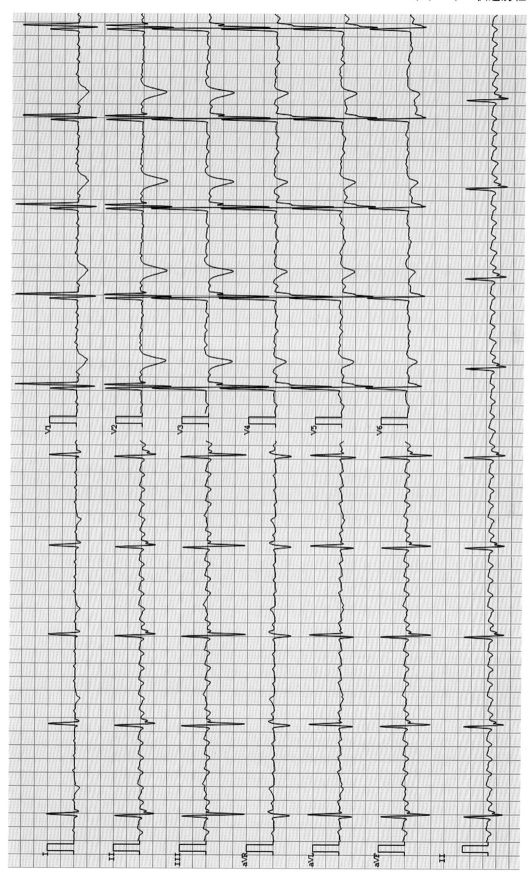

图 11-129　心房扑动伴二度 Ⅱ 型房室阻滞

与图 11-128 为同一患者，心房扑动，即心房扑动伴二度 Ⅱ 型房室阻滞，完全性右束支阻滞。房室传导，6∶1 房室传导，FR 间期固定，RR 间期固定，

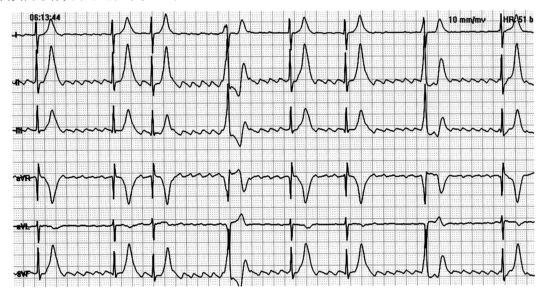

图 11-130　心房扑动伴二度房室阻滞,室性逸搏

　　动态心电图片段,心房扑动,第 4、7 个 QRS 波相对延迟出现、宽大畸形,前间期 1.4 s,即心房扑动伴二度房室阻滞,室性逸搏。

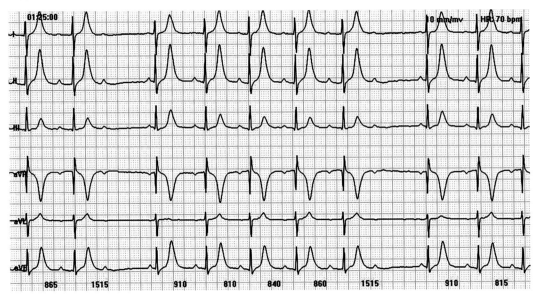

图 11-131　窦性心律伴二度 I 型房室阻滞

　　与 11-130 为同一患者的动态心电图片段,窦性心律伴二度 I 型房室阻滞。

(三)高度房室阻滞

　　1. 房性心动过速伴高度房室阻滞　多发生于舒张中、晚期一系列快速的房性 P 波,呈 ≤3∶1 的房室传导或仅有房性 P 波的半数以下能下传继以室上性 QRS-T 波,多数 QRS-T 波与房性 P 波完全无关,见图 11-132。

　　2. 心房扑动伴高度房室阻滞　心房扑动时房室传导比例 ≤4∶1 时,心室率一般 <45 次/min,部分 QRS 波群与 F 波无关,形成交界性或室性逸搏心律,部分 QRS 波群与 F 波有关,提示高度房室阻滞,见图 11-133、图 11-134。

　　因心房扑动时房率高达 250 次/min,若有连续 3 个 F 波未下传,形成 4∶1 房室传导,室率为 63 次/min,为正常生理需求,而非阻滞所致,只有房率 ≤135 次/min 时才适用。

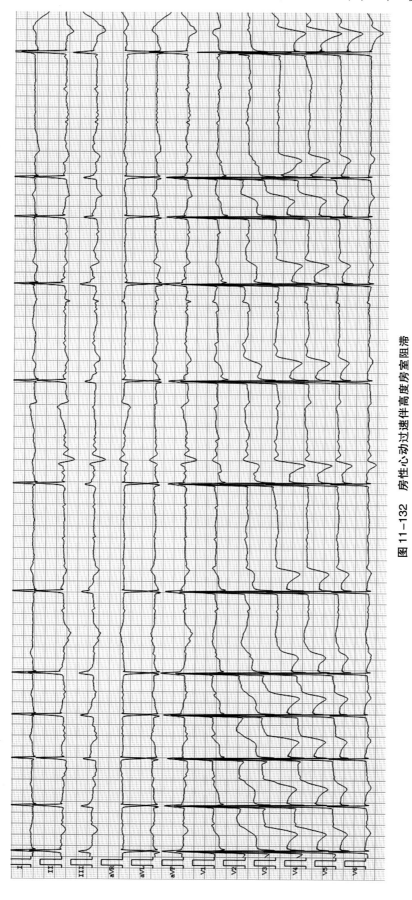

图 11-132 房性心动过速伴高度房室阻滞

女,89 岁,房性心动过速,心房率<135 次/min,连续 2 个及 2 个以上心房波未下传,即房性心动过速伴高度房室阻滞。

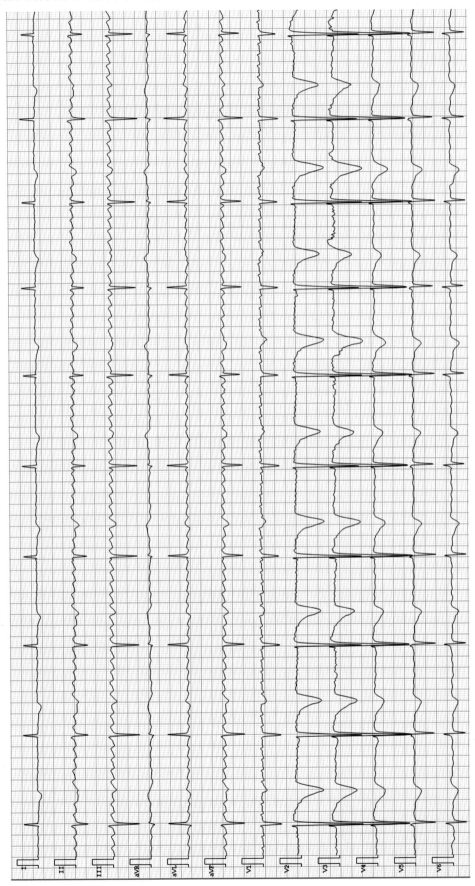

图 11-133　心房扑动伴高度房室阻滞

男,86 岁,心房扑动,第 1~7 个心搏形成的 RR 间期相等,第 8~10 个心搏形成的 RR 间期不等,FR 间期不等,即心房扑动伴高度房室阻滞。

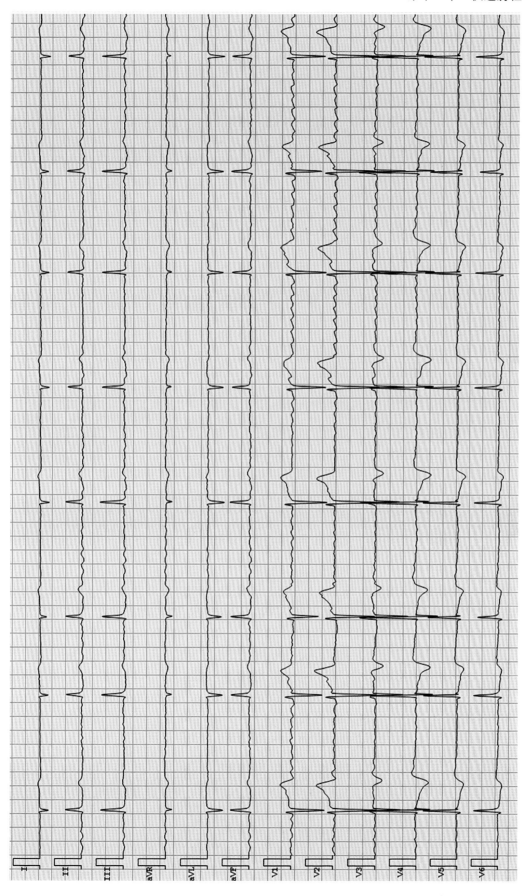

图 11-134　不纯性心房扑动伴高度房室阻滞、过缓的交界性逸搏逸搏及心律

男，74 岁，不纯性心房扑动，第 2、4～6、8 个 QRS 波相对延迟出现，前间期 1.68 s，即不纯性心房扑动伴高度房室阻滞，过缓的交界性逸搏及心律。

3.几乎完全性房室阻滞

(1)房性心动过速伴几乎完全性房室阻滞:一系列舒张期快速的房性 P 波与一系列相对较慢的 QRS-T 波几乎完全脱离关系,仅偶见 P 波后跟随 QRS-T 波。

(2)心房扑动伴几乎完全性房室阻滞:一系列节律绝对规则的、快速的 F 波与一系列缓慢或相对缓慢的 QRS-T 波几乎完全脱离关系,仅偶有夺获,见图 11-135。

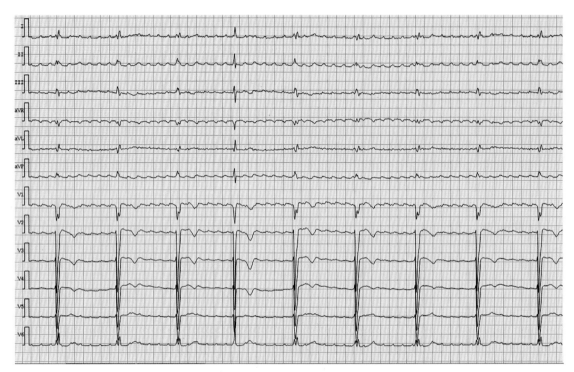

图 11-135　心房扑动伴几乎完全性房室阻滞、室性逸搏心律

女,54 岁,心房扑动,第 2、3、5~9 个 QRS 波相对延迟出现,前间期 1 400 ms,第 3 个 QRS 波为心房扑动波下传,即心房扑动伴几乎完全性房室阻滞、室性逸搏心律。

4.三度房室阻滞

(1)房性心动过速速伴三度房室阻滞:一系列舒张期快速的房性 P 波与一系列相对缓慢的 QRS-T 波完全无关,可伴发室相性房性心律不齐,见图 11-136。

(2)心房扑动伴三度房室阻滞:一系列节律绝对规则的快速 F 波与一系列缓慢或相对缓慢的 QRS-T 波无关,心室由起源于阻滞部位以下的房室交界区或心室控制,见图 11-137、图 11-138。

(3)心房颤动伴三度房室阻滞:一系列节律绝对不规则的快速房颤波与一系列缓慢或相对缓慢的 QRS-T 波无关,心室由起源于阻滞部位以下的房室交界区或心室控制,见图 11-139。

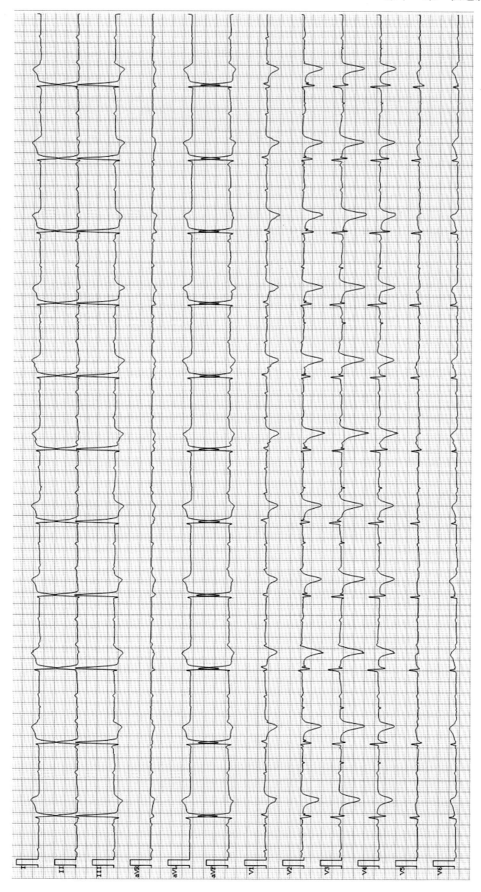

图 11-136　房性心动过速伴三度房室阻滞

男，56 岁，心房波规律出现，频率 130 次/min，心室率规律出现，频率 45 次/min，PR 间期不等，即房性心动过速伴三度房室阻滞。

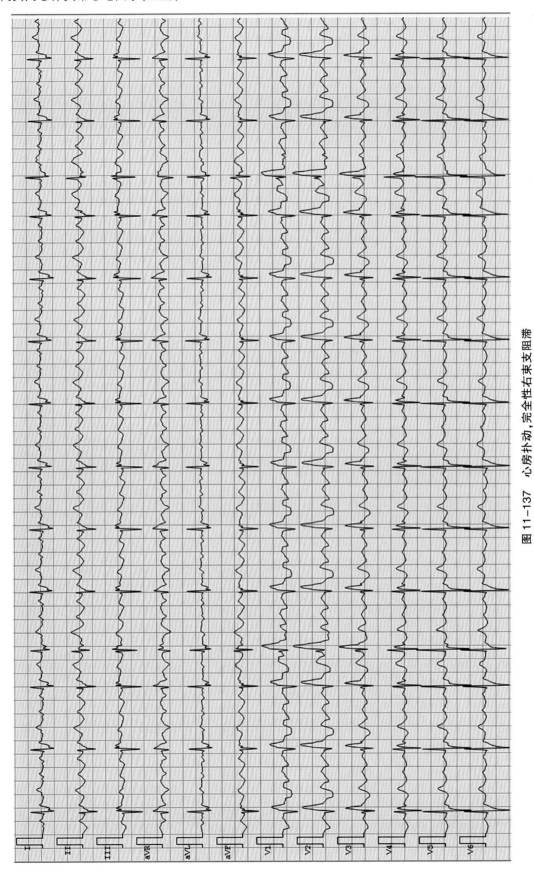

图11-137 心房扑动,完全性右束支阻滞

女,40岁,心房扑动,完全性右束支阻滞。

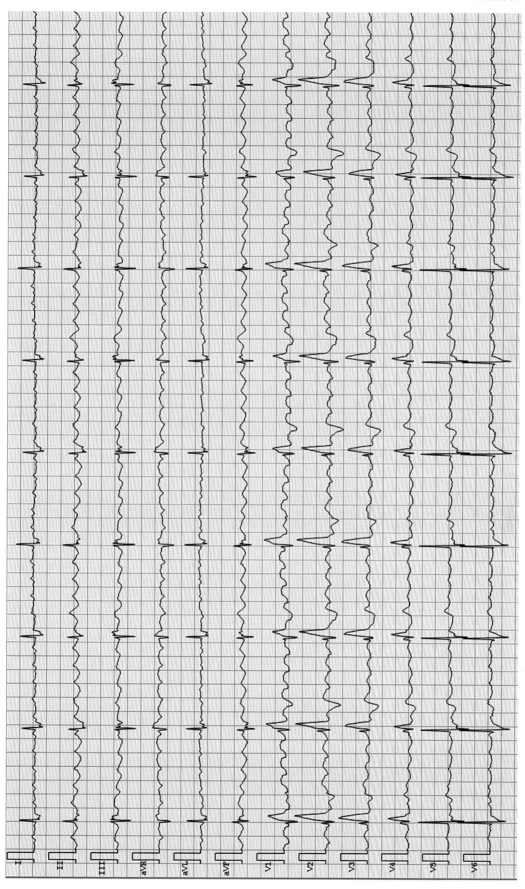

图11-138　心房扑动，三度房室阻滞，交界性逸搏心律，完全性右束支阻滞

与图11-137为同一患者不同时间心电图，心房扑动，RR间期均为1 332 ms，FR间期不等即心房扑动，三度房室阻滞，交界性逸搏心律，完全性右束支阻滞。

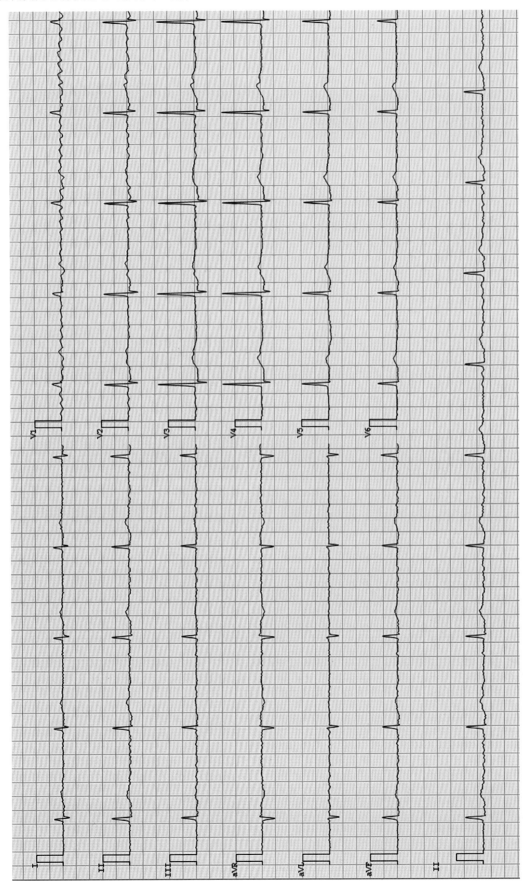

图 11-139 心房颤动伴三度房室阻滞、交界性逸搏心律

女,85 岁,心房颤动,RR 间期均为 1 308 ms,即心房颤动伴三度房室阻滞、交界性逸搏心律。

二、干扰性房室传导障碍

（一）房性心动过速伴干扰性房室传导障碍

房性心动过速伴干扰性房室传导障碍是房性心动过速伴发的干扰性房室传导障碍。分为房性心动过速伴干扰性一度房室传导障碍、房性心动过速伴干扰性二度房室传导障碍、房性心动过速伴干扰性三度房室传导障碍。

1.房性心动过速伴干扰性一度房室传导障碍

（1）概念：房性心动过速伴干扰性一度房室传导障碍是房性心动过速的房性 P 波出现在收缩期而 PR 间期延长，亦称房性心动过速伴干扰性房室传导延缓。

（2）分型

1）房性心动过速伴干扰性一度 I 型房室传导障碍：是房性心动过速的 PR 间期逐渐递增但无心室漏搏。

2）房性心动过速伴干扰性一度 II 型房室传导障碍：是房性心动过速的 PR 间期延长而固定。

3）房性心动过速伴干扰性一度 III 型房室传导障碍：是房性心动过速的 PR 间期延长而不固定，多见于短阵性、不规则型房性心动过速，也见于多源性房性心动过速。

2.房性心动过速伴干扰性二度房室传导障碍

（1）概念：房性心动过速伴干扰性二度房室传导障碍是房性心动过速的房性 P 波出现在收缩期，而有心室漏搏，其总数占房性 P 波的一半以下。

（2）分型

1）房性心动过速伴干扰性二度 I 型房室传导障碍：心电图表现与房性心动过速伴二度 I 型房室阻滞相同，只是房性 P 波均出现在收缩期或舒张早期，亦称为干扰性文氏现象，此型常见，特别多见于短阵性、不规则性、反复发作型阵发性房性心动过速，也可分为典型干扰性文氏现象、变异型干扰性文氏现象、非典型干扰性文氏现象 3 种。有时可同时合并传导阻滞而形成混合性文氏现象，见图 11-140、图 11-141。

2）房性心动过速伴干扰性二度 II 型房室传导障碍：心电图表现与房性心动过速伴二度 II 型房室阻滞相同，只是房性 P 波出现在收缩期或舒张早期，亦称 PR 间期固定型二度房室传导障碍。

第一种是舒张期 PR 间期正常，仅收缩期 P 波后未继以 QRS 波，形成 2：1 房室传导，这是单纯的干扰现象。

第二种是舒张期 PR 间期延长，另有一个 P 波，当房率增速至 P 波进入收缩期时，便可因绝对干扰而未下传，即发生干扰性房室传导中断，成为 2：1 房室传导，实为混合性二度 II 型传导障碍。

第三种是第一个 P 波因相对干扰导致 PR 间期显著延长超过 PP 间期便成为跨越传导而下传，又绝对干扰了第二个 P 波的下传，形成 2：1 房室传导，这也是单纯的干扰现象，见图 11-142。

3）房性心动过速伴干扰性二度 III 型房室传导障碍：心电图表现与房性心动过速伴二度 III 型房室阻滞相同，但发生传导障碍的房性 P 波不出现在舒张中、晚期。

3.房性心动过速伴干扰性三度房室传导障碍：房性心动过速伴干扰性三度房室传导障碍见于房性心动过速与交界性心动过速、房性心动过速与室速等双重性心动过速中，室率快于房率，亦称为房性心动过速伴完全性干扰性房室脱节。

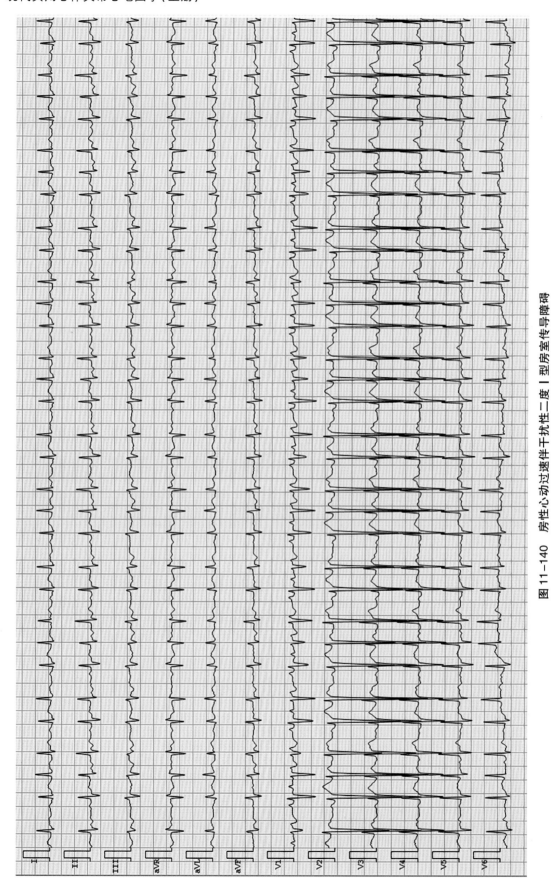

图 11-140　房性心动过速伴干扰性二度 I 型房室传导障碍

男,12 岁,心房率 214 次/min,PR 间期逐渐延长,直至 P 波后未继以 QRS 波,周而复始,即房性心动过速伴干扰性二度 I 型房室传导障碍。

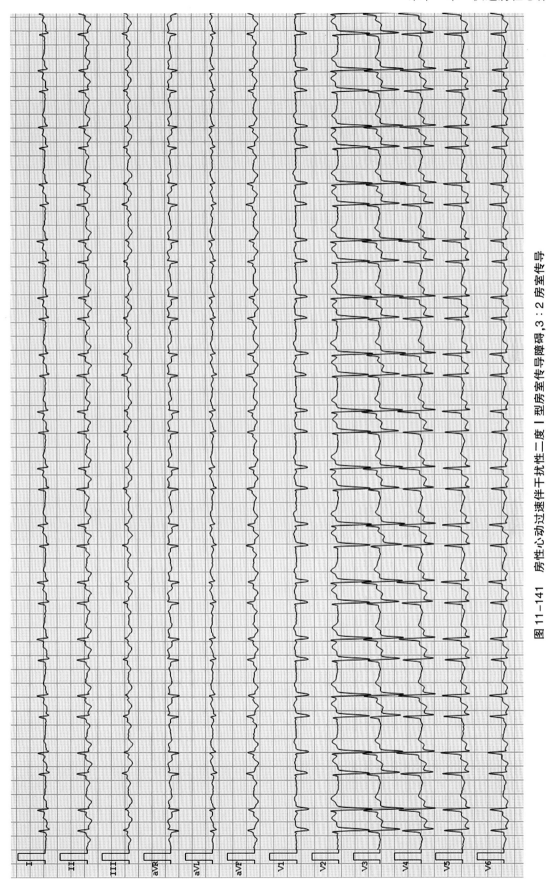

图 11-141　房性心动过速伴干扰性二度 I 型房室传导障碍,3:2 房室传导

男,73 岁,心房率 206 次/min,PR 间期逐渐延长,直至 P 波后未继以 QRS 波,周而复始,短长 RR 间期交替出现,即房性心动过速伴干扰性二度 I 型房室传导障碍,3:2 房室传导。

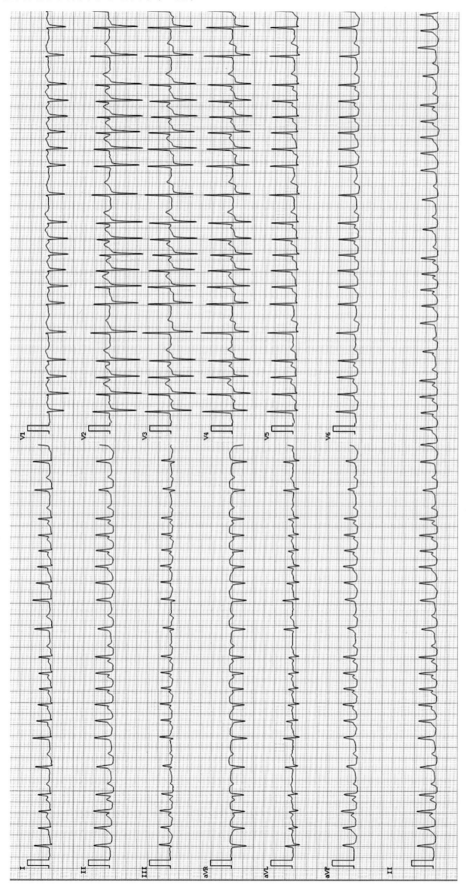

图11-142　房性心动过速伴干扰性二度Ⅰ型房室传导障碍,跨越P波,跨越R波传导现象

女,68岁,P波规律出现,心房率214次/min,PR间期逐渐延长,直至P波后QRS波脱漏,周而复始,形成跨P传导,第2个P波产生的PR间期中可见连续2个P波,且长的RR间期中QRS波起始部的PR间期<0.12 s,即与后继的QRS波无关,形成跨QRS波是第1个P波跨过第2个P波下传,即与后继的QRS波无关,而与后继的第2个QRS波有关,形成跨R传导,即房性二度Ⅰ型房室传导障碍,跨越P波,跨越R波传导现象。

若PR间期大于PP间期,则QRS波群前有两个P波,第一个P波在心电图上可跨越后一个P波支配心室的QRS波群,称为跨越P波,第二个P波为被跨越的P波,此种现象称为跳越传导。

（二）心房扑动伴干扰性房室传导障碍

1. **心房扑动伴干扰性二度Ⅰ型房室传导障碍**　是心房扑动中普遍存在的现象,与房性心动过速伴干扰性二度Ⅰ型房室传导障碍相似,唯有 F 波代替了 P 波,亦称为心房扑动伴干扰性文氏现象,心电图表现为所有下传的 FR 间期均延长,可能有隐匿性传导的缘故,有时则是同时伴有一度房室阻滞,室率特别快而绝对不规则,有时可与心房扑动伴传出阻滞的文氏现象并存,引起房律不齐,突然转变为各种房室比例的干扰性文氏现象,可能是房室交界区传导突然增高的类超常传导。

2. **心房扑动伴干扰性二度Ⅱ型房室传导障碍**　心房扑动伴"正常"房室传导是指心房扑动伴2∶1 房室传导,即心房扑动伴干扰性二度Ⅱ型房室传导障碍,简称2∶1 心房扑动,是心房扑动中最常见的传导方式,此型心房扑动伴有六相等现象,心电图表现如下,见图11-143。

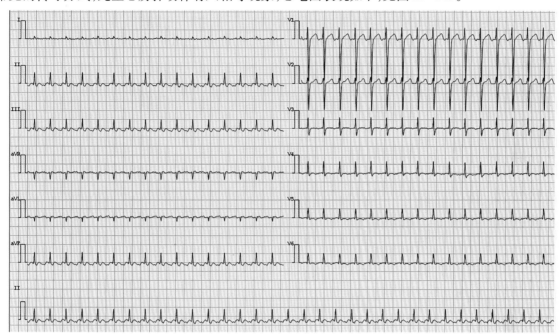

图11-143　心房扑动伴2∶1 房室传导

男,24 岁,心房率326 次/min,心室率163 次/min,每两个 F 波中有一个传至房室交界区恰逢有效不应期,均因绝对干扰而形成干扰性房室传导中断,即心房扑动伴2∶1 房室传导。

（1）心房率大多在300~350 次/min,2∶1 房室传导,室律绝对规则,频率150~175 次/min。

（2）每两个 F 波中有一个出现在收缩期,有时虽出现在舒张晚期,但 FR 间期太短,F 波激动传至房室交界区也逢有效不应期,均因受到绝对干扰而形成干扰性房室传导中断。

（3）出现在舒张期中的 F 波则可以下传产生室上性 QRS-T 波群。

（4）FR 间期常表现下列3 个特点。

1）FR 间期固定:表明该 QRS-T 波是由该 F 波下传的,因此两者是有关的,或称有关的 FR 间期或下传的 FR 间期。

2）FR 间期延长:常超过 PR 间期的正常最高值,这是因为 F 波出现在收缩中、晚期或舒张早期致发生干扰性房室传导延缓,并加上受前一个 F 波在房室交界区隐匿性传导影响的结果。

3）跳跃式传导:跳跃式传导常见,因为 FR 间期多超过 FF 间期。FR 间期呈两种改变:一是延长而不跳跃下一个 F 波,称为非跳跃式 FR 间期。另一种是延长而跳跃下一个 F 波,称为跳跃式 FR 间期,下传的 F 波出现在收缩中、晚期或舒张早期,跳跃下一个出现在舒张期的 F 波而下传至心室,后者被前者绝对干扰而未下传发生了干扰性房室传导中断。

三、束支或分支阻滞

1. 房性心动过速伴束支（分支）阻滞　一系列快速的房性P波后的QRS-T波呈完全性束支阻滞（分支阻滞）图形，其QRS-T波与其前的房性P波有相关性。房性心动过速终止后窦性心律的QRS波与房性心动过速发作的QRS波形态一致；可根据QRS波群图形分为右束支阻滞、左束支阻滞、左前分支阻滞，左后分支阻滞，右束支合并左前分支阻滞、右束支合并左后分支阻滞。

2. 心房扑动伴束支（分支）阻滞　一系列快速的房扑波下传的QRS波呈完全性束支阻滞（分支阻滞）图形，心房扑动终止后窦性心律的QRS波与心房扑动发作的QRS波形态一致，见图11-144～图11-148。

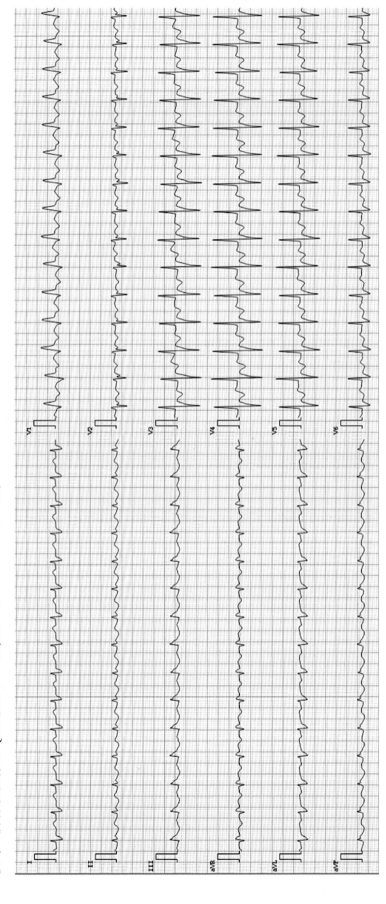

图11-144　心房扑动伴2∶1房室传导，完全性右束支阻滞

男，50岁，心房扑动伴2∶1房室传导，完全性右束支阻滞，QRS波宽大畸形，V$_1$导联呈qR型，余导联QRS波终末增宽，即心房扑动伴2∶1房室传导，完全性右束支阻滞。

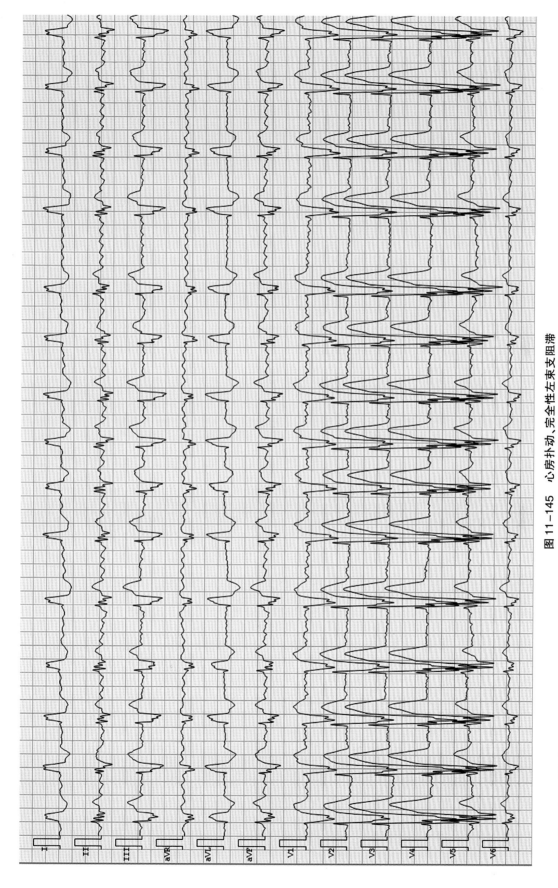

图11-145 心房扑动、完全性左束支阻滞

男，89岁，心房扑动，I导联呈宽阔有切迹顿挫的R波，V_5、V_6导联R峰时限>60 ms，QRS波时限0.18 s，即心房扑动、完全性左束支阻滞。

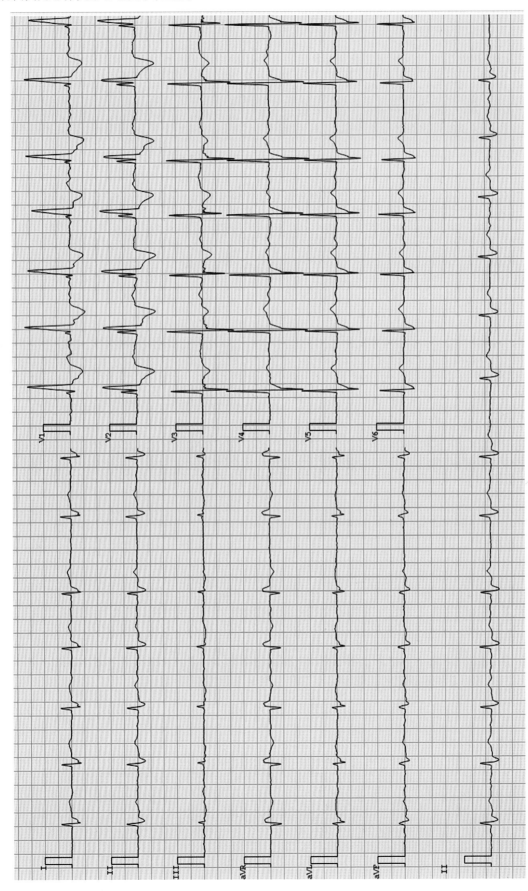

图 11-146　不纯性心房颤动伴完全性右束支阻滞

女，62 岁，不纯性心房颤动，平均心室率 67 次/min，V₁ 导联呈 rsR 型，余导联 QRS 波终末增宽，即不纯性心房颤动伴完全性右束支阻滞。

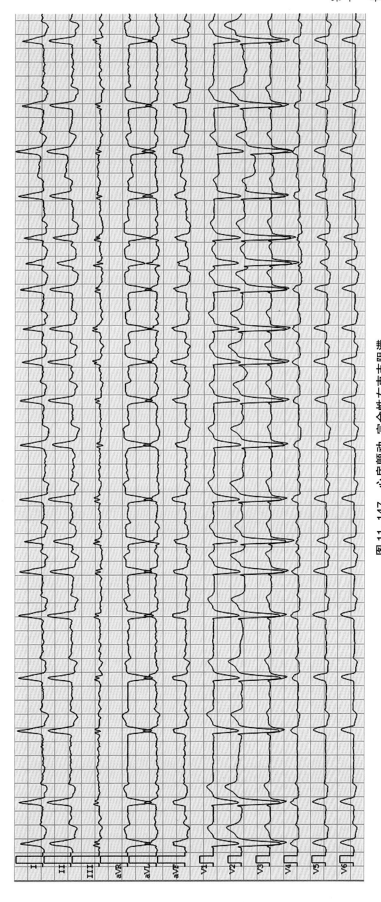

图 11-147　心房颤动、完全性左束支阻滞

女，64 岁，心房颤动，I、V$_5$、V$_6$ 导联呈宽阔有切迹顿挫的 R 波，V$_5$、V$_6$ 导联 R 峰时限>60 ms，QRS 波时限 0.15 s，即心房颤动、完全性左束支阻滞。

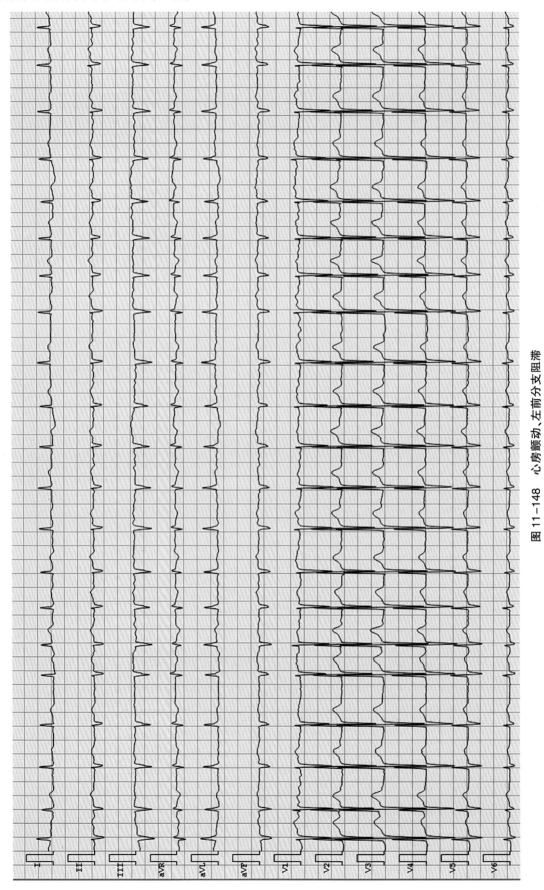

图 11-148 心房颤动、左前分支阻滞

男,62 岁,心房颤动,aVL 导联呈 qR 型,aVL 导联 R 峰时间 50 ms,QRS 波时限 0.09 s,QRS 电轴-59°,即心房颤动、左前分支阻滞。

四、室性早搏，心室预激和快速的房性心律失常伴停搏

1. 室性早搏　见图11-149。

2. 心室预激　心率增快时导致心动周期缩短，心房肌，心室肌，预激旁路的不应期随之缩短，而房室结不应期反而延长。房性心动过速，心房扑动，心房颤动伴心室预激表现，其QRS波变异性较大而呈现手风琴样改变，见图11-150～图11-152。

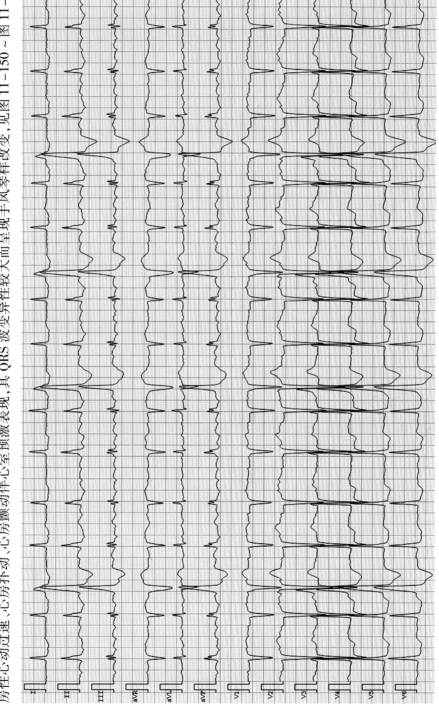

图11-149　心房扑动，室性早搏

女，83岁，心房扑动，可见类左束支阻滞图形的QRS波提前出现，形态基本一致，即心房扑动，室性早搏。

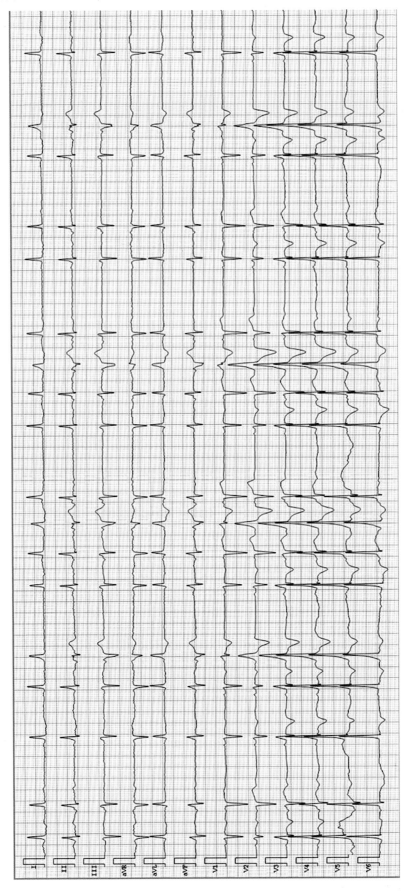

图 11-150　房性早搏、房性心动过速伴心室预激

男，69 岁，第 2、5、7～9、11～13、15、17 个 P 波提前出现，形态异于主导节律的 P 波，激动从旁路下传路下传形成的 QRS 波呈不同程度的心室预激图形，即房性早搏、房性心动过速伴心室预激。

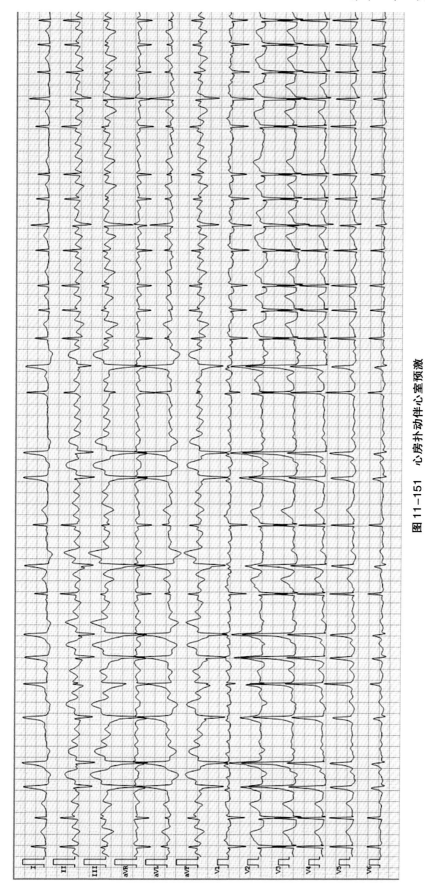

图 11-151　"心房扑动伴心室预激"

男,63 岁,心房扑动,可见宽大畸形的 QRS 波,心房激动从旁路下传形成的 QRS 波呈不同程度的心室预激图形,即心房扑动伴心室预激。

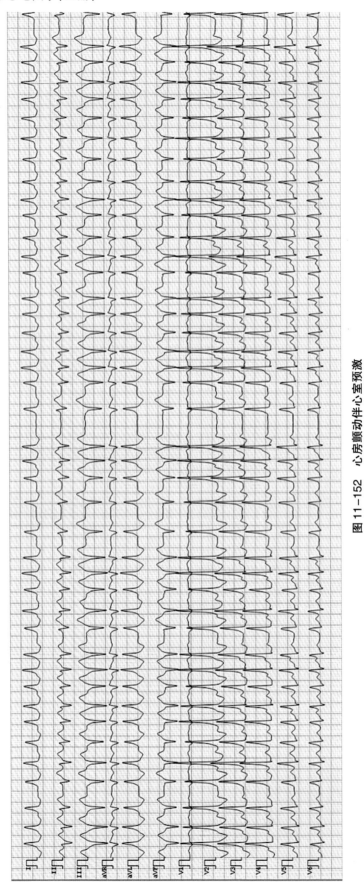

图 11-152　心房颤动伴心室预激

男,51 岁,心房颤动,心室律绝对不等,QRS 波起始钝挫,即心房颤动伴心室预激。

3.快速的房性心律失常伴停搏 快速的房性心律失常终止后伴停搏,见图11-153。

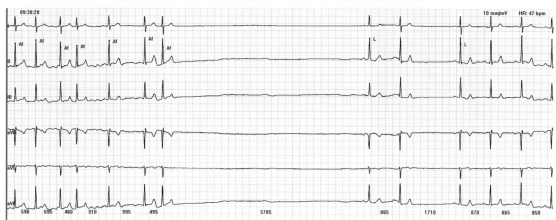

图 11-153 全心停搏

男,69岁,动态心电图片段,心房颤动终止后出现5.785 s的长RR间期,即全心停搏。

第五节 相关的心电现象

一、六相等现象

心房扑动时F波波形、波幅、波宽相等,传导比例(均恒为2:1)、FR间期、RR间期相等现象,称为六相等现象;多见于心房扑动伴2:1房室传导,见图11-154~图11-156。

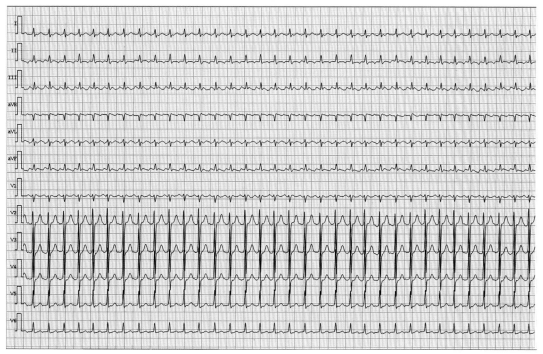

图 11-154 心房扑动伴2:1房室传导

男,63岁,心房扑动,F波波形、波幅、波宽、均恒为2:1房室传导、FR间期、RR间期六相等,心室率168次/min,即心房扑动伴2:1房室传导。

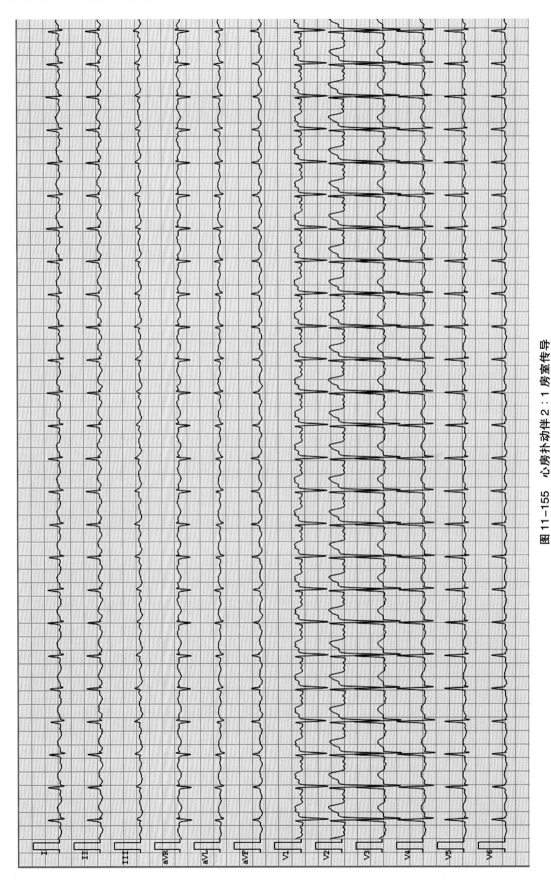

图 11-155　心房扑动伴 2：1 房室传导

男，46 岁，心房扑动，F 波波形、波幅、波宽，均恒为 2：1 房室传导，FR 间期、RR 间期六相等，即心房扑动伴 2：1 房室传导，心室率 123 次/min，即心房扑动伴 2：1 房室传导。

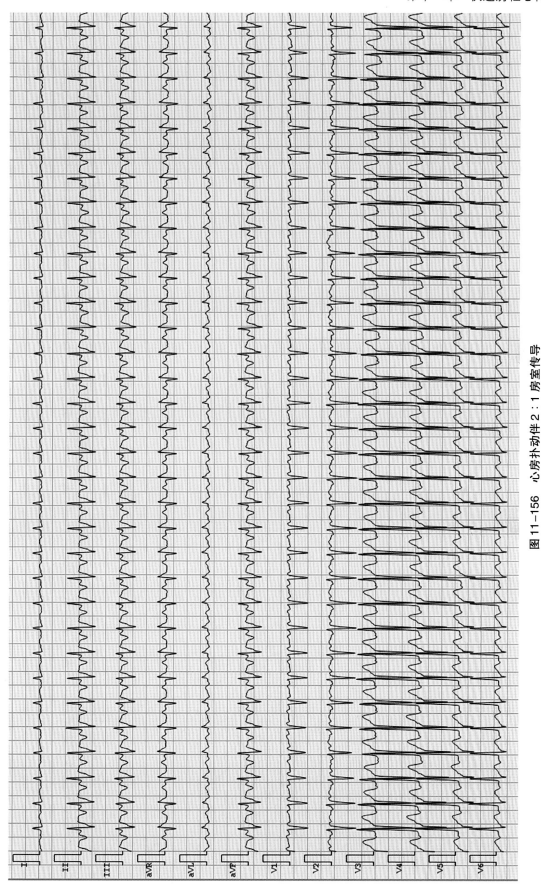

图 11-156　心房扑动伴 2：1 房室传导

男，42 岁，心房扑动，F 波波形、波幅、波宽，均恒为 2：1 房室传导，FR 间期，RR 间期六相等，心室率 166 次／min，即心房扑动伴 2：1 房室传导。

二、文氏现象

心房扑动或房性心动过速时房室传导时间逐渐延长,直至发生心室漏搏而结束一个周期,周而复始,见图11-157～图11-159。

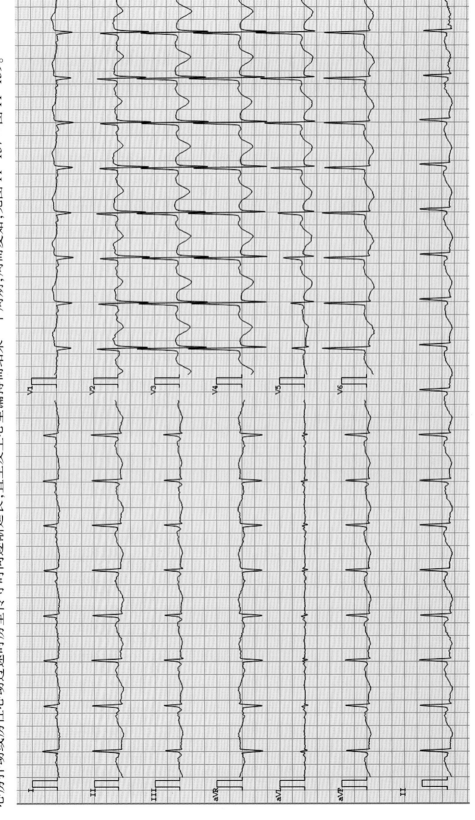

图 11-157　窦性心律

女,52 岁,窦性 P 波规律出现,频率 85 次/min,后继以室上性 QRS 波,即窦性心律。

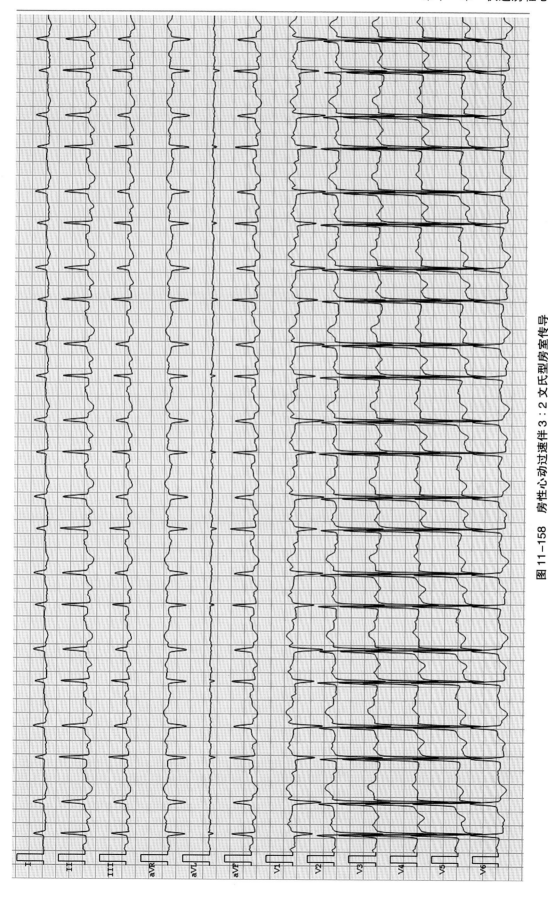

图 11-158　房性心动过速伴 3：2 文氏型房室传导

与图 11-157 为同一患者不同时间心电图，P 波规律出现，频率 157 次/min，形态异于窦性 P 波，PR 间期逐渐延长，直至 P 波后未继以 QRS 波，RR 间期短长交替出现，即房性心动过速伴 3：2 文氏型房室传导。

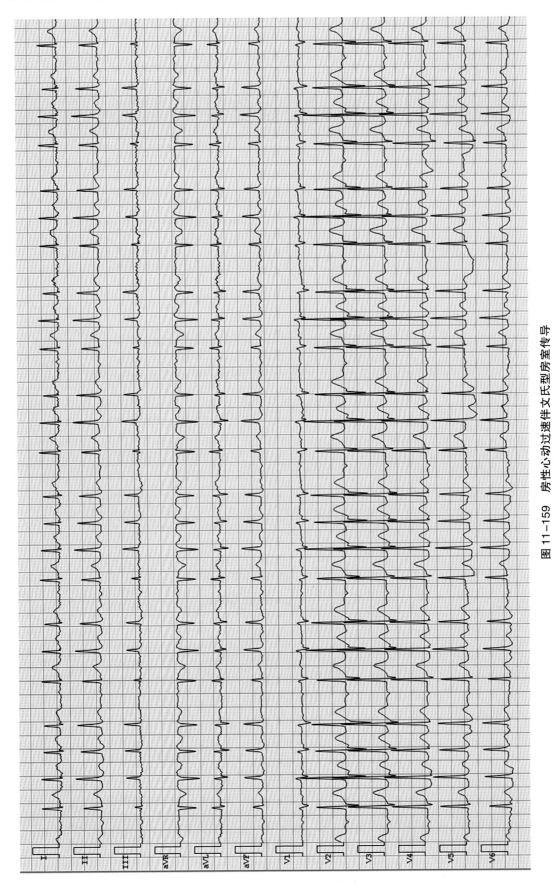

图 11-159　房性心动过速伴文氏型房室传导

男，70 岁，P 波规律出现，Ⅱ导联倒置，频率 167 次/min，PR 间期逐渐延长，直至 P 波后未继以 QRS 波，间而复始，即房性心动过速伴文氏型房室传导。

三、室内差异性传导

室内差异性传导是指室上性激动由于提早出现或心室周期长度的明显改变,在前向传导中恰逢室内传导系统某一部分生理性不应期时、不均匀地传导至心室肌的各部分,引起 QRS 波群发生畸形改变,呈现具有束支阻滞或分支阻滞特征的 QRS 波群,亦称心室内差异性传导、差异性心室内传导、不完全性室内干扰、生理性心室内传导阻滞。

室内差异性传导分为时相性室内差异性传导和非时相性室内差异性传导;一般所谓的室内差异性传导是指时相性室内差异性传导。

1.时相性室内差异性传导　时相性室内差异性传导是心率增快、心动周期缩短引起的暂时性室内传导异常,临床多见,属生理性室内 3 相阻滞;即由于心室内相对不应期这一特定时相内所引起的传导障碍,亦称相性差异性室内传导、相性迷走性室内传导、室内相对干扰。

房速伴室内差异性传导是室内传导组织不应期缩短,房性激动下传时恰逢心室处于相对不应期,如原来一侧束支有病变即存在隐匿性阻滞,正常窦性心律时不能显现而房速发作时表现出来是一种快心率依赖性束支阻滞,见图 11-160。

心房扑动时由于房室传导比例不规律,心室率不整齐易出现长短周期,同时存在隐匿性传导易发生时相性室内差异性传导。

2.非时相性室内差异性传导　非时相性室内差异性传导是心率减慢、心动周期延长时引起的暂时性室内传导异常。

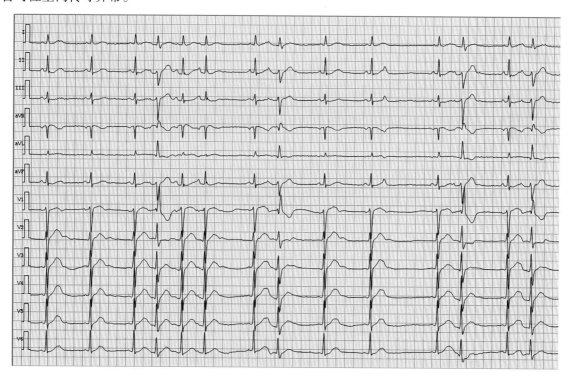

图 11-160　房性早搏、房性心动过速伴时相性室内差异性传导、房性早搏未下传

男,59 岁,窦性 P 波频率 58 次/min,第 4、5、6 个 QRS 波提前出现,其前有相关的 P 波,形态异于窦性 P 波,其中第 4 个 QRS 波宽大畸形,即房性心动过速伴时相性室内差异性传导,第 8、12、14 个 QRS 波提前出现、宽大畸形,其前有相关的 P 波,形态异于窦性 P 波,即房性早搏伴时相性室内差异性传导,第 10 个 QRS 波后 T 波有提前的 P 波,形态异于窦性 P 波,后未继以 QRS 波,即房性早搏未下传。

四、阿什曼现象

传导组织的不应期长短与其前一个心动周期长度有关,即周期越长,不应期也越长,周期缩短不应期也随之缩短。因此在一个长周期后将有一较长的不应期,其后的室上性激动发生传导延迟或传导中断的这种现象称为阿什曼现象。

(一)心室水平的阿什曼现象

心室水平的阿什曼现象是在长短心动周期的基础上出现束支或分支阻滞图形的差异性传导的心电现象的总称。

1. 房性心动过速伴心室水平的阿什曼现象 房速中第一个 QRS 波往往畸形,其畸形与其前长心动周期的长度、短周期的缩短程度及长短周期比值相关,当长短周期比值越大,越易产生心室水平的阿什曼现象,见图 11-161、图 11-162。

2. 心房扑动伴心室水平的阿什曼现象 心房扑动时 F 波在房室交界区发生隐匿性传导,一个 F 波下传至房室交界区但未传入心室时,在房室交界区产生一次不应期影响下一个 F 波的下传,使 FR 间期延长或阻滞,当房室呈不同比例下传出现文氏型阻滞、高度房室阻滞、FR 间期不一致即可出现长短心动周期则易引发心室水平的阿什曼现象,见图 11-163。

3. 心房颤动伴心室水平的阿什曼现象 心房颤动时 f 波在房室交界区发生隐匿性传导,可能引起长 RR 间期,或伴二度房室阻滞等可出现长短心动周期则易引发心室水平的阿什曼现象,见图 11-164。

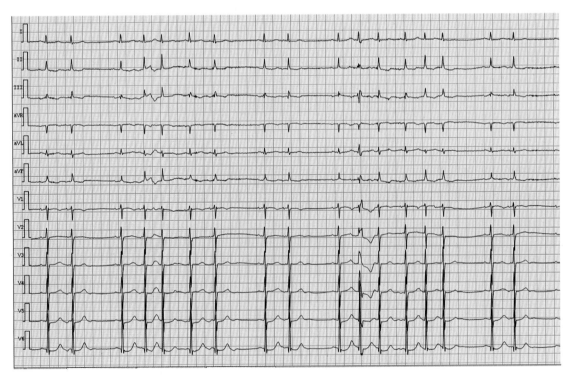

图 11-161 房性心动过速伴心室水平的阿什曼现象(1)

女,81 岁,第 11~15 个 QRS 波提前出现,其前有相关的 P 波,形态异于窦性 P 波,其中第 11 个 QRS 波宽大畸形(在相对长的心动周期后,该提前的 P 波的联律间期最短),即房性心动过速伴心室水平的阿什曼现象。

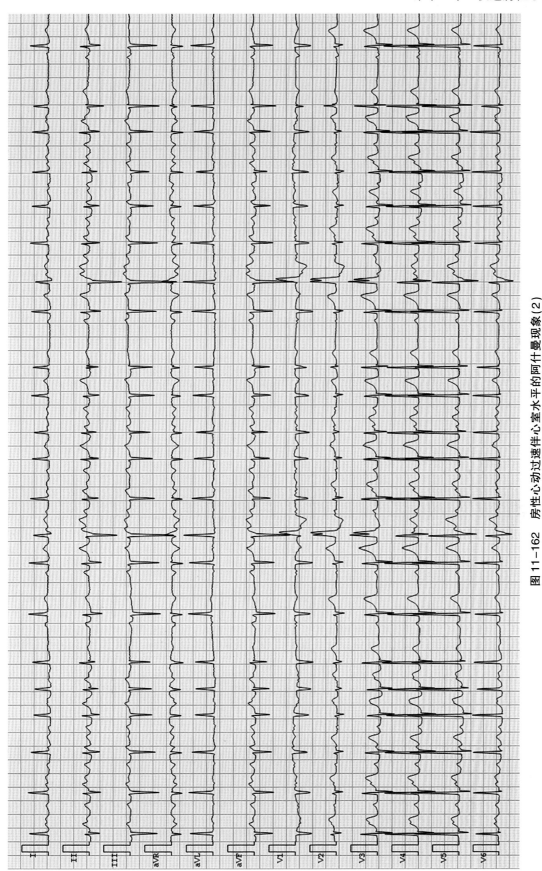

图 11-162　房性心动过速伴心室水平的阿什曼现象 (2)

女,81 岁,第 7、8、15、22 个 P-QRS-T 波群为窦性心搏,第 1~6、9~14、16~21 个 QRS 波提前出现,其前有相关的 P 波,形态异于窦性 P 波,该提前的 P 波的联律间期短),即房性心动过速伴心室水平的阿什曼现象。

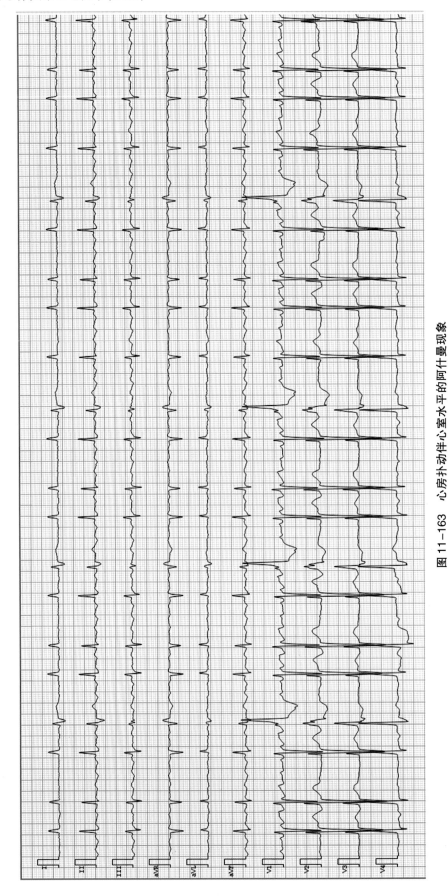

图11-163　心房扑动伴心室水平的阿什曼现象

女,73岁,心房扑动,第4、8、12、15、17个心搏合并了室内差异性传导,为心室水平的阿什曼现象。

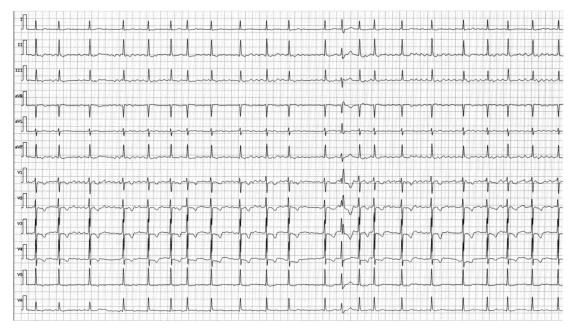

图 11-164　心房颤动伴心室水平的阿什曼现象

女,66 岁,第 13 个心搏合并了室内差异性传导,为心房颤动伴心室水平的阿什曼现象。

(二)心房水平的阿什曼现象

长 PP 间期能引起随后短 PP 间期中心房不应期与离散度的增大,易引发房性心动过速、心房颤动等快速房性心律失常,见图 11-165。

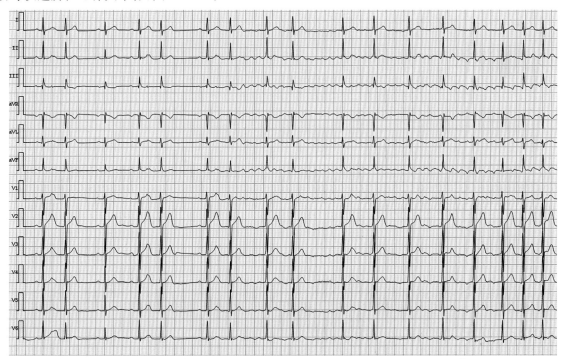

图 11-165　心房水平的阿什曼现象

男,36 岁,第 2、5 个 P 波提前出现,形态异于窦性 P 波,后继以 QRS 波,即房性早搏,其中第 2 个房性早搏后出现较长的代偿间期,第 7 个 P 波提前出现,PP 间期缩短引发了不纯性心房扑动。

五、钟氏现象

房性早搏或并行心律或伴有室房传导的交界性、室性早搏后第1个或若干个窦性P波形态发生改变,亦称非时相性房内差异性传导,P波出现的时间必须是窦性P波出现的时间,见图11-166。

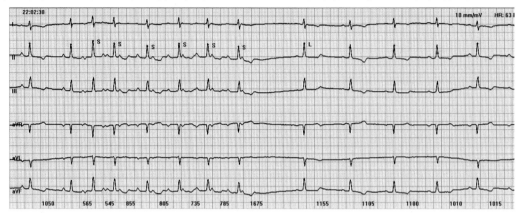

图11-166 房性心动过速伴钟氏现象

动态心电图片段,第3~8个QRS波提前出现,其前有相关的异于窦性P波的P波,后继以室上性QRS波,房性心动过速终止后,在窦性P波出现的位置多个P波形态发生了改变,即房性心动过速伴钟氏现象。

六、P-on-T现象

当P波落入前一心搏T波之上,称为P-on-T现象,亦称短配对间期的房性早搏。

心房易损期约在R波下降支和S波中,急性心肌梗死或某些心肌病变心房易损期常延长至大约在QRS波群起点至T波顶峰之间,即QRS波群起点后0.20~0.37 s,若此时给予较强的刺激或有早搏发生,易引起心房颤动、心房扑动或房性心动过速等快速房性心律失常,见图11-167。

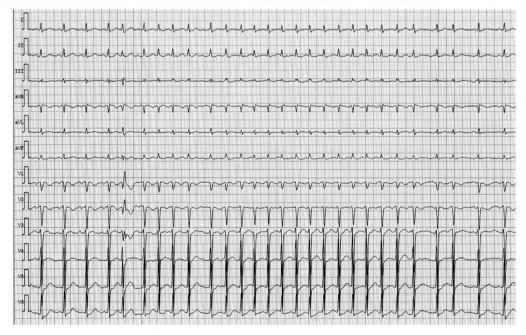

图11-167 P-on-T现象引发心房扑动

男,73岁,第5个P波提前出现,形态异于窦性P波,后继以室上性QRS波,该P波位于前一心搏的T波顶点,引发了心房扑动,即P-on-T现象引发心房扑动。

七、隐匿性传导

窦性或异位激动在心脏中或心脏的特殊传导系统中传导时,已传导到足够深处,但又不能"走完全程"的一种传导受阻现象。因该激动未能抵达心房或心室,不能形成 P 波或 QRS 波,却产生了一次新的不应期,使接踵而至的下一次激动的传导或某一起搏点激动的形成受到影响,这种传导在体表心电图上隐匿不见,只能间接地进行诊断,故称隐匿性传导,最易发生在心脏组织的有效不应期和相对不应期过渡的极短时间内,见图 11-168。

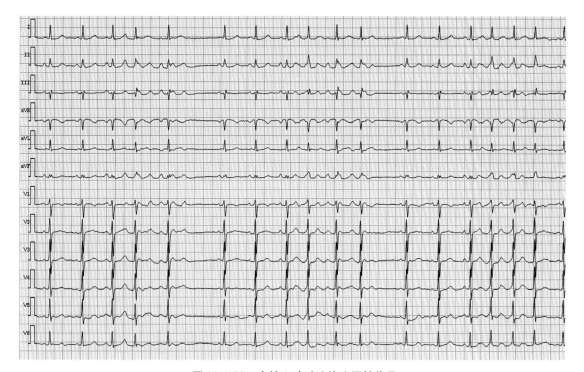

图 11-168　房性心动过速伴隐匿性传导

女,62 岁,第 3、8、14 个 QRS 波提前出现,其前有相关的 P 波,形态异于窦性 P 波,其后均引发房性心动过速,其中部分 P 波后未继以 QRS 波,即房性心动过速伴隐匿性传导。

八、蝉联现象

蝉联现象是室上性激动下传心室过程中,激动经一侧传导径路下传并使对侧传导径路出现连续隐匿性传导,使之持续发生功能性阻滞的一种心电现象,亦称依赖现象。发生机制是连续≥3 次的跨间隔隐匿性逆向传导,见图 11-169～图 11-171。

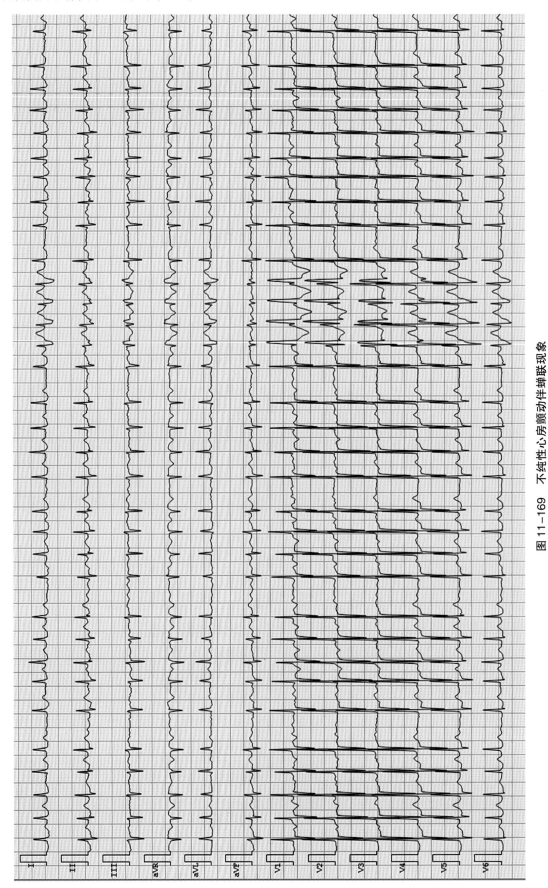

图 11-169　不纯性心房颤动伴蝉联现象

女,82 岁,不纯性心房颤动,可见连续 4 个类右束阻滞图形的 QRS 波,即不纯性心房颤动伴蝉联现象。

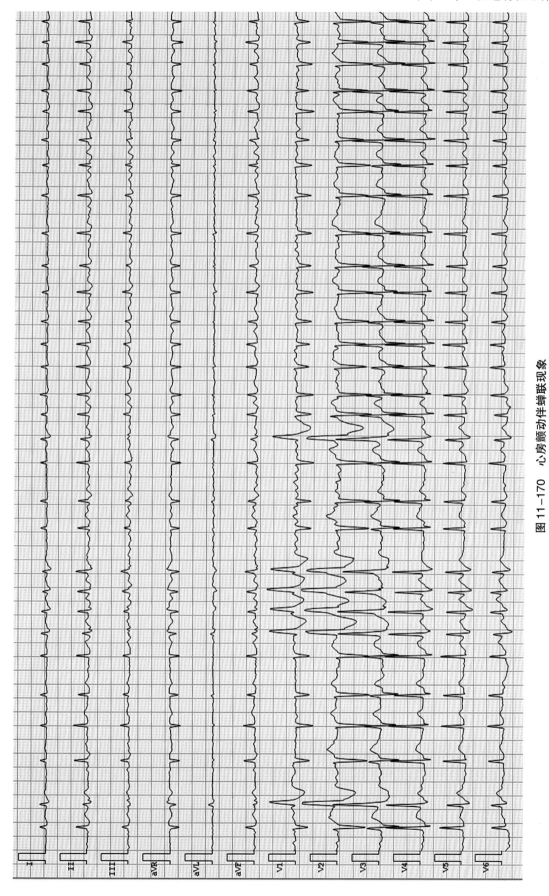

图 11-170 心房颤动伴蝉联现象

男,71 岁,心房颤动,可见单个或一系列类右束支阻滞图形的 QRS 波,且 RR 间期不等,即心房颤动伴蝉联现象。

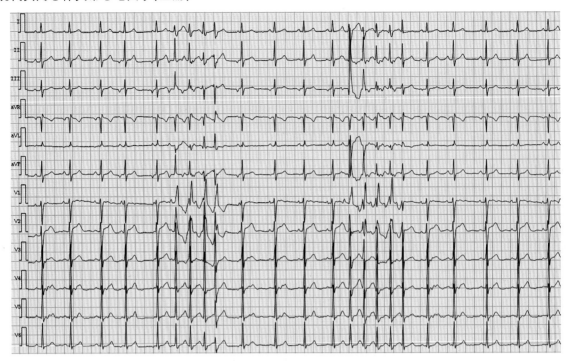

图 11-171 窦性心律、房性心动过速伴蝉联现象

女,41 岁,可见连续 4 个类右束支阻滞图形的 QRS 波,其前有相关的 P 波,形态异于窦性 P 波,即窦性心律、房性心动过速伴蝉联现象。

九、Bix 规则

识别心房波的一种规则。当室上性心动过速的心房波每次都落在两个心室波群的中间时,很可能还有另一个心房波隐没在 QRS 波群内,实际的心房波数是可见心房波数 2 倍的一种现象,见图 11-172 ~ 图 11-175。

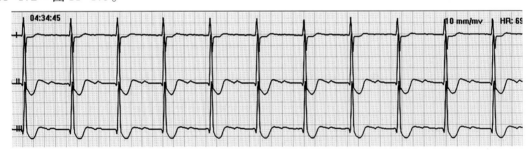

图 11-172 P 波位于两个 QRS 波群中间,PR 间期延长类一度房室阻滞

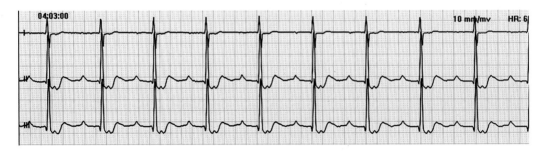

图 11-173 房性心动过速伴 2：1 房室传导

与图 11-172 为同一患者,刺激迷走神经的方法,P 波与 QRS 位置变化,心房波显露,房性心动过速伴 2：1 房室传导。

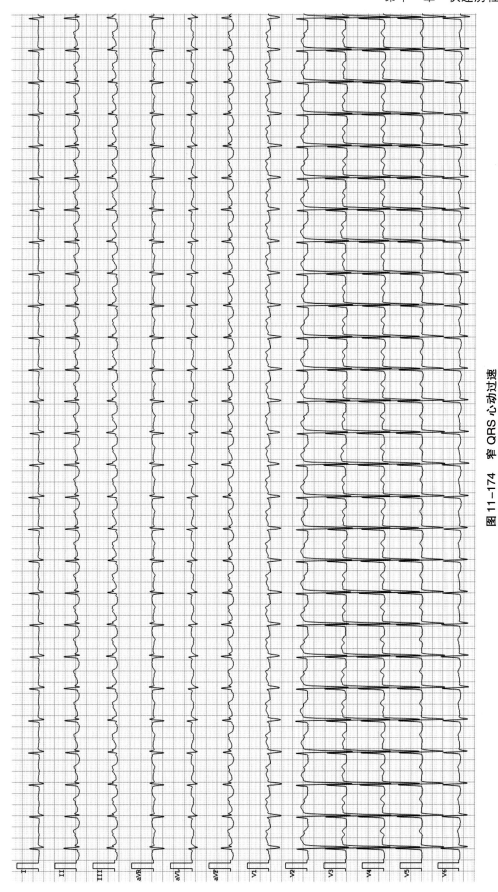

图 11-174　窄 QRS 心动过速

男，52 岁，RR 间期匀齐，中间似有一心房波，即窄 QRS 心动过速。

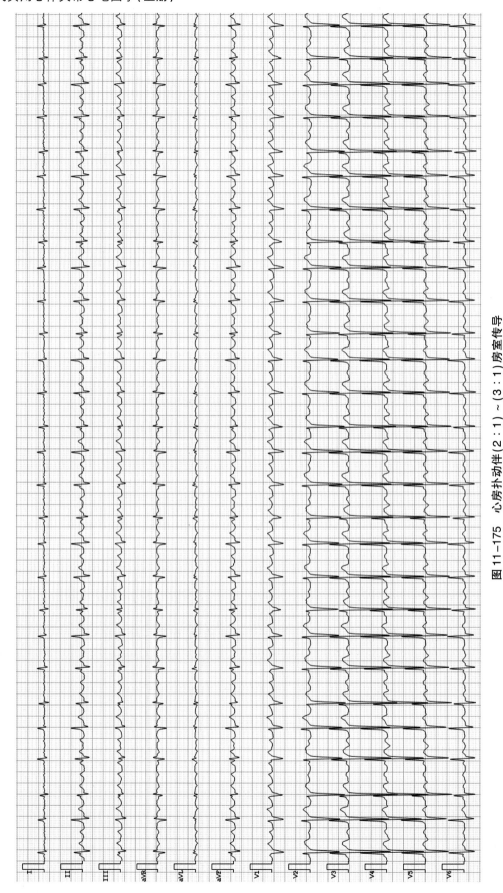

图 11-175　心房扑动伴(2:1)~(3:1)房室传导

与图 11-174 为同一患者长时间描记,心房波显露,形成心房扑动伴(2:1)~(3:1)房室传导,回顾性分析图 11-174 为心房扑动伴 2:1 房室传导。

十、Peeling 现象

1.异位激动导致不应期缩短现象,亦称不应期剥除现象,回剥现象。反映心率(心动周期)对不应期的影响,即心率增快、心动周期缩短,心肌、束支、预激旁道的不应期随之缩短,房室结不应期反而延长。室性(房性)异位激动提前激动了连接区,使其不应期提前开始,由于复极相应提早,不应期提前结束,使整个不应期前移,使原应被阻滞的室上性(室性)激动能够下传,见图11-176。

2.不应期回剥学说认为传导阻滞存在时,一次促发性激动可通过多种途径使存在阻滞的心肌不应期缩短,并使随后的激动下传时避开了不应期而发生意外传导。促发性激动引起阻滞区不应期回剥和缩短的机制有以下几种。

(1)心动周期的变短使有效不应期缩短:一般情况下,心脏的心房肌、心室肌、不同的特殊传导系统(房室结除外)以及房室旁路等,其不应期具有频率自适应性特征,即每一个心动周期中上述组织的不应期长短均与前一心动周期的长短呈正变规律。心动周期中心房肌的不应期值与前面的 PP 间期值呈正变规律,前者随后者变长或变短。心室肌和希浦系统的不应期也有同样特点,这一特性称为不应期的频率自适应性。魏登斯基现象发生时,当促发性激动是一次早搏时,室性早搏或交界性早搏都将缩短 RR 间期,使下一个心动周期中心室肌及希浦系统的有效不应期缩短,如果原来传导阻滞就发生在希浦系统,则其后的窦性 P 波就可能下传,出现传导阻滞的意外改善。

这种理论可以解释希浦系统、心室肌、心房肌等不应期过长引起的传导阻滞及阻滞的暂时消失,但不适合房室结不应期过长引起的房室阻滞及阻滞的暂时消失,因房室结不应期的频率自适应性与其他心肌组织相反,其有效不应期与前一心动周期呈反变规律。当促发性激动是一次早搏时,随着心动周期的缩短,房室结在下一个心动周期中的有效不应期将延长,结果原有的传导阻滞不仅不减轻反而会加重。

(2)促发性激动使不应期提前结束:当促发性激动是一次早搏时,其可使邻近的心肌组织提前除极,不应期也随之提前开始并提前结束。当传导阻滞就位于这些心肌组织时,该不应期的提前结束,将使原来被阻滞的激动能够下传。在上述过程中,阻滞区的有效不应期(ERP)并未缩短,但提前开始及提前结束的结果,使原来不能下传的心房激动能够下传。这一现象容易在临床电生理检查中复制和证实。

(3)阻滞区两侧同时被激动的总合作用缩短不应期:心脏电生理的研究表明,在阻滞区两侧同时给予刺激时,两个刺激(或激动)在阻滞区发生对向传导,并可能发生碰撞而产生总合作用,使阻滞区的不应期缩短,使原有的传导阻滞出现暂时性改善。

不应期回剥学说认为,魏登斯基现象不是真正的超常传导,而是一种伪超常传导,因为该现象的发生不是传导阻滞部位本身的传导功能发生了改善,而是以促发性激动为介质使不应期缩短的结果。

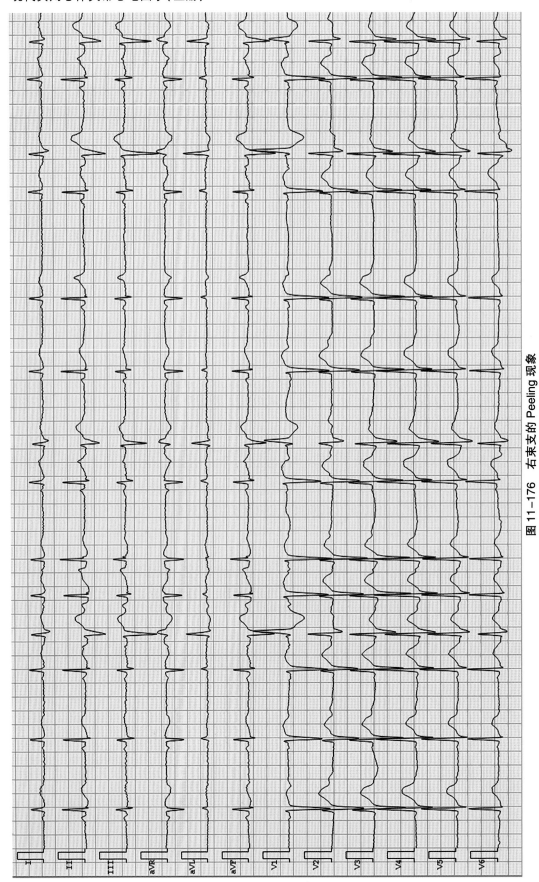

图 11-176　右束支的 Peeling 现象

男,59 岁,第 4 个 P 波提前出现,形态异于窦性 P 波,后继以类右束支阻滞图形的 QRS 波,即该心室除极波落入右束支不应期出现右束支阻滞型室内差异性传导,第 5,6 个 QRS 波形态正常化是由于心脏传导组织不应期短与心动周期长短与心动周期长度成正比,早搏使心动周期缩短,其不应期也缩短,使右束支得以脱离不应期,即早除极,早复极,致 QRS 波形态正常化,符合右束支的 Peeling 现象。

十一、传出阻滞

传出阻滞是任何起搏点所发出的激动,当其不能通过该起搏点与周围心肌的联接处而传至心房或心室,因而使规则的心律突然出现漏搏现象,亦称外出阻滞,其是单向阻滞的一种。心电图上无法得到激动传导经过起搏点与其周围心肌交界部位的参考点,因而一度、三度传出阻滞无法诊断,仅能诊断二度传出阻滞。

(一)房性心律伴传出阻滞

房性逸搏心律、加速的房性自主心律、早搏性房性心动过速、心房扑动、房性并行心律等各种频率的房性心律可伴有不同程度和不同类型的传出阻滞,亦称异-房传出阻滞,由于异位起搏点与周围心肌的传导时间无法在体表心电图上测出,故一度、三度传出阻滞在体表心电图上无法诊断,仅能诊断二度传出阻滞。

(二)房性心动过速伴传出阻滞

1. 房性心动过速伴二度 I 型传出阻滞 一系列快速出现的房性 P 波,PP 间期可有下列表现形式。

(1)典型的文氏型传出阻滞:PP 间期呈逐渐缩短继而突然延长,周而复始出现。

(2)非典型的文氏型传出阻滞:PP 间期呈逐渐延长继而突然显著延长。

(3)变异型文氏型传出阻滞:PP 间期呈渐短渐长最长的现象,见图 11-177。

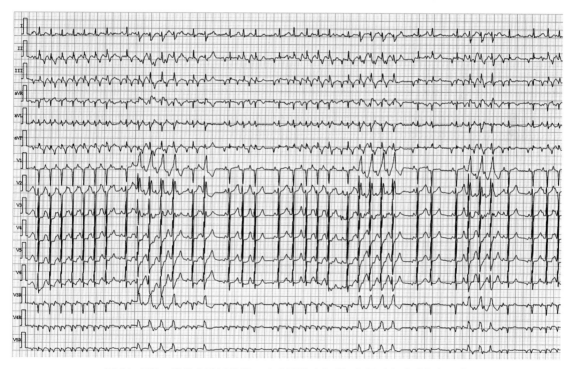

图 11-177 房性心动过速伴二度 I 型传出阻滞-变异型文氏型传出阻滞

女,65 岁,一系列快速出现的房性 P 波,PP 间期呈渐短渐长最长,即房性心动过速伴二度 I 型传出阻滞-变异型文氏型传出阻滞。

2. 房性心动过速伴二度Ⅱ型传出阻滞 一系列快速规则的房性 P 波,突然发生 P 波消失,所形成的长间歇等于 PP 间期的整倍数,见图 11–178、图 11–179。

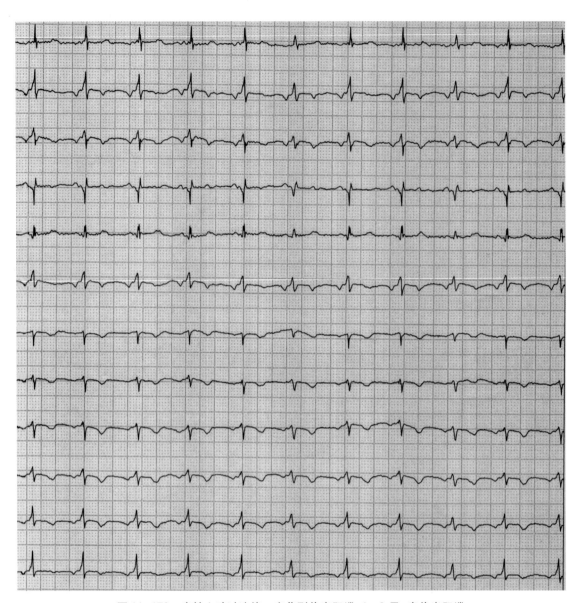

图 11-178 房性心动过速伴二度Ⅱ型传出阻滞,4∶3 异–房传出阻滞

动态心电图片段,一系列快速规则的房性 P 波,突然发生 P 波消失,长 PP 间期等于短 PP 间期的 2 倍,即房性心动过速伴二度Ⅱ型传出阻滞,4∶3 异–房传出阻滞。

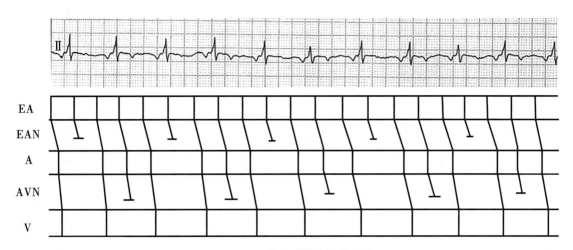

图 11-179　Ⅱ导联片段及梯形图

与 11-177 为同一患者Ⅱ导联片段及梯形图,真 2∶1 房室传导假 3∶2 房室传导。

（三）心房扑动伴二度传出阻滞

1. 心房扑动伴二度Ⅰ型传出阻滞　一系列节律绝对规则的 F 波中,有部分 F 波呈现 FF 周期渐短突长的典型文氏现象或渐长突长的非典型文氏型或渐短渐长突长的变异型文氏型。

2. 心房扑动伴二度Ⅱ型传出阻滞　一系列绝对规则的 F 波,突然发生 F 波消失,所形成的长间歇等于 FF 间期的整倍数。

第十二章　房室交界区相关的心动过速

第一节　概　述

一、房室交界区解剖

房室交界区是心房和心室相交界部位的特殊心肌结构,位于房室隔内,其范围基本与房室隔右侧面的 Koch 三角一致,此三角的后界为冠状窦口,上界由下腔静脉瓣延续至卵圆窝缘形成的 Todrao 腱,下界为三尖瓣隔侧瓣附着缘,三角的尖可达室间隔膜部后缘。

房室交界区由房室结的心房扩展部(结间束终末部)、房室结以及房室束的穿部和未分叉部组成,其中以房室结为主,分别称为房区、结区和束区,三部分相互交界的区域称为房结区和结束区;这样房室交界区就可分为房区、房结区、结区、结束区、束区五个区,许多复杂心律失常的发生与房室交界区有关,也是临床上射频消融治疗阵发性室上性心动过速的解剖学基础,见图 12-1。

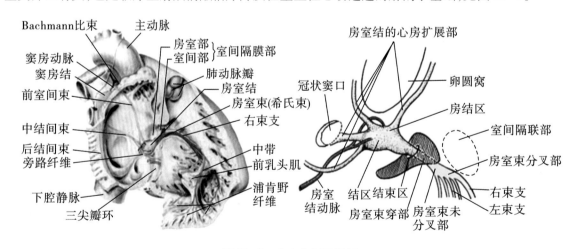

图 12-1　房室交界区解剖

二、房室交界区的功能

1. 起搏功能　房室交界区作为次级起搏点,具有自律性,其自律起搏点主要在结两端,而结中央无自律性或自律性差,见表 12-1。

2.兴奋传导功能　房室交界区具有双向性传导,心房的激动可通过房室交界区传入心室,心室的激动也可通过房室交界区逆传心房。激动经房室交界区时可分离成两条通路,一条传导速度快,一条传导速度慢,即双径路传导现象,其物质基础可能与结的分层和具有旁路纤维束有关,也可形成折返环路。

3.传导延搁功能　兴奋在房室交界区传导缓慢,传导速度仅 0.05 ~ 0.1 m/s,延搁 40 ~ 50 ms,可能与纤维细小、排列紊乱和缝隙交界少有关,房室延搁可使心房和心室肌顺序收缩。

4.过滤冲动功能　某些情况,如心房颤动时心房传来的冲动不但频率快且强弱不一,房室交界区结纤维相互交织可使经过此区的冲动产生相互碰撞,一些弱小冲动可以减弱乃至消失,进入心室的冲动减少,从而保证心室基本以正常的心率收缩。

表 12-1　四级起搏点、七级频率(次/min)等级

自律性分级	丧失	降低	正常	轻度增高	中度增高	重度增高	极度增高
自律性强度	0 级	1 级	2 级	3 级	4 级	5 级	6 级
起搏点	停搏	过缓的逸搏心律	逸搏心律	加速的自主心律/非阵发性心动过速	阵发性心动过速/早搏性心动过速	扑动	颤动
窦性	0	<60	60 ~ 100	>100			
房性	0	<50	50 ~ 60	70 ~ 140,大多在 100	150 ~ 250	250 ~ 350	350 ~ 600
交界性	0	<40	40 ~ 60	70 ~ 140,大多在 100	150 ~ 250		
室性	0	<20	20 ~ 40	60 ~ 120,大多在 70 ~ 80	140 ~ 180	150 ~ 250	250 ~ 500

第二节　房室交界区相关的心动过速

一、房室交界区相关的心动过速

房室交界区的自律性仅次于窦房结,称为二级起搏点,潜在异位起搏点是产生自律性异常心电图的主要根源。自律性强度的改变可导致心律失常,根据自律性强度的变化及发放激动的频率,将心律失常分为 7 类。

3 级以上统称为心动过速,亦称快速性心律失常,指频率 100 ~ 600 次/min,节律可规则或不规则的快速心律失常的总称。主要分为窦性心动过速和异位性心动过速两类。非阵发性心动过速缺少保护机制,为区别于阵发性心动过速,取名非阵发性心动过速,其发作和终止多是逐渐的,有温醒和冷却现象,非阵发性交界性心动过速多见,频率 70 ~ 130 次/min,心律规则或不规则,对心脏功能影响不大。阵发性心动过速具有突发突止的特点。

回顾既往心动过速心电图,由河南省人民医院心功能科首次提出"交界区相关的心动过速",各心电书籍未见详细分类描述,将各书相关内容做了大概总结分类,很多交界区相关心动过速的机制不明,按照交界区参与程度进行总结分类,相关名称概念参照郭继鸿教授主编的《心电图学》为准,见图 12-2。

交界区起源 ┤ 加速性交界性心动过速(AJT)/非阵发性交界性心动过(NPJT)
　　　　　　交界性心动过速
　　　　　　交界性异位性心动过速(JET)/房室结自律性心动过速/希氏束自律性心动过速
　　　　　　阵发性交界性心动过速

交界区参与 ┤ 房室结折返性心动过速(AVNRT)
　　　　　　房室折返性心动过速(AVRT)

图 12-2　交界区相关的心动过速分类

二、加速性交界性心动过速

加速性交界性心动过速(acceleration junction tachycardia,AJT)是交界区内传导功能异常或激动形成异常而引起的短阵发作的房室结自律性心动过速,亦称非阵发性交界性心动过速(non-paroxysmal junctional tachycardia,NPJT)、加速的交界性自主心律,相对多见,发作时心室率偏慢较规整,心率70~140次/min,常伴1∶1室房逆传,心房波可来源于窦性、房性或交界性激动,亦可为窦性或房性与交界性激动形成的房性融合波。QRS波多为室上性。心律可规则,亦可因心室夺获、隐匿性传导或二度阻滞而不规则。患者症状较轻,多有一过性病因,如心肌缺血、肺心病、洋地黄中毒、风湿性心肌炎、代谢紊乱等,少数合并洋地黄中毒时可伴有室房阻滞;心脏手术麻醉和应用阿托品或异丙肾上腺素是临床常见原因。

(一)分类

根据有无窦性(房性)心律存在分为两类:①不伴有窦(房)交竞争现象的加速的交界性心律。②伴有窦(房)交竞争现象的加速的交界性心律。

(二)心电图特点

1. 不伴有窦(房)交竞争现象的加速的交界性心律

(1)连续出现≥3次的交界性心室除极波,频率70~140次/min,QRS波前后可有与之有关的逆行 P 波,一般 PR<0.12 s,R⁻P<0.16 s。

(2)未见窦性(房性)P 波构成的窦性(房性)心律,见图 12-3、图 12-4。

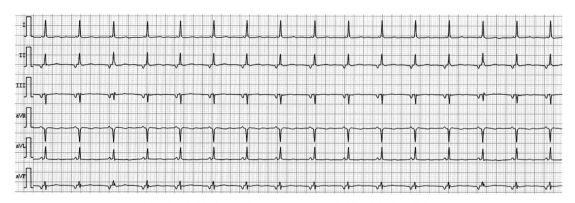

图 12-3　加速性交界性心动过速/加速的交界性自主心律(1)

加速性交界性心动过速(84 次/min),QRS之前均继以恒定的逆行 P 波,P-R<0.12 s。

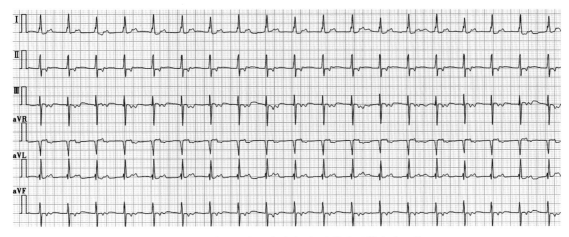

图 12-4　加速性交界性心动过速/加速的交界性自主心律(2)

加速性交界性自主心律(94 次/min),QRS 之后均继以恒定的逆行 P 波,R⁻P<0.16 s。

2. 伴有窦(房)交竞争现象的加速的交界性心律

(1)连续出现≥3 次交界性心室除极波,频率 70~140 次/min,偶尔可见逆行 P 波。

(2)一系列窦性心律或房性心律与交界性心律并存,如两者完全无关称加速的交界性心律伴完全性干扰性房室脱节,如两者偶尔有关称加速的交界性心律伴不完全性干扰性房室脱节(窦交脱节、窦交竞争现象,房交脱节、房交竞争现象),见图 12-5~图 12-17。

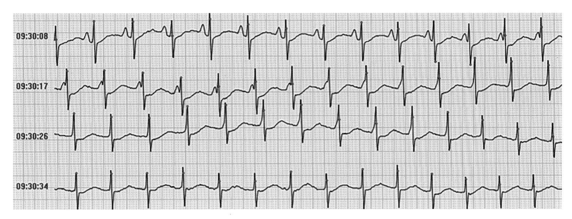

图 12-5　Ⅱ导联连续描记

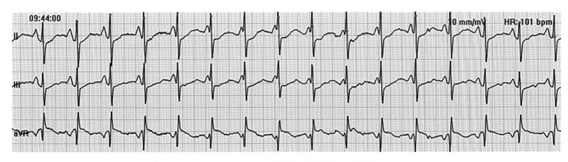

图 12-6　不完全性干扰性窦-交脱节

与图 12-5 为同一患者Ⅱ、Ⅲ、aVR 导联同步描记,窦性 P 波位于 QRS 之前或之中,部分下传心室形成不完全性干扰性窦-交脱节。

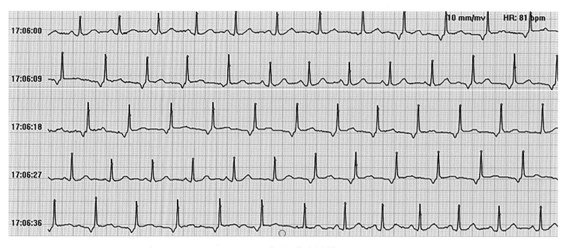

图 12-7 Ⅱ 导联连续描记

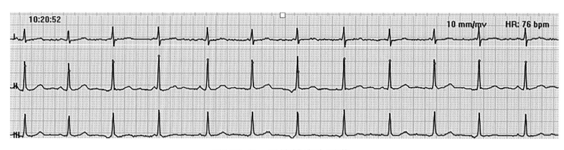

图 12-8 干扰性房内脱节

与图 12-7 为同一患者 Ⅰ、Ⅱ、Ⅲ 导联同步描记,窦性或交界性激动竞相夺获心室,逆行 P 波位于 QRS 之前,可见窦交干扰或窦房干扰,有时连续出现 3 个房性融合波形成干扰性房内脱节。

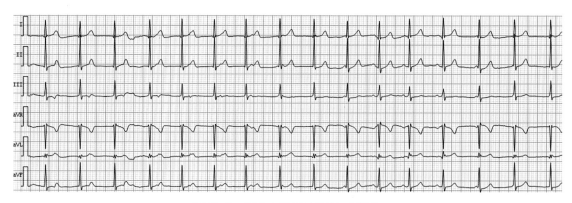

图 12-9 不完全性干扰性窦-交脱节

前 3 个 QRS 波后继以逆行 P 波,随后的 QRS 波前、中、后均为窦性 P 波,可见心室夺获,形成不完全性干扰性窦-交脱节。

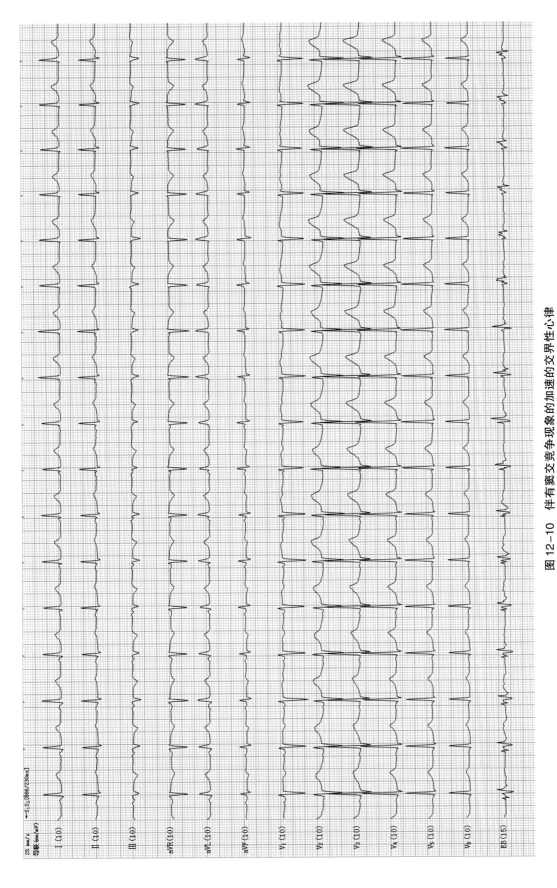

图 12-10　伴有窦交竞争现象的加速的交界性心律

女,70 岁,食管心房调搏检查过程中出现一系列窦性 P 波与交界性心律,即伴有窦交竞争现象的加速的交界性心律。其中第 1,2 个 QRS 波与其前窦性 P 波有关。

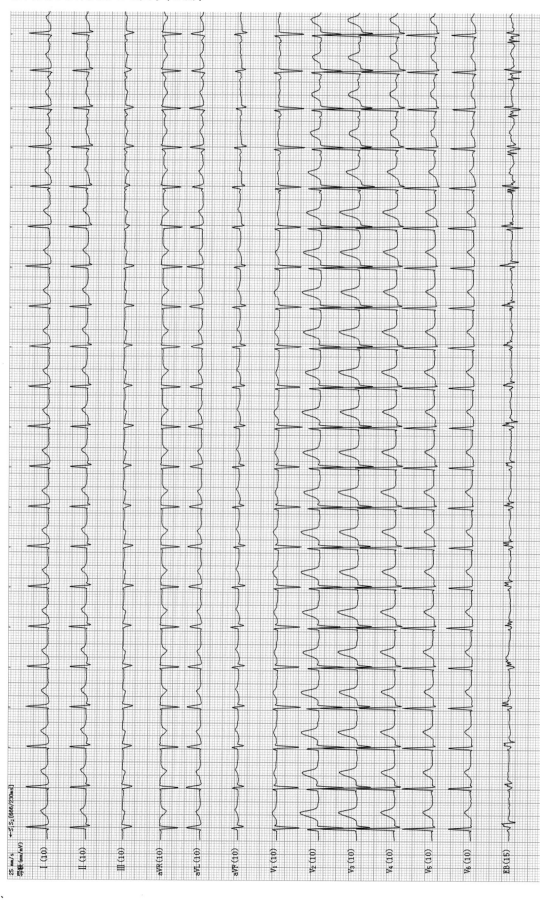

图12-11 伴有窦交竞争现象的加速的交界性心律

与图12-10为同一患者,食管心房调搏检查过程中出现一系列窦性心律与交界性心律,其中倒数第1、2个QRS波与其前窦性P波有关,即伴有窦交竞争现象的加速的交界性心律。

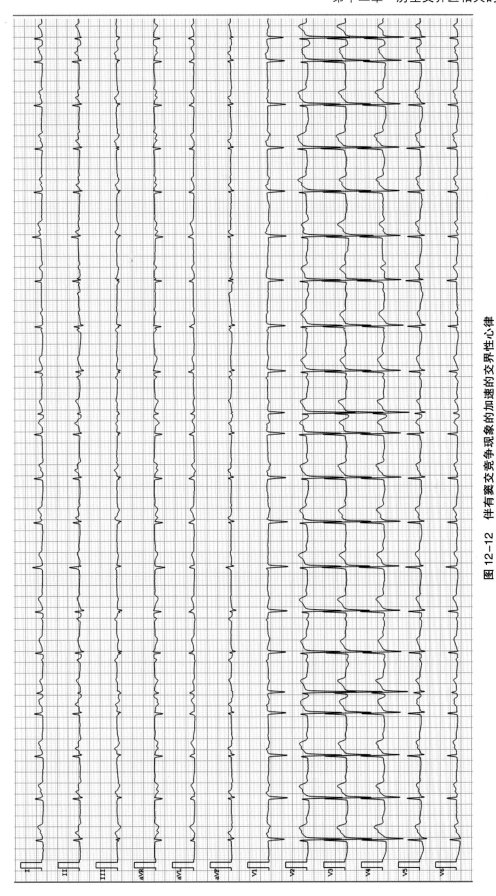

图 12-12　伴有窦交竞争现象的加速的交界性心律

女,17 岁,一系列窦性 P 波与交界性心律与交界性心律并存,其中第 5～7、12、21 个 QRS 与其前窦性 P 波有关,即伴有窦交竞争现象的加速的交界性心律。

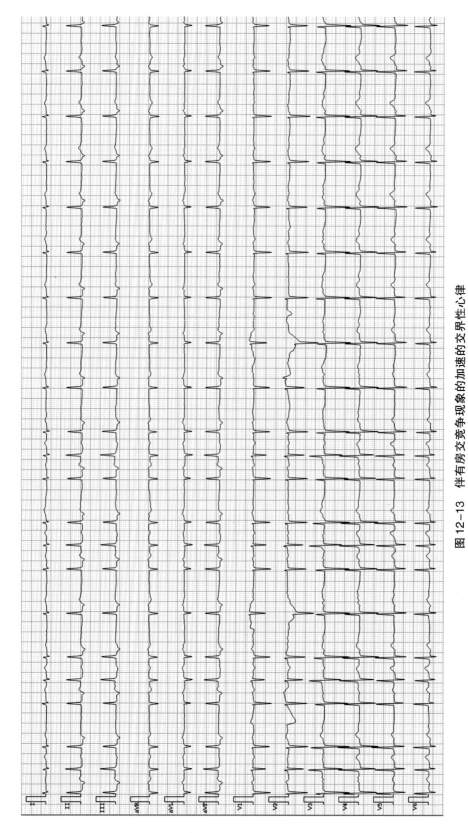

图 12-13 伴有房交竞争现象的加速的交界性心律

女，54 岁，一系列房性 P 波与交界性心律心律并存，其中第 2、5、9、12 个 QRS 波与其前房性 P 波有关，即伴有房交竞争现象的加速的交界性心律。

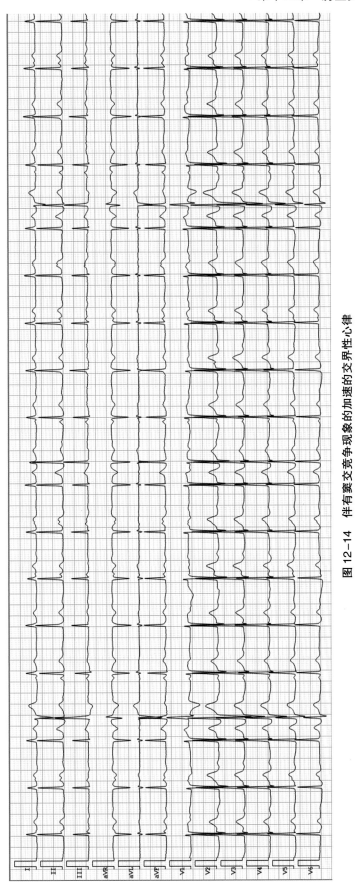

图12-14 伴有窦交竞争现象的加速的交界性心律

女,22岁,一系列窦性P波与交界性心律并存,其中第4、10、16个QRS与其前窦性P波有关,即伴有窦交竞争现象的加速的交界性心律。

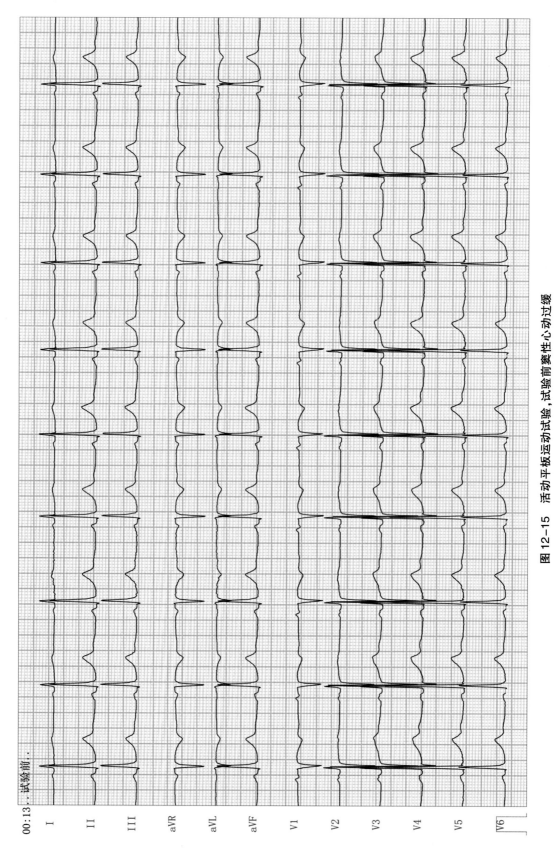

00:13··试验前··

I

II

III

aVR

aVL

aVF

V1

V2

V3

V4

V5

V6

图 12-15 活动平板运动试验,试验前窦性心动过缓

女,70 岁,活动平板运动试验,试验前描记的心电图,窦性心动过缓。

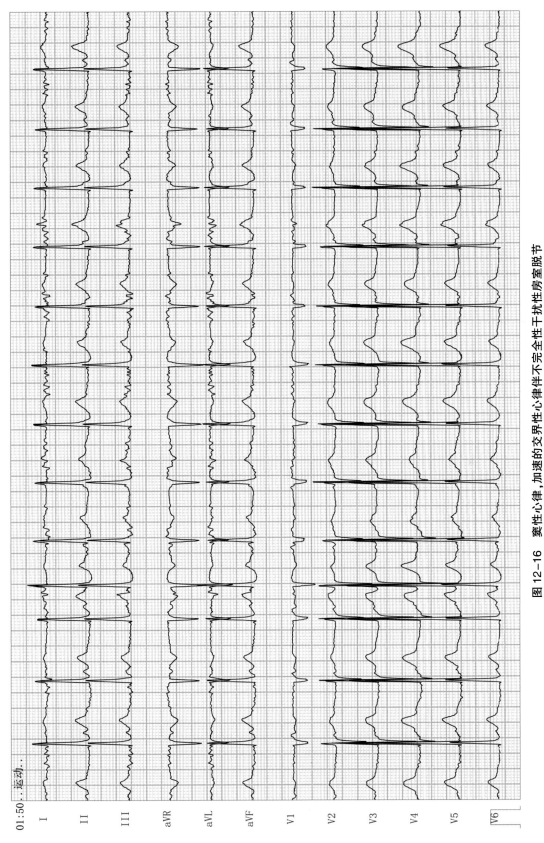

图 12-16 窦性心律,加速的交界性心律伴心律不完全性干扰性房室脱节

与图 12-15 为同一患者,运动 01:50 出现一系列窦性 P 波与交界性心律并存,其中第 4 个 QRS 波与其前窦性 P 波与有关,即窦性心律,加速的交界性心律,不完全性干扰性房室脱节。

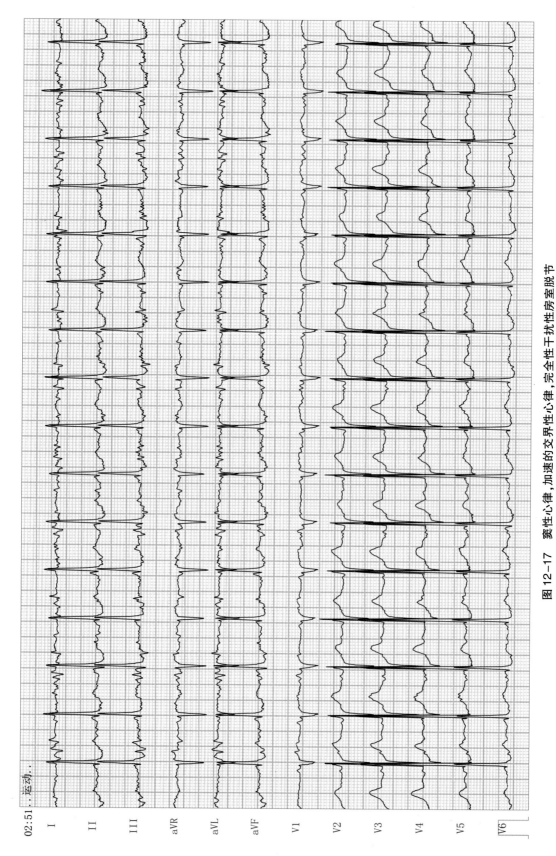

图 12-17 窦性心律,加速的交界性心律,完全性干扰性房室脱节

与图 12-15 为同一患者,运动 02:51 心电图监测一系列窦性 P 波与交界性心律并存,即窦性心律与交界性心律,加速的交界性心律,完全性干扰性房室脱节。

(三)鉴别诊断

1. 窦性心律伴完全性房室阻滞及加速性交界性心律　窦性心律伴完全性房室阻滞时,心室由交界区控制,交界性逸搏心律频率较低,一般<60 次/min,当使用阿托品或异丙基肾上腺素后,使窦性和交界性的频率增加,形成加速性交界性心律伴完全性房室阻滞,此时需与加速的交界性心动过速伴完全性干扰性房室脱节鉴别。

(1)前者心房率与心室率差别显著,房率明显>室率,而后者房率与室率差别小。

(2)前者心房波在交界区处于非应期仍不能下传心室,而后者心房波只在交界区绝对不应期不能下传心室。

(3)前者有使用阿托品或异丙基肾上腺素病史,而后者无药物使用史。

2. 早搏性交界性心动过速　连续出现 3 个或 3 个以上的交界性早搏形成早搏性交界性心动过速,亦称阵发性交界性心动过速,两者鉴别见表12-2。

表 12-2　加速性交界性心动过速与早搏性交界性心动过速鉴别

鉴别要点	加速性交界性心动过速	早搏性交界性心动过速
发作起止	起止逐渐	起止突然,第一个为交界性早搏,心动过速终止有代偿间期
心室率	70 ~ 140 次/min	150 ~ 250 次/min
房率与室率	房率与室率接近	室率显著快于房率或无心房波
节律	基本规则,也可不规则	规则而恒定
房室脱节	多形成不完全性干扰性房室脱节	一般不常与窦性心律相竞争或形成完全性干扰性房室脱节
逆行 P 波	多无,如有可形成房性融合波	可有
交界性早搏	恢复窦性心律时无交界性早搏	恢复窦性心律时可有交界性早搏
窦性夺获	常有并引起交界性节律重整	常无,亦少发生交界性节律重整
与之并存的心律	常与心室夺获的窦性心律并存,有时可与心房颤动或房性心动过速形成双重性心动过速	较少与心室夺获的窦性心律并存,偶与房性心动过速、心房扑动、心房颤动并存形成双重性心动过速
刺激迷走神经方法	逐渐减慢直至消失,但停止刺激后又出现	突然终止或无效

第三节　交界性及交界性异位性心动过速

一、交界性心动过速

交界性心动过速是一类不同于阵发性与非阵发性交界性心动过速的发生于房室交界区的心动过速,亦称结性心动过速;发生机制不明。

(一)心电图特点

1. 心室率大约 100 次/min。

2. 节律多数规则。

3. 心房、心室均由交界区节律点控制,即常伴有逆行 P 波,P 波多在 QRS 波前,PR<0.12 s。

4. 发作起始突然,第一个 QRS 波与其前一窦性心搏的联律间期固定(每次发作时均相同)或不固定(每次发作时均不相同),见图 12-18。

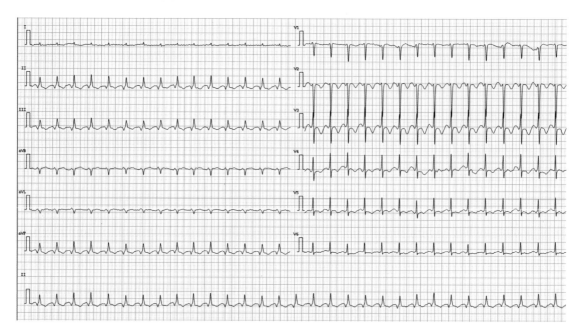

图 12-18 交界性心动过速伴 1：1 室房传导

女,69 岁,心室率 121 次/min,逆行 P 波位于 QRS 波之前,PR<0.12 s,即交界性心动过速伴 1：1 室房传导。

(二)鉴别诊断

1. 与加速性交界性心动过速的鉴别点是无窦性节律,同时无阵发性或非阵发性交界性心动速的临床特征。

2. 如未能观察到发作起始,需与加速的心房下部自主心律或冠状窦心律相鉴别。

3. 冠状窦心律是心房波为逆行性($P_{II、III、aVF}$倒置,P_{aVR}直立),而 PR>0.12 s 的一种特殊心律,少见,不稳定。发生机制:①起搏点位于冠状窦附近;②起搏点位于房室交界区伴前向一度房室阻滞;③心房下部心律。

二、交界性异位性心动过速

(一)概述

交界性异位性心动过速(junctional ectopic tachycardia,JET)是一种起源于房室交界区的自律性心动过速,亦称希氏束自律性心动过速、房室结自律性心动过速、先天性房室交界性无休止性心动过速,临床少见,具有反复、持续发作、无休止性特点,多见于儿童。其与房室结折返性心动过速、非阵发性房室交界性心动过速三者共同组成房室交界性心动过速。

交界性异位性心动过速是一种少见的室上性心动过速,药物治疗效果不佳。选择性消融心动过速起源点是一种成功率较高且较为理想的方法。然而完全性房室阻滞是其严重的并发症,因此,该方法仅可用于药物治疗无效的病例。胺碘酮或冷冻消融疗法治疗心外科手术后交界性异位性心动过速可能有效。

1.发病年龄及发生率　1976 年 Coumel 首次描述了交界性异位性心动过速的临床特点,患儿诊断时年龄不足 6 个月。此后,Brechenmacher 等相继报告了相似病例。这些资料说明,发生在婴幼儿的交界性异位性心动过速的自然病程转归不良,经药物、外科、导管消融等治疗死亡率仍然颇高,50% 的患儿有明确的家族史。因此,婴幼儿的交界性异位性心动过速并非罕见,属于一种无休止性心动过速,预后较差。

儿童型发病年龄低,可在出生后获得诊断。部分较大儿童心动过速可在偶然机会中发现,也可因其他心脏病而被诊断,本型心动过速约占儿童心动过速总数的 1%。与儿童型相比,成人病例更为少见,但近几年成人病例有增多趋向。成人型发病年龄也偏低,Ruder 报告的病例发病年龄为 13～23 岁,平均 19 岁,先天性心脏病外科手术型近年来发病减少,这与手术时间缩短等措施有关。

2.心动过速的频率　心动过速发作时的频率与发病年龄有关,与是否同时伴有前传与逆传阻滞有关。儿童型房室结自律性心动过速频率平均 230 次/min,心率愈快,症状及不良影响愈明显。成人型心动过速的频率相对缓慢,为 90～150 次/min,不伴传出阻滞时心率偏快,相反心率较慢。因前传及逆传阻滞常为间歇性,故心率变化范围较大。

3.症状　多数患者有心悸、胸痛、头晕等症状,症状严重程度取决于心动过速的频率、持续时间以及伴有的器质性心脏病。显然,心率越快、持续时间越长者越容易发生心律失常性心肌病,因此无休止性房室结自律性心动过速合并心衰及死亡的比率较高,心脏中等增大的患者 60% 将发生心衰。除心衰外,还可发生晕厥或先兆晕厥。

4.基础心脏病　多数患者,尤其是儿童型伴有器质性心脏病,主要为先天性心脏病。部分病例不伴有明显的器质性心脏病,但心动过速诊断后,常常回顾性诊断其病因为病毒性心肌炎后遗症。成人型房室结自律性心动过速可能发生在心脏完全正常的患者称为特发性。

5.病程及预后　发病年龄越小、伴有的心脏病越复杂、心动过速的心率越快,自然病程进展则越快,预后极差,很多病例在诊断后数年因治疗无效而死亡。成人型自然病程预后相对良好,对药物治疗有较好的反应。

(二)发生机制

1.遗传机制　最初的房室结自律性心动过速的病例集中在婴幼儿,相当数量的病例有明确的家族史。Villain E 等于 1990 年报告的一组 26 例病例中,高达 50% 的患者有家族遗传史,Hamdam M 报告的 14 例儿童患者中 4 例有明显的家族史。可以看出,婴幼儿患者有明显的遗传缺陷,属于常染色体显性遗传性疾病。

2.自律性机制　心电图包括动态心电图记录及电生理检查结果都支持房室结自律性心动过速的发生机制不是折返性,而属于自律性异常增高机制。心动过速对儿茶酚胺比较敏感,颈动脉窦按摩及注射腺苷可终止其发作。心脏程序性电刺激常不能诱发或终止这种心动过速。心动过速发生时有温醒现象,部分病例经快速心室起搏可以诱发心动过速,腺苷可终止心动过速等,提示触发性机制不能完全排除。从广义上讲触发机制也属于自律性机制。

希氏束分裂成不规则的细条且有局部的变性坏死;房室结在中心纤维体内移位且左束支部分坏死;冠状窦近端移位,房室结与希氏束分离;传导系统发生浦肯野细胞瘤;传导系统纤维化。由于上述病理变化导致交界区自律性增高。

3.心动过速的起源部位　房室结自律性心动过速的起源点可能来组成房室交界区 3 部分组织,即心房插入端,移行细胞区或希氏束近端。多数心动过速患者伴有室房逆传阻滞,这不支持心动过速起源点位于房室结的心房插入端。最初的电生理资料证实心动过速的每个 QRS 波前均有 H 波,因而曾认为心动过速源于希氏束或其周围,或希浦系统,故曾称为希氏束自律性心动过速,但直到目前仍缺乏有力的证据。

目前,越来越多的资料表明该心动过速起源于房室结及结周的移行细胞。因为心动过速发生时,自然状态或服用 β 受体阻滞剂时,常伴有前向(AV)传导阻滞或逆向(VA)传导阻滞,提示激动从起源点发出后,前传或逆传都需要穿越结区组织。除此,P 波与 QRS 波的关系也有助于确定该心动过速的起源部位。1969 年 Damato 证实犬实验性房室结自律性心动过速时,P 波位于 QRS 之后,而房室结区上部心律时,P 波位于 QRS 波之前或重叠于其中。另一个说明起源点位于房室结结周的依据是射频消融能成功地消除心动过速异位节律点,却不影响房室结的传导,见图 12-19。

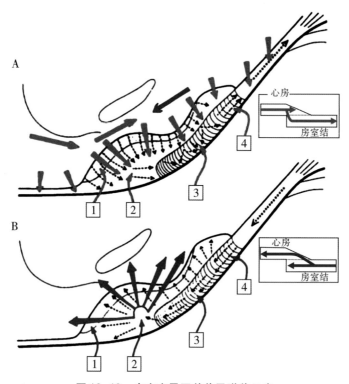

图 12-19　房室交界区前传及逆传示意

A. 房室结前传,激动以房结区 1→2→3 区的顺序传导至希氏束(4);

B. 房室结逆传,激动从希氏束(4)向房室结 3→2→1 区的反向传导。

近年来的电生理资料及详尽的标测结果说明,心动过速的起源点可能位于 Koch 三角的下后、前上等不同部位。

4.损伤机制　房室结自律性心动过速可发生在先心病外科手术后的患者,心外科手术相关性房室结自律性心动过速的发生与室间隔缺损修补术有关,单纯性室缺与复杂性室缺手术后,该心动过速的发生率都很高,可能因手术中房室结结周组织的损伤,促发了术后房室结自律性心动过速的发生。

(三)分型

根据心动过速的发病年龄及发作特点,房室结自律性心动过速分为 3 型。

1.儿童型　此型患儿常自幼发病,心动过速的平均心率高达 230 次/min(140~370 次/min),多数呈无休止性发作,存在明显的家族遗传倾向,自然病程预后较差,对药物及非药物治疗反应差,易发生心律失常性心肌病,死亡率高。

2.成人型　成年发病,发作时心率相对较慢,90～150 次/min,抗心律失常药物治疗反应尚可,射频消融术有一定的成功率,预后相对良好。

3.先心病外科手术型　发病于心外科术后,尤其是室缺修补术后、Fontan 术后、房间隔缺损修补术后等,也可引发房室结自律性心动过速,术后发病似乎与患者年龄偏小、手术费时、术后用药较多有关。与儿童型不同的是,此型常为一过性,术后多持续 1～4 d 后停止。

(四)心电图特点

1.窄 QRS 波心动过速　房室结自律性心动过速发作时的 QRS 波为室上性,属于窄 QRS 波心动过速。心率多为 110～250 次/min,多数超过 200 次/min,婴幼儿心室率 130～370 次/min,成人心室率 130～250 次/min,心脏术后的患者心室率在 160～250 次/min,房室结自律性增高的节律点的频率不一致,造成了心电图上心室率不规整,见图 12-20、图 12-21。

心动过速的 QRS 波与同时存在的窦性心律的 QRS 波完全相同。外科手术引起束支阻滞时可出现宽 QRS 波心动过速。

2.伴有间歇性室房阻滞　伴有室房阻滞是其心电图的最大特点,室房阻滞可使同时存在的窦性 P 波规律出现,并可夺获心室,而室房阻滞多数呈间歇性,即心动过速的 QRS 波有时伴逆行P 波,有时不伴逆行 P 波。

3.间歇性心室律规整　部分病例有或间歇存在室房逆传,逆传的 P 波可对窦性心律干扰及抑制,窦性 P 波常不出现,此时心律表现为单纯性交界性心动过速,节律十分整齐规律,逆传 P 波常明显位于 QRS 波之后,或与 QRS 波重叠而不易区分。有持续性室房逆传时,心电图表现与房室结折返性心动过速十分相似,两者不易区分。

4.发作类型　几乎所有病例均表现为无休止性心动过速发作的特点,即心动过速持续发作时间大于心电监测总时间的 50%,发作呈间歇性、反复性,每阵发作仅间隔几个心动周期后即可再次发作。

5.其他　心动过速发作时也可表现为心室律极不规整,又无明显窦性 P 波,易误诊为房颤或多源性房速,此时识别一过性窦性夺获至关重要。当 QRS 波较宽,存在房室分离时,心电图表现与室速相似,需注意鉴别。此外,当房室结自律性心动过速合并房室结折返性心动过速、病窦综合征时,心电图可出现各种表现而使诊断遇到困难。

(五)电生理特点

1.心动过速发作时 QRS 波时限<110 ms,每个 QRS 波前均有 H 波,HV 间期正常<45 ms,并与窦性 P 波下传的 HV 间期相同。

2.心动过速多数自发,并自行终止,心室快速起搏及异丙肾上腺素有助于心动过速的诱发。腺苷可终止 42% 的心动过速,而颈动脉窦按压常无效。

3.心房起搏时,房室结传导正常,可影响心房的逆向激动形成房室分离。

适时的房早可使心动过速重整。心房程序刺激常不能诱发和终止心动过速,但快频率的心房起搏可暂时抑制心动过速。

4.一般认为程序性心室起搏不能诱发和终止心动过速,少数病例室早可终止心动过速,快速心室起搏可使心动过速重整或终止。

5.心动过速发作时常伴有温醒现象。

6.80% 的患者心动过速发作时存在室房逆传,但多数呈逆传不恒定,因此室房分离成为其最重要特征。室房逆传时,最早心房逆向激动点可位于前间隔、中间隔,极少数位于后间隔。逆传的 P 波也能融合在 QRS 波中。

7. 电转复可使其复律,但不能预防复发。

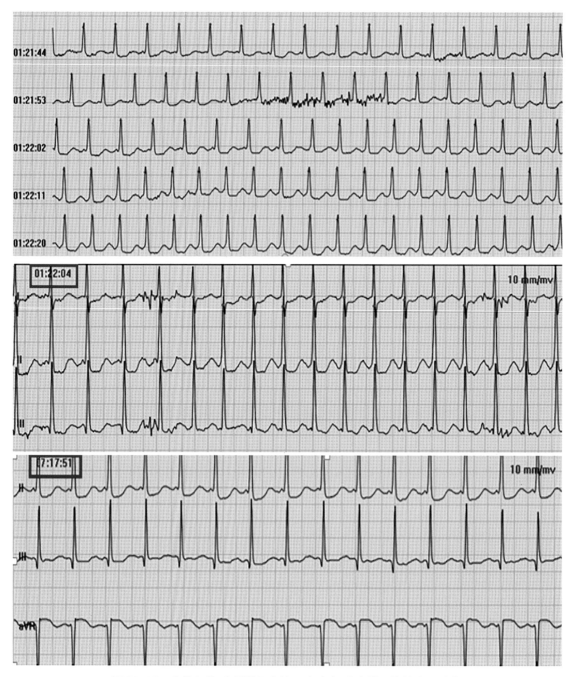

图 12-20 窦性心律,交界性异位性心动过速,完全性干扰性房室脱节

动态心电图片段,上图连续 Ⅱ 导联描记,下两幅图多导联同步描记,24 h 全程为交界性异位性心动过速与窦性心律形成完全性干扰性房室脱节,交界性心律的频率不固定,多渐变。

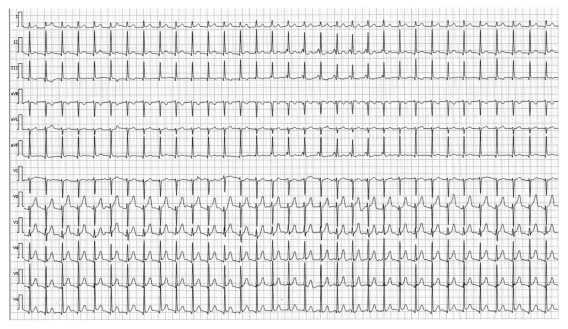

图 12-21　窦性心动过速,交界性异位性心动过速,完全性干扰性房室脱节

女,36 岁,RR 间期相等,窦性 P 波与 QRS 无关,即窦性心动过速,交界性异位性心动过速,完全性干扰性房室脱节。

(六)鉴别诊断

房室结自律性心动过速的诊断常被忽略,而被误诊为其他类型的心动过速。

1. 非阵发性房室交界性心动过速　非阵发性房室交界性心动过速是另一种房室结自律性心动过速,其特点包括:发病相对多见,发作时心室率偏慢且比较规整,80 ~ 130 次/min,常有 1∶1 室房逆传,症状较轻,有一过性心肌缺血、肺心病、洋地黄中毒、风湿性心肌炎、代谢紊乱等病因。少数文献报告合并洋地黄中毒时也可伴有室房逆传阻滞。

2. 房室结折返性心动过速　当房室结自律性心动过速伴有 1∶1 室房逆传时,与房室结折返性心动过速的鉴别十分困难。鉴别时可给予心房程序刺激,房室结双径路时心房刺激可夺获心房,也能诱发心动过速。

3. 顺向型房室折返性心动过速　预激旁路参与的折返可由房早或室早刺激诱发心动过速,心房起搏可使预激成分更为明显,束支阻滞可影响心动过速的周长。但根据发病年龄及病史以及辅助检查的结果,房室结自律性心动过速的诊断不难。

第四节　阵发性交界性心动过速

阵发性交界性心动过速(paroxysmal functional tachycardia,PFT)是连续出现 3 个或 3 个以上的交界性早搏,亦称早搏性交界性心动过速;是一种常见的异位性心动过速,具有突发骤止特点。

一、心电图特点

1. 连续出现≥3 个交界性早搏。

2. 心室率多在 150 ~ 250 次/min,节律规则,突发骤止。

3. P 波与 QRS 波群的关系与交界性心律相同。

4. QRS 波群一般为室上性,如合并室内差异性传导、束支阻滞、心室预激等可使 QRS 波增宽畸形。

5. 一般心房、心室均由房室交界区发出的异位激动控制,亦可由窦房结控制心房,房室交界区控制心室,使心房波与心室波无固定关系,形成干扰性房室脱节。

6. 可伴前向性或逆向性阻滞,前向性一度阻滞则 PR 间期延长,前向性二度阻滞则出现心室漏搏;若逆向性一度阻滞则 RP>0.16 s,逆向性二度阻滞则逆行 P 波脱漏,见图 12-22 ~ 图 12-24。

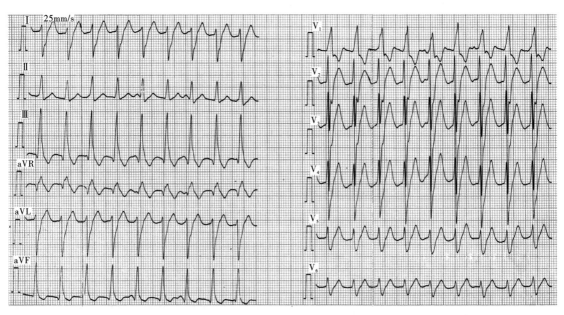

图 12-22　心动过速发作描记心电图

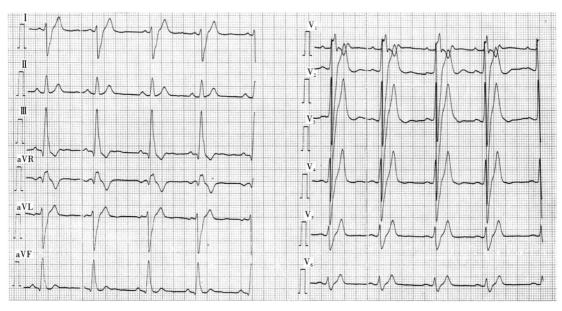

图 12-23　窦性心律,阵发性交界性心动过速心电图

与图 12-22 为同一患者心动过速终止恢复窦性心律时描记心电图,对照综合分析诊断为 PFT,心室率 136 次/min。

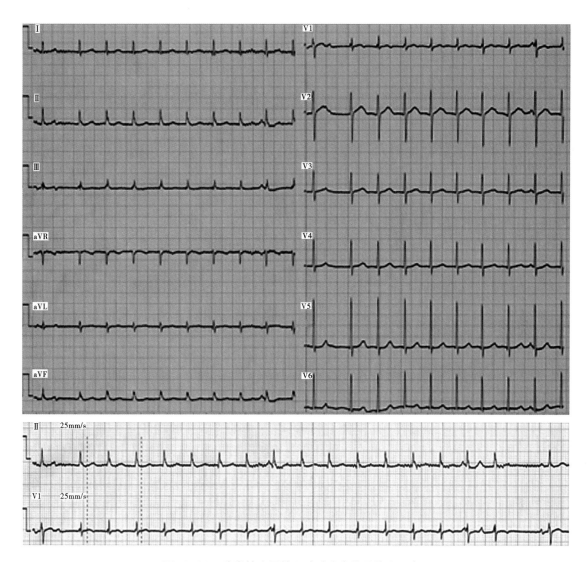

图 12-24　阵发性交界性心动过速发作及终止心电图

二、鉴别诊断

区别于其他交界区相关心动过速的特征主要是窦律时可见交界性早搏,突发突止,频率 150 ～ 250 次/min,P 波与 QRS 波群的关系与交界性心律相同,QRS 波群一般为室上性,可见干扰性房室脱节,前向性或逆向性阻滞。

少数情况阵发性交界性心动过速与阵发性房性心动过速并存形成干扰性房室脱节,心电图表现为房率与室率都很快,RR 间期相等、PP 间期相等(两者不等),PR 间期不固定,称为双重性室上性心动过速。

有时房室交界区上部与房室交界区下部分别由房室交界区两个起搏点控制,形成双重性阵发性交界性心动过速,心电图表现为一系列逆行 P 波和室上性 QRS 波群的频率不相同,PP 间期相等、RR 间期相等(两者不等),PR 间期不固定,房室交界区上部和下部形成完全性脱节,见图 12-25、图 12-26。

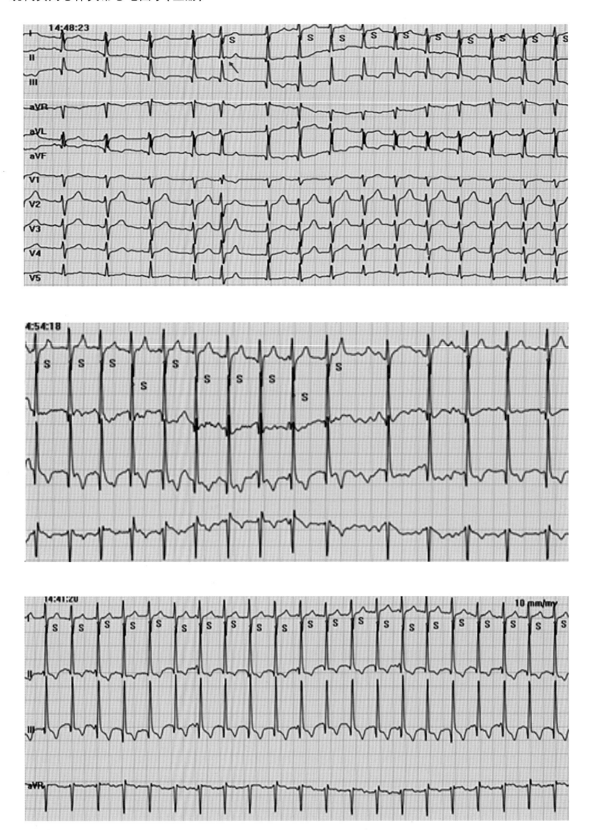

图 12-25　交界性早搏及早搏性心动过速

男,20 岁,动态心电图多导同步描记,可见交界性早搏及突发突止的早搏性心动过速。

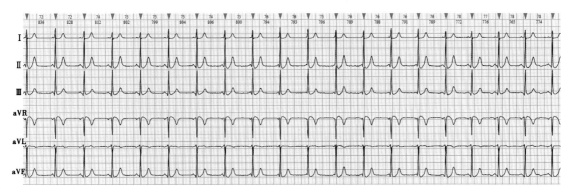

图 12-26　窦性心律,加速的交界性心律,不完全性干扰性房室脱节

男,43 岁,直立倾斜试验,加速的交界性心律与窦性心律形成不完全性干扰性房室脱节。

第五节　房室交界区参与的及无休止交界性心动过速

一、房室交界区参与的心动过速

房室交界区参与的心动过速主要包括房室结折返性心动过速和房室折返性心动过速,即房室交界区相关的折返性心动过速,这两种心动过速的发生机制均为折返,区别是房室交界区在形成心动过速中的角色不同。

1. 房室结折返性心动过速　房室结折返性心动过速的折返环路是房室交界区存在解剖或功能性的两条或多条传导速度不同和不应期不一致的传导径路。导致折返的三要素存在时诱发心动过速,折返局限在交界区的径路间循环,同时向心房、心室传导,心房及希氏束不是折返环的必要成分,可表现出前向、逆向阻滞或房室分离。心率范围 100 ~ 280 次/min。分为有慢-快型、快-慢型、慢-慢型 3 种,慢-快型最常见,其心电图特征是逆行 P 在 QRS 之后,RP<PR,RP 恒定且<90 ms;逆行 P 在 QRS 前形成假 q 或假 r 波;逆行 P 波重在 QRS 内时体表心电图不能明示;逆行 P 在 QRS 后形成假 s 波,见图 12-27。

2. 房室折返性心动过速　房室折返性心动过速由旁路前传或逆传,心房、心室及正常房室传导系统均参与形成的一种心动过速。发生机制:心房、心室、正常传导通路、旁路共同参与的折返。心电图特征是逆行 P 在 QRS 之后,RP<PP,RP 恒定且≥90 ms。顺向型 AVRT 时 QRS 波为室上性,逆向型 AVRT 时 QRS 波群呈完全心室预激图形,见图 12-28。

少见型房室折返性心动过速,如慢旁路是一种特殊类型的房室旁路,其好发于儿童及青少年,旁路多位于后间隔,一般只逆传,不能前传。旁路逆传时间大于房室结下传时间,形成长 RP 心动过速;早期一直认为持续性反复性交界性心动过速(permanent junctional reciprocating tachycardia,PJRT) ,1984 年 Critell 确认该心动过速的机制,由于长期沿用 PJRT,故目前 PJRT 已成为慢旁路参与的房室折返性心动过速的专有词。同时还有多种机制参与形成的心动过速,如多旁路参与或旁路与双/多径路共同参与形成的室上性心动过速,见图 12-29 ~ 图 12-31。

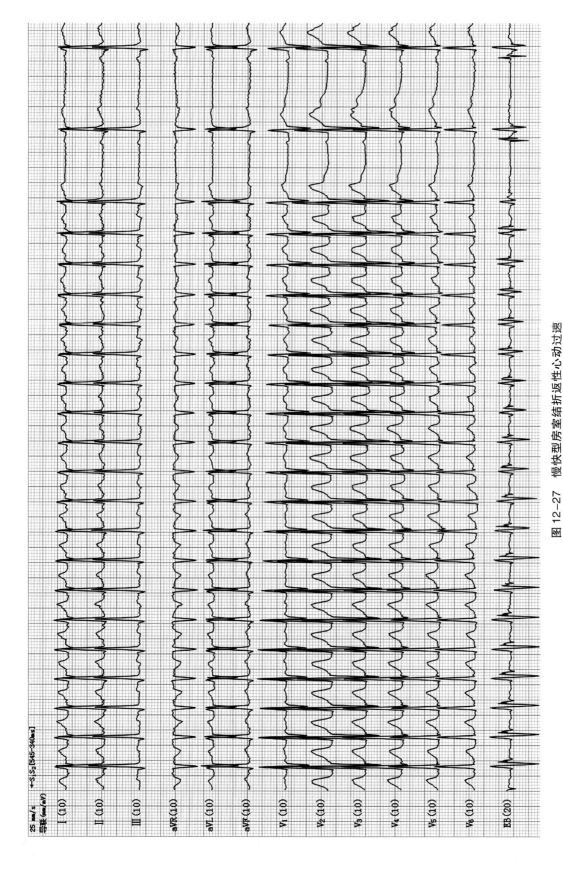

图 12-27　慢快型房室结折返性心动过速

S_1S_2(545~340 ms)刺激跳跃诱发 S-F AVNRT,频率 180 次/min,EB 显示逆行 P 波重叠于 QRS 波终末,RP<PR,RP<70 ms。

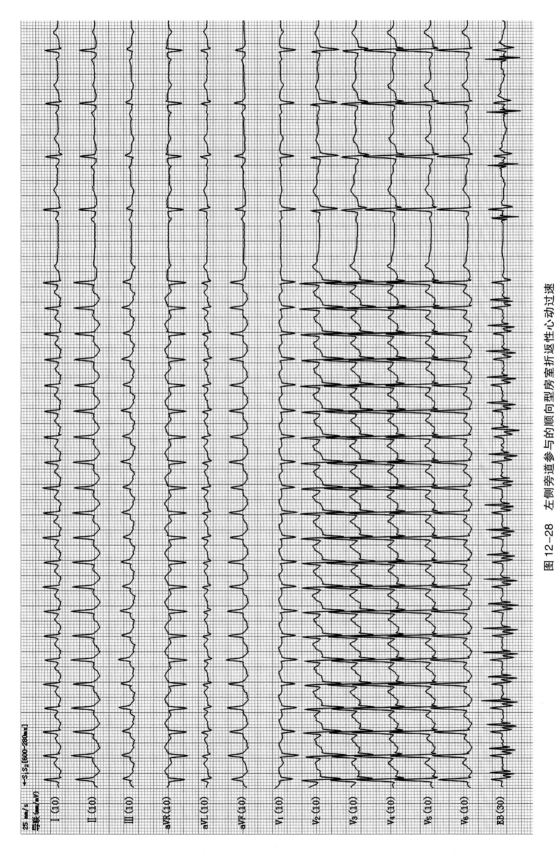

图 12-28　左侧旁道参与的顺向型房室折返性心动过速

S_1S_2（600～280 ms）刺激诱发左侧旁道参与的顺向型房室折返性心动过速，频率 150 次/min，EB 显示逆行 P 在 QRS 之后，RP<PR，RP 恒定且>70 ms，RP_{EB}<RP_{V1}，心动过速自行终止于逆传。

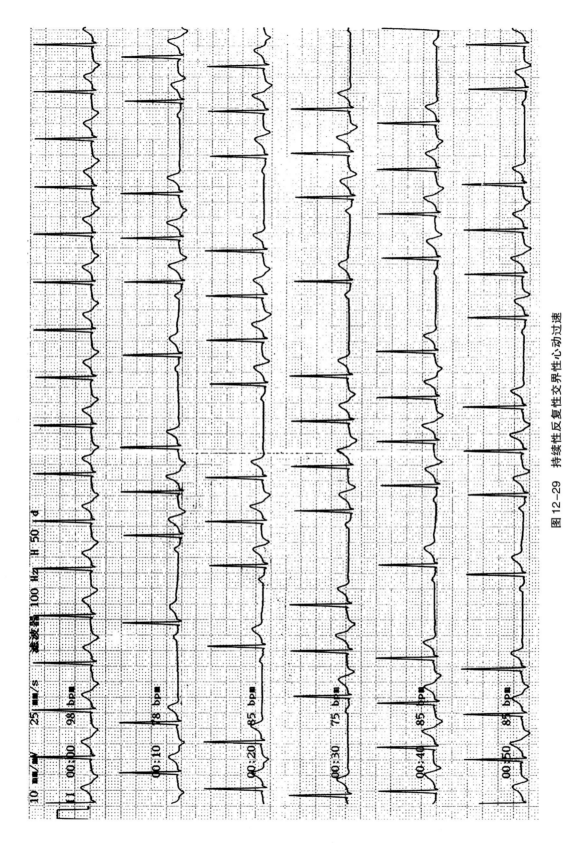

图 12-29　持续性反复性交界性心动过速

男,7 岁,连续 1 min 描记 II 导联心电图,无休止性长 RP 心动过速,后经心内电生理证实为 PJRT 并成功射频消融。

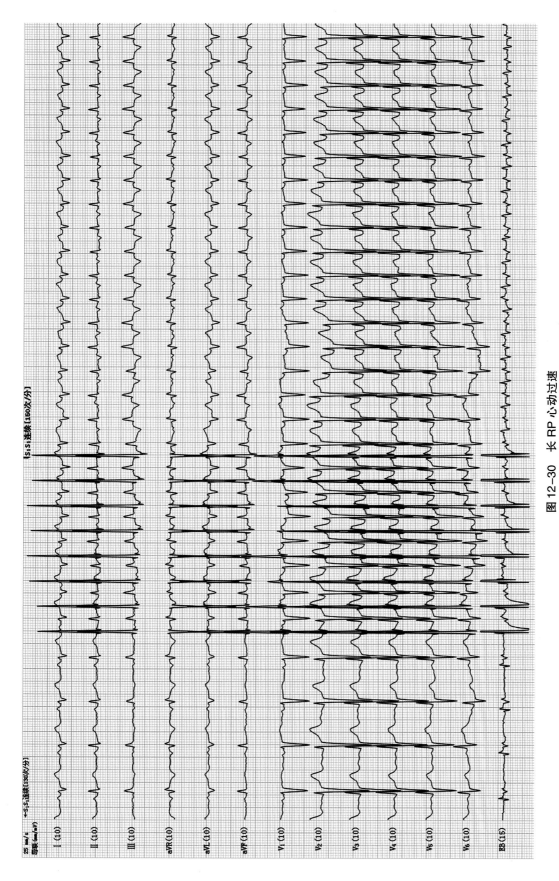

图 12-30　长 RP 心动过速

女，30 岁，$S_1S_1S_1$（150 次/min）诱发长 RP 心动过速。

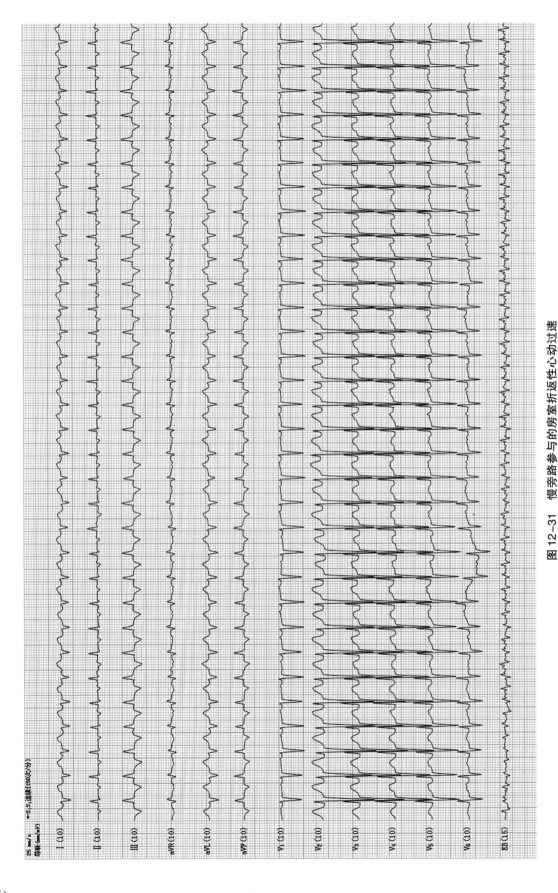

图 12-31　慢旁路参与的房室折返性心动过速

与图 12-30 为同一患者，EB 显示 RP>PR，经心内电生理实证实慢旁路参与的房室折返性心动过速。

二、无休止性交界性心动过速

在较长时间的心电图监测或记录时间内,交界性心动过速占总心搏的50%以上称无休止性交界性心动过速。

(一)分类

1.持续性反复性交界性心动过速　持续性反复性交界性心动过速(PJRT)实质为慢旁路参与的房室折返性心动过速,频率范围为130~260次/min。

2.无休止性快慢型房室结折返性心动过速　无休止性快慢型房室结折返性心动过速是一种少见的房室结双径路引起的心动过速。

3.自律性交界性无休止性心动过速　自律性交界性无休止性心动过速亦称希氏束心动过速(His bundle tachycardia)。

(二)特点

无休止性交界性心动过速属于自律性心动过速,异位起源点可能位于房室结下部或附近,心率常140~270次/min,部分病例心率较慢。50%有家族史,属于先天性,也可见于婴幼儿心脏手术后。发病常见于婴儿,也可见于其他年龄组,偶见于成人。心电图表现为窄QRS波心动过速,伴有房室分离,心动过速常不规则,系心房夺获所引起。多数患者有不同程度的心衰,临床症状明显。包括地高辛、维拉帕米、β受体阻滞剂、Ⅰ类抗心律失常药物等药物治疗的效果较差,有报告胺碘酮治疗有效。心动过速可被超速起搏抑制或电转复而复律。严重病例可经导管消融或外科手术破坏房室结,阻断房室传导并植入起搏器治疗。预后较差,死亡率高。